정형물리치료 중재학

ORTHOPEDIC INTERVENTIONS-FOR THE PHYSICAL THERAPIST ASSISTANT

정형물리치료 중재학

ORTHOPEDIC INTERVENTIONS FOR THE PHYSICAL THERAPIST ASSISTANT

Maureen Raffensperger, PT, DPT
Board Certified Clinical Specialist in Orthopaedic Physical Therapy
Professor/Director, PTA Program
Missouri Western State University

영 문 출 판 사

■ **역자**(가나다 순)
김명준(경동대학교 물리치료학과 교수)
김성호(신구대학교 물리치료과 교수)
문상은(마산대학교 물리치료과 교수)
서현규(대구보건대학교 물리치료과 교수)
정형국(안산대학교 물리치료과 교수)
안창식(을지대학교 물리치료학과 교수)
엄기매(여주대학교 물리치료과 교수)
이창렬(나사렛대학교 물리치료학과 교수)
한상완(광주보건대학교 물리치료과 교수)

Orthopedic Interventions for the Physical Therapist Assistant
by Maureen Raffensperger

The original English language work has been published by:
The F. A. Davis Company, Philadelphia, Pennsylvania

주의: 기초 및 임상 연구를 통해 새로운 과학 정보를 이용할 수 있게 되면서 권장되어 오던 치료법과 약물 요법들이 변화하고 있다. 저자들과 출판사는 이책이 출판 당시의 정확한 기준과 최근의 기준에 맞도록 가능한 모든 노력을 다하였다. 저자들과 편집자 및 출판사는 책의 오류나 누락 또는 책의 적용에 따른 결과에 대해 책임지지 않으며 책의 내용과 관련하여 명시적이거나 묵시적인 어떠한 보증도 하지 않는다. 이 책에 설명된 모든 실습은 각 상황에 적용될 수 있는 고유한 상황과 관련하여 사용된 전문적인 관리 기준에 따라 독자가 적용하여야 한다. 독자는 의약품을 투여하기 전에 복용량 및 금기 사항에 대한 변경 사항이나 새로운 정보에 대해 제품 정보를 항상 확인하는 것이 좋다. 새로운 약이나 희귀 의약품을 사용할 때는 특히 주의해야 한다.

정형물리치료 중재학

2022년 7월 18일 초판 인쇄
2022년 7월 25일 초판 발행

지 은 이 : Maureen Raffensperger
옮 긴 이 : 정 형 국 외
발 행 인 : 박 병 조
발 행 처 : 도서출판 영문출판사
등 록 : 1987년 12월 21일 제2-419호
주 소 : 서울시 강남구 삼성동 69-1
전 화 : (02) 514-5590, 776-5590
팩 스 : (02) 756-8943
E-mail : yeongmunsa@empal.com
홈페이지 : www.ymsbook.net
정 가 : 50,000원
ISBN 978-89-7224-536-0 93510

※ 파본은 교환해 드립니다.

서문 Preface

나는 35년 넘게 물리치료사와 학생들과 함께 일을 해 왔고, 이 책이 많은 물리치료사, 보조물리치료사 및 학생들에게 도움이 되는 책이 되길 희망하고, 또 미래의 물리치료사 역할에 대한 나의 생각이 희망적이길 바란다.

정형물리치료 전문가로서, 물리치료사와 보조물리치료사는 한 팀을 이루고, 직무에 도움을 주는 근거의 사용, 조직이 어떻게 치유되는지, 그리고 조직 치유에 대한 중재의 효과를 중요하게 생각해야 한다. 이런 기본 원칙은 4장에서 설명될 것이다.

책의 나머지 단락은 신체 부위별로 자세히 설명을 이어가고 있다. 각 장에서, 신체 부위와 관련된 해부학과 운동학을 간략하게 설명하고 있다. 그런 다음, 일반적인 병리를 제시하고 있다. 병리에 대한 책의 구성은 설명 부분, 기여요소와 원인, 징후와 증상, 특수검사, 일반적인 중재, 예방 및 수술적 중재 등을 설명하고 있다. 각 내용을 설명한 후, 병리의 요약 상자도 제시하고 있다.

이 책에서, 나는 물리치료사들이 해야 할 것(데이터 수집과 중재)에 초점을 맞추고 있다. 특수검사와 중재에 대한 내용을 자세히 제공했다. 측각기, 도수근력검사 및 기능적 가동성 검사 이외에, 정형물리치료에는, 물리치료사가 진단을 내리기 위해 사용하는 많은 검사들과, 또 환자의 진전에 대한 정보를 알려 주기 위해 물리치료사와 보조물리치료사에 의해 수행되는 검사들이 많이 존재한다. 이들 검사는 물리치료사와 보조물리치료사간의 소통에 핵심이 되는 중요한 요소이다.

나는 일반적인 정형외과적 병리와 연구를 통해 효율적으로 확인된 중재에 대한 정보를 제공하기 위해 이 책의 전반에 이들을 설명해 왔다. 그럼에도 불구하고, 설정된 관리계획(POC) 안에서 직무를 수행하는 것이 무엇보다 중요하다. 관리계획(POC)과 제안된 중재 사이의 불일치는 물리치료사 평가를 수반하는 임상적 추론에 대한 깊은 지식을 물리치료사에게 제공할 수 있다.

검토해 주신 분들 Reviewers

Dianne Abels, M.S.P.T.
Associate Professor, Academic Coordinator of Clinical Education
Physical Therapist Assistant Program
Black Hawk College
Moline, IL

Morton Joseph Aime, PT, DPT, OCS, GCS
Assistant Professor
Arts, Sciences and Health Professions
Our Lady of the Lake College
Baton Rouge, LA

Jo Ann Beine, PTA, MLS
Faculty, Physical Therapist Assistant Program
PTA Department
Arapahoe Community College
Littleton, CO

Patricia Brady, PT, DSCPT
Instructional Specialist
PTA Department
Anne Arundel Community College
Arnold, MD

Nijah Chinn-Gonsalves, PT, MHA, DHS
Physical Therapist Assistant Program Director
Physical Therapist Assistant Program
ECPI University
Richmond, VA

Matthew Connell, MPT
Program Director
Physical Therapist Assistant Program
State College of Florida
Bradenton, FL

Sam M. Coppoletti, PT, DPT, CSCS
Program Coordinator/Educator
Department of Science and Health
University of Cincinnati Clermont College
Batavia, OH

Laura-Beth Falter, Registered Physiotherapist (Ontario), BSc.PT, MSc.
(Rehabilitation Science)
Instructor
Faculty of Healthcare
triOS College
London, Ontario, Canada

Lisa Finnegan, PTA, ACCE
Instructor and Academic Coordinator of Clinical Education
Physical Therapist Assistant Program
College of Southern Nevada
Las Vegas, NV

Zachary D. Frank, DPT, MS (HCA)
Associate Professor
Allied Health
Washburn University
Topeka, KS

Michael B. Fritz, MS, ATC, PTA
Professor
Physical Therapist Assistant Program
North Shore Community College
Danvers, MA

Judith Gawron, MSPT, DPT
Professor
AHS (PTA) Department
Berkshire Community College
Pittsfield, MA

Ann Marie Herbert, MPT, OCS
Part-time Instructor, PTA program
Physical Therapy
Rehabilitation Health Center, Washtenaw Community College
Ann Arbor, MI

Kelly N. Jackson, PTA
Instructor
Physical Therapist Assistant Department
Clarkson College
Omaha, NE

Julianne Klepfer, BS PT/MASS
Assistant Professor
Physical Therapist Assistant Program
SUNY Broome Community College
Binghamton, NY

Heather MacKrell, PT, PhD
Program Director
Department of Health Science
Calhoun Community College
Tanner, AL

Jose Milan, PTA, M.Ed.
Dept. Chair/Associate Professor
PTA Department
Austin Community College
Austin, TX

Marisa C. Miller, PT
Assistant Professor
Health Programs
Walters State Community College
Morristown, TN

Deborah S. Molnar, PT, DPT, MSEd
PTA Program Director
Physical Therapist Assistant Program
State University of New York College of Technology at Canton
Canton, NY

Jeremy Oldham, MEd, BS, PTA
Academic Clinical Coordinator of Education
Physical Therapist Assistant Program
Allegany College of Maryland
Cumberland, MD

Jean E. Sanchez, PTA, BHS, MHS
Assistant Professor
Bachelors of Health Services Administration
Washburn University
Topeka, KS

Jacqueline Shakar, DPT, MS OCS LAT
PTA Department Chair
PTA Department
Mount Wachusett Community College
Gardner, MA

Lori Slettehaugh, MPT
Associate Professor
Physical Therapist Assistant Program
Kansas City Kansas Community College
Kansas City, KS

Roschella Stephens, PT, MS, CSCS
Faculty
Physical Therapist Assistant Program
Central Piedmont Community College
Charlotte, NC

Debbie Van Dover, PT, M.Ed.
Program Director, MHCC PTA Program
Health Professions
Mt. Hood Community College
Gresham, OR

Lisa J. Weaver, BS, PTA, LMT, NCTMB
Physical Therapist Assistant/Therapeutic Massage Instructor
Department of Health Science
Northeast Wisconsin Technical College
Green Bay, WI

Heather Brianne Wells, PT, DPT
Program Director
Physical Therapist Assistant Program
Wallace Community College
Dothan, AL

Rhonda Wesson, PTA
Full Time Faculty/Instructor
Physical Therapist Assistant Program
El Paso Community College
El Paso, TX

Krista M. Wolfe, DPT, ATC
Dean of Applied Sciences
Allied Health
Central Penn College
Carlisle, PA

Martha Yoder Zimmerman, PT, MA Ed
PTA Program Director/ACCE
Health Science Department
Caldwell Community College and Technical Institute
Hudson, NC

감사의 글 Acknowledgments

이 프로젝트는 많은 사람들의 지원과 지지를 필요로 한다. 무엇보다도, 나는 나의 아이들, 나의 자매, 그리고 친구들에게 감사드리고 싶고, 특히 지난 수년간 내가 이 책에 우선할 수 있도록 도와준 그들의 지지, 격려, 인내에 감사드린다.

나는 F.A. Davis의 임직원들, 특히 원고 검토 편집자인 Melissa Duffield와 시니어 스폰서 에디터인 Jennifer Pine에게 감사드린다.

나는 이 프로젝트의 완성에 집중할 수 있도록 지원해 준 내가 근무하는 기관인 Missouri Western State University와 나의 직장 동료들에게 감사드린다.

나는 물리치료 동료들에게 감사를 표하고 싶고, 특히 수년에 걸쳐 나를 가르쳐 주신 부모님에게 감사드린다. 끝으로, 이런 프로젝트 여행을 항상 생동감 있게 만들어 준 나의 학생들에게 감사드린다.

Maureen Raffensperger

역자서문 Translator Preface

정형물리치료를 다룬 많은 책들과 달리, 이 책은 현재 미국물리치료 분야의 정형물리치료 현실을 잘 대변해 주고 있는 것 같다. 이 책은 물리치료사와 보조물리치료사의 관계를 잘 설명해 주고 있어, 우리 한국 물리치료사의 현실을 재조명하고 새롭게 생각해 볼 기회가 될 것으로 생각된다.

이 책은 크게 2 파트로 나누어져 있다. 먼저 1장에서 4장까지는 정형의학 및 정형물리치료의 기본 개념을 다루고 있고, 5장에서 12장까지는 각 신체 분절과 관절을 다루고 있다. 특히, 5장에서 12장 내용은 해부학, 운동형상학, 관절가동술 및 질환들을 다루고 있어, 관절가동술과 질환과의 관계를 어느 정도 이해할 수 있도록 한다.

이 책은 많은 정형물리치료 교재 중에서 손 꼽힐 정도로 쉽게 내용을 설명하고 있는 책이어서, 임상 물리치료사는 물론 학생들도 쉽게 접근할 수 있는 교재라고 생각된다.

끝으로, 이 책이 번역 출간낼 수 있도록 많은 도움을 주신 박병조 사장님과 직원들에게 감사드린다.

역자 대표 정 형 국

차례 Contents

제1부

물리치료사와 정형의학적 관리 1

제1장

정형의학에서 물리치료사의 역할 3

서론 4
환자 검진과 평가 4
  병력 4
  신체 검진 4
  의학적 경고 깃발 4
물리치료사의 역할 9
  중재를 제공한다. 9
  데이터를 수집한다. 9
  의사소통을 한다. 9
  모든 것을 비판적 사고와 연결한다. 11
정형물리치료의 원칙 11
요약 12

제2장

근거중심 물리치료 15

서론 16
근거중심의 물리치료에 대해 왜 이야기하고 있는가? 16
근거의 단계 16
  단계 6: 전문가 의견, 일화적 데이터 및 경험 17
  단계 5: 사례 연속 연구, 개별 사례 보고 17
  단계 4: 코호트 연구 17
  단계 3: 무작위 통제 실험 17
  단계 2: 체계적 리뷰, 메타 분석 18
  단계 1: 임상직무지침 18
근거중심 직무에 있어서 물리치료사의 역할 18
연구 논문을 읽는 방법 18
  초록 18
  서론 18
  연구 단락 19
  결과 단락 19
  토의와 결론 19
통계학적 고려사항 19
  Ⅰ형 오류와 Ⅱ형 오류 19
  확률 19
  민감도와 특이도 19
  신뢰도 20
  타당도 20
  최소 임상 중요 차이 20
요약 20

제3장

정형물리치료의 목표 23

서론 24
조직치유 24
  단계 Ⅰ: 염증 24
  단계 Ⅱ: 증식과 수복 25
  단계 Ⅲ: 성숙과 재형성 25
민감성 26
통증 26
  관문조절설 26
  뉴로매트릭스 이론 26
  중추 감각화 27
조직 가동성 28
  가동성 활동을 위한 적응증과 금기증 28
  신장에 대한 물렁조직의 반응 28
  신장의 종류 30
  가동술의 종류 30
근수행력 33
  근수행력의 원리 33
  근수축의 종류 34
  플라이오메트릭 운동 35
고유수용성 및 근운동감각과 신경근육조절 35
균형, 민첩성 및 협응 36
유산소 지구력 36
자세 37
기능적 가동성 37
요약 37

제4장

다양한 조직의 치유를 촉진하는 중재 41

서론 42
인대 42
인대 병리: 염좌 42
인대 치유 43
인대 치유 동안의 물리치료 중재 43
힘줄 44
힘줄 병리: 좌상, 힘줄병증과 힘줄윤활막병증 44
힘줄 치유 44
힘줄 치유 동안의 물리치료 중재 45
근육 45
근육 병리: 좌상 45
근육 치유 46
근육 치유 동안의 물리치료 중재 46
연골: 관절연골과 섬유연골 46
연골 병리: 퇴행과 열상 47
연골 치유 47
연골 치유 동안의 물리치료 중재 47
말초신경 47
말초신경 병리: 신경차단, 축삭절단 및 신경절단 48
말초신경 치유와 수복 48
신경 치유 동안의 물리치료 중재 49
뼈 49
뼈 병리: 골절 49
골절 치유 50
골절 관리 51
뼈 치유 동안의 물리치료 중재 52
요약 52

제2부

상지 55

제5장

어깨를 위한 정형물리치료 57

해부학과 생리학 57

뼈와 관절의 해부학과 생리학 59
물렁조직의 해부학과 생리학 59
오목테두리 59
관절주머니 61
어깨 인대 61
윤활주머니 62
신경 62
근육의 해부학과 생리학 64
운동형상학 64
어깨가슴관절(ST) 64
봉우리빗장관절(AC) 67
복장빗장관절(SC) 67
오목위팔관절 67
어깨위팔리듬 69
짝힘 69
관절가동술 70
오목위팔관절 71
복장빗장관절 72
봉우리빗장관절 73
어깨가슴관절 74

흔한 병리 74

유착성 관절주머니염 74
원인/기여요소 75
증상 75
임상 징후 76
일반적인 중재 76
어깨 불안정-부분 탈구/탈구 77
원인/기여요소 77
증상 78
임상 징후 78
일반적인 중재 81
예방 84
수술 환자를 위한 중재 84
봉우리밑충돌 증후군(SAIS) 85
원인/기여요소 86
증상 86
임상 징후 86
일반적인 중재 88
예방 89
수술 환자를 위한 중재 90
돌림근띠 힘줄병증/파열 90
원인/기여요소 91
증상 91
임상 징후 91
일반적인 중재 92
예방 92
수술 환자를 위한 중재 94
뒤쪽 내부 충돌(PII) 94
원인/기여요소 94
증상 94

임상 징후 95
일반적인 중재 95
위팔두갈래근 힘줄병증 96
원인/기여요소 96
증상 96
임상 징후 96
일반적인 중재 97
봉우리빗장관절의 염좌/분리 98
원인/기여요소 98
증상 98
임상 징후 98
일반적인 중재 99
수술 환자를 위한 중재 102
가슴문 증후군(TOS) 102
원인/기여요소 102
증상 102
임상 징후 103
일반적인 중재 104
예방 105
어깨 뼈관절염(OA) 106
원인/기여요소 107
증상 107
임상 징후 107
일반적인 중재 107
예방 107
수술 환자를 위한 중재 108
몸쪽 위팔뼈 골절 110
원인/기여요소 110
증상 110
임상 징후 111
일반적인 중재 111
수술 환자를 위한 중재 111
빗장뼈 골절 111
원인/기여요소 111
증상 111
임상 징후 111
일반적인 중재 111
수술 환자를 위한 중재 112
어깨뼈 골절 112
원인/기여요소 112
증상 112
임상 징후 112
일반적인 중재 112
요약 112

제6장

팔꿈치와 아래팔을 위한 정형물리치료 119

해부학과 생리학 120
뼈와 관절의 해부학과 생리학 120
물렁조직의 해부학과 생리학 120
관절주머니와 인대 120
윤활주머니 121
신경 121
근육 123
팔꿈치와 아래팔의 운동형상학 123
관절가동술 124
위팔자관절 124
위팔노관절 124
몸쪽노자관절 127

흔한 병리 128
가쪽 위관절융기통 128
원인/기여요소 128
증상 128
임상 징후 128
일반적인 중재 129
예방 131
안쪽 위관절융기통 132
원인/기여요소 132
증상 132
임상 징후 132
일반적인 중재 133
예방 134
팔꿈치굴 증후군 135
원인/기여요소 135
증상 135
임상 징후 136
일반적인 중재 137
예방 137
안쪽 곁인대(MCL) 염좌 137
원인/기여요소 137
증상 138
임상 징후 138
일반적인 중재 138
예방 139
수술 환자를 위한 중재 139
노뼈머리 골절 140
원인/기여요소 140
증상 140

임상 징후 140
일반적인 중재 140
수술 환자를 위한 중재 140
팔꿈치머리돌기 골절 141
원인/기여요소 141
증상 141
임상 징후 141
일반적인 중재 141
수술 환자를 위한 중재 141
관절융기위 골절 141
원인/기여요소 141
증상 141
임상 징후 141
일반적인 중재 142
수술 환자를 위한 중재 142
요약 142

제7장

손목과 손을 위한 정형물리치료 147
해부학과 생리학 148
뼈와 관절의 해부학과 생리학 149
먼쪽노자관절 149
노손목관절 149
중간손목관절 149
손목뼈사이관절 149
손목손허리관절 149
손허리손가락관절 150
마디뼈사이관절 150
물렁조직 150
노손목관절주머니와 인대 150
가로손목인대 또는 굽힘근지지띠 150
폄근팽창 152
손바닥널힘줄 152
세모섬유연골 복합체(TFCC) 153
신경 53
근육 155
손목과 손의 운동형상학 156
짝힘 156
쥐기 158
관절가동술 158
먼쪽노자관절 158
노손목관절 159
손목뼈관절 160
손허리손가락관절과 마디뼈사이관절 160
흔한 병리 161
손목굴 증후군(CTS) 161
원인/기여요소 161
증상 161
임상 징후 161
일반적인 중재 162
예방 163
수술 환자를 위한 중재 164
De Quervain 힘줄윤활막염 164
원인/기여요소 164
증상 165
임상 징후 165
일반적인 중재 165
자쪽손목폄근(ECU) 힘줄병증 166
원인/기여요소 166
증상 166
임상 징후 166
일반적인 중재 167
신경 병변 167
원인/기여요소 168
증상 168
임상 징후 168
일반적인 중재 170
골절 170
원인/기여요소 170
증상 171
임상 징후 171
일반적인 중재 171
Dupuytren 질환(손바닥 섬유종증) 171
원인/기여요소 171
증상 172
임상 징후 172
일반적인 중재 172
수술 환자를 위한 중재 172
손 힘줄 기형 172
망치손가락 172
단추구멍 기형 173
백조목 기형 173
자뼈표류 기형 173
방아쇠 손가락 173
요약 174

제3부

척추 179

제8장
목뼈와 턱관절을 위한 정형물리치료 181

해부학과 생리학 182
- 뼈와 관절의 해부학과 생리학 183
  - 목뼈 183
  - 턱관절(TMJ) 183
- 물렁조직의 해부학과 생리학 185
  - 척추사이원반과 척추뼈끝판 185
  - 목뼈 인대와 관절주머니 186
  - 턱관절의 원반, 인대 및 관절주머니 186
  - 신경 186
  - 혈액 공급 188
- 근육의 해부학과 운동학 188
  - 턱관절과 목뼈 사이의 근육 연결 189
- 자세 190
- 목뼈 운동형상학 191
  - 움직임에 대한 후관절 방향의 효과 191
  - 원반, 인대 및 척추구멍에 대한 움직임의 효과 191
- 턱관절 운동형상학 191

흔한 병리 192
- 목뼈발생적 두통(CGH) 192
  - 원인/기여요소 192
  - 증상 192
  - 임상 징후 193
  - 중재 194
- 채찍질 손상 195
  - 원인/기여요소 195
  - 증상 196
  - 임상 징후 196
  - 중재 196

퇴행성 관절질환(DJD) 197
- 후관절 퇴행성 관절 질환 197
  - 원인/기여요소 197
  - 증상 198
  - 임상 징후 198
  - 중재 198
- 척추 협착증(척추관내의 DJD) 198
  - 원인/기여요소 198
  - 증상 198
  - 임상 징후 199
  - 중재 199
- 척추사이구멍내의 DJD(척추사이구멍 협착증) 199
  - 원인/기여요소 200
  - 증상 200
  - 임상 징후 200
  - 중재 202
- 척추사이원반 탈출증(IVDH) 203
  - 원인/기여요소 203
  - 증상 204
  - 임상 징후 204
  - 중재 204

턱관절 기능장애 206
- 턱관절 기능장애 206
  - 원인/기여요소 206
  - 증상 206
  - 임상 징후 206
  - 중재 208
- 턱관절 근육 기능장애 209
  - 원인/기여요소 209
  - 증상 209
  - 임상 징후 209
  - 중재 209
  - 예방 210
- 요약 211

제9장
등뼈와 허리엉치뼈를 위한 정형물리치료 215

해부학과 생리학 217
- 뼈와 관절의 해부학과 생리학 217
- 물렁조직의 해부학과 생리학 219
  - 척추사이원반과 척추뼈끝판 219
  - 인대와 관절주머니 219
  - 등허리근막(TLF) 220
  - 신경 220
- 근육의 해부학과 생리학 222
- 자세 224
- 등뼈와 허리엉치뼈 운동형상학 224
  - 움직임에 대한 후관절 방향의 효과 224
  - 허리골반 리듬 225
  - 허리엉치 운동형상학 226
  - 엉치엉덩관절 운동형상학 226
  - 원반, 인대 및 척추사이구멍에 대한 움직임의 효과 226

등허리근막의 기능 227

흔한 병리 227

압박골절 228

원인/기여요소 228

증상 229

임상 징후 229

중재 230

예방 231

수술 환자를 위한 중재 231

과도한 후만증 231

원인/기여요소 232

증상 232

임상 징후 232

중재 233

예방 234

측만증 234

원인/기여요소 234

증상 235

임상 징후 235

중재 236

수술 환자를 위한 중재 237

허리 염좌/좌상 237

원인/기여요소 237

증상 237

임상 징후 237

중재 237

예방 237

퇴행성 원반 질환(DDD) 238

원인/기여요소 238

증상 238

임상 징후 239

중재 239

퇴행성 관절 질환(DJD) 239

후관절 DJD 239

원인/기여요소 239

증상 240

임상 징후 240

중재 240

예방 240

척추 협착증 241

원인/기여요소 241

증상 241

임상 징후 241

중재 243

퇴행성 척추사이구멍 협착증 243

원인/기여요소 243

증상 243

임상 징후 244

중재 247

원반 탈출증 247

원인/기여요소 248

증상 248

임상 징후 248

중재 249

예방 250

수술 환자를 위한 중재 251

척추분리증/척추전방전위증 251

원인/기여요소 251

증상 252

임상 징후 252

중재 252

예방 253

강직성 척추염 253

원인/기여요소 253

증상 253

임상 징후 253

중재 253

엉치엉덩관절(SIJ) 기능장애 255

요약 255

제4부

하지 263

제10장

골반과 엉덩관절을 위한 정형물리치료 265

해부학과 생리학 267

뼈와 관절의 해부학과 생리학 267

물렁조직의 해부학과 생리학 268

절구테두리 269

관절주머니와 인대 269

엉덩정강띠(ITB) 269

윤활주머니 269

신경 270

넙다리뼈머리와 넙다리뼈목의 혈액 공급 271

근육의 해부학과 생리학 271

골반과 엉덩관절 운동형상학 271

골반에 대한 넙다리뼈 움직임 273

넙다리뼈에 대한 골반 움직임 273
앞방향경사와 뒤방향경사 275
안굽이엉덩과 밖굽이엉덩 275
운동사슬에서의 엉덩관절 영향 276
관절가동술 276
앞쪽 활주 277
뒤쪽 활주 277
아래쪽 활주 277
긴축 견인 278
흔한 병리 279
뼈관절염(OA) 279
원인/기여요소 280
증상 280
임상 징후 280
일반적인 중재 281
예방 283
수술 환자를 위한 중재 283
엉덩관절 골절 285
원인/기여요소 286
증상 286
임상 징후 286
일반적인 중재 286
예방 286
수술 환자를 위한 중재 286
궁둥구멍근 증후군 289
원인/기여요소 289
증상 290
임상 징후 290
일반적인 중재 290
넙다리절구 충돌(FAI) 증후군 292
원인/기여요소 292
증상 292
임상 징후 292
일반적인 중재 293
예방 293
수술 환자를 위한 중재 294
엉덩관절 관절테두리 열상 295
원인/기여요소 295
증상 295
임상 징후 295
일반적인 중재 296
수술 환자를 위한 중재 296
큰뼈돌기통증 증후군(GTPS) 297
원인/기여요소 297
증상 297
임상 징후 297
일반적인 중재 298
예방 299
궁둥볼기윤활주머니염 300
원인/기여요소 300
증상 300
임상 징후 300
일반적인 중재 300
예방 300
엉덩허리근 증후군(힘줄염/윤활주머니염) 301
원인/기여요소 301
증상 301
임상 징후 301
일반적인 중재 302
예방 302
Legg-Calvé-Perthes 질환 303
원인/기여요소 303
증상 304
임상 징후 304
일반적인 중재 304
뒤넙다리근 좌상 305
원인/기여요소 305
증상 305
임상 징후 305
일반적인 중재 306
예방 306
넙다리곧은근 좌상 307
원인/기여요소 308
증상 308
임상 징후 308
일반적인 중재 308
예방 308
요약 309

제11장

무릎을 위한 정형물리치료 315
해부학과 생리학 317
뼈와 관절의 해부학과 생리학 317
정강넙다리관절 317
무릎넙다리관절 318
물렁조직 318
반달연골 318
관절주머니와 인대 319
지지띠와 엉덩정강띠 319

윤활주머니와 지방패드 320
신경 321
근육 321
무릎 운동형상학 323
무릎넙다리관절 323
동적 밖굽이 각도와 동적 Q각 325
동적 무릎관절 하중 326
나사집 기전 326
관절가동술 327
정강넙다리관절 가동술 327
무릎넙다리관절 가동술 327
흔한 병리 328
뼈관절염 329
원인/기여요소 329
증상 329
임상 징후 329
일반적인 중재 329
예방 331
수술 환자를 위한 중재 332
앞십자인대 손상 336
원인/기여요소 336
증상 337
임상 징후 337
일반적인 중재 338
예방 339
수술 환자를 위한 중재 339
뒤십자인대 손상 342
원인/기여요소 342
증상 342
임상 징후 343
일반적인 중재 343
수술 환자를 위한 중재 345
안쪽곁인대 손상 345
원인/기여요소 345
증상 345
임상 징후 345
일반적인 중재 346
수술 환자를 위한 중재 347
반달판 열상 347
원인/기여요소 347
증상 347
임상 징후 347
일반적인 중재 348
예방 349
수술 환자를 위한 중재 351
엉덩정강띠 증후군(ITBS) 352
원인/기여요소 352
증상 352
임상 징후 353
일반적인 중재 354
예방 355
무릎넙다리관절통증 증후군(PFPS) 356
원인/기여요소 356
증상 357
임상 징후 357
일반적인 중재 359
예방 361
수술 환자를 위한 중재 363
무릎뼈힘줄병증 363
원인/기여요소 363
증상 364
임상 징후 364
일반적인 중재 364
예방 365
무릎뼈힘줄 파열 366
원인/기여요소 366
증상 366
임상 징후 366
일반적인 중재 366
수술 환자를 위한 중재 366
정강뼈고원 골절 367
원인/기여요소 367
증상 368
임상 징후 368
일반적인 중재 368
수술 환자를 위한 중재 368
무릎뼈 골절 368
원인/기여요소 368
증상 369
임상 징후 369
일반적인 중재 369
수술 환자를 위한 중재 369
요약 370

제12장
발목과 발을 위한 정형물리치료 379
해부학과 생리학 381
뼈와 관절의 해부학과 생리학 381
먼쪽 정강종아리관절 382

정강목말관절(목말다리관절) 385
목말밑관절 385
목말발배관절 385
가로발목관절 386
물렁조직 386
인대 386
발바닥근막 387
굽힘근지지띠 388
발목굴 388
윤활주머니 388
발목과 발 근육 89
신경 392
발목과 발의 운동형상학 392
정적 정렬 392
동적 정렬 393
보행 시 발의 정상 생체역학 394
보행 시 과도한 뒤침이나 엎침의 결과 395
하향식 접근법과 상향식 접근법 395
관절가동술 396
먼쪽 정강종아리관절 가동술 396
정강목말관절 가동술 396
목말밑관절 가동술 397
발목뼈사이관절 가동술 397
발허리발가락관절과 마디뼈사이관절 가동술 398
흔한 병리 398
가쪽 발목 염좌 398
원인/기여요소 398
증상 399
임상 징후 399
일반적인 중재 399
예방 402
인대결합성 염좌(고위 발목 염좌) 402
원인/기여요소 402
증상 403
임상 징후 403
일반적인 중재 404
수술 환자를 위한 중재 405
발바닥근막염 405
원인/기여요소 405
증상 406
임상 징후 406
일반적인 중재 407
아킬레스힘줄병증 415
원인/기여요소 415
증상 415
임상 징후 415
일반적인 중재 416
예방 417
수술 환자를 위한 중재 418
뒤정강근힘줄 기능장애 418
원인/기여요소 419
증상 419
임상 징후 419
일반적인 중재 421
안쪽 정강뼈 스트레스 증후군(MTSS) 421
원인/기여요소 421
증상 421
임상 징후 421
일반적인 중재 422
예방 422
구획 증후군 423
원인/기여요소 423
증상 423
임상 징후 424
일반적인 중재 424
발목굴 증후군 424
원인/기여요소 425
증상 425
임상 징후 425
일반적인 중재 425
발목과 발꿈치뼈 골절 426
원인/기여요소 426
증상 426
임상 징후 426
일반적인 중재 426
스트레스 골절 427
원인/기여요소 427
증상 428
임상 징후 428
일반적인 중재 428
예방 428
발가락 기형 428
밖굽이엄지 428
갈퀴발가락과 망치발가락 428
요약 429
부록 435
용어해설 441
찾아보기 449

제 1 부

물리치료사와 정형의학적 관리

Physical Therapist Assistant and Orthopedic Management

제 1 장

정형의학에서 물리치료사의 역할

The Role of the Physical Therapist Assistant in Orthopedic Physical Therapy

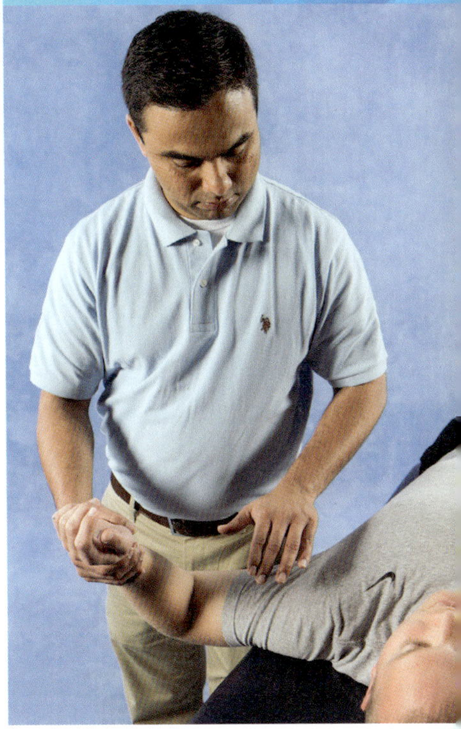

환자 검진과 평가

- 병력
- 신체 검진
- 의학적 경고 깃발

물치치료사의 역할

- 중재 제공
- 데이터 수집
- 의사소통
- 모든 것을 비판적 사고와 연결한다.

정형물리치료의 원칙

요약

학습 결과

이 장을 공부한 후, 학생들은 다음을 할 수 있을 것이다:

1.1 정형의학 환자의 치료에 활용될 데이터 수집과 중재를 안내할 때 관리계획의 중요성을 설명할 수 있다.

1.2 환자 병력에서, 중요한 5가지 소견을 확인하고, 정형의학적 치료에 대한 그들의 효과를 설명할 수 있다.

1.3 환자 신체검진에서, 중요한 5가지 소견을 확인하고, 정형의학적 치료에 대한 그들의 효과를 설명할 수 있다.

1.4 신체 검진에서, 특수검사의 사용을 설명할 수 있고, 또 환자 진전의 척도로서 사용된 검사의 해석과 올바른 재현의 중요성을 설명할 수 있다.

1.5 문제해결 알고리즘을 이용하여 정형의학적 병리를 치료하는 물리치료사의 5가지 역할의 구성 요소를 명명할 수 있다.

핵심 단어

검사 클러스터

적색, 황색, 주황색, 청색 및 흑색 깃발

관리계획

특수검사

서론 Introduction

정형의학적 병리의 치료에 있어서 물리치료의 중요성은 잘 받아들여지고 있고, 환자에게 물리치료사의 역할은 매우 중요하다. 물리치료사는 흔하게 발생하는 정형의과적 병리, 그들의 원인이나 기여 효과, 관련 증상, 임상 징후, 일반적인 중재 및 예방 조치에 대한 철저한 지식을 가져야 한다. 훌륭한 환자 관리를 제공하는 것 이외에, 물리치료사는 다음을 해야 한다:

- 환자의 상태 변화에 특히 주의해야 한다.
- 의사와 효율적으로 의사소통해야 한다.
- 특수검사의 결과를 포함해, 조직적으로 데이터를 수집해야 한다.
- 환자를 위한 **관리계획**을 중심으로 근거중심의 치료 중재를 제공해야 한다.
- 환자를 교육해야 한다.

환자 검진과 평가 Patient Examination and Evaluation

물리치료사는 환자의 초기 검진과 평가를 수행한다. 여기에는 병력 검사와 기본 신체 검진과 구체적인 신체 검진의 수행, 그리고 환자를 위한 관리계획의 설정을 포함한다. 그리고 물리치료사는 환자를 치료하기 전에 금기증이나 주의사항을 포함하는 관리계획에 대해 철저한 지식을 가져야 한다.

병력 Medical History

물리치료사는 환자의 병력이나 환자의 증상이나 불만사항에 대한 내용을 주의깊게 들을 때, 환자의 문제를 식별하고 신체 검진의 초점을 좁히기 시작한다.

환자 병력의 공통 요소는 다음과 같다:

- 환자의 불만에 대한 내용
- 발생 가능한 촉진 인자에 관한 정보
- 발병 이후의 경과 시간
- 과민성
- 악화 요소와 완화 요소
- 수행된 진단 검사(표 1–1)
- 이전의 치료나 수술
- 의학적 질환이나 질병을 포함한 발병 이전의 상태
- 현재의 약물(표 1–2)
- 직업/또는 일상활동
- 생활 상황
- 이전의 기능 수준

신체 검진 Physical Examination

병력에 대한 정보를 얻은 후, 기본 신체 검진을 실시한다. 기본 신체 검진에서, 물리료사는 근육뼈대계, 신경근육계, 피부계, 폐–심혈관계, 소화기계 및 생식비뇨기계 등 환자에 대한 계통 리뷰를 수행하고 각 계통을 선별검사한다. 또 물리치료사는 환자의 현재 증상에 대한 정보를 수집하고, 활력 징후, 가동범위, 감각/고유수용성, 부종, 균형, 협응, 반사, 자세, 압통 및 기능적 가동성을 평가한다. 기본 신체 검진 이후, 물리치료사는 환자의 상태와 관련된 1개 이상의 직무 가설을 가져야 한다.

가설을 뒷받침하거나 반박할 목적으로, 보다 구체적인 신체 검진을 실시한다. 구체적인 신체 검진에는 관절가동술, 자세, 움직임 및 **특수검사**에 대한 환자 반응의 평가가 포함된다. 정형물리치료에는 수백 개의 특수검사가 있다. 특수검사는 진단적 가치가 다양하다. 물리치료사는 진단에 포함하거나 진단에서 배제하기 위해 종종 특수검사를 사용한다. 몇몇 특수검사는 **검사 클러스터**(cluster of tsets)의 일부로 수행할 때 민감도나 특이도를 증가시킨다. 만약 문헌이 특수검사 클러스터의 사용을 지지하고 있다면, 그 내용을 본문에 표시한다.

물리치료사는 검진의 소견을 해석하고, 관리계획(POC)을 이해하고, 환자의 상태 변화에 대해 의사와 잘 소통할 수 있도록 데이터 수집 기법과 특수검사에 친숙해야 한다. 책의 전반에 걸쳐, 각 병리에 대해 일반적으로 수집된 데이터가 제시되고 있다. 물리치료사에 의해 평가된 데이터와, 정상값, 측정 척도 및 변수들이 표 1–3에 제시되어 있다.

의학적 경고 깃발 Medical Alert Flags

물리치료사가 신체 검진을 수행할 때, 심각한 문제를 의미하는 "**적색 깃발**"을 기록한다. 대개 적색 깃발은 추가 검사를 위해 환자를 의사에게 의뢰해야 한다는 것을 의미한다. 물리치료사가 알고 있어야 하는 몇몇 공통 적색 깃발은 표 1–4에 나열되어 있다.

물리치료사는 박사급 의료 전문가이기 때문에, 지난 20년 동안 적색 깃발에 대한 인식이 점차 증가되어 왔다. 최근에, 환자의 관리와 치료에 영향을 미치는 다른 요소들을 나

표 1-1 진단 검사

진단 검사는 정형의학적 병리의 평가와 치료에 있어서 유용한 정보를 제공한다.

검사	목적
X-선	골절, 탈구, 관절염, 뼈괴사, 뼈종양 등을 진단한다.
CT 스캔	X선으로 나타나지 않는 종양이나 골절 뿐만 아니라, 흉부, 복부 및 골반의 병리를 진단하기 위해. 폐렴, 암, 뼈 질환 및 뇌출혈 등의 진단에서는, MRI보다 우수하다.
MRI	근육, 인대 염좌, 연골 및 원반 등을 진단하기 위해. 뇌종양과 척수 병리 등의 진단에서는, CT보다 우수하다.
뼈 스캔	스트레스 골절, 관절염, 뼈 감염 및 암 등을 진단하기 위해
도플러 초음파	피떡(혈병)을 진단하기 위해
혈관조영술	동맥이나 정맥을 통한 혈액의 흐름을 확인하기 위해 동맥 질환과 동맥류를 확인하기 위해
척수조영술	원반탈출증과 척추협착증을 진단하기 위해. 거미막밑공간 안으로 조영액을 주사한 후, X선이나 CT를 촬영한다.
관절조영술	관절, 인대, 연골, 힘줄 및 관절주머니 등의 병리를 진단하기 위해
원반조영술	척추사이원반의 상태를 확인하기 위해. 원반 안에 조영액을 주사한 후, X선이나 CT를 촬영한다.
이중 에너지 방사선 흡수 계측(DEXA)	뼈감소증과 골다공증을 진단하기 위해 뼈밀도를 측정한다.
근전도(EMG)	근육에 영향을 주는 신경병리, 신경뿌리병리 및 CNS 병리를 진단하기 위해, 신경과 근육의 기능을 결정하고 평가한다.
신경전도속도검사	신경의 기능을 평가하기 위해 EMG로 평가한다. 신경 포착을 진단하기 위해 사용한다.

표 1-2 정형의학적 병리의 치료에 이용되는 약물

약물 분류	약물 이름	효과	주의사항	부작용
비스테로이드성 항염증 약물(NSAID)	naproxen(Aleve, Naprosyn), aspirin celecoxib(Celebrex), ibuprofen(Motrin, Advil), meloxicam (Mobic)	염증 감소, 고열 감소, 통증 완화	아스피린 알러지 금기. 간효소 증가. 혈압 증가. 심장발작과 뇌졸중의 위험 증가	메스꺼움, 구토, 배탈, 출열
비마약성 통증 완화제	acetaminophen(Tylenol)	고열 감소, 통증 완화	없음	주요 부작용 없음
마약성 통증 완화제	dextropoxyphene(Darvocet, Darvon), meperidine(Demerol), hydrocodone(Lortab, Lorcet, Vicodin), morphine(MS Contin), oxycodone(Percodan), tramadol(Ultram)	통증 완화	중독 위험	변비, 졸음, 피로, 메스꺼움, 구토, 혼동, 구강건조, 가려움증, 발한
뼈대근 이완제	cyclobenzaprine(Flexeril), orphenadrine(Norflex), methocarbamol(Robaxin, Robaxisal), metaxalone(Skelaxin), carisoprodol(Soma)	근경련 완화	심혈관 질환이나 심부전, 녹내장, 간질환 및 갑상선 기능 항진증 등을 가진 환자에게는 사용하지 않아야 한다; 간질 위험 증가	입맛 변화(metallic), 흐린 시야, 구강 건조, 졸음, 피로, 어지러움, 두통, 변비

계속

표 1-2 정형의학적 병리의 치료에 이용되는 약물 - 계속

약물 분류	약물 이름	효과	주의사항	부작용
스테로이드성 항염증 약물 (SAID)	hydrocortisone, prednisone dexamethasone(Decadron)	염증 완화, 통증 완화	면역체계 약화. 혈당 증가. 혈압 증가. 뼈밀도 감소. 정신의학적 반응의 위험 증가.	체액 정체, 불면증, 무드 변화, 가슴앓이, 배탈

표 1-3 정형의학적 병리 평가에서 수집된 데이터

활력 징후	균형
심박동수: 예측 최대 연령: 전통적인 공식인 220-연령이나 Tanaka 공식인 208-(0.7×연령)를 사용한다. 예측 최대 연령의 60-80%으로 운동하거나, Karvonen 공식인 (0.7 × $HR_{\text{예비}}$) + HR 휴식을 사용한다($HR_{\text{예비}}$ = $HR_{\text{최대}}$ - $HR_{\text{휴식}}$). **혈압:** 고혈압 직전의 높은 혈압은 수축기 혈압이 >120이고, 확장기 혈압이 >80이다. 고혈압은 수축기 혈압이 >140이고, 확장기 혈압이 >90이다. 수축기 혈압이 >210이거나 확장기 혈압이 >110이면 운동을 하지 않아야 한다. **호흡률:** 성인의 정상 호흡률은 분당 12-16회이다. 만약 호흡률이 분당 45회 이상이면 환자는 운동을 하지 않아야 한다. **산소포화도:** 정상 산소포화도는 95-99%이다. 만약 산소포화도가 90보다 적으면, 일반적으로 주의를 해야 하고, 산소포화도가 85 밑으로 떨어지면, 운동을 해서는 안된다. **체온:** 정상 체온은 97.8°F-99°F이다. 만약 고열이 있으면, 환자는 운동을 하지 않아야 한다.	TUG(Timed Up and Go), 4자 모양 서기 자세, Berg 균형 검사 등과 같이, 균형 도구를 사용하여 등급을 매긴다. 일반적으로 등급은 다음과 같이 0-4 척도를 사용한다: 0 - 환자는 최대 지지 없이 자세를 유지하거나 취할 수 없다. 1 - 환자는 팔 지지나 도우미 지지와 같은 도움으로 자세를 취할 수 있다. 지지 없이는 자세를 유지할 수 없다. 2 - 자세를 취할 수 있지만, 저항에 대항해 자세를 유지할 수 없다. 3 - 중등도의 저항이 있어도 자세를 취할 수 있다. 4 - 최대 저항이 있어도 균형을 유지할 수 있다.
가동범위(ROM)	**깊은힘줄반사(DTRs)**
선택된 관절을 측정하여 각도로 기록하거나 기능적으로 평가한다.	0: 없음 1+: 감소됨 2+: 정상 3+: 약간 과함 4+: 매우 과함
근력	**자세**
도수근력검사(MMT), 동력계(dynamometer), 또는 기능적으로 측정될 수 있다. MMT의 등급은, 5(수) - 중력을 이겨내고 완전하게 움직일 수 있고, 최대 저항에 대항해 자세를 유지할 수 있다. 4(우) - 중력을 이겨내고 완전하게 움직일 수 있고, 중등도의 저항에 대항해 자세를 유지할 수 있다. 3(미) - 중력을 이겨내고 완전하게 움직일 수 있지만, 저항에 대항해 자세를 유지할 수 없다.	시상면: 다림줄이 귓구멍, 봉우리돌기, 엉덩관절축의 뒤쪽, 무릎관절축의 앞쪽, 가쪽복사뼈를 통과한다. 이마면: 머리의 정중선, 수평을 이룬 어깨 높이, 가시돌기로부터 2인치 떨어진 어깨뼈, 수평을 이룬 엉덩뼈능선, 수평을 이룬 오금주름, 중립위의 발.

표 1-3 정형의학적 병리 평가에서 수집된 데이터 - 계속

근력	자세
2(양) - 최소의 중력 도움을 완전하게 움직일 수 있다. 1(가) - 움직임을 시도할 때 근수축을 볼 수 있지만, 가시적인 움직임이 일어나지 않는다. 0(제로) - 근수축이 일어나지 않는다.	가로면: 머리의 중립위, 어깨와 골반이 발과 수직으로 이루고, 발은 약간 가쪽돌림되고, 체중이 양 발에 균등하게 분배된다. 발은 엎침과 뒤침의 중립위를 취한다.
부종	**기능 가동성**
1 +: 정상. 손가락으로 피부를 누를 때, 감지할 수 있는 함몰이 없다. 2 +: 약간의 부종. 손가락으로 피부를 누를 때, 15초까지 함몰이 남아 있다. 3 +: 중등도의 부종. 손가락으로 피부를 누를 때, 15-30초 동안 함몰이 남아 있다. 4 +: 상당한 부종. 손가락으로 피부를 누를 때, 30초 이상 함몰이 남아있다.	누운 자세에서 앉은 자세, 앉은 자세에서 일어서기, 이동, 서기, 보행 등에서의 도움과 움직임의 질을 등급으로 매긴다. 독립 활동 - 도움, 장비 또는 추가 시간 없이 수행할 수 있다. 수정된 독립 활동 - 장비나 추가 시간과 같이 환경을 수정함으로써 독립적으로 움직일 수 있다. 셋-업(Set-up) - 과제를 자극하는 환경의 설정 이후에 독립적으로 활동을 수행할 수 있다. 지도 제공(Supervision) - 활동을 수행할 수 있지만, 장비 사용과 관계없이 감독과 구두/시작 큐잉을 필요로 한다. 대기 보조(Standby assist) - 활동을 수행할 수 있지만, 보조장비의 사용과 관계없이 밀접한 지도와 구두/시작 큐잉을 필요로 한다. 접촉 방어 보조(contact guard assist, CGA) - 활동을 수행할 수 있지만, 보조장비의 사용과 관계없이 밀접한 지도와 촉각 큐잉 또는 구두/시각 큐잉을 필요로 한다. 최소 보조 - 도우미의 최소 도움(약 25%)만으로도 수행할 수 있다. 환자는 과제의 약 75%를 수행한다. 중등도 보조 - 도우미의 중등도 도움(약 50%)으로 수행할 수 있다. 환자는 과제의 약 50%를 수행한다. 최대 보조 - 도우미의 최대 도움(약 75%)으로 수행할 수 있다. 환자는 과제의 25%를 수행한다. 의존 - 과제를 수행할 수 없다.
통증	**근육 톤**
통증 척도는 0-10이고, 시각통증척도(VAS), 통증 설문지 또는 Wong-Baker 얼굴 표정 척도	수정 Ashworth 척도를 이용해 0-5 척도의 등급을 매긴다. 0 - 근육 톤의 증가가 없음. 1 - 잡기와 해제 또는 ROM의 끝지점에서 최소 저항으로 약간의 근육 톤이 증가됨. 2 - 나머지 가동범위(ROM의 절반 이하)에서 잡기와 그 이후의 최소 저항에 의해 약간의 근육톤이 증가함. 3 - ROM의 대부분에서 근육톤이 뚜렷하게 증가하지만, 환측 분절을 쉽게 움직일 수 있다. 4 - 근육톤이 상당히 증가하고, 수동 움직임이 어렵다. 5 - 환측 분절의 움직임시에 강직됨.
인지	
명료하고 4가지 지남력: 사람, 장소, 시간 및 상황. 다른 도구: St. Louis University Mental Status Exam SLUMS) Mini-Cog	

표 1-4 적색 깃발의 예[1]

신체 계통	징후/증상
심혈관계	• 관상동맥질환이 있을 때 발생하는 가슴통증, 어깨통증, 목 통증, 또는 턱관절 통증. • 하지 활동(자전거타기, 걷기 또는 계단 오르기 등)에 의해 재현되는 상위 사분원 통증 • 운동 도중이나 운동 후 예상되는 지속 시간을 초과해서 발생하는 피로 • 사고 직전의 경고 징후 없는 실신 • 장딴지 통증
호흡계	• 지속적인 기침, 호흡곤란 • 누운 자세를 취할 때 어깨 통증이 악화됨
소화기계	• 음식, 우유, 제산제 등에 의해 악화되는 어깨, 등, 골반 및 엉치 등의 통증
피부계	• 최근에 발견된 혹이나 결절 또는 이전에 있는 혹이나 결절 • 최근 사마귀 변화 • 크고, 통증이 없고, 탄력성이 좋은 림프절
신경근육뼈대계	• 깊은힘줄반사의 감소를 가진 근육 약증 • 체중부하로 악화되는 뼈의 통증, 특히 야간에 심해지는 통증 • 활동과 관련없는 통증 • 약증, 감각소실, 반사 변화, 곧은창자와 방광의 기능장애와 같은, 점진적 신경학적 문제 • 통증이 없는 약증 • 설명할 수 없는 체중 감소 • 자세 변화나 휴식으로도 완화되지 않는 통증이며 잠잘 때 나타나는 통증 • 외상 이력 없는 가슴, 등, 엉덩이 및 어깨 등의 통증

[1]출처: Goodman, C. C, & Snyder, T. K. (2012). *Differential diagnosis for physical therapists: Screening for referral*(5th ed.). St. Louis, MO: Saunders.

표 1-5 생심리사회적 의학적 경고 깃발

깃발	예
	황색 깃발: 건강 문제에 대해 최악의 상태를 생각하는 것. 움직임, 재손상 또는 직장으로의 복귀에 대해 과도한 두려움을 갖는 것. 건강에 대해 지나치게 몰두하는 것. 대처 전략이 나쁜 것.
	주황색 깃발: 인격 장애, 임상적 우울증을 포함한 정신 질환.
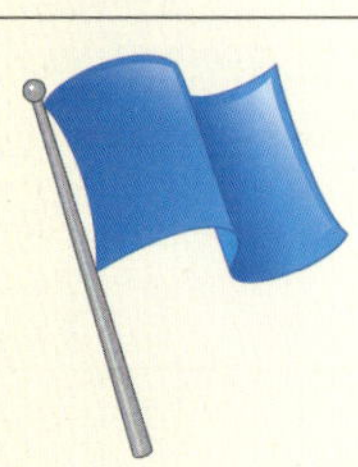	청색 깃발: 좋지 못한 직업 만족도, 직장 동료나 상사와의 나쁜 관계, 비지원적인 직장이나, 또는 업무 변화에 적응하지 못하는 직장내의 믿음.
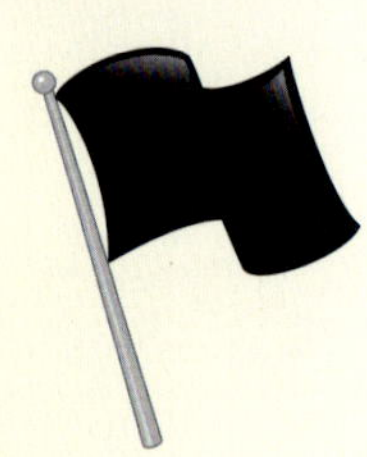	흑색 깃발: 직장 복귀를 장려하지 못하는 정책이나 법률. 업무의 일부인 청구, 소송, 직업상 재해에 대한 보험과의 다툼.

타내기 위해 황색, 주황색, 청색 및 흑색 깃발이라는 용어를 채택했다. 이런 방식의 소견 분류는 물리치료사가 환자의 증상과 치료 반응에 영향을 미칠 수 있는 생물심리사회적 요소를 인식하는데 도움을 준다.

황색 깃발은 심리사회적 요소로서 신체 문제에 대한 환자의 믿음을 포함하고 있다. **주황색 깃발**은 정신질환적 소견이다. **청색 깃발**은 회복에 영향을 주는 작업 관련 요소이다. **흑색 깃발**은 청색 깃발과 유사하지만, 회복에 영향을 주는 직장인의 직장 복귀와 관련된 정책 또는 규칙을 포함한다. 표 1-5는 황색, 주황색, 청색 및 흑색 깃발의 예를 제공하고 있다.

물리치료사의 역할
The Role of the PTA

물리치료사는 다른 의료 전문가와 팀을 이룰 때 역동적인 역할을 한다. 환자들은 종종 한 번의 치료 회기로 뚜렷한 변화를 보이고, 정형물리치료의 직무에 도전과 활력을 불어넣는다. 물리치료사는 중재를 제공하고, 환자의 데이터를 수집하고, 환자 관리에 관여된 의사와 다른 전문가들과 서로 의사소통을 한다.

중재를 제공한다. Providing Interventions

물리치료사는 환자를 검사하고 평가한 후, 진단, 예후, 치료 계획 및 치료 목표를 수립한다. 중재를 보조물리치료사에게 위임 여부를 결정하기 위해서는 몇 가지 요소를 고려해야 한다: [2]

- 선택된 중재가 보조물리치료사의 역할 범위에 포함되는가?
- 환자의 상태가 보조물리치료사에게 중재를 위임하기에 충분히 안정적인가?
- 중재 결과를 보조물리치료사에게 위임할 수 있을 만큼 충분히 예측 가능한가?
- 보조물리치료사가 선택된 중재를 제공할 수 있는 지식, 기술 및 능력을 가지고 있는가?
- 중재와 관련된 위험 및 책임이 식별되고 관리되었는가?
- 보조물리치료사에 의한 물리치료 서비스 제공과 관련된 모든 요구사항을 지불인이 관리했는가?

만약 위의 고려사항이 충족되면, 물리치료사는 보조물리치료사에게 선택된 중재를 제공하도록 지시할 수 있다. 보조물리치료사는 개인의 지식과 경험을 활용하여 물리치료사가 수립한 관리계획 내에서 중재를 선택한다. 보조물리치료사는 치료 계획 내에서 중재를 수정할 수 있다. 비록 관리계획이 치료의 가이드로서 역할을 하지만, 중재의 선택과 수정은 보조물리치료사가 적절하고 적절한 선택에 대해 잘 알고 있어야 한다.

중재를 이끌어내는 문제해결 알고리즘을 사용한다.

물리치료사는 중재를 제공함에 있어서 문제해결 과정을 지속적으로 이용한다. 이런 과정은 선택된 중재를 제공하는 시기와 방법, 중재를 수정하는 시기, 환자의 안전과 편안함을 보장하는 방법 등을 다룬다. 미국 물리치료사협회의 교육, 인증 및 직무 분과는 이런 과정을 개략적으로 설명하는 환자/고객 중재에 보조물리치료사가 활용하는 문제해결 알고리즘을 만들었다(그림 1.1). 이런 알고리즘은 신입 물리치료사와 보조물리치료사 및 학생들에게 매우 유용한 도구이다.

데이터를 수집한다. Collecting Data

데이터 수집은 환자의 진전이 이루어지고 있는지를 결정하기 위해 환자의 치료 과정 전반에 걸쳐 이루어진다. 물리치료사는 데이터를 수집하기 위해 환자를 관찰, 질문 및 평가한다(표 1-3 참고). 물리치료사는 의사 등 다른 전문가들에 의해 수집된 데이터의 많은 부분을 재평가한다. 물리치료사는 설정된 목표를 향해 환자가 진전을 이루고 있는지를 결정하기 위해, 환자의 활력 징후, 인지, 가동범위, 근력, 끝느낌, 부종, 통증, 균형, 조정, 깊은 힘줄 반사, 근긴장, 자세, 보행을 포함한 기능적 가동성, 그리고 특수검사 등에 대한 데이터를 수집한다. 보조물리치료사의 경우는 만약 환자의 진전이 너무 느리거나, 예상치 못한 징후나 증상이 나타나거나, 또 설정된 목표에 도달하면, 물리치료사에게 이런 데이터 소견을 보고한다.

의사소통을 한다. Communicating

물리치료사가 제공하는 환자 관리의 세 가지 주요 요소 중 의사소통이 가장 중요하다. 물리치료사는 환자, 환자의 가족, 보조물리치료사, 다른 전문가 등과 언어적으로나 비언어적으로 의사소통한다. 정형물리치료의 동적인 특성과 상대적으로 적은 환자의 치료 방문 때문에, 보조물리치료사와의 의사소통은 빈번하게 이루어지는 편이다.

환자/가족과의 의사소통

환자들은 증상의 원인이 무엇인지, 물리치료사가 증상을 위해 무엇을 하고 있는지, 호전되기 위해 무엇을 할 수 있는지, 회복하는 데 얼마나 걸리는지지, 재발을 예방하는 방법, 그리고 장기 예상 결과를 알고 싶어한다. 물리치료사는 초기에 이런 문제를 환자와 논의하는 것이 중요하다. 환자와의 의사소통 일부는 환자의 의학적 상태에 대한 교육을 포함하지만, 환자를 좌절시킬 수 있는 복잡한 의학 용어를 사용하는 것은 환자의 회복에 나쁜 영향을 미칠 수 있다. 보조물리치료사는 환자와 의사소통할 때 환자의 특별한 상황을 물리치료사에게 물어보는 것도 좋은 방법이다.

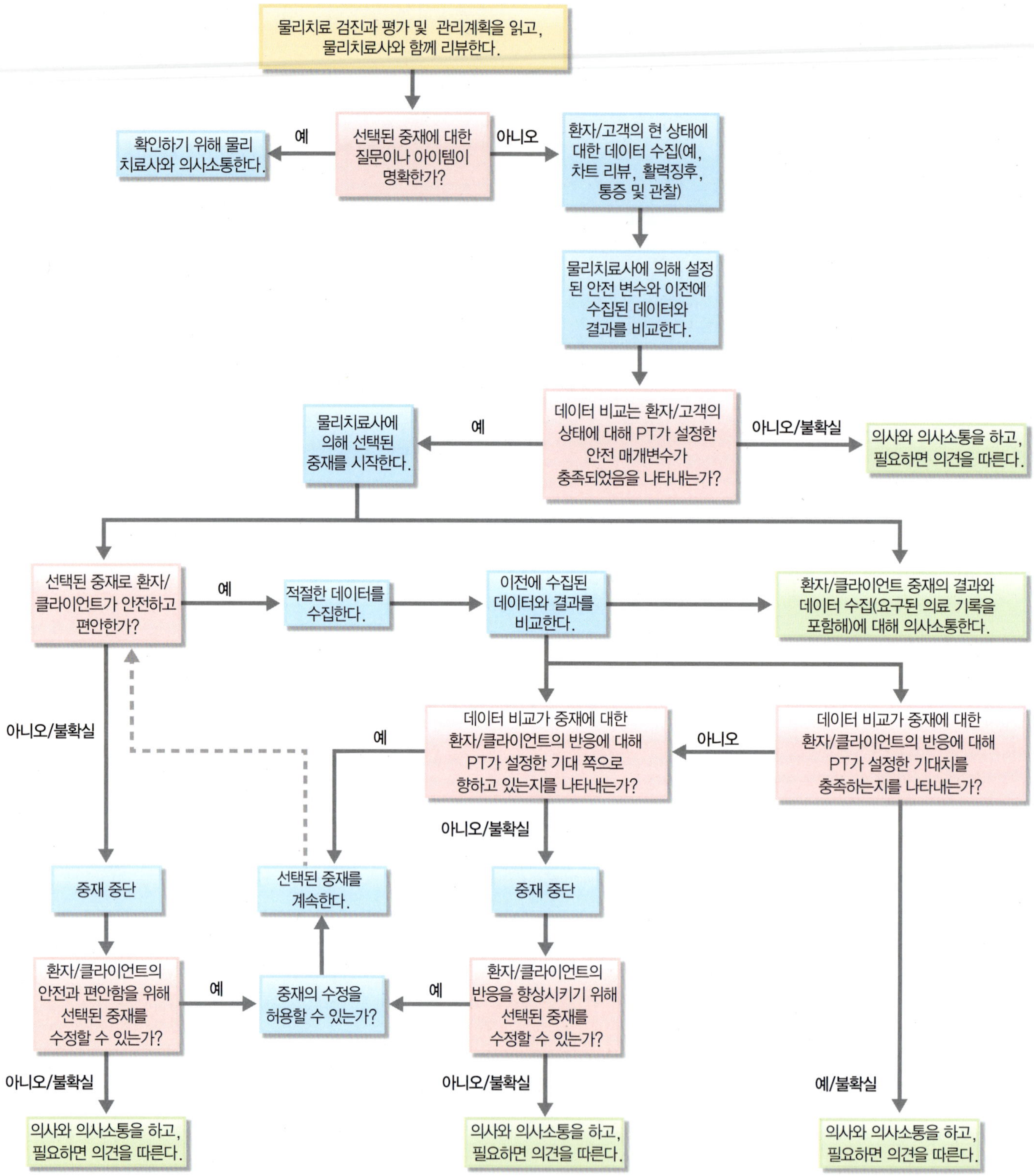

그림 1.1 미국 물리치료사협회의 교육, 인증 및 직무 분과에 의해 개발된 문제해결 알고리즘. 이 알고리즘은 중재를 제공할 때 물리치료사에 의해 사용되는 문제해결 과정을 개략적으로 설명하고 있다(출처: *American Physical Therapy Association. Problem-solving algorithm utilized by PTAs in patient/client intervention.*[3] *In*: A Normative Model of Physical Therapist Assistant Education: Version 2007 . *Alexandria, VA: American Physical Therapy Association*, 84–85.)

상자 1-1 진술, 반영 및 해명의 능동적 경청 기법의 예

	환자의 말	물리치료사 반응의 예
재설명(Restatement)	"제가 좋아져서 손주들과 놀 수 있길 바랍니다"	"그렇군요, 당신의 목표는 손주들과 놀 수 있는 것입니까?"
반영(Reflection)	"나 소망은 허리가 좋아져서, 수술을 하지 않는 것입니다"	"허리 수술을 받게 될 가능성에 대해 걱정하고 있군요. 당신이 원하는 일을 할 수 없게 될 것으로 확신합니다"
해명(Clarifi cation)	"지난 번에 도움이 되지 않았기 때문에 치료가 저에게 도움이 될지는 잘 모르겠고, 이번에는 문제가 더 심각합니다. 내 딸이 나의 치료 때문에 일을 쉬어야 한다는 것도 고려해야 합니다. 나는 딸에게 짐이 되고 싶지 않습니다."	"그렇군요. 당신은 이번 치료로 문제가 해결될 가능성에 대해 걱정하고 있군요."

출처: *Patient practitioner interaction: An experiential manual for developing the art of health care*.[4]

환자의 말을 경청하는 것은 말하는 것만큼 중요하다. 능동적인 청취 기법은 재진술, 성찰과 설명을 포함한다.[4] 상자 1-1은 이런 각 형태의 능동적 청취의 예를 보여준다.

보조물리치료사와의 의사소통

물리치료사와 보조물리치료사 간의 효과적인 의사소통은 성공적인 환자 관리를 위해 가장 중요하다. 물리치료사와 보조물리치료사간의 의사소통은 개방적이고 정직해야 하며, 양방향으로 정보가 흘러가야 한다. 오해를 피하기 위해, 물리치료사는 검사 결과와 제안된 관리계획에 대한 질문을 명확히 한다. 물리치료사는 보조물리치료사로부터 예상치 못한 응답, 데이터 수집 결과 및 목표를 향한 진전 상황을 통보받아야 한다. 보조물리치료사는 물리치료사에게 관리계획의 수정을 제안할 수 있지만, 관리계획의 수정은 물리치료사가 수행해야 한다. 보조물리치료사와 의사소통의 6가지 예는 문제해결 알고리즘에 나와 있다.

다른 전문가와의 의사소통

물리치료사는 환자와 보조물리치료사와의 의사소통 이외에, 종종 서면을 통해 다른 전문가와 의사소통을 한다. 모든 문서에는 제공된 치료법 전체가 정확하게 반영되어야 하며, 어떤 조치도 누락되어서는 안된다. 담당 물리치료사가 부재할 때 다른 물리치료사가 대신 환자를 치료할 수 있을 정도로 문서 기록이 완료되어야 한다. 모든 문서는 읽기 쉽고 정확하며, 시기적절하고 간결해야 한다.

모든 것을 비판적 사고와 연결한다.
Tying Them All Together With Critical Thinking

비판적 사고는 물리치료의 직무에 필수적이다. 수집된 데이터, 중재 및 제공된 환자 교육은 비판적 사고를 통해 결정된다. 데이터 수집은 중재를 알려주고, 이는 다시 데이터의 재수집으로 이어진다. 적절한 환자 교육은 데이터 수집에 의해 결정되며, 중재에 대한 정보를 포함한다. 궁극적으로, 보조물리치료사나 다른 전문가들과의 의사소통은 정보 공유가 필수적이다. 이것은 그림 1-2에 제시되어 있다.

정형물리치료의 원칙
Guiding Principles of Orthopedic Physical Therapy

정형의학적 병리를 치료함에 있어서, 다음의 원칙들이 물리치료사에게 적용될 수 있다:

1. 환자를 주요 관심사로 유지한다.
2. 지속적으로 관찰하고, 생각하고, 듣고, 질문한다. 항상 호기심을 유지한다.
3. 환자를 전인적으로 다룬다.
4. 조직 치유에 관심을 갖는다. 관리계획에 표시된 바와 같이, 치유 조직에 스트레스를 가한다.
5. 환자에게 교육을 하지만, 좌절시킬 수 있는 의학 용어를 사용하지 않는다.
6. 보조물리치료사와의 의사소통을 유지한다.

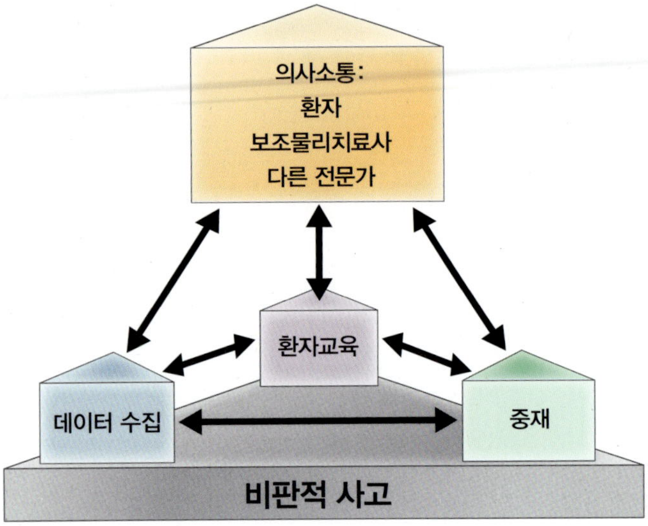

그림 1.2 비판적 사고는 물리치료 직무의 근본이다. 물리치료사는 데이터를 수집하고 중재를 제공하고 환자와 그의 가족을 교육시켜야 한다. 이런 관리 구성 요소는 물리치료사가 의사나 보조물리치료사와 의사소통하는 것이다. 다른 전문가와의 의사 소통은 데이터 수집, 중재 및 환자교육을 제공한다. 이들 모든 구성 요소는 물리치료사에 의해 기록된다.

7. 중재를 가이드하는 근거를 이용하여 관리계획을 따른다.

요약 SUMMARY

정형의학적 병리에 있어서, 물리치료는 환자가 가능한 빠르고 완전하게 회복되도록 하는데 중요한 역할을 한다. 물리치료사는 정형물리치료의 목표, 조직치유에 대한 지식, 그리고 근거중심적 중재에 대한 인식을 가지고 있어야 한다. 우리는 다음의 3개 장에 걸쳐 이들 고려사항에 대해 설명할 것이다.

복습 질문 REVIEW QUESTIONS

1. 여러분이 환자 병력에 대해 다음의 사항을 기록할 때, 여러분의 치료에 대해 효과를 파트너와 함께 논의해 본다:
 a. 환자는 만성 COPD를 위해 장기간 prednisone(7년 이상)을 사용한 이력이 있다.
 b. 환자는 엘리베이터가 없는 아파트 2층에 산다.
 c. 환자는 2년 전부터 통증을 호소하기 시작했다.
 d. 환자는 과거 척수손상과 하반신 마비 병력을 가지고 있다.
 e. 환자의 직업은 50파운드 이상의 무게를 하루에 여러 번 들어 올리는 일이다.
 f. 환자가 침대에서 일어나서 샤워하고 옷을 입은 후, 9/10의 통증을 호소한다.

2. 초기 평가에 대한 다음의 각 의학적 경고를 기록할 때, 여러분의 치료에 대한 효과를 파트너와 함께 논의해 본다:
 a. 환자는 우울증과 두 번의 자살 시도의 이력을 가지고 있다.
 b. 환자의 현재 불만사항은 최근 배우자 사망의 자동차 사고로 인한 것이다.
 c. 환자는 직장으로부터 상처를 입었고, 자신의 직업에 대해 깊은 불만을 가지고 있다.
 d. 환자는 현재의 문제가 최악이라고 말하며, 호전되지 않을 것이며, 통증은 항상 10/10이라고 말한다.

3. 다음의 초기 평가를 읽고, 평가와 관리계획에 대해 여러분의 파트너와 함께 논의해 본다. 이 환자에게 관리를 제공할 때 여러분이 수집할 수 있는 최소 6가지 유형의 데이터에 대해 설명해 본다.

그 환자는 오른쪽 완전 무릎 성형술을 받은 후 4일째, 집에서 초기 평가를 받았다. 활력 징후: 심박수: 75, 혈압: 138/74, 호흡률: 14/분, O_2 포화도: 98, 체온: 98.4 ℉.

환자는 65세 남성이고, 집으로 들어갈 때 3개의 계단이 있으며 혼자 살고 있다. 그리고 계단의 양쪽에 난간이 달려 있다. 환자의 조카가 다음 주 동안 그를 돕기 위해 함께 살 것이다. 그는 만성 요통, 손목굴 증후군, 고혈압 등의 과거 병력을 가지고 있다. 그는 지역 식품 공장에서 지게차 운전사로 일하고 있다. 환자는 유급 휴가가 2주 밖에 없기 때문에, 복직하고 싶어 한다. 이전의 기능 수준: 환자가 무릎 통증을 호소하면서, 보조장비 없이 독립적으로 보행한다. 그는 풀-타임으로 일을 했다. 그의 취미는 올드-카를 수리하는 것이다.

객관적 소견: 오른쪽 어깨를 제외한 나머지 팔의 ROM은 정상이다: 오른쪽 어깨는 통증이 4/10이고, 굽힘은 140°로 제한되고, 벌림은 120°로 제한된다. 왼쪽 하지의 ROM과 오른쪽 엉덩관절과 오른쪽 발목의 ROM은 정상이다. 오른쪽 무릎의 PROM은 15 – 100°, AROM의 측정값은 25 – 95°이다. 상지의 근력은 5/5이다; 단, 오른쪽 어깨 벌림의 근력은 4/5로 예외이며, 통증이 5/10이다. 오른쪽 무릎 통증은 2/10이고, 가장 심한 경우는 7/10으로 평가된다.

환자는 팔짱을 끼고 앉은 자세로 주방 의자에서 CGA를 가지고 일어설 수 있다. 그는 리클라이너로부터 최소 보조를 요구한다. 그는 CGA/SBA가 달린 바퀴 달린 워커로 40피트 정도 보행할 수 있다. 화자는 오른쪽 다리의 최소 보조로 앉은 자세에서 누울 수 있고 또 다시 앉을 수 있다. 환자는 CGA와 구두 큐잉으로 양쪽 난간을 이용해 3개의 계단을 오르내릴 수 있다.

환자는 가정 운동 프로그램이 있다고 말했고, 운동을 정확하게 실시하고 있었다. 그는 통증과 부종을 위해 집에서 얼음 찜질을 적용한다. 환자의 상처는 살균 드레싱으로 덮여 있다. 스테이플(철심)이 제자리에 유지하고 있으며, 농이 조금 나왔다.

4. 여러분은 복습 질문에서 기술된 환자의 담당 물리치료사이다. 일주일째 환자를 치료하고 있고, 보행의 진전이 없다. 문제해결 알고리즘을 적용하면서, 여러분이 가진 선택에 대해 논의해 본다. 관리계획이 여러분의 선택에 어떤 영향을 주는가?

참고문헌

1. Goodman, C. C., & Snyder, T. K. (2012). *Differential diagnosis for physical therapists: Screening for referral* (5th ed.). St. Louis, MO: Saunders.
2. Crosier, J. (2010). PTA direction and supervision algorithms. PT in motion. Retrieved from http://www.apta.org/PTinMotion/2010/9/PTADirectionAlgorithmChart/ (accessed Nov 27, 2016).
3. American Physical Therapy Association (2007). Problem-solving algorithm utilized by PTAs in patient/client intervention. In *A normative model of physical therapist assistant education: Version 2007* (pp. 84–85). Alexandria, VA: American Physical Therapy Association.
4. Davis C. M. (2011). *Patient practitioner interaction: An experiential manual for developing the art of health care* (5th ed.). Philadelphia, PA: F.A. Davis.

제 2 장

근거중심 물리치료

Evidence-Based Physical Therapy Practice

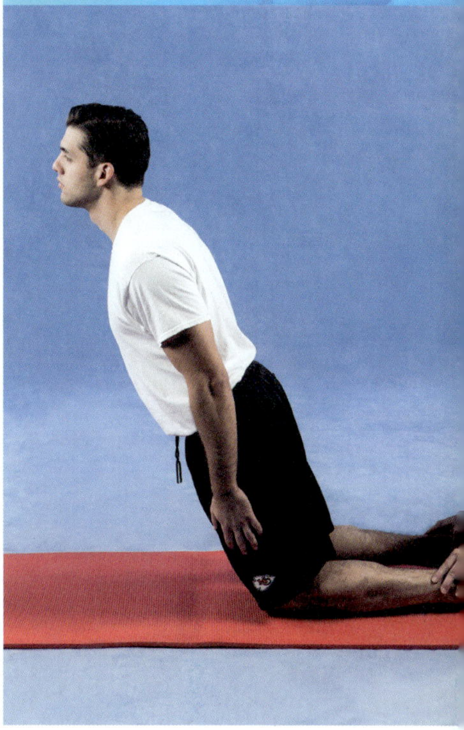

근거중심의 물리치료에 대해 왜 이야기하고 있는가?
근거의 단계
- 단계 6: 전문가 의견, 일화적 데이터 및 경험
- 단계 5: 사례 연속 연구, 개별 사례 보고
- 단계 4: 코호트 연구
- 단계 3: 무작위 통제 실험
- 단계 2: 체계적 리뷰, 메타 분석
- 단계 1: 임상직무지침

근거중심 직무에 있어서 물리치료사의 역할
연구 논문을 읽는 방법
- 초록
- 서론
- 연구 단락
- 결과 단락
- 토의와 결론

통계학적 고려사항
- I 형 오류와 II 형 오류
- 확률
- 민감도와 특이도
- 신뢰도
- 타당도
- 최소 임상 중요 차이

요약

학습 결과

이 장을 공부한 후, 학생들은 다음을 할 수 있을 것이다.:

2.1 근거 단계의 개념을 설명하고, 각 단계에 있는 근거의 예를 제공하고, 각 단계의 근거들이 물리치료 직무에 어떤 영향을 주는지를 설명할 수 있다.
2.2 물리치료 분야에서 임상의사결정을 가이드하는 근거가 사용되는 요인들을 명명할 수 있다.
2.3 물리치료 직무에 근거를 적용하는 물리치료사의 역할을 설명할 수 있다.
2.4 물리치료 직무에 근거의 실체에 기여하는 물리치료사의 역할을 설명할 수 있다.
2.5 연구 논문의 주요 단락을 명명하고 간단하게 기술할 수 있다.
2.6 I 형 오차와 II 형 오차를 비교할 수 있다.
2.7 신뢰도, 타당도, 민감도 및 특이도를 설명할 수 있다.
2.8 물리치료 중재의 결과를 해석함에 있어 최소 임상 중요 차이(MCID)의 관련성을 설명할 수 있다.
2.9 임상 직무 지침(CPG)이 최상의 직무에 어떻게 기여하는지 설명할 수 있다.

핵심 단어

초록	가설	p값
맹검	검사자간 신뢰도	무작위
사례 연속 연구	검사간 신뢰도	무작위 통제 실험(RCT)
사례 연구	서로	신뢰도
사례 대조 연구	문헌 리뷰	결과
임상직무지침	추적연구	후향연구
코호트 연구	메타 분석	민감도
결론	방법	특이도
대조군	최소 임상 중요 차이(MCID)	체계적 리뷰
토의	파워	I 형 오차
이중맹검	계획연구	II 형 오차
근거중심 직무(EBP)	목적	타당도
실험군		

서론 Introduction

물리치료 분야는 물리치료 역사상 가장 역동적인 시기로 접어들고 있다. 이런 환경에서, 물리치료사는 물리치료 직무를 가이드하고 환자 결과를 알리는 근거의 사용이 의무적이다. 그러므로 이 책에서 병리를 위해 제시된 중재는 효과의 근거를 토대로 한다. 그러나, 이런 근거의 관점에서 보면, 물리치료사는 먼저 근거를 구성하는 것이 무엇인지, 근거의 강도가 어떤 순위로 정해졌는지, 그리고 물리치료사가 근거를 직무에 어떻게 통합시키는지를 이해해야 한다.

근거의 적용은 물리치료의 직무에 활기를 불어넣는다. 연구는 최상의 직무를 알려줄 수 있고, 중재 선택에 있어서 다양한 자료와 지지가 될 수 있다. 그러나 근거의 중요한 성분은 물리치료사의 임상 경험에서 나온다. 물리치료사로서 직무를 시작할 때, 그들은 미래의 환자에 대한 근거의 원천이 될 중재의 효과에 대한 정보를 스스로 쌓아나갈 것이다.

근거중심의 물리치료에 대해 왜 이야기하고 있는가? Why All This Talk About Evidence-Based Practice?

근거중심 의학의 개념은 1992년 Gordon Guyatt가 이끌었던 팀에 의해 처음으로 채택되었다. 1999년, 미국 물리치료사협회(APTA)는 "최선의 연구, 임상 전문 지식, 그리고 환자/클라이언트 관리, 직무 경영 및 보건정책 의사결정 등과 관련된 환자 가치와 환경 등을 통합하는 **근거중심**의 개발과 이용"을[2] 지지하는 성명서를 발표했다. 그 후로, 물리치료에 대한 연구[3]가 크게 증가되었다. 간단히 말해서, 지난 20년 동안, 근거를 바탕으로 물리치료에 대한 희망, 능력, 필요성이 증가되어 왔다. **근거중심 직무**(EBP)는 오늘날의 물리치료 분야를 위한 지침 원칙이다. 다음과 같은 몇몇 요소들이 근거를 직무에 적용하도록 결정되어 왔다:

- 기술의 발전과 인터넷의 발달로 직접 정보를 소통하고 소비할 수 있는 능력 향상
- 주로 정보를 얻기 위한 인터넷 사용 때문에, 그들의 치료 선택에 대한 환자의 인식 향상
- 물리치료 사회에 정보를 전파하는 능력 향상
- 건강관리 비용의 상승에 대응하여 물리치료사가 중재의 효율성을 입증하는 보험회사의 요구 사항
- 환자에 대한 중재의 성과를 향상시키기 위해, 물리치료사의 직무에 근거 적용

근거의 단계 Tiers of Evidence

그래서 *근거*란 무엇인가? 확실히, 근거는 연구를 포함하지만, 근거는 임상 전문성도 포함한다. 근거는 많은 형태로 이루어지고, 일반적으로 근거를 산출했던 엄격한 과정에 의해 단계별로 분류된다. 높은 순위의 척도로 이루어진 근거가 더 잘 적용될 수 있고, 높은 **타당도**와 신뢰도를 가진다. 단계가 낮을수록, 근거의 신뢰성이 낮아진다. 근거가 어떻게 6단계로 매겨지는지에 대한 예가 그림 2.1에서 보여진다.

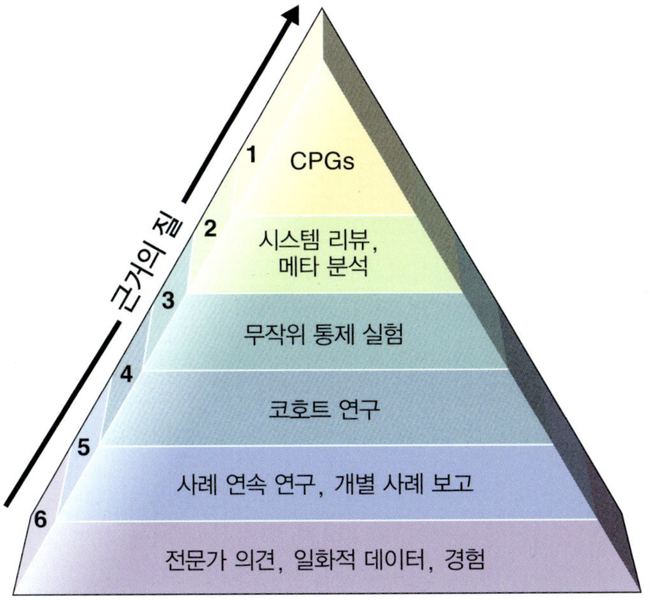

그림 2.1 근거의 주요 6단계. 근거는 강도에 따라 순위가 매겨진다. 가장 낮은 강도는 전문가 의견과 경험을 포함한다. 가장 높은 단계의 근거는 시스템 리뷰, 메타 분석, 그리고 임상직무지침을 포함한다.

단계 6: 전문가 의견, 일화적 데이터 및 경험

Tier 6: Expert Opinions, Anecdotal Data, and Experience

근거의 단계에 있어서, 일화적 임상 경험과 전문가의 의견이 가장 낮은 단계인 단계 6에 속하게 된다. 이 수준의 근거에서는, 수행된 중재에 대한 연구는 없다.

단계 5: 사례 연속 연구, 개별 사례 보고

Tier 5: Case Series Studies, Individual Case Reports

단계를 올라가면, 다음의 근거 단계는 개별 사례 보고서, 사례 연속 연구 및 사례 대조군 연구들을 포함한다. 이들 연구의 각각은 **후향 연구**로 알려져 있고, 치료를 완료한 후 결과를 검증함으로써 연구가 이루어진다. 개별 **사례 연구**는 환자 한 명의 질환에 대해 중재의 효율성을 연구하는 것이다. 사례 연구의 한 예는 "무릎뼈골절 후 무릎뼈힘줄 파열을 당한 환자의 보고서이며, 연구의 제목은 *"무릎뼈골절 이후의 무릎뼈힘줄 파열"*[5]이었다.

한 **사례 연속 연구**는 비슷한 질환이나 결과를 가진 소수의 사람들에 대한 중재 효과를 분석하는 것이다. 그런 연구들은 일반적으로 중재의 효과를 단순하게 연구하는 것이다. 사례 연속 연구의 한 예는 "전체 무릎관절성형술을 받은 3명의 환자를 대상으로 한, 넙다리네갈래근에 대한 신경근육전기자극(NMES)의 효과를 분석한 것이며, 연구의 제목은 *"양쪽 전체 무릎관절성형술 이후의 넙다리네갈래근 근력강화에 미치는 신경근육전기자극: 사례연속연구"*.[6]

사례 대조군 연구는 질환을 가진 대상자(사례 대상자)를 질환을 갖지 않았지만 비슷한 증상을 보이는 사람(대조군)과 비교하는 것이다. 이런 유형의 연구 설계는 질환의 기여요소를 확인하기 위해 사용되지만, **무작위** 대상자의 부족 때문에 연구의 제한이 큰 편이다. Barton 등이 수행한 사례-대조군 연구의 한 예는 특정 무릎병리환자의 발 엎침의 정도와 특정 무릎 병리를 갖지 않은 사람의 발 엎침 정도를 비교했다. 이 연구의 제목은 *"무릎넙다리관절통증 증후군의 발과 발목의 특징: 사례 대조군과 신뢰도 연구"*이며, 연구의 목적은 발의 엎침이 이런 무릎 질환의 기여요소인지를 확인하는 것이었다.[7]

단계 4: 코호트 연구 Tier 4: Cohort Studies

코호트 연구는 근거의 다음 단계인데, 그 이유는 그들이 **가설**에 대해 더 강한 근거를 제공하기 때문이다. **코호트 연구**에서, 대상자는 연령이나 성별 등과 같이, 비슷한 특성에 따라 분류된다. 코호트 연구는 중재에 대한 대상자 그룹들의 반응을 비교하는 것이다. 대상자들이 시간의 경과를 따르기 때문에, 코호트 연구는 **전향 연구**(**종적 연구**라고도 함)에 해당한다. Wideman 등은 작업과 관련된 손상 환자가 우울증으로부터 회복하는 연구를 수행했다. 그들의 연구 제목은 *"물리치료 과정에 따른 우울증으로부터의 회복: 작업 관련 정형외과적 손상과 우울증을 가진 사람의 전향적 코호트 연구"*이었다.[8]

단계 3: 무작위 통제 실험(RCT)

Tier 3: Randomized Controlled Trials

RCT(**무작위 통제 실험**)는 그 다음 단계의 근거이다. RCT는 대상자를 무작위로 **실험군**이나 **대조군**으로 할당하고 수행하는 연구이다. 실험군은 치료나 중재를 받는 그룹이고, 대조군은 그렇지 못한 그룹이다. 두 그룹간의 결과 비교는 전향적으로 수행된다. RCT의 한 예는 무릎넙다리관절통증을 감소시키는 물리치료에 대해 Crossley 등이 수행 비교 연구이다. 그 연구의 제목은 *"무릎넙다리관절 통증에 대한 물리치료: 무작위, 이중맹검, 위약-대조 실험."* RCT와 사례 대조군 연구 사이의 중요한 차이점은 RCT 연구의 경우는 대상자를 그룹 안에 무작위로 할당하는 것이다. 이 방법은 두 그룹이 근거를 비교할 수 있고 강화시킬 수 있다는 기대감을 우리에게 준다.[9]

연구를 더욱 강화하기 위해, 종종 대상자들은 어떤 중재를 받는지 **몰라야** 한다. 이것은 대상자들이 할당된 그룹이나 중재에 대해 몰라야 한다는 의미이다. 더 좋은 것은 연구들이 **이중맹검**으로 이루어질 수 있다는 것이다. 즉, 대상자와 결과를 수집하는 연구자들 모두가 할당된 대상자의 그룹에 대해 몰라야 한다.

단계 2: 체계적 리뷰, 메타 분석
Tier 2: Systematic Review, Meta-analysis

더 강한 근거를 제공하는 최상위 단계에 가까운 근거의 연구는 **체계적 리뷰**와 **메타 분석**이다. 체계적 리뷰는 특정 질문을 다루고, 결과의 측면에서 그들을 엄격하게 논의하는 연구 방법이다. 체계적 리뷰의 한 예는 가쪽 발목관절의 치료로서 다면 결과를 살펴보는 관절가동술의 효율성에 대한 연구이며, 연구의 제목은 *"가쪽 발목관절 염좌의 치료에 대한 도수 관절가동술/관절교정술의 효율성: 체계적 리뷰."*[10]

비슷하게 메타 분석도 결과를 정량적으로 결합하는 통계학적 연구 방법을 이용한 다면 연구이다. 메타 분석은 종종 체계적인 **문헌 검토**를 통해 이루어진다. 메타 분석의 한 예는 어깨 기능장애의 치료에 대한 문헌들을 연구한 Brudvig 등에 의해 수행되었고, 연구의 제목은 *"어깨 기능장애 환자에 대한 치료적 운동과 가동술의 효과: 메타 분석으로 이루어진 체계적 리뷰."*[11] 다면 연구에 대한 결과를 통계학적으로 결합함으로써, 메타 분석은 **파워**를 갖게 된다.

단계 1: 임상직무지침
Tier 1: Clinical Practice Guidelines

물리치료 근거의 증가에 대한 비교적 최근의 결과는 **임상직무지침(CPG)**의 개발이다. 이들 권장 중재의 지침은 적절한 연구의 양과 질을 가진 문헌들의 체계적 리뷰 이후에 물리치료사의 팀에 의해 개발된다. CPG의 한 예는 2008년 McPoil에 의한 발바닥근막염의 관리를 출간했다.[12] CPG는 흔한 정형외과적 병리를 위해 개발되었고, 일반적인 중재를 알려주기 위해 사용된다. APTA의 정형외과 분과는 근육뼈대계 질환자의 물리치료 관리에 대한 CPG를 개발했다. 가장 최근에 업데이트된 CPG는 https://www.orthopt.org/content/practice/clinical-practice-guidelines에서 확인될 수 있다. 물리치료사와 물리치료학과 학생들은 언제나 이용할 수 있는 치료 가이드인 CPG를 사용해야 한다. 선택된 이들 병리에 대한 근거의 강도 때문에, 본 책은 CPG의 아이콘을 이용하는 CPG의 가용성을 설계했다.

근거중심 직무에 있어서 물리치료사의 역할
The Role of the Physical Therapist Assistant in Evidence-Based Practice

물리치료사는 환자를 검사하고 치료 계획을 수립할 때 연구 결과에 대한 지식을 사용할 수 있고, 또 평가 결과와 사용된 중재의 깊이를 더욱 깊게 만들기 위해 근거중심 물리치료(EBP)의 지식을 이용할 수도 있다. 물리치료사의 EBP 사용은 연구에 의해 지지를 받은 관리계획 내의 중재를 선택한다. 연구 결과를 알고 있는 물리치료사는 환자의 우려를 보다 명확하고 확실하게 해결할 수 있다. 근거에 대한 물리치료사의 지식은 물리치료사-의사 팀의 효율성을 향상시킨다.

중재 선택에 영향을 주는 EBP를 사용하는 것 이외에, 물리치료사는 임상 연구를 이끌냄으로써 보다 적극적인 역할을 할 수 있다. 그것은 환자의 결과를 향상하려는 호기심과 갈망에서 시작한다. 임상 연구에 흥미를 가진 물리치료사는 다양한 방법으로 자신들의 지식을 확장할 수 있다:

- 동료들에게 임상 연구에 대한 관심을 알린다.
- 물리치료 저널을 매월 읽는다.
- 국립의학도서관 내 PubMed의 전자데이터베이스 (http://www.ncbi.nlm.nih.gov/pubmed)와 친숙해진다.
- 근거중심직무의 포털인 PTNow ArticleSearch을 포함한, APTA 회원용 자료(http://www.ptnow.org/ArticleSearch)를 활용한다.
- 출간될 수 있는 중재에 대한 데이터를 수집한다.
- 연구 결과를 전파하는 결과를 출간한다.

연구 논문을 읽는 방법
How to Read a Research Article

학술 연구 논문은 예측 가능한 일련의 단락으로 작성된다: 초록, 서문, 방법, 결과, 토의 및 결론 등. 각 단락은 고유의 정보를 포함하고 있다. 다음의 설명은 각 단락에서 발견될 내용을 여러분에게 알려주고 있다.

초록 The Abstract

초록은 논문의 시작 부위에 위치하고, 논문의 목적, 질문, 방법, 결과 및 연구 유의성 등에 대한 간략한 요약을 제공하고 있다. 초록은 연구가 자신의 흥미를 어떻게 기술하고 있는지를 확인하는 가장 빠른 방법이다.

서론 The Introduction

서론은 독자에게 배경 정보를 제공하고, 주제에 대한 과거의 연구를 요약하고, 연구의 예상 소견을 설명하는 목적의 진술과 가설로서 마무리된다. 문헌 검토로 불리는 현존 연구의 요약은 연구의 의의와 필요성을 명확히 한다. 서론 단락 내에서, 연구자들은 연구의 **목적**을 진술하거나 그들이 발견하길 원하는 것에 대한 가설을 제시하기도 한다.

연구 단락 The Methods Section

방법 단락은 연구 설계에 대한 정보(예를 들어, 코호트 연구, RCT 또는 사례 연구 등), 주제 선택, 사용된 재료, 상세한 중재와 데이터 수집 등을 포함한, 연구에 사용된 단계와 절차를 목록하고 기술한다. 여기에서 제공된 정보는 다른 연구자들에 의해 복제될 수 있는 연구의 내용을 충분히 상세하게 설명하고 있다.

결과 단락 The Results Section

결과 단락은 연구의 결과를 제시하고 있다. 본 단락은 원자료와 데이터의 통계학적 분석을 일반적으로 포함하고 있지만, 연구 결과에 대한 주관적인 해석은 포함되지 않는다. 아래에 제시된 통계학적 고려사항은 본 단락을 해석하는데 유용하다.

토의와 결론 The Discussion and the Conclusion

연구자들은 **토론** 단락에서 그들의 결과를 해석한다. 본 단락은 결과의 임상적 관련성, 연구의 제한, 그리고 주제에 대한 향후 연구 제시 등을 종종 포함한다. 연구자들은 결론 단락에서 연구의 목적과 결과를 요약한다.

통계학적 고려사항 Statistical Considerations

Ⅰ형 오류와 Ⅱ형 오류 Type I and Type II Errors

연구 수행의 목적은 특정 병리의 원인, 연구자의 진단 검사의 가치, 연구자의 장비 신뢰도, 연구자의 데이터 수집의 재현성, 그리고 연구자의 중재 효과를 발견하는 것이다. 연구자들은 연구 과정에서 수집된 데이터가 실제 관계를 의미하길 기대한다. 다시 말해, 연구 소견이 오류없기를 바랄 것이다. 위에서 언급된 바와 같이, 통제군을 설정하고, 많은 대상자를 사용하고, 그 대상자들을 실험군이나 대조군으로 무작위로 할당하고, 대상자와 연구자가 연구의 결과에 대해 알지 못하게 함(이중맹검)으로써, 연구자들은 그들의 결과가 진실일 가능성을 증가시킨다.

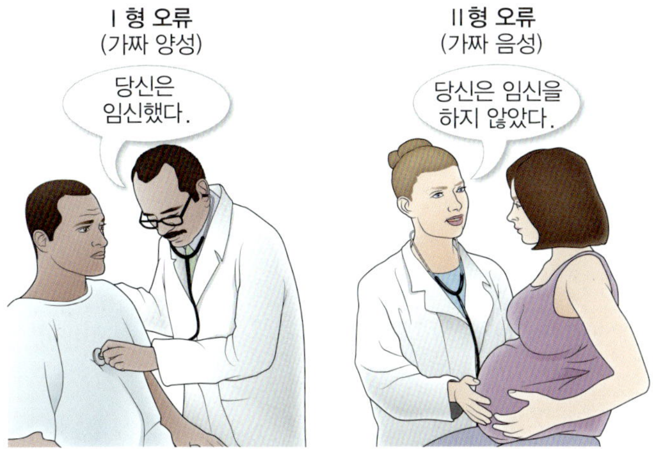

그림 2.2 연구로 도출된 결론은 오류에 의해 일어날 수 있다. Ⅰ형 오류는 거짓을 믿게 되고, Ⅱ형 오류는 진실을 믿지 못하게 되는 것이다.

그러나, 얻어진 결과가 우연에 의한 것이 아니라고 완전히 확신하는 것은 불가능하다. 연구를 수행하는 동안 두 가지 유형의 오류가 만들어질 수 있다. 그들은 Ⅰ형 오류와 Ⅱ형 오류라고 알려져 있다. 사실이 아니지만 연구자들이 관계가 있는 것으로 결론을 내릴 때, **Ⅰ형 오류**가 발생한다. 다시 말해, 그 결과는 거짓 양성 결과를 낳는다. 우리는 거짓을 믿게 된다. 연구자들이 사실이지만 관계가 없는 것으로 결론을 내릴 때 **Ⅱ형 오류**가 발생한다. 다시 말하면, 결과는 가짜 음성의 결과를 낳는다. 우리는 진실을 믿지 못하게 된다. 그림 2.2는 이런 두 종류의 오류를 설명하고 있다.

확률 Probability

데이터를 분석할 때, 연구자들은 Ⅰ형 오류를 범할 확률의 측면에서 결과의 강도에 대해 보고한다. 일반적으로 수용되는 것은 이 확률은 5% 이하이어야 한다는 것이다. 이것은 ***p*-값**이라고 하며, 일반적으로 기울어진 p로 표시된다. 만약 결과가 $p < 0.05$라고 보고하면, 거짓 양성일 확률은 5% 미만이다. 만약 $p < 0.01$이면, 거짓 양성의 확률은 1% 미만이다.

민감도와 특이도 Sensitivity and Specifi city

Ⅰ형 오류나 Ⅱ형 오류는 검사의 결과 때문일 수 있다.

그림 2.2A에서와 묘사되듯이, 진실이 아닌 것을 믿게 될 가능성은 **특이도**와 관련되는 것이다. 특이도는 비사례(this non-case)인 것을 올바르게 배제하는 검사의 능력을 측정하는 것이다. 본 예에서, 만약 임신 검사가 양성(가짜 양성)이라면, 우리는 검사가 매우 특별하지 않았다고 말할 수 있었으며, 이런 비사례(this non-case)를 배제하지 못했다고 말할 수 있다. 특이도는 백분율로 보고된다. 30%의 가짜 양성 결론을 도출한 검사는 100%에서 30%를 뺀 70%의 특이도를 가질 것이다.

그림 2.2B에 설명된 것과 같이, 우리가 진실을 거부할 가능성은 검사 민감도에 좌우된다. 민감도는 사례를 올바르게 탐지할 수 있는 검사의 능력을 측정하는 것이다. 본 예에서, 만약 임신 검사가 음성(가짜)을 가지면, 우리는 그 검사가 매우 민감하지 못했다고 말할 수 있고, 이 사례를 확인하지 못했다고 말할 수 있다. 민감도(sensitivity)도 비슷하게 백분율로 표시된다. 40%의 가짜 음성 결론을 도출한 검사는 60%(100% − 40%)의 민감도를 가진다.

특이도와 민감도 사이의 차이를 기억하기 위해, 각각 연상기호인 SPin과 SNout을 사용하는 것이 유용할 수 있다. SPin(특이도)는 진실(질병, 상태 또는 효과적인 중재)을 정확하게 판단하는 양성 검사의 척도이다. SPout(민감도)는 비진실(질병, 상태 또는 중재의 효과)을 정확하게 배제하는 음성 검사의 척도이다.

물리치료사는 정형물리치료 분야에서 사용되는 많은 특수검사의 민감도와 특이도를 연구해 왔다. 이들 수치의 이해는 왜 물리치료사가 초기에 몇몇 검사를 수행할 수 있고, 또 왜 특정 검사가 다른 검사보다 선호되는지를 이해할 수 있다.

신뢰도 Reliability

연구를 수행할 때, 연구자들은 데이터를 수집하기 위해 장비를 사용할 수 있다. 물리치료사는 종종 환자를 평가하기 위해 장비와 도구에 의존한다. 장비와 도구 모두의 **신뢰도**가 가장 중요하다. 신뢰도는 제공된 측정의 정확성과 일관성에 의해 측정된다. 도구는 **검사간 신뢰도**와 **검사자간 신뢰도**를 이용함으로써 측정된다.

검사간 신뢰도(또는 검사자간 신뢰도)는 한 명의 검사자가 그 도구를 여러번 사용할 때 도구의 재현성을 측정하는 것이다. 예를 들어, 만약 물리치료사가 Q각을 측정하고 동일 측정값을 얻기 위해 측각기를 반복적으로 사용했다면, 해당 측각기는 좋은 검사간 신뢰도를 가진 것으로 확인될 것이다.[13]

검사자간(또는 검사간) 신뢰도는 여러 명의 검사자가 한 번의 시험을 시도할 때 도구의 재현성을 측정하는 것이다. 위의 예를 이용하여, 만약 물리치료사가 Q각을 측정한 다음, 다른 검사자가 그 과정을 반복했고 각 검사자가 동일한 결과를 얻었다면, 그 측각기는 좋은 검사자간 신뢰도를 가진 것으로 확인될 것이다.

타당도 Validity

타당도는 도구가 측정하고 있는 정도를 반영하는 측정이다. 도구는 타당할 것으로 간주되어야 한다. 타당성 이상으로, 도구는 무엇을 측정할 것인지를 반영하는 결과를 산출해야 한다. 타당도의 한 예에서, 연구자들은 경사계의 사용으로 얻어진 어깨 가동범위의 측정과 측각기의 사용으로 얻어진 결과를 비교해 왔다.[14] 본 연구는 경사계의 사용을 잘 할 수 있도록 만들어졌다.

최소 임상 중요 차이(MCID)
Minimal Clinically Important Difference

Jaeschke 등[15]이 **최소 임상 중요 차이(MCID)**의 개념을 사용한 이후, 많은 연구자들이 환자의 관점에서 물리치료 중재의 진정한 장점을 정량화하려고 노력해 왔다. MCID는 환자에 의해 장점으로 인식되는 가장 작은 변화로 정의된다. MCID의 중요성은 비록 연구들이 중재들 사이에서 통계학적 유의한 차이점을 보일지라도, 그 환자는 그 차이점을 인식하지 못할 수도 있다는 것이다. 최근 연구들은 환자가 이 점을 확인할 수 있도록 각 평가도구에 요구되는 향상의 정도를 결정하기 위해 통증, 균형, 기능, 보행 속도 및 장애를 평가하는데 사용되는 다양한 척도의 MCID를 조사해 왔다.[16–20]

요 약 SUMMARY

물리치료사는 자신들의 치료 선택을 입증하기 위해, 치료 중재에 근거를 적용하는 중요성을 인식해야 한다. 그런 근거는 다양한 강도를 가진 많은 소스로부터 나온다. 무작위 통제 실험, 체계적 리뷰, 메타 분석, 그리고 CPG는 가장 강한 근거를 제공한다. 근거를 사용하는 물리치료사의 역할은 설정된 관리계획을 명확히 하고, 관리계획 내의 치료 선택을 보완하고, 그리고 물리치료사와 보조물리치료사 사이의 토의에 기초를 제공하는 것이다. 물리치료사도 연구를 수행함으로써 근거의 실제에 기여할 수 있다.

복습 문제 REVIEW QUESTIONS

1. 근거 단계 차트를 이용하여, 그들의 파워 측면에서 다음 연구의 순위를 매긴다.
   a. 발목 염좌 재발에 대한 아킬레스힘줄의 신장 효과: 무작위 통제 실험.
   b. 발목 염좌가 재발한 환자의 발등굽힘 가동범위: 사례 연구.
   c. 발목 염좌에 대한 임상직무지침.
   d. 발목 염좌에서 제한된 발등굽힘 가동범위가 요소인가? 종적 코호트 연구.

2. 연구 논문의 단락을 명명하고 간략하게 설명해 본다.

3. 다음은 Ⅰ형 오류나 Ⅱ형 오류의 예인가?
   a. 환자 교육이 무릎 손상의 위험을 줄일 수 없다는 결론을 내린 연구 논문.
   b. 넙다리두갈래근의 근력이 무릎 손상의 요소라는 결과를 내린 연구 논문.

4. 물리치료사는 고유수용성 감각을 측정하는 새로운 장비를 테스트하고 있다. 장비가 두 명의 검사자에 의해 사용될 때, 그 결과는 동일하다. 이것은 검사간 신뢰도, 검사자간 신뢰도 또는 타당도인가?

5. 물리치료사는 근력을 측정하는 새로운 장비를 테스트하고 있다. 기존의 동력계와 비교할 때, 이 장비는 비슷한 결과를 얻었다. 이것은 검사간 신뢰도, 검사자간 신뢰도 또는 타당도인가?

6. 물리치료사로서 여러분에게 있어서 MCID의 의의는 무엇인가?

7. 물리치료사로서 여러분은 어떤 방식으로 근거중심 물리치료(EBP)에 관여할 수 있는가?

참고문헌

1. Evidence-Based Medicine Working Group. (1992). Evidence-based medicine. A new approach to teaching the practice of medicine, *JAMA*, *268*, 2420–2425.
2. HOD statement on evidence.
3. Herbert, R., Jamtvedt, G., Hagen, K. B., Mead, J. M., & Chalmers, I. (2011). *Practical evidence-based physiotherapy.*
4. West, S., King, V., Carey, T. S., Lohr, K. N., McKoy, N., Sutton, S. F., & Lux, L. (2002). Systems to rate the strength of scientific evidence: Summary. *Evidence Report/Technology Assessment: Number 47*. AHRQ Publication No. 02-E015, March 2002. Agency for Healthcare Research and Quality, Rockville, MD. https://www.ncbi.nlm.nih.gov/books/NBK11930/
5. Jackson, S. M. (2012). Patellar tendon rupture following a patellar fracture. *Journal of Orthopaedic and Sports Physical Therapy*, *42*, 969–969.
6. Stevens, J. E., Mizner, R. L., & Snyder-Mackler, L. (2004). Neuromuscular electrical stimulation for quadriceps muscle strengthening after bilateral total knee arthroplasty: A case series. *Journal of Orthopaedic and Sports Physical Therapy*, *34*, 21–29.
7. Barton, C. J., Bonanno, D., Levinger, P., & Menz, H. B. (2010). Foot and ankle characteristics in patellofemoral pain syndrome: A case control and reliability study. *Journal of Orthopaedic and Sports Physical Therapy*, *40*, 286–296.
8. Wideman, T. H., Scott, W., Martel, M. O., & Sullivan, M. J. L. (2012). Recovery from depressive symptoms over the course of physical therapy: A prospective cohort study of individuals with work-related orthopaedic injuries and symptoms of depression. *Journal of Orthopaedic and Sports Physical Therapy*, *42*, 957–967.
9. Crossley, K., Bennell, K., Green, S., Cowan, S., & McConnell, J. (2002). Physical therapy for patellofemoral pain: A randomized, double-blinded, placebo-controlled trial. *American Journal of Sports Medicine*, *30*, 857–865.
10. Loudon, J. K., Reiman, M. P., & Sylvain, J. (2014). The efficacy of manual joint mobilisation/manipulation in treatment of lateral ankle sprains: A systematic review. *British Journal of Sports Medicine*, *48*, 365–370.
11. Brudvig, T. J., Kulkarni, H., & Shah, S. (2011). The effect of therapeutic exercise and mobilization on patients with shoulder dysfunction: A systematic review with meta-analysis. *Journal of Orthopaedic and Sports Physical Therapy*, *41*, 734–748.
12. McPoil, T. G., et al. (2008). Heel pain—plantar fasciitis: Clinical practice guidelines linked to the international
13. Weiss, L., DeForest, B., Hammond, K., Schilling, B., & Ferreira, L. (2013). Reliability of goniometry-based Q-angle. *Physical Medicine and Rehabilitation*, *5*, 763–768.
14. Kolber, M. J., & Hanney, W. J. (2012). The reliability and concurrent validity of shoulder mobility measurements using a digital inclinometer and goniometer: A technical report. *International Journal of Sports Physical Therapy*, *7*, 306–313.
15. Jaeschke, R., Singer, J., & Guyatt, G. H. (1989). Measurement of health status: Ascertaining the minimal clinically important difference. *Controlled Clinical Trials*, *10*, 407–415.
16. Clement, N. D., Macdonald, D., & Simpson, A. H. R. W. (2013). The minimal clinically important difference in the Oxford knee score and Short Form 12 score after total knee arthroplasty. *Knee Surgery, Sports Traumatology, Arthroscopy*. doi: 10.1007/s00167-013-2776-5.
17. Ebert, J. R., Smith, A., Wood, D. J., & Ackland, T. R. (2013). A comparison of the responsiveness of 4 commonly used patient-reported outcome instruments at 5 years after matrix-induced autologous chondrocyte implantation. *American Journal of Sports Medicine*, *41*, 2791–2799.
18. Franchignoni, F., Vercelli, S., Giordano, A., Sartorio, F., Bravini, E., & Ferriero, G. (2014). Minimal clinically important difference of the disabilities of the arm, shoulder and hand outcome measure (DASH) and its shortened version (QuickDASH). *Journal of Orthopaedic and Sports Physical Therapy*, *44*, 30–39.

19. Kukkonen, J., Kauko, T., Vahlberg, T., Joukainen, A., & Äärimaa, V. (2013). Investigating minimal clinically important difference for Constant score in patients undergoing rotator cuff surgery. *Journal of Shoulder and Elbow Surgery*, 22, 1650–1655.

20. Kwok, B. C., Pua, Y. H., Mamun, K., & Wong, W. P. (2013). The minimal clinically important difference of six-minute walk in Asian older adults. *BMC Geriatrics*, *13*, 23.

제 3 장

정형물리치료의 목표

The Goals of Orthopedic Physical Therapy

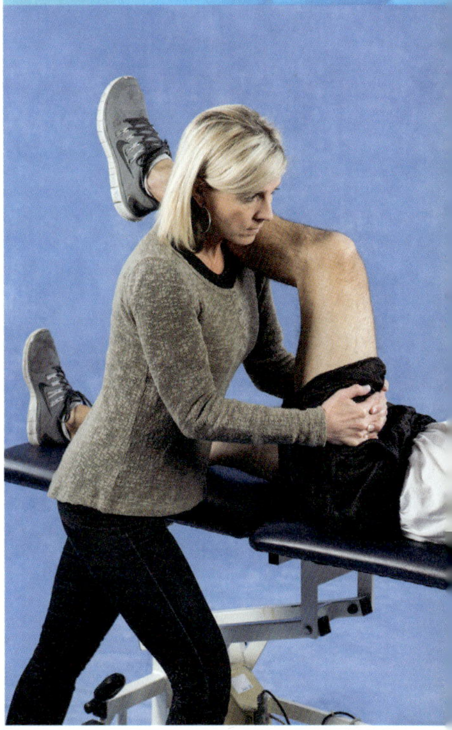

- 조직치유
  - 단계 I: 염증
  - 단계 II: 증식과 수복
  - 단계 III: 성숙과 재형성
- 민감성
- 통증
  - 관문조절설
  - 뉴로매트릭스 이론
  - 중추 민감화
- 조직 가동성
  - 가동성 활동을 위한 적응증과 금기증
  - 신장에 대한 물렁조직의 반응
  - 신장의 종류
  - 가동술의 종류
- 근수행력
  - 근수행력의 원리
  - 근수축의 종류
  - 플라이오메트릭 운동
- 고유수용성 및 근운동감각과 신경근육조절
- 균형, 민첩성 및 협응
- 유산소 지구력
- 자세
- 기능적 가동성
- 요약

학습 결과

이 장을 공부한 후, 학생들은 다음을 할 수 있을 것이다:

3.1 물리치료의 1차 목표를 알 수 있다.
3.2 조직 염증과 치유 단계를 설명하고, 각 단계에 적합한 물리치료 중재에 대해 논의할 수 있다.
3.3 통증에 대한 관문조절설과 뉴로매트릭스 이론을 비교하고 대조할 수 있다.
3.4 중추 민감화를 설명하고, 물리치료 중재에서 그의 영향을 설명할 수 있다.

3.5 수축성 조직과 비수축성 조직이 어떻게 신장하는지를 비교할 수 있고, 또 물리치료 중재에 대한 영향을 설명할 수 있다.
3.6 관절가동술을 수행할 때 오목-볼록 법칙과 이런 지식의 중요성을 설명할 수 있다.
3.7 신경가동술의 이론적 근거를 설명할 수 있다.
3.8 근수행력의 4가지 원칙을 명명하고 간단하게 설명할 수 있다.
3.9 구심성, 원심성, 등척성 및 플라이오메트릭 근수행 운동의 고려사항을 논의할 수 있다.
3.10 물리치료 중재에 있어서 고유수용성 훈련, 균형훈련 및 신경근육훈련의 중요성을 논의할 수 있다.
3.11 FITT 모형에 기초한 유산소 운동 프로그램의 주요 구성 요소에 대해 논의할 수 있다.

핵심 단어

종속운동	다각도 등척성	최대반복
중추 민감화	근육방추	그물섬유
콜라겐 섬유	뉴로매트릭스(neuromatrix)	근육원섬유마디
탄성 반응	통증의 뉴로매트릭스 이론	슬라이더
엘라스틴 섬유	신경병증성 통증	스트레인
통증의 관문조절설	신경가소성	스트레스
골지힘줄기관	뉴로택(neurotag)	장력 강도
바탕질	유해성 통증	텐셔너
병렬 추가(in-parallel addition)	유해가소성 통증(nociplastic pain)	치료적 신경과학 교육
직렬 추가(in-serial addition)	동요(perturbation)	조직 병목 현상
민감성	생리적 운동	
미세열상	가소성 반응	

서론 Introduction

물리치료의 비전은 “인간의 경험을 향상시키기 위해 움직임을 촉진하는 것”이다(http://www.apta.org/Vision/). 이것은 다양한 목표와 방법에 의해 달성될 수 있다. 예를 들어, 움직임을 최적화하기 위해, 물리치료사는 조직 치유, 통증 조절, 조직 가동성, 근수행력, 신경운동조절, 심혈관 피트니스, 기능적 움직임, 자세 교정 및 교육 등을 다룰 수 있다. 본 장은 이들 목표를 각각 리뷰하고, 또 중재 전략을 제공한다.

조직치유 Tissue Healing

조직 치유의 목표는 통증을 줄이고, 기능을 개선하고, 재손상의 위험을 최소화하기 위해 조직을 손상 이전의 상태로 회복하는 것이다. 이런 목표는 정상적인 조직 치유를 이해하고, 환자의 징후와 증상을 관찰하고, 또 적절한 시기에 적절한 중재를 제공함으로써 이루어진다.

손상 이후의 조직 치유는 예측 가능한 3가지 단계를 거쳐서 일어난다. 이들 단계는 염증 단계, 증식 또는 수복 단계, 그리고 성숙 또는 재형성 단계이다. 각 단계에는 뚜렷한 임상 징후, 세포 반응 및 적절한 물리치료 중재가 있다.

단계 Ⅰ: 염증 Stage I: Infl ammation

염증 단계는 조직 손상으로부터 시작하고, 일반적으로 3–6일 지속된다. 염증 단계는 염증의 주요 징후를 보인다: 온감, 부종, 발적, 통증 및 기능 상실 등. 이 단계에서의 통증은 휴식을 취할 때도 일어난다. 발생하는 세포 변화로는 먼저 혈관수축이 일어나고, 그 다음 혈관이 확장되어 국소 온감과 발적을 일으킨다. 침범 부위의 동맥 투과성이 더 좋아져서, 체액이 그 조직 안에 축적되는 부종을 초래한다. 대식세포(Macrophages)가 죽은 세포, 박테리아 및 잔해를 청소하기 위해 도착한다. 대식세포가 그 부위의 청소를 마무리하고 죽기 시작할 때, 그들의 죽음은 그 부위로 섬유모세포를 부른다. 대식세포에서 섬유모세포로의 세포 변화는 조직 치유의 단계 Ⅱ 시작을 의미한다.

비록 염증 단계가 조직 치유 과정의 필수 부분이지만, 단계 Ⅰ 동안 염증의 효과를 조절하고, 조직 손상의 연장을 피하는 것이 중요하다. 이 단계의 적절한 중재는 지지, 보호, 휴식, 냉치료, 압박 및 거상 등이다. 이런 중재를 총칭하여 머리글짜로 "PRICE"라고 부른다. 치료는 수동가동범위운동, 보조 장비 및 조직 가동술을 적용하여 움직임, 근력 및 기능 등의 상실을 최소화하는 것에 초점을 맞추어야 한다.

단계 Ⅱ : 증식과 수복

Stage II: Proliferation and Repair

증식 단계는 대개 손상 후 3일째부터 시작하여 21일쯤에 끝난다. 이 단계에서 염증의 징후가 끝난다. 휴식을 취하면 더 이상 통증이 발생하지 않지만, 조직이 신장될 때는 통증이 일어난다. 섬유모세포는 단계 Ⅱ에서 바쁘게 활동하여 콜라겐 섬유를 만들고 저장한다.

이 단계의 콜라겐 섬유는 미성숙하고, 얇고, 잘 조직화되지 않는다. 콜라겐 섬유는 쉽게 형성되고 깨어지는 약한 수소결합에 의해 서로 연결되어 있다. 단계 Ⅱ의 치유에서는, 조직을 신장시켜 콜라겐 결합이 쉽게 변화되도록 하는 것이 중요하다. 이 단계의 신장은 콜라겐 섬유를 정렬하여 정상 가동범위를 촉진할 것이다. 부드러운 근력강화운동도 이 단계에서 시작될 수 있다.

단계 Ⅲ : 성숙과 재형성

Stage III: Maturation and Remodeling

단계 Ⅲ의 경우, 콜라겐이 재건기간 동안 해당 부위에서 침착된 후, 공유결합을 통해 콜라겐이 점차 성숙하고, 두꺼워지고, 영구적으로 결합하게 된다. 염증의 징후가 사라지고, 이 시점에서의 임상 소견은 가동범위의 제한, 약증 및 통증(조직 저항을 넘어서서 신장될 때)일 수 있다. 성숙과 재형성 단계는 약 3주 경에 시작되고, 최대 1년까지 지속될 수 있다.

표 3-1 각 조직치유 단계의 치료지침

조직치유 단계	염증을 위한 치료 지침
단계 Ⅰ	압박, 거상, 지지, PROM, 보조장비의 사용, 움직임과 근력의 소실 최소화
단계 Ⅱ	콜라겐 섬유를 정렬하는 신장, 정상 가동범위 촉진, 부드러운 근력강화운동
단계 Ⅲ	점진적 저항운동, 원심성 근력강화운동, 플라이오메트릭 운동, 스포츠 또는 작업 관련 활동

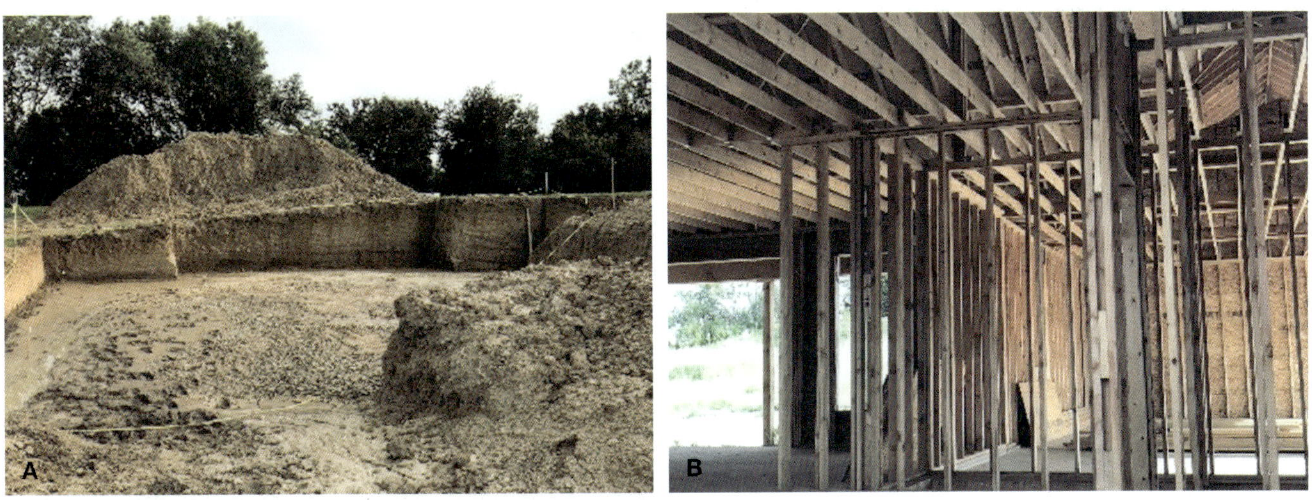

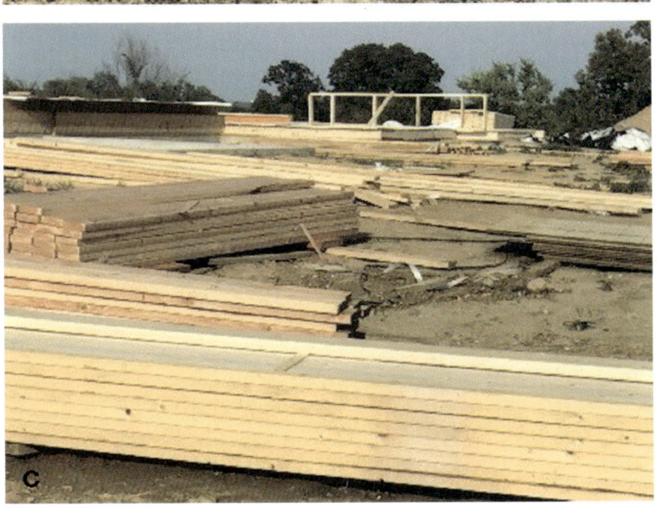

그림 3.1 치유의 3단계는 집을 짓는 것에 비유될 수 있다. 단계 Ⅰ(A)에서, 집을 건축할 장소를 깨끗이 청소한다; 단계 Ⅱ(B)에서는, 집 짓는데 필요한 자재들이 그 장소에 도착한다; 단계 Ⅲ(C)에서, 구조물 안으로 자재가 조직화된다.

이런 치유 단계 동안, 물리치료 중재는 점진적 저항운동, 원심성 운동, 플라이오메트릭 운동, 그리고 스포츠 또는 작업 관련 활동을 포함한다.

표 3-1은 조직 치유의 3가지 단계에 대한 치료 지침을 제공한다.

요약하면, 치유의 3단계는 집을 짓는 비유로 이해될 수 있다(그림 3.1). 단계 Ⅰ에서, 그 부위를 깨끗이 청소하고, 재건을 시작할 수 있다(왼쪽 상단). 단계 Ⅱ에서, 콜라겐 섬유가 그 부위에서 침착되지만, 무작위로 배열되기 때문에 교체되는 조직과 비슷하지 않았다. 그러나 콜라겐 섬유는 "그 지점"에 있으며 조직(왼쪽 하단) 안에 형성될 준비를 하고 있다. 단계 Ⅲ에서는, 콜라겐이 조직화되고 구조물이 원래 조직(오른쪽 상단)과 유사해진다.

민감성 Irritability

민감성(irritability)의 개념은 조직이 치유될 때 적용될 수 있다.[1] 민감성의 정도는 주로 염증 단계와 관련된다. 민감성이 높은 조직은 운동에 대해 매우 낮은 내성을 가질 것이다. 환자의 검진은 민감성 때문에 단축될 수 있고, 그 환자는 움직임 이후 몇 시간 동안 통증을 가질 수 있다. 환자들은 0-10점 척도에서 종종 7점이상의 통증을 호소한다. 능동 가동범위가 수동 가동범위보다 더 많이 제한될 것이다.

중등도의 민감성 조직은 움직일 때 통증이 발생하지만, 빠르게 통증이 줄어든다. 증상이 빠르게 완화된다. 환자들은 더 많은 활동을 견뎌낼 수 있다. 환자는 10점 만점의 통증 척도에서 대개 4-6점의 통증을 호소할 것이고, 수동 가동범위와 비교해 비슷한 가동범위의 능동 활동을 수행할 것이다.

민감성이 낮은 조직은 지속적인 통증의 증가 없이 운동을 수행할 수 있을 것이다. 환자는 일반적으로 3점 이하의 통증을 호소할 것이고, 능동 가동범위와 수동 가동범위가 거의 동등할 것이다.

통증 Pain

물리치료의 목표는 통증을 최소화하거나 완화시키는 것이다. 통증은 경고 시스템으로서 우리를 해롭게 하거나 위험할 수 있는 것들로부터 보호한다. 통증은 불쾌한 경험이지만, 꼭 필요한 기능으로 작용한다. 통증은 수세기 동안 논의되고 연구되어 왔지만, 통증 조절에 대한 2개의 이론인 관문조절설과 뉴로매트릭스 이론이 통증이 어떤 양상을 보이는지, 그리고 어떻게 하면 통증이 가장 잘 치료되는지를 이해하는데 큰 도움이 되었다.

관문조절설 The Gate Theory of Pain Control

Melzack과 Wall이 1965년에 **통증의 관문조절설**을 주장했다.[2] 이 이론에 따르면, 통증은 C-섬유라고 불리는 작은 민말이집 신경에 의해 통증수용기로부터 중추신경계까지 운반된다. 전도 속도가 빠른 말이집 신경인 큰 직경의 A 섬유가 비통증성 감각인 촉각을 운반한다. 통증 자극이 C-섬유를 활성화시킬 때, 더 빠른 A-섬유의 자극이 뇌로 전달되는 통증 입력을 막는다. 이런 방식으로, A-섬유가 C-섬유의 입력이 차단되도록 관문을 닫는다는 것이다. 이 이론에 따르면, 뇌가 통증을 인지하면, C-섬유로부터의 입력을 더 줄이기 위해 척수로 신호를 보낸다는 것이다. 그림 3.2는 이 이론에 따라 척수에서 어떤 일이 일어나고 있는지를 보여주고 있다.

관문조절설은 통증에 대한 우리들의 이해를 여러 방식으로 향상시킨다. 관문조절설은 통증을 억제하는데 사용될 수 있는 무해한 자극에 대한 우리의 관찰을 설명해 주었다: 예를 들어, 머리를 부딪쳤을 때, 머리를 문지르는 것이다. 관문조절설은 통증에 대한 뇌와 정서의 영향에 대한 설명을 제공했다.

뉴로매트릭스 이론 The Neuromatrix Theory of Pain

관문조절설의 한계는 통증 지점에서 입력이 전달되지 않는 팔다리의 환상통과 같은 예에서 명백해진다. 1990년대 후반까지, Melzack은 뇌 속에서 통증을 발생시키는 **뉴로매**

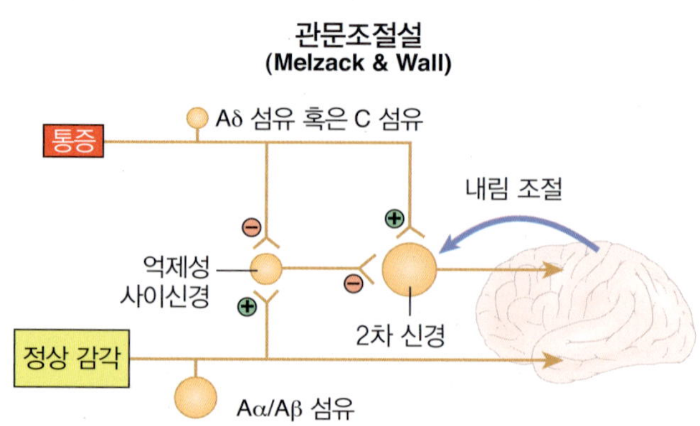

그림 3.2 통증의 관문조절설은 Melzack과 Wall에 의해 설명되었다. 통증 자극은 촉각 자극을 운반하는 빠른 신경섬유의 자극에 의해 척수에서 차단되어, 통증의 문이 닫힌다.

트릭스 또는 신경망에 대해 기술하기 시작했다.[3,4] 뉴로매트릭스 이론을 설명할 때, 그는 통증이 일반적으로 결정되지만, 감각 경험, 스트레스, 인지 영역 등에 의해 수정된다는 가설을 세웠다.

통증 조절의 뉴로매트릭스 이론은 중요한 면에서 관문조절설과 다르다. 특히, 이 이론에 따르면, 통증은 입력되는 것이 아니라, 출력된다는 점이다. 통증은 뇌에 의해 일어난다. 해를 일으키는 자극의 결과인 유해한 입력은 신경섬유에 의해 뇌로 운반되지만, 그 입력을 해석하고 어떤 경험이 통증에 영향을 주는지를 결정하는 것이 바로 뇌이다.

뇌가 유해한 자극을 해석하기 위해서는, 뇌의 많은 부분이 관여한다. 이들 영역은 개인에 따라 독특한 패턴으로 다른 영역과 정보를 주고 받는다. 의사소통은 기억, 믿음, 지식, 이해, 문화적 기대, 정서 및 사회적 상황 등을 저장하는 뇌의 여러 영역 사이에서 일어난다. 유해자극에 의해 활성화되는 뇌 속의 지점들은 그 사람의 통증 **뉴로택**(neurotag)으로 알려진 것을 형성한다(그림 3.3). 입력은 빠르게 뇌 전역을 주행하고 사람의 독특한 통증 통로를 밝혀서 뇌가 자극이 위협적인지 아니면 위험을 초래할 수 있는지를 판단할 수 있도록 만든다. 만약 뇌가 위험한다고 결정하면, 그 입력은

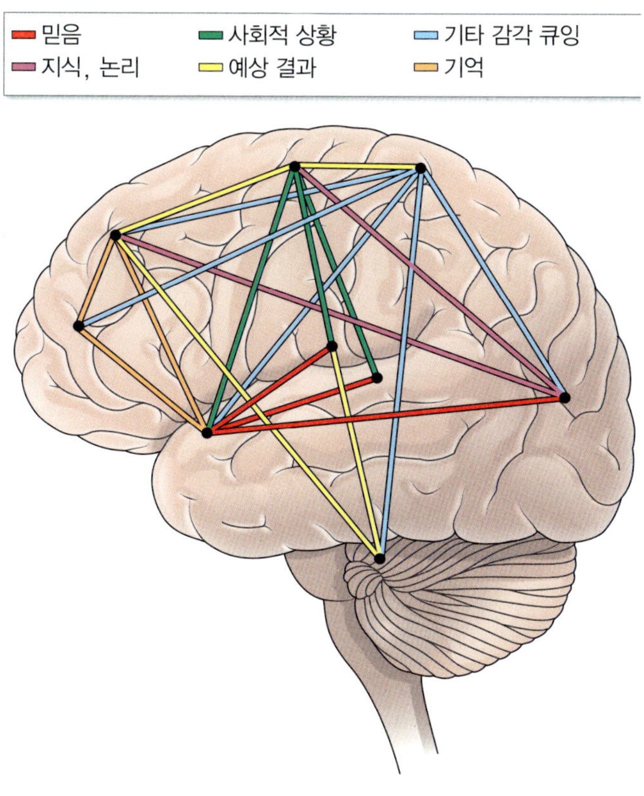

그림 3.3 통증 뉴로택의 예. 뇌가 위험한 자극을 받을 때, 뇌의 많은 영역과 관련된 그 사람의 독특한 신경경로가 활성화된다.

통증을 초래한다.

중추 민감화 Central Sensitization

신경계는 끊임없이 변화를 겪게 되고, 이들 변화는 **신경가소성**의 근거이다. 신경 가소성의 한 예는 신경 A가 신경 B를 반복적으로 자극할 때 일어나는 변화 속에서 나타난다. 변화는 신경 B를 자극하는 신경 A에 대해 더 쉽게 만들어지는 양쪽 신경에서 일어난다. 간단히 말해, "함께 관여하는 신경들이 함께 활성화된다" 그 신경경로가 더 효율적으로 변한다. 통증 뉴로택(pain neurotag)을 고려할 때, 환자의 뇌가 이들 경로를 더 많이 사용할수록, 통증 뉴로택을 다시 활성화하는 것이 더 쉬워진다. **중추 민감화**(central sensitization)로 불리는 현상에서 시스템이 지나치게 민감해진다.[5]

Woolf는 2011년에 통증 과민증을 제거하는 뇌 속의 신경 신호 증폭으로써 중추 민감화를 정의했다.[5] 이 현상은 통증이 어떻게 만성화되고 병리 없이도 통증이 존재하는지를 설명해 준다. 통증 뉴로택이 두려움과 재앙에 의해 매우 효율적으로 되고, 환자는 병리 없이도 장기간 동안 통증을 경험하게 된다.

국제통증연구협회(IASP)의 최근 설명에 따르면, 통증은 3가지 유형으로 기술된다.[6] **신경학적 통증**은 질병이나 신경계의 병변으로 초래된다. 비신경조직의 실제 손상이나 위협적인 손상의 결과로 인한 통증은 **유해성 통증**으로 간주된다. **유해가소성 통증**(nociplastic pain)은 증상의 만성화에 기여하는 중추신경계 감각화에서 일어나는 변화를 설명하는 데 사용되는 용어이다.

만성 통증 환자를 치료하는 것은 어려운 일이고, 물리치료사가 이런 감각화를 이해하는 것이 매우 중요하다. 만성 통증 환자들은 통증 인지의 신경과학에 대한 교육으로부터 많은 도움을 받는다. 이것은 **치료적 신경과학 교육**으로 불려왔다. 이 교육의 기본은 통증은 뇌로 가는 입력이 아니라 뇌에서 나오는 출력이라는 것에 대한 이해이다. 환자는 통증과 유해를 분리해야 하고, 또 움직임으로 발생하는 통증이 여전히 안전하다는 것을 이해해야 한다. 물리치료사는 뇌를 진정시키기 위해 환자가 느끼는 두려움이나 위협감을 줄여주어야 한다. 환자를 교육하기 위해 우리가 사용하는 단어들은 신중하게 선택되어야 한다. 한 번의 회기 때 제공된 통증의 지식이 신체 기능의 향상과 뇌 활동의 감소를 초래할 수 있다는 것이 밝혀졌다.[7–13]

조직 가동성 Tissue Mobility

물렁조직의 가동성을 향상시키는 것이 종종 기능적 움직임의 정상 패턴을 회복하고 재손상의 위험을 최소화하는 정형물리치료의 목표이다. 제한된 가동성은 근육, 힘줄, 인대, 관절주머니, 신경, 근막, 피부 등의 물렁조직 단축으로 초래될 수 있다. 하나의 구조물만 관련하는 경우는 거의 없다. 관련된 조직의 신장이나 이완술이 가동성을 향상시키는 것으로 알려져 있다. 이것은 조직의 향상된 신장 내성, 실제 조직의 길이, 또는 양쪽 모두 때문일 수 있다. 신장에 대한 조직 반응의 이해는 안전하고, 효율적이고, 목표지향적인 신장을 제공하는데 중요하다.

가동성 활동을 위한 적응증과 금기증

Indications and Contraindications for Mobility Activities

가동성 운동의 적응증은 손상된 물렁조직이나 관절가동성, 구축, 움직임 제한으로 인한 감소된 기능, 작용근 약증(대항근의 단축과 후속 기형을 초래할 수 있는), 그리고 손상 예방 등을 포함한다.[14]

가동성 운동의 금기증은 뼈 차단, 급성 염증이나 감염, 신장으로 인한 날카로운 통증, 조직 외상, 과가동성 또는 안정성/기능을 제공하는 단축된 구조물 등을 포함한다.[14] 안정성을 제공하는데 금기시되는 신장의 예는 오목위팔관절의 불안정 수술 이후에 확인될 수 있다. 의사는 관절 안정성을 향상시키기 위해 어깨 가쪽돌림 가동범위를 제한할 수 있다. 기능을 향상시키는 선택적 단축의 한 예는 척수손상으로 인한 사지마비 환자의 치료에서 확인될 수 있다. 이들 환자는 기능적 힘줄작용의 파악 기능을 제공하기 위해 손가락굽힘근을 단축시킴으로써 도움을 받을 수 있다.

신장에 대한 물렁조직의 반응

Soft Tissue Response to Stretch

물렁조직은 2가지 형태로 신장에 반응한다: 구조적 변화와 기능적 변화. 구조적 변화의 예로는 미세열상과 조직 신장이다. 발생한 기능적 변화는 신장에 대해 조직의 내성 증가를 초래한다. 기능적 변화는 아래에 있는 신경생리 단락에서 자세히 설명될 것이다.

비수축성 조직, 수축성 조직(근육), 그리고 신경 등의 신장으로 초래된 구조적 변화는 독특하고, 이들을 하나씩 분리해서 설명할 것이다.

비수축성 조직

비수축성 조직(힘줄, 인대, 관절주머니, 근막 및 피부)은 **콜라겐, 엘라스틴 및 레티큘린** 등의 섬유를 포함한 **바탕질**로 구성된다. 이들 섬유의 각각은 다른 특성과 다른 목적을 가지고 있다. 신장에 대한 조직의 반응은 주로 콜라겐과 엘리스틴의 농도와 배열에 영향을 받는다.

압박을 견딜 수 있는 조직의 능력은 주로 **바탕질**의 프로테오글리칸의 양에 의해 영향을 받고, 프로테오글리칸은 물렁조직 섬유를 지지하고, 영양을 공급하고 수화시키는 젤성 물질이다. 바탕질은 물과 단백질로 구성된다. 바탕질 속에 있는 프로테오글리칸은 압박력에 저항한다.

콜라겐 섬유는 조직에 **장력강도**를 제공한다.—즉, 조직이 신장되고 열상되는 저항의 양. 조직은 콜라겐 섬유의 증가로 콜라겐 섬유의 장력 강도를 얻고, 또 콜라겐 섬유의 정렬에 의해 장력 강도를 얻는다. 나란하게 배열되는 콜라겐 섬유는 무작위로 배열된 섬유보다 더 큰 장력 강도를 제공한다(그림 3.4).

엘라스틴 섬유는 이름에서 알 수 있듯이, 신장성이 좋아서 조직의 팽창을 허용한다. 엘라스틴 섬유의 신장은 신장이 제거되었을 때 신장 이전의 길이로 복귀할 수 있다. 레티귤린 섬유는 매우 얇은 종류의 콜라겐이다. 그들은 조직의 크기를 증가시키고, 콜라겐 섬유를 지지해 준다.

비수축성 조직이 신장될 때, 그 조직의 양상은 그림 3.5에 설명되듯이, 스트레스-스트레인 곡선으로 표현될 수 있다. 적용된 **하중**(또는 스트레스)은 **스트레인**으로 불리는 조직의 신장이나 변형을 초래한다. 물리치료사는 조직 손상을 일으키지 않고 조직에 적절한 스트레스를 줄 수 있도록 신장의 크기와 물렁조직의 변화 사이의 연관성을 이해하는 것이

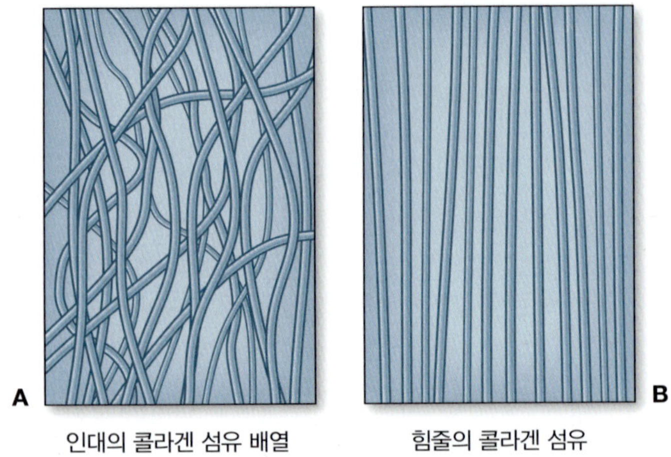

그림 3.4 무작위로 배열된 I 형 콜라겐 섬유(A)와 잘 정렬된 I 형 콜라겐 섬유(B).

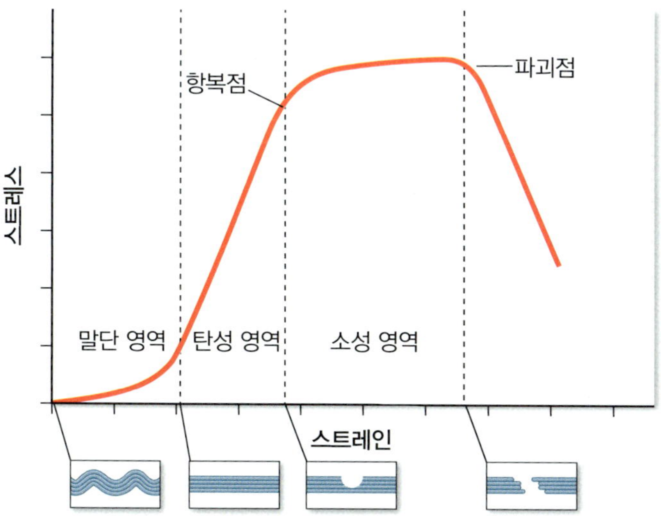

그림 3.5 비수축성 조직의 스트레스-스트레인 곡선. 콜라겐 섬유는 말단영역 안에서 늘어나고, 탄성 영역 안에서 신장되기 시작한다. 그러나 불가역적 변화가 조직의 미세열상으로 소성 영역 안에서만 일어난다. 조직 파괴는 지속적인 조직 신장으로 일어난다.

중요하다.

초기에 조직의 점진적인 스트레스는 조직이 일시적으로 신장되는 **탄성 반응**을 일으킬 것이다. 만약 스트레스가 이 시점에서 해제되면, 조직은 빠르게 원래 길이로 되돌아갈 것이다. 조직에 가해지는 스트레스가 계속되면, 조직 열상에 의한 소성 반응(**영구적 반응**)이 일어난다. 이 곡선의 4개 영역은 스트레스에 대한 물렁조직의 뚜렷한 반응을 보여준다: 말단영역, 선형 영역, 소성 영역 및 조직 파괴 영역.[15]

말단 영역

이 단계 동안에는, 매우 작은 하중으로도 상당한 조직 신장을 보이며, 물결 모양의 콜라겐이 일자 형태로 변한다. 스트레스가 해체되면, 조직은 빠르게 원래 길이로 되돌아가고 콜라겐 섬유가 다시 물결 모양을 띠게 된다.

탄성 영역

이 단계 동안, 조직 신장은 조직에 적용되는 더 큰 하중을 필요로 하고, 콜라겐 섬유가 스트레스 라인을 따라 일자로 변하고 정렬된다. 조직 스트레스와 신장 사이의 관계는 1:1 비율에 가깝다. 그러나 탄성 영역의 끝지점까지 이르는 신장은 조직 손상을 일으키지 않고, 스트레스가 제거되면 신장은 완전하게 원래 길이로 돌아올 수 있다.

소성 영역

콜라겐 섬유 사이의 결합과 섬유 자체가 찢어지기 때문에, 지속적인 조직 변화가 소성 영역에서 일어난다. 조직의 **미세열상**은 그 조직을 영구적으로 신장하는데 필수적이다. 조직 길이를 증가시키는 신장은 스트레스를 소성 영역까지 적용시킬 수 있다.

소성 영역의 후반부에서는, 조직이 작은 스트레스로도 큰 변형을 보인다. 이 현상은 조직 병목 현상이고, 완전한 조직 파열이나 파괴가 즉각 일어날 수 있다. **병목**(necking)이란 용어는 조직이 가늘어지는 현상이고, 파괴 직전에 엿처럼 늘어나는 병목 현상이 일어난다. 물리치료사는 부가적인 스트레스를 적용하지 않고, 조직의 병목 현상을 느낄 수 있어야 한다.

조직 파괴 영역

이 영역은 조직의 거대파열 또는 완전 파열을 의미한다.

수축성 조직

수축성 조직은 근육 섬유를 의미한다. 뼈대근은 근섬유와 비수축성 조직인 막(근육바깥막, 근육다발막, 근육속막)으로 구성된다. 근육의 비수축성 성분은 위에서 언급되었듯이 신장에 반응한다. 그러나 신장에 대한 근섬유의 반응은 독특하다.

근섬유는 근육 세포의 단위이다. 근육의 섬유는 길고, 근섬유의 전체 길이를 주행한다. 그들은 액틴과 마이오신이라는 근잔섬유들을 포함하는 근육원섬유(myofibrils)로 불리는 작은 섬유로 구성된다. 근잔섬유를 현미경으로 관찰하면, **근육원섬유마디**를 볼 수 있다. 근육원섬유마디(sarcomere)는 근육의 수축성 단위이고, Z선이라고 불리는 원반 사이의 근육원섬유마디이다. 액틴 근잔섬유는 Z선에 부착된다. 두꺼운 마이오신 근잔섬유는 서로의 방향으로 액틴을 당겨 근육원섬유마디를 짧게 만든다. 이것은 구심성 수축 동안에 일어나는 근육 전체 길이의 단축을 초래한다.

근육의 장력 증가나 신장이 있으면, 액틴과 마이오신 사이의 결합조직 연결이 스트레스를 받게 되고, 이것은 스트레스에 항복하는 근육원섬유마디를 초래한다. 물리치료사는 "근육원섬유마디의 항복"으로 불리는 갑작스런 근육 길이의 증가를 느낄 것이다.[16]

지속적인 신장이나 빈번한 신장이 있으면, 근섬유는 그림 3.6에서 알 수 있듯이, 안정 길이를 증가시키는 부가적인 근육원섬유마디를 만든다. 근육원섬유마디에 근섬유 길이가 보태지기 때문에, 이것은 **직렬 추가**(in-series addition)로 불린다.[17-21]

두 가지의 역학적 수용기가 신장에 반응하는 근육의 역

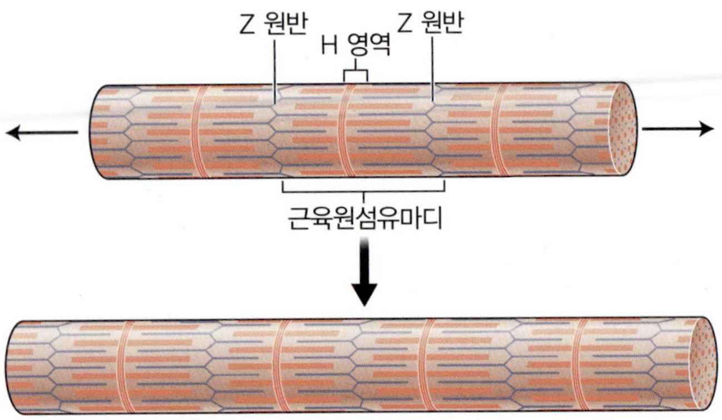

그림 3.6 근육의 신장은 근육원섬유의 길이에 근육원섬유마디를 추가하는데, 이것은 직렬 추가로 불린다. 이것은 근육을 더욱 길게 만들거나 근육원섬유마디내의 장력을 변화시킨다.

할을 한다: **근육방추**와 **골지힘줄기관**(GTO). 근육방추는 근육 힘살에 위치하고 신장의 크기와 속도를 감지한다. 끝범위의 신장과 빠른 신장 모두가 근육방추의 입력을 증가시켜 뇌까지 전달한다. 근육방추의 반응 흥분은 근육으로 가는 알파 운동신경을 활성화시켜, 신장에 대한 근육의 긴장과 저항을 증가시킨다.

뼈대근의 근육힘줄 이음부에 위치하는 골지힘줄기관(GTO)은 그 영역의 긴장 크기를 감지한다. 근육이 신장되거나 수축할 때, GTO가 자극된다. 이것은 근육의 억제를 이끌어내서 신장에 대한 저항을 감소시킨다. GTO는 근육 손상을 막기 위해 피로에 반응하여 근육의 출력을 조절하는 역할을 하는 것으로 간주된다.

신경 조직

신경은 구조적 이상이나 기능적 이상으로 인해 움직임을 손상시킬 수 있다. 구조적으로는, 신경의 긴장, 근처 구조물에 의한 압박, 또는 신경과 이웃 조직사이의 활주 감소 등이 움직임을 손상시킬 수 있다. 기능적으로는, 신경의 신장 과민성이 가동성을 제한할 수 있다. 통증, 압박, 제한된 움직임, 그리고 스트레스도 신경이 이들 자극에 민감해지고 더 잘 흥분되도록 만든다. 물리치료를 통해 신경이 움직이고 가동됨으로써 신경의 길이를 증가시키거나 신장에 대한 내성을 증가시키고, 신경의 민감성을 감소시킨다. 이것은 "신경 가동술" 단락에서 더욱 자세히 설명될 것이다.

신장의 종류 Types of Stretch

정적 신장

정적 신장은 신장되는 감각지점까지 또는 약간 불편한 지점까지 조직을 늘이고, 그 자세를 유지한다. 많은 연구들이 정적 신장에 대한 적절한 유지 시간을 연구했고, 근거가 불일치하고 있다. 일반적으로 신장은 3회 반복에 걸쳐 30-60초 동안 이루어진다. 정적 신장이 가동범위를 증가시키는데 이용된다.

반복 신장

반복 신장은 간헐적이고 점진적인 신장으로서 짧게 유지되었다가 풀렸다가 다시 적용된다. 일반적으로 반복 신장은 5-15초의 신장이 여러 번 적용되는 것이다. 반복 신장은 여전히 매우 효과적이고 편안한 신장으로 간주된다.

탄도 신장

탄도 신장은 조직을 신장시키기 위해 빠르게 바운딩되는 움직임을 사용하는 기법을 말한다. 빠른 속도의 신장 때문에, 탄도 신장이 조직을 손상시킬 수도 있다. 탄도 신장은 농구, 풋볼이나 달리기와 같이, 빠른 속도의 끝범위 움직임을 요구하는 스포츠나 활동을 참가하기 전에 운동선수에게 사용되는 신장 기법이다.

촉진 신장

촉진 신장 기법은 환자에게 신장의 효율성을 증가시키기 위해 움직임을 촉진하거나 억제하는 능동의 근수축을 이용한다. 수축-이완 기법과 유지-이완 기법과 같은, 고유수용성 신경근육 촉진법(PNF)은 촉진 신장의 한 예이다. 이들 기법은 가동범위를 증가시키는데 효율적인 것으로 알려져 있다.

가동술의 종류 Types of Mobilization

물렁조직 가동술 (STM)

물렁조직 가동술에는 가로마찰마사지와 근막이완술이 있다. 물리치료사는 그림 3.7과 같은 도구를 이용해 물렁조직 가동술을 수행할 수 있다. 이런 물렁조직 가동술은 도구 보조 물렁조직 가동술(IATM)로 불린다. STM과 IASTM의 목표는 근육과 근막의 긴장을 이완하고, 통증을 완화하고, 혈류 공급을 증가시키고, 또 물렁조직을 신장하는 것이다. 만약 근막 제한이 통증이나 움직임 제한의 원인이라면, 그 환자는 물렁조직 가동술로 이점을 얻을 수 있다.

관절가동술

관절가동술은 관절주머니나 인대로 인한 움직임 제한과

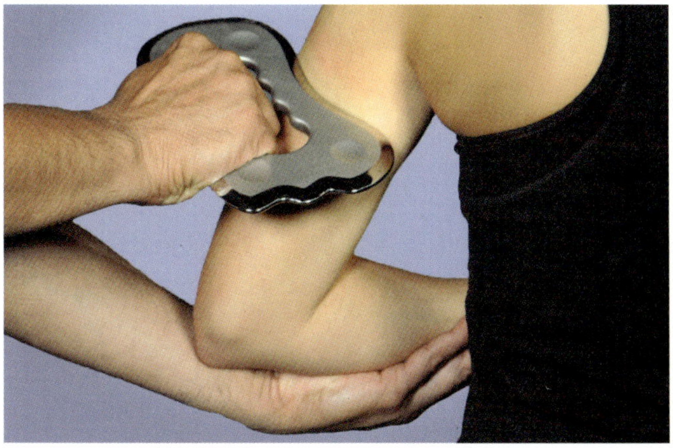

그림 3.7 이와 같은 도구들이 증강 물렁조직 가동술(ASTM)에 이용될 수 있다.

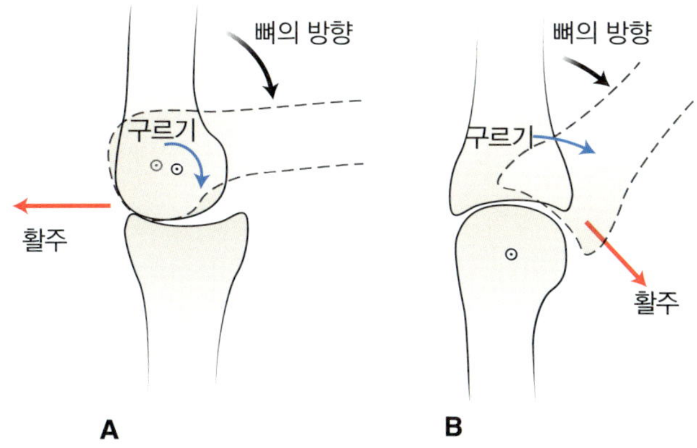

그림 3.9 오목-볼록 규칙은 뼈 움직임의 방향과 관절내 활주 방향 사이의 관계를 설명한다. 뼈의 볼록한 관절면이 오목한 관절면 위에서 움직일 때, 뼈의 움직임은 관절 안의 활주 방향과 반대로 일어난다(A). 뼈의 오목한 관절면이 볼록한 관절면 위에서 움직일 때, 뼈의 움직임은 관절의 활주 방향과 동일하다(B).

통증을 치료하는 관리계획 안에 포함될 수 있다. 관절이 움직일 때 2가지 종류의 움직임이 존재한다: **생리적 운동**과 **종속운동**. 생리적 운동은 굽힘과 벌림과 같이, 상대 뼈에 대한 해당 뼈의 수의적 움직임이다. 종속운동 또는 조인트 플레이는 불수의적 움직임이며, 구르기(rolling)와 활주(sliding)와 같이 생리적 운동이 일어날 때 동시에 관절면 사이에서 일어나는 움직임이다. 종속운동은 완전 가동범위에 꼭 필요한 요소이다. 관절가동술의 한 가지 목표는 관절의 종속운동을 정상화하여 정상적인 생리적 운동을 만드는 것이다.

종속운동에는 압박, 견인, 구르기, 스핀 및 활주 등이 있다. 압박은 이웃한 관절면이 서로 가까워지는 움직임이고, 견인은 이들 관절면이 서로 멀어지는 움직임이다. 구르기, 스핀 및 활주를 구분하기 위해서는, 그림 3.8에 표시된 비교를 고려하길 바란다. 우리는 관절가동술을 수행할 때, 활주와 견인의 기법을 이용한다.

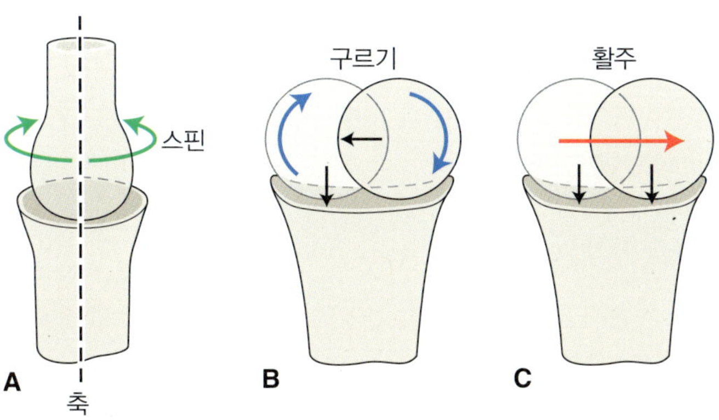

그림 3.8 스핀(A), 구르기(B) 및 활주(C) 등의 관절 움직임의 예. 활주 움직임이 관절가동술에 종종 이용된다.

오목-볼록 법칙

오목-볼록 법칙은 생리적 운동 동안 일어나는 활주의 방향을 설명한다. 활주의 방향은 가동 뼈의 형태에 좌우된다.

만약 가동 뼈가 고정 뼈의 관절면에 대해 볼록한 관절면을 가지고 있다면, 활주의 방향은 뼈의 움직임과 *반대*되는 방향으로 일어난다. 예를 들어, 어깨를 벌림할 때, 볼록한 위팔뼈머리가 오목한 관절오목 위에서 *아래쪽* 방향로 활주한다(그림 3.9A).

만약 가동 뼈의 관절면이 고정 뼈의 관절면에 대해 오목하면, 활주의 방향은 뼈의 방향과 *같다*. 예를 들어, 앉은 자세에서 무릎을 폄할 때, 정강뼈의 오목한 관절면이 종아리가 움직이는 방향과 같이 *위쪽*으로 활주한다(그림 3.9B).

풀림 자세와 잠김 자세

관절의 풀림 자세는 대개 관절가동술을 위해 환자가 취하는 자세이다. 풀림 자세는 관절 일치도가 가장 좋지 않는 자세이고, 또 뼈와 뼈의 접촉이 가장 적게 일어나는 자세이다. 부가적으로, 풀림 자세는 인대와 관절주머니가 가장 느슨해지고 관절의 체적이 최대로 일어나는 자세이다. 풀림 자세는 대부분의 조인트 플레이를 허용한다.

반대로, 관절의 잠김 자세는 관절 일치도가 가장 큰 자세이다. 잠김 자세의 경우, 관절 면들은 많은 접촉을 이루고 있고, 관절주머니와 인대가 팽팽해지고 관절 체적이 최소화되는 자세이다. 일반적으로 잠김 자세에서는 관절가동술을 적용하지 않지만, 인대의 안정성을 검사할 때 종종 이용된다. 각 관절의 풀림 자세와 잠김 자세는 해부학을 다룬 장에서 설명된다.

관절가동술의 등급

관절가동술은 진동이나 지속적 움직임으로 수행될 수 있다. 상자 3-1에 기술된 바와 같이, 진동 가동술에는 4개의 등급이 있다. 등급 Ⅰ, Ⅱ, Ⅲ은 일반적으로 통증을 줄이는데 사용되고, 반면, 등급 Ⅲ과 Ⅳ는 가동범위를 증가시키는데 주로 사용된다. 진동 가동술은 초당 1-3회의 속도로 수행되고, 최대 2분까지 적용된다. 이런 시퀀스는 여러 번에 걸쳐 반복된다. 그림 3.10은 진동 가동술의 상대적 운동폭을 설명하고 있다.

상자 3-1 진동 가동술의 등급

- **등급 I**: 부수적인 가동범위가 시작하는 지점에서 이루어지는 작은 폭의 움직임.
- **등급 II**: 가동범위의 초기에서 중간범위까지 이루어지는 큰 폭의 움직임.
- **등급 III**: 중간범위에서 일어날 수 있는 가동범위까지 이루어지는 큰 폭의 움직임.
- **등급 IV**: 적용가능한 가동범위의 끝지점에서 이루어지는 작은 폭의 움직임.

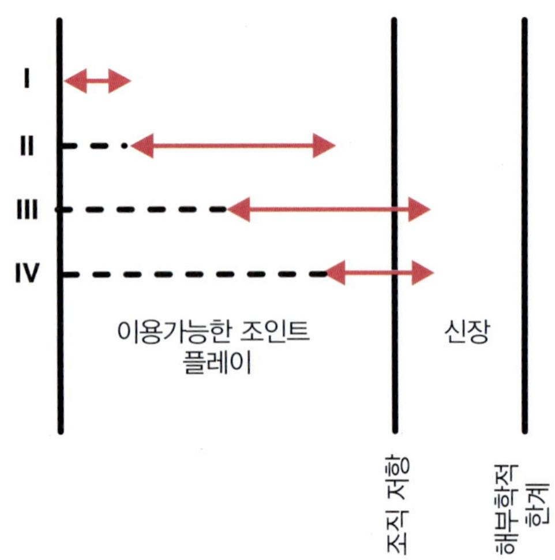

그림 3.10 진동 관절가동술의 4가지 등급의 상대적 진폭.

상자 3-2에서 설명되었듯이, 지속 가동술은 3개의 등급으로 이루어진다. 등급 Ⅰ은 통증을 줄이는데 사용되고, 등급 Ⅱ는 통증을 줄이고 가동범위를 유지하는데 사용되며, 또 등급 Ⅲ은 가동범위를 증가시키는데 사용된다. 지속 가동술은 약 2분 동안 6-10초 동안 적용된 후, 3-4초간 휴식을 취하는 식으로 이루어진다. 그림 3.11은 지속 가동술의 상대적 진폭을 설명하고 있다.

상자 3-2 지속 가동술의 등급

- **등급 I**: 관절주머니에 스트레스를 주지 않는 작은 폭의 움직임이지만, 근육의 긴장을 완화하고 관절의 압박을 상쇄할 만큼만의 견인을 적용하는 것이다. 눈으로 확인할 수 없을 만큼의 작은 관절 분리가 일어난다. 등급 I의 지속 가동술은 진동 가동술을 적용하기 전에 이루어진다.
- **등급 II**: 조직의 저항이 시작되는 직전까지 조직 자체의 길이만큼만 당기는 큰 폭의 움직임이다. 등급 II의 견인은 관절면을 분리하고, 조인트 플레이를 뚜렷하게 감소시킨다.
- **등급 III**: 조직 저항을 초과해서 관절을 신장하는 큰 폭의 움직임이고, 관절주머니와 주변 조직을 신장한다.

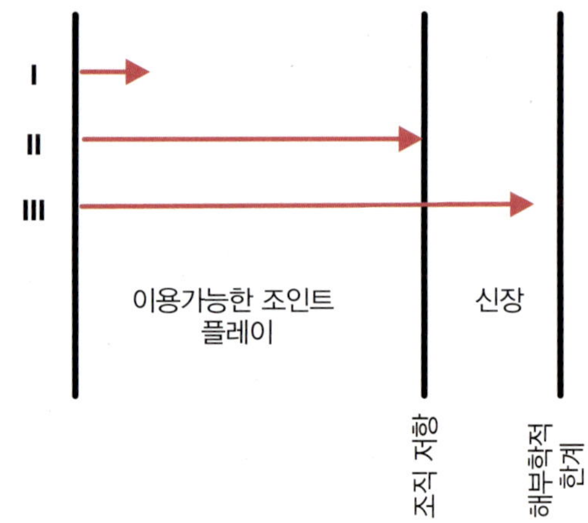

그림 3.11 지속 관절가동술의 3가지 등급의 상대적 진폭.

관절가동술의 적응증과 금기증

관절가동술은 관절움직임을 향상시키고, 통증을 줄이는데 이용될 수 있다. 또한 관절가동술은 관절 속의 윤활액 흐름을 향상시키고, 또 관절연골과 반달판에 영양 공급을 향상시킬 수 있다.

상대적 금기증은 골다공증, 류마티스 관절염, 골절, 암, 신경적 증상 등을 포함한다. 임신도 상대적 금기증이다: 임신부이나 출산후 환자도 인대 느슨함의 증가가 나타날 수 있고, 장시간의 누운 자세를 임신 4개월 이후부터는 가급적 피해야 한다. 관절가동술에 대한 치료지침은 상자 3-3 안에 요약되어 있다.

신경가동술

신경의 치료는 신경을 신장하거나 활주시키는 운동을 포함할 수 있다. **신경긴장운동**(tensioners)은 진동 신장으로 이루어지는데, 그 이유는 신경이 신장되면 신경으로 가는 혈류가 감소되기 때문이다. 이것 때문에, 일반적으로 말초신경의 정적 신장을 권장하지 않는다. 신경긴장운동의 목표는

상자 3-3 관절가동술의 치료 지침

1. 환자는 편안한 휴식 자세를 취해야 하고, 가동시킬 관절을 테이블의 가장자리 근처에 배치한다.
2. 관절을 풀림 자세로 배치한다.
3. 관리계획과 관절가동술의 목적에 맞게 관절가동술의 종류와 등급을 결정한다.
4. 테이블이나 스툴의 높이를 바꿔 줌으로써 여러분의 좋은 신체 역학을 유지한다.
5. 손이나 치료 테이블이나 타올 등의 도구를 이용함으로써 관절의 한쪽 측면을 고정한다.
6. 한 손이나 양손을 이용하여 관절면을 약간 견인한다(등급 I의 지속 가동술).
7. 오목-볼록 법칙을 준수하여 관절의 다른 측면에 힘을 적용한다. 그리고 환자를 지속적으로 평가한다. 관절가동술 후 환자의 통증과 관절가동성을 다시 평가한다.

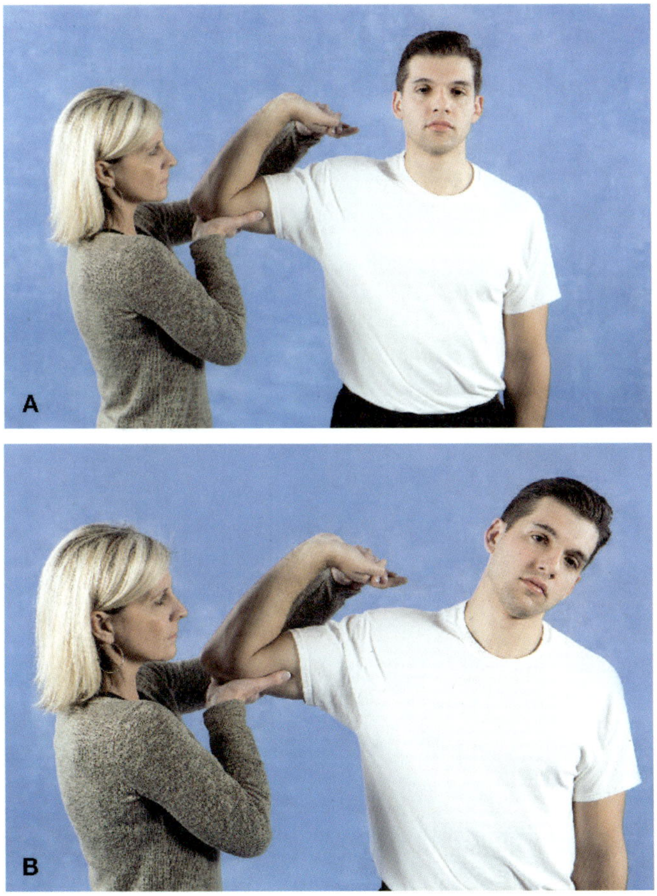

그림 3.12 자신경의 신경긴장운동. 자신경은 팔꿈치와 손목 위에서 먼저 신장된다(A). 이 자세를 유지하면서 머리를 옆굽힘하면 자신경에 가해지는 긴장이 증가한다(B). 진동 신장은 10-20초 동안 유지되고 그 다음 해제된다.

신장을 견뎌내는 신경의 능력을 증가시키는 것이다. 그림 3.12는 신경긴장운동을 설명하고 있다.

신경의 가동범위 감소에 대한 또다른 운동은 **신경활주운동**(nerve flossing으로 알려진)이다. 이들 운동은 신경을 한 관절 위에서는 신장하고, 한편 다른 관절 위에서 그 신경을 단축시키는 것이다. 결과적으로, 그 신경은 매우 작은 신장으로 신경상(nerve bed) 안에서 움직인다. 신경활주운동의 목표는 신경의 민감도를 떨어뜨리고, 신경과 이웃 조직 사이의 가동성을 향상시키는 것이다.

근수행력 Muscle Performance

종종 물리치료사는 근수행력을 향상시키기 위해 중재를 제공한다. 종종 이들 중재는 근력, 파워 및 지구력을 증가시키는데 이용되는 저항운동의 형태를 취한다. 근력은 힘을 발생하는 근육의 능력이고, 파워는 단위시간당 힘을 발생하는 능력이고, 지구력은 장시간 동안 수축할 수 있는 근육의 능력이다.

근수행력의 원리 Principles of Muscle Performance

근수행력의 중재를 위한 최적의 변수를 선택하려면, 물리치료사는 4가지 원리를 알아야 한다. 이들은 운동특이적응(SAID) 원리, 훈련 전이 원리, 과부하 원리 및 가역성 원리 등이다.

운동특이적응(SAID)의 원리

SAID 원리는 운동으로 인한 최대의 이점은 운동의 요구에 맞게 이루어진다는 점이다. 다른 말로 표현하면, 우리가 원심성 수축으로 운동을 하고 있다면, 그 근육은 *원심성 수축을 할 때* 대부분의 근력을 얻게 될 것이다. 만약 우리가 최상의 수영 선수를 만드는데 도움을 주고자 하면, 훈련은 풀장에서 이루어져야 한다. 만약 우리가 지구력을 강화하길 원한다면, 우리는 지구력 훈련을 통해 최상의 결과를 얻을 것이다.

훈련 전이 원리

훈련 전이 원리(범람 원리)는 언뜻 보기에는 SAID 원리와 모순되는 것처럼 보인다. 훈련 전이 원리는 특정 방법을 이용해 근수행력을 강화할 때, 운동의 이득이 다른 영역에서 일어나는 것을 말한다. 예를 들어, 환자가 파워를 증가시키기 위해 운동을 할 때, 그들은 근력도 함께 얻을 수 있다. 구심성 근력강화운동은 원심성 근력도 증가시킨다. 플라이오메트릭 훈련은 특정 스포츠의 이득으로 전이된다.

SAID 원리가 최고의 근수행력 운동을 우리에게 말해 주는 반면, 훈련 전이의 원리는 우리에게 다른 종류의 운동 사이에서 일어나는 운동효과의 이월을 말해 준다.

한쪽 신체의 훈련이 신체의 다른 쪽으로 훈련 효과를 전이할 수 있다는 것이다.[25-27] 이런 훈련의 전이 효과는 훈련 받지 않은 반대쪽 신체에 있는 동일 근육의 근력 증가를 보여준다. 훈련 전이 효과는 팔과 다리에서 나타난다. 이런 원리는 통증이나 고정으로 인해 침범된 쪽의 팔다리를 사용할 수 없을 때 이용된다.

과부하 원리

과부하 원리는 근수행력을 향상시키기 위해서는, 해당 근육에 하중을 제공해야 한다는 의미이다. 그 근육이 더 큰 하중에 적응하면, 강도, 반복, 세트 횟수를 점진적으로 증가시키면서 운동을 수행한다. 일반적으로 25-35회의 반복을 위해 1 RM의 30-50%에 해당하는 저항을 제공하면 근지구력이 향상된다.[28] 4-12회의 반복을 위해 1 RM의 70-90%에 해당하는 저항을 제공하면, 근력이 강화된다.

1 RM은 환자가 한번만 들어올릴 수 있는 무게량으로 정의된다. 하중을 들어 올리는 두 번째 시도 시, 피로나 약증으로 인해 그 무게를 들어 올릴 수 없거나 좋은 자세를 유지할 수 없게 된다. 환자의 1 RM을 결정하는 방법은 한 번만 들어 올릴 수 있는 하중을 결정할 때까지, 환자는 점진적으로 무게량을 증가시키면서 움직임을 수행한다. 그러나 환자가 약 10번 들 수 있는 하중이 1 RM의 70%에 해당된다는 것을 알고 있으면, 1 RM을 쉽게 추정할 수 있다 (그림 3.13).[29]

좌식활동을 많이 하는 환자는 1 RM의 30-40%에 해당되는 하중으로 운동하는 반면, 건강한 환자는 1 RM의 40-80%에 해당하는 하중으로 종종 운동을 수행한다. 운동선수들은 1 RM의 80-90%에 해당하는 하중으로 운동을 한다. 운동 강도를 선택할 때, 물리치료사는 저항 운동의 목적을 알고 있어야 하고, 또 하중 운동의 금기증도 인지해야 한다.

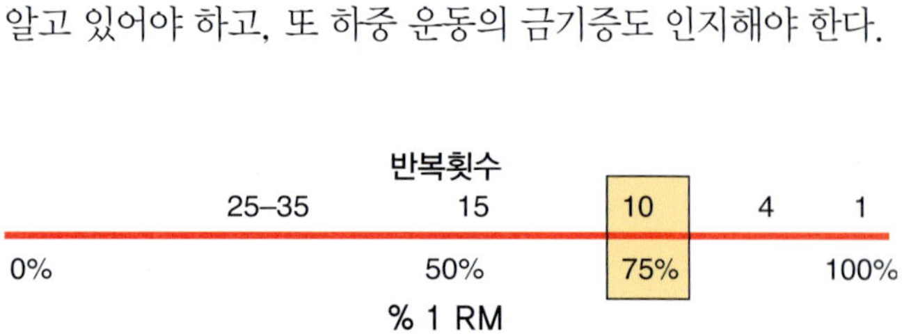

그림 3.13 근력은 1 RM의 70-90%되는 하중으로 반복 횟수를 10-15회 수행할 때 증가된다. 지구력은 1 RM의 30-50%되는 하중으로 25-30회 반복 수행할 때 증가된다. 피로되기 전에 10회 운동할 수 있는 능력은 약 1 RM의 75%에 해당된다.

저항 운동의 진전을 위해 많은 프로토콜이 이용되고 있다. 그러나 사용된 특정 프로토콜보다 중요한 것은 환자의 근수행력과 점진적인 저항운동을 지속적으로 재평가하면서 과부하 원리를 준수하는 것이다.

가역성 원리

가역성 원리는 훈련이 중단되면, 근수행력의 이점이 사라지는 것을 의미한다. 환자가 운동을 중단한 후 1주일 이내에 비훈련(Detraining) 효과가 일어나기 시작한다. 환자에게 규칙적인 운동을 통해 근력의 이점을 유지하는 것이 중요하다는 것을 항상 교육해야 한다.

근수축의 종류 Types of Muscle Contraction

근육은 짧아지면서, 길어지면서 또는 근육의 길이를 유지하면서 수축할 수 있다. 각각의 근 수축 유형은 장단점이 있지만, 모든 형태의 근수축이 정형외과적 병리를 재활하는데 유용하다.

구심성 수축과 원심성 수축

구심성 수축은 원심성 수축에 비해 작은 힘을 발생하고 더 많은 에너지를 요구한다. 원심성 운동은 근육의 크기를 더 크게 만든다. 구심성 운동과 원심성 운동은 모두 근육원섬유마디의 직렬 추가(그림 3.6)나 근섬유와 나란하게 근육원섬유마디를 생성하는 병렬 추가(그림 3.14)를 통해 근육을 크게 만든다.[30-32]

비록 결합조직에 대한 운동의 효과가 완전하게 밝혀지지 않았지만, 원심성 운동이 힘줄을 강화하기 위해 종종 이용되고 있다. 그러나 원심성 운동이 근육통을 일으키는 것으로 알려져 있다. 물리치료사는 힘줄이 튼튼하게 만들기 위해 일반적으로 운동선수 환자와 힘줄병리를 가진 환자(아킬레스 힘줄병리와 무릎뼈힘줄병리)의 재활 후반기 때 원심성 운동을 처방할 수 있다.[33]

종종 환자들은 구심성-원심성 운동을 수행할 것이다: 구심성 운동은 팔다리를 올림할 때 일어나고, 원심성 운동을 팔다리를 내림할 때 일어난다. 환자는 구심성 단계이든 원심성 단계이든 한 단계만의 운동을 완성하기 위해 그 쪽 단계의 운동만을 수행하는 것도 가능하다. 다른 방법으로서, 환자는 그 쪽 운동 단계만을 천천히 수행함으로써 그 쪽 운동에 초점을 맞출 수도 있다. 예를 들어, 일반적인 방법으로서 원심성 운동 단계를 강조하기 위해서 환자에게 "셋(3)"을 세는 동안 팔다리를 들어 올리고, 그다음 "육(6)"을 세는 동

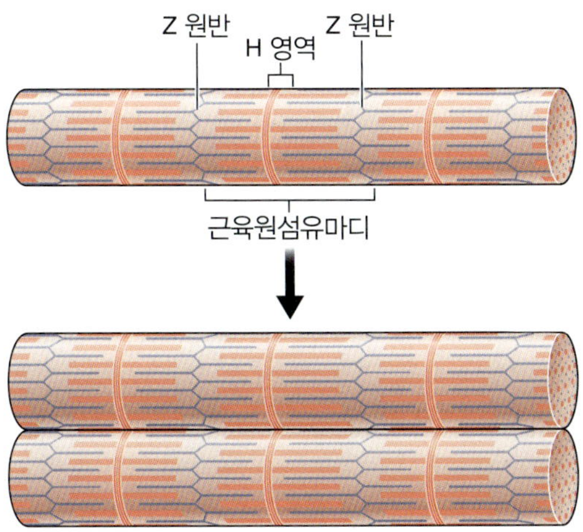

그림 3.14 근육의 비대는 현존하는 근육원섬유마디에 근육원섬유마디를 병렬로 추가시켜 근섬유의 직경이 커지는 것이다.

안 팔다리를 내리도록 주문할 수 있다.

등척성 수축

등척성 운동은 최대 수축력의 60% 이상으로 수행할 때 근력 향상을 얻을 수 있다. 등척성 수축은 부드러운 운동이기 때문에 재활의 초기 단계때 많이 이용될 수 있다. 또한 등척성 운동은 관절 움직임이 불가능하거나 금기시 될 때, 또는 운동의 목표가 관절 안정성을 촉진하는 것일 때 선택되는 운동 방법이다.

등척성 운동을 통한 근력 향상은 수축이 일어나는 가동범위 부분에서만 가능하고, 또 멈춘 지점에서 앞뒤로 최대 10° 가동범위에서만 근력 향상이 가능한 것이다. 전체 가동범위를 통해 근력을 강화시키기 위해서는, 환자는 적어도 20°의 가동범위로 움직일 때마다 등척성 수축을 수행해야 한다. 이런 방식으로 수행된 등척성 운동을 **다각도 등척성 운동**(MAI)이라고 한다.

플라이오메트릭 운동 Plyometric Exercise

플라이오메트릭 운동은 근육의 파워와 민첩성을 증가시키기 위해 사용된다. 파워는 단시간 동안 수행할 수 있는 근육의 능력을 의미한다. 플라이오메트릭 운동은 폭발적이고 빠른 속도의 근육 반응을 일으키기 위해 저장된 에너지를 사용한다. 플라이오메트릭 활동은 근육의 원심성 수축과 구심성 수축을 순차적으로 이용하는 활동이다.

플라이오메트릭 운동의 예는 지면 바닥에 여러 개의 상자를 배치한 후, 점핑하여 그 상자 위로 올라간 후 점핑하여 다시 내려오는 식으로, 그 다음 상자들을 차례차례 이용하는 운동이다. 상자 위에서 점핑하여 내려올 때, 넙다리네갈래근, 장딴지근 및 가자미근이 원심성으로 길게 수축하면서 바닥에 착지하고, 그 다음 같은 근육들이 구심성으로 수축하여 다른 상자 위로 점핑하게 된다. 원심성 운동 때 저장된 에너지가 구심성 운동 때 방출된다. 근 파워의 징후는 원심성 수축을 빠르게 구심성 수축으로 바꾸는 환자의 능력으로 나타난다. 플라이오메트릭 운동은 환자가 스포츠 활동이나 빠른 가속과 감속의 활동으로 복귀하기 직전에 가장 많이 사용된다.

고유수용성 및 근운동감각과 신경근육조절

Proprioceptive and Kinesthetic Awareness and Neuromuscular Control

고유수용성 훈련과 근운동감각 훈련의 목적은 근운동감각과 고유수용성 감각을 재학습하는 것이다. 근운동감각(움직임에 대한 감각)과 고유수용성 감각(위치감각)은 근육방추, GTO, 피부와 관절 속이나 주변에 있는 수용기 등에 의해 제공된다. 속귀의 정보를 전달하는 안뜰기관과 함께, 이들 정보는 처리되어 위치와 움직임에 대한 감각을 일으킨다.

이들 수용기에서 오는 정보를 빠르게 처리하는 능력과 적절한 운동 반응을 만들어내는 능력은 손상을 예방하고 기능을 최대화하는데 있어서 매우 중요하다. 근육, 힘줄, 인대 및 관절 등의 손상이 있거나 또는 인대나 연골이 제거되어 그 부위의 고유수용성 능력이 떨어졌을 때, 물리치료사는 고유수용성 훈련을 포함시킬 수 있다. 고유수용성 훈련과 근운동감각 훈련은 불안정한 표면 위에서 이루어질 수 있다. 이들 운동은 고유수용성 감각을 재훈련시키는데 효율적인 것으로 알려져 있다.

최근에 이런 유형의 중재는 환자가 움직임 패턴을 정상화하는 것을 돕기 위해 시각 피드백과 구두 피드백을 사용하고 있다. 예를 들어, 이들 훈련은 점프의 착지 패턴으로 인한 무릎인대 손상의 위험을 줄이기 위해 사용되고 있다. 뇌 속의 고유수용성 경로를 재훈련하고 강화하기 위해 불안정 표면 위에서 운동을 하든 아니면 신경근육조절 운동을 하든 간에, 환자는 고유수용성 입력을 빠르게 통합하고 또 적절하게 반응하기 위해 이들 운동을 학습한다.

균형, 민첩성 및 협응
Balance, Agility, and Coordination

균형, 민첩성 및 협응은 기저면 위에서 자신의 무게중심을 유지하는 능력과 관련된다. 민첩성은 빠르고 우아하게 운동을 수행할 수 있는 능력을 의미하고, 협응은 부드럽고 효율적으로 운동을 수행할 수 있는 능력을 의미한다. 균형, 민첩성 및 협응은 몸감각, 시각 및 안뜰감각에서 오는 입력 정보를 필요로 한다. 입력 정보는 척수와 뇌의 수준에서 처리된 후, 원하는 신체 자세를 유지하는 움직임을 일으킨다.

동요가 발생하면(균형을 깨뜨리는 노력을 하면), 환자는 다음의 3가지 전략 중 하나를 사용하여 균형을 유지하는 시도를 할 것이다: 발목 전략, 엉덩관절 전략, 내디딤 전략. 약간의 동요가 발생하면, 환자는 균형을 유지하기 위해 작은 움직임인 발목 전략을 초기에 이용할 것이다. 큰 동요가 발생하면, 환자는 균형을 회복하기 위해 부가적으로 엉덩관절의 굽힘과 폄을 이용할 것이다. 만약 균형의 문제가 너무 크면, 환자는 무게중심을 잡기 위해 기저면 밖으로 자신의 발을 내딛게 될 것이다. 건강한 사람의 경우에는 이들 전략을 무의식적으로 사용하지만, 환자들은 이들 전략을 다시 배워야 할 것이다.

많은 연구들을 통해 물리치료가 균형, 민첩성 및 협응을 향상시키는데 유용하다는 것이 알려졌다.[37–43] 균형, 민첩성 및 협응 활동의 기본 원칙은 환자의 안전을 보장하면서 어려움을 제공하는 것이다. 균형 활동을 진전시키는 치료 지침은 상자 3-4에 수록되어 있다.

균형장애 환자를 위한 중재는 제한된 움직임, 약증, 통증 및 두려움 등과 같이, 균형에 나쁜 영향을 주는 요소들을 고려해야 한다. 일반적으로, 민첩성과 협응의 활동은 움직임과 근력이 정상화하고 통증과 염증이 해결된 정형외과적 질환의 재활 프로그램에 추가된다. 민첩성 훈련과 스포츠에 맞는 기술 훈련들도 환자의 준비 상태를 기반으로 운동 프로그램 안에 포함될 수 있다.

상자 3-4 점진적 균형 중재를 위한 치료 지침

1. 안정된 표면에서 불안정 표면으로 이동한다(의자에 스위스 볼 위로 앉는다.).
2. 딱딱한 표면에서 물렁한 표면으로 이동한다(바닥에 선 후, 폼 위에서 서기자세를 취한다.).
3. 중력중심을 위로 올린다(낮은 무릎 꿇기에서 높은 무릎 꿇기 자세로 이동).
4. 기저면을 좁게 한다(넓은 서기 자세에서 좁은 서기 자세로 이동).
5. 눈을 뜬 상태에서 눈을 감은 상태로 바꾼다.
6. 특정 자세에서 동요를 적용한다(공을 환자에게 패스한다).
7. 정적 안정성에서 동적 안정성으로 이동한다(균형대 위에서 선 자세를 취한 후, 그 위에서 걷는다.)
8. 혼란스런 입력을 추가한다(똑바로 걸으면서, 머리를 좌우로 돌린다.)
9. 움직이는 동안 인지적 산만함을 제공한다(걷는 동안 환자에게 말을 건다).

유산소 지구력 Aerobic Endurance

유산소 피트니스는 정형외과적 병리에 영향을 주기도 하고 또 영향을 받기도 한다. 예를 들어, 낮은 유산소 지구력을 가진 환자에게서는 척추사이원반의 치유 속도가 더 느려진다. 통증과 보행 어려움을 초래하는 병리는 유산소 피트니스의 상실을 초래할 수 있다.

유산소 피트니스의 지표는 최대 산소소비량(VO_{2max})이고, 이것은 1분당 신체가 섭취하고 사용하는 산소의 최대량을 의미한다. VO_{2max}는 분당 체중 1㎏당 산소의 ㎖로 측정된다. 유산소 피트니스가 증가하면, VO_{2max}도 증가한다. 물리치료사는 대략적인 VO_{2max}를 결정하기 위해 자전거, 러닝머신, 또는 보행 검사를 사용할 수 있다.

유산소 컨디셔닝 운동을 처방할 때, 환자의 최대심박수(MHR)와 목표심박수(THR)를 결정하거나 추정하는 것이 중요하다. 최대심박수(MHR)은 주로 나이에 의해 영향을 받는다. MHR의 추정치는 220에서 환자의 나이(연령)를 빼는 것이다. 예를 들어, 80세 환자의 최대심박수는 220－80를 뺀 값인 분당 140회(bpm)이다. Tanaka는 208－(0.7×연령[세])의 공식을 통해 보다 정확한 MHR의 추정치를 발견했다. Tanaka 공식을 사용하여 앞의 환자 MHR을 계산하면, 208－(0.7×80)=152라는 값이 계산된다. 즉, 그 사람의 MHR는 분당 152회(bpm)이다.

MHR을 사용하여, 그 환자의 목표심박수(THR)를 확인할 수 있다. THR은 환자가 운동 도중에 유지해야 하는 심박수이다. THR을 계산하는 한 가지 방법은 MHR의 70%에 해당하는 값을 구하는 것이다. Karvonen이 개발한 공식은 휴식심박수를 고려하는 것이다. 먼저 휴식심박수를 구한다. 최대심박수에서 휴식심박수를 빼서 예비심박수를 구한다. THR를 구하는 Karvonen의 공식은 휴식심박수+(0.7×예비심박수)이다.

표 3-2 Borg 운동자각도

점수	운동자각도
6	힘들지 않다
7	매우 매우 쉽다
8	
9	매우 쉽다
10	
11	쉽다
12	
13	어느 정도 힘들다
14	
15	힘들다
16	
17	매우 힘들다
18	
19	매우 매우 힘들다
20	최대로 힘들다

출처: Borg, G. *An introduction to Borg's RPE-scale*. (Ithaca, NY: Mouvement Publications, 1985).

환자의 심박수 반응이 약물치료로 인해 무뎌지거나 평가를 할 수 없는 경우(예를 들어, 러닝머신 달리기 동안)라면, Borg 운동자각도와 같은 운동자각도(RPE)를 이용할 수 있다. 표 3-2에서처럼, Borg 척도를 사용하여 환자에게 그가 어떻게 운동해야 하는지를 수치로 나타날 수 있다. Borg 척도는 심박수와 관련있는 것으로 알려져 있다.[46,47]

유산소 컨디셔닝을 증가시키는 훈련을 할 때, 환자에게 FITT 모델에 따라 운동을 하도록 권장해야 한다:

- 빈도 : 주당 3-5일
- 강도: 최대심박수의 60-90% (건강한 사람의 평균 70%)
- 시간: 20-45분 이상
- 유형: 큰 근육군의 율동적인 운동 (예: 달리기와 자전거 타기)

자세 Posture

일부 정형외과적 병리의 치료에 있어서 자세 훈련은 중요한 요소이다. 자세는 긴장되거나 약화된 근육 뿐만 아니라, 잘못 학습된 행동 양상에 의해서도 나쁜 영향을 받는다. 신장운동과 근력강화운동이 자세 손상을 해결하는데 이용될 수 있다. 부가적으로 환자는 근운동감각 인지를 증가시키는 활동(예를 들어, 거울을 이용한 활동, 피드백을 제공하는 장비 착용, 물리치료사에 의한 관찰 등)을 필요로 한다. 습관적으로 나쁜 자세를 취하는 환자는 올바른 자세가 오히려 이상하고 뻣뻣하게 느껴질 수 있다. 효과적인 교육 기법은 환자를 과도하게 교정된 자세로 이동시킨 후, 시작 자세와 과도하게 교정된 자세 사이의 중간 지점에서 이완하도록 시키고, 가능하면 이 자세를 오랫동안 유지하는 방법이다. 자세 훈련은 환자가 자연스럽게 바른 자세에 적응할 수 있도록 하루에 약 8시간 정도까지 빈번하게 수행되어야 한다.

기능적 가동성 Functional Mobility

정형외과적 병리의 경우, 물리치료사는 기능적 가동성을 통합한다. 환자들은 종종 침대 가동성, 보행 및 계단 보행 훈련 등을 요구한다. 환자는 제한점이나 주의사항을 준수하면서 기능적 과제의 수행 방법을 재학습할 필요가 있다. 브레이스나 스플린트을 착용하는 것도 전통적인 움직임 전략에 난이도를 높이는 방법이다. 치료는 재손상을 방지하기 위한 기능적 움직임 동안 코어 근육의 활성화에 대한 교육을 포함시킬 수 있다. 비체중부하를 위한 보조장비를 이용한 보행 훈련도 환자의 회복기 동안 이용될 수 있다.

요약 SUMMARY

정형의학적 재활에서 물리치료사의 관리계획은 위에서 논의한 바와 같이, 다양한 목적을 포함한다. 물리치료사에 의해 제공되는 중재는 모든 목표를 해결하기 위해 변화될 것이다. 정형물리치료는 조직 가동성, 통증, 근력 및 기능적 가동성을 해결하는 목표로 이루어진다. 다음 장에서, 우리는 환자의 목표를 해결할 때 이들 조직 치유의 시간에 맞게 중재를 조정할 수 있도록 조직 치유가 어떻게 이루어지는지를 자세히 다룰 것이다.

복습 문제 REVIEW QUESTIONS

1. 통증의 관문조절설과 뉴로매트릭스 이론 사이의 근본 차이점을 논의한다.
2. 수축성 조직과 비수축성 조직에 대한 신장의 효과를

비교하고 대조한다.

3. 만성 통증에서 중추 민감화의 역할을 논의한다.

4. 파트너에게 오목–볼록 법칙을 설명한다. 종속운동의 이해를 어떻게 논의하고, 이 법칙이 관절가동술에서 얼마나 중요한지를 논의한다.

5. 신경긴장운동과 신경활주운동의 차이점을 설명한다. 관리계획 안에 각 치료를 언제 포함시킬 수 있는가?

6. 근수행력의 4가지 원칙을 설명한다: SAID, 훈련 전이, 과부하 및 가역성 원리. 물리치료사로서 각 원리가 여러분의 직무에 어떤 영향을 주는지에 대해 예를 들어본다.

7. 관리계획 안에 있는 구심성, 원심성 및 등척성 운동의 역할을 설명한다.

참고문헌

1. *Maitland's peripheral manipulation: Management of neuromusculoskeletal disorders* (5th ed.) Vol. 2: 9780702040672: Medicine & Health Science Books @ Amazon.com. Retrieved from: https://www.amazon.com/Maitlands-Peripheral-Manipulation-Management-Neuromusculoskeletal/dp/0702040673/ref=sr_1_1?s=books&ie=UTF8&qid=1499653361&sr=1-1&keywords=maitland%27s+peripheral+manipulation (accessed: July 10, 2017).
2. Melzack, R., & Wall, P. D. (1965). Pain mechanisms: A new theory, *Science*, *150*, 971–979.
3. Melzack, R. (1999). Pain—an overview, *Acta Anaesthesiologica Scandinavica*, *43*, 880–884.
4. Melzack, R. (2001). Pain and the neuromatrix in the brain, *Journal of Dental Education*, *65*, 1378–1382.
5. Woolf, C. J. (2011). Central sensitization: Implications for the diagnosis and treatment of pain. *Pain*, *152*, S2–15.
6. Kosek, E., et al. (2016). Do we need a third mechanistic descriptor for chronic pain states? *Pain*, *157*, 1382–1386.
7. Louw, A., Butler, D. S., Diener, I., & Puentedura, E. J. (2013). Development of a preoperative neuroscience educational program for patients with lumbar radiculopathy. *American Journal of Physical Medicine and Rehabilitation*, *92*, 446–452.
8. Louw, A., Diener, I., Butler, D. S., & Puentedura, E. J. (2011). The effect of neuroscience education on pain, disability, anxiety, and stress in chronic musculoskeletal pain. *Archives of Physical Medicine and Rehabilitation*, *92*, 2041–2056.
9. Louw, A., Diener, I., Landers, M. R., & Puentedura, E. J. (2014). Preoperative pain neuroscience education for lumbar radiculopathy: A multicenter randomized controlled trial with 1-year follow-up. *Spine*, *39*, 1449–1457.
10. Louw, A., Puentedura, E. L., & Mintken, P. (2012). Use of an abbreviated neuroscience education approach in the treatment of chronic low back pain: A case report. *Physiotherapy Theory and Practice*, *28*, 50–62.
11. Moseley, G. L. (2003). A pain neuromatrix approach to patients with chronic pain. *Manual Therapy*, *8*, 130–140.
12. Moseley, G. L. (2005). Widespread brain activity during an abdominal task markedly reduced after pain physiology education: fMRI evaluation of a single patient with chronic low back pain. *Australian Journal of Physiotherapy*, *51*, 49–52.
13. Moseley, G. L., Nicholas, M. K., & Hodges, P. W. (2004). A randomized controlled trial of intensive neurophysiology education in chronic low back pain. *Clinical Journal of Pain*, *20*, 324–330.
14. Kisner, C., & Colby, L. A. (2012). *Therapeutic exercise: Foundations and techniques*. Philadelphia, PA: F.A. Davis.
15. Hammer, W. I. (2007). *Functional soft-tissue examination and treatment by manual methods*. Burlington, MA: Jones & Bartlett Learning.
16. Bottinelli, R., Eastwood, J. C., & Flitney, F. W. (1989). Sarcomere 'give' during stretch of frog single muscle fibres with added series compliance. *Quarterly Journal of Experimental Physiology*, *74*, 215–217.
17. De Deyne, P. G. (2001). Application of passive stretch and its implications for muscle fibers. *Physical Therapy*, *81*, 819–827.
18. Lynn, R., & Morgan, D. L. (1994). Decline running produces more sarcomeres in rat vastus intermedius muscle fibers than does incline running. *Journal of Applied Physiology, Bethesda Maryland, 1985*, *77*, 1439–1444.
19. Scott, A. B. (1994). Change of eye muscle sarcomeres according to eye position. *Journal of Pediatric Ophthalmology and Strabismus*, *31*, 85–88.
20. Williams, P. E. (1990). Use of intermittent stretch in the prevention of serial sarcomere loss in immobilised muscle. *Annals of Rheumatic Disease*, *49*, 316–317.
21. Williams, P., Watt, P., Bicik, V., & Goldspink, G. (1986). Effect of stretch combined with electrical stimulation on the type of sarcomeres produced at the ends of muscle fibers. *Experimental Neurology*, *93*, 500–509.
22. Cormie, P., McGuigan, M. R., & Newton, R. U. (2010). Adaptations in athletic performance after ballistic power versus strength training. *Medicine and Science in Sports and Exercise*, *42*, 1582–1598.
23. Young, W. B. (2006). Transfer of strength and power training to sports performance. *International Journal of Sports Physiology and Performance*, *1*, 74–83.
24. Zaras, N., et al. (2013). Effects of strength vs. ballistic-power training on throwing performance. *Journal of Sports Science and Medicine*, *12*, 130–137.
25. Latella, C., Kidgell, D. J., & Pearce, A. J. (2012). Reduction in corticospinal inhibition in the trained and untrained limb following unilateral leg strength training. *European Journal of Applied Physiology*, *112*, 3097–3107.
26. Lee, M., & Carroll, T. J. (2007). Cross education: Possible mechanisms for the contralateral effects of unilateral resistance training. *Sports Medicine, Auckland, New Zealand*, *37*, 1–14.
27. Pearce, A. J., Hendy, A., Bowen, W. A., & Kidgell, D. J. (2013). Corticospinal adaptations and strength maintenance in the immobilized arm following 3 weeks unilateral strength training. *Scandinavian Journal of Medicine and Science in Sports*, *23*, 740–748.
28. Petty, N. J. (2011). *Principles of neuromusculoskeletal treatment and management: A handbook for therapists*. Elsevier Health Sciences: London, UK.
29. Reynolds, J. M., Gordon, T. J., & Robergs, R. A. (2006). Prediction of one repetition maximum strength from multiple repetition maximum testing and anthropometry. *Journal of Strength and Conditioning Research*, *20*, 584–592.
30. Roig, M., O'Brien, K., Kirk, G., Murray, R., McKinnon, P., Shadgan, B., & Reid, W. D. (2009). The effects of eccentric versus concentric resistance training on muscle strength and mass in healthy adults: A systematic review with meta-analysis. *British Journal of Sports Medicine*, *43*, 556–568.
31. de Souza-Teixeira, F. & de Paz, J. A. (2012). Eccentric resistance training and muscle hypertrophy. *Journal of Sports Medicine and Doping Studies*, *S1*. doi: 10.4172/2161-0673.S1-004. Retrieved from: https://pdfs.semanticscholar.org/96d5/9d0785bdf61e39950c1d3b158f2e42b45e80.pdf?_ga=2

.191679215.458144152.1538958428-1303887332
.1538958428

32. Vikne, H., Refsnes, P. E., Ekmark, M., Medbø, J. I., Gundersen, V., & Gundersen, K. (2006). Muscular performance after concentric and eccentric exercise in trained men. *Medicine and Science in Sports and Exercise*, *38*, 1770–1781.
33. Murtaugh, B., & Ihm, J. M. (2013). Eccentric training for the treatment of tendinopathies. *Current Sports Medicine. Reports*, *12*, 175–182.
34. Hwang, J. A., Bae, S. H., Do Kim, G., & Kim, K. Y. (2013). The effects of sensorimotor training on anticipatory postural adjustment of the trunk in chronic low back pain patients. *Journal of Physical Therapy Science*, *25*, 1189–1192.
35. Lephart, S. M., Pincivero, D. M., Giraldo, J. L., & Fu, F. H. (1997). The role of proprioception in the management and rehabilitation of athletic injuries. *American Journal of Sports Medicine*, *25*, 130–137.
36. Lephart, S. M., Pincivero, D. M., & Rozzi, S. L. (1998) Proprioception of the ankle and knee. *Sports Medicine (Auckland, New Zealand)*, *25*, 149–155.
37. Burschka, J. M., Keune, P. M., Oy, U. H., Oschmann, P., & Kuhn, P. (2014). Mindfulness-based interventions in multiple sclerosis: Beneficial effects of Tai Chi on balance, coordination, fatigue and depression. *BMC Neurology*, *14*, 165.
38. Chen, B., Mok, D., Lee, W. C. C., & Lam, W. K. (2014). High-intensity stepwise conditioning programme for improved exercise responses and agility performance of a badminton player with knee pain. *Physical Therapy in Sport: Official Journal of the Association of Chartered Physiotherapists in Sports Medicine* doi: 10.1016/j.ptsp.2014.06.005.
39. Hiroyuki, S., Uchiyama, Y., & Kakurai, S. (2003). Specific effects of balance and gait exercises on physical function among the frail elderly. *Clinical Rehabilitation*, *17*, 472–479.
40. Karthikbabu, S., Nayak, A., Vijayakumar, K., Misri, Z., Suresh, B., Ganesan, S. & Joshua, A. M. (2011). Comparison of physio ball and plinth trunk exercises regimens on trunk control and functional balance in patients with acute stroke: A pilot randomized controlled trial. *Clinical Rehabilitation*, *25*, 709–719.
41. Lee, J., & Seo, K. (2014). The effects of stair walking training on the balance ability of chronic stroke patients. *Journal of Physical Therapy Science*, *26*, 517–520.
42. Martínez-Amat, A., Hita-Contreras, F., Lomas-Vega, R., Caballero-Martínez, I., Alvarez, P. J., & Martínez-López, E. (2013). Effects of 12-week proprioception training program on postural stability, gait, and balance in older adults: A controlled clinical trial. *Journal of Strength and Conditioning Research*, *27*, 2180–2188.
43. Seo, K., Kim, J., & Wi, G. (2014). The effects of stair gait exercise on static balance ability of stroke patients. *Journal of Physical Therapy Science*, *26*, 1835–1838.
44. Tanaka, H., Monahan, K. D., & Seals, D. R. (2001). Age-predicted maximal heart rate revisited. *Journal of the American College of Cardiology*, *37*, 153–156.
45. Karvonen, J., & Vuorimaa, T. (1988). Heart rate and exercise intensity during sports activities. Practical application. *Sports Medicine (Auckland, New Zealand)*, *5*, 303–311.
46. Alberton, C. L., Antunes, A. H., Pinto, S. S., Tartaruga, M. P., Silva, E. M., Cadore, E. L., & Martins Kruel, L. F. (2011). Correlation between rating of perceived exertion and physiological variables during the execution of stationary running in water at different cadences. *Journal of Strength and Conditioning Research*, *25*, 155–162.
47. Chen, M. J., Fan, X., & Moe, S. T. (2002). Criterion-related validity of the Borg ratings of perceived exertion scale in healthy individuals: A meta-analysis. *Journal of Sports Science*, *20*, 873–899.
48. Borg, G. (1985). *An introduction to Borg's RPE-scale*. Ithaca, NY: Mouvement Publications.

제 4 장

다양한 조직의 치유를 촉진하는 중재

Interventions to Promote Healing in Various Tissues

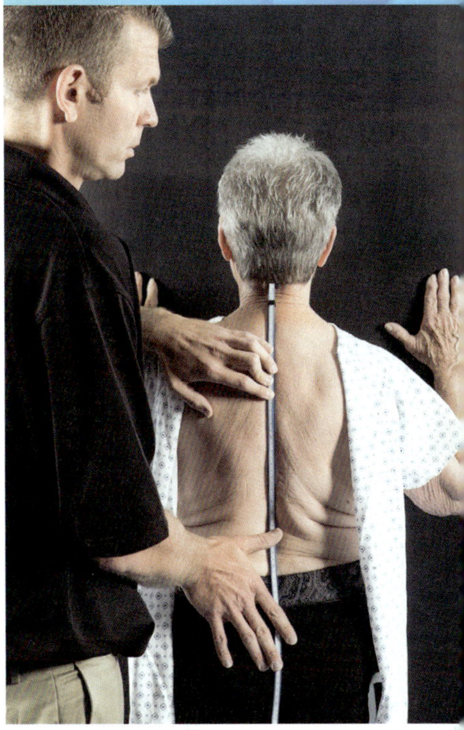

인대
- 인대 병리: 염좌
- 인대 치유
- 인대 치유 동안의 물리치료 중재

힘줄
- 힘줄 병리: 좌상, 힘줄병증과 힘줄윤활막병증
- 힘줄 치유
- 힘줄 치유 동안의 물리치료 중재

근육
- 근육 병리: 좌상
- 근육 치유
- 근육 치유 동안의 물리치료 중재

연골: 관절연골과 섬유연골
- 연골 병리: 퇴행과 열상
- 연골 치유
- 연골 치유 동안의 물리치료 중재

말초신경
- 말초신경 병리: 신경차단 및 축삭절단, 신경절단
- 말초신경의 치유와 수복
- 신경 치유 동안의 물리치료 중재

뼈
- 뼈 병리: 골절
- 골절 치유
- 골절 관리
- 뼈 치유 동안의 물리치료 중재

요약

학습 결과

이 장을 공부한 후, 학생들은 다음을 할 수 있을 것이다.:

4.1 인대, 힘줄, 근육, 연골, 신경 및 뼈의 치유 과정을 설명할 수 있다.
4.2 인대 염좌, 힘줄 좌상, 근육 좌상 및 신경 손상 등의 등급을 기술할 수 있다.
4.3 인대, 힘줄, 근육, 연골, 신경 및 뼈의 병리에 적합한 일반적인 물리치료 중재를 알 수 있다.

핵심 단어

축삭절단
폐쇄 정복
접합술(Coaptation)
복잡골절
분쇄골절
탈신경된
외적 고정
관절바깥인대
골절 혈종
딱딱 애벌뼈
관절속인대
신경차단
신경절단
개방 정복 내적 고정(ORIF)
뼈 모세포
뼈파괴세포
힘줄주위막(Paratenon)
치료의 PRICE 접근법: 보호, 휴식, 냉치료, 압박 및 거상
단순골절
물렁 애벌뼈
윤활말이집
힘줄병증
힘줄증
힘줄염
힘줄윤활막병증
힘줄윤활막염
Wallerian 변성

서론 Introduction

모든 조직은 비슷한 방식으로 손상에 반응한다: 치유는 손상 직후부터 시작하여 염증반응, 수복 단계 및 재형성 단계를 거친다. 비록 기본 과정이 모든 조직에서 비슷하지만, 특정 조직에 맞는 고려사항도 존재한다: 손상된 조직은 동일한 건강한 조직으로 대체되어야 한다. 즉, 뼈는 뼈로 대체되고, 연골은 연골로 대체되어야 한다.

모든 신체 조직은 예측가능한 변화를 통해 손상이나 스트레스에 반응한다. 우리는 "형태가 기능을 따른다"고 말한다. 재활에서, 우리는 손상 이전의 구조물이나 형태로 돌아가는 것을 촉진하기 위해 손상된 조직에 이들 원칙으로 스트레스를 가한다. 치유를 촉진하기 위해 적절한 양과 적절한 시간으로 조직에 스트레스를 적용하는 것이 어려운 일이다. 조직이 어떻게 치유되는지를 깊게 이해하는 것이 필요하다.

본 장은 각 조직의 치유에 대한 특정 고려사항을 설명한다. 조직의 혈관화, 환자의 연령과 건강, 그리고 손상의 범위 등과 같은 모든 요소들이 얼마나 빨리 조직이 치유되는지에 영향을 줄 것이다.

인대 Ligament

인대는 주로 Ⅰ형 콜라겐과 물로 구성되어 있다. Ⅰ형 콜라겐은 강하고 두꺼운 편이고, 콜라겐 섬유는 다발 안에서 인대의 길이 방향으로 길게 주행한다. 한때는 인대가 단순한 불활성 조직으로 고려되었지만, 오늘날 우리는 인대가 매우 복잡한 섬유 배열을 가지고 있고 특정 기능에 따라 다르게 구성되어 있음을 알고 있다. 인대 내의 고유수용기는 관절의 위치감각에 중요한 역할을 한다.

인대 병리: 염좌

인대의 신장이나 열상은 염좌로 불린다. 인대 염좌는 다음과 같이 심각도에 따라 등급화된다:

- Ⅰ등급 염좌: 일부 인대 섬유의 신장과 미세 파열; 관절의 느슨함은 없다.
- Ⅱ등급 염좌: 인대의 부분 파열; 관절이 일부 느슨해진다.
- Ⅲ등급 염좌: 인대의 완전 열상이나 파열; 뚜렷한 관절 느슨함이 나타난다.

그림 4.1은 인대 염좌의 등급을 설명하고 있다.

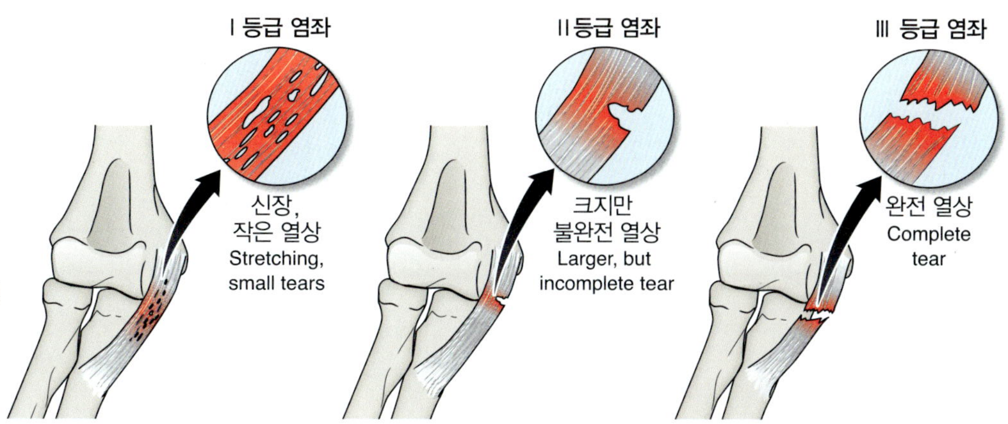

그림 4.1 인대 염좌의 I – III등급. I등급은 일부 인대 섬유의 미세파열이다. II등급은 부분 열상을 의미하고, III등급은 완전 열상을 의미한다.

인대 치유 Ligament Healing

인대 치유는 3개의 단계로 일어나며, 이들 단계가 서로 중첩되기도 한다. 단계 Ⅰ에서, 조직에 염증이 발생한다. 염증 부위의 대식세포들이 죽은 세포를 활발하게 제거한다. 단계 Ⅱ에서는, 섬유모세포가 재건에 사용되는 콜라겐을 생산한다. 단계 Ⅲ에서는, 콜라겐이 손상 이전의 조직과 비슷하게 정렬되고 성숙해진다. 이런 과정은 3장에 있는 염증 단계 아래에서 설명되었다. 그러나 인대 치유의 시간은 인대의 상대적인 혈류 공급 제한 때문에 연장될 수 있다(상자 4–1 참고).

인대의 부분 또는 완전 파열 이후의 초기에는 그 부위에서 혈종이 형성된다. 섬유모세포는 인대의 길이를 따라 정렬하는 콜라겐을 생산한다. 그러나, 재형성된 "흉터" 영역은 손상 후 몇 개월 이후에도 약한 결합으로 작은 직경의 콜라겐을 지속시킬 것이다. 치유된 인대의 최종 결과는 손상 이전의 인대 장력 강도에 약 50%에 해당하는 강도를 가질 것이다.[1,2]

일반적으로 인대가 느린 치유 시간을 가지는 반면, 인대 치유에 영향을 주는 다른 요소들이 존재한다. 인대의 위치도 하나의 요소이다. 하나의 예로서, 광범위하게 연구된 두 개의 인대는 무릎의 안쪽곁인대(MCL)와 앞십자인대(ACL)이다. 이들 두 인대를 비교할 때 흥미로운 것은 MCL은 파열 후 치유될 가능성이 높은 반면, ACL은 파열 후에 치유될 가능성이 낮은 편이다. 이런 관찰로부터 일반화된 것은 관절 바깥인대 뿐만 아니라 **관절속인대**도 치유가 잘 치유되지 않는다는 것이다. 관절속인대가 잠겨있는 윤활액이 혈종의 형성을 방해하여 치유의 필수 단계를 방해받게 될 수 있음을 제안해 왔다.

상자 4–1 인대 치유에 대한 대략적인 시간표

단계 I (염증 단계)	**0 – 14일**
단계 II (수복 단계)	**2주 – 2개월**
단계 III (재형성 단계)	**2개월 – 1년**

일부 인대는 위치 말고도, 다른 인대보다 더 쉽게 치유될 수 있 특성을 가진 것같다. 예를 들어, ACL의 손상은 치유의 수복 단계 때 새로운 조직을 파괴하는 효소를 유리한다. MCL의 손상은 동일한 효소 파괴를 초래하지 않는다.[3]

인대 치유 동안의 물리치료 중재

Physical Therapy Interventions During Ligament Healing

인대 회복은 손상된 인대의 움직임의 양을 포함한, 여러 변수에 좌우되는 것 같다. 통제된 초기 움직임이 인대 회복에 유용하다.[4–7] 운동이 인대의 콜라겐 섬유의 숫자와 두께를 증가시키는 것으로 알려져 왔고, 또 섬유 배열도 향상시키는 것으로 알려져 왔다. "운동된" 인대는 운동하지 않은 인대보다 파괴되기 전까지 더 큰 힘을 견뎌내는 것으로 알려졌다. 가능한 한 안전하게, 신체 부위가 고정되어야 하고, 또 체중부하를 점진적으로 증가시켜야 한다.

인대 치유의 염증 단계 동안, 중재는 염증 단계를 조절하는데 초점을 맞추어야 한다. **치료를 위해 PRICE 접근법**을 사용한다: **보호, 휴식, 냉치료, 압박 및 거상**, 점진적 체중부하, 다각도 등척성 운동, 인대 보호 등이 이 단계의 일반적인 중재 방법이다.

치유의 수복 단계 동안, 체중부하가 점진적으로 수행된다. 운동은 인대를 따라 콜라겐 섬유가 평행하게 주행하도록 부드러운 스트레스를 인대에 적용해야 한다. 그러나 인대는 이 단계 동안 과도하게 스트레스를 받아서는 안되는데, 그 이유는 치유중인 인대에 해로움을 주지 않아야 하기 때문이다.

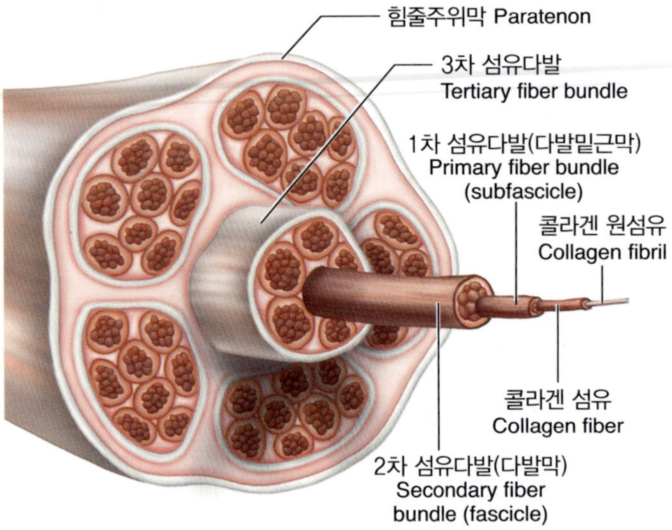

그림 4.2 힘줄은 콜라겐 섬유의 다발들 안에서 배열된다. 바깥층은 윤활말이집 또는 힘줄주위막(Paratenon)으로 불리는 느슨한 막이다.

재형성 단계에서는, 증가된 인대 스트레스, 구심성 운동, 원심성 운동, 플라이오메트릭 운동 및 고유수용성 훈련 등을 포함해 활동이 점진적으로 이루어져야 한다.

힘줄 Tendon

힘줄은 주로 I형 콜라겐과 물로 구성되어 있다. 콜라겐 섬유는 다발 안에서 인대의 길이 방향으로 길게 배열되고 주행한다. 힘줄은 근육의 힘을 뼈에 전달한다. 힘줄은 근육보다 강하고, 뼈의 장력 강도와 동일한 장력 강도를 가진다.

힘줄은 두 종류의 덮개막을 가지고 있다: **윤활말이집과 힘줄주위막**(paratenon). 윤활말이집은 힘줄을 윤활시키는 윤활세포를 가지고 있다. 윤활말이집은 손에서처럼, 힘줄이 여러 관절 위를 활주하는 부위에서 종종 존재한다. 윤활말이집이 없는 힘줄은 그 대신 결합조직으로 구성된 느슨한 막인 힘줄주위막(paratenon)을 가지고 있다. 그림 4.2는 힘줄의 구조물을 묘사하고 있다.

힘줄 병리: 좌상, 힘줄병증과 힘줄윤활막병증 Tendon Pathology: Strain, Tendinopathy, and Tenosynopathy

힘줄의 열상은 힘줄 좌상으로 불린다. 인대의 염좌와 비슷하게, 힘줄 좌상도 I–III의 등급으로 매겨진다.

- I 등급: 힘줄의 미세 열상; 약증이나 기능 상실이 거의 또는 전혀 없다.
- II 등급: 힘줄의 부분 열상; 약증이나 기능 상실이 중등도이다.
- III 등급: 힘줄의 완전 파열; 뚜렷한 약증이나 기능상실이 있다.

힘줄의 만성 과사용과 미세열상은 염증의 유무와 관계없이 힘줄의 퇴행성 변화를 초래할 수 있다. 염증이 힘줄 병리의 원인으로 알려져 왔지만, 최근의 많은 연구들에 따르면, 염증 없이도 힘줄의 미세 변화가 일어난다는 것이 증명되었다. 이런 변화들로는, 힘줄의 비후, 미성숙한 콜라겐 형성, 그리고 새로운 혈관 형성 등이 있다.[8-10]

염증을 가진 힘줄 병리는 **힘줄염**으로 불린다. 염증의 징후 없이도 일어나는 힘줄의 퇴행성 변화는 **힘줄증**(tendinosis)으로 불린다. 염증의 유무에 상관없이, 힘줄의 병리를 설명하는데 포괄적으로 사용되는 용어는 **힘줄병리**(tendinopathy)이다. 유사하게, 만약 병리가 윤활막에 침범되면, 그것은 **힘줄윤활막염**(tenosynovitis) 또는 **힘줄윤활병리**(tenosynopathy)로 간주된다.

힘줄이 수축성 조직에 부착되어 있기 때문에, 근육이 수축할 때 힘줄병리로 인한 증상이 나타날 수 있다. 조직의 촉진과 신장으로 그 부위에서 통증이 나타날 수 있다. 촉진, 신장 및 수축 시의 통증은 근육 병리나 힘줄 병리를 의미한다. 이런 기법은 근육 병리와 힘줄 병리에 대한 많은 특수검사의 토대가 된다.

힘줄 치유 Tendon Healing

힘줄 치유는 염증/수복/재형성 과정을 따르지만, 상대적으로 제한된 혈류 공급과 손상된 영양분의 확산 때문에 치유시간이 길어진다. 염증 단계는 손상 후 최대 3주까지 지속될 수 있다. 단계 III은 손상 후 6–8주가 지나서야 시작될 수 있다. 힘줄 치유의 대략적인 시간표를 알고 싶으면, 상자 4-2를 참고하길 바란다.

일반적으로 힘줄 손상 이후에 2가지 문제가 발생한다. 첫 번째 문제는 주변 조직과의 유착이다. 힘줄 치유는 콜라겐을 생성하기 위해 힘줄주위막(paratenon)과 주변 구조물에서 나오는 섬유모세포에 좌우된다. 이것 때문에, 유착이

상자 4-2 힘줄 치유에 대한 대략적인 시간표

단계 I (염증 단계)	0 - 21일
단계 II (수복 단계)	3 - 6주
단계 III (재형성 단계)	6주 - 1년

흔하게 발생한다. 두 번째로는, 손상 후 1년 이상 동안 힘줄의 장력 강도가 일반적으로 감소되고, 손상 이전 수준의 40-60%까지 도달한다.

힘줄 치유 동안의 물리치료 중재
Physical Therapy Interventions During Tendon Healing

힘줄 손상 후 초기의 중재는 염증 반응을 조절하는데 초점을 맞춘다. 관리계획은 종종 PRICE 치료 접근법을 포함한다.

유착성 흉터의 위험 때문에, 치유 과정의 초기에 힘줄을 활주시키는 것이 필수적이다. 힘줄활주운동의 대부분은 근수축에 의한 힘에 대항하여 힘줄을 보호하기 위해 치유의 초기 단계 때 수동가동범위운동으로 이루어진다. 손상 후 약 2개월 쯤, 중재는 중력이 제거된 상태에서 이루어지는 능동가동범위를 포함할 수 있다. 손상 후 3-4개월쯤의 관리계획에는 점진적 저항운동이 포함될 수 있고, 또 손상 후 4개월쯤에는 최대 근수축으로 이루어지는 저항운동이 포함될 수 있다.

치유 과정이 다양하고 너무 많은 요인에 좌우되기 때문에, 힘줄 치유에 대한 초기 스트레스는 최소이어야 한다. 운동이 진전됨에 따라 환자의 증상이 어떻게 변화되는지를 관찰해 본다. 물리치료사는 조직 보호와 초기 가동술 사이의 균형을 찾아야 한다. 조직에 얼마나 많은 스트레스가 가해질지에 대해 의문이 들면, 보조물리치료사는 치료 방향에 대해 물리치료사와 상담을 해야 한다.

근육 Muscle

근육은 액틴과 마이오신을 포함하는 수축성 근섬유로 구성되고, 근섬유를 덮고 그들을 다발안에 정렬시키는 비수축성 조직으로 둘러싸인다. 비수축성 조직으로는, 근육속막, 근육다발막, 그리고 근육바깥막 등이 있다. 위성세포(Satellite cells)는 근섬유의 가쪽에 위치한다. 근육 손상이 일어날 때, 아래에서 설명되듯이 위성세포들이 활성화되어 치유에 중요한 역할을 한다. 그림 4.3은 근육 해부학을 보여주고 있다.

근육 병리: 좌상 Muscle Pathology: Strain

근육 손상은 좌상이라고 불린다. 좌상의 등급은 심각도에 따라 등급 Ⅰ에서 등급 Ⅲ까지 있다:

- Ⅰ 등급 좌상: 몇몇 섬유의 신장이나 열상을 가진 근육의 미세 손상; 통증이 존재하지만, 근육은 정상 근력과 기능을 가진다.
- Ⅱ등급 좌상: 많은 근섬유가 열상된다; 현저한 근력 소실
- Ⅲ등급 좌상: 근육의 완전 열상; 근육의 완전 근력 소실; 뚜렷한 근육 형태의 변화

근육이 수축성 조직이기 때문에, 병리의 증상은 힘줄 병

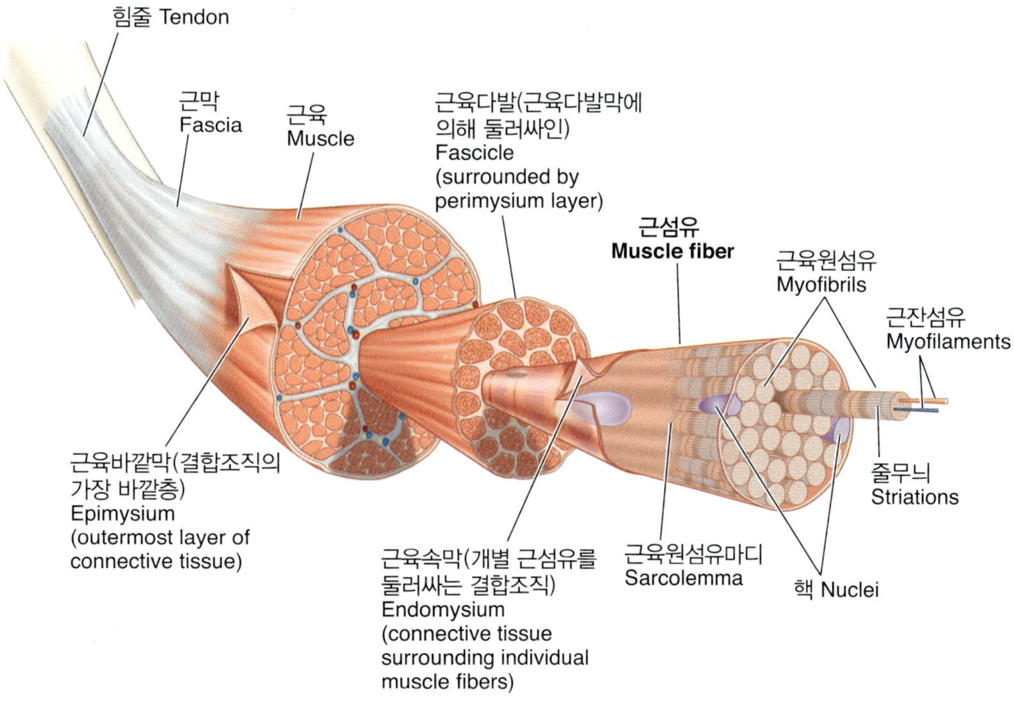

그림 4.3 근육의 해부학. 근섬유는 근육의 세포단위이다. 근섬유는 근육속막에 의해 둘러싸여 있다. 근섬유가 모여서 근육다발을 형성하고, 이들 근육다발은 근육다발막에 의해 둘러싸인다. 근섬유 안에는 액틴과 마이오신으로 구성되는 근원섬유가 존재한다.

리의 증상과 비슷하다. 촉진, 신장 및 수축 시의 통증은 근육 병리가 있음을 의미하고, 이들 기법은 근육 병리를 위한 특수검사의 토대가 된다.

근육 치유 Muscle Healing

근육 좌상이 발생하면, 앞에서 설명했던 것처럼, 치유 단계를 통해 수복이 일어난다. 비록 근육에 혈관이 풍부할지라도, 손상 후의 재건은 어느 정도 시간이 걸린다. 염증 단계 동안, 출혈이 멈추고 식작용이 일어난다. 위성세포가 활성화한다; 세포는 분할하여 손상 영역으로 이주하고, 원래의 근섬유를 고정하거나 새로운 근섬유를 형성한다(그림 4.4). 만약 근육 손상이 근육속막을 파괴하면, 위성세포는 증식할 수 없고 결합조직 흉터가 손상된 조직으로 대체된다. 재건 단계는 손상 후 최대 8주가 소요된다. 단계 Ⅲ에서는, 근육이 재형성되고, 수복되거나 대체된 섬유가 성숙해진다. 근육 치유를 위한 대략적인 시간표를 알고 싶으면, 상자 4-3을 참고하길 바란다.

상자 4-3 근육 치유에 대한 대략적인 시간표

단계 I (염증 단계, 위성세포)	**0 - 3일**
단계 II (수복 단계)	**3일 - 6주**
단계 III (재형성 단계)	**8주 - 1년**

근육 치유 동안의 물리치료 중재 Physical Therapy Interventions During Muscle Healing

근육 손상 후 초기 단계의 중재는 염증 반응을 조절하는 데 초점을 맞춘다. PRICE 접근법을 사용한다.

수복 단계 동안, 수동가동범위운동은 수축의 힘으로부터 근육을 보호하면서 근육과 힘줄의 움직임을 일으킨다. 손상 후 약 2개월쯤의 중재는 중력을 제거한 상태에서 이루어지는 능동가동범위운동을 포함할 수 있다. 손상 후 3-4개월쯤에는 점진적 저항을 관리계획 안에 포함시킬 수 있고, 또 손상 후 4개월쯤에는 최대 근수축으로 이루어지는 저항운동이 포함될 수 있다. 완전 열상 이후의 수술적 정복은 천천히 진행될 수 있다.

연골: 관절연골과 섬유연골 Cartilage: Articular Cartilage and Fibrocartilage

3종류의 연골이 있다: 관절연골(또는 유리연골), 섬유연골 및 탄성연골. 관절연골과 섬유연골은 운동계에 관련되며, 나중에 자세히 논의될 것이다. 대부분 연골의 주요 성분은 콜라겐, 엘라스틴 및 프로테오글리칸/글라이코사미노글리칸(GAG)이다(표 4-1 참고).

관절연골은 뼈의 끝단을 덮고 있다. 관절연골은 물, Ⅱ형

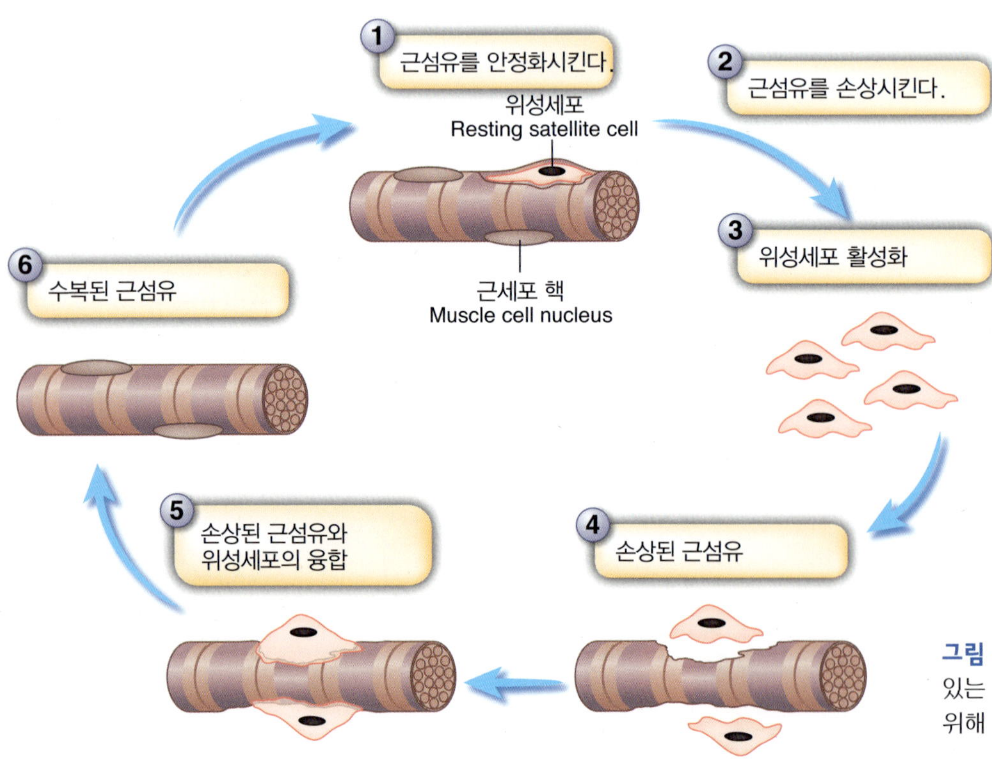

그림 4.4 근육의 치유 과정. 근섬유에 있는 위성세포는 손상된 조직을 수복하기 위해 패치를 형성한다.

표 4-1 연골의 성분

Ⅰ형 콜라겐	강하고, 크고, 영구적으로 결합된 단백 섬유이고, 성숙한 흉터, 힘줄, 피부 및 섬유연골에서 발견된다.
Ⅱ형 콜라겐	관절연골에서 발견되는 단백 섬유
Ⅲ형 콜라겐	치유 단계 Ⅱ에서 발견되는 얇고 일시적으로 결합된 단백 섬유
엘라스틴	조직의 유연성이나 탄력성을 증가시키는 매우 얇은 단백 섬유
프로테오글라이칸/글라이코사미노글라이칸	압박 강도를 증가시키는 분자

콜라겐, 연골세포, 프로테오글리칸/글라이코사미노글리칸으로 구성된다. 프로테오글리칸은 연골이 압박을 견뎌낼 수 있도록 만드는 단백 화합물이다. 관절연골은 무혈관성 조직이어서, 치유 능력이 매우 안 좋은 편이다.

섬유연골은 무릎의 반달판과 엉덩관절과 어깨관절의 관절테두리를 형성한다. 섬유연골은 주로 물과 Ⅰ형 콜라겐으로 구성되어 있다. 섬유연골은 작은 양의 엘라스틴과 프로테오글리칸을 포함한다. 섬유연골에 있는 콜라겐 섬유는 조직이 압박력을 흡수하고 전단력에 저항하도록 원주형으로 배열되어 있다.

연골 병리: 퇴행과 열상
Cartilage Pathology: Degeneration and Tear

관절연골의 병리는 외상, 마모 또는 관절 고정 등으로부터 발생할 수 있다. 관절연골이 마모되면, 관절연골은 부드러워지고, 닳고, 갈라지고, 퇴행될 것이다. 관절연골의 경도는 견고하고 매끄러운 물질에서 완숙된 달걀 흰자위처럼 변한다. 마모된 관절연골 부위는 관절연골 결손으로 불린다. 만약 관절연골이 수복되지 않으면, 관절연골 결손은 골관절염으로 이어질 수 있다.

섬유연골 병리의 예는 일반적으로 무릎관절, 엉덩관절 및 어깨관절에서 나타날 수 있다. 반달연골의 손상은 외상이나 마모의 결과로 일어날 수 있으며, 연골 열상의 형태로 나타날 수 있다. 엉덩관절과 어깨관절의 관절테두리가 반복 스트레스나 외상으로 인해 뼈성 테두리로부터 열상되거나 부분적으로 분리될 수 있다.

연골 치유 Cartilage Healing

관절연골의 경우, 위에서 설명된 치유 단계는 일반적으로 혈류 부족으로 인해 기계적으로 약한 흉터를 초래한다. 그러나 손상 부위의 혈류 공급을 자극하는 연골밑뼈의 미세골절, 다른 관절 영역으로부터 이루어진 관절연골의 자가이식술, 그리고 채취되고 재이식된 연골세포 등을 포함한, 수술적 관절연골 수복의 최근 진전이 성공적인 치료로 증명되고 있다.

무릎 반달판의 가쪽 1/3은 혈관이 풍부하지만, 중간 1/3과 안쪽 1/3은 점차적으로 혈관 공급이 떨어진다. 가쪽 1/3의 반달연골 열상이 수복되면 치유가 일어날 것이다. 반달판의 수복이나 봉합술은 조직이 치유될 때 열상을 납작하게 만들 것이다. 그러나 만약 중간 1/3이나 안쪽 1/3 부위에 열상이 있으면, 일반적으로 그 연골 부위를 제거하는데, 그 이유는 이들 영역에서는 치유가 잘 일어나지 않기 때문이다.
반달연골의 수술적 제거는 반달판절제술로 불린다.

연골 치유 동안의 물리치료 중재
Physical Therapy Interventions During Cartilage Healing

연골 손상이 있을 때의 물리치료적 중재는 손상의 위치와 정도에 따라 달라진다. 연골에 가해지는 스트레스의 감소 방법은 특정 움직임을 피하는 것을 포함하는데, 그 예로는 엉덩관절 절구테두리의 열상이 있을 때는 엉덩관절의 굽힘과 폄의 끝범위에서 움직임이 일어나지 않아야 한다. 체중부하 활동이 제한되어야 한다. 근력을 유지하기 위해 열린사슬이나 등척성의 근력강화운동이 이용될 수 있다.

말초신경 Peripheral Nerves

뉴런(신경세포)은 가지돌기, 세포체, 축삭, 축삭종말 등으로 구성되며, 축삭종말은 다른 뉴런의 가지돌기와 연접한다. 말초신경은 감각신경, 운동신경과 자율신경을 나타내는 축삭의 다발들이다. 각 뉴런은 Schwann 세포에 의해 지지되며, Schwann 세포는 축삭을 둘러싸는 지방조직의 말이집을 형성한다. 축삭과 Schwann 세포는 신경속막으로 불리는 얇고 예민한 막에 의해 덮여 있다. 축삭의 다발은 신경다발막에 의해 다른 신경다발과 분리된다. 혈관과 함께, 여러 개의 신경다발들은 말초신경을 형성하기 위해 신경바깥막에 의해 둘러싸인다(그림 4.5).

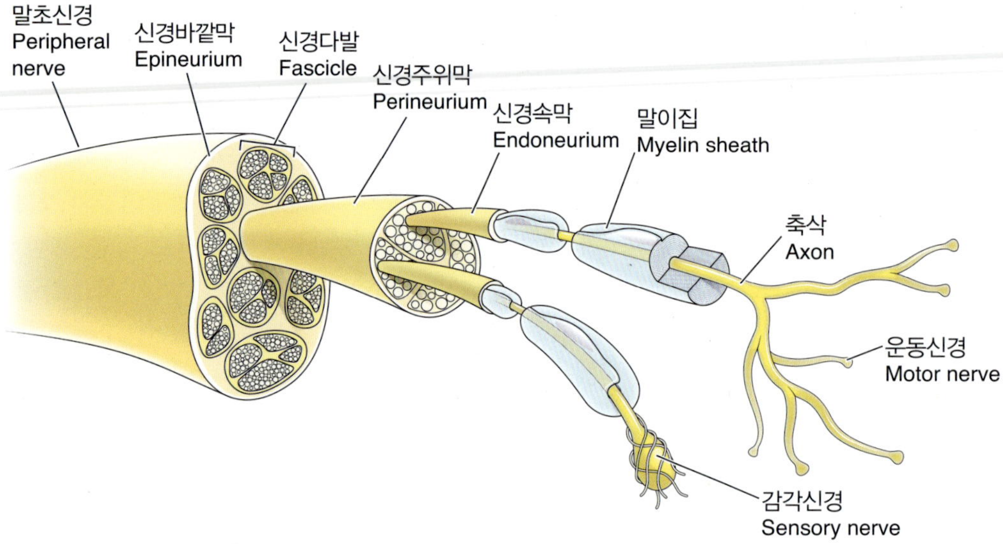

그림 4.5 말초신경의 해부학. 감각신경, 운동신경 및 자율신경의 축삭은 신경섬유 속에서 다발로 이루어진다. 각 축삭은 섬유속막으로 둘러싸이고, 신경다발막에 의해 그룹으로 형성된다. 신경바깥막은 전체 신경을 둘러싼다.

말초신경 병리: 신경차단, 축삭절단 및 신경절단

Peripheral Nerve Pathology: Neurapraxia, Axonotmesis, and Neurotmesis

말초신경의 병리에는 과신장, 열상, 압착 손상 등이 있다. 만약 신경다발막과 신경바깥막이 온전한 상태로 손상되면, 그 말초신경은 수복될 수 있다. 초창기에는 말초신경 손상이 3개의 범주로 분류되었다: 신경차단, 축삭절단 및 신경절단. 추가 연구를 통해 말초신경의 손상은 5개의 범주로 분류되었다(그림 4.6).[13]

- 1° 손상(**신경차단**): 일시적인 약증과 감각 소실을 일으키는 신경의 경미한 손상. 신경속막, 신경다발막 및 신경바깥막 등은 손상되지 않는다. 회복은 완전하게 이루어지며 일반적으로 6–8주 소요된다.
- 2° 손상(**축삭절단**): 축삭의 일부가 손상되지만, 신경속막은 손상되지 않는다. 회복이 가능하다.
- 3° 손상: 신경속막이 일부 손상된다. 신경다발막과 신경바깥막은 온전하고, 회복이 가능하다.
- 4°(**신경절단**): 신경바깥막만 온전하고, 나머지 조직은 모두 파괴된 상태. 외과적 수술 없이는 회복이 불가능하다.
- 5°: 조금 더 심한 신경절단; 신경바깥막을 포함해 신경이 완전히 손상된 것. 외과적 수술 없이는 회복이 불가능하다.

말초신경 치유와 수복

Peripheral Nerve Healing and Repair

말초신경 손상 후, 염증과 치유의 징후가 매우 빠르게 일어난다. 만약 축삭이 파괴되면, 파괴된 지점보다 먼쪽 부분의 신경은 모두 죽는데, 이것을 **Wallerian 변성**이라고 부른다. Schwann 세포가 증식하여 축삭이 있던 영역으로 이주하여, 병변을 덮는 새로운 축삭의 싹과 축삭에 의해 원래 지배받던 조직으로 향하는 미세관을 형성하여 채널을 만든다(그림 4.7). 이 조직은 표적 조직으로 알려진다. 작은 직경인 여러 개의 축삭 싹이 그 영역에서 형성되고, 채널을 통해 하루에 1㎜씩 또는 한 달에 1인치씩 성장한다.

치유의 마지막 단계에서는, 표적 조직에 도달하는 축삭은 그들의 성숙함에 따라 축삭 지름을 증가시킨다. 그러나, 축삭과 말이집의 두께는 대개 손상 이전의 수준으로는 회복되지 않는다. 적절한 신경 치유가 일어나더라도, 축삭은 표적 조직을 빗겨나거나 표적 조직에 도달하지 못할 수도 있다. 이런 경우, 표적 조직은 **신경 공급이 부족**해서 변성된 상태로 남는다. 신경지배가 없다면, 표적 조직은 뼈와 근육의 위축과 관절주머니의 섬유화를 포함하는, 변화들을 겪게 된다.

4° 손상과 5° 손상(신경절단)의 경우, 신경속막의 섬유모세포는 신경을 재건하기 위해 활성화된다. 섬유모세포의 활성화는 두꺼운 흉터조직을 만들고, 이것에 의해 표적 조직으로 향하는 축삭 싹의 관통이 어려워질 수 있다. 이런 이유 때문에, 말초신경 손상이 심한 경우에는 외과적 수복이 필요하다.

외과적 수복은 절단된 양쪽 신경 끝단을 서로 이어주고 신경다발과 함께 봉합한다(**접합술**). 만약 신경 끝단이 적절

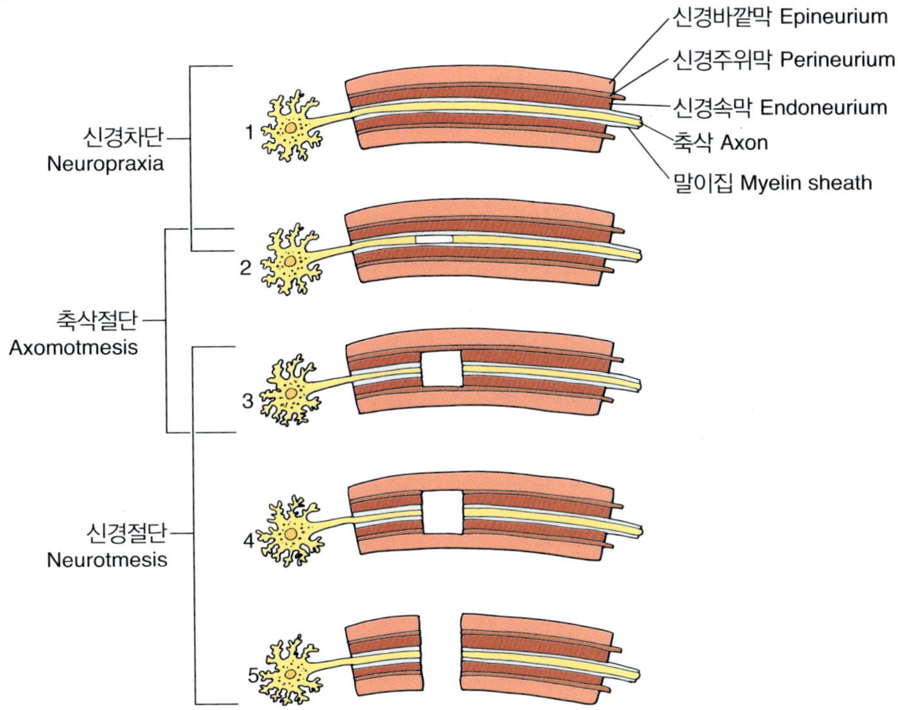

그림 4.6 신경손상의 정도.

하게 정렬되지 않거나 제대로 근접될 수 없다면, 신경 자가 이식을 수행할 수 있다. 일반적으로 환자의 장딴지신경을 채취하여 손상된 조직에 이식술을 적용한다. 다른 방법으로 새로운 신경 성장을 가이드하는 합성 콜라겐 튜브를 심어서, 환자가 더 이상 신경 손상을 당하지 않도록 한다.

신경 치유 동안의 물리치료 중재

Physical Therapy Interventions During Nerve Healing

신경 치유 동안의 물리치료 중재는 주의깊게 신경 장력을 적용하여 신경다발막이나 축삭 싹의 손상을 막는 것이다. 말초신경의 재생을 위해 어떻게 치료할 것인지를 결정하기 위해, 손상 범위, 수복의 특성, 그리고 신경 치유의 과정 등에 대한 철저한 지식이 적용되어야 한다. 신경조직의 일부 스트레스는 치유를 촉진하는 데 도움이 되지만, 심한 장력의 적용은 유해할 수 있다.[14] 회복 초기 단계의 관리계획은 전기자극이나 표층열 치료와 같은 모달리티의 사용을 포함할 수 있다. 손상된 영역을 위한 브레인 맵을 재건하기 위해 거울 치료(Mirror therapy)가 이용될 수 있다.[15,16]

뼈 Bone

뼈는 약 30%의 유기질(대부분이 콜라겐)과 칼슘과 인산염을 포함한 70%의 무기질로 구성된다. 뼈의 생성을 담당하는 1차 세포는 뼈 모세포(osteoblast)이다. 뼈의 흡수를 담당하는 세포는 뼈파괴세포(osteoclast)이다. 뼈는 이들 두 세포에 의해 형성과 흡수되는 일정한 상태를 유지한다.

뼈 병리: 골절 Bone Pathology: Fracture

뼈에 영향을 미치는 일반적인 병리에는, 뼈연화증, 골다공증 및 종양 등이 포함된다. 그러나 이 책은 골절 이후의 치유 과정에 초점을 맞출 것이다.

골절은 물리치료사가 많이 접촉하게 되는 가장 흔한 뼈의 손상과 병리이다. 그림 4.8은 다양한 유형의 골절을 설명하고 있다. 임상적인 관점에서 보면, 골절은 Salter 분류법에 의해 분류되고, 골절에 대한 아래의 정보들을 포함한다:

- 골절 부위. 뼈 손상이 일어난 지점을 의미한다; 흔한 용어로는 뼈몸통골격, 뼈끝단골절 또는 관절속 골절 등이 있다.
- 골절의 정도. 골절이 완전하게 또는 불완전하게 일어나는 것을 의미한다; 불완전 골절에는 실금 골절 또는 균열 등이 있다. 불완전한 골절인 그린스틱 골절은 아동에게서 흔하게 발생한다.
- 골절의 형태. 완전 골절의 방향을 의미하고, 가로 골절, 사선 골절 및 나선 골절 등을 포함한다. 그리고 여러 개의 파편을 가진 골절은 **분쇄**골절이다.
- 뼈 파편들 사이의 관계. 파편이 변위되거나 변위되지

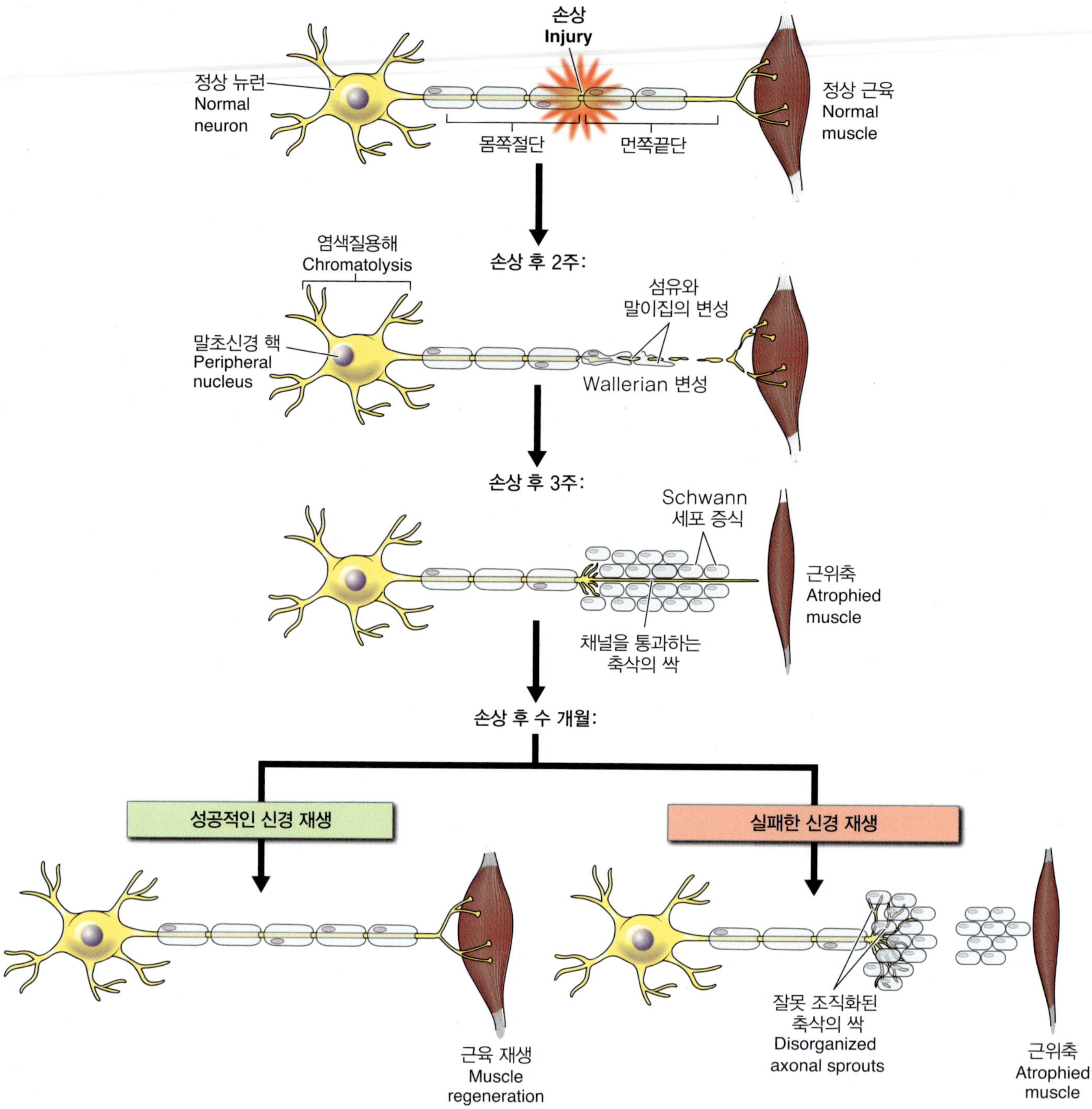

그림 4.7 신경손상 이후 수복 과정. 축삭 손상 이후, 축삭은 손상 지점의 먼쪽으로 변성이 발생한다. 신경의 싹은 탈신경된 조직으로 향하는 Schwann 세포에 의해 인도되고, 축삭은 한 달에 약 1인치의 속도로 재생된다. 표적 조직의 재생 가능성은 덜 심각한 손상일 때 높은 편이다. 신경절단은 영구적인 신경지배 소실을 초래할 수 있다.

않은 경우를 의미한다. 변위골절을 설명하는 부가적인 용어(회전골절 함몰골절)들이 있다.

- 개방 골절과 폐쇄 골절, 폐쇄 골절(**단순 골절**)은 골절이 피부 밖으로 돌출되지 않은 골절이고, 개방 골절(**복합 골절**)은 골절이 피부 밖으로 돌출된 골절이다.
- 복잡골절과 비복잡골절. 복잡 골절은 골절이나 골절 치료로 인한 국소적 또는 전신적 합병증을 의미한다. 합병증으로는 감염, 혈관 손상, 지연유합 및 불유합 등이 있다.

골절 치유 Fracture Healing

골절 이후, 뼈가 치유되는 기전은 2가지이다. 만약 뼈의

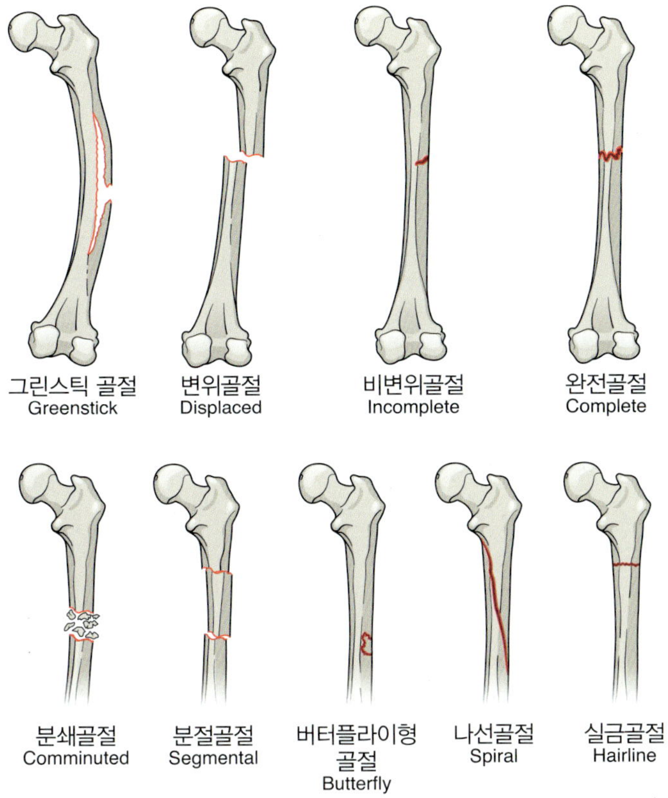

그림 4.8 뼈 골절의 종류.

끝단이 서로 붙는 경우에는, 뼈가 1차 수복에 의해 치유될 것이다. 1차 수복은 뼈의 끝단들이 함께 붙어서 고정되어야 일어난다. 이런 유형의 치유에서는, 뼈파괴세포는 골절선을 따라 주행하여, 골절 양쪽 측면의 죽은 뼈들을 제거한다. 그런 다음 뼈 모세포가 새로운 뼈세포와 함께 그 부위에서 채워진다.

더욱 흔한 골절 치유 기전은 골절의 끝단들이 단단하게 붙지 않아서, 2차 수복을 통해 치유가 일어나는 경우이다. 피떡(**골절 혈종**)이 골절된 영역에서 형성된다. 골절 끝단에 있는 뼈의 작은 부분들이 죽는다. 대식세포가 잔해를 청소하고, 그 다음은 섬유모세포와 연골세포가 골절 끝단 사이의 틈에서 채워지는 섬유연골의 **물렁 애벌뼈**를 생성한다. 이런 치유 단계 동안, 골절 지점은 "접착"으로 간주될 수 있다. 물렁 애벌뼈는 대개 골절 후 4일–3주 동안에 나타난다.

뼈 모세포는 물렁 애벌뼈 영역으로 들어가기 시작하여 뼈 세포를 생성하고 또 물렁 애벌뼈를 딱딱 애벌뼈로 전환시키는데, 이것은 골절 후 약 5–6주경에 완성된다. 딱딱 애벌뼈는 X선 상으로 나타나고, 이 지점에서 골절이 유합된다. 몇 개월(1년까지)이 더 지난 후, 딱딱 애벌뼈는 뼈의 손상 이전 직경으로 회복될 때까지 뼈파괴세포와 뼈 모세포에 의해 재형성될 것이다(그림 4.9).

뼈 골절은 치유가 느려지거나(지연유합) 치유되지 않을 수도 있다(불유합). 뼈 치유에 나쁜 영향을 미치는 요소로는, 뼈 끝단의 부적절한 정복, 부적절한 골절 고정, 흡연, 고령, 심각한 손상, 빈혈, 당뇨병, 비타민 D 부족과 같은 나쁜 영양 상태, 일부 약물 복용 그리고 감염 등이 있다.

골절 관리 Fracture Management

골절 후 초기에는, 의사와 수술의가 골절의 중재를 결정한다. 만약 골절 끝단들이 좋은 정렬로 맞물리고 안정하게 고정되면, 더 이상의 중재는 필요없을 것이다. 그러나 골절이 안정되지 못하면, 중재가 필요해진다. 중재는 다음과 같을 수 있다:

- **폐쇄 정복**: 마취의 유무와 관계없이 골절 끝단을 똑바로 정렬시킨다. 폐쇄 정복 후, 뼈 끝단의 위치를 유지하기 위해 견인이나 외적 고정을 사용할 수 있다.
- **개방 정복, 내적 고정(ORIF)**: 골절 끝단의 외과적 재배열. 정렬시킨 후, 플레이트, 나사, 못, 핀, 막대 및

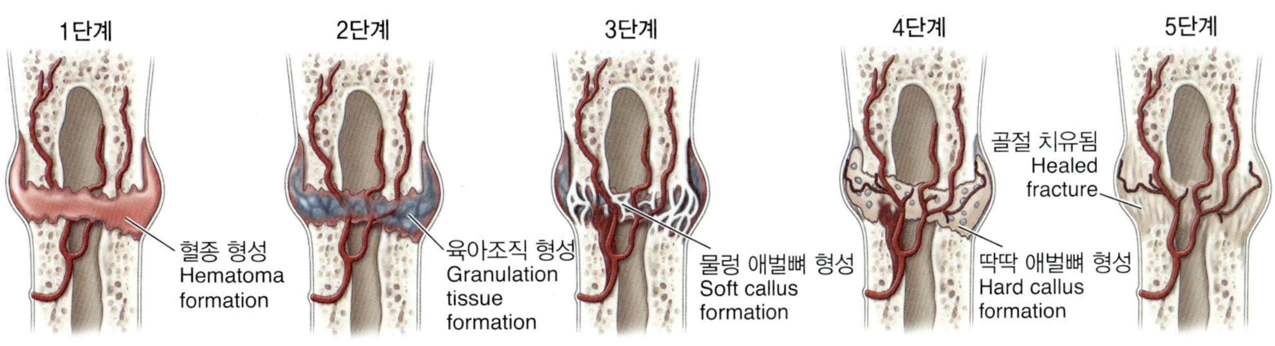

그림 4.9 뼈 치유의 단계. 혈종이 골절 끝단 사이에서 형성된다. 섬유모세포와 연골세포는 약 3주경에 물렁 애벌뼈를 생성한다. 약 6주경에 뼈 모세포가 물렁 애벌뼈를 딱딱 애벌뼈로 전환시킨다. 뼈의 재형성은 손상 후 몇 개월이 소요된다.

와이어 등으로 골절 끝단을 고정한다. 만약 골절 끝단이 맞물리지 않으면, 골절 지점의 뼈이식술도 사용될 수 있다.

- **외적 고정**: 뼈 조각들을 고정하기 위해, 캐스트, 스플린트, 또는 외적 고정 장치들이 적용될 수 있다.
- **견인**: 핀을 먼쪽 분절에 삽입하고, 정렬을 유지하기 위해 뼈에 웨이트나 견인을 적용한다. 견인은 목뼈 골절에 주로 사용된다.

뼈 치유 동안의 물리치료 중재

Physical Therapy Interventions During Bone Healing

골절 끝단의 고정은 뼈 치유에 있어서 필수적이지만, 종종 주변 근육의 약증, 인대와 힘줄의 단축, 그리고 뼈밀도의 감소를 초래한다. 비록 고정의 이런 유해한 영향을 어느 정도 피할 수 없지만, 고정 단계에서의 치료는 이들 변화를 최소화하는 것을 목표로 한다. 고정되지 않는 신체 분절은 움직임과 강함을 유지해야 한다. 고정된 분절의 몸쪽과 먼쪽에 위치한 관절들의 가동범위운동도 불필요한 움직임의 소실을 방지하는데 있어서 중요하다. 건측 팔다리를 이용한 유산소 운동도 수행될 수 있다.

고정 부위를 가로지르는 근육의 근력강화운동도 필요하다면 캐스트, 스플린트 또는 고정장치 안에서 등척성으로 수행될 수 있다. 건측 팔다리 근육과 코어 근육의 근력강화운동도 전반적인 근력을 유지하는데 도움이 된다. 부가적으로 범람효과의 원리 때문에, 반대측 팔다리의 근력강화운동이 고정된 팔다리 근육의 근력을 강화시킬 수 있다.

요약 SUMMARY

조직 종류, 손상 범위, 환자의 연령과 건강 등의 많은 변수가 조직 치유에 영향을 미친다. 물리치료사는 뚜렷한 조직 유형의 치유 과정을 이해함으로써 치유를 극대화하는데 중요한 역할을 한다. 치료적 운동과 모달리티가 염증을 통제하고, 움직임과 근력을 회복하고, 통증을 최소화하고, 또 정상 기능을 촉진하기 위해 사용될 수 있다.

복습 문제 REVIEW QUESTIONS

1. 병리를 설명하는데 사용되는 단어의 어미가 갖는 내용(예: 힘줄염/힘줄증/힘줄병리)을 설명한다.

2. 여러분은 물렁조직 손상 뿐만 아니라 골절의 환자를 치료하고 있다. 골절의 치료가 어떻게 물렁조직 손상에 영향을 주는가? 이것이 여러분의 물리치료에 어떤 영향을 미치는가?

3. 신경차단, 축삭절단, 신경절단 등을 설명한다. 각 손상 레벨에서 신경 기능의 회복에 대한 의미는 무엇인가?

4. 개방 정복, 폐쇄 정복, 내적 고정과 외적 고정의 용어에 대해 설명한다.

5. 인대 치유에 영향을 미치는 요인은 무엇인가? 인대를 움직이는 효과는 무엇인가?

6. 수축성 조직(근육이나 힘줄)의 병리를 나타내는 3가지 징후를 설명한다.

참고문헌

1. Frank, C. B. (2004). Ligament structure, physiology and function. *Journal of Musculoskeletal Neuronal Interaction*, *4*, 199–201.
2. Thornton, G. M., Shrive, N. G., & Frank, C. B. (2003) Healing ligaments have decreased cyclic modulus compared to normal ligaments and immobilization further compromises healing ligament response to cyclic loading. *Journal of Orthopedic Research, Official Publication of the Orthopedic Research Society*, *21*, 716–722.
3. Goodman, C. C., & Fuller, K. S. (2014). *Pathology: Implications for the physical therapist*. St. Louis, MO: Elsevier Health Sciences
4. Buckwalter, J. A. (1995). Activity vs. rest in the treatment of bone, soft tissue and joint injuries. *Iowa Orthopedic Journal*, *15*, 29–42.
5. Thornton, G. M., Johnson, J. C., Maser, R. V., Marchuk, L. L., Shrive, N. G., & Frank, C. B. (2005). Strength of medial structures of the knee joint are decreased by isolated injury to the medial collateral ligament and subsequent joint immobilization. *Journal of. Orthopedic Research, Official Publication of the Orthopedic Research Society*, *23*, 1191–1198.
6. Tipton, C. M., James, S. L., Mergner, W., & Tcheng, T. K. (1970). Influence of exercise on strength of medial collateral knee ligaments of dogs. *American Journal of Physiology*, *218*, 894–902.
7. Vailas, A. C., Tipton, C. M., Matthes, R. D., & Gart, M. (1981). Physical activity and its influence on the repair process of medial collateral ligaments. *Connective Tissue Research*, *9*, 25–31.
8. Ashe, M. C., McCauley, T., & Khan, K. M. (2004). Tendinopathies in the upper extremity: A paradigm shift. *Journal of Hand Therapy, Official Journal of the American Society of Hand Therapy*, *17*, 329–334.
9. Fredberg, U., & Stengaard-Pedersen, K. (2008). Chronic tendinopathy tissue pathology, pain mechanisms, and etiology with a special focus on inflammation. *Scandinavian Journal of Medical Science Sports*, *18*, 3–15.

10. Waugh, E. J. (2005). Lateral epicondylalgia or epicondylitis: What's in a name? *Journal of Orthopedic and Sports Physical Therapy*, *35*, 200–202.
11. Hampson, K., Forsyth, N. R., El Haj, A., & Maffulli, N. (2008). "Tendon tissue engineering." In N. Ashammakhi, R. Reis, & F. Chiellini (Eds.), *Topics in tissue engineering* (Vol. 4, pp. 1–20). https://www.oulu.fi/spareparts/ebook_topics_in_t_e_vol4/abstracts/hampson.pdf. Accessed 4/15/2019.
12. Seddon, H. J. (1943). Three types of nerve injury. *Brain*, *66*, 237–288.
13. Sunderland, S. (1951). A classification of peripheral nerve injuries producing loss of function. *Brain Journal of Neurology*,*74*, 491–516.
14. Topp, K. S., & Boyd, B. S. (2006). Structure and biomechanics of peripheral nerves: Nerve responses to physical stresses and implications for physical therapist practice. *Physical Therapy*, *86*, 92–109.
15. Hoermann, S., Franz, E. A., & Regenbrecht, H. (2012). Referred sensations elicited by video-mediated mirroring of hands. *PloS One*, *7*, e50942.
16. Selles, R. W., Schreuders, T. A. R., & Stam, H. J. (2008). Mirror therapy in patients with causalgia (complex regional pain syndrome type II) following peripheral nerve injury: Two cases. *Journal of Rehabilitation Medicine*, *40*, 312–314.
17. Roy, S. H., Wolf, S. L., & Scalzitti, D. A. (2012). *The rehabilitation specialist's handbook*. Philadelphia, PA: F.A. Davis Company.

제 2 부

상지

Upper Extremities

제 5 장

어깨를 위한 정형물리치료

Orthopedic Interventions for the Shoulder

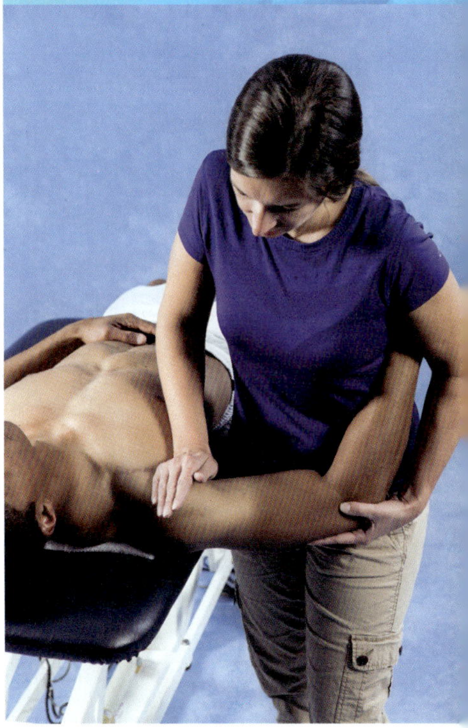

해부학과 생리학 Anatomy and Physiology

뼈와 관절의 해부학과 생리학
물렁조직의 해부학과 생리학
- 오목테두리
- 관절주머니
- 어깨 인대
- 윤활주머니
- 신경

근육의 해부학과 생리학
운동형상학
- 어깨가슴관절
- 봉우리빗장관절
- 복장빗장관절
- 오목위팔관절
- 어깨위팔리듬
- 짝힘

관절가동술
- 오목위팔관절
- 복장빗장관절
- 봉우리빗장관절
- 어깨가슴관절

흔한 병리 Common Pathologies

유착성 관절주머니염
- 원인/기여요소
- 증상
- 임상 징후
- 일반적인 중재

어깨 불안정 - 부분 탈구/탈구
- 원인/기여요소
- 증상
- 임상 징후
- 일반적인 중재
- 예방
- 수술 환자를 위한 중재

봉우리밑충돌 증후군
- 원인/기여요소
- 증상
- 임상 징후
- 일반적인 중재
- 예방
- 수술 환자를 위한 중재

돌림근띠 힘줄병증/파열
- 원인/기여요소
- 증상
- 임상 징후
- 일반적인 중재
- 예방
- 수술 환자를 위한 중재

뒤쪽 내부 충돌
- 원인/기여요소

증상
임상 징후
일반적인 중재
위팔두갈래근 힘줄병증
원인/기여요소
증상
임상 징후
일반적인 중재
봉우리빗장관절의 염좌/분리
원인/기여요소
증상
임상 징후
일반적인 중재
수술 환자를 위한 중재
가슴문 증후군
원인/기여요소
증상
임상 징후
일반적인 중재
예방
어깨 뼈관절염
원인/기여요소
증상
임상 징후
일반적인 중재
예방
수술 환자를 위한 중재
몸쪽 위팔뼈 골절
원인/기여요소
증상
임상 징후
일반적인 중재
수술 환자를 위한 중재
빗장뼈 골절
원인/기여요소
증상
임상 징후
일반적인 중재
수술 환자를 위한 중재
어깨뼈 골절
원인/기여요소
증상
임상 징후
일반적인 중재
요약

학습 결과

이 장을 공부한 후, 학생들은 다음을 할 수 있을 것이다.:

5.1 어깨 복합체의 해부학을 묘사할 수 있다.

5.2 정상 어깨 관절가동범위를 기술할 수 있다.

5.3 어깨위팔리듬을 포함한, 어깨 관절의 정상 운동형상학을 설명할 수 있다.

5.4 오목위팔관절의 앞쪽 가동술, 뒤쪽 가동술, 아래쪽 가동술 및 견인 가동술을 기술할 수 있고, 봉우리빗장관절과 복장빗장관절의 활주 가동술을 기술할 수 있고, 또 그들의 목적을 설명할 수 있다.

5.5 흔한 어깨 병리와 그들의 전형적인 증상에 대해 설명할 수 있다.

5.6 다양한 어깨 병리의 기여요소를 기술할 수 있고, 관련성이 있을 때 예방 처치를 설명할 수 있다.

5.7 흔한 어깨 병리를 진단하는데 이용될 수 있는 물리치료사의 임상 검사에 대해 설명할 수 있고, 또 그 검사의 적용 방법을 기술할 수 있다.

5.8 비수술 환자의 어깨 병리에 대한 일반적인 중재를 설명할 수 있다.

5.9 돌림근띠 정복술, 봉우리밑 감압술, 아래쪽 관절주머니 이동술, Bankart 정복술, 그리고 보편적인 어깨관절 치완술과 어깨 역전 치완술 등의 환자를 포함한 수술적 중재 이후의 일반적인 치료를 설명할 수 있다.

5.10 어깨 불안정과 봉우리밑충돌 증후군 사이의 관계와 봉우리밑충돌 증후군과 돌림근띠 힘줄병증 사이의 관계를 설명할 수 있다.

5.11 어깨 병리에 대한 임상 경고를 기술할 수 있다.

핵심 단어

봉우리돌기성형술	먼쪽 빗장뼈 절제	다방향 불안정
AMBRI	동적 안정성	뼈가시
관절성형술	이상운동증(dyskinesia)	어깨뼈면
Bankart 병변	짝힘	스캡션
관절주머니 패턴	오목테두리	어깨뼈 고정근
선천성 과가동성 증후군	절반성형술	어깨위팔리듬
부리봉우리활	특발성	경화증
부리봉우리인대 절제술	불안정	정적 안정성
퇴행성 관절질환(DJD)	자극성	부분 탈구
탈구	마취하 교정술(MUA)	TUBS

해부학과 생리학 Anatomy and Physiology

어깨 복합체는 뼈와 인대의 안정성이 비교적 좋지 못한 4개의 관절로 구성된다. 이런 해부학적 배열은 다른 관절보다 어깨에 더 큰 가동성을 제공하는 동시에, 상지 움직임을 위한 안정성을 나쁘게 만든다. 안정성은 주로 어깨 부위의 물렁조직과 근육에 의해 제공된다. 우리는 인대, 관절주머니 및 오목테두리의 **정적 안정성** 이외에, 근육에 의해 제공되는 **동적 안정성**을 논의할 것이다. 이런 동적 안정성은 4개 관절의 정상 관절 움직임, 3개 짝힘의 정상 근력, 그리고 정확한 수축 타이밍에 크게 의존한다.

뼈와 관절의 해부학과 생리학 Bone and Joint Anatomy and Physiology

어깨는 3개의 뼈와 4개의 관절로 구성되며, 복잡한 움직임을 일으킨다. *팔이음뼈*는 복장빗장관절(SC), 봉우리빗장관절(AC) 및 어깨가슴관절(ST)로 이루어진다. *어깨관절*은 위팔뼈머리와 어깨뼈 관절오목이 이루는 오목위팔관절(GH)을 의미한다(그림 5.1). 어깨복합체에 있는 4개 관절은 정상적으로 작용하여 어깨의 완전한 움직임에 기여해야 한다.

궁극적으로 어깨는 3개의 자유도를 가지고 있어, 각각 약 240°의 굽힘/폄과 벌림/모음의 가동범위와 180°의 안쪽돌림/가쪽돌림과 가로벌림/가로모음의 가동범위를 허용한다. 본 장의 목적에 맞게, 팔을 굽힘, 벌림 및 스캡션하는 움직임을 "*올림*"이라고 명명할 것이다. **스캡션**(scaption)은 **어깨뼈면** 상에서 일어나는 올림이며, 이때 어깨뼈면은 이마면에서 시상면쪽으로 30–45° 정도 치우친 운동면이다.[1]

어깨복합체의 뼈와 관절은 표 5-1에 요약되어 있다.

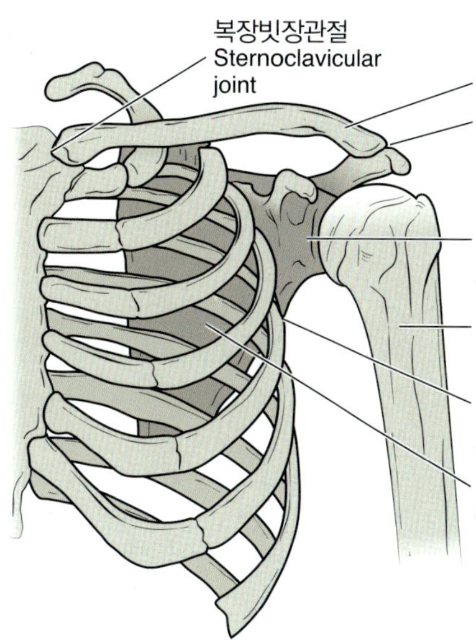

그림 5.1 어깨 부위의 뼈와 관절.

물렁조직의 해부학과 생리학 Soft Tissue Anatomy and Physiology

어깨는 정적 안정성을 증가시키는 오목테두리, 관절주머니 및 인대 등을 포함한 물렁조직에 의존한다. 어깨에서 발견되는 다른 관련 물렁조직으로는, 신경과 윤활주머니가 있다.

오목테두리 Glenoid Labrum

관절오목은 **오목테두리**로 불리는 섬유연골조직을 가지고 있다. 오목테두리는 관절오목의 가장자리로부터 약 1/4 인치 정도 떨어져 있다. 오목테두리는 관절오목의 깊이를 50% 정도 증가시켜, 위팔뼈머리를 고정하는데 도움을 준다.[2,3] 오목테두리는 오목위팔인대의 부착점과 위팔두갈래

표 5-1 뼈와 관절의 해부학과 생리학

어깨

관절	해부학	정상 ROM과 움직임	뼈표식점	임상적 고려사항
오목위팔관절	자유도 3을 가진 절구관절이다. 볼록한 위팔뼈머리가 오목한 어깨뼈의 관절오목과 관절을 이룬다. 관절오목은 이마면에서 앞쪽으로 30°의 각을 형성한다(어깨뼈면 형성).	위팔뼈: 굽힘: 0-180° 폄: 0-60° 벌림: 0-180° 모음: 0-60° 안쪽돌림*: 0-70° 가쪽돌림*: 0-90° *90°어깨 벌림에서	위팔뼈의 큰결절 위팔뼈의 작은결절 두갈래근고랑 어깨뼈의 부리돌기 어깨뼈의 봉우리돌기	관절오목은 얕고, 배 모양의 구조물. 위팔뼈머리보다 작다. 위팔뼈머리의 절반 이하가 관절오목에 접촉하고, 가동성을 증가시킨다. 어깨위팔리듬: 팔 올림의 2/3는 오목위팔관절에서 일어난다. 잠김자세: 어깨의 가쪽돌림과 완전 벌림 풀림자세: 약 45°의 스캡션 관절주머니 패턴: 가장 큰 제한은 가쪽돌림이고, 그 다음이 벌림이고, 안쪽돌림의 제한이 적은 편이다. 제한이 가장 적은 움직임은 굽힘이다.
복장빗장관절	자유도 3을 가진 안장관절	빗장뼈: 올림/내림, 내밈/뒤당김 및 축성돌림 포함 완전 팔 벌림시의 뒤쪽돌림과 올림	복장위패임에서 빗장뼈의 안쪽끝단	축성 뼈대와 부속 뼈대 사이의 뼈 연결 잠김자세: 완전 벌림과 내밈 풀림자세: 팔을 몸통 옆에 붙인 자세
봉우리빗장관절	자유도 3을 가진 평면관절이지만, 움직임은 주로 2개의 운동면에서 일어난다.	팔 올림의 끝범위에서 최소 활주와 돌림	빗장뼈의 가쪽끝단에서 계단 형성	봉우리돌기(납작하고, 휘어지고, 볼록한)와 손상된 아래쪽 구조물 사이의 연결 잠김자세: 90° 벌림 풀림자세: 팔을 몸통 옆에 붙인 자세
어깨가슴관절	어깨뼈는 2번-7번 갈비뼈 사이의 가슴우리에 걸쳐 위치한다. 어깨뼈의 안쪽 경계면은 가시돌기로부터 2인치 떨어져 위치한다.	어깨뼈: 올림, 내림, 내밈, 뒤당김, 위쪽돌림, 아래쪽돌림, 경사, 안쪽돌림, 가쪽돌림, 어깨뼈는 가슴우리 위에서 60°정도 위쪽돌림한다.	어깨뼈가시(가시의 끝부위는 봉우리돌기) 어깨뼈 앞쪽에 위치한 부리돌기 가시위오목, 가시아래오목, 어깨밑오목 겨드랑 경계면, 안쪽 경계면, 아래각	진짜 관절이 아니라, 기능적 관절(관절주머니와 뼈에 의한 관절이 없음) 어깨위팔리듬: 팔 올림의 1/3이 어깨뼈의 위쪽돌림에 의해 일어난다.

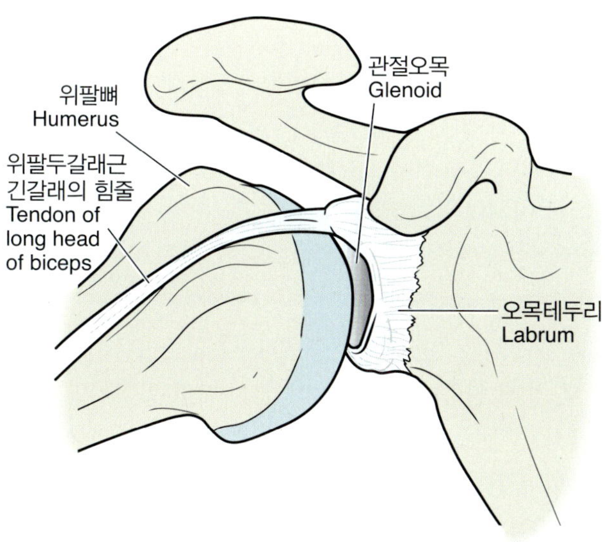

그림 5.2 오목테두리는 위팔뼈머리의 안정성을 증가시킨다.

근 긴갈래 힘줄의 부착점으로 작용한다(그림 5.2). 오목테두리와 위팔두갈래근 긴갈래 힘줄의 관계는 *SALAP 병변*(상자 5-3)에서 중요하다.

관절주머니 Joint Capsule

오목위팔관절주머니는 특히 아래쪽 부분이 느슨한 편이다. 이것은 팔을 올림할 때 위팔뼈머리가 아래쪽 관절주머니의 주름 안으로 떨어지도록 만든다(그림 5.3). 이런 느슨한 어깨관절주머니는 위팔뼈머리를 앞쪽과 뒤쪽으로 각각 약 1/4인치 정도 움직이도록 허용하고, 또 아래쪽으로 약 1인치 정도 움직일 수 있도록 허용한다.[4] 아래쪽 관절주머니의 중요성은 **유착성 관절주머니염** 병리에서 설명될 것이다.

어깨 인대 Shoulder Ligaments

3개의 오목위팔인대가 있다: 위, 중간, 아래오목위팔인대. 이들 인대는 관절주머니를 보강하고, 어깨관절의 안정성을 강화시키기 위해 앞쪽 어깨와 아래쪽 어깨에 "Z"자 형태를 형성한다.

많은 다른 인대들도 어깨복합체를 안정화시킨다. 부리위팔인대는 부리돌기에서 시작해 아래쪽과 가쪽으로 주행한 후, 위팔뼈머리의 위쪽 부위에 부착한다. 부리위팔인대는 팔이 몸통 옆에 위치할 때 중력에 대항하고, 팔을 올림할 때 어깨의 정상 역학을 보장하는데 중요한 역할을 한다. 이 인대의 타이트니스는 어깨의 움직임을 제한하고, 느슨해짐은 어깨의 불안정을 일으킬 수 있다.

복장빗장관절은 관절주머니, 몇몇 복장빗장인대 및 근육

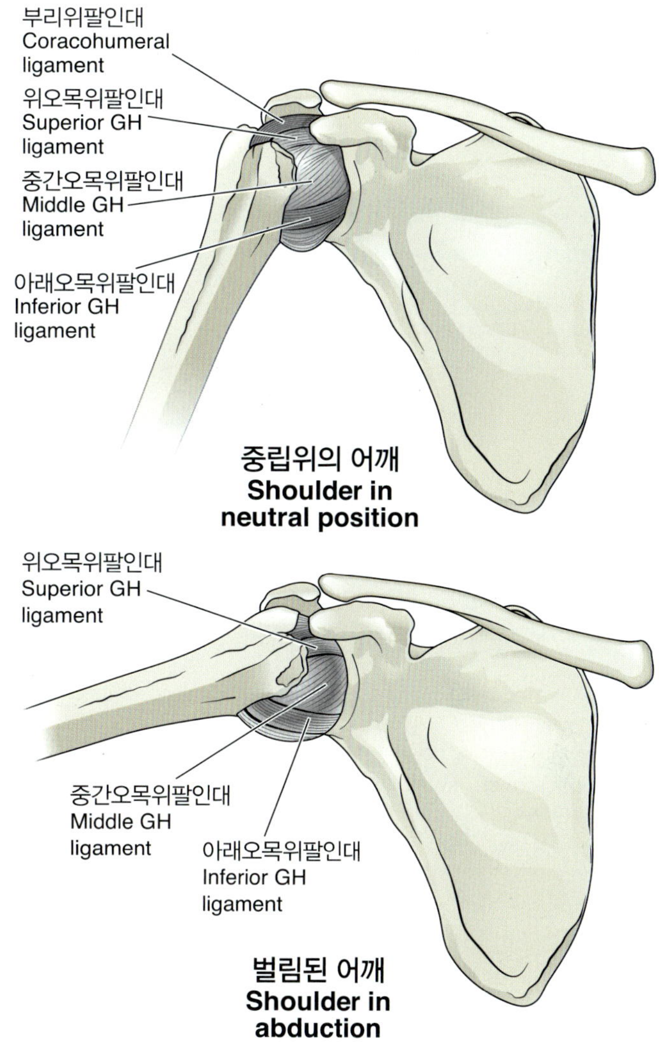

그림 5.3 팔이 모음되면, 어깨관절주머니는 아래쪽으로 느슨한 주름을 가진다. 어깨의 올림 시, 아래쪽 주름은 위팔뼈머리가 아래쪽으로 활주되는 것을 허용한다.

에 의해 안정화된다. 그러나 가장 중요한 복장빗장관절의 안정장치는 1번 갈비뼈와 몸쪽 빗장뼈를 연결하는 갈비빗장인대이다.

오목위팔관절의 위쪽에 위치하는 3개의 인대는 오목위팔관절 위에서 삼각형을 형성한다(그림 5.4). 이들 3개 인대는 봉우리빗장인대, 부리봉우리인대 및 부리빗장인대다. 봉우리빗장인대와 부리빗장인대는 봉우리빗장관절을 안정화시킨다.

부리봉우리인대는 같은 뼈의 두 돌기에 걸쳐 있다: 어깨뼈의 봉우리돌기와 부리돌기. 이 인대는 대부분의 인대와는 달리, 두 뼈를 고정하지 못한다. 그러나 이 인대는 뼈 부착점으로 작용하고, **부리봉우리활**을 형성한다(그림 5.5). 활처럼 휘어진 부리봉우리활은 위팔뼈머리 위에서 보호용 지

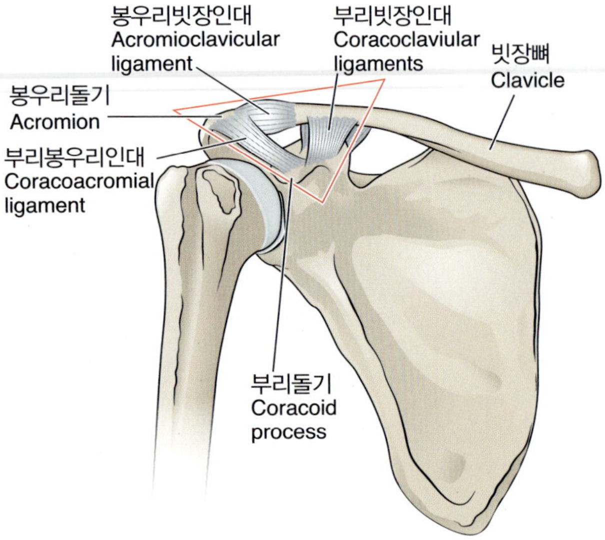

그림 5.4 봉우리빗장인대, 부리봉우리인대 및 부리빗장인대는 어깨 위쪽에서 삼각형의 인대를 형성한다.

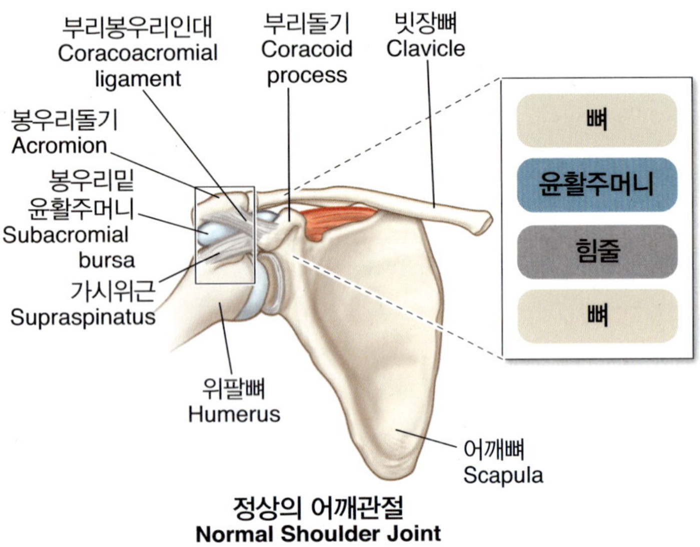

그림 5.5 부리봉우리활은 부리돌기, 부리봉우리인대 및 봉우리돌기에 의해 형성된다.

붕을 형성하여 위팔뼈머리가 위쪽 병진과 아래쪽 병진되지 않도록 고정시키는데 도움을 준다. 가시위근, 위팔두갈래근 긴갈래 힘줄, 그리고 봉우리밑윤활주머니가 부리봉우리활과 위팔뼈머리 사이에 존재한다. 이들 두 구조물(위쪽의 부리봉우리활과 아래쪽의 위팔뼈머리) 사이에 끼어 있는 물렁조직의 관계는 *봉우리밑충돌증후군*에 관련되어 왔다. 봉우리밑 충동증후군은 본 장의 나중 단락에서 설명될 것이다.

어깨복합체의 관절주머니, 인대 및 오목테두리의 해부학은 표 5-2에 요약되어 있다.

윤활주머니 Bursae

어깨 부위에는 여러 개의 윤활주머니가 존재하여 많은 근육들이 서로에 대해 활주할 수 있도록 완충 역할을 한다. 중요한 2개의 윤활주머니는 봉우리밑(어깨세모근밑)윤활주머니와 어깨밑근윤활주머니다.

봉우리밑윤활주머니는 어깨세모근, 봉우리돌기 및 부리봉우리활 밑에 존재한다. 이것은 어깨세모근과 돌림근띠 사이의 완충장치를 형성한다. 봉우리밑윤활주머니는 *어깨 충돌 증후군* 때 염증이 발생할 수 있다. 만약 봉우리밑윤활주머니에서 염증이 발생하고 부종이 일어나면, 부리봉우리활 아래쪽의 공간이 감소될 수 있다. 어깨밑근윤활주머니는 어깨밑근 힘줄의 아래쪽과 관절오목 앞쪽 가장자리의 위쪽에 위치한다. 이것은 어깨밑근 힘줄을 어깨뼈로부터 완충시키는 역할을 한다. 그림 5.6은 이들 두 윤활주머니를 보여주고 있다.

신경 Nerves

어깨 부위의 가장 중요한 신경 구조물은 팔신경얼기이다. 이런 신경망은 C5-T1의 신경뿌리에 의해 형성된다. 신경뿌리들은 결합되었다가 다시 분할되면서 말단 가지신경이 되고, 이런 말단 신경은 종종 다중 신경뿌리 레벨을 가진다(그림 5.7). 팔신경얼기는 어깨의 바로 앞쪽과 아래쪽에 위치하는 겨드랑이를 통과하여 아래쪽으로 주행한다. 팔신경

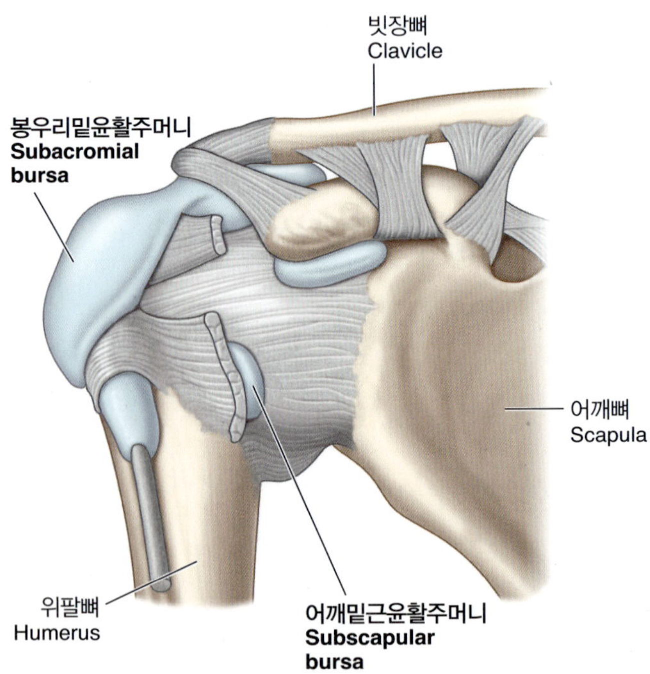

그림 5.6 봉우리밑윤활주머니와 어깨밑근윤활주머니

표 5-2 결합조직의 해부학과 생리학

어깨

구조	해부학	기능	임상적 고려사항
관절주머니	팔을 올림할 때, 위팔뼈머리가 아래쪽으로 내려갈 수 있는 느슨한 구조물(특히, 아래쪽 부위)	관절을 안정화시킨다. 윤활액을 생산하는 윤활막이 존재한다.	아래쪽 관절주머니의 타이트니스는 가동범위의 제한을 일으킬 수 있다. 관절주머니의 느슨함은 불안정을 초래할 수 있다.
오목위팔인대	3개의 오목위팔인대: • 위오목위팔인대 • 중간오목위팔인대 • 아래오목위팔인대 앞쪽과 아래쪽 어깨에 "Z"자 모양을 형성한다.	오목위팔관절의 안정성을 강화한다.	이들 인대의 느슨함은 관절 안정성을 손상시킨다.
부리위팔인대	부리돌기에서 아래쪽과 가쪽으로 주행하여 위팔뼈머리의 위쪽 부분에 부착한다.	팔을 늘어뜨려 몸통 옆에 위치시켰을 때 중력에 저항한다. 위쪽과 앞쪽의 어깨에 부가적인 안정성을 제공한다.	부리위팔인대의 타이트니스는 어깨 움직임을 제한할 것이고, 느슨함은 어깨 불안정을 초래할 것이다.
부리봉우리인대	부리돌기에서 봉우리돌기까지 어깨의 위쪽 부분을 가로지른다.	부리돌기와 봉우리돌기와 함께, 부리봉우리활로 불리는 어깨 상단의 지붕을 형성한다.	위팔뼈머리와 부리봉우리활 사이의 공간은 매우 좁다. 부리봉우리활 밑에 있는 근육과 윤활주머니에 염증과 부종이 있다면, 물렁조직의 충돌이 발생할 것이다.
부리빗장인대	부리돌기에서 빗장뼈의 아래쪽면까지 주행한다; 2부분: • 원뿔인대 • 마름인대	봉우리돌기에 대한 대부분의 빗장뼈 안정성을 제공한다.	만약 봉우리빗장인대가 신장되거나 찢어지면, 부리빗장인대가 빗장뼈에 안정성을 제공할 수 있다.
봉우리빗장인대	봉우리빗장관절의 위쪽면과 아래쪽면을 덮는다.	봉우리빗장관절을 안정화시킨다.	만약 봉우리빗장인대가 신장되거나 찢어지면, 먼쪽 빗장뼈가 봉우리돌기 위로 올라갈 것이다.
복장빗장인대	몇 개의 복장빗장인대가 존재한다. 가장 중요한 인대는 갈비빗장인대이다.	빗장뼈와 1번 갈비뼈를 연결함으로써 복장빗장관절을 안정화시킨다.	이 관절의 움직임은 완전한 어깨 움직임을 갖는데 필수적이다.
오목테두리	오목테두리는 관절오목의 가장자리로부터 약 1/4인치 정도 떨어져 있다.	관절오목의 깊이를 50%까지 증가시키고, 위팔뼈머리를 안정화시키는데 도움을 준다. 오목위팔인대의 부착점과 위팔두갈래근 긴갈래 힘줄의 부착점을 제공한다.	오목테두리의 파열은 통증과 어깨의 불안정을 일으킨다.

얼기는 위팔, 아래팔 및 손 뿐만 아니라, 대부분의 어깨에 신경을 공급한다. 어깨의 신경해부학에 대한 기본적인 지식은 팔신경얼기 손상과 말초신경 손상을 가진 환자를 치료할 때 중요하다.

팔신경얼기에서 나온 신경들은 어깨 부위의 근육에 신경지배를 공급한다. 겨드랑신경과 긴가슴신경에 특별히 주의해야 한다. 겨드랑신경은 어깨세모근과 작은원근을 신경지배한다. 팔신경얼기가 손상될 때 겨드랑신경이 종종 손상된다. 긴가슴신경은 앞톱니근을 신경지배한다. 이 신경은 가쪽 가슴벽을 따라 아래쪽으로 얕게 주행하기 때문에 쉽게 손상될 수 있다. 신장나 찢어짐 손상이 앞톱니근의 탈신경을 일으켜 안쪽 *날개형 어깨뼈*(medial scapular winging)를 초래할 수 있다(상자 5-1).

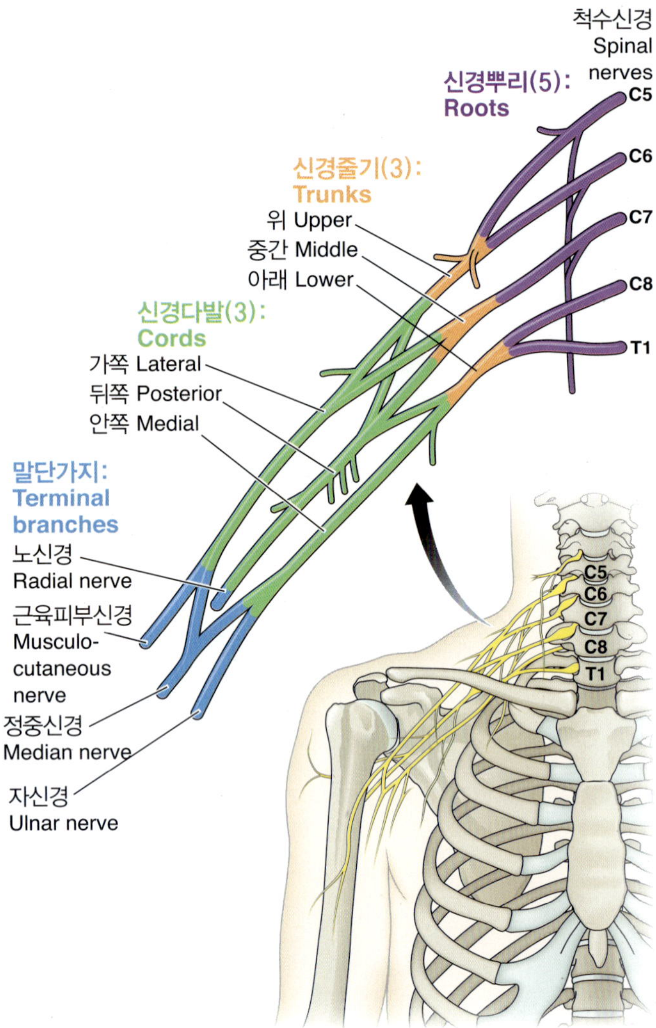

그림 5.7 팔신경얼기. C5-T1의 신경뿌리는 말단가지 신경이 되기 전에 혼합되었다가 다시 분할된다.

근육의 해부학과 생리학 Muscular Anatomy and Kinesiology

어깨를 덮고 있는 근육들은 어깨관절에 동적 안정성을 제공하는 필수 요소이다. 어깨복합체의 운동형상학을 이해하기 전에, 어깨 운동학에 대한 철저한 지식이 필요하다. 표

상자 5-1 날개형 어깨뼈

날개형 어깨뼈는 주로 앞톱니근의 약증으로 일어난다. 이런 상태일 때, 어깨뼈의 안쪽 경계면이 가슴우리로부터 튀어나와 날개처럼 보인다. 앞톱니근을 지배하는 긴가슴신경이 날개형 어깨뼈의 원인이 될 수 있다. 긴가슴신경은 앞가쪽 가슴벽을 따라 아래쪽으로 얕게 주행하기 때문에 손상되기 쉽다. 앞톱니근의 약증은 주로 어깨뼈 모음근(대항근이 아닌) 때문에, 어깨뼈를 척추뼈 쪽으로 이동시킨다. 앞톱니근의 약증은 위쪽돌림의 짝힘에 나쁜 영향을 주어 팔을 올림하는 일상 활동에 나쁜 영향을 미친다.

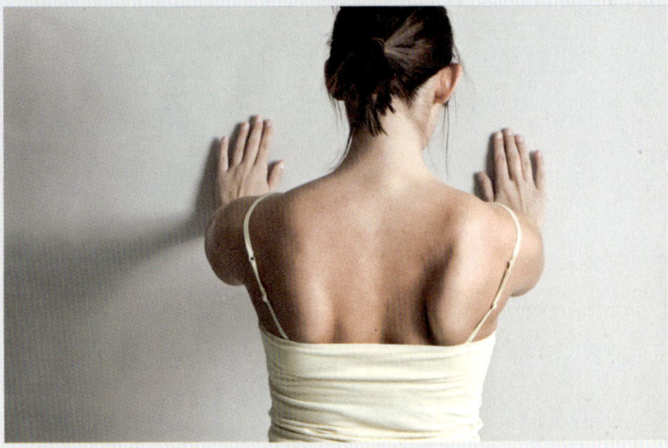

5-3은 근육의 이는곳, 닿는곳, 신경지배, 작용 및 임상적 고려사항에 대한 개요를 설명하고 있다.

이 부위의 일부 근육들은 총칭 **어깨뼈 고정근**으로 불린다. 이들 근육으로는, 앞톱니근, 마름근, 어깨올림근 및 등세모근 등이 있다. 이들 근육은 어깨뼈를 제어하는 공통된 작용 때문에 근력강화에 초점이 맞추어질 수 있다.

운동형상학 Kinematics

어깨가슴관절(ST) Scapulothoracic (ST) Joint

어깨뼈는 가슴우리 위에서 활주할 수 있으며, 우리는 이들 활주를 올림과 내림, 내밈과 뒤당김, 그리고 위쪽돌림과 아래쪽돌림이라고 부른다. 어깨뼈가 올림을 할 때, 어깨뼈는 갈비우리와의 접촉을 유지하기 위해 앞쪽으로 기울어진다. 내림할 때, 어깨뼈의 뒤쪽 경사가 일어난다. 이와 마찬가지로, 어깨뼈가 내밈할 때, 어깨뼈는 갈비우리의 만곡을 따라 움직이면서 가로면 상에서 안쪽돌림을 한다. 어깨뼈의 안쪽돌림은 어깨뼈의 밑바닥을 더 안쪽으로 돌림시키고, 또 어깨뼈를 더욱 시상면 쪽으로 위치시킨다. 뒤당김할 때, 어깨뼈는 가쪽으로 돌림하여 더욱 이마면 쪽으로 위치하게 된

표 5-3 근육의 해부학과 운동학

어깨

근육	이는곳	닿는곳	신경지배	주요 작용	임상적 고려사항
위등세모근	뒤통수뼈융기와 목뼈	먼쪽 빗장뼈	11번 뇌신경 (척수더부신경)	어깨뼈의 위쪽돌림, 올림 및 뒤당김	위쪽돌림의 짝힘으로 작용하는 3개 근육 중의 하나이다. 약증은 충돌 증후군을 초래할 수 있다.
중간등세모근	C7-T5의 가시돌기	봉우리돌기	11번 뇌신경 (척수더부신경)	어깨뼈의 뒤당김	
아래등세모근	T6-T12의 가시돌기	어깨뼈가시의 위쪽면	11번 뇌신경 (척수더부신경)	어깨뼈의 내림, 위쪽돌림 및 뒤당김	위쪽돌림의 짝힘으로 작용하는 3개 근육 중의 하나이다. 약증은 충돌 증후군을 초래할 수 있다. 어깨뼈의 내림은 앉은 자세에서 선 자세로 몸을 위로 들어 올리는데 작용하거나, 보조장비로 보행을 할 때 작용한다.
어깨올림근	C1-C4의 가로돌기	어깨뼈 윗각과 어깨뼈 가시뿌리 사이의 안쪽경계면	등쪽어깨신경	어깨뼈의 올림과 아래쪽돌림. 부가적으로 이 근육은 약한 뒤당김 능력을 가진다.	
마름근 (큰/작은)	C7-T5의 가시돌기	어깨뼈의 안쪽경계면	등쪽어깨신경	어깨뼈의 뒤당김, 아래쪽돌림 및 올림	등쪽어깨신경의 손상은 가쪽 날개형 어깨뼈를 초래한다.
앞톱니근	1번-9번 갈비뼈의 가쪽면	어깨뼈 깊게 주행하여 어깨뼈 안쪽경계면에 부착한다.	긴가슴신경	어깨뼈의 위쪽돌림과 내밈 어깨뼈의 안쪽면을 가슴우리에 접촉시킨다.	위쪽돌림의 짝힘으로 작용하는 3개 근육 중의 하나이다. 약증은 충돌 증후군을 초래할 수 있다. 긴가슴신경의 손상은 안쪽 날개형 어깨뼈를 초래한다.
작은가슴근	3번-5번 갈비뼈의 앞쪽면	부리돌기	안쪽가슴신경	어깨뼈의 내림, 아래쪽돌림 및 앞쪽 경사	타이트니스는 둥근 어깨를 초래한다. 가슴문 증후군에 영향을 줄 수 있다.
가시위근	어깨뼈의 가시위오목	봉우리돌기와 부리봉우리활 밑을 주행하여 위팔뼈 큰결절에 부착한다.	어깨위신경	위팔뼈의 스캡션. 다른 돌림근띠와 함께, 위팔뼈머리를 아래쪽과 관절오목의 안쪽으로 당긴다.	4개 돌림근띠 중의 하나. 대부분의 근육은 충돌 증후군과 관련된다.

계속

표 5-3 근육의 해부학과 운동학 - 계속

어깨

근육	이는곳	닿는곳	신경지배	주요 작용	임상적 고려사항
가시아래근	어깨뼈의 가시아래 오목	위팔뼈의 큰결절	어깨위신경	위팔뼈의 가쪽돌림. 다른 돌림근띠와 함께, 위팔뼈머리를 아래쪽과 관절오목의 안쪽으로 당긴다.	돌림근띠의 하나.
작은원근	아래각 근처의 어깨뼈 가쪽경계면	위팔뼈의 큰결절	겨드랑신경	위팔뼈의 가쪽돌림. 다른 돌림근띠와 함께, 위팔뼈머리를 아래쪽과 관절오목의 안쪽으로 당긴다.	돌림근띠의 하나.
어깨밑근	어깨밑오목에 있는 어깨뼈의 아래쪽면	위팔뼈의 작은결절	위어깨밑신경과 아래어깨밑신경	위팔뼈의 안쪽돌림. 다른 돌림근띠와 함께, 위팔뼈머리를 아래쪽과 관절오목의 안쪽으로 당긴다.	돌림근띠의 하나.
넓은등근	아래쪽 등뼈와 모든 허리뼈의 가시돌기, 그리고 아래쪽 4개의 갈비뼈. 종종 뒤쪽엉덩뼈능선과 어깨뼈아래각에서 시작하는 이는곳을 가진다.	결절사이고랑이 있는 위팔뼈의 앞쪽면	가슴등신경	위팔뼈의 폄, 모음 및 안쪽돌림. 어깨뼈의 내림. 허리뼈의 폄.	어깨뼈의 내림은 앉은 자세에서 선 자세로 몸을 위로 들어 올리는데 작용하거나, 보조장비로 보행을 할 때 작용한다.
큰원근	어깨뼈의 아래각	겨드랑이를 통과하여 어깨의 앞쪽면인 작은결절에 부착한다.	아래어깨밑신경	위팔뼈의 폄, 모음 및 안쪽돌림.	유일한 어깨위팔근육이며, 돌림근띠의 일부가 아니며,
큰가슴근	2개의 갈래: • 복장갈래: 복장뼈에서 시작함 • 빗장갈래: 몸쪽 빗장뼈에서 시작함	큰결절이 있는 위팔뼈의 앞쪽면	안쪽과 가쪽 가슴신경	위팔뼈의 가로모음, 안쪽돌림 및 모음	
앞어깨세모근	먼쪽 빗장뼈	어깨세모근거친면	겨드랑신경	위팔뼈의 굽힘과 가로모음	
중간어깨세모근	봉우리돌기	어깨세모근거친면	겨드랑신경	위팔뼈의 벌림	
뒤어깨세모근	어깨뼈가시	어깨세모근거친면	겨드랑신경	위팔뼈의 폄과 가로벌림	
부리위팔근	부리돌기	위팔뼈(위팔뼈몸통의 중간지점)	근육피부신경	위팔뼈의 굽힘	

표 5-3 근육의 해부학과 운동학 - 계속

어깨

근육	이는곳	닿는곳	신경지배	주요 작용	임상적 고려사항
위팔두갈래근	긴갈래: 관절오목과 오목테두리의 위쪽면 짧은갈래: 부리돌기	몸쪽 노뼈에 있는 노뼈거친면	근육피부신경	어깨의 굽힘. 팔꿈치의 굽힘. 아래팔의 뒤침.	긴갈래는 위팔뼈머리의 위쪽 병진을 제한한다.
위팔세갈래근 (긴갈래)	관절오목의 아래쪽면	자뼈의 팔꿈치머리 돌기	노신경	어깨의 폄, 팔꿈치의 폄	이것은 어깨에 영향을 미치는 유일한 위팔세갈래근의 유일한 갈래이다.

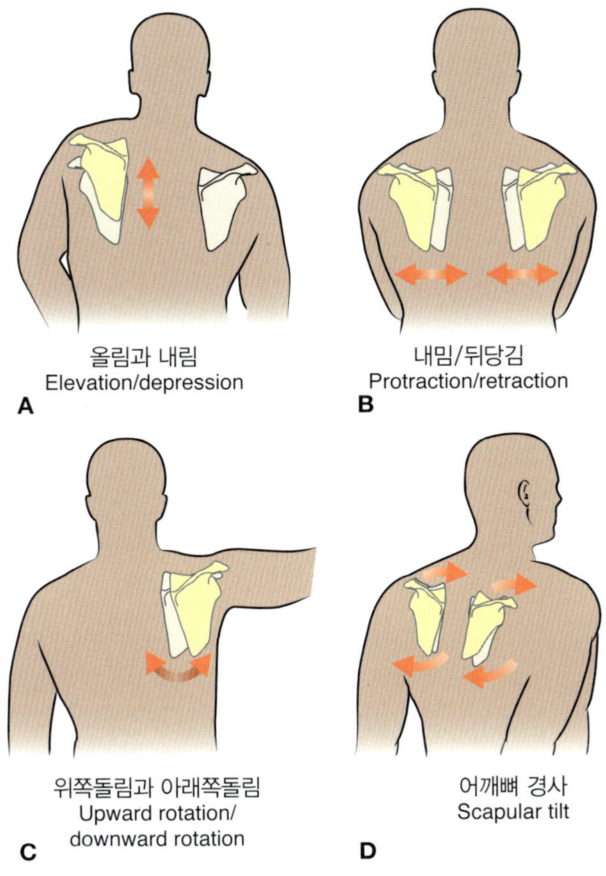

그림 5.8 어깨뼈의 움직임은 (A) 올림/배림, (B) 내밈/뒤당김, (C) 위쪽돌림/아래쪽돌림, (D) 어깨뼈 경사를 포함한다.

다. 그림 5.8은 어깨뼈의 움직임을 보여주고 있다.

어깨뼈의 움직임은 어깨복합체의 가동성과 안정성을 모두 증가시킨다. 움직임이 어깨뼈를 가슴우리와의 접촉을 유지시키고, 또 다양한 팔 위치와 함께 위팔뼈머리를 관절오목의 중앙 위치에 유지시킬 때, 안정성이 향상된다. 어깨뼈의 움직임도 팔의 전반적인 가동성에 기여한다. 팔을 올림할 때, 어깨뼈는 약 60° 위쪽으로 돌림하여 전체 움직임의 약 1/3에 기여한다. 이것은 나중에 "어깨위팔리듬" 단락에서 논의될 것이다.

봉우리빗장관절(AC) Acromioclavicular (AC) Joint

어깨뼈 봉우리돌기와 먼쪽 빗장뼈 사이의 연결 때문에, 위에서 설명되었듯이 어깨뼈의 움직임이 봉우리빗장관절로 전달된다. 봉우리빗장관절의 움직임 크기는 수년에 걸쳐 논쟁되어 왔지만, 최근 연구에 따르면 그 움직임이 매우 작다는 것이다. 그러나 어깨뼈의 경사와 안쪽돌림/가쪽돌림이 이 관절에서 일어난다.

복장빗장관절(SC) Sternoclavicular (SC) Joint

봉우리빗장관절에서 일어나는 최소한의 움직임만 있다면, 팔이음뼈의 움직임은 상당 부분이 복장빗장관절로 전달된다. 어깨뼈가 위쪽돌림을 할 때, 봉우리돌기가 올림하여 먼쪽 빗장뼈를 올림시킨다. 이런 움직임은 어깨의 첫 90°벌림에서 일어나고, 먼쪽 빗장뼈의 올림이 30°까지 일어난다. 계속 팔을 올림하면, 부리빗장인대가 타이트해지고 빗장뼈를 당겨서 뒤쪽으로 돌림시킨다. S자형 빗장뼈는 축성 돌림하여 크랭크 손잡이 움직임과 비슷하게 빗장뼈의 가쪽끝단을 올림시킨다. 적어도 먼쪽 빗장뼈 올림의 절반은 복장빗장관절의 뒤쪽돌림에서 나온다.

복장빗장관절은 내밈과 뒤당김도 허용하고, 이들 움직임은 가슴우리 위에서 일어나는 어깨뼈의 내밈과 뒤당김을 동반한다. 움직임의 약 15–30°은 어느 방향에서도 일어날 수 있다.

오목위팔관절(GH) Glenohumeral (GH) Joint

팔의 올림 동안, 볼록한 위팔뼈머리는 약간 오목한 관절오목 위에서 움직인다. 위팔뼈머리의 구르기는 반대쪽 방향의 활주에 의해 동반되고, 3장에서 설명된 볼록-오목 법칙을 따른다. 작은 관절오목을 이용하기 위해 팔이 올림될 때 커다란 크기의 위팔뼈머리는 아래쪽으로 활주해야 한다. 이런 방식으로 움직이면, 위팔뼈머리는 관절오목에서 벗어나지 않는다.

이런 아래쪽 활주는 위팔뼈머리가 부리봉우리활인 위쪽으로 이동하는 것을 막아주어 봉우리돌기의 아래쪽면에 물렁조직이 충돌되는 것을 막아준다. 완전한 어깨 가동범위를 달성하려면, 팔의 올림은 아래쪽 활주 이외에, 위팔뼈의 가쪽돌림에 의해 동반되어야 한다(그림 5.9). 가쪽돌림은 위팔뼈머리와 봉우리돌기 사이에서 일어나는 물렁조직의 충돌을 감소시키고,[8] 특히 팔의 올림이 증가할 때 더욱 그러하다.[9] 어깨의 벌림 시, 위팔뼈의 완전한 안쪽돌림은 60°까지 제한되고, 중립위 시에는 90°까지 움직임을 제한한다. 제한된 어깨 가쪽돌림은 주로 벌림과 스캡션의 가동범위에 영향을 미친다.

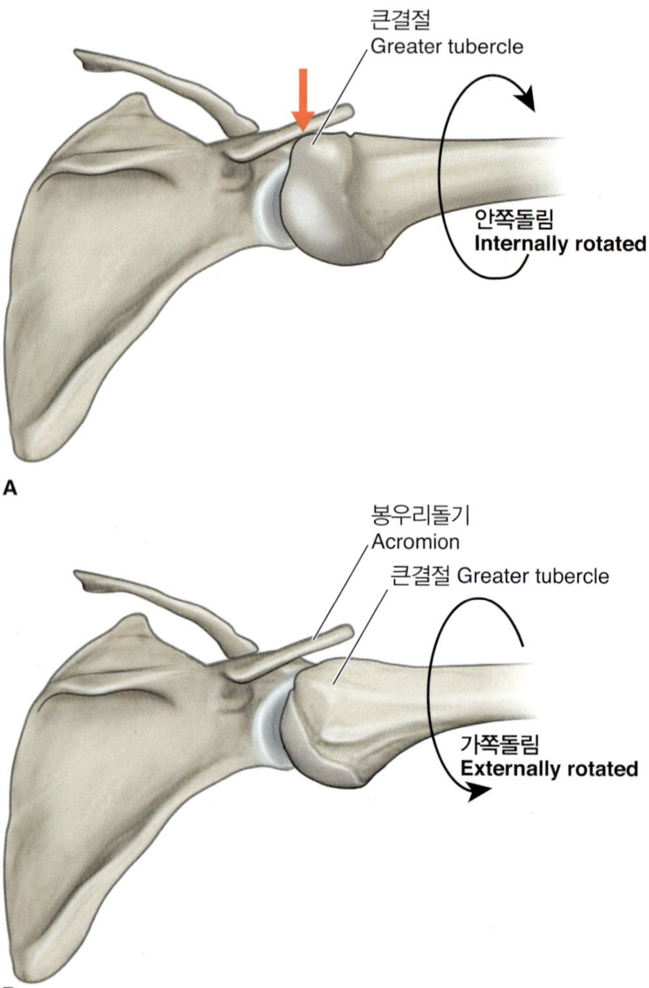

그림 5.9 어깨가 안쪽돌림된 상태로 팔을 올림하면, 위팔뼈 큰결절과 봉우리돌기 사이에서 물렁조직이 압박된다(A). 위팔뼈의 가쪽돌림은 부리봉우리활 밑에서 일어나는 물렁조직의 충돌을 감소시킨다(B).

주의…

환자가 굽힘, 벌림 및 스캡션 운동을 할 때 어깨의 돌림 자세에 **주의한다.** 충돌을 피하기 위해 어깨를 가쪽돌림이나 중립위로 유지해야 함을 명심한다. 이와 마찬가지로, 어깨 충돌증후군 환자를 치료할 때 기본 운동면에서 일어나는 벌림을 피하고, 그 대신 어깨뼈면 상으로 팔을 벌림한다.

위팔뼈머리의 상대적 크기와 관절오목의 얕은 깊이 때문에, 어깨관절의 안정성은 오목테두리, 관절주머니, 인대 및 근육에 영향을 받는다. 1차 고정근으로는, 돌림근띠, 넓은등근, 큰원근 및 위팔두갈래근 긴갈래 등이 있다. 이들은 여러 가지 방법을 통해 고정근으로 작용할 수 있다. 근육들은 수동장벽을 생성하기 위해 인대를 타이트하게 만드는 위치로 관절을 움직이고, 그들 스스로 수동장력에 의한 장벽을 형성할 수 있고, 또 근육들은 불안정의 힘에 대항해 능동으로 수축하여 뼈를 당길 수도 있다.

어깨밑근은 위팔뼈머리의 앞쪽 변위를 제한하는 장벽으로 알려져 왔고, 또 가시아래근과 작은원근은 뒤쪽 장벽으로 알려져 왔다(그림 5.10). 위팔두갈래근 긴갈래, 넓은등근, 큰원근 및 어깨밑근은 위팔뼈머리의 위쪽 병진에 저항하는 안정근으로 수축한다. 가시위근의 수축은 아래쪽 병진에 저

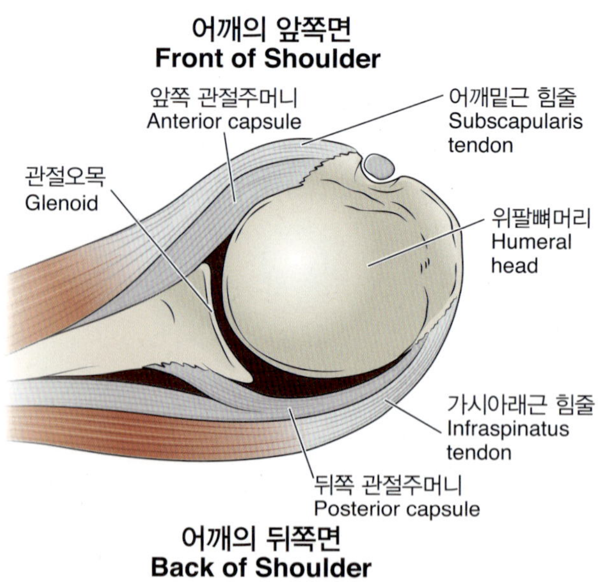

그림 5.10 오목위팔관절의 위쪽면. 앞쪽과 뒤쪽의 돌림근띠는 위팔뼈머리의 변위를 막는 장벽을 형성한다.

항한다. 치료에 있어서 관절 안정성에 대한 근육의 역할을 이해하는 것이 중요하기 때문에, 우리는 *어깨 불안정*의 병리에서 이것을 살펴볼 것이다.

돌림근띠 근육들은 함께 작용하여 오목위팔관절을 안정화시킨다. 돌림근띠의 각 근육들이 개별적으로 오목위팔관절의 움직임을 일으키지만, 이들 근육은 함께 작용하여 위팔뼈머리를 아래쪽과 관절오목 쪽으로 당겨 오목위팔관절을 안정화시키는 중요한 역할도 한다. 오목위팔관절의 안정성을 증가시키는 것 이외에, 이런 운동이 팔을 올림한 상태에서 어깨세모근의 당김을 상쇄시키기 때문에, 우리는 "짝힘" 단락에서 다시 논의할 것이다.

어깨위팔리듬 Scapulohumeral Rhythm

팔 올림의 가동범위에 영향을 주는 주요 요소는 가슴우리에 대한 어깨뼈의 움직임이다. Inman 등은 1944년에 어깨 벌림에 대한 어깨뼈의 기여도를 연구했다. 그들에 따르면, 벌림의 첫 30° 범위까지는 어깨뼈가 움직이지 않고, 그 이후로 어깨뼈가 1° 움직일 때마다 위팔뼈가 2° 움직인다고 했다. 이런 2:1 비율은 어깨위팔리듬이라고 불린다(그림 5.11).

Inman 등의 최초 연구 이후로, 이런 생체역학적 관계가 많이 연구되었다. 현재 우리는 팔의 올림 동안 어깨뼈 위쪽돌림의 크기와 타이밍에 있어서 상당한 가변성이 있음을 인정하고 있다. 이런 가변성에도 불구하고, 임상가로서 우리는 어깨위팔의 움직임이 팔의 완전한 올림에 꼭 필요할 뿐만 아니라, 전체 움직임 중 약 1/3(약 60°)의 움직임에 기여한다는 것을 알고 있어야 한다.

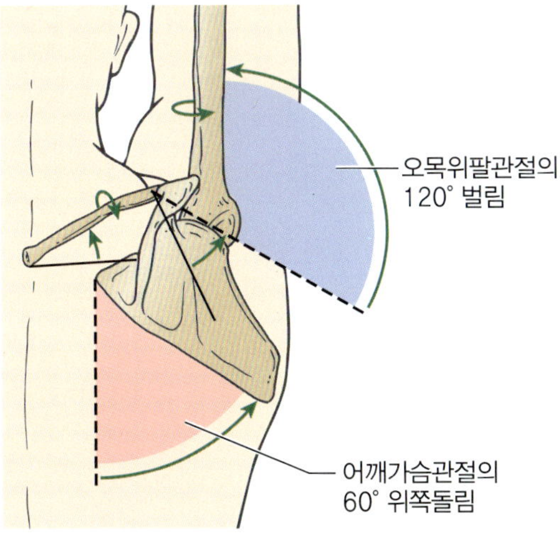

그림 5.11 어깨위팔리듬. 위팔뼈 움직임과 어깨뼈 움직임의 비율은 2:1. 팔 올림의 180° 중에서, 어깨뼈의 위쪽돌림은 60°이고, 위팔뼈의 벌림은 120°이다.

봉우리돌기, 빗장뼈 및 복장뼈 사이의 인대 연결 때문에, 60°의 어깨뼈 움직임은 약간의 봉우리빗장관절 움직임과 상당한 복장빗장관절 움직임과 함께 일어난다.

> **주의…**
>
> 제한된 오목위팔관절 움직임의 결과로 인한 어깨뼈의 과도한 움직임에 **주의한다.** 환자들은 어깨뼈의 움직임을 증가시킴으로써 제한된 오목위팔관절 움직임을 보상할 것이다. 여러분이 어깨 ROM을 증가시키려고 할 때, 제한된 관절을 표적으로 삼는다. 여러분은 오목위팔관절에 대한 여러분의 운동에 초점을 맞추기 위해 어깨뼈를 안정화시킬 필요가 있다.

짝힘 Force Couples

신체 전반의 움직임은 부드러운 움직임 패턴을 만들기 위해 협력적으로 수축하는 근육들에 좌우된다. 어깨복합체보다 뚜렷하게 짝힘이 일어나는 부위는 없다. 팔을 올림하는 동안, 돌림근띠와 어깨세모근이 함께 작용하여 오목위팔관절의 움직임을 만들고, 이와 동시에, 3개의 어깨뼈 위쪽돌림근이 어깨가슴관절의 움직임을 만들어낸다. 이들 2개의 중요한 짝힘을 살펴본다.

어깨뼈 위쪽돌림근

가장 강한 3개의 위쪽돌림근은 위등세모근, 아래등세모근 및 앞톱니근이다. 이들 3개 근육중에서 가장 강한 위쪽돌림근은 앞톱니근이지만, 3개의 모든 근육이 부드러운 어깨뼈 위쪽돌림을 보장하기 위해 가동범위의 여러 지점에서 작용해야 한다. 어깨뼈의 이런 위쪽돌림은 팔의 전체 움직임에 기여할 뿐만 아니라, 오목위팔 근육이 가동범위 내내 길이-장력 관계를 유지할 수 있도록 만든다(그림 5.12).

이런 짝힘의 경우에는, 위등세모근의 기여도가 가장 적다. 만약 환자가 어깨뼈 위쪽돌림에 약증을 보인다면, 물리치료사는 아래등세모근과 앞톱니근에 초점을 맞추어야 한다.

돌림근띠와 어깨세모근

오목위팔관절에서, 돌리근띠는 위팔뼈머리를 아래쪽과 관절오목 쪽으로 이동시키고, 어깨세모근에 의해 생성된 위쪽 전단력에 저항하여 관절을 안정화시킬 수 있는 완벽한 당김선을 가지고 있다. 이것은 어깨세모근이 위팔뼈머리를 위쪽으로 이동시키지 않고 위팔뼈를 벌림하도록 허용한다

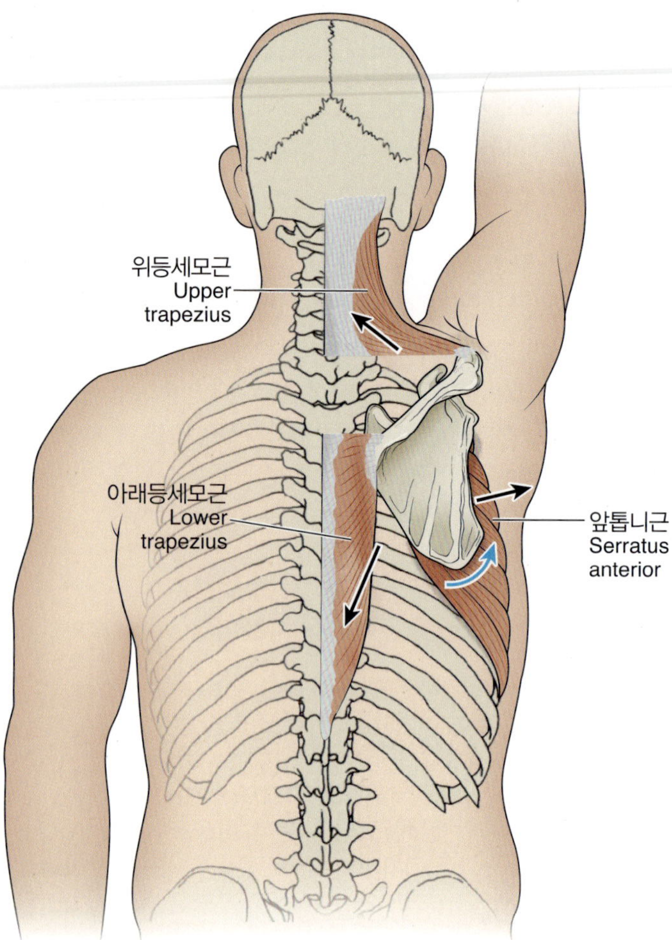

그림 5.12 어깨뼈 위쪽돌림의 짝힘: 위등세모근, 아래등세모근 및 앞톱니근

(그림 5.13). *돌림근띠가 파열 손상을 당했다면*, 팔을 올림할 때 돌림근띠가 어깨세모근의 대항근으로 수축하지 않기 때문에 비정상적인 움직임 패턴이 종종 나타난다.

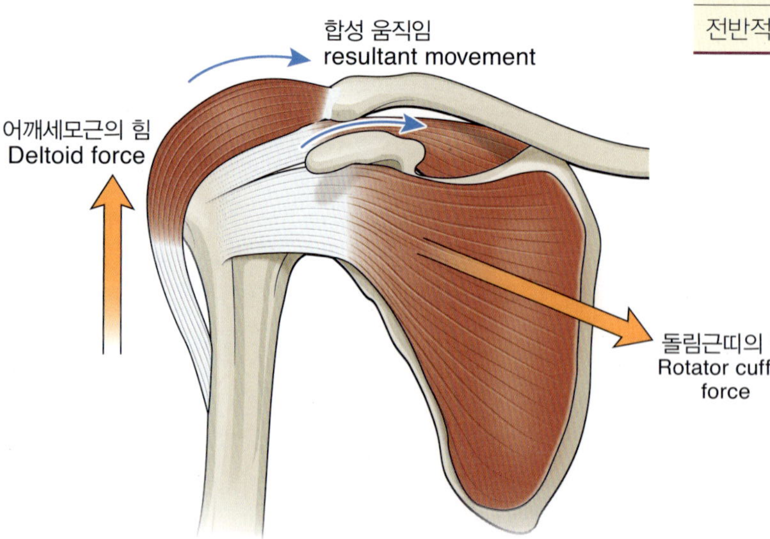

그림 5.13 팔 올림의 짝힘: 어깨세모근과 돌림근띠.

이런 짝힘의 경우, 위팔뼈머리의 내림에 대한 가시위근의 역할에 의문이 든다. 나머지 3개 돌림근띠의 당김선이 위팔뼈머리를 내림하는데 더 중요하게 작용한다는 것을 의미할 수 있다.

관절가동술 Joint Mobilization

통증을 줄이거나 가동범위를 늘리기 위해서는, 관절가동술이 유용한 중재가 될 수 있다. 오목–볼록 규칙에 따르면, 오목한 관절오목에 대한 볼록한 위팔뼈머리의 움직임은 위팔뼈몸통의 움직임과 반대되는 방향으로 위팔뼈머리가 활주하는 것에 의해 동반된다. 어깨의 풀림자세는 어깨뼈면상에서 팔이 약 45° 올림된 자세이다. 관절오목이 어깨뼈면 상에 위치하기 때문에, 앞쪽 활주와 뒤쪽 활주는 어깨뼈면과 수직

표 5-4 가동범위를 증가시키는데 이용되는 활주의 방향

제한된 가동범위	관절가동술의 활주 방향
오목위팔관절 굽힘	오목위팔관절의 아래쪽 활주
오목위팔관절 벌림	오목위팔관절의 아래쪽 활주
오목위팔관절 안쪽돌림	오목위팔관절의 앞쪽 활주와 뒤쪽 활주
오목위팔관절 가쪽돌림	오목위팔관절의 앞쪽 활주와 뒤쪽 활주
오목위팔관절 가로벌림	오목위팔관절의 앞쪽 활주
오목위팔관절 가로모음	오목위팔관절의 뒤쪽 활주
전반적인 어깨 움직임	오목위팔관절의 견인
어깨뼈 올림	복장빗장관절의 아래쪽 활주
어깨뼈 내림	복장빗장관절의 위쪽 활주
전반적인 어깨뼈 움직임	어깨뼈 견인

되는 방향으로 적용된다는 것을 기억해야 한다. 표 5-4는 어깨의 움직임과 가동범위를 증가시키기 위해 사용되는 가동술의 활주 방향을 목록하고 있다.

주의…

운동면에서 오목위팔관절이 올바르게 움직이는지에 **주의한다.** 명심해야 할 것은 관절오목이 시상면 상에 위치하지 않는 것이다. 앞쪽 가동술은 앞안쪽 방향으로 수행되어야 한다. 뒤쪽 가동술은 뒤가쪽 방향으로 수행되어야 한다. 기본 운동면으로 수행되는 가동술은 환자에게 불편할 수 있고, 효과가 떨어질 수 있다.

오목위팔관절 Glenohumeral Joint

앞쪽 활주

관절오목에 대한 위팔뼈의 앞쪽 활주는 돌림과 가로벌림을 위해 사용된다. 환자는 누운 자세나 엎드린 자세를 취한다. 만약 환자가 엎드린 자세를 취했다면, 어깨뼈를 지지하기 위해 타올을 빗장뼈 밑에 받쳐 준다. 그림 5.14에서 보듯

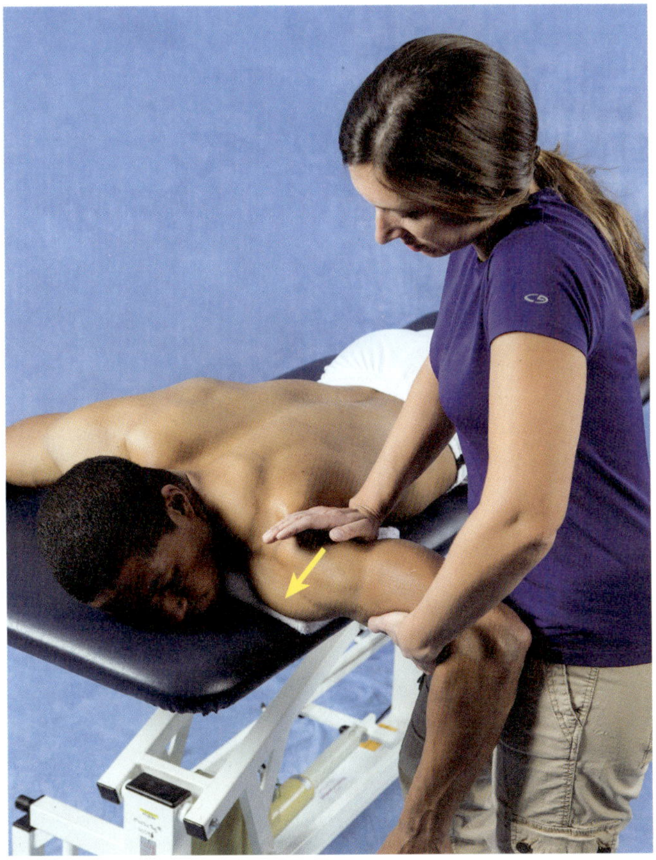

그림 5.14 오목위팔관절의 앞쪽 활주는 오목위팔관절의 돌림을 증가시킨다.

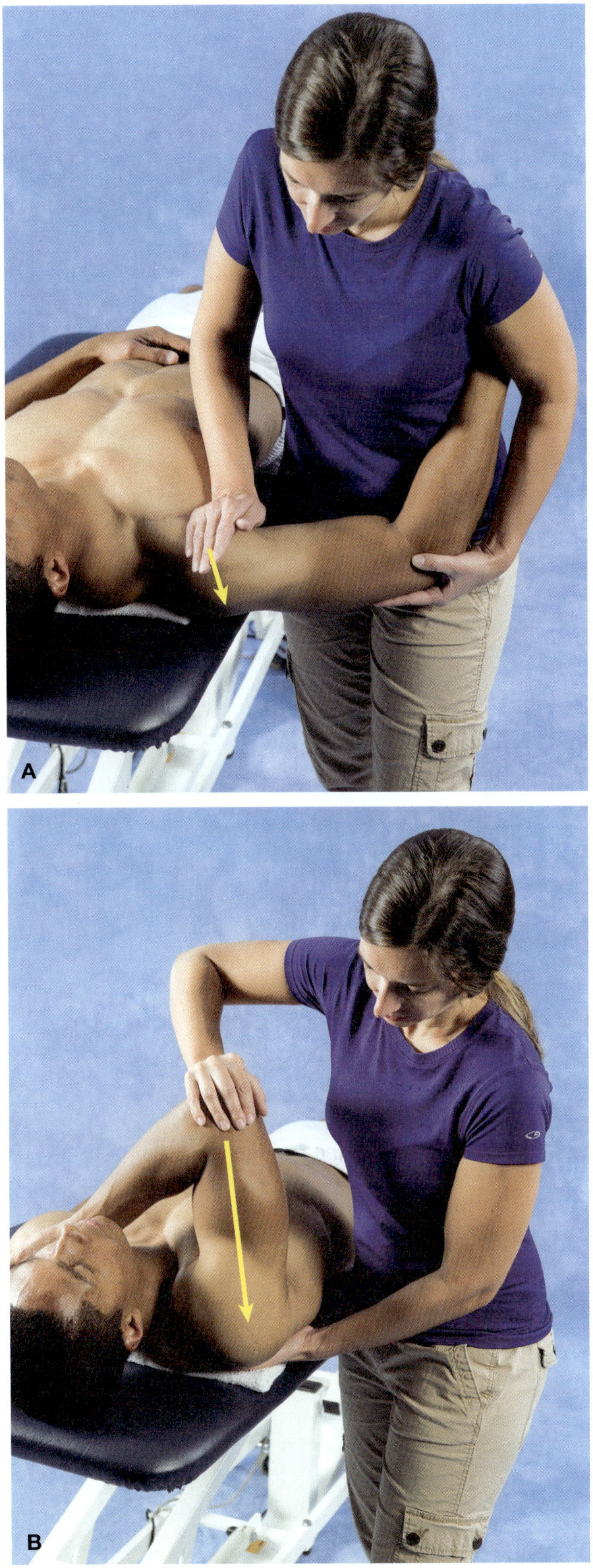

그림 5.15 오목위팔관절의 뒤쪽 활주는 오목위팔관절의 돌림을 증가시킨다. 이 기법은 환자의 팔을 약간 벌림한 자세(A)나 90° 굽힘한 자세(B)에서 수행될 수 있다.

이, 검사자는 환자의 팔을 지지하고, 손날(손의 자쪽 경계면)을 이용해 앞쪽과 안쪽 방향으로 활주를 적용한다.

뒤쪽 활주

위팔뼈의 뒤쪽 활주는 돌림과 가로모음을 증가시키기 위해 사용된다. 환자가 누운 자세를 취하고 있다면, 어깨뼈 밑에 타올을 배치한다. 그림 5.15A에서 보듯이, 검사자는 환자의 팔을 지지하고 손날을 이용해 뒤쪽과 가쪽 방향으로 활주를 적용한다.

다른 자세로서, 환자는 누운 자세를 취한 후, 팔꿈치를 굽힘하고 어깨를 90°로 굽힘한다. 그림 5.15B와 같이, 검사자는 어깨뼈를 고정하고, 위팔뼈의 긴축을 따라 팔꿈치에 힘을 적용한다.

아래쪽 활주

관절오목에 대한 위팔뼈의 아래쪽 활주는 어깨의 벌림이나 굽힘을 증가시키기 위해 사용된다. 환자가 누운 자세에서 어깨의 풀림자세를 취한다. 검사자는 어깨뼈를 고정하고, 위팔뼈머리를 아래쪽으로 활주한다. 그림 5.16과 그림 5.17에서 보듯이, 이 기법은 굽힘을 증가시키기 위해 시상면에서 적용될 수 있고, 또 벌림을 증가시키기 위해 이마면에서도 적용될 수 있다.

견인

오목위팔관절의 견인은 전반적인 관절주머니의 타이트니스나 통증을 감소시키기 위해 사용된다. 환자는 누운 자세를 취하고, 어깨를 약 40° 굽힘한다. 그림 5.18처럼, 검사자는 환자의 겨드랑이에서 몸쪽 위팔뼈를 잡고, 관절면을 견인하기 위해 가쪽으로 당긴다.

복장빗장관절 Sternoclavicular Joint

위쪽 활주

복장뼈에 대한 빗장뼈의 위쪽 활주는 어깨뼈 내림을 증가시키기 위해 사용된다. 환자는 누운 자세를 취한다. 검사자는 손가락을 빗장뼈의 몸쪽 끝단에 배치한다. 그림 5.19와 같이, 위쪽 활주를 적용한다.

아래쪽 활주

복장뼈에 대한 빗장뼈의 아래쪽 활주는 어깨뼈 올림을 증가시키기 위해 사용된다. 환자는 누운 자세를 취한다. 검사자는 엄지를 빗장뼈의 몸쪽 끝단에 배치한다. 그림 5.20과 같이, 아래쪽 활주를 적용한다.

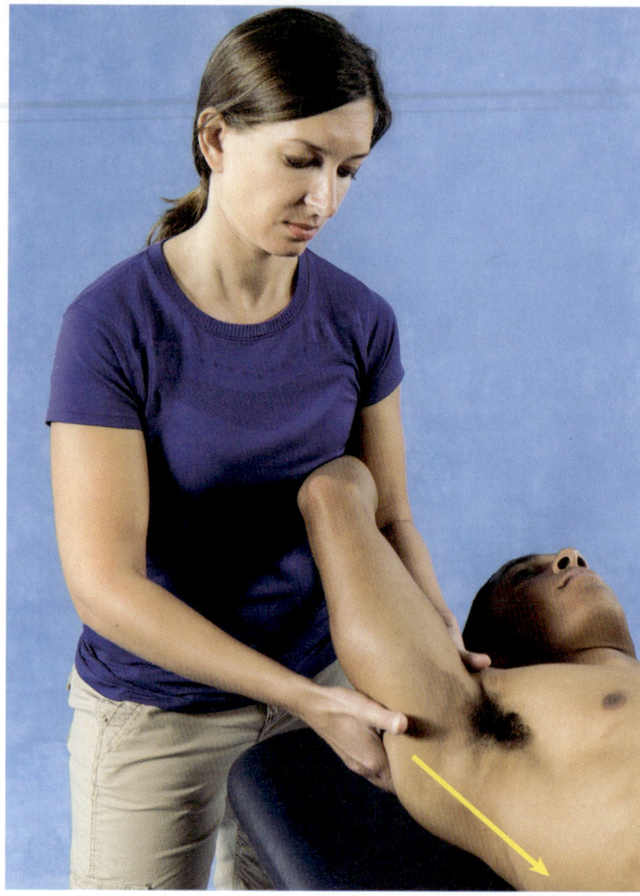

그림 5.16 오목위팔관절의 아래쪽 활주는 오목위팔관절의 굽힘을 증가시키기 위해 사용된다.

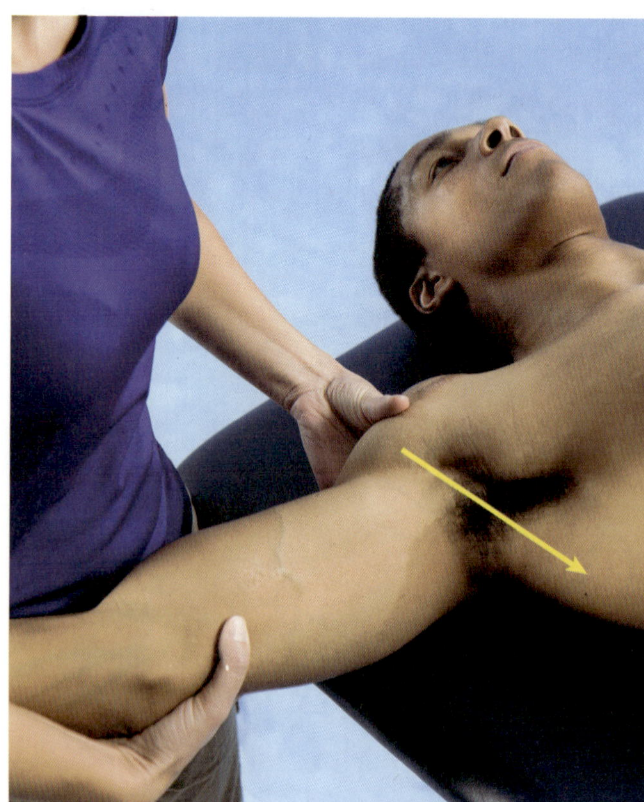

그림 5.17 벌림 자세에서 이루어지는 오목위팔관절의 아래쪽 활주는 오목위팔관절의 벌림을 증가시키기 위해 사용된다.

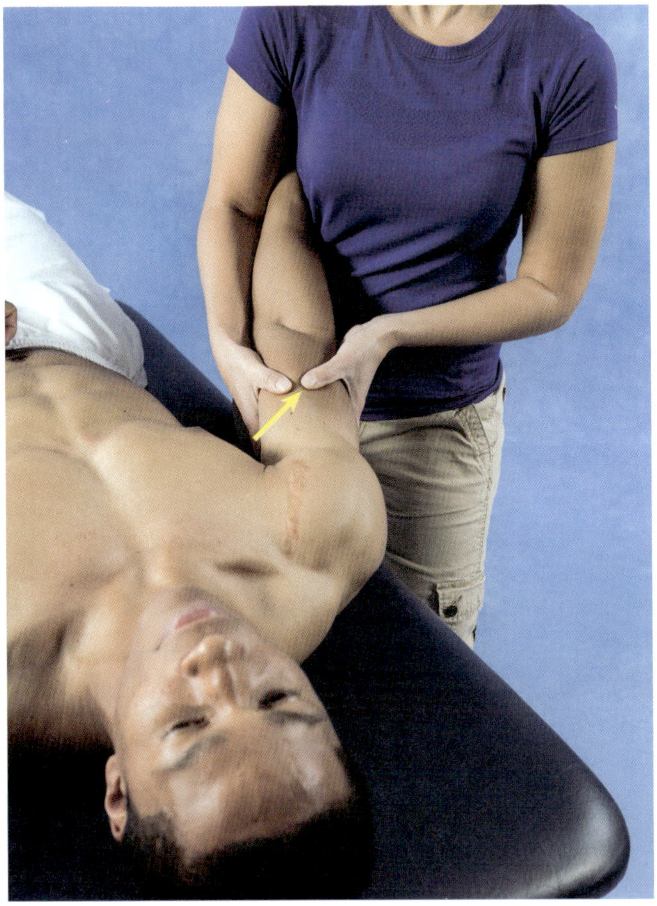

그림 5.18 오목위팔관절의 견인은 전반적인 관절 저가동성과 통증을 위해 사용된다.

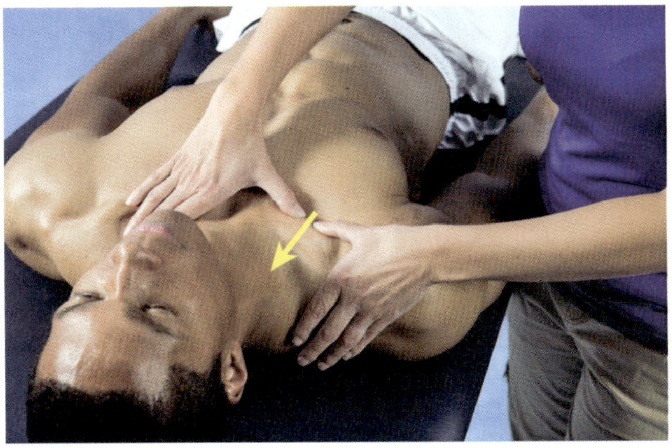

그림 5.19 복장빗장관절의 위쪽 활주는 어깨뼈 내림을 증가시키기 위해 사용된다.

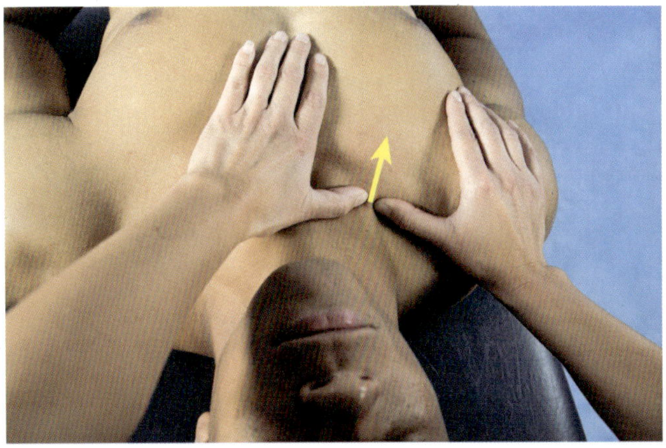

그림 5.20 복장빗장관절의 아래쪽 활주는 어깨뼈 올림을 증가시키기 위해 사용된다.

봉우리빗장관절 Acromioclavicular Joint

뒤쪽 활주

봉우리돌기에 대한 빗장뼈의 뒤쪽 활주는 봉우리빗장관절의 가동성을 증가시키기 위해 사용된다. 환자는 앉은 자세를 취하고, 검사자는 환측 팔 쪽에 위치한다. 검사자는 봉우리돌기의 뒤쪽을 고정하고, 손꿈치로 먼쪽 빗장뼈에 뒤쪽 방향의 힘을 적용한다(그림 5.21).

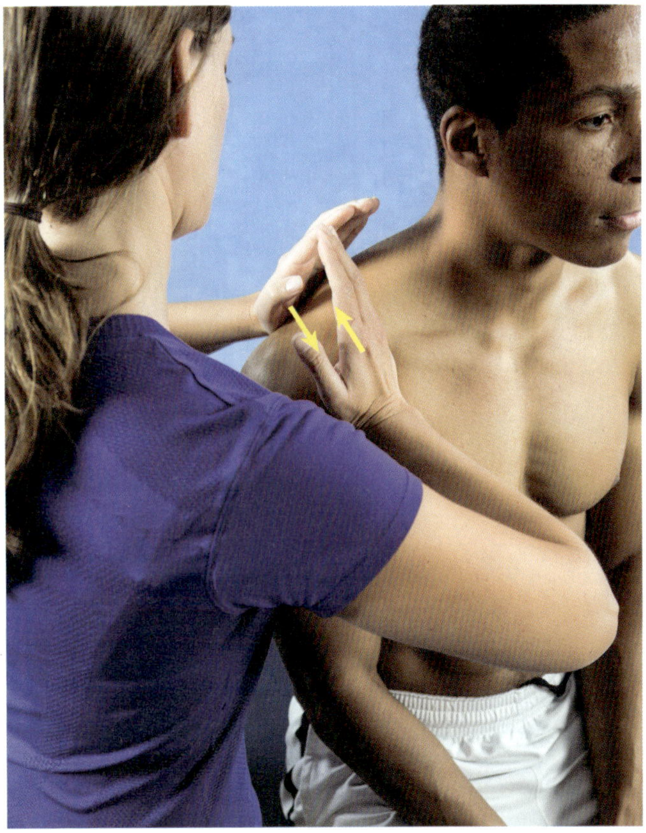

그림 5.21 봉우리돌기에 대한 빗장뼈의 뒤쪽 활주는 봉우리빗장관절의 가동성을 증가시키기 위해 사용된다.

어깨가슴관절 Scapulothoracic Joint

견인

어깨가슴관절의 견인은 어깨뼈의 모든 움직임을 증가시키기 사용된다. 환자는 환측 팔을 위쪽으로 가게 하고 옆으로 누운 자세를 취한다. 검사자는 자신의 팔 위에 환자의 팔을 올려놓고 지지한다. 검사자는 아래각과 봉우리돌기를 잡고, 어깨뼈 밑을 점차적으로 견인하여 물렁조직을 이완시킨다. 모든 방향으로 어깨뼈를 움직일 수 있다(그림 5.22).

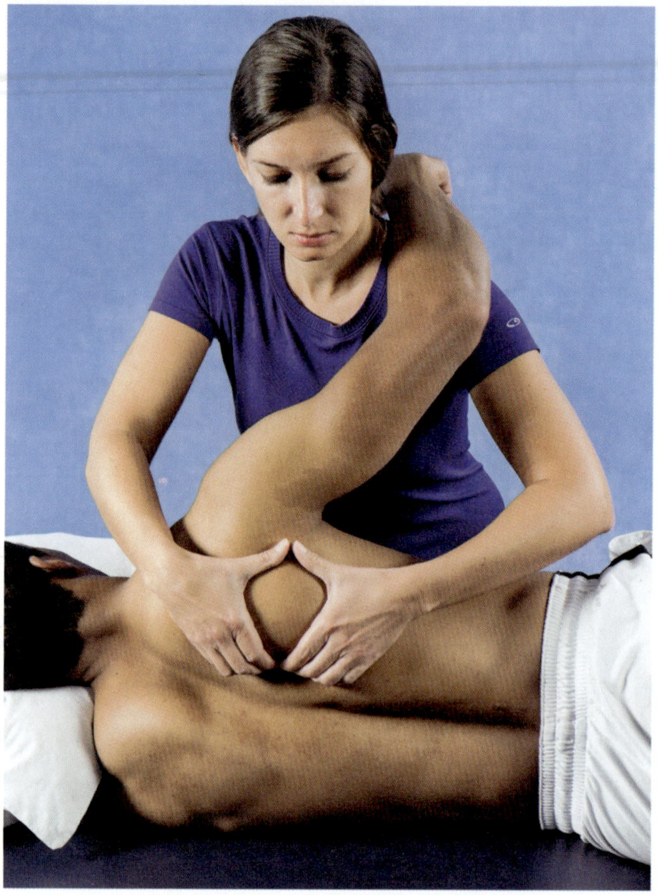

그림 5.22 어깨가슴관절의 견인은 모든 어깨뼈 움직임을 증가시키기 위해 사용된다.

흔한 병리 Common Pathologies

- 유착성 관절주머니염
- 어깨 불안정 – 부분 탈구/탈구
- 봉우리밑충돌 증후군
- 돌림근띠 힘줄병증/파열
- 뒤쪽 내부 충돌
- 위팔두갈래근 힘줄병증
- 봉우리빗장관절의 염좌/분리
- 가슴문 증후군
- 어깨 뼈관절염
- 골절
  - 몸쪽 위팔뼈 골절
  - 빗장뼈 골절
  - 어깨뼈 골절

어깨 생체역학에서 약간의 비정상도 돌림근띠, 오목위팔관절주머니와 목과 어깨의 신경혈관 구조 등을 포함한 어깨주변 물렁조직의 병리를 초래할 수 있다. 어깨 병리는 종종 다른 병리를 초래한다. 예를 들어, 어깨 불안정은 돌림근띠의 힘줄병증에 영향을 줄 수 있고, 돌림근띠의 힘줄병증는 돌림근띠의 파열을 초래할 수 있다. 본 단락에서, 우리는 흔하게 발생하는 어깨 병리와 그들의 치료 접근법에 대해 살펴볼 것이다.

유착성 관절주머니염

Adhesive Capsulitis CPG

유착성 관절주머니염은 흔히 "동결견"으로 간주된다. 정상 상황에서, 아래쪽 관절주머니의 주름 부분은 팔을 올림할 때 위팔뼈머리가 아래쪽으로 떨어지도록 허용한다. 유착성 관절주머니염의 경우, 관절주머니에 염증이 발생하고, 비후되고, 섬유성 유착이 형성되면, 관절주머니의 부피가 크게

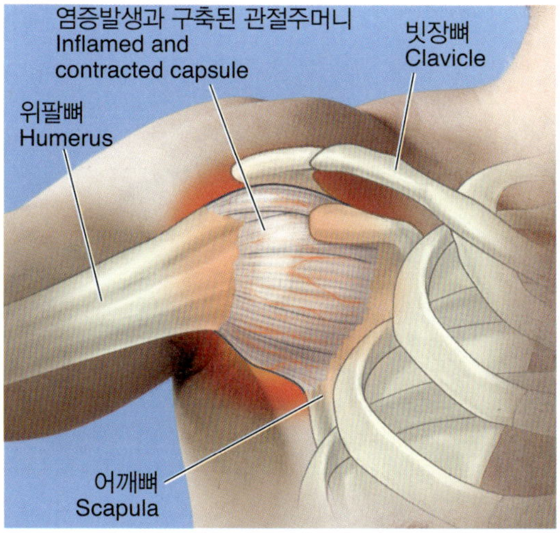

그림 5.23 유착성 관절주머니염의 경우, 관절주머니에 염증이 발생하고 유착이 형성된다.

감소된다(그림 5.23).[11] 이런 흉터조직은 움직임을 상당히 손상시킨다.

원인/기여요소 Causes/Contributing Factors

유착성 관절주머니염은 1차 또는 2차일 수 있다. 1차성 유착성 관절주머니염은 원인을 모르는 **특발성**이다. 대부분의 경우가 40–65세의 사람들에게서 나타나기 때문에, 연령이 하나의 요소로 보인다. 이 질환은 여성들에게 더 많이 발생한다; 유착성 관절주머니염 환자의 약 70%는 여성이다.

2차성 유착성 관절주머니염은 어깨의 외상이나 고정과 관련되어 왔다. 경미한 외상이 과장되고 장기간의 염증 반응을 일으킬 수 있고, 이런 염증 반응이 관절주머니의 섬유화를 일으킨다.

몇몇 의학적 상태가 유착성 관절염의 위험을 증가시킨다. 예를 들어, 유착성 관절주머니염은 당뇨병과 밀접한 관련성이 있고, 당뇨병 환자는 비당뇨병 환자에 비해 4배까지 위험이 증가된다. 갑상선 질환, 심혈관계 질환 및 파킨슨병을 앓는 환자에게도 유착성 관절주머니염이 흔하게 발생한다. 과거에 유착성 관절주머니염을 가졌던 사람도 고위험군에 속한다.

증상 Symptoms

동결견(오십견)의 초기 증상은 통증과 가동범위 소실이다. 통증은 어깨 부위에서 널리 분포되지만, 팔을 따라 아래쪽으로 전파될 수도 있다. 환자들은 종종 밤이나 움직일 때 통증이 증가된다고 호소한다. 팔을 올림과 돌림할 때, 수동과 능동의 가동범위 소실이 뚜렷해진다. 관절주머니가 제한되기 때문에, **관절주머니 패턴**의 제한이 나타날 수 있다. 어깨의 경우, 관절주머니 제한은 가쪽돌림과 벌림을 가장 제한된 움직임으로 만든다. 제한된 가쪽돌림의 범위는 벌림과 스캡션의 가동범위에 영향을 준다.

유착성 관절주머니염에 대한 임상 직무 지침(CPG)에 따르면, 진단은 두 개 이상의 운동면에서 25% 이상의 가동범위 소실과 건측과 비교했을 때 50% 이상의 수동 가쪽돌림의 소실이나 또는 30° 미만의 수동 가쪽돌림을 토대로 이루어질 수 있다.[14]

질환의 과정은 단계별로 발생하는 것으로 자주 설명된다: 가동범위 소실이 없는 통증 단계, 동결 단계, 냉동 단계 및 해동 단계. 첫 단계는 3개월까지 지속된다. 이 시기 동안, 환자는 가동범위의 끝지점에서 날카로운 통증과 휴식을 취할 때도 통증을 호소하고, 또 수면 장애를 호소한다. 동결 단계는 일반적으로 3개월에서 9개월까지 지속되고, 가동범위의 소실과 제한도 더 심해진다. 그 다음, 냉동 단계가 일어나고, 이 시기 때 통증은 일반적으로 감소하지만, 여전히 움직임은 상당히 제한된다. 냉동 단계는 일반적으로 9개월부터 15개월까지 지속된다. 이 시기 때, 관절주머니가 비후되고 유착된다. 마지막 단계인 해동 단계에서는 움직임과 근력이 점차 회복된다. 이 단계는 일반적으로 15개월에서 24개월까지 지속된다.[15–17] 가동성 문제는 환자의 절반 정도에서 2년 이후까지 지속된다.[18] 그림 5.24는 유착성 관절주머니염의 단계를 나타내는 전형적인 시간 라인을 보여준다.

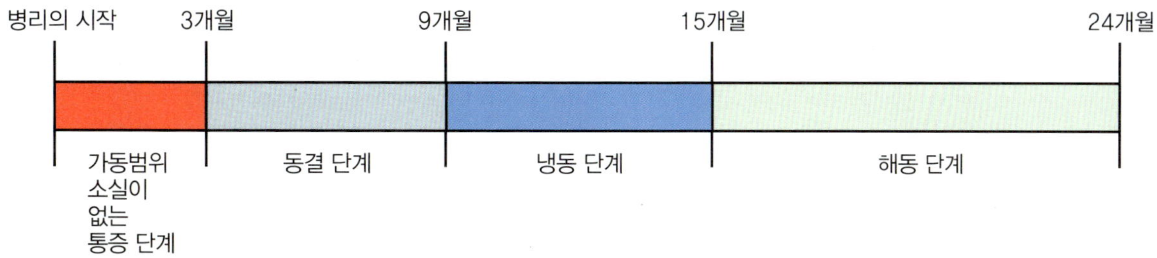

그림 5.24 유착성 관절주머니염의 시간 라인.

임상 징후 Clinical Signs

유착성 관절주머니염에 대한 특수검사는 없다. 임상 직무 지침(CPG)에 따르면,[14] 다음과 같은 경우에 유착성 관절주머니염을 의심할 수 있다:

- 환자 연령: 40–65세
- 환자는 통증과 뻣뻣함이 점진적으로 시작하고, 점차적으로 악화한다고 보고한다.
- 통증과 뻣뻣함은 수면, 몸치장, 옷입기 및 뻗기 활동 등을 제한한다.
- 오목위팔관절의 수동 ROM은 여러 방향에서 제한되고, 가쪽돌림이 가장 심한 편이다.
- 가쪽돌림이나 안쪽돌림의 ROM은 벌림이 45°에서 90°로 증가함에 따라 감소한다.
- 어깨 끝범위의 수동 움직임은 환자의 통증을 재현한다.
- 관절의 활주는 모든 방향에서 제한된다.

일반적인 중재 Common Interventions

유착성 관절주머니염 환자는 모달리티, 관절가동술, 부드러운 신장운동으로부터 도움을 받을 수 있다. 종종 가정운동 프로그램의 신장운동이 도움될 것이다. 질환의 진행에 대한 환자 교육이 유익하다.

신장이나 관절가동술을 하기 전에, 환자는 통증을 감소하고 조직의 신장성을 증가시키기 위해 전기자극, 단파 투열 또는 초음파로부터 도움을 받을 수 있다.[19–22]

치료적 운동은 유착성 관절주머니염 환자를 위한 관리계획의 일부이다. 운동을 선택할 때 가장 중요한 고려사항은 조직의 자극성(민감성)이다. 만약 조직이 매우 민감하다면, 통증이 없는 범위내의 부드러운 신장을 권장한다. 통증을 감소하거나 가동범위를 증가시키는 진자 운동이 이 시기의 관리계획에 종종 포함된다. 작은 아령을 이용한 장시간의 가쪽돌림 신장운동이 매우 효과적이다(그림 5.25). 증상이 낮은 자극성을 보이면, 더 강한 신장을 적용할 수 있다.

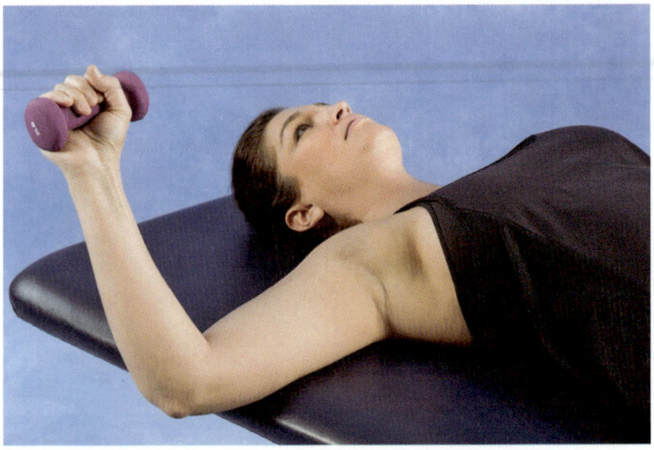

그림 5.25 낮은 하중을 이용한 가쪽돌림의 신장운동이 유착성 관절주머니염 환자의 ROM을 증가시키는데 효율적일 수 있다.

> **주의**
> 어깨관절주머니의 자극성에 **주의한다.** 염증 단계 동안의 강한 신장운동은 조직이 매우 예민할 때 유해할 수 있다.[23]

유착성 관절주머니염 환자의 통증을 감소시키고 가동범위를 증가시키기 위해, 관절가동술이 사용될 수 있다. 앞쪽 활주와 뒤쪽 활주는 가쪽돌림의 가동범위를 증가시키는 것으로 알려져 있다. 아래쪽 활주는 굽힘과 벌림의 가동범위를 향상시키는데 사용될 수 있다.

유착성 관절주머니염의 수술적 중재는 드문 편이지만, 보존적 기법으로 좋아지지 않을 때 적용된다. 수술적 선택으로는, **마취하 교정술(MUA)**과 관절경 이완술이 포함된다. 수술 중재 이후의 물리치료는 비수술 중재 환자에게 적용되는 물리치료와 비슷하다.

유착성 관절주머니염 환자에 대한 요점

설명과 원인	타이트한 흉터조직을 가진 관절주머니가 여성에게서 더 많이 발생하고, 또 당뇨병과 갑상선 질환 환자에게서 많이 발생한다.
검사	없음. 임상 징후로는 능동과 수동의 가동범위 제한이 있고, 대개 관절주머니 패턴의 제한을 보인다.
신장	관절주머니를 신장하여 모든 운동면의 ROM 회복에 초점을 맞춘다. 낮은 하중의 신장 기법과 관절가동술을 이용한다.
근력강화	NA
훈련	NA
피해야 할 것	통증이 발생하는 강한 신장

어깨 불안정-부분 탈구/탈구
Shoulder Instability-Subluxation/Dislocation

오목위팔관절은 큰 가동성을 가지고 있고, 관절주머니, 인대 및 오목테두리에 의한 최소한의 안정성을 제공받는다. 만약 위팔뼈머리가 관절오목으로부터 **부분적으로 벗어나면**, 이 상태는 부분 탈구로 간주된다; 만약 위팔뼈머리가 오목테두리로부터 완전히 접촉을 잃어버리면, **탈구**로 간주된다(그림 5.26). 어깨 **불안정**은 앞쪽, 뒤쪽 또는 아래쪽으로 방향으로 일어난다. 환자가 여러 방향에서 불안정을 경험할 수 있는데, 이런 경우는 **다방향성 불안정**으로 간주된다. 어깨 불안정의 95%는 앞쪽 불안정이다.

어깨의 부분 탈구나 탈구가 발생하면, 물렁조직의 광범위한 손상이 있을 수 있다. 위팔뼈머리가 한쪽의 오목테두리나 오목위팔인대를 파열시키면, 관절주머니의 반대쪽이 신장될 수 있다. 어깨 탈구의 재발 위험은 높은 편이고, 특히 젊은 사람의 어깨 탈구 재발율은 90%에 이른다.[25-27]

원인/기여요소

어깨 불안정에는 2개의 주요 원인이 있다: 외상과 관절주머니의 느슨함. 다른 말로 하자면, 외상성 탈구를 가진 사람은 "파열성 느슨함"이고, 비외상성 탈구는 "선천적 느슨함"일 수 있다.

이들 분류를 설명하는데 2개의 머리글자, 즉 **TUBS**와 **AMBRI**가 사용된다. TUBS는 외상성이고, Bankart 병변에 의해 한 방향으로 탈구되며, 대개 수술이 필요한 상태의 탈구를 나타내는 머리글자이다. Bankart 병변은 앞쪽 탈구로 인해 앞쪽 오목테두리와 아래오목위팔인대가 떨어져 나간 것이다(그림 5.27). 오목테두리와 오목위팔인대의 수복술은 재발을 막기 위해 종종 요구된다.

AMBRI는 비**외상**성이고, 다방향(주로 양방향)의 탈구이며, 재활에 잘 반응한다. 만약 치료가 성공을 못 거두면, 아래쪽 관절주머니의 이동술(아래에 설명된 수술적 선택 참고)으로 불리는 수술절차가 필요하게 된다.

TUBS 탈구는 교통사고, 스포츠 부상 또는 낙상 등으로 인해 젊은 남성(80-90%는 십대, 85%-90%는 남성)에게 흔하게 발생한다. TUBS 탈구 환자와는 달리, AMBRI 탈구 환자는 많은 관절의 선천적 과가동성을 가질 수 있고, 부분 탈구나 탈구의 재발을 많이 당할 수 있거나, 또는 뼈의 변화와 관계없이 물렁조직의 느슨함을 가질 수 있어서, 팔을 머리를 위로 들어 올렸을 때 불안정을 가질 수 있다. 이 환자는 일반적으로 다방향성 탈구를 가질 것이고, 가장 흔한 불안정은 앞쪽 방향과 아래쪽 방향이다. 동적 안정성을 증가시키는 근력강화운동을 포함하는 물리치료에 이 환자가 좋은 반응을 가질 수 있음을 기대해 본다.

AMBRI 탈구의 원인이 되는 요인으로는, 얕은 관절오목, 어깨뼈 영역과 어깨 영역의 근육 약증, 선천성 과가동성 증후군 등이 있다. Beighton Score를 사용하여 환자의 선천성 과가동성 정도를 평가할 수 있다. 점수가 4점 이상이면, 과가동성을 의미한다(그림 5.28).

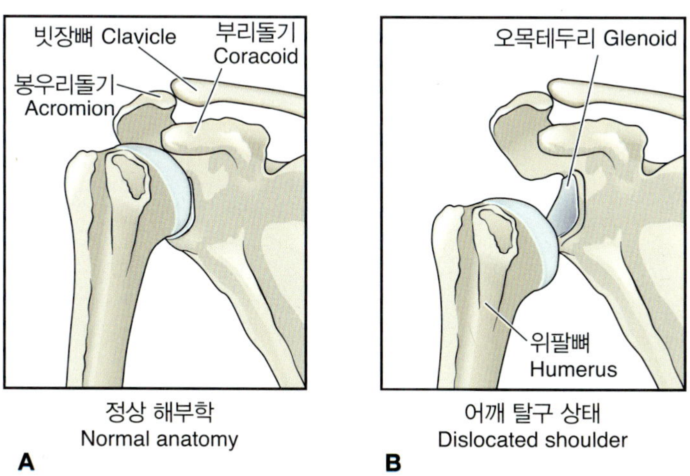

그림 5.26 위팔뼈머리와 관절오목 사이의 정상 관계(A)와 앞쪽-아래쪽 어깨 탈구(B).

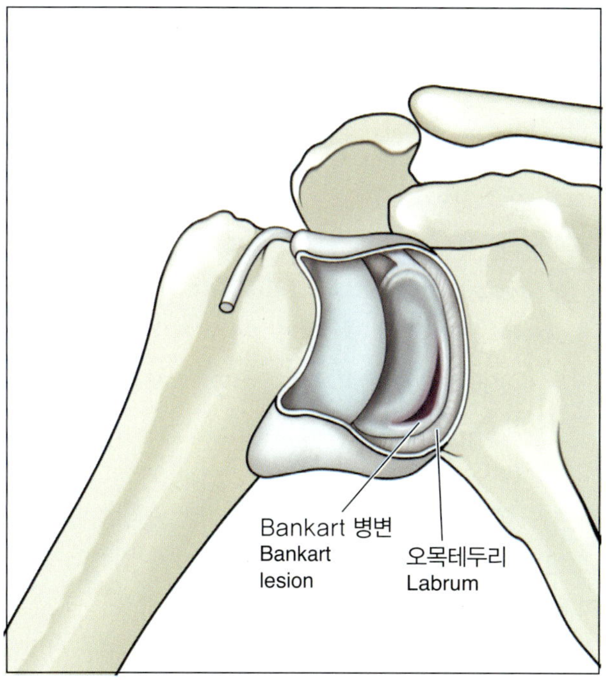

그림 5.27 Bankart 병변으로 불리는 앞쪽 오목테두리의 파열은 종종 오목위팔관절의 외상성 탈구로 일어난다.

과가동성을 평가하는 10점 척도의 Beighton Score

1– 각 손의 5번 손허리뼈가 90° 이상 폄되면

1– 좌우 엄지가 아래팔에 닿으면

1– 좌우 팔꿈치가 젖힘되면

1– 좌우 무릎이 젖힘되면

2– 무릎을 폄상태로 유지한 채, 손바닥을 지면에 닿을 수 있으면

총: 10점

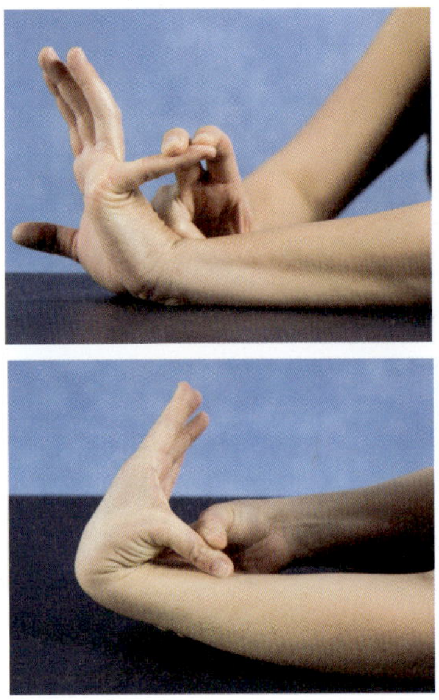

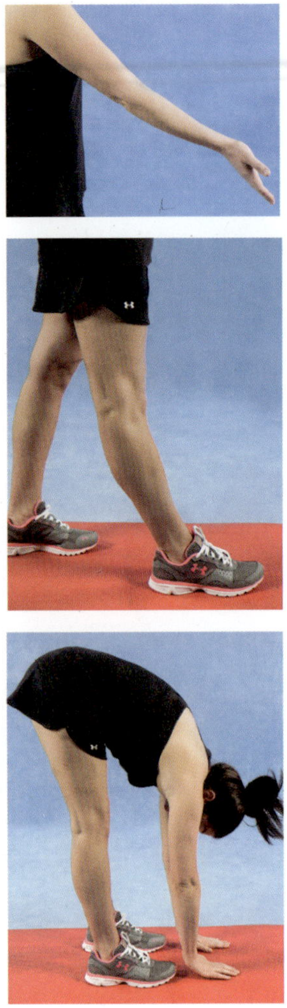

그림 5.28 Beighton Score는 과가동성을 평가하는데 이용될 수 있다.

증상

부분 탈구나 탈구가 일어나기 전에, 종종 환자가 불안감을 호소한다. 부분 탈구가 있으면, 그 관절이 관절오목을 벗어난 후, 제자리로 활주하는 것처럼 느껴질 것이다. 탈구가 있으면, 환자는 대개 고통스러운 "빠짐"을 느낄 것이다. 탈구 이후, 환자는 팔신경얼기의 순간적인 신장으로 인해 통증과 팔의 약증을 호소한다. 이것은 "죽은 팔 증후군(dead arm syndrome)"으로 불린다.

만약 불안정이 앞쪽 방향이라면, 가장 위험한 탈구 자세는 벌림-가쪽돌림된 자세이다. 만약 환자가 뒤쪽 불안정을 가지고 있다면, 가장 위험한 자세는 벌림과 안쪽돌림 자세이다. 환자는 위험한 자세로 활동을 수행할 때, 주의에 대한 교육을 받아야 한다.

임상 징후

어깨의 부분 탈구나 탈구 이후에, 정상인이나 자신의 건측과 비교해 관절오목에 대한 위팔뼈머리의 움직임 증가를 확인하는 것이 가장 일반적이다. 이런 병리에 대한 특수검사는 오목위팔관절 불안정의 정도와 방향을 평가하는 것이다. 불안정에 대한 아래의 검사법을 포함해 많은 검사법들이 존재한다.

불안검사(앞쪽 불안정)

환자가 앉거나 누운 상태에서 불안검사를 수행한다. 환자의 팔꿈치를 굽힘한 후, 팔을 90°로 벌림한다. 그런 다음, 환자의 어깨를 천천히 가쪽돌림한다. 양성 징후는 통증의 유무와 관계없이, 환자가 불안감을 느끼는 것이다(그림 5.29).[29-31]

일부 검사자들은 가쪽돌림의 끝지점에서 전방으로 힘을 가한다. 다른 검사자들은 환자가 불안정하다면, 전방으로 힘을 가하지 않고 벌림과 가쪽돌림을 증가시킴으로써 환자의 불안감을 유발시킬 것이다.

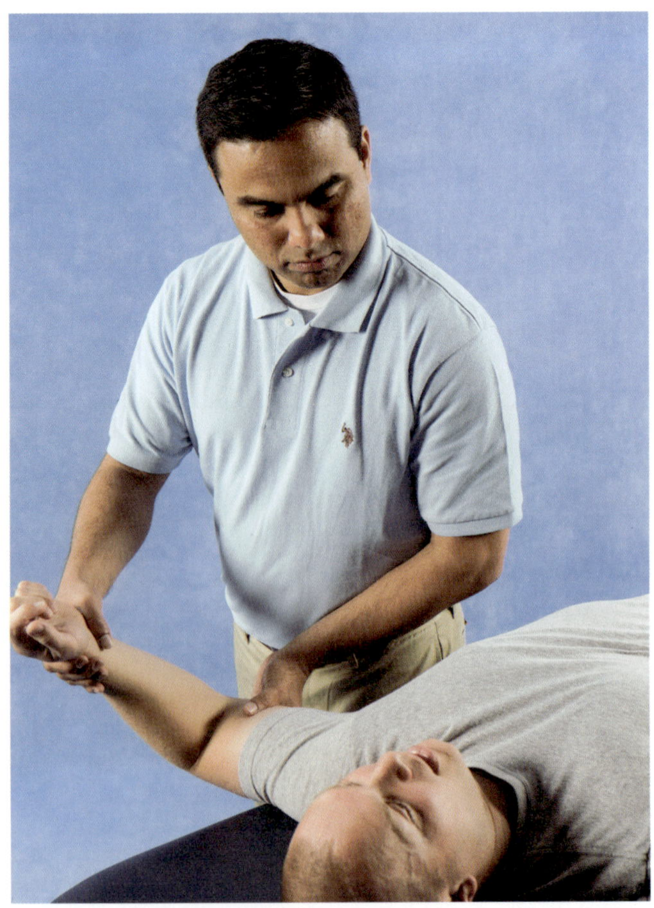

그림 5.29 어깨 앞쪽 불안정을 위한 불안검사.

놀람 검사(앞쪽 불안정)

이 검사는 전방 이완 검사(anterior release test)라고도 불린다. 환자는 누운 자세를 취한다. 검사자는 환자의 팔을 돌림 중립위와 90° 벌림 자세로 배치한 채 지지한다. 이 자세에서, 검사자는 환자의 팔을 가쪽돌림의 끝지점까지 가져간 후, 다른 손으로 위팔뼈머리에 후방의 힘을 가한다. 이 시점에서, 검사자는 위팔뼈머리에 가해진 힘을 이완시킨다. 양성 징후는 환자가 증상의 재발이나 불안감을 느끼는 것이다. 그림 5.30을 참고한다.

앞쪽 서랍 검사(앞쪽 불안정)

환자는 누운 자세를 취하고, 검사자는 검사측 팔을 지지한다. 환자의 팔을 약 90°의 벌림과 약간 굽힘과 가쪽돌림 자세로 만든다. 검사자는 그림 5.31과 같이 환자의 어깨뼈를 한 손으로 고정하고, 다른 손으로 위팔뼈머리를 앞쪽과 안쪽으로 활주시킨다(이때 관절오목의 방향을 명심한다).

위팔뼈머리의 앞쪽 병진을 건측 팔의 병진 정도와 비교하거나, 수정된 Hawkins 분류법을 이용해 등급화한다.[32] 불안정의 등급은 검사자가 촉진하는 것에 의해 결정된다.[33] 상자 5-2는 어깨 불안정의 등급을 기술하고 있다.

뒤쪽 서랍 검사(뒤쪽 불안정)

환자는 누운 자세를 취하고, 검사자는 환자의 팔을 지지한다. 검사자는 어깨뼈를 고정하고, 위팔뼈머리를 뒤쪽과 가쪽으로 활주시킨다(이때, 관절오목의 경사 각도를 고려한다)(그림 5.32). 위팔뼈머리의 병진 정도를 등급화하기 위해 수정된 Hawkins 척도를 이용한다.

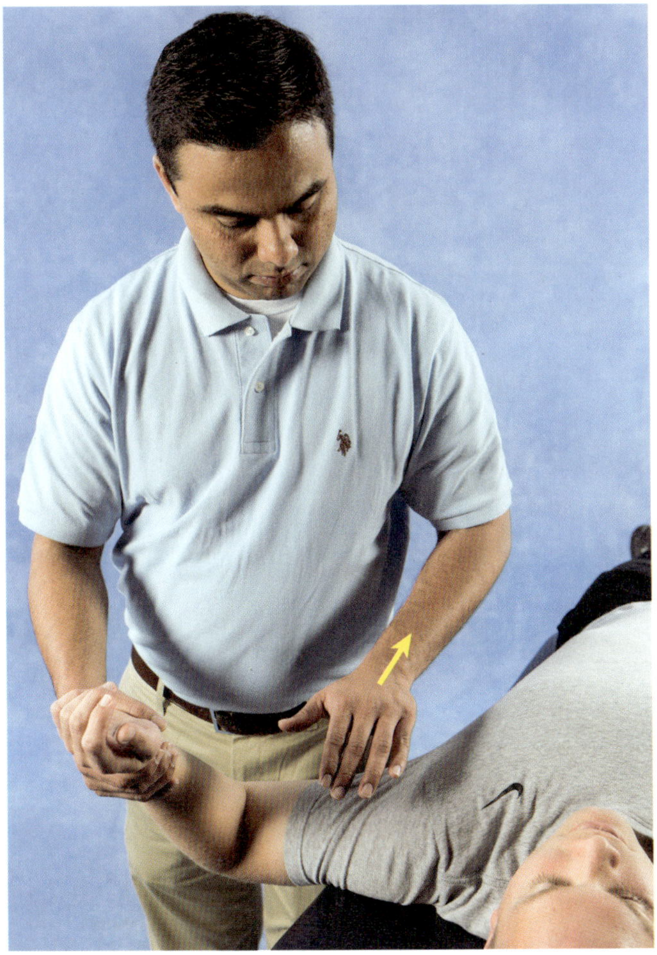

그림 5.30 어깨 앞쪽 불안정을 위한 놀람검사. 어깨를 가쪽돌림시킨 후, 후방의 힘을 적용하고, 그 다음 갑자기 그 힘을 뺀다.

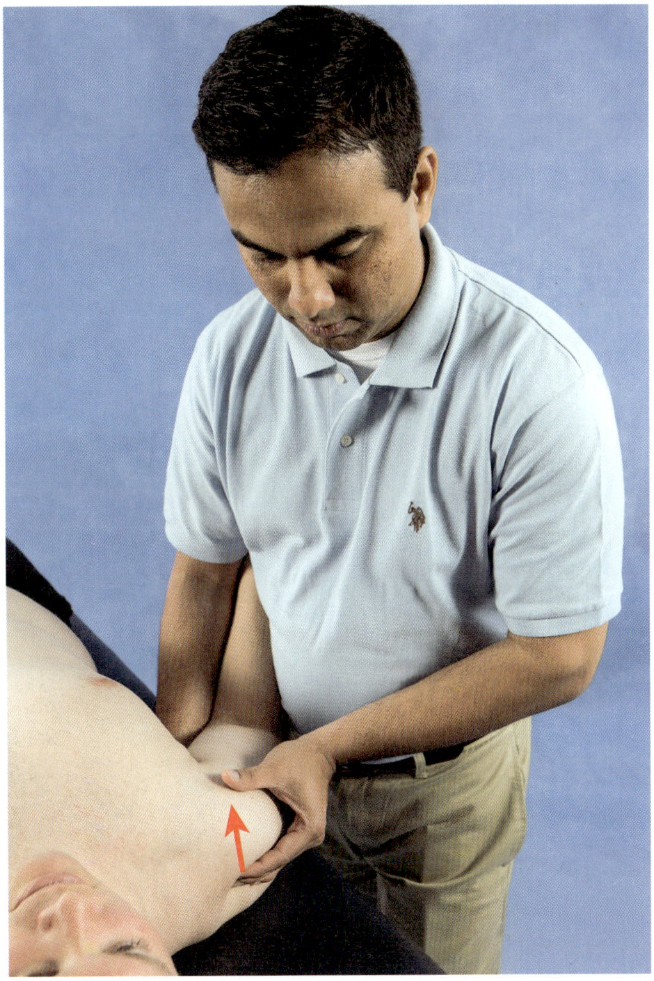

그림 5.31 어깨 앞쪽 불안정을 위한 전방 서랍검사.

상자 5-2 어깨 불안정의 등급

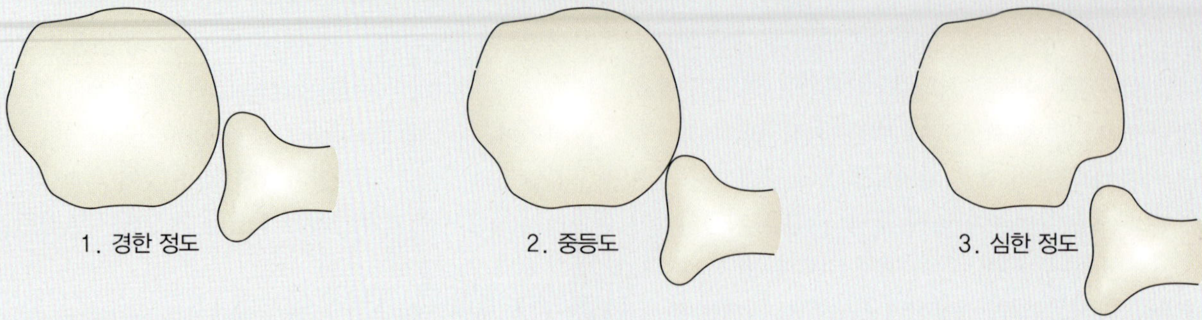

- 등급 1 - 위팔뼈머리가 병진할 수 있지만, 오목테두리를 벗어나지 않는다.
- 등급 2 - 위팔뼈머리가 오목테두리를 벗어나지만, 자발적으로 정복된다.
- 등급 3 - 위팔뼈머리가 오목테두리를 벗어나 탈구되고, 잠김이 일어난다.

Kim 검사(뒤쪽 불안정 또는 뒤아래쪽 불안정)

환자는 앉은 자세를 취하고, 검사자는 환자의 팔을 90°로 벌림하고 지지한다. 검사자는 한 손으로 벌림을 45°시키면서 축성(압박) 하중을 가한다. 검사자는 동시에 다른 손으로 위팔뼈머리를 뒤아래쪽으로 활주한다. 양성 징후는 환자의 통증이나 증상이 재발하는 것이다. 이 검사는 뒤쪽/뒤아래쪽 파열에 대한 오목테두리의 온전성을 평가하기 위해 사용된다. 그림 5.33을 참고한다.

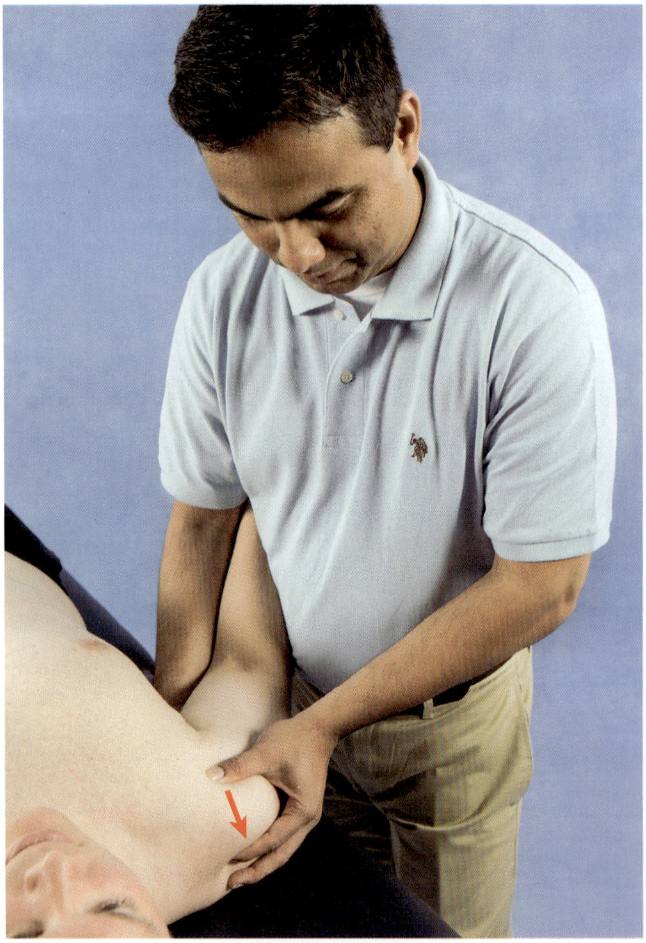

그림 5.32 어깨 뒤쪽 불안정을 위한 후방 서랍검사.

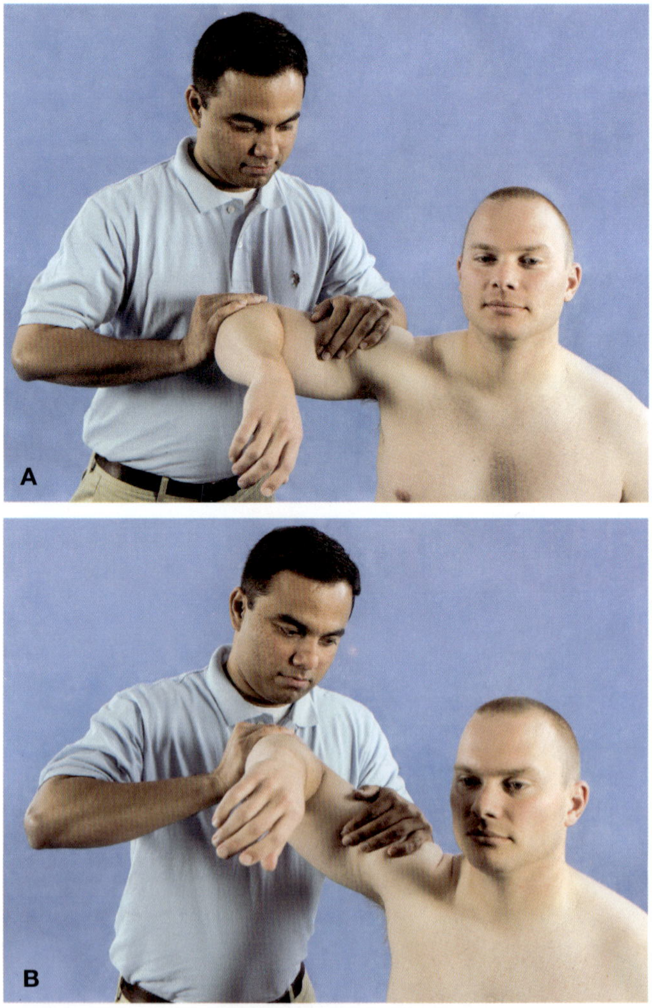

그림 5.33 어깨 뒤쪽 불안정, 뒤아래쪽 불안정 또는 테두리 파열을 위한 Kim 검사. 검사자는 90° 벌림된 팔(A)에 축성의 힘을 가하고, 그 다음 뒤아래쪽 활주를 일으키면서 어깨를 더 벌림된 자세(B)로 만든다.

고랑 징후(아래쪽 불안정 또는 다방향성 불안정)

환자는 팔을 몸에 붙이고 앉은 자세를 취한다. 검사자는 환자의 아래팔을 잡고, 아래쪽으로 견인의 힘을 적용한다(그림 5.34A). 양성 징후는 위팔뼈머리의 과도한 병진운동이 일어나거나 환자의 증상이 재발되는 것이다(그림 5.34B). 봉우리돌기의 앞쪽 부분과 위팔뼈머리 사이의 틈이 1cm 이상이면, 과도한 것으로 간주된다.[34] 양성 징후는 아래쪽 방향의 느슨함, 여러 방향성 불안정, 그리고 위쪽 테두리의 파열이 있음을 의미한다.

Rowe 검사(다방향성 불안정)

환자는 선 자세에서 팔을 이완한 후, 앞쪽으로 몸을 숙인다. 검사자는 위팔뼈머리의 앞쪽, 뒤쪽 및 아래쪽 병진 움직임을 평가하기 위해 힘을 가한다. 어깨관절을 약간 폄한 채 위팔뼈머리를 앞쪽으로 활주시킴으로써 앞쪽 불안정을 평가한다. 뒤쪽 불안정은 어깨관절을 약간 굽힘한 채 위팔뼈머리를 뒤쪽으로 활주시킴으로써 평가된다. 아래쪽 불안정은 아래쪽 방향의 견인력을 적용하고 또 고랑 징후를 확인함으로써 평가된다.[35] 양성 징후는 아래쪽 방향의 과도한 움직임이나 다방향의 과도한 움직임이 발생하는 것이다. 그림 5.35를 참고한다.

일반적인 중재

TUBS dislocator를 위한 중재

외상성 탈구 후, 환자는 종종 약 2주 동안 슬링으로 고정된다. 이런 초기 보호 단계의 치료 초점은 통증과 근육 방호를 감소하고, 유해한 것으로부터 관절을 보호하고, 고정으로 인한 가동범위와 근력의 소실을 최소화하는 것이다. 냉치료와 전기자극과 같은 모달리티가 통증과 염증을 감소시키기 위해 사용될 수 있다.

통증이 없는 범위 내의 수동가동범위 운동은 통증이 없는 안쪽돌림과 가쪽돌림의 능동보조가동범위 운동과 함께, 초기의 관리계획에 포함된다. 진자 운동도 통증을 줄이고 관절 ROM을 유지하기 위해 포함될 수 있다. 돌림근띠, 어깨세모근 및 어깨뼈 고정근의 등척성 최대하운동도 이 시기에 적용될 수 있다. Wilk는 돌림근띠의 동원을 시작하기 위해 30°의 스캡션에서 어깨관절의 가쪽돌림/안쪽돌림에 PNF의 율동적 안정화 기법을 권장한다.[34]

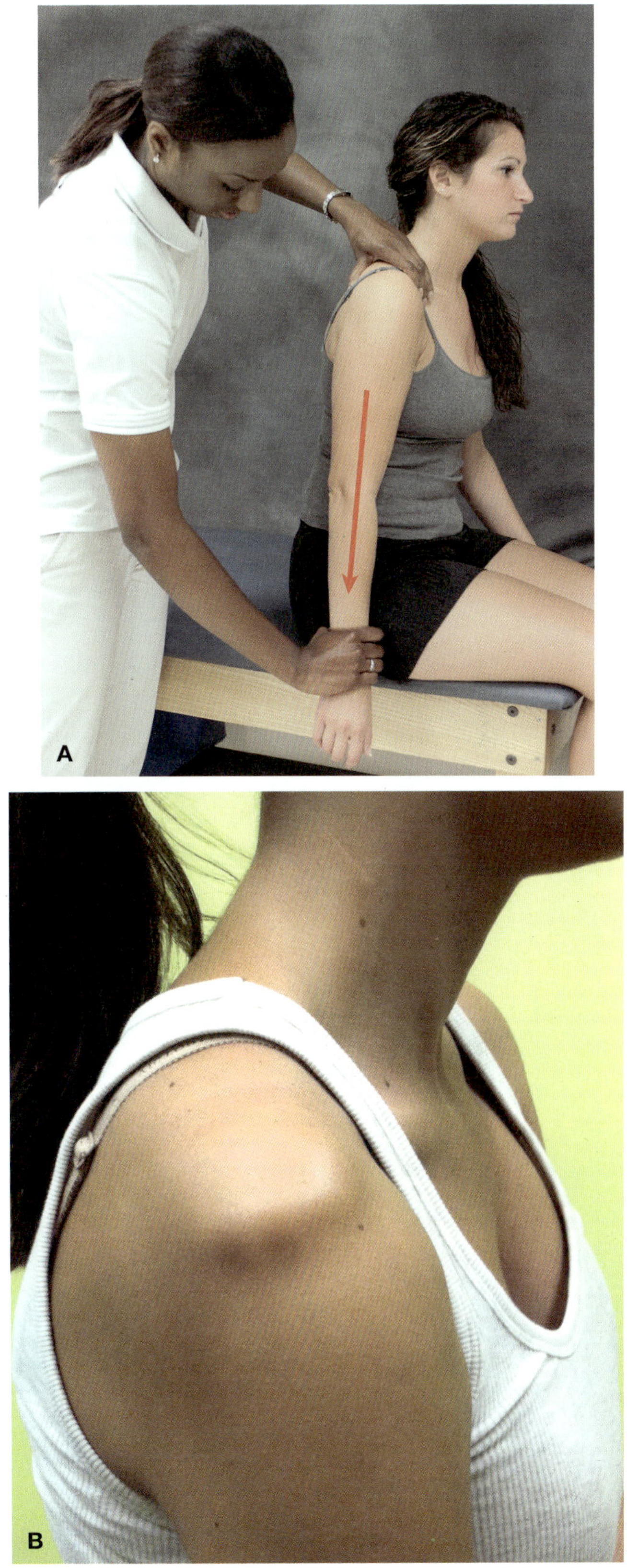

그림 5.34 어깨 다방향성 불안정을 위한 고랑 징후. 아래쪽 견인의 힘을 적용한다(A). 위팔뼈머리의 과도한 병진은 고랑을 만든다(B).

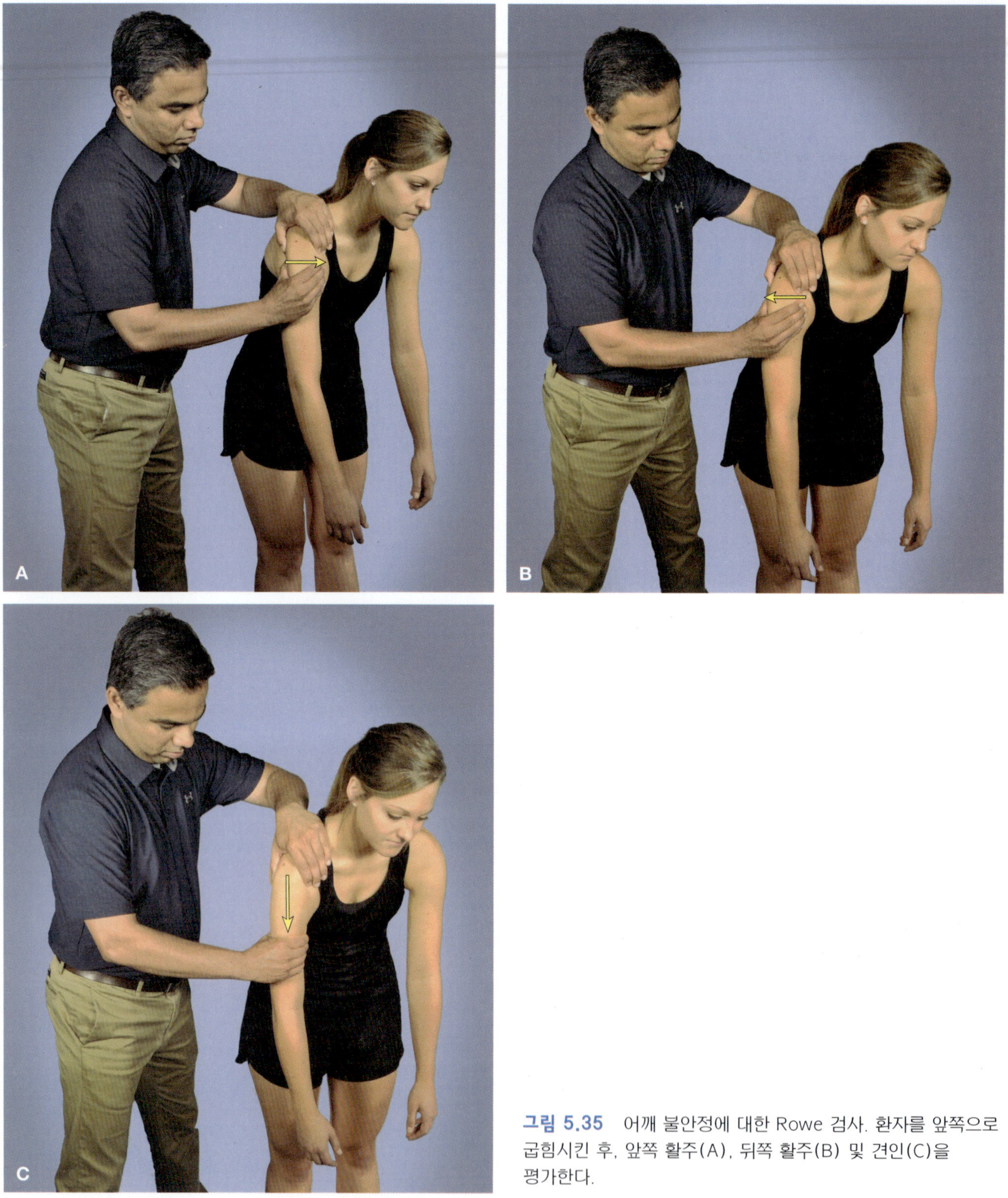

그림 5.35 어깨 불안정에 대한 Rowe 검사. 환자를 앞쪽으로 굽힘시킨 후, 앞쪽 활주(A), 뒤쪽 활주(B) 및 견인(C)을 평가한다.

임상 경고!

앞쪽 불안정 환자는 앞쪽 관절주머니의 과도한 신장을 피하기 위해, 어깨를 벌림할 때 어깨의 가쪽돌림이 60° 이상 되지 않도록 교육을 받아야 한다.[34] 뒤쪽 탈구 환자는 어깨의 벌림과 함께 안쪽돌림이 끝지점에 도달하는 것을 피해야 하고, 또 가로모음을 피해야 한다. 이들 움직임이 탈구의 위험 요소이다.

어깨의 고유수용성은 부분 탈구나 탈구 이후에 감소되는 것으로 확인되었다.[36-39] 환자는 이 단계 동안, 공이나 밸런스 보드에서의 체중부하 활동을 포함한, 팔의 고유수용성 훈련으로부터 많은 이점을 얻을 수 있다(그림 5.36).

중간 단계 동안에는, 초기 단계의 등척성 근력강화운동이 구심성 근력강화운동으로 진행되고, 어깨의 동적 안정성을 증가시키기 위해 돌림근띠와 어깨뼈 근육의 근력강화에 초점을 맞춘다. 고유수용성 훈련도 계속 진행된다. 마지막 단계에서는, 환자의 직업이나 스포츠 활동을 고려하여 근력강화, 신장 및 고유수용성 훈련을 진행한다. 일부 연구자들이 근피로에 의해 고유수용성 능력이 감소된다는 것을 확인했기 때문에, 근지구력의 증가도 치료의 목표가 될 수 있다.[40,41]

관리계획은 무엇인가? 뒤쪽 탈구 환자에게는 환측 팔의 체중부하 운동이 금기시될 수 있다. 이들 운동은 관절주머니의 뒤쪽 부분에 스트레스를 가하고, 급성 단계 때 탈구를 초래할 수 있다.

AMBRI Dislocator를 위한 중재

AMBRI 탈구 환자에 대한 재활은 TUBS 탈구와는 약간 다른 고려사항을 가지고 있다. AMBRI 유형의 불안정은 조직 손상을 덜 일으키기 때문에, 탈구 가능성이 낮은 편이다. 이런 환자는 불안정한 증상을 반복할 가능성이 높기 때문에, 초점은 어깨뼈 근육과 돌림근띠의 근력강화, 고유수용성 훈련, 그리고 어깨뼈 근육과 돌림근띠의 신경근 조절이다.

중요한 것은 환자에게 관절주머니와 인대를 신장시킬 수 있는 움직임이나 자세를 피하도록 가르치는 것이다. 팔의 올림 움직임은 불안정을 피하기 위해 이마면보다는 어깨뼈면에서 수행되어야 한다. 코어의 안정성과 신경근 조절을 향상시키기 위해 몸통과 팔다리에 율동적 안정화 기법을 적용할 수 있다.

체중부하 운동이 고유수용성을 강화하고 관절 주변 근육

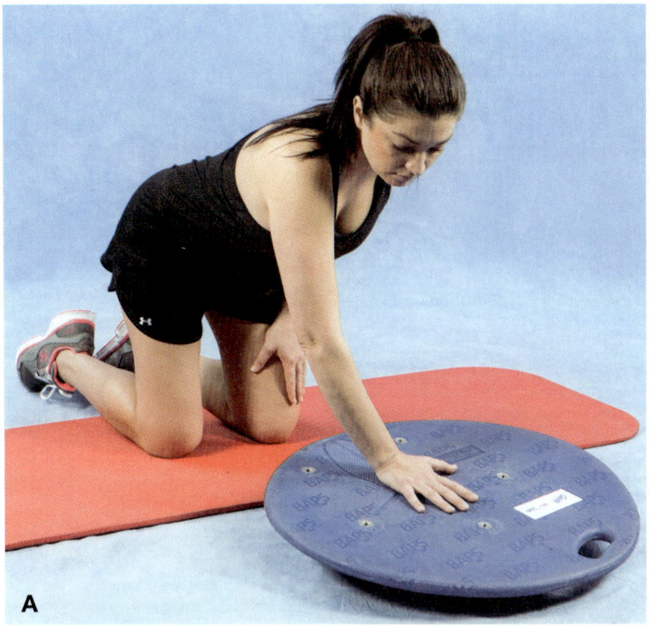

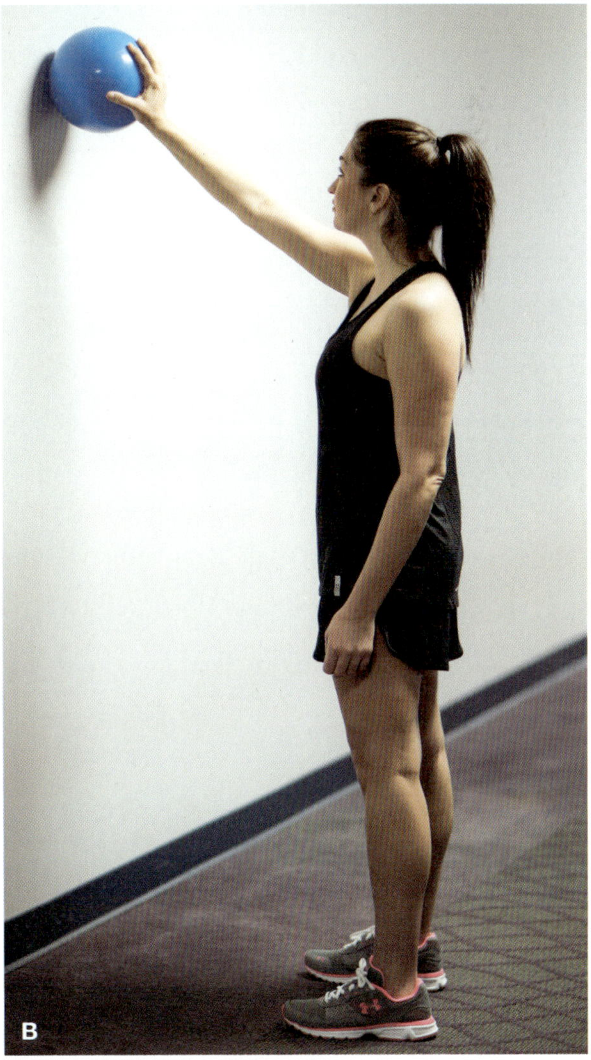

그림 5.36 고유수용성 훈련은 어깨의 부분 탈구나 탈구 이후에 관리계획 안에 포함될 수 있다. 환자는 불안정한 바닥(A) 위의 훈련에서 벽에 붙어 있는 공(B)의 훈련으로 진전될 수 있다.

의 공동 수축을 일으키기 위해 이용될 수 있다. 예를 들어, 팔꿈치와 무릎을 이용한 플랭크 운동이 초기 단계의 운동이고, 이 운동은 팔꿈치와 발을 이용한 플랭크 운동과 불안정 표면에서 이루어지는 팔꿈치와 발의 플랭크 운동으로 진행될 수 있다.[34]

어깨뼈 근육의 강화 운동과 오목위팔관절의 강화 운동이 이들 환자를 위한 관리계획에 포함될 수 있다. 근력강화운동의 초점은 종종 어깨뼈 위쪽돌림근과 돌림근띠(특히, 가쪽돌림근육)에 맞추어진다.

주의

부분 탈구나 탈구를 초래할 수 있는 위험한 자세의 운동을 피한다. 여러분이 환자의 프로그램에 운동을 첨가시킬 때, 환자가 위험한 자세를 취하지 않도록 마지막 점검을 수행한다. 특히 어깨 안쪽돌림과 가쪽돌림의 가동범위 끝지점 자세에 **주의해야 한다**.

예방

어깨 불안정을 예방하는 지침은 없다. 그러나 만약 불안정이 존재한다면, 돌림근띠와 어깨뼈 근육을 강화하여 불안정 문제가 악화되는 것을 예방하고, 또 수술이 요구되는 것을 예방한다.

어깨 불안정 환자에 대한 요점

설명과 원인	외상성 탈구(TUBS 탈구)나 선천성 과가동성 탈구(AMBRI 탈구)로 인한 위팔뼈머리의 불안정
검사	Rowe 검사, 고랑 징후, 앞쪽 서랍검사, 뒤쪽 서랍검사, Kim 검사, 불안검사, 놀람검사
신장	종종 적절하지 않을 수 있다.
근력강화	돌림근띠, 어깨뼈 근육, 그리고 가슴근육, 어깨세모근, 넓은등근 및 큰원근을 포함한 탈고정 근육을 상쇄하거나 움직임의 장벽처럼 작용하는 근육.
훈련	고유수용성, 어깨뼈 근육과 돌림근띠의 신경근 조절
피해야 할 것	불안정한 자세, 뒤쪽 불안정에서의 체중부하

수술 환자를 위한 중재

외상성 탈구 환자가 Bankart 병변을 입었다면, 대개 수술로 오목테두리가 수복될 수 있다. AMBRI 탈구는 일반적으로 근력강화 운동으로 좋아질 수 있지만, 만약 불안정이 더 빈번해지거나 일상 생활에 지장을 준다면, 아래쪽 관절주머니 이동술이 적응적일 수 있다.

Bankart 정복술

수술. 수술의 목적이 오목위팔관절의 안정성을 증가시키는 것이라면, 몇 가지 수술 방법이 사용될 수 있다. 오목테두리가 분리를 복원하기 위해 관절오목에 다시 고정될 수 있다(그림 5.37). 만약 관절주머니인대도 찢어졌다면, 이들도 수복되어야 한다. 만약 관절오목의 가장자리에 뼈 소실이 있다면, 엉덩뼈능선에서 뼈를 축출하여 관절오목에 뼈 이식을 할 수 있다.

관리계획은 무엇인가?

수술 후 단계. 개방성 Bankart 수술 후 초기 단계에서 중요한 것은 조직이 치유될 시간을 허용하는 것이다. 초기의 목표는 통증을 감소시키고, 고정의 악효과를 최소화하는 것이다. 일반적으로 환자는 4주 동안 140°

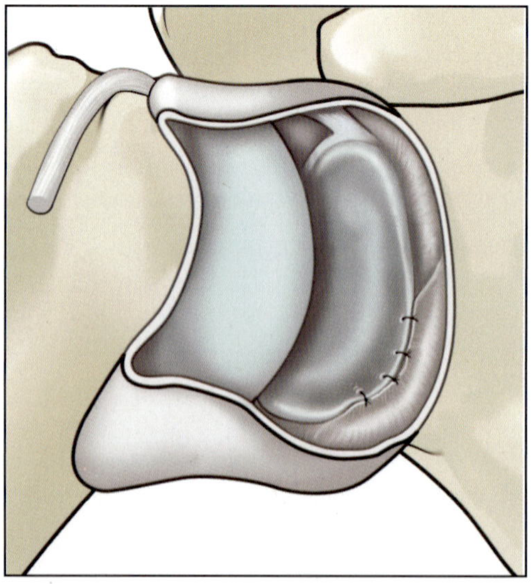

그림 5.37 Bankart 정복술은 오목테두리를 관절오목에 다시 부착하는 수술 기법이다.

의 어깨 굽힘과 45°의 가쪽돌림까지 제한된다.

초기 재활 과정의 관리계획은 어깨의 PROM을 포함할 가능성이 크고, 이것은 AAROM으로 진전될 것이다. 4주 끝 무렵에는, 가쪽돌림이 중립위에서 최대 45°까지 진전된다. 중립위에서 돌림근띠의 최대하 등척성 근력강화 운동이 적용될 수 있다. 만약 어깨밑근이 수술에서 분리되면, 안쪽돌림을 강화해서는 안된다. 팔꿈치, 손목 및 손의 AROM도 적응적일 수 있다. 닫힌사슬에서의 어깨뼈 내밈과 뒷당김의 등척성 운동도 어깨뼈 근육의 강화를 증가시키기 위해 이용될 수 있다.

임상 경고!

만약 어깨밑근이 수술에서 분리되었다가 재부착되면, 환자는 4-6주 동안 안쪽돌림의 강화를 피해야 한다.

수술 후 4주까지, 환자는 점진적으로 가쪽돌림의 ROM을 증가할 수 있고, 8주쯤에는 완전 가동범위를 목표로 한다. 굽힘은 점차 160°까지 증가될 수 있다. 저항 밴드나 가벼운 웨이트가 돌림근띠, 어깨세모근, 위팔두갈래근 및 어깨뼈 근육을 강화하는데 이용될 수 있다. PNF 기법과 같은 고유수용성 훈련도 첨가될 수 있다.

아래쪽 관절주머니 이동술

수술. AMBRI 불안정은 다방향이기 때문에, 수술 기법은 불안정의 상황에 맞게 조정되어야 한다. 만약 관절주머니의 앞쪽 부분과 아래쪽 부분이 신장되면, 아래쪽 관절주머니 이동술이 일반적인 수술적 방법이다. 이런 수술 방법에서, 관절주머니의 아래쪽 부분이 타이트해지고, 앞쪽 관절주머니가 두배로 타이트해진다(그림 5.38).

수술 후 단계. 수술 후, 환자는 6주 동안 고정되며 어깨 움직임이 허용되지 않는다. 환자는 팔꿈치, 손목 및 손의 ROM을 수행할 수 있다. 이런 고정 단계 이후의 관리계획은 제한과 함께 어깨의 AROM을 포함할 수 있다.

관리계획은 무엇인가? 일반적으로 환자는 140°의 굽힘, 70°의 벌림, 40°의 가쪽돌림, 그리고 복부에 접촉되는 안쪽돌림까지 허용된다. 가벼운 웨이트를 이용한 모든 운동면에서의 근력강화운동이 시작될 수 있고, 불안정 자세를 피해야 한다. 중재는 엎드린 자세의 노젓기와 닫힌사슬 내밈과 같은 어깨뼈 근육의 강화운동을 포함할 수 있다(그림 5.39). 수술 후 3개월쯤, 환자는 완전 어깨 ROM, 고유수용성 훈련, 그리고 돌림근띠와 어깨뼈 고정근의 근력강화운동으로 진전될 수 있다.

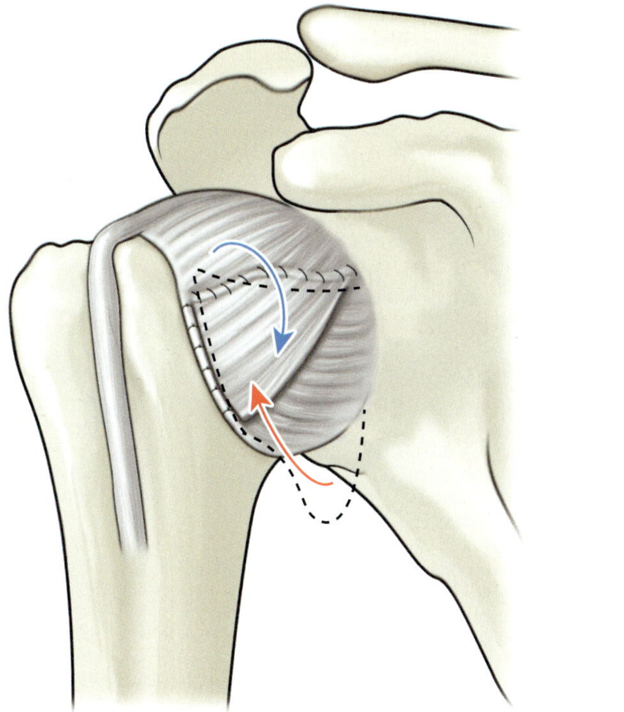

그림 5.38 아래쪽 관절주머니 이동술은 앞쪽 관절주머니를 타이트하게 만드는 수술법이다.

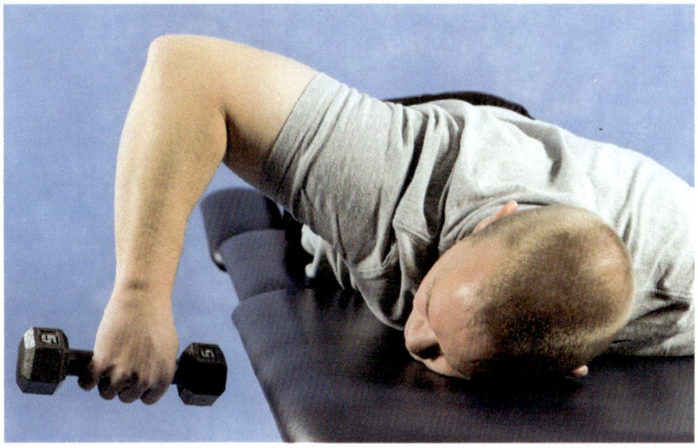

그림 5.39 엎드린 자세의 노젓기(A)와 닫힌사슬 어깨뼈 내밈(B)이 아래쪽 관절주머니 이동술 이후에 관리계획에 포함될 수 있다.

봉우리밑충돌 증후군(SAIS)
Subacromial Impingement Syndrome

봉우리밑충돌 증후군(SAIS)은 가장 흔한 어깨 병리이며, 어깨 통증의 50% 이상으로 추정된다. 이 병리의 경우, 부리봉우리활 밑에 있는 물렁조직 구조물이 위팔뼈머리와 부리봉우리활 사이에서 압박된다. 가시위근 힘줄이 가장 흔하게 손상된다. 그리고 그 이외에, 봉우리밑윤활주머니와 위팔두갈래근 힘줄이 종종 손상된다. 이런 압박은 구조물에 염증을 일으킨다. 그림 5.40은 SAIS를 보여주고 있다.

원인/기여요소

SAIS에 기여하는 요소들은 많다. 구조적으로나 기능적으로 봉우리밑 공간의 감소는 부리봉우리활 밑에 있는 구조물의 압박을 초래할 수 있다. 구조적 변화로는, 과사용 또는 반복성 오버헤드 활동으로 인한 봉우리돌기 형태, 봉우리밑 뼈가시, 그리고 돌림근띠 힘줄이나 부리봉우리돌기의 부종 등이 있다.

봉우리돌기 형태의 효과는 많이 연구되었다. 일반적으로 갈고리 모양의 봉우리돌기가 SAIS와 관련이 있다고 인정되고 있다.[42–45] 봉우리돌기나 먼쪽 빗장뼈 밑에서 형성된 뼈가시는 노화로 인해 발달되고, SAIS와 관련된다. 반복되거나 장기간의 오버헤드 활동은 부리봉우리활의 비후를 초래할 수 있고, 이것이 봉우리밑 공간을 좁게 만든다. 돌림근띠 힘줄에 염증이 발생되면, 부종이 발생하여 이 공간을 더욱 좁게 만든다. 부가적으로, 오버헤드 자세를 취할 때, 가시위근으로 가는 혈류량이 일시적으로 감소된다.

어떤 경우에는, 그 공간이 해부학적으로는 제한되지 않고 기능적으로 제한되는 것처럼 보인다. 이것의 원인으로 타이트한 관절주머니의 뒤쪽 부분, 돌림근띠나 어깨뼈 근육의 약증, 어깨의 불안정 또는 어깨뼈의 비정상적인 움직임(**운동이상**) 등이 있다.

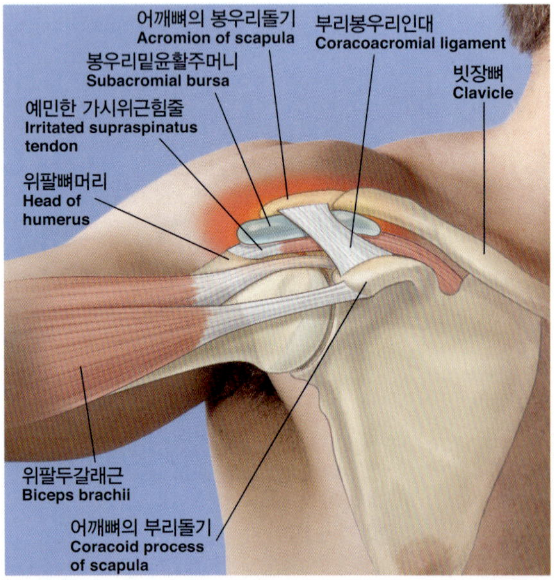

그림 5.40 봉우리밑 충돌 증후군은 부리봉우리활 밑에서 물렁조직이 압박되는 것이다. 흔하게 압박되는 구조물로는 가시위근힘줄, 위팔두갈래근 긴갈래힘줄 및 봉우리밑윤활주머니 등이 있다.

타이트한 관절주머니의 뒤쪽 부분이 어깨를 굽힐 때 위팔뼈머리의 위쪽 이동을 초래하고, 이것은 일시적으로 이 공간을 좁게 만든다.[46] 돌림근띠의 약증은 위팔뼈머리의 내림과 안정화 작용을 손상시킬 수 있다. 어깨의 불안정은 위팔뼈머리가 부리봉우리활 안으로 올림되도록 만든다.

어깨뼈 운동이상은 SAIS와 연관이 있다. SAIS를 초래하는 비정상적인 어깨뼈 운동이상의 원인은 어깨뼈 위쪽돌림의 짝힘 약증이다. 이것은 팔을 내림하는 원심성 단계에서 어깨뼈 조절의 상실을 초래할 수 있고, 위팔뼈에 대한 봉우리돌기의 일시적 압박을 초래한다. SAIS 환자는 정상인에 비해 어깨뼈의 증가된 아래쪽돌림과 앞쪽경사를 가진 것으로 알려져 있다.[47]

증상

SAIS 만의 독특한 징후는 통증호 가동범위이다. 벌림은 가장 고통스런 움직임이고, 일반적으로 60–120°의 벌림 범위에서 통증호가 발생한다. 환자는 오버헤드 활동을 할 때, 통증을 호소할 것이다. 통증은 종종 야간에 더 심해지고, 환측으로 잠을 잘 때 더 심해진다.

임상 징후

SAIS를 평가하는데 많은 검사들이 이용될 수 있다. 종종 물리치료사는 진단을 확인하기 위해 몇 개의 특수검사를 클러스터 검사로 사용할 것이다.

Hawkins 검사

환자는 앉은 자세를 취하고, 검사자는 팔꿈치를 굽힌 채 팔을 90°까지 굽힌다. 그런 다음, 검사자는 어깨를 안쪽돌림한다. 환자의 팔을 시상면에서 이마면으로 이동시키는 다양한 가로벌림 자세에서 검사가 수행될 수 있다(그림 5.41). 양성 징후는 환자의 통증 발생이다.

Neer 검사

환자는 앉은 자세를 취하고, 검사자는 환자의 어깨를 수동으로 안쪽돌림한다. 그런 다음, 검사자는 팔을 굽힘이나 스캡션의 끝범위까지 올림한다. 환자의 증상을 일으키기 위해 끝 범위에서 힘을 가한다(그림 5.42). 양성 징후는 환자의 통증 발생이다.

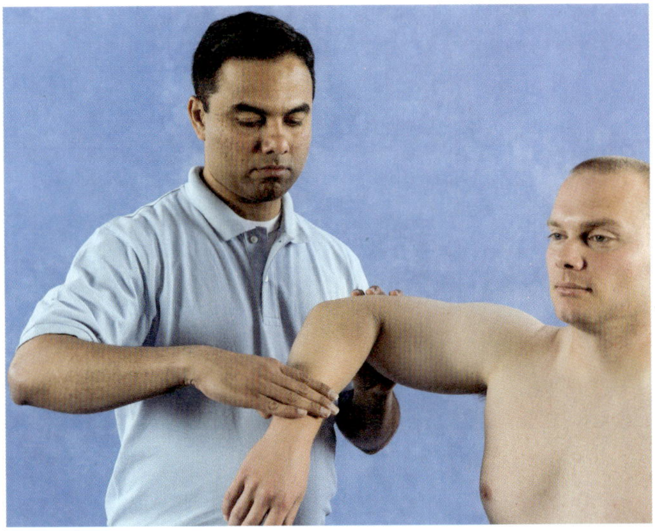

그림 5.41 봉우리밑충돌 증후군을 위한 Hawkins 검사.

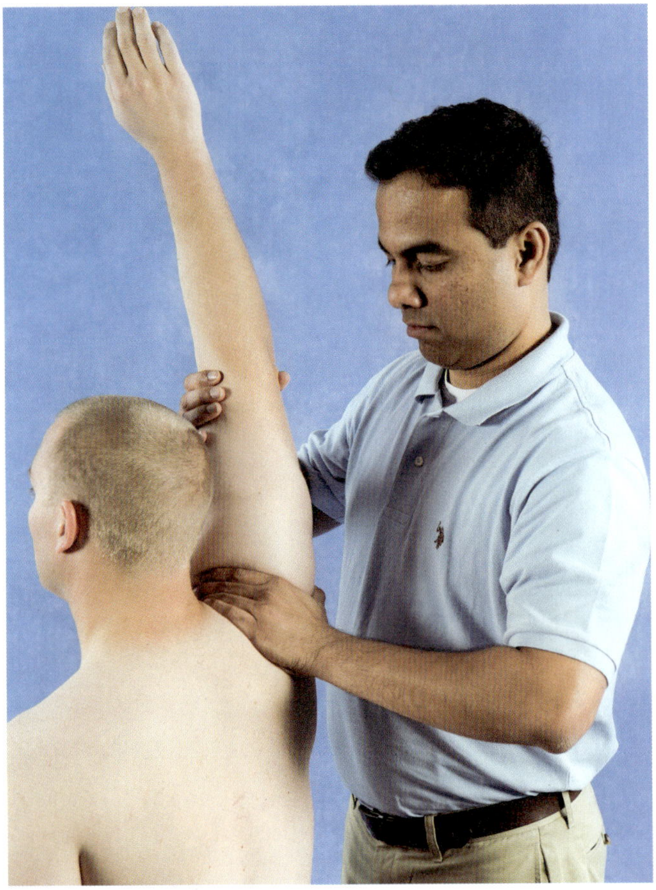

그림 5.42 봉우리밑충돌 증후군을 위한 Neer 검사.

통증호 검사

환자는 선 자세를 취한다. 검사자는 환자에게 환측 팔을 능동 벌림하도록 지시한다. 양성 징후는 60–120°의 벌림 범위에서 통증이 발생하는 것이다. 이 범위 밖에서 일어나는 통증은 음성 징후로 간주된다(그림 5.43).

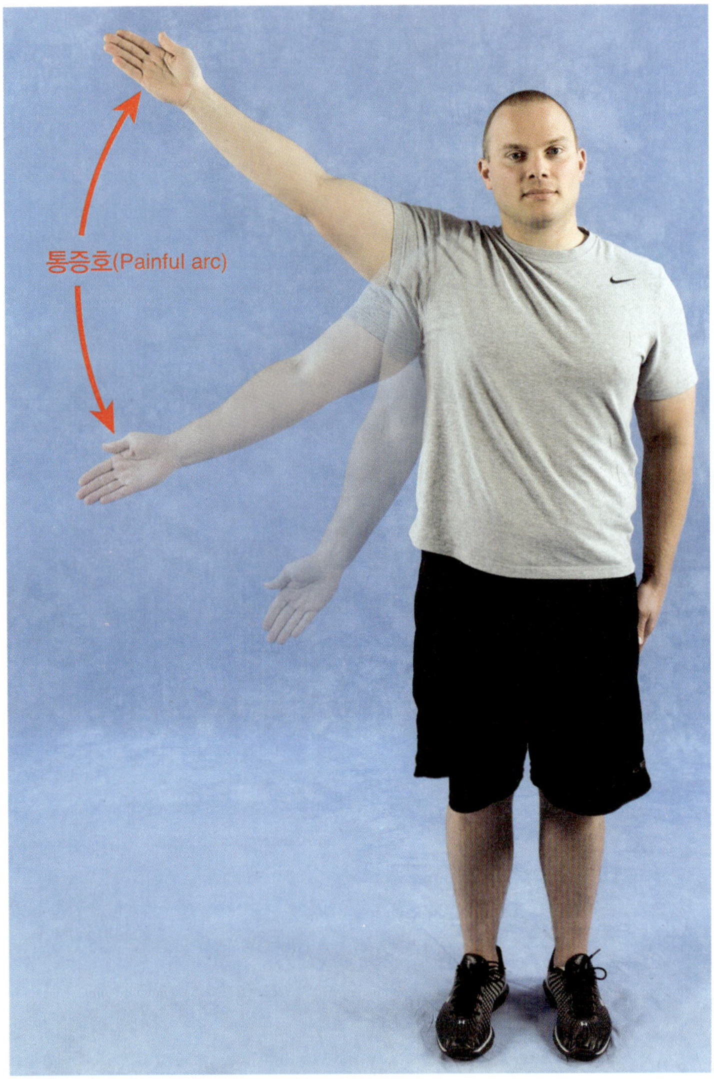

그림 5.43 봉우리밑충돌 증후군을 위한 통증호 검사. 어깨 벌림의 60-120° 범위에서 통증이 가장 심하다.

가득찬 깡통검사/빈 깡통검사

환자는 선 자세를 취하고, 엄지손가락을 위쪽으로 향한 상태에서 팔을 90°까지 벌림한다(가득찬 깡통검사). 검사자는 환자의 힘을 검사하는 것처럼 팔을 아래쪽으로 압박한다(그림 5.44A). 그런 다음, 환자는 엄지손가락을 아래쪽으로 향하고, 팔을 90°까지 올림한다(빈 깡통 자세). 검사자는 이 자세에서 환자의 힘을 검사하는 것처럼, 환자의 팔을 아래쪽으로 압박한다(그림 5.44B). SAIS의 양성 징후는 빈 깡통 검사자세를 유지하거나 저항할 때 통증을 호소한다. 약증은 통증을 동반할 수 있다. 가득찬 깡통 자세는 통증을 거의 발생시키지 못한다. 환자가 뚜렷한 약증을 보인다면, 이 검사는 돌림근띠의 파열을 의미할 수 있다.

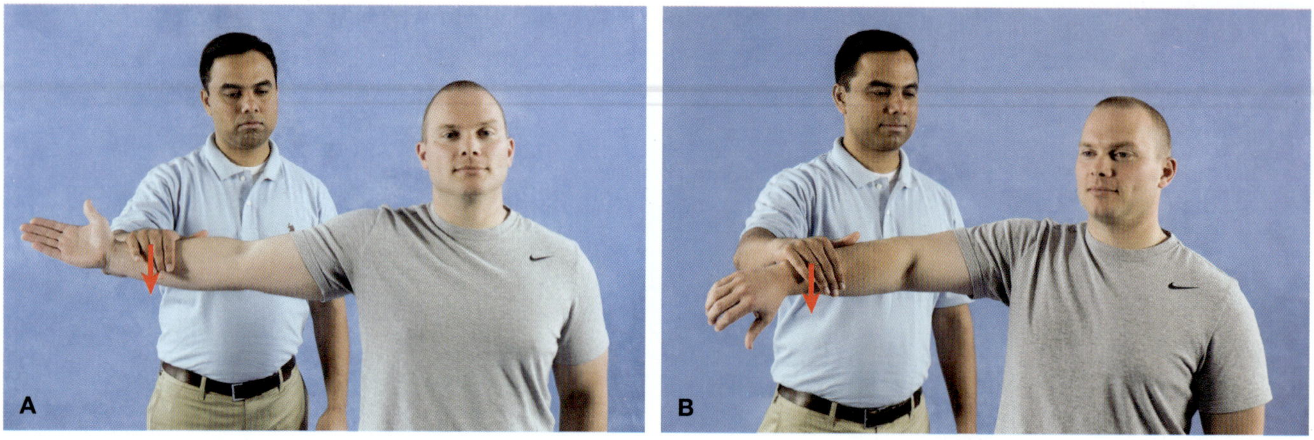

그림 5.44 봉우리밑충돌 증후군을 위한 가득찬 깡통검사/빈 깡통검사. 빈 깡통 검사 자세에서의 통증과 약증은 양성 징후이다.

가시아래근 검사

이 검사는 가시아래근의 도수근력검사이다. 환자는 선 자세에서 아래팔을 중립위로 유지하고 팔꿈치를 90°로 굽힌 채, 그 팔을 몸통 옆에 붙인다. 검사자는 환자에게 이 자세에서 팔을 유지하도록 지시하고, 팔을 안쪽돌림시키기 위해 힘을 가한다(그림 5.45). 양성 징후는 통증이나 약증 때문에 환자는 저항을 하지 못한다.

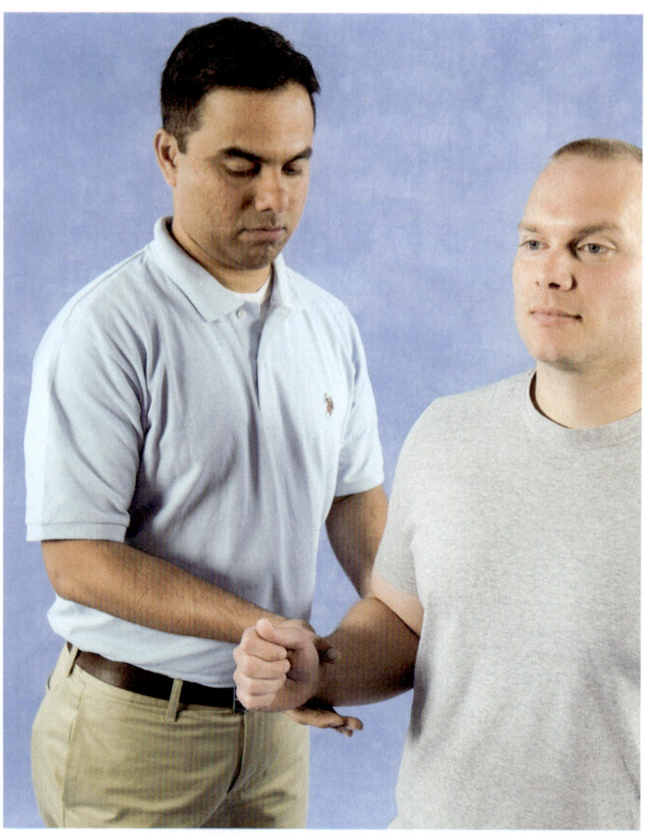

그림 5.45 봉우리밑충돌 증후군을 위한 가시아래근 검사.

일반적인 중재

SAIS 환자는 문제의 원인이나 기여요소를 해결함으로써 도움을 받을 수 있다. 일반적으로, 관리계획은 얼음치료나 이온도입법과 같은, 항염증 모달리티의 사용을 포함할 수 있다. 관절주머니의 뒤쪽 부분을 신장하는 크로스-바디 운동이 적합할 수 있다(그림 5.46). 어깨를 굽힘하고 돌림하는 신장기법이 종종 관리계획 안에 포함될 수 있다. 환자는 **관리계획은 무엇인가?** 통증이 가라앉을 때까지 60°이상의 벌림과 안쪽돌림이 결합된 어깨 올림을 피하도록 교육을 받아야 한다.

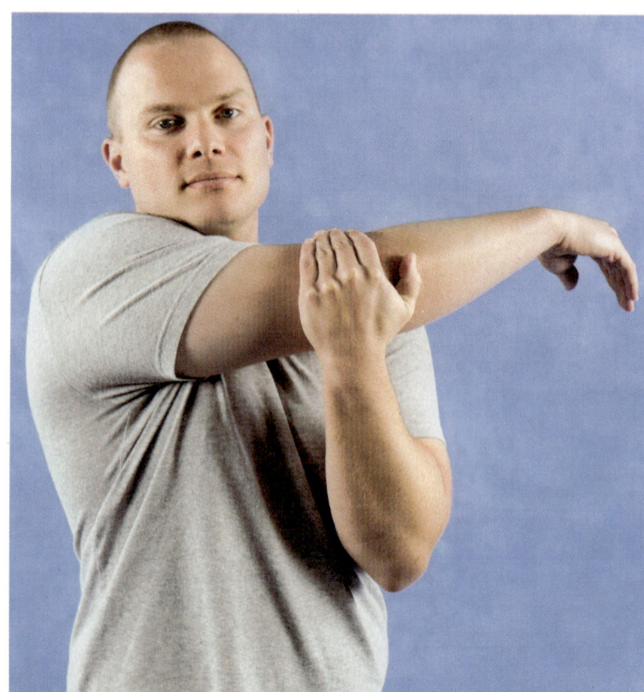

그림 5.46 크로스-바디 뒤쪽 관절주머니 검사가 봉우리밑충돌 증후군에 적합할 수 있다.

등세모근, 앞톱니근, 어깨올림근 및 마름근을 위한 어깨뼈 근육의 근력강화 운동이 어깨뼈 운동이상을 해결하는데 사용될 수 있다. 돌림근띠의 근력강화도 매우 중요하다. 가시위근은 가득찬 깡통 자세에서 강화되거나, 또는 엎드린 자세에서 팔을 100°로 벌림하고 가쪽돌림한 상태의 가로벌림 운동으로 강화되어야 한다. 이 운동의 원심성 단계에 초점을 맞추는 근육은 가시위근의 비후를 초래할 것이고, 이것은 염증 이후에 가시위근의 힘줄이 가늘어지는 현상을 방지할 것이다. 넓은등근과 큰가슴근의 근력강화 운동은 어깨를 더욱 안정화시키기 위해 종종 포함된다. 그림 5.47은 SAIS의 일반적인 근력강화 운동을 보여주고 있다.

예방

좋은 어깨 근육의 근력 유지는 SAIS를 예방하는데 중요한 역할을 한다. 만약 충돌의 징후가 존재하면, 그 부위의 변화가 불가역적으로 변하기 전에 염증을 줄이고 근력을 강화하기 위해 의학적 처치를 적용해야 한다.

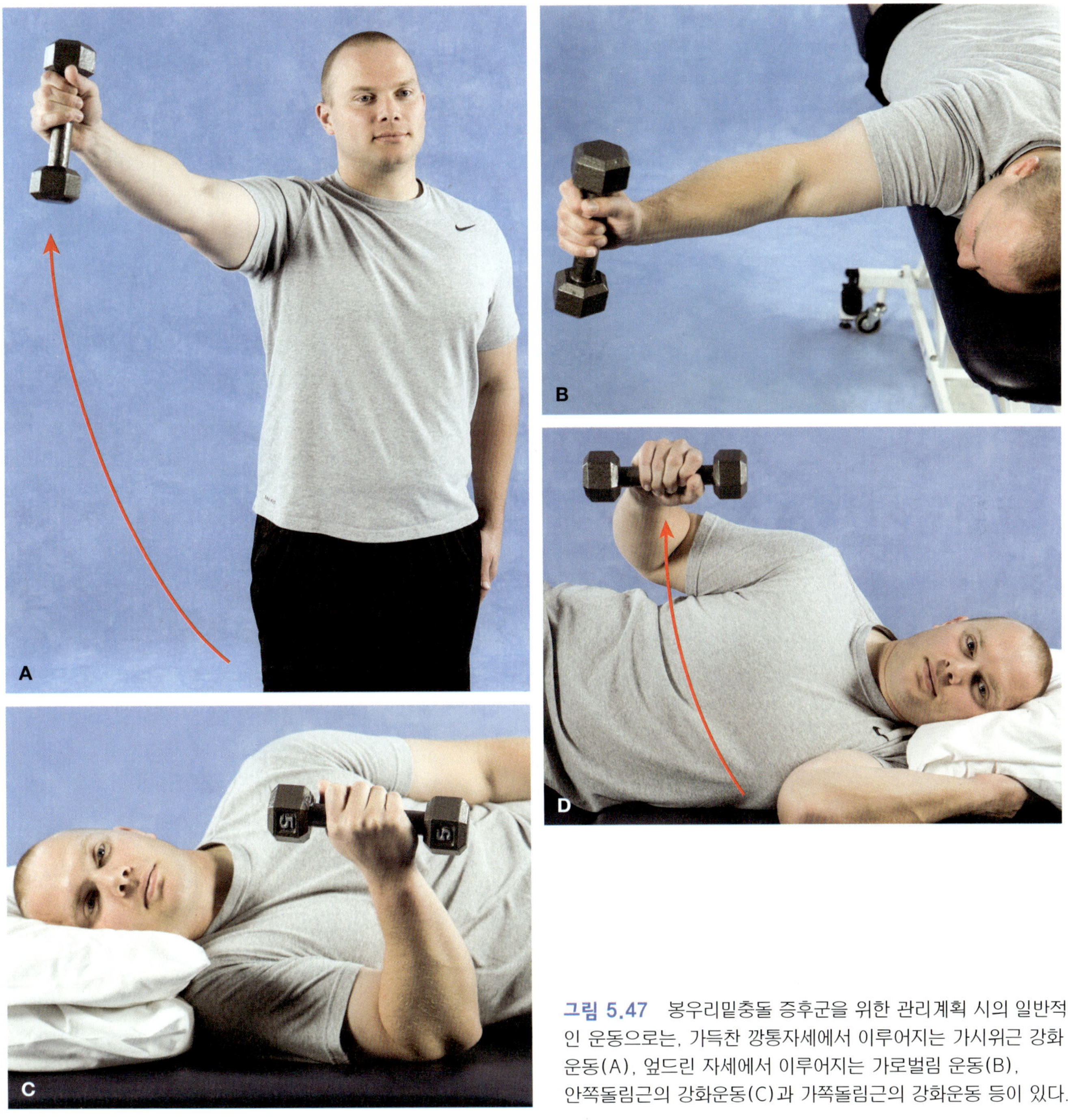

그림 5.47 봉우리밑충돌 증후군을 위한 관리계획 시의 일반적인 운동으로는, 가득찬 깡통자세에서 이루어지는 가시위근 강화운동(A), 엎드린 자세에서 이루어지는 가로벌림 운동(B), 안쪽돌림근의 강화운동(C)과 가쪽돌림근의 강화운동 등이 있다.

봉우리밑 충돌 증후군 환자에 대한 요점	
설명과 원인	오버헤드 활동으로 좁아진 공간에 의한 돌림근띠의 찝힘 현상
검사	Hawkins 검사, Neer 검사, 가득찬 깡통검사/빈 깡통검사, 통증호 검사, 가시아래근 검사
신장	관절주머니의 뒤쪽 부분
근력강화	돌림근띠, 등세모근, 앞톱니근, 어깨올림근 및 마름근
훈련	힘줄을 비후시키는 원심성 운동
피해야 할 것	어깨의 안쪽돌림과 올림

수술 환자를 위한 중재

봉우리밑 감압술

만약 환자가 보존적 치료에 반응하지 않으면, 물렁조직에 가해지는 압박을 완화하는 봉우리밑 감압술이 적응적일 수 있다. 봉우리밑 감압술은 봉우리밑윤활주머니의 제거, **봉우리돌기 성형술, 먼쪽 빗장뼈 절제술 및 부리봉우리인대 절제술**과 함께 이 부위의 박리술을 포함할 수 있다. 봉우리돌기 성형술의 경우에는, 뼈가시를 제거하고 부리봉우리활밑의 공간을 넓혀줌으로써 봉우리돌기의 밑부분을 정돈하는 것이다. 그 부위를 더 많이 감압하기 위해, 필요하다면 부리봉우리인대와 함께 빗장뼈의 먼쪽끝단을 제거할 수 있다 (그림 5.48).

수술 후 단계

감압술 이후, 종종 환자는 통증을 줄이고 ROM을 증가시킬 목적으로 물리치료를 받게 될 것이다. 환자는 슬링을 착용할 수 있지만, 약 2주에 걸쳐 슬링 착용을 점차 줄어나갈 것이다. 환자는 벌림을 피하고, 그 대신 어깨뼈면 상의 움직임을 하도록 교육을 받아야 한다. 벌림과 가로모음을 제외한, 나머지 움직임의 PROM/AAROM과 진자운동이 일반적으로 이런 환자의 초기 관리계획에 포함된다. AAROM을 위해, 도르래를 이용한 운동도 포함될 수 있다.

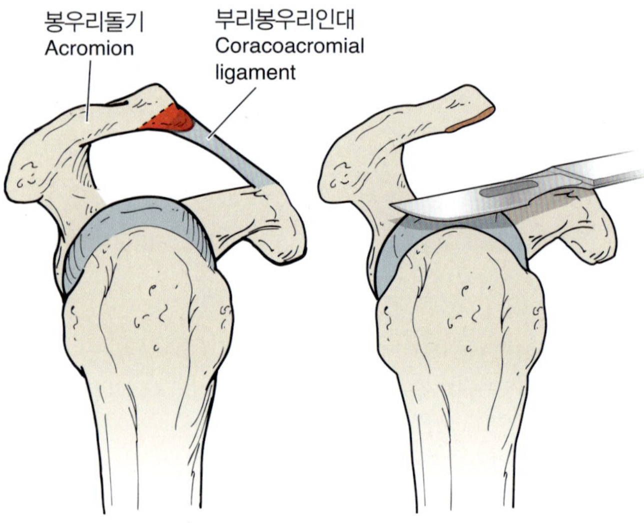

그림 5.48 봉우리밑 공간을 감압시키기 위해 봉우리성형술과 부리봉우리인대 절제술이 수행될 수 있다.

안쪽돌림근과 가쪽돌림근, 어깨 굽힘근, 어깨 폄근 그리고 모음근에 대한 최대하 등척성 운동도 관리계획 안에 일반적으로 포함된다. 팔꿈치, 아래팔, 손목 및 손 등의 AROM도 일반적으로 포함된다.

수술 후 5–6주경에는, 어깨뼈면상의 운동에 집중하면서 어깨 AROM 운동을 처음 시작한다. 정상의 어깨뼈 운동 패턴이 일어나야 한다. 돌림근띠의 등장성 근력강화 운동과 어깨뼈 근육 근력강화 운동이 추가적으로 포함될 수 있다. 환자가 상태가 좋아짐에 따라, 어깨뼈 근육과 돌림근띠의 근력강화 운동이 어깨관절을 90° 벌림한 상태에서 저항밴드나 웨이트를 이용하는 방법으로 진행될 수 있다.

돌림근띠 힘줄병증/파열

Rotator Cuff Tendinopathy/Tear

이 병리는 돌림근띠 힘줄에서 일어나는 퇴행성 진행 과정을 의미한다. 이런 변화는 염증(힘줄염)을 의미하는 것은 아니고, 돌림근띠 파열을 초래할 수 있는 잘못된 치유 반응으로 간주된다. 가시위근 힘줄이 돌림근띠 중에서 가장 흔하게 침범된다.

돌림근띠 파열은 부분 파열이나 완전 파열으로 일어날 수 있다. 돌림근띠 파열은 작게 또는 매우 크게 발생할 수도 있고, 여러 돌림근띠 근육이 침범될 수도 있다. 완전 파열이나 큰 파열은 보존적 치료로 회복되기 어렵고, 종종 수술을 필요로 한다. 그림 5.49A는 돌림근띠 힘줄 내의 작은 파열에서 중등도 파열을 보여주고 있고, 그림 5.49B는 큰결절에 부착하는 힘줄 지점에서 발생한 커다란 파열을 보여주고 있다.

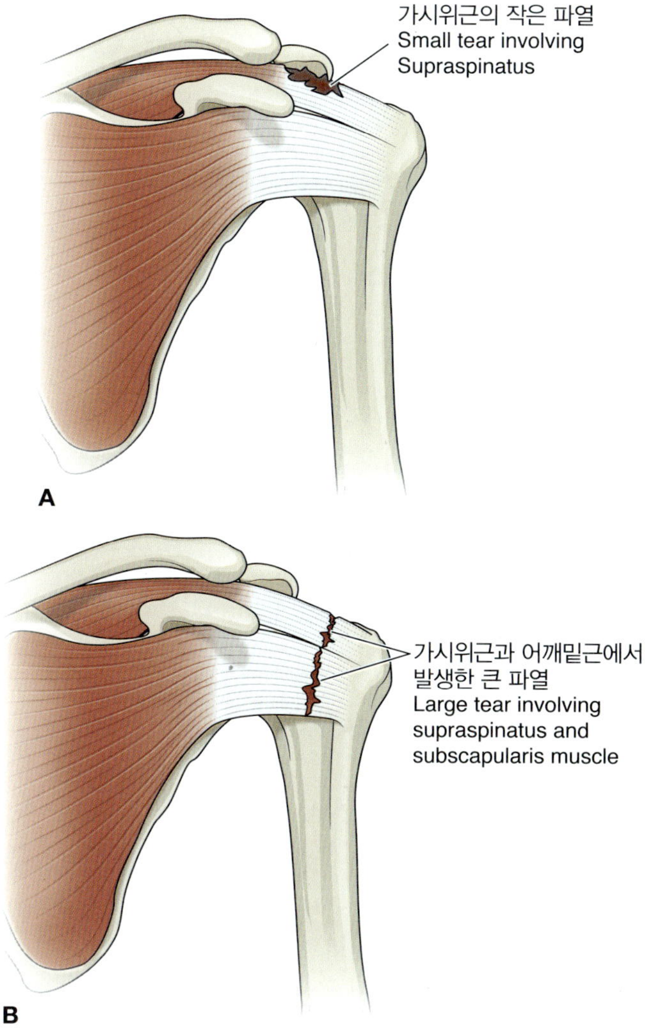

그림 5.49 돌림근띠의 작은 파열(A)과 큰 파열(B).

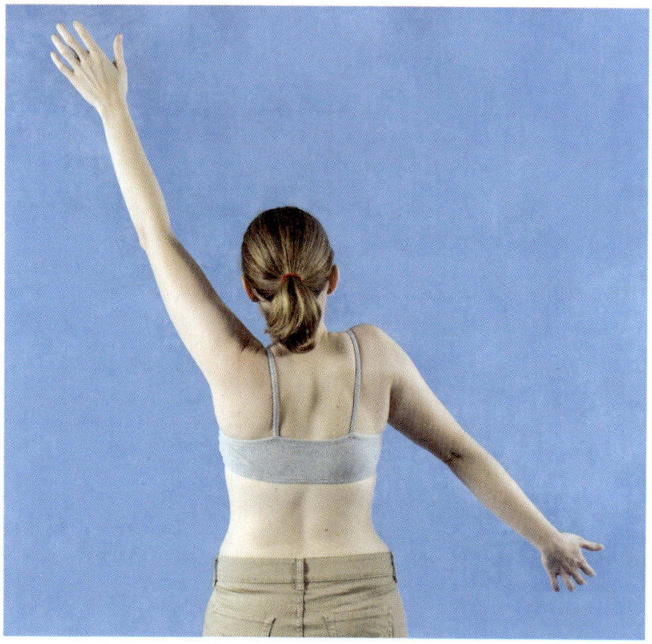

그림 5.50 돌림근띠 파열 환자. 이로 인한 약증은 환측 팔을 올림할 때 벌림 제한을 가진 채 팔이음뼈를 올림하게 된다.

원인/기여요소

많은 기요 요소들이 돌림근띠 질환에서 보고되었다. 근육이 가늘어진 나쁜 상태에서는, 매우 작은 스트레스로도 돌림근띠 힘줄 파열이 일어날 수 있다. 일부 기여요소들로는, 봉우리밑충돌 증후군, 봉우리돌기의 모양, 봉우리돌기 뼈가시, 반복 사용, 힘줄의 과하중, 비정상적인 어깨뼈 움직임, 머리 전방 쏠림 자세 및 등뼈 후만증 증가 등이 있다.

증상

어깨 올림 때 돌림근띠가 중요하기 때문에, 뚜렷한 돌림근띠 질환 환사나 돌림근띠 작은 파열을 가진 환자는 봉우리밑충돌 증후군 환자에서처럼 통증호를 가질 수 있다. 만약 돌림근띠 파열이 중등도에서 심한 정도라면, 팔을 올림할 때 환자는 어깨를 으쓱 올리게 된다.

그림 5.50은 오른쪽 돌림근띠 파열을 가진 환자를 보여주고 있다(양쪽 팔을 완전히 벌림하도록 주문받은). 오른쪽 어깨뼈 올림의 정도를 체크해 본다. 어깨세모근이 정상적으로 작용하더라도, 만약 위팔뼈머리를 고정하고 내림시키는 돌림근띠의 작용이 없다면 위팔뼈가 봉우리돌기에 부딪히게 되고 이로 인해 위팔뼈의 움직임이 멈추게 된다. 환자는 야간 통증과 환측으로 누웠을 때 통증이 증가됨을 호소할 것이다. 그러나 일반적으로 주된 문제는 팔의 약증이다.

임상 징후

돌림근띠 힘줄병증와 파열에 대한 특수검사는 많은 편이다. 이들 특수검사는 파열의 지표로서 근수축을 통해 약증이나 통증을 이용한다. 다른 특수검사는 위팔뼈와 봉우리돌기 사이에서 돌리근띠 힘줄을 압박하는 것이고, 통증이 발생하면 양성이다. 돌림근띠 파열에 대한 특수검사 이외에, 돌림근띠의 단순 근력검사도 돌림근띠 질환을 확인하는데 이용될 수 있다.

팔 떨어뜨림 검사(Drop Arm Test)

환자는 선 자세에서 환측 팔을 몸통 옆에 자연스럽게 늘어뜨린다. 검사자는 수동으로 환자의 환측 팔을 90°까지 벌림한다. 그런 다음 검사자는 환자에게 팔을 천천히 아래로 내리도록 지시한다. 검사자는 환자의 팔에서 손을 떼지만, 만약 환자가 팔의 내림을 제어할 수 없다면 지지를 제공할

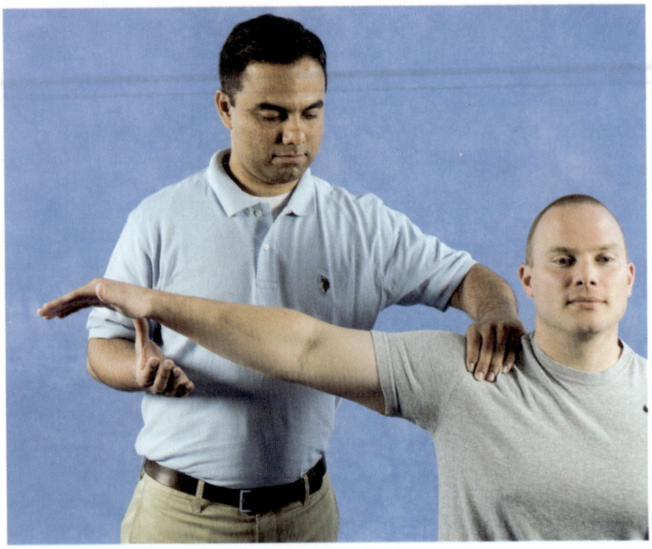

그림 5.51 돌림근띠 파열을 위한 팔 떨어뜨림 검사.

수 있도록 환자의 팔 밑에 손을 배치한다(그림 5.51). 양성 징후는 환자가 자신의 팔을 천천히 내릴 수 없는 것이다.

가득 찬 깡통 검사/빈 깡통 검사 (Full Can/Empty Can Test)

그림 5.44A와 그림 5.44B를 참고한다.

가쪽돌림 지체 징후(External Rotation Lag Sign)

환자는 앉은 자세를 취하고, 검사자는 한 손으로 환자의 팔꿈치 부위를 지지해 준다. 그리고 검사자는 다른 손으로 환자의 손목을 잡고 환자의 팔꿈치를 수동으로 90°까지 굽힘한 후, 환자의 어깨를 20° 스캡션 자세로 가져간다. 그런 다음, 검사자는 수동으로 환자의 어깨를 최대한 가쪽돌림시킨다. 검사자는 환자에게 이 자세를 유지하도록 주문하면서 환자의 팔을 놓는다(그림 5.52). 양성 징후는 환자가 완전 가쪽돌림을 유지할 수 없는 것이다.

안쪽돌림 지체 징후(Internal Rotation Lag Sign)

환자는 앉은 자세에서 팔을 등뒤로 배치한다. 검사자는 한 손으로 환자의 팔꿈치를 지지하고 어깨를 폄 자세로 가져간다. 반면, 검사자는 다른 손으로 환자의 손목을 잡고 환자의 등으로부터 손을 들어 올린다. 검사자는 환자에게 이 자세를 유지하도록 주문하면서 환자의 손목에서 손을 뗀다(그림 5.53). 양성 징후는 환자가 손을 등으로부터 뗄 수 없는 것이다.

일반적인 중재

물리치료의 목적은 통증과 염증을 조절하고, 돌림근띠 힘줄을 보호하며, ROM과 근력을 회복하는 것이다. 어깨의 진자운동, PROM 및 AAROM이 대개 초기 단계의 관리계획에 포함된다. 돌림근띠, 어깨뼈 고정근, 어깨세모근, 넓은등근 및 큰가슴근의 근력강화운동도 최대하 등척성 운동으로 수행될 수 있다. 환자는 웨이트와 저항밴드를 이용하는 근력강화운동으로 진전할 수 있다. 팔꿈치, 아래팔, 손목 및 손의 강화운동도 관리계획의 일부일 수 있다. 만약 관절주머니 뒤쪽 부분의 타이트함이 돌림근띠 병리에 영향을 준다면, 관절주머니의 신장운동도 관리계획에 포함될 수 있다.

예방

반복적인 오버헤드 활동을 피하고, 돌림근띠와 어깨뼈 근육의 좋은 근력을 유지함으로써 돌림근띠 질환의 가능성

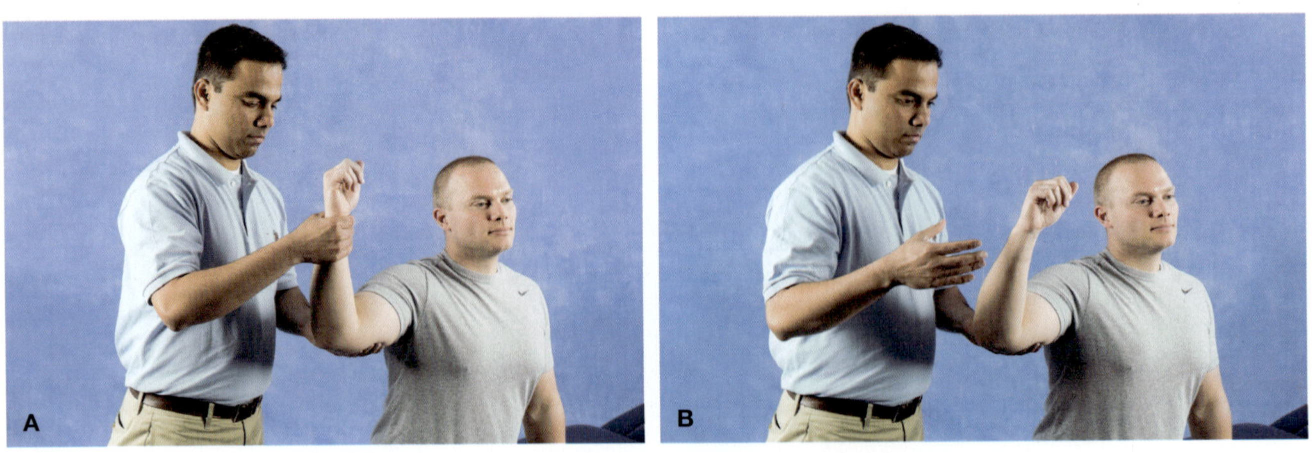

그림 5.52 돌림근띠 파열을 위한 가쪽돌림 지체 징후. 환자는 스캡션 자세에서 가쪽돌림을 취한다(A). 검사자는 환자에게 그 자세를 유지하도록 주문하면서 자신의 손을 뗀다(B).

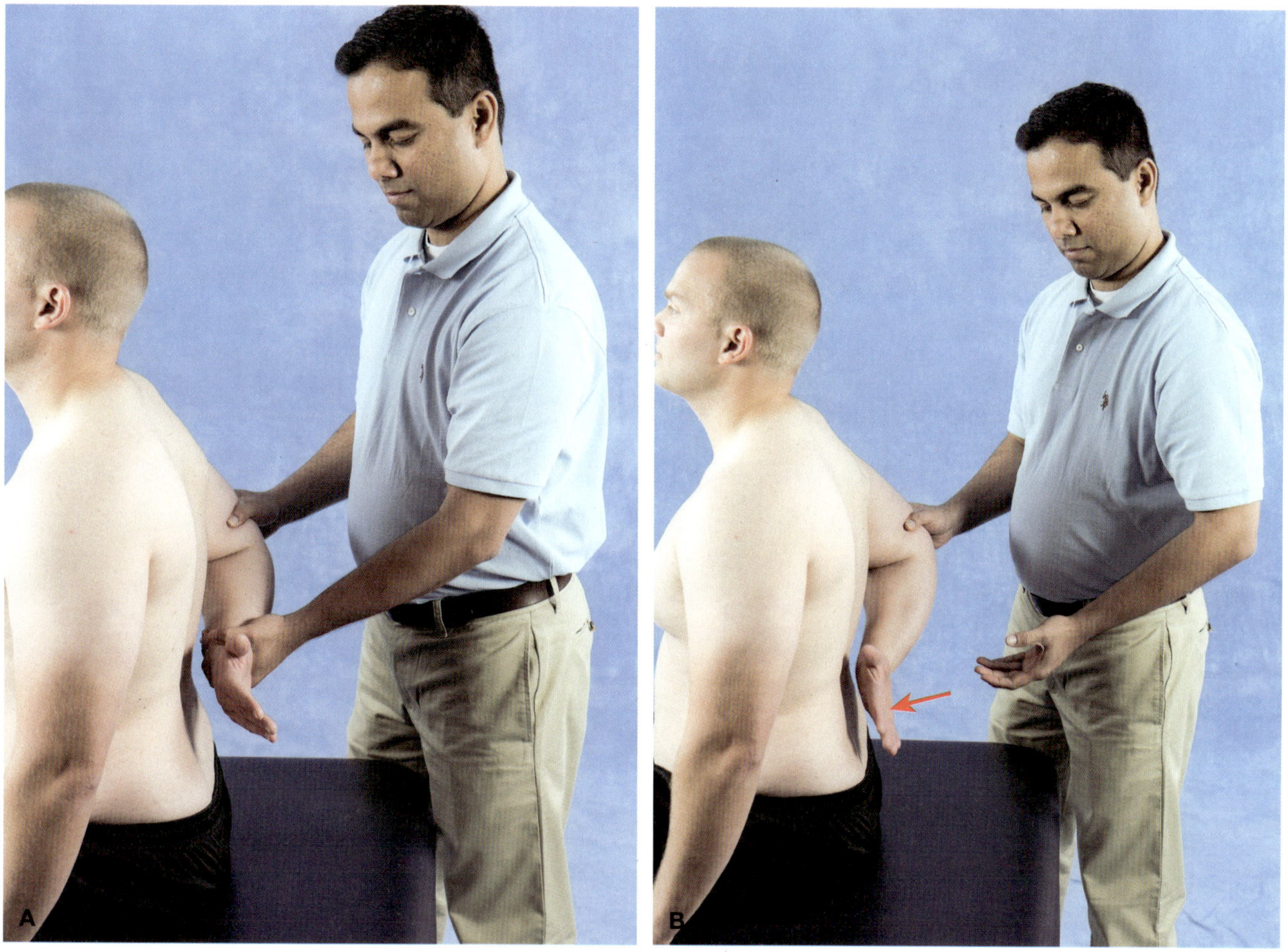

그림 5.53 돌림근띠 파열을 위한 안쪽돌림 지체 징후. 환자는 팔을 등 뒤로 배치하고 어깨를 완전히 안쪽돌림시킨다. 검사자는 환자에게 그 자세를 유지하도록 주문하면서 자신의 손을 뗀다.

을 줄일 수 있다. 머리 전방 쏠림 자세가 봉우리밑충돌 증후군과 연결되어 있기 때문에, 좋은 자세를 유지하는 것이 중요하다.[48] 팔을 머리 위로 올린 수면 자세를 회피해야 한다.

돌림근띠 힘줄병증 / 파열 환자에 대한 요점

설명과 원인	돌림근띠 힘줄 파열을 초래하는 돌림근띠의 점진적인 악화는 만성 힘줄병증, 비정상적인 자세, 봉우리돌기 모양 및 반복 사용 등과 같은 기여요소를 가진다.
검사	팔 떨어뜨림 검사, 가득찬 깡통검사/빈 깡통검사, 가쪽돌림 지체 징후 및 안쪽돌림 지체 징후
신장	관절주머니의 뒤쪽 부분이 타이트하다면, 신장기법을 적용한다.
근력강화	돌림근띠, 어깨뼈 고정근, 어깨세모근, 넓은등근 및 큰가슴근
훈련	NA
피해야 할 것	NA

수술 환자를 위한 중재

보존적 치료법으로 기능을 회복하지 못하거나 통증을 조절하지 못한다면, 외과적 정복술이 필요할 수 있다.

돌림근띠 정복술

수술후 단계

뼈에 부착된 힘줄이 치유되는데는, 돌림근띠의 관절경 정복술 후 8–12주가 걸릴 것으로 추정된다. 돌림근띠 정복술 이후의 물리치료는 4개의 단계로 나누어진다: 수술직후 단계, 보호 단계, 초기 근력강화 단계 및 진전 근력강화 단계. Ⅰ단계(0–6주) 동안, 환자의 AROM 수행이 제한되고 슬링으로 고정된다(운동을 할 때만 슬링을 제거한다). 이 단계 동안 환자는 어떤 물체도 들어 올려서는 안된다. 진자운동 뿐만 아니라, 목, 팔꿈치, 아래팔, 손목 및 손 등의 ARO이 관리계획에 포함될 수 있다.

관리계획은 무엇인가? 수술 후 첫 주 동안에는, 누운 자세에서 어깨를 110° 굽힘까지 수동으로 움직일 수 있고, 또 30° 미만의 스캡션 자세에서 수동으로 어깨를 안쪽돌림과 가쪽돌림의 움직임을 시작할 수 있다. 이 단계 전반에 걸쳐 누운 자세에서의 PROM이 진행되고, 또 팔꿈치, 손목 및 손의 저항의 운동이 첨가되고, 어깨뼈 근육의 등척성 운동을 시작한다.

Ⅱ단계(12주까지)에서는, 환자는 도르래 장치를 이용한 PROM을 수행할 수 있다. 돌림근띠의 최대하 등척성 운동, 도수저항을 이용한 어깨뼈 근육의 근력강화운동, 그리고 어깨의 AROM이 수술 후 9–12주경에 첨가될 수 있다. 완전 AROM은 약 12주경에 수행될 수 있다.

Ⅲ단계는 일반적으로 수술 후 3–4개월이다. 환자는 여전히 환측 팔로 들어올릴 수 있는 동작에 제한이 따를 것이다. 환자가 어깨를 거상하지 않고, 팔을 어깨뼈면 상에서 올림할 수 있을 때까지, 물리치료사는 올림 동작을 90°까지만 제한한다. 엎드린 자세의 운동도 첨가될 수 있다. Ⅳ단계(수술 후 최대 5–6개월)에서는, 환자는 손상이전의 기능 레벨로 회복할 수 있고, 작업 활동과 스포츠 활동을 재개할 수 있다.

뒤쪽 내부 충돌(PII)

Posterior Internal Impingement

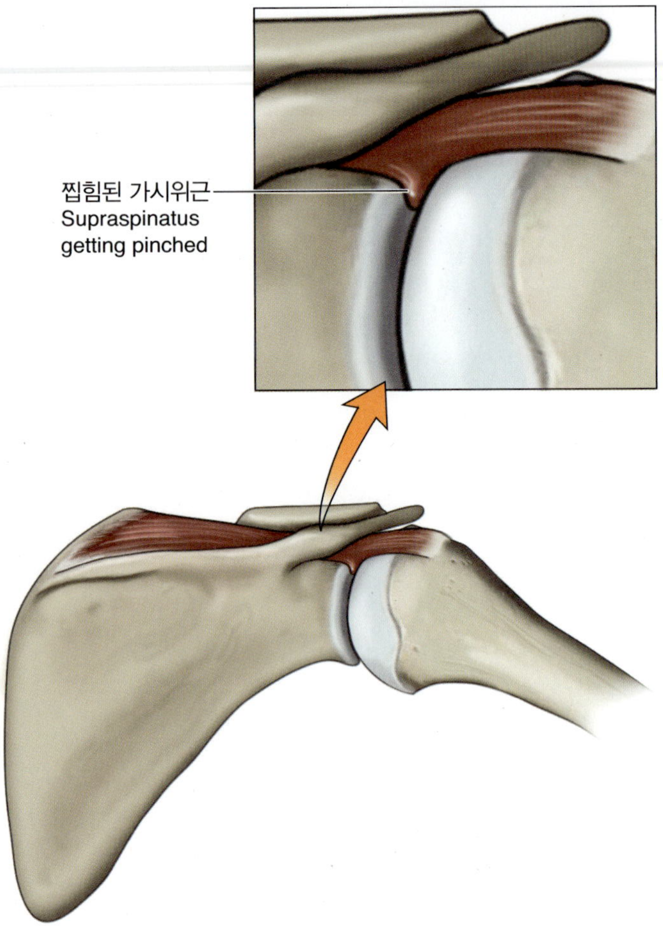

그림 5.54 뒤쪽 내부 충돌은 팔이 벌림과 가쪽돌림될 때, 위팔뼈머리와 관절오목 사이에서 가시위근이나 가시아래근의 압박으로 초래된다.

뒤쪽 내부 충돌(PII)은 관절오목의 뒤위쪽 가장자리와 큰결절 사이에서 일어나는 가시위근/가시아래근의 압박이다. 이것은 투수 피칭의 콕킹 단계에서처럼 가쪽돌림과 벌림의 자세에서 오버헤드 피칭을 하는 투수에서 일어난다. 반복적인 스트레스로 인해, 이런 압박은 증상을 일으킬 수 있고, 오목테두리나 뒤위쪽 돌림근띠 근육의 파열이 동반될 수 있다(그림 5.54).

원인/기여요소

PII의 원인은 여전히 조사 중이며, 이것은 어깨 가쪽돌림과 벌림의 자세로 오버헤드 활동을 반복할 때 나타난다. 뒤쪽 관절주머니의 타이트함과 어깨뼈 움직임의 비정상 패턴이 관련되어 왔다.[49,50] PII와 관련된 다른 기여요소로는 어깨 안쪽돌림 ROM 감소, 어깨 불안정, 돌림근띠 약증 및 어깨뼈 뒤당김 약증 등이 포함된다.

증상

PII의 1차 증상은 어깨를 벌림과 가쪽돌림 자세로 취했을 때 어깨의 뒤쪽 부분에서 발생이 일시적으로 발생하는 것이다. 통증은 위팔의 측면으로 전이될 수 있다.

임상 징후

환자는 봉우리돌기의 뒤가쪽면 밑을 촉진했을 때 압통이 나타난다. PII를 진단하는 특수검사는 없다.

일반적인 중재

PII의 치료 목적은 기여요소를 해결하는 것이다. 종종, 뒤쪽 관절주머니의 신장이 적합할 수 있다. 크로스-바디 가로모음 신장이 사용될 수 있다. 수면 신장 자세(그림 5.55)와 누운 자세에서의 PROM과 같은, 어깨의 안쪽돌림 신장이 안쪽돌림의 ROM을 얻기 위해 이용될 수 있다. 관절가동술이 PROM 신장의 효과를 연장시키는 것으로 알려져 있기 때문에, 관리계획 안에 포함될 수 있다.[51]

돌림근띠와 어깨뼈 근육의 근력강화도 불안정을 보이는 환자에게 중요하다. 안쪽돌림과 가쪽돌림을 위한 율동적 안정화 기법을 20–30°의 스캡션에서 시작할 수 있다. 환자가 향상함에 따라, 이들 운동은 충돌 자세인 90°의 벌림 자세에서 수행될 수 있다. 환자는 저항밴드와 웨이트를 이용하는 쪽으로 진전할 수 있다. 어깨 가쪽돌림근의 강화 운동도 선 자세의 어깨뼈면이나 엎드린 자세에서 수행될 수 있다(그림 5.56). 가시위근은 스캡션의 가득찬 깡통 자세 운동을 수행하거나 엎드린 자세의 100° 가로벌림에서 이루어지는 가로벌림 운동을 수행함으로써 강화될 수 있다. 앞톱니근은 120° 이상의 굽힘 자세에서 이루어지는 펀치 운동이나 "push-ups with a plus" 운동으로 강화될 수 있다.

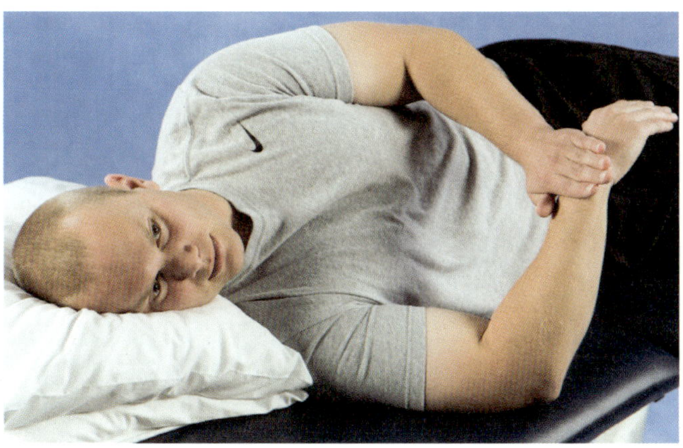

그림 5.55 뒤쪽 관절주머니를 신장한 자세로 수면을 취하는 것은 뒤쪽 내부 충돌이 있음을 의미할 수 있다.

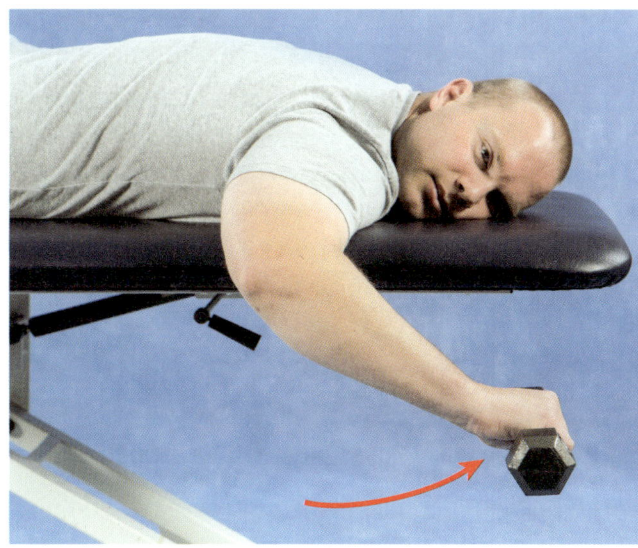

그림 5.56 뒤쪽 어깨 충돌 환자를 위한 엎드린 자세에서 이루어지는 어깨 가쪽돌림 강화 운동.

뒤쪽 내부 충돌 환자에 대한 요점

설명과 원인	뒤쪽 관절주머니의 타이트니스나 돌림근띠의 약증 때문에 팔을 벌림과 가쪽돌림하면서 오버헤드 패턴으로 공을 던질 때, 뒤쪽 돌림근띠에서 종종 찝힘이 발생한다.
검사	특수검사는 없음; 뒤가쪽 봉우리돌기의 밑부분을 촉진했을 때 압통이 발생한다.
신장	관절주머니의 뒤쪽 부분
근력강화	돌림근띠, 어깨뼈 근육, 마름근 및 중간등세모근
훈련	NA
피해야 할 것	급성일 때 충돌 움직임이 있다.

위팔두갈래근 힘줄병증
Bicipital Tendinopathy

위팔두갈래근의 긴갈래는 위오목테두리에서 시작된다. 긴갈래는 부리봉우리활 밑을 주행하고, 위팔뼈머리의 상단을 지난 후, 결절사이고랑을 통해 아래로 내려간다. 이런 해부학적 관계 때문에, 위팔두갈래근 긴갈래는 염증의 위험에 놓이게 되거나 또는 염증(힘줄병증) 없이 퇴행될 수 있다. 위팔두갈래근 힘줄병증은 단독 결과로 일어날 수 있지만, 대부분은 돌림근띠 질환, 어깨 뼈관절염, 오목테두리 열상(상자 5-3)이나 어깨 불안정 등을 동반할 수 있다.

원인/기여요소

1차 소견으로서 위팔두갈래근 긴갈래 힘줄병증은 근육의 과사용, 특히 오버헤드 활동에 의해 발생할 수 있다.

상자 5-3 위오목테두리(SLAP) 파열

오목테두리 열상은 던지기 운동선수에게서 많이 발생한다. 이런 열상은 종종 앞쪽, 뒤쪽 및 위쪽 오목테두리와 관련된다. 위오목테두리 열상은 어깨의 위쪽 불안정과 관련된다. 위팔두갈래근 긴갈래가 위오목테두리에서 시작되기 때문에, 위쪽 열상은 치료되기 어렵다. 앞쪽에서 뒤쪽 방향(예, 10시 위치에서 2시 위치로)의 위오목테두리 열상은 SLAP 병변으로 불린다. SLAP 열상은 위팔두갈래근의 작용에 의해 발생할 수 있고, 또는 그의 작용에 나쁜 영향을 줄 수 있다. 능동 압박검사(active compression test)는 위오목테두리 열상의 물리치료 평가에서 양성일 수 있다.

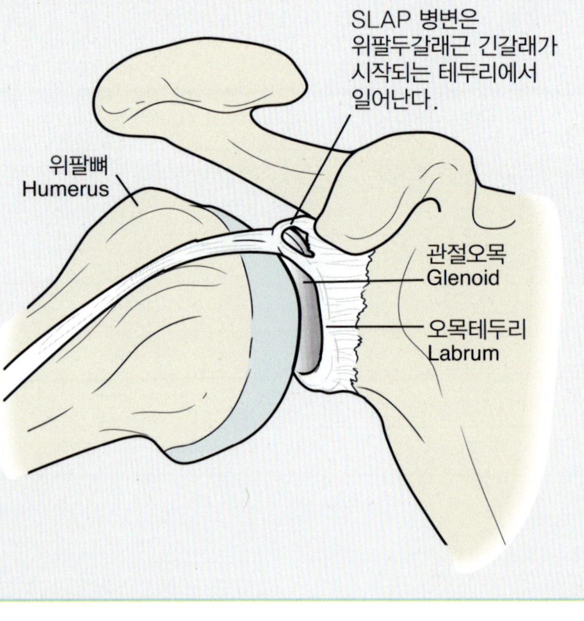

위팔두갈래근 힘줄은 위팔뼈머리의 상단과 직접 접촉하고, 큰결절과 작은결절 사이를 통과하는데, 이들 부위는 오버헤드 활동과 반복적인 어깨 움직임에 의해 위험에 노출된다. 야구 던지기, 배구, 테니스 및 수영 등과 같이, 벌림된 자세에서 팔을 극단적으로 가쪽돌림시키는 스포츠들이 이런 위험을 증가시킨다.

2차 소견으로서, 돌림근띠 질환에 의한 봉우리밑 공간에서의 충돌도 위팔두갈래근 힘줄의 충돌을 초래할 수 있다. 어깨 불안정은 어깨뼈 고정근으로서 위팔두갈래근 긴갈래의 과사용에 영향을 줄 수 있다.

증상

가장 흔한 불만은 들기, 밀기, 오버헤드 활동으로 증가되는 어깨 부위의 통증이다. 환자는 두갈래근고랑을 따라 이런 통증을 느낄 수 있다.

주의…

촉진 시의 통증, 신장 시의 통증, 수축 시의 통증을 포함하는 근육힘줄병리의 징후를 살펴본다. 이런 패턴은 많은 근육병리나 힘줄 병리에서 볼 수 있다.

임상 징후

힘줄병증의 징후는 촉진시, 신장시 그리고 수축시 통증이 발생하는 것이다. 환자는 두갈래근고랑 안에 있는 힘줄을 촉진할 때 종종 압통을 호소할 것이다. 팔꿈치 굽힘의 저항운동시 통증이 발생한다. 아래팔을 엎침하고 어깨와 팔꿈치를 폄할 때 발생하는 긴갈래 힘줄의 신장에 의해 통증이 발생할 수도 있다. 부가적으로, 아래의 특수검사도 진단을 확진하기 위해 이용될 수 있다.

Speed 검사

환자는 선 자세에서 어깨를 80° 정도 굽힌한 후 팔꿈치를 폄하고, 아래팔을 뒤침한다. 검사자는 환자에게 위의 자세를 유지하도록 지시하고, 아래팔에 아랫방향의 힘을 적용한다. 양성 징후는 앞쪽 어깨 부위에 통증이 발생하는 것이다. 그림 5.57을 참고한다.

어퍼컷 검사(Upper Cut Test)

환자는 선 자세에서 어깨를 중립위로 배치하고, 팔꿈치의 90°굽힘, 아래팔의 뒤침, 그리고 주먹을 쥔다. 검사자는

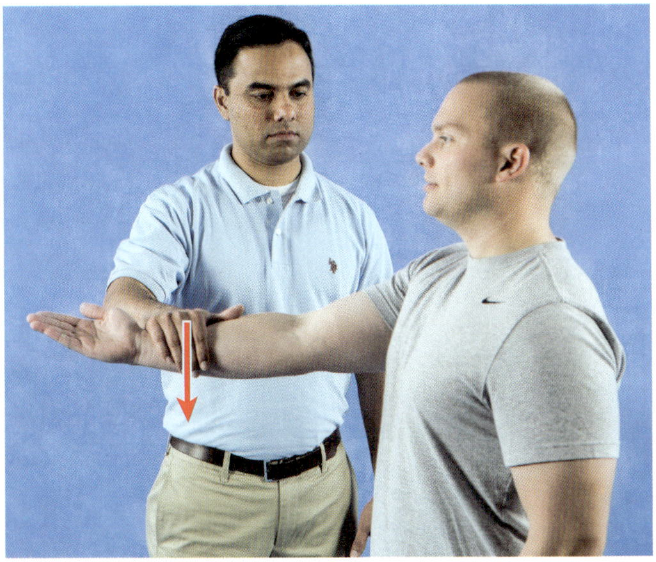

그림 5.57 위팔두갈래근 힘줄염을 위한 Speed 검사.

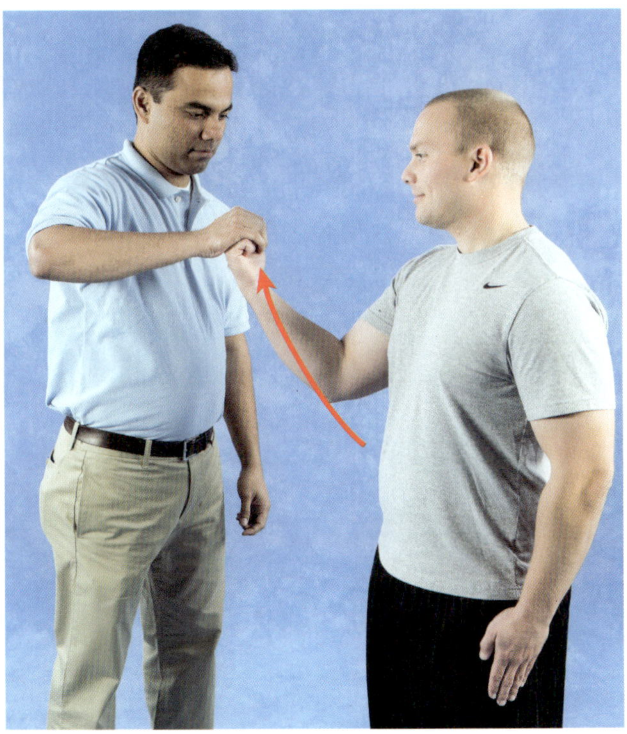

그림 5.58 위팔두갈래근 힘줄염을 위한 어퍼컷 검사.

움직임에 저항을 주기 위해 환자의 주먹을 잡고, 복싱의 어퍼컷 동작을 수행하듯이 턱 쪽으로 주먹을 빠르게 움직이도록 주문한다(그림 5.58). 양성 징후는 환자의 통증 발생이다.

일반적인 중재

위팔두갈래근 힘줄병증 환자에 대한 초기의 치료 목표는 통증과 염증을 조절하는 것이다. 환자는 오버헤드 활동과 무거운 물건 들기 활동을 피해야 한다. 냉치료, 맥동초음파 및 이온도입법 등이 관리계획에 포함될 수 있다. 통증이 가라앉으면, 환자에게 통증 지점까지 아래팔을 엎침한 채, 어깨와 팔꿈치를 부드럽게 펌하도록 신장을 주문한다. 위팔두갈래근의 최대하 등척성 근력강화 운동도 추가될 수 있다.

환자는 점차적으로 위팔두갈래근, 돌림근띠 및 어깨뼈 근육의 등장성 근력강화운동으로 진전한다. 다양한 어깨와 팔꿈치의 자세에서 이루어지는 율동적 안정화 기법도 추가될 수 있다. 원심성 근력강화 운동도 조직 파열의 가능성을 줄이면서 위팔두갈래근 힘줄을 강화시키는데 도움이 될 것이다.

관련 오목테두리 열상이나 힘줄 파열이 없다면, 위팔두갈래근 힘줄병증에 대한 수술은 일반적으로 필요하지 않다. 파열이 있는 경우에는, 위팔두갈래근 힘줄이 외과적으로 복구될 수 있지만, 이것은 미용 목적으로 주로 수행된다. 위팔두갈래근 힘줄 파열은 뽀빠이 변형(그림 5.59)으로 불리는, 위팔 앞쪽 부위의 팽창을 초래한다. 기능적으로, 위팔두갈래근 한쪽 갈래의 부착점 소실은 재부착되지 않으면 거의 좋은 영향을 미치지 못한다.

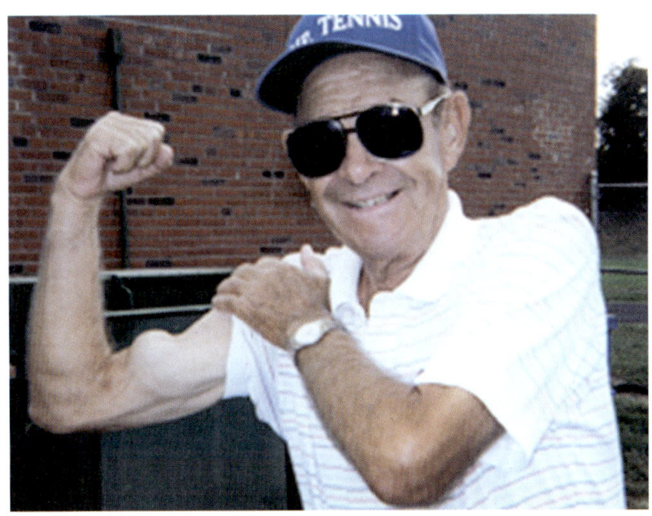

그림 5.59 위팔두갈래근 긴갈래의 문제는 파열을 초래할 수 있다. 이로 인한 결손은 "뽀빠이 변형"이다.

위팔두갈래근 힘줄병증/파열 환자에 대한 요점

설명과 원인	과사용이나 돌림근띠 질환과의 결합으로 인한 힘줄의 질환이나 파열
검사	Speed 검사, 어퍼컷 검사, 수축시 통증, 신장시 통증, 촉진시 압통
신장	위팔두갈래근 긴갈래
근력강화	위팔두갈래근 긴갈래, 돌림근띠, 어깨뼈 근육
훈련	내성의 범위내에서 원심성 운동
피해야 할 것	NA

봉우리빗장관절의 염좌/분리
Acromioclavicular Sprain/Separation

봉우리빗장관절은 봉우리빗장인대와 부리빗장인대에 의해 고정된다. 봉우리빗장관절의 염좌/분리의 경우에는, 봉우리빗장인대가 손상되거나 파열된다. 그리고 부리빗장인대도 손상될 수 있다. 이들 인대의 손상은 봉우리와 빗장뼈의 분리를 초래한다. 이런 병리는 일반적으로 "어깨 분리"로 간주되고, 6가지 유형으로 분류된다(상자 5-4).

원인/기여요소

AC 손상은 봉우리돌기의 직접 타격(먼쪽 빗장뼈에 대해 봉우리돌기를 아래쪽으로 밀게 됨)이나 팔을 짚고 넘어졌을 때(빗장뼈에 대해 봉우리돌기가 위쪽으로 이동하게 됨) 빈번하게 일어난다. 팔에 대한 견인력도 AC 관절 손상을 초래할 수 있다.

증상

AC 손상 이후의 주호소는 어깨 위쪽 부분의 통증, 부종 및 압통이다. 만약 손상이 너무 심하면, 여러분은 상자 5-4에서 설명된 대로 먼쪽 빗장뼈의 올림 변형을 확인할 수 있다. 환측으로 누웠을 때 일반적으로 통증이 증가된다. ROM은 특히 올림과 가로모음에서 제한된다.

임상 징후

AC 손상에 대한 특수검사는 상대적으로 적은 편이다. 어깨 위쪽 부분의 외상과 문제 이외에, AC 관절 병리를 진단하기 위해 아래의 검사 중에서 1개 이상을 사용한다.

크로스-바디 모음 스트레스 검사
(Cross-Body Adduction Stress Test)

환자는 앉은 자세를 취하고 어깨를 90° 정도 굽힘한다. 검사자는 환자의 팔을 지지하고 끝범위까지 가로모음시킨다. 양성 징후는 AC 관절의 통증이다(그림 5.60).

능동 압박 검사(Active Compression Test)

이것은 O'Brien 검사로도 불린다. 환자는 선 자세를 취하고, 어깨를 90°로 굽힘한 상태에서 하고, 팔꿈치를 폄하고 10°의 가로모음 자세를 취한다. 그 다음 엄지가 아래쪽을 향하도록 팔을 안쪽돌림한다. 검사자는 아래방향의 힘을 환자의 팔에 가하면서 환자에게 저항하도록 지시한다(그림 5.61A). 그런 다음, 엄지가 위쪽을 향하도록 환자의 팔을 가쪽돌림시키고, 위의 동작을 반복한다(그림 5.61B). 양성 징후는 첫 번째 동작에서 통증이 발생하고, 두 번째 동작에서 통증이 감소하는 것이다. 어깨 위쪽 부분의 통증은 AC 관절의 병리를 의미하고, 어깨 안쪽 부분의 통증은 오목테두리 병리를 의미한다.[53]

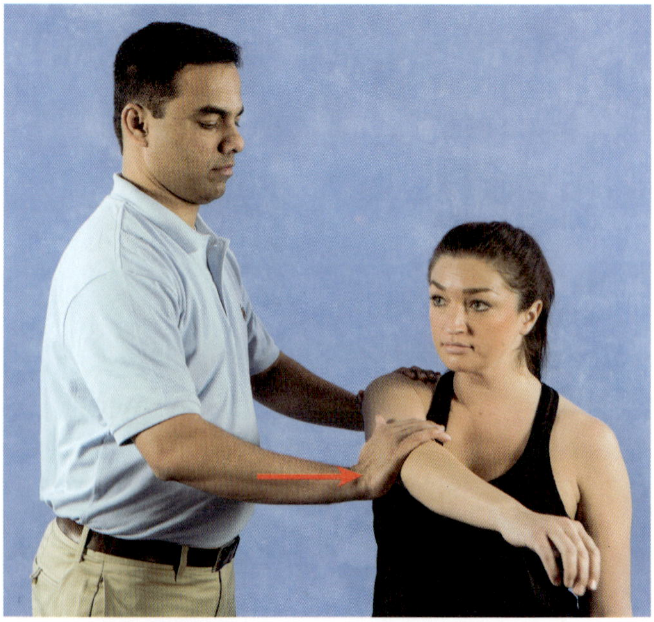

그림 5.60 봉우리빗장인대 염좌에 대한 크로스-바디 모음 스트레스 검사.

상자 5-4 봉우리빗장관절의 손상 유형[68]

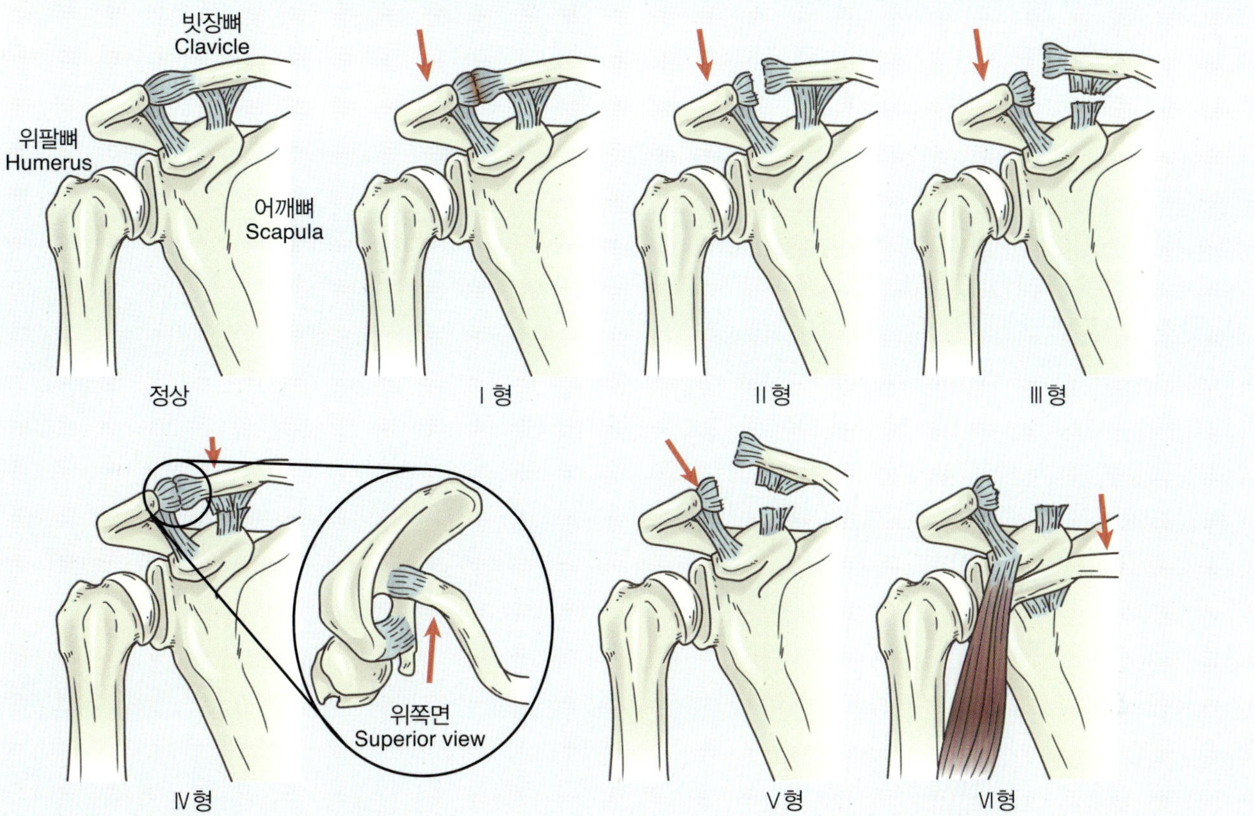

I형 – AC 인대에 염좌가 발생하지만, 부리빗장인대는 온전하다. AC 관절은 안정적이다.

II형 – AC 인대가 완전히 파열되고, 부리인대인대에도 염좌가 있다. 먼쪽 빗장뼈의 올림이 25%미만이다.

III형 – AC 인대와 부리빗장인대의 완전 파열. 어깨세모근 - 등세모근 근막이 손상된다. 빗장뼈의 올림이 25-100%(4㎜)이다. 먼쪽 빗장뼈가 돌출된다.

IV형 – AC 인대와 부리빗장인대의 완전 파열. 어깨세모근 - 등세모근 근막의 분리와 먼쪽 빗장뼈의 뒤쪽 변위.

V형 – AC 인대와 부리빗장인대의 완전 파열. 어깨세모근 - 등세모근 근막의 분리. 빗장뼈가 과도하게 올림(100% 이상)되어 피부밑 영역으로 들어감.

VI형 – AC 인대와 부리빗장인대의 완전 파열. 어깨세모근 - 등세모근 근막의 분리. 먼쪽 빗장뼈가 아래쪽으로 변위되어, 봉우리돌기밑이나 부리돌기밑에 위치한다.

봉우리빗장관절 저항 폄 검사
(Acromioclavicular Resisted Extension Test)

환자는 앉은 자세에서 어깨를 90° 굽힘과 안쪽돌림하고, 또 팔꿈치를 90° 굽힌다. 검사자는 저항을 주면서 환자에게 팔을 이마면쪽으로 가로벌림하도록 지시한다. 양성 징후는 AC 관절의 통증이다(그림 5.62).

일반적인 중재

AC 손상에 대한 중재는 분리의 정도와 조직 손상의 정도에 좌우된다. 손상이 I 형일 때, 많은 환자는 진료를 받지 않는다. 이런 미세 손상은 일반적으로 빠르게 치유되고, 1-2주내 스포츠 활동으로 복귀할 수 있게 된다.

II 형 손상은 치유 시간이 더 걸리지만, 약 4주 이내에 좋은 결과를 기대할 수 있다. 치료의 목표는 흉터조직이 발달함에 따라 통증을 줄이고, ROM 소실을 최소화하고, 봉우리빗장인대와 부리빗장인대를 보호하는 것이다. 환자는 통증과 염증을 줄이기 위해 종종 초기에 슬링을 착용할 것이다. 냉치료가 통증 조절을 위해 이용될 수 있다. 통증이 허락하는 대로 PROM과 AROM 활동을 시작한다. 어깨세모근, 등세모근, 돌림근띠 및 어깨 고정근 등의 최대하 등척성 근력강화운동이 AC 관절을 안정화시키데 도움을 줄 것이다. AC 관절의 테이핑 요법도 통증을 줄이고, 기능적 움직임에 도움이 된다(그림 5.63).[54] 환자는 저항밴드나 웨이트를 이용한 근력강화운동으로 진행되어야 한다.

치료는 Ⅲ형 손상에 있어 논란이 된다. 이들 환자는 보존적 치료나 수술적 치료에 의해 동등하게 좋은 결과를 가지는 것으로 보인다. 비수술적 Ⅲ형 손상의 재활은 Ⅱ형 손상과 비슷하지만, 훨씬 느린 일정으로 이루어진다. 일반적으로 이런 환자는 3주쯤에 전체 ROM으로 회복할 것이고, 3개월 동안 재활을 받는다. 고유수용성 훈련, 닫힌사슬 안정화 훈련, 그리고 플라이오메트릭 운동도 관리계획 안에 종종 포함된다.[55]

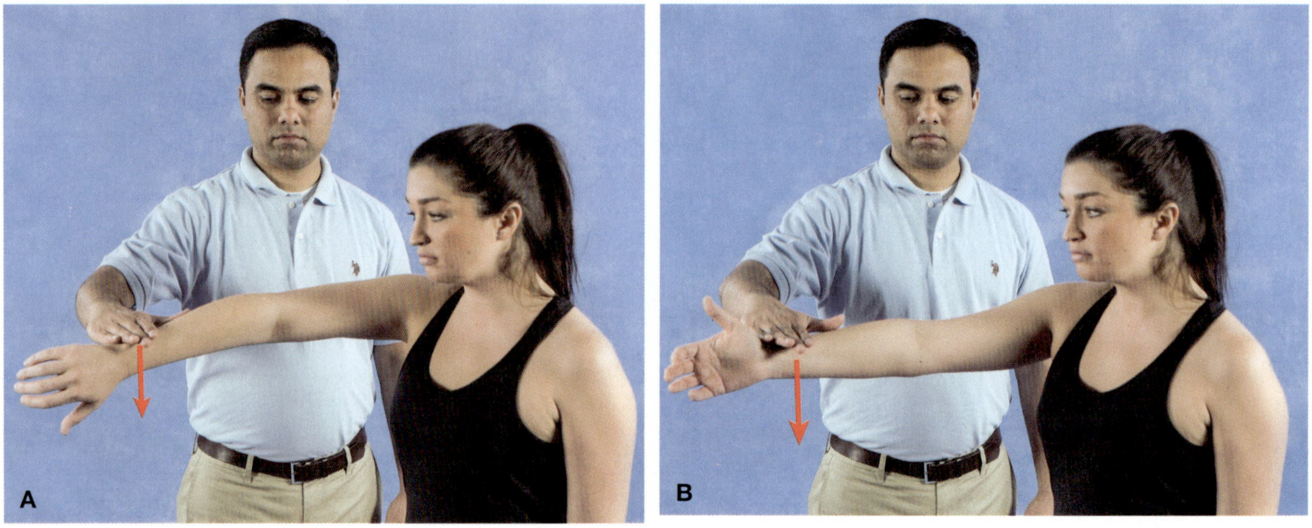

그림 5.61 봉우리빗장인대 염좌에 대한 능동 압박 검사. 검사자는 먼저 굽힘과 안쪽돌림된 환자의 팔(A)을 아래쪽 방향으로 힘을 가하면서 누르고, 그 다음 굽힘과 가쪽돌림된 환자의 팔(B)을 똑같이 아랫방향으로 누른다. 양성 징후는 첫 번째 동작에서는 통증이 발생하고, 두 번째 동작에서는 통증이 감소하거나 사라진다.

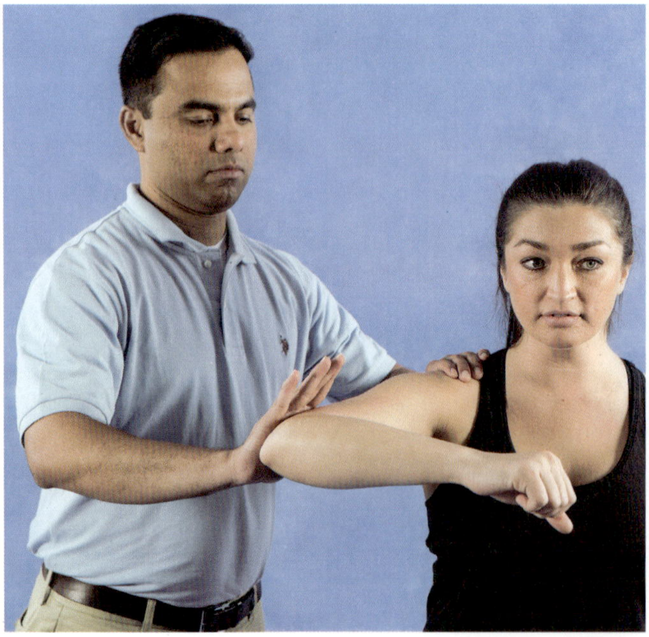

그림 5.62 AC 염좌에 대한 AC 관절 저항 폄 검사.

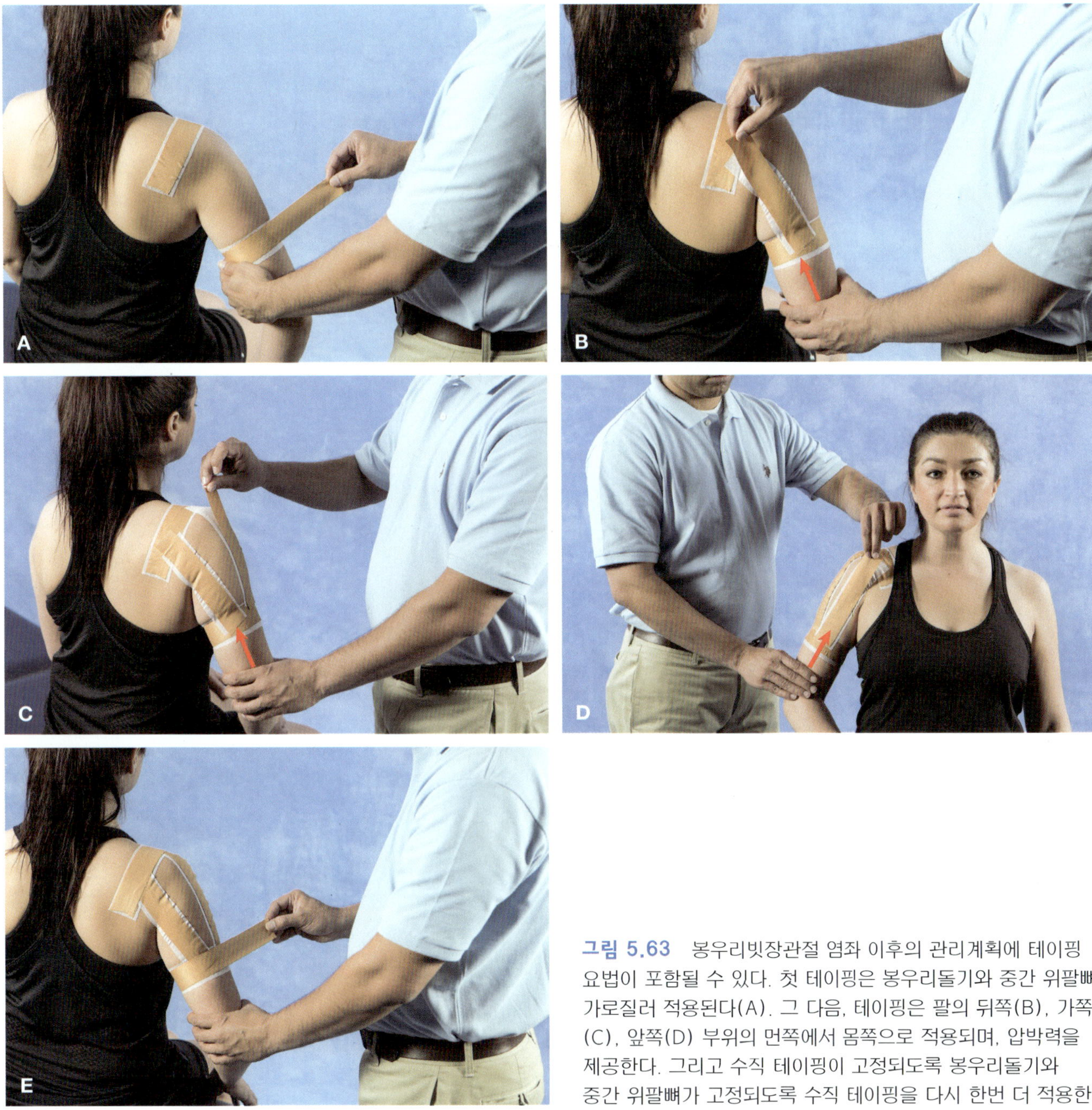

그림 5.63 봉우리빗장관절 염좌 이후의 관리계획에 테이핑 요법이 포함될 수 있다. 첫 테이핑은 봉우리돌기와 중간 위팔뼈를 가로질러 적용된다(A). 그 다음, 테이핑은 팔의 뒤쪽(B), 가쪽(C), 앞쪽(D) 부위의 먼쪽에서 몸쪽으로 적용되며, 압박력을 제공한다. 그리고 수직 테이핑이 고정되도록 봉우리돌기와 중간 위팔뼈가 고정되도록 수직 테이핑을 다시 한번 더 적용한다.

봉우리빗장관절의 염좌/분리 환자에 대한 요점

설명과 원인	외상으로 인한 봉우리빗장인대의 손상
검사	크로스-바디 모음 스트레스 검사, 능동 압박 검사(O'Brien 검사), 봉우리빗장관절 저항 폄 검사
신장	NA
근력강화	어깨뼈 고정근, 어깨세모근, 등세모근, 돌림근띠, 위팔두갈래근
훈련	고유수용성 훈련
피해야 할 것	환측으로 눕는 것

수술 환자를 위한 중재

AC 관절 재건술

Ⅳ형, Ⅴ형 및 Ⅵ형의 손상은 불안정을 고정하고, 정렬의 수정을 요하는 수술적 중재를 필요로 한다. AC[56] 인대나 부리빗장인대를 재건하는 동종이식술, 먼쪽 빗장뼈를 봉우리돌기나 부리돌기에 연결하는 와이어 고정술, 그리고 고정장치로써 작용하기 위해 봉우리돌기에서 빗장뼈로 부리봉우리인대를 이전시키는 전이술 등을 포함해서, AC 관절을 재건하는 다양한 수술적 선택이 가능하다.

수술 후 단계

환자는 수술 후 첫 2주 동안 슬링을 착용할 것이다. 2주 이후에는, 통증 완화를 위해 슬링을 간헐적으로 착용한다. PROM은 대개 관리계획의 초기에 시작된다.

임상 경고!

수술 환자는 팔의 올림이 제한될 것이다. 일반적으로 팔은 90°의 어깨 굽힘과 벌림까지만 허용된다. 환자는 6주동안 어깨의 능동 움직임을 수행하지 않아야 한다. 팔을 안쪽돌림과 가쪽돌림의 끝범위까지 움직이지 않아야 한다.

6주 이후, 환자는 가벼운 웨이트나 저항밴드를 이용해서 근력강화운동을 시작할 수 있다. 어깨뼈 고정근, 돌림근띠, 위팔두갈래근 등의 근력강화운동도 종종 관리계획 안에 포함된다. 고유수용성 훈련도 첨가될 수 있다. 수술 후 12-18주 경의 목표는 완전 ROM과 점진적인 근력 정상화를 포함한다.

가슴문 증후군(TOS)

Thoracic Outlet Syndrome

가슴문 증후군(TOS)은 목과 앞쪽 가슴 영역에 있는 신경/또는 혈관의 압박이나 자극으로 인한 질환이다. 신경혈관다발은 목에서 겨드랑이로 주행하는데, 매우 좁은 3개의 영역을 통과한다. TOS는 신경혈관다발이 압박되는 것이고, 또 정맥이나 동맥의 압박으로도 일어날 수 있다. 이들 구조물의 압박이 일어날 수 있는 3개의 지점은 다음과 같다:

- 앞목갈비근과 중간목갈비근 사이
- 빗장뼈와 1번 갈비뼈 사이
- 갈비뼈와 작은가슴근 사이[57]

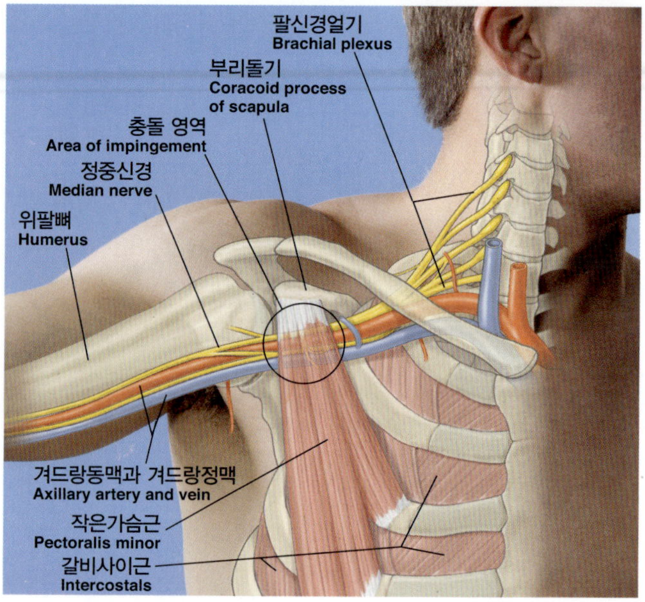

그림 5.64 가슴문 증후군에서 신경과 혈관이 압박되는 3 지점은 목갈비근(앞과 중간) 사이, 빗장뼈와 1번 갈비뼈 사이, 그리고 작은가슴근 아래 부위 등이다.

압박이 가장 흔하게 일어나는 부위는 빗장뼈와 1번 갈비뼈 사이이다. 그림 5.64는 이들 3지점을 보여주고 있다.

원인/기여요소

신경혈관 구조물의 통로를 좁게 만드는 것이 무엇이든간에 TOS에 영향을 줄 수 있다. TOS를 일으키는 것으로는, 가외 갈비뼈(목갈비뼈)나 과거 골절에 의한 빗장뼈 비후 등이 포함된다. 오버헤드 활동의 반복을 요구하는 작업 활동도 TOS를 일으킬 수 있다. 투수의 피칭과 역도 등과 같이 어깨에 무거운 하중이 걸리는 스포츠도 TOS의 위험을 증가시킨다. 머리 전방 쏠림 자세, 둥근 어깨 또는 구부정한 어깨도 신경혈관 구조물이 통과하는 공간을 좁히고, 근육을 타이트하게 만들 수 있다. 이들 부위의 손상도 TOS 과정을 초래할 수 있다. 드물지만, 종양이나 림프절 비후도 신경혈관 구조물을 압박할 수 있다. TOS는 20-50세의 여성에게 더 흔하게 발생하고, 임신과도 관련될 수 있다.

증상

환자들은 팔과 손에서 통증, 둔감, 저림 감각 등을 호소한다. 그들은 팔이 무겁다거나 힘이 빠진다고 말한다. 손바닥이 창백하거나 간헐적인 푸르스름한 색을 띠는 혈액순환의 문제가 발생한다. 팔을 올림하거나 반복 사용할 때 이런 증상이 악화될 수 있다.

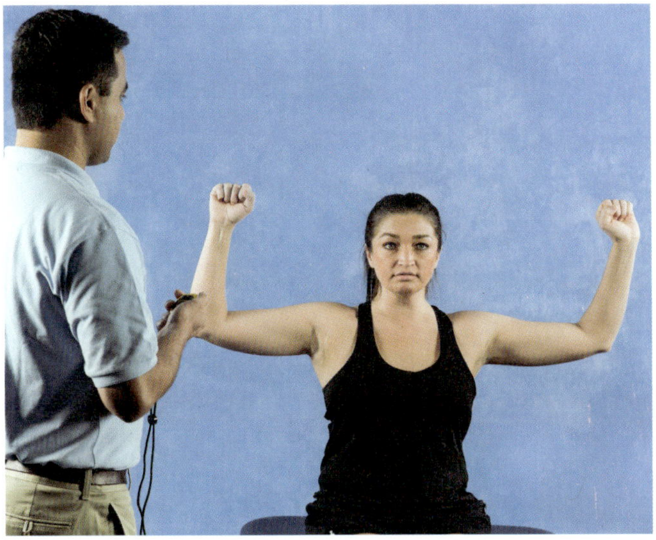

그림 5.65 가슴문 증후군에 대한 Roos 검사.

임상 징후

TOS에 대한 많은 특수검사는 혈관(동맥) 구조물과 관련된 병리라는 믿음에서 나온 것이다. 그러나 동맥과 관련된 TOS의 발병률은 낮은 편이다. 이런 지식에 근거한 검사는 맥박의 강도를 평가할 것이다. 검사자는 맥박률을 평가하기보다는 맥박의 강도를 확인하기 위해 노동맥을 촉진한다. TOS 검사법 중에서 높은 민감도나 특이도를 가진 검사법은 존재하지 않는다. 그래서, 클러스터 검사가 종종 이용된다.

Roos 검사

환자는 앉은 자세를 취한다. 검사자는 환자에게 양쪽 팔꿈치를 90°로 굽힌 채 양쪽 팔을 90°로 벌림하고 완전히 가쪽돌림하도록 주문한다. 머리는 정중앙에 위치한다. 환자에게 여러 번 계속 양손을 주먹 쥔 후 다시 펴도록 주문한다(그림 5.65). 양성 징후는 환자의 증상이 재현되거나 손의 동작을 3분 이상 반복할 수 없는 것이다.

Adson 검사

환자는 앉은 자세를 취한다. 검사자는 환자의 노동맥을 촉진하고, 그 다음 환자에게 팔꿈치를 폄한 채 어깨를 벌림과 폄하도록 주문한다. 검사자는 환자의 맥박을 체크하면서, 환자에게 머리를 검사팔 쪽으로 회전한 후 숨을 멈추도록 주문한다. 그리고 반대쪽으로 머리를 회전하도록 하면서 이 검사를 수행한다. 양성 징후는 환자의 증상이 재현하거나 머리를 돌린 어느 한쪽에서 맥박의 강도가 감소되는 것이다. 그림 5.66은 이 검사를 보여주고 있다.

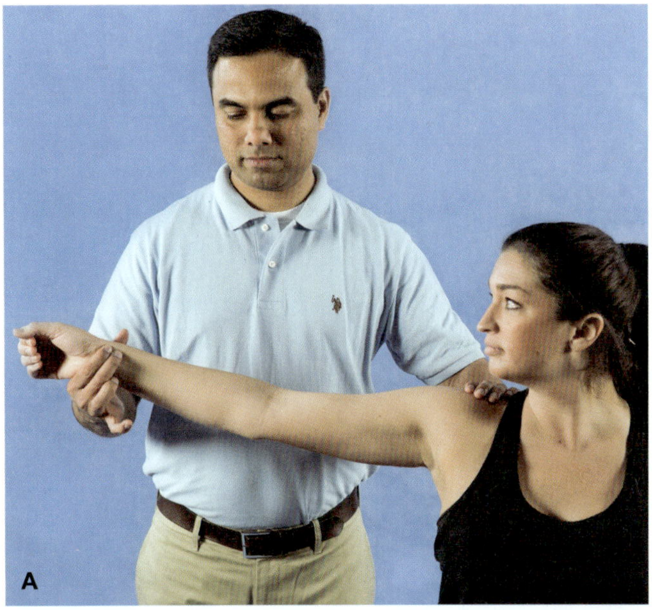

A

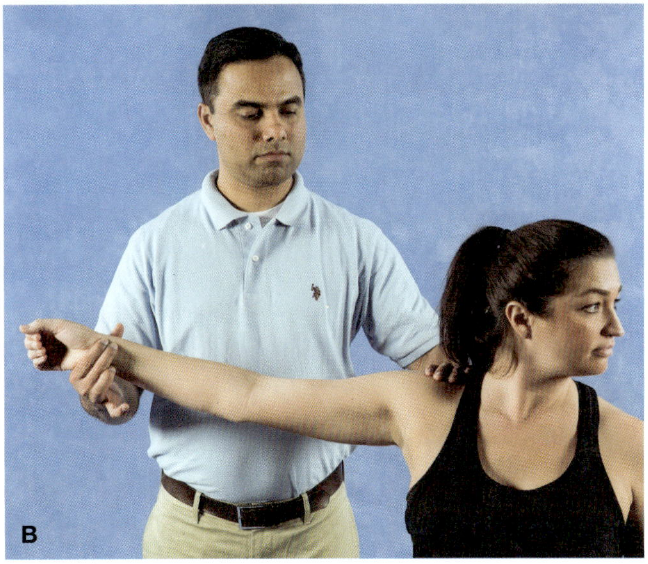

B

그림 5.66 가슴문 증후군의 Adson 검사. 이런 맥박 소거 검사는 환자의 머리가 환측으로 회전(A)한 후, 반대쪽으로 회전(B)하는 방법으로 수행된다.

과도벌림 검사

환자는 앉은 자세를 취한다. 검사자는 환자의 노동맥을 촉진한 후, 환자에게 가능하면 크게 팔을 벌림하도록 주문한다. 맥박을 다시 평가한다(그림 5.67). 양성 징후는 환자의 증상이 재현하거나 맥박의 강도가 감소하는 것이다.

Wright 검사

환자는 앉은 자세를 취한다. 검사자는 환자의 노동맥을 촉진한 후, 환자에게 팔꿈치를 90°까지 굽힌 다음, 팔을 90°까지 벌림하고 완전히 가쪽돌림하도록 주문한다. 그런

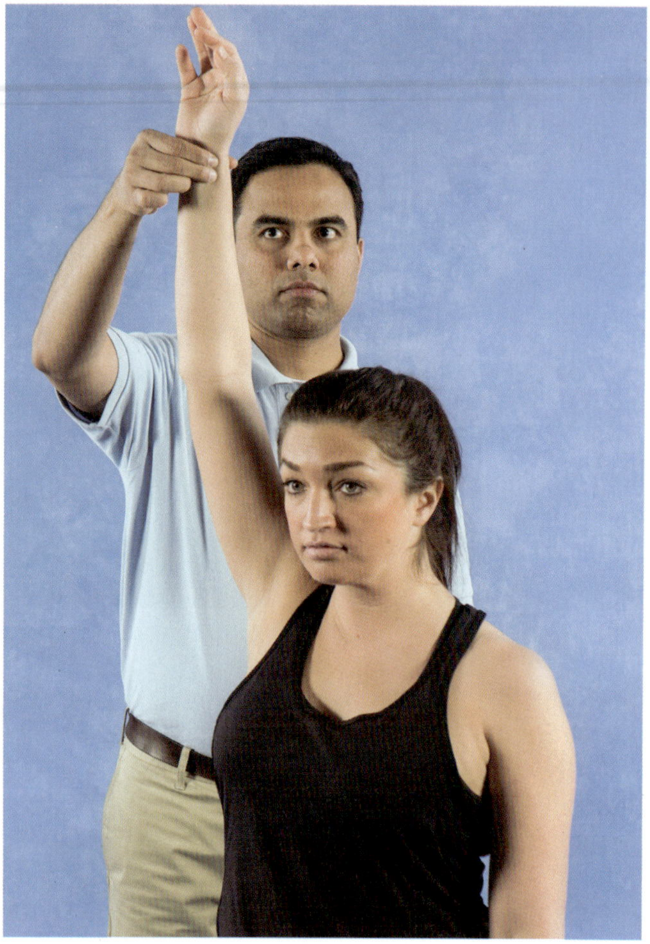

그림 5.67 가슴문 증후군의 과도벌림 검사.

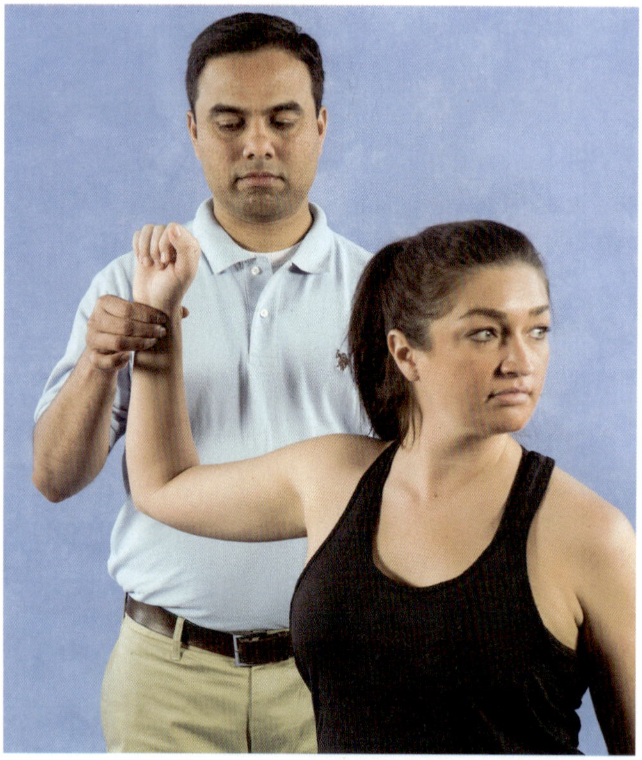

그림 5.68 가슴문 증후군에 대한 Wright 검사.

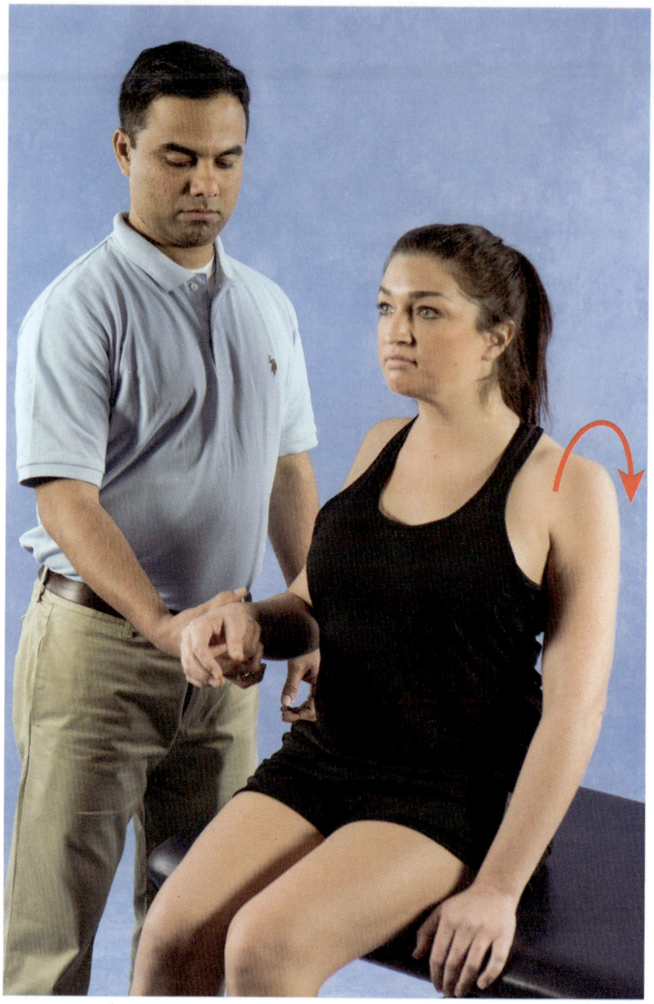

그림 5.69 가슴문 증후군에 대한 갈비빗장 검사.

다음, 환자에게 환측 팔과 반대되는 방향 쪽으로 머리를 돌림한 후 그 자세를 1-2분 유지하도록 주문한다. 맥박을 다시 측정한다(그림 5.68). 양성 징후는 환자의 증상이 재현하거나 맥박의 강도가 감소하는 것이다.

갈비빗장 검사(Military Bracing 검사)

환자는 앉은 자세를 취한다. 검사자는 환자의 노동맥 맥박을 촉진한 후, 환자에게 팔이음뼈를 뒤당김과 내림하도록 주문한다. 맥백을 다시 평가한다(그림 5.69). 양성 징후는 환자의 증상이 재현되거나 맥박의 강도가 감소되는 것이다.

일반적인 중재

가슴문 증후군에 대한 원인이 다양하기 때문에, 치료법도 종종 다양하다. 일반적인 관리계획에는, 자세 훈련, 신장운동, 근력강화운동, 관절가동술, 모달리티 및 행동 수정 등이 포함된다.[57-59]

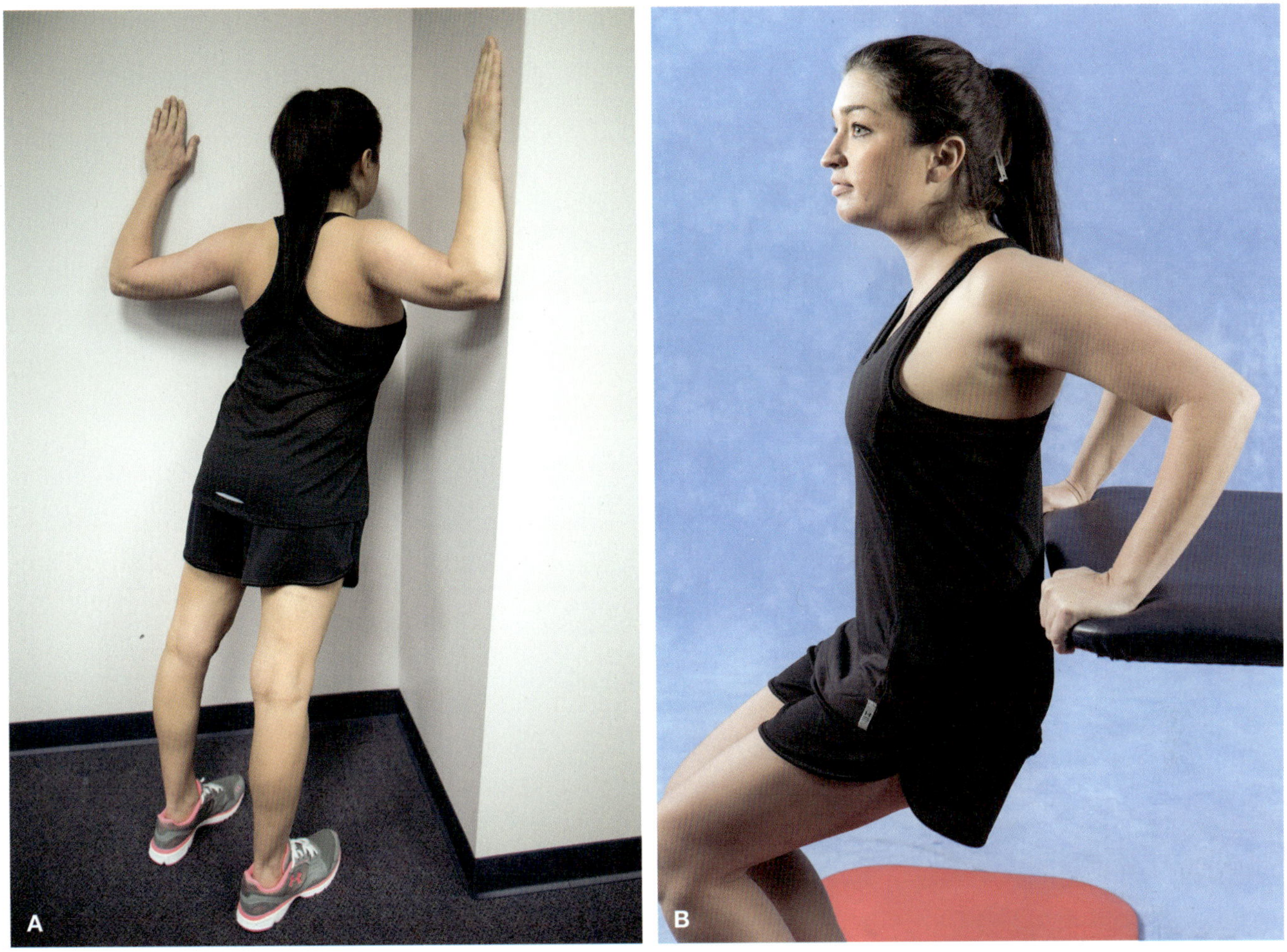

그림 5.70 가슴문 증후군의 관리계획에 벽 모서리(A)나 테이블 가장자리(B)를 이용한 작은가슴근의 신장 기법도 포함될 수 있다.

자세 훈련은 TOS의 주요 치료법이다. 머리 전방 쏠림 자세와 둥근 어깨 자세가 앞목갈비근과 작은가슴근의 타이트니스에 영향을 주어, 신경혈관 구조물의 압박을 초래할 것이다. 환자에게 목의 뒷당김을 포함한 적절한 자세와 어깨뼈 뒤당김 운동을 교육해야 한다. 자세 훈련은 하루 종일 빈번하게 수행되어야 한다. 부가적으로, 작은가슴근(그림 5.70)과 목갈비근(그림 5.71)의 신장운동도 관리계획에 종종 포함된다.

운동하기 전에 수행되는 온열치료, 초음파 또는 전기자극 등과 같은 모달리티도 관리계획에 포함될 수 있다. 만약 환자가 구부정한 어깨를 가지고 있다면, 어깨뼈 고정근(특히, 어깨올림근과 위등세모근)의 강화 운동도 관리계획에 포함될 수 있다. 근력보다는, 근지구력을 강조하고, 또 근육 동원을 강조해야 한다.

초기 평가의 결과에 따라, SC 관절, AC 관절과 ST 관절에 대한 관절가동술 뿐만 아니라, 1번 갈비뼈와 목뼈의 가동술도 관리계획에 포함될 수 있다. 신경 활주 운동도 적합할 수 있다.

예방

좋은 자세를 유지하는 것이 TOS의 위험을 감소시키는 핵심 비결이다. 무거운 가방을 어깨에 메는 것을 피해야 한다. TOS가 과체중의 사람에게서 흔하게 발생하기 때문에, 적절하게 체중을 유지하는 것도 중요하다.

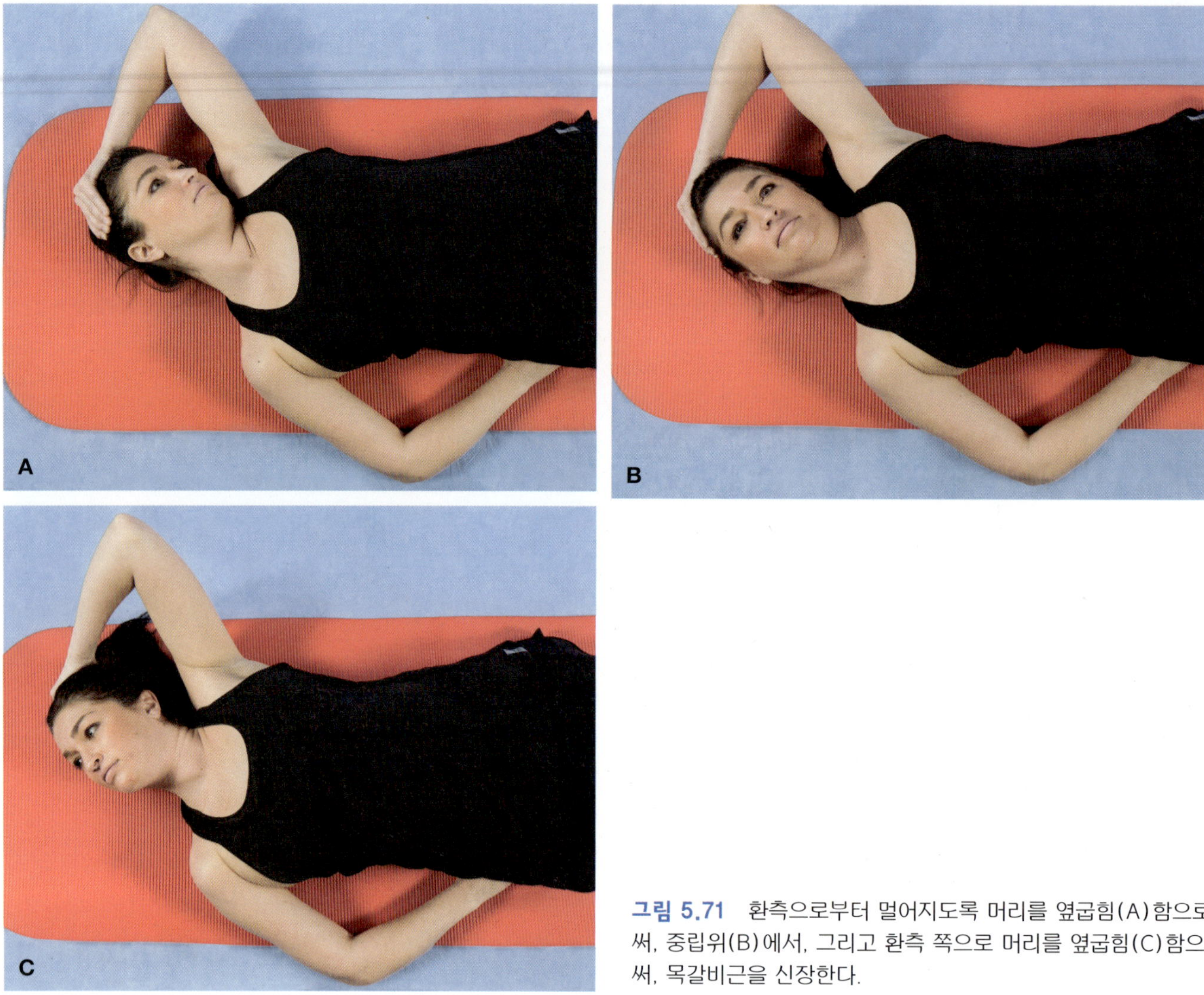

그림 5.71 환측으로부터 멀어지도록 머리를 옆굽힘(A)함으로써, 중립위(B)에서, 그리고 환측 쪽으로 머리를 옆굽힘(C)함으로써, 목갈비근을 신장한다.

가슴문 증후군 환자에 대한 요점	
설명과 원인	목과 겨드랑이 부위의 신경과 혈관의 압박이 자세와 관련된다.
검사	Roos 검사, Adson 검사, 과도벌림 검사, Wright 검사, 갈비빗장 검사
신장	목갈비근, 작은가슴근
근력강화	위등세모근, 어깨올림근
훈련	자세, 근육 동원, 근지구력
피해야 할 것	머리 전방 쏠림 자세, 둥근 어깨 자세 또는 구부정한 어깨 자세

어깨 뼈관절염(OA)
Osteoarthritis of the Shoulder

뼈관절염(OA)은 관절염 중에서 가장 흔한 유형이다. 뼈관절염은 퇴행성 관절질환 또는 **DJD**로도 알려져 있다. 이것은 전신질환인 류마티스 관절염과는 달리, 마모성 관절염이다. 다른 방법으로 표현하자면, 어깨 **OA**는 가동 분절이 마모되어 일어난다. **OA**의 증상으로는 관절 통증, 뻣뻣함, 가동범위 상실 및 변형 등이 있다. 방사선 사진을 통해 관절공간의 감소, 뼈가시, 그리고 뼈밀도의 증가 부위(흰색을 띰)를 볼 수 있다.

OA가 가장 많이 침범되는 어깨 부위의 2개 관절은 AC 관절과 오목위팔관절이다. 그림 5.72는 이들 두 관절의 OA를 보여준다.

원인/기여요소

어깨의 OA는 노화로 인해 발생하는 정상적인 현상이다. 그러나 어깨 OA는 어깨 불안정이나 돌림근띠 파열, 오목위팔관절의 경사 증가,[60] 그리고 어깨의 과거 외상 등과 같은 문제에 의해서도 발생할 수 있다. 반복 움직임을 수반하는 직업이나 여가활동도 위험을 증가시킨다. 반복성 오버헤드 움직임과 관련되는 작업 활동이나 레저 활동도 OA의 발생 위험을 증가시킬 수 있다.

증상

OA의 주호소는 통증, 제한된 가동범위, 그리고 염발음이다. 환자는 밤에 통증을 호소하고, 이른 아침에 뻣뻣함을 호소할 수 있다. 봉우리빗장관절의 OA는 어깨의 위쪽이나 앞쪽 부위에 통증을 일으키고, 오목위팔관절의 OA는 넓은 어깨 부위의 통증을 일으킨다.

임상 징후

어깨 OA에 대한 특수검사는 없다. 진단은 방사선 검사와 임상 소견을 바탕으로 이루어진다.

일반적인 중재

어깨 OA를 위한 물리치료는 통증 완화 및 항염증 모달리티, 환자 교육, 활동 수정, 관절가동술 및 치료적 운동으로 구성된다.[61] 더 많은 연구가 이 부위에 요구되지만, 관리 계획에 포함되는 것으로는, ROM을 유지하거나 향상시키는 가동범위운동, 봉 운동, 진자운동 등이 있다. 통증이 없는 범위 내의 PROM과 AAROM도 적합할 수 있다. 관절가동술도 어깨 기능장애를 위해 통증을 완화하고 ROM을 증가시키는데 효율적인 것으로 알려져 있다. 근력강화운동도 환자 치료에 효과적으로 사용되어 왔다.[62,63]

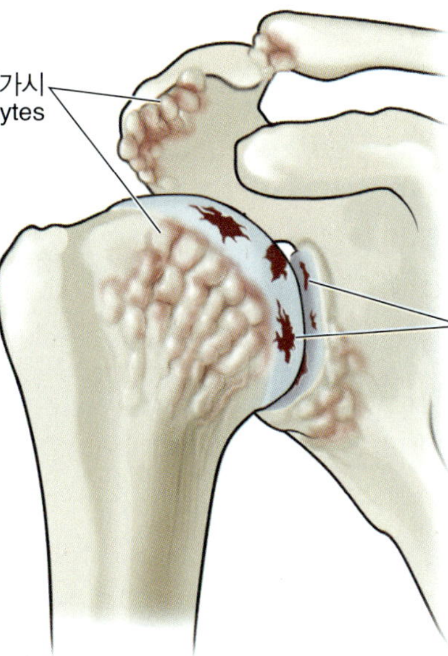

그림 5.72 관절오목, 위팔뼈머리 및 봉우리돌기에 문제가 있는 어깨 뼈관절염.

예방

가장 효율적인 어깨 뼈관절염의 예방은 불안정과 외상을 피하는 것이다. 어깨 불안정이 돌림근띠 파열을 초래할 수 있다. 돌림근띠 열상은 관절병리를 초래하고, 결국에는 위팔뼈머리의 붕괴를 초래한다. 정상 ROM 유지, 어깨와 어깨뼈 근육의 정상 근력 유지, 그리고 불안정의 교정이 뼈관절염을 예방하는 데 도움이 될 수 있다.

어깨 뼈관절염 환자에 대한 요점	
설명과 원인	노화와 외상과 관련된 마모에 의한 퇴행
검사	NA
신장	통증이 없는 가동범위의 모든 운동면
근력강화	어깨 주변의 약한 근육
훈련	NA
피해야 할 것	NA

수술 환자를 위한 중재

치료가 성공적이지 못하면, 수술이 요구될 수 있다. 환자는 관절경 박리술을 받을 수 있지만, OA가 진행되면 완전 어깨관절성형술이나 역성형술이 적합할 수도 있다.

완전 어깨관절성형술

완전 어깨관절성형술은 심한 어깨 OA를 가졌지만 돌림근띠가 온전한 환자에게 적용되는 흔한 치료 선택이다. 인공관절은 둥근 위팔뼈머리를 닮은 금속의 위팔뼈와 플라스틱 소켓인 관절오목으로 구성된다. 인공관절은 뼈의 성질에 따라 시멘트형 또는 비시멘트형 인공관절로 구성될 수 있다. 그림 5.73은 보편적인 어깨관절성형술의 인공관절 요소와 완전 어깨관절성형술을 받은 어깨의 방사선 사진을 보여주고 있다.

임상 경고!

일반적인 수술 방법은 어깨 앞쪽에서 수행하는 방법이다. 이런 경우, 관절 안으로 접근할 수 있도록 의사가 어깨밑근 힘줄을 작은결절로부터 분리시킨다. 인공관절을 삽입한 이후, 어깨밑근을 작은결절에 다시 부착시킨다. 이런 형태의 수술을 사용할 때, 환자는 뼈가 치유하는 동안 정복술을 보호하기 위해 가쪽돌림의 ROM을 제한하고, 안쪽돌림의 근력 강화를 제한한다.

수술후 단계. 전통적인 어깨 성형술 이후에, 환자는 3일–2주 동안 슬링으로 완전히 고정될 것이다. 슬링은 4–6주 동안 밤에서 계속 착용될 것이다. 첫 4주 동안에는, 어깨의 능동 운동이 허용되지 않는다. 염증과 부종을 조절하기 위해 하루 동안 냉치료를 여러 번 실시하도록 환자를 교육시킨다.

관리계획은 무엇인가? 일반적으로 가쪽돌림의 ROM은 4주 동안 30°로 제한되며, 능동 안쪽돌림의 수축은 6주 동안 허용되지 않는다. 초기 단계의 관리계획에 포함되는 일반적인 운동은 진자운동, 누운 자세에서 이루어지는 어깨의 능동보조 굽힘, 엎드린 자세에서 이루어지는 어깨뼈 뒤당김, 수동 안쪽돌림, 목/팔꿈치/손목/손의 AROM 등이다. 근력강화 운동으로는, 최대하 등척성 수축으로 이루어지는 어깨의 굽힘, 벌림 및 제한된 가쪽돌림 등이 있다.

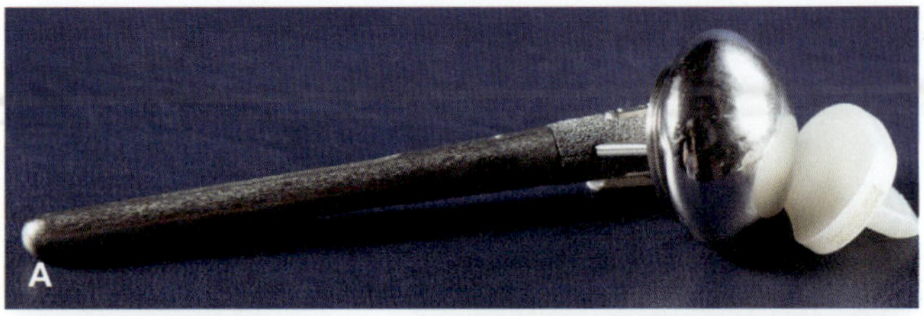

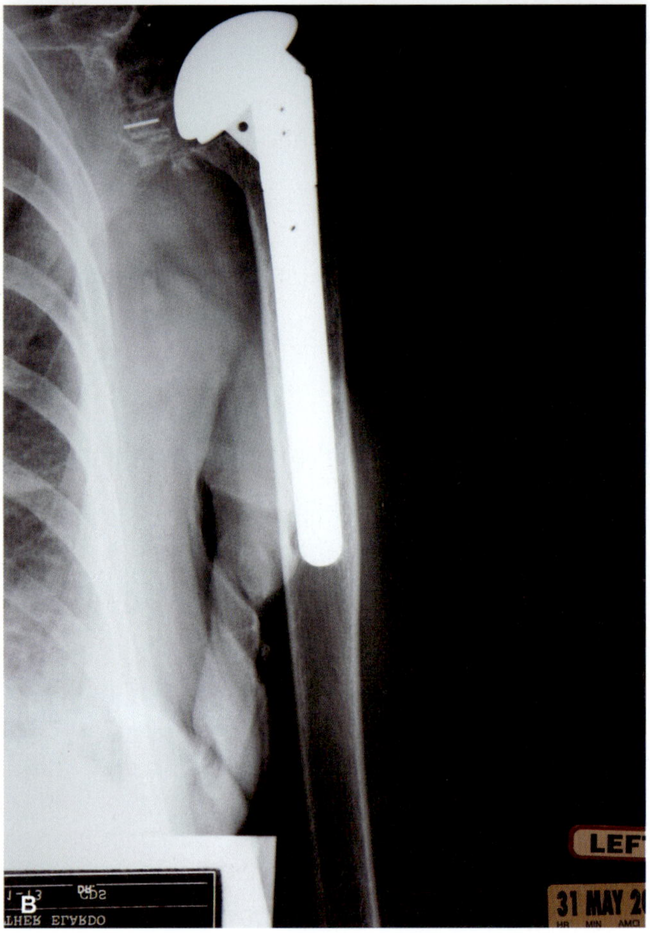

그림 5.73 전통적인 어깨관절성형술에 사용되는 인공관절 요소(A)와 전통적 어깨관절성형술 이후의 방사선 사진(B).

임상 경고!

완전 어깨관절성형술 이후에 탈구의 위험이 존재한다. 대부분의 탈구는 앞쪽 불안정으로 인해 발생한다. 전통적 완전 어깨관절성형술 이후에 환자를 위험에 처하게 하는 자세는 가쪽돌림과 벌림이다. 적어도 6주 동안은 이런 자세를 피해야 한다.

수술 후 4–6주경에, 환자는 종종 30°굽힘과 스캡션, 거의 안쪽돌림과 30°가쪽돌림을 한다. 일반적으로 이 시기의 관리계획은 45° 가쪽돌림까지 환자를 진전시키는 것이다. 신장과 근력강화운동도 진전될 수 있다. 6–10주경, 환자는

상자 5-5 역 완전 어깨관절성형술

역 완전 어깨관절성형술은 정상 어깨의 오목-볼록 관계를 변화시킨다. 오목한 관절오목 위에서 볼록한 위팔뼈머리가 움직임이 일어나지 않고, 위팔뼈에 있는 오목한 인공관절 요소가 관절오목의 볼록한 인공관절의 요소 위에서 움직인다. 이것은 돌림근띠의 작용 없이 어깨세모근만으로 팔을 올림할 수 있도록 만든다.

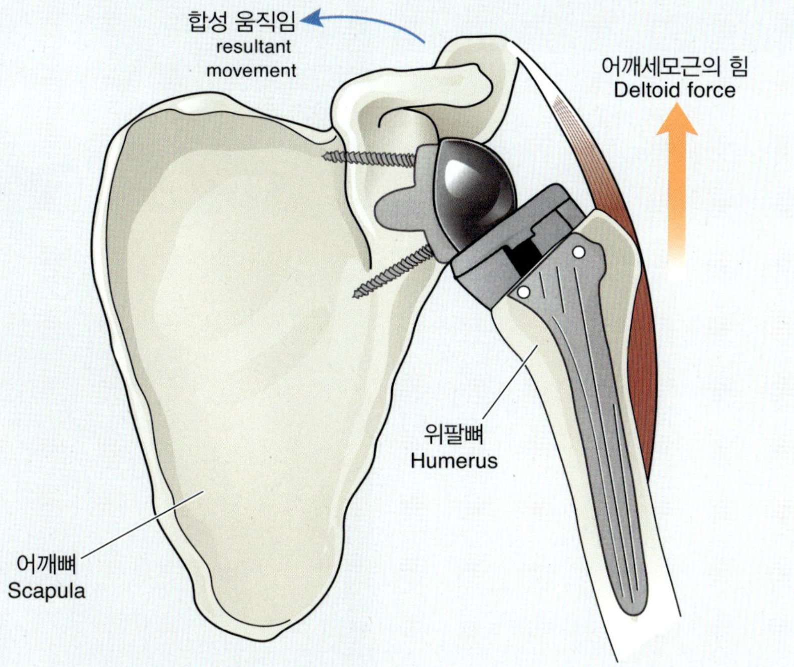

60°까지 가쪽돌림을 할 수 있다. 어깨의 굽힘, 벌림, 스캡션 및 폄과 어깨뼈의 뒤당김을 위한 낮은 저항, 높은 반복의 운동을 시작할 수 있다. 궁극적으로, 환자는 최대 160°의 어깨 올림과 75°의 안쪽돌림과 가쪽돌림을 달성할 것으로 기대된다.

역 완전 어깨관절성형술

역 완전 어깨관절성형술의 경우에서, 인공관절의 위팔뼈 성분은 오목한 형태이고, 관절오목은 볼록한 공 모양으로 이루어져 있어서, 어깨의 자연스런 오목-볼록 관계와 반대되는 현상이다. 환자가 매우 퇴행되었거나 돌림근띠 파열을 가졌을 때 역 완전 어깨성형술이 적합한다. 상자 5-5에서 볼 수 있듯이, 오목위팔관절 오목-볼록 관계의 역전 현상은 온전한 돌림근띠 없이도 어깨세모근으로 팔을 올림하도록 만든다. 그림 5.74는 역 완전 어깨관절성형술과 역 어깨관절성형술 이후의 방사선 사진을 보여주고 있다.

수술 후 단계. 오목-볼록 관계의 변화, 온전한 돌림근띠의 부재, 그리고 불안정 자세 때문에, 역 완전 어깨관절성형술 이후의 재활은 전통적인 어깨관절성형술의 재활과 사뭇 다르다. 탈구의 위험은 전통적인 어깨관절성형술보다 역 어깨관절성형술에서 더 높은 편이다.

임상 경고!

역 완전 어깨관절성형술 이후의 탈구 자세는 어깨의 폄, 모음과 안쪽돌림이 결합된 자세이다. 12주 동안 이런 결합 자세를 피해야 한다. 중립위를 지나가는 어깨의 폄도 12주 동안 금지되어야 한다. 환자는 항상 보이는 곳에 팔꿈치를 위치시켜야 한다. 셔츠 안에 넣거나 뒷주머니로 팔을 뻗는 것도 피해야 할 움직임이다.

환자는 첫 3-4주 동안 슬링으로 고정될 것이다. 누운 자세를 취할 때, 어깨의 폄을 피하기 위해 팔꿈치 밑에 타올을 받쳐 주어야 한다. 일반적으로 이런 환자의 관리계획은 6주 동안 어깨의 AROM을 허용하지 않고, 안쪽돌림의 PROM을 허용하지 않는다.

관리계획은 무엇인가? 환자에게 굽힘 90°와 가쪽돌림 30°까지만의 PROM이 허용되었다. 어깨뼈 근육의 최대하 등척성 운동과 목/팔꿈치/아래팔/손목/손의 AROM을 시작할 수

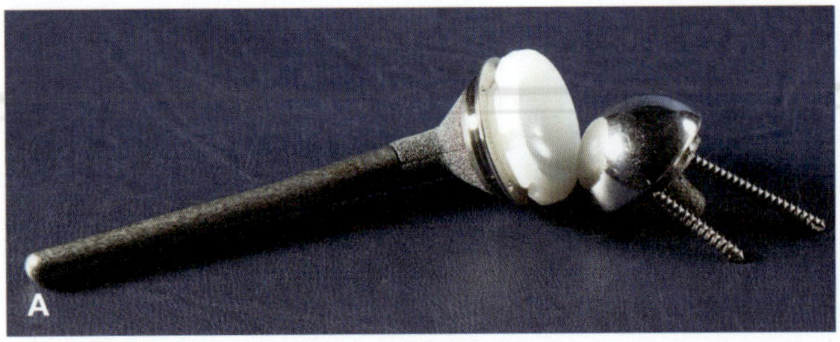

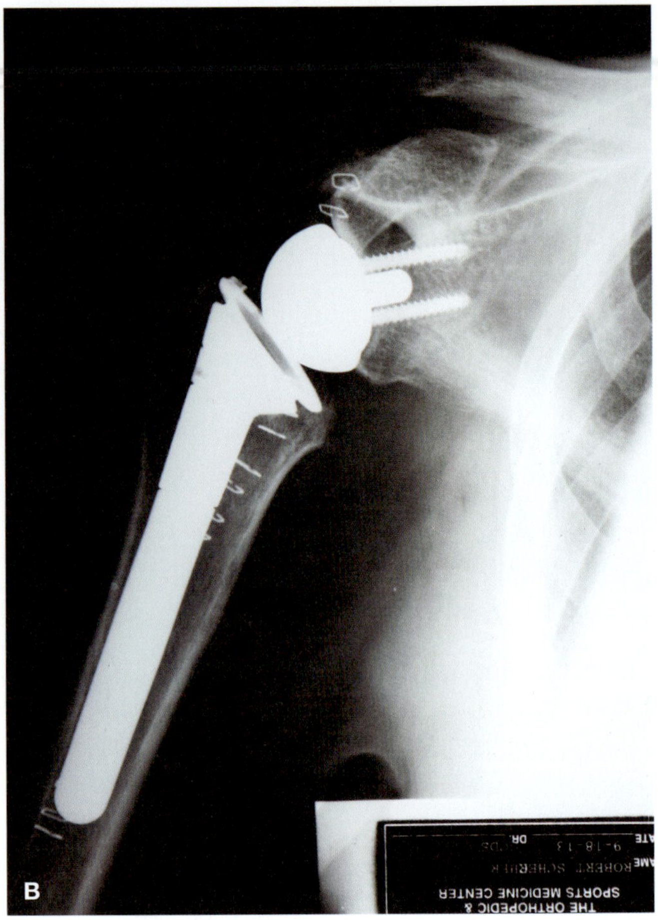

그림 5.74 역 완전 어깨관절성형술의 인공관절(A)과 역 어깨관절성형술을 받은 사람의 방사선 사진(B).

있다. 약 3주경에, 통증이 허용하는 범위 내에서 어깨세모근의 최대하 등척성 운동이 첨가될 수 있다. 역 완전 어깨관절성형술 이후에는, 어깨세모근이 어깨 올림의 작용근이 되었다. 궁극적인 목표는 환측 어깨세모근의 근력이 건측에 비해 동등하게 더 좋아지도록 회복하는 것이다.

수술 후 3-6주 사이에, 어깨 굽힘과 스캡션은 약 120°까지 진전될 것이다. 어깨의 가쪽돌림은 내성 범위 내에서 어깨뼈면상에서 수행된다. 6주경, 50°까지 내성 범위 내에서 안쪽돌림의 PROM이 어깨뼈면에서 수행될 수 있다.

6-8주경, 관리계획은 어깨뼈면에서 이루어지는 안쪽돌림과 가쪽돌림을 위한 최대하 등척성 운동을 포함할 수 있다. 어깨뼈 근육과 어깨세모근은 등장성으로 근력강화될 것이며, 처음에는 이것이 최대하 수준으로 이루어질 것이다. 수술받은 팔은 식사 활동과 가벼운 ADL 활동에 이용될 수 있다. 환자는 최대 3개월 동안 외래로 치료를 받을 것이고, 120°의 어깨 올림과 20-30°의 가쪽돌림이 목표이다. 치료의 성과는 돌림근띠(특히 뒤쪽 돌림근띠)의 이전 건강 수준과 직접 관련된다.[65]

몸쪽 위팔뼈 골절
Proximal Humerus Fractures

몸쪽 위팔뼈 골절은 외과목, 위팔뼈몸통, 큰결절 및 작은결절 등에서 일어날 수 있다. 가장 흔한 골절 부위는 외과목이다. 골절의 위치는 주로 근육 부착점 때문에 치료에 영향을 준다. 가시위근, 가시아래근 및 작은원근이 큰결절에 부착한다; 어깨밑근이 작은결절에 부착한다; 큰가슴근은 위팔뼈몸통에 부착한다는 것을 다시 기억해 본다. 그림 5.75는 몸쪽 위팔뼈 골절의 부위와 근육 부착점의 위치를 보여주고 있다.

원인/기여요소

몸쪽 위팔뼈 골절은 대개 외상에 의해 발생된다. 그리고 이들 골절은 어깨 수술의 합병증으로도 일어날 수 있다.

증상

골절 이후의 가장 흔한 공통적인 증상으로는, 통증, 부종, 그리고 팔 올림 능력의 부족이다.

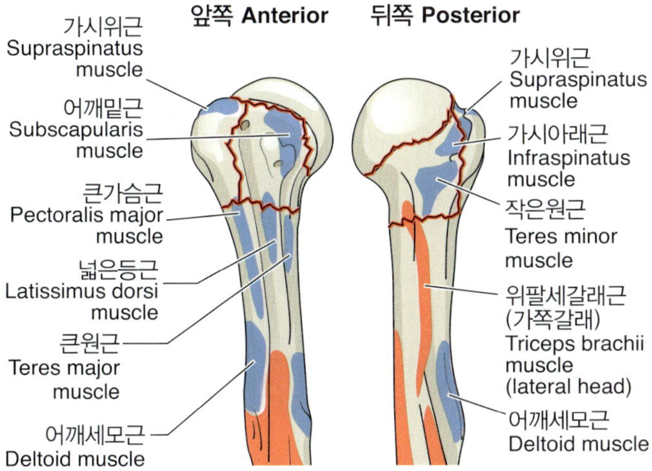

그림 5.75 위팔뼈머리의 골절이 흔하게 발생하는 지점. 이 부위의 많은 근육 부착점이 치료 선택에 영향을 준다.

임상 징후

진단은 X-ray를 통해 이루어진다. 몸쪽 위팔뼈 골절을 진단하는 특수검사는 없다.

일반적인 중재

골절의 치유가 가장 중요한 고려사항이기 때문에, 고정의 필요성으로 인해 초기에는 관절 움직임과 근력이 떨어질 수 있다. 치료 중재는 치유 과정이 허용하는 만큼 가동성과 근력을 유지하고 회복하는데 초점을 맞출 것이다.

가장 흔한 몸쪽 위팔뼈 골절은 단순 비변위성 골절이다. 이런 골절의 경우, 환자는 치유를 위해 짧은 기간 동안 고정될 것이다. 일반적으로 2주 이후, 환자는 통증이 허용하는 대로 부드러운 AROM으로 물리치료를 시작할 것이다. 목, 어깨뼈, 팔꿈치, 아래팔, 손목 및 손 등의 AROM도 수행될 것이다. 환자가 진전함에 따라, 어깨뼈 근육과 어깨 근육의 최대하 등척성 운동도 관리계획의 일부에 포함된다. 만약 골절이 결절 부위에 있으면, 결절 부위에 부착하는 근육의 능동 수축이 4–6주 동안 제한될 것이다.

주의

근육이 수술적으로 분리된 후 다시 재부착되거나 골절이 근육 부착 부위와 관련된 병리에서는 능동 수축의 제한에 **주의해야 한다.** 일반적으로 이런 상황에서는, 뼈가 치유될 때까지(일반적으로 6주) 능동 수축과 저항운동을 제한한다.

수술 환자를 위한 중재

만약 몸쪽 위팔뼈 골절이 변위되거나 분쇄되었다면, 개방성 정복 내고정술(ORIF)이 요구될 것이다. 이런 경우, 와이어, 핀, 플레이트 및 나사 등이 골편을 고정하기 위해 이용될 것이다. 만약 필요하다면, **어깨관절의 절반 성형술**이나 완전 성형술도 좋은 수술적 선택이 될 수 있다. 어깨관절의 절반 성형술 이후의 재활은 전통적 어깨관절성형술의 재활과 비슷하다("뼈관절염" 참고).

빗장뼈 골절 Clavicle Fractures

빗장뼈 골절은 매우 흔한 편이며, 대부분의 골절이 빗장뼈의 1/3 중간 지점에서 발생한다.

원인/기여요소

빗장뼈 골절의 가장 흔한 원인은 어깨 부위의 직접적인 타격이나 팔을 뻗고 넘어졌을 때이다. 이런 골절은 신생아에게서도 꽤 흔하며, 질 분만 동안에 발생할 수 있다.

증상

골절 이후의 가장 흔한 증상은 통증, 부종, 그리고 팔을 올릴 수 없는 것이다.

임상 징후

진단은 X-ray를 통해 이루어진다. 빗장뼈 골절을 진단하는데 이용되는 특수검사는 없다.

일반적인 중재

환자는 골절 후 2–3주 동안 고정을 위해 8자 스플린트나 슬링을 착용할 것이다. 어깨의 가동범위가 제한적이면, 부드러운 ROM 운동이 고정기간 이후의 관리계획에 포함될 것이다.

임상 경고!

6주 동안 환자의 올림은 90° 미만으로 제한되어야 한다. 6주 동안 환측 팔로 2 파운드 이상의 물체를 들어 올리지 않아야 한다. 진자운동이 먼쪽 빗장뼈에 아래쪽 방향의 스트레스를 줄 수 있기 때문에, 진자운동을 피해야 한다.

초기의 관리계획은 누운 자세에서 이루어지는 90°까지의 굽힘 AAROM, 양팔을 옆으로 벌림한 자세에서 이루어지는 안쪽돌림과 가쪽돌림의 등척성 근력강화운동, 그리고 팔꿈치, 아래팔, 손목 및 손 등의 근력강화운동 등을 포함한다. 7주 이후의 관리계획은 저항밴드와 웨이트를 이용한 근력강화운동을 포함할 것이다.

수술 환자를 위한 중재

빗장뼈 골절이 변위되거나 환자를 고정할 수 없으면, 빗장뼈의 개방성 정복 내고정술(ORIF)이 적합할 것이다. ORIF 이후의 재활은 비수술 환자의 재활과 비슷하다.

어깨뼈 골절 Scapula Fractures

어깨뼈의 골절은 드문 편이다. 이들 골절은 어깨뼈몸통, 어깨뼈목, 오목 가장자리, 봉우리돌기, 부리돌기, 그리고 어깨뼈가시 등에서 일어날 수 있다.

원인/기여요소

어깨뼈 골절의 가장 흔한 원인은 자동차 사고이다. 어깨뼈 골절은 스포츠 손상, 직접적인 타격, 그리고 CPR의 합병증으로도 일어날 수 있다.

증상

어깨뼈 골절 이후의 가장 흔한 증상으로는, 통증, 부종, 그리고 팔을 들어 올리지 못하는 것이다.

임상 징후

진단은 X-ray를 통해 이루어진다. 어깨뼈 골절을 진단하는데 사용되는 특수검사는 없다.

일반적인 중재

환자는 대개 골절 후 2-14일 동안 슬링으로 고정될 것이다. 초기에는 가쪽돌림을 중립위까지만 허용한다. 만약 골절이 어깨뼈몸통에서 일어난다면, 환자는 팔꿈치, 아래팔, 손목 및 손 등의 ROM과 근력강화운동을 시작할 수 있을 것이다. 최대하 등척성 운동은 대개 내성 범위내에서 관리계획에 포함될 것이다.

요약 SUMMARY

어깨는 매우 복잡한 관절로서 정형의학적 병리에 의해 종종 발생할 수 있다. 잃어버린 기능의 회복은 일상생활의 완전한 독립과 직장이나 스포츠로의 복귀에 필수적이다. 병리는 손상, 질병, 과사용, 생체역학 관계, 운동이나 근력의 소실, 또는 비정상적인 근육 타이밍 등에 의해 일어날 수 있다. 치료 중재는 병리에 기여하는 모든 요인에 대한 고려사항을 포함해야 한다.

복습 질문 REVIEW QUESTIONS

1. 파트너와 함께, 어깨뼈를 표현하기 위해 여러분의 손을 이용한다. 어깨뼈를 올림, 내림, 내밈, 뒤당김, 위쪽돌림 및 아래쪽돌림으로 움직인다. 각 동작을 수행하는 근육의 이름을 말해본다.

2. 파트너와 함께, 다시 어깨뼈를 표현하기 위해 여러분의 손을 이용한다. 안쪽돌림, 가쪽돌림, 앞쪽경사 및 뒤쪽경사로 움직인다. 이들 동작을 수행하는 근육의 이름을 말해본다.

3. 아래의 일상생활 활동을 수반되는 어깨뼈 운동은 무엇인가?

a. 머리 감기
b. 뒷주머니에 손을 넣기
c. 문을 밀어서 열기
d. 캐비닛 선반으로 뻗기
e. 안전 벨트를 잡기 위해 같은 손을 위쪽과 뒤쪽으로 뻗기
f. 반대쪽 손으로 안전 벨트를 잡기 위해 위쪽으로 뻗기.
g. 건측 다리로 걸음을 걸을 때 목발로 비체중부하 보행하기

4. 어깨의 전반적인 벌림 가동범위의 측면에서, 어깨를 벌림하는 동안 일어나는 어깨뼈 위쪽돌림에 대한 중요성을 설명해 본다. 무엇이 어깨뼈 벌림 범위에 영향을 주는가? 이런 개념을 무엇이라고 부르는가?

5. 어깨 벌림 동안, 위팔뼈머리와 부리봉우리활 사이의 간격을 증가시키기 위해 어깨뼈가 무엇을 하는가? 위팔뼈머리는 무엇을 수행하는가? 이들 운동형상학적 발생에 의해 보호되는 팔뼈머리와 부리봉우리활 사이에 놓여있는 3개의 구조물을 말해본다.

6. 임상직무지침이 유착성 관절주머니염의 병리를 위해 만들어졌다. 이것이 환자 교육이나 중재에 어떤 영향을 미치는가?

7. 어깨 불안정 환자를 치료할 때, 장벽을 제공하거나

위팔뼈머리의 병진운동에 대항해 움직임을 멈출 수 있도록 근육을 강화할 수 있다. 앞쪽 불안정 환자의 위팔뼈머리 움직임에 대항하는 근육이 무엇이고, 어느 근육이 장벽 근육인지를 여러분의 파트너와 토의해 본다.

8. 여러분의 파트너에게서 가슴문 증후군을 일으킬 수 있는 3개의 압박지점을 찾아본다. 이들 3지점 사이의 거리를 알아본다.

9. 돌림근띠 중 어느 근육이 봉우리밑충돌 증후군(SAIS)이나 또는 힘줄병증에서 가장 흔하게 침범되는가? 왜 이 근육은 손상을 가장 잘 당하는가?

10. 여러분은 지금 역 완전 어깨관절성형술을 받았던 환자를 치료하고 있다. 역 완전 어깨관절성형술은 무엇을 의미하는가? 왜 의사는 역 관절치완술을 사용했는가? 환자는 첫 12주 동안 어떤 동작을 피해야 하는가? 피해야 할 활동의 예를 제시해 본다.

11. 다음의 각 특수 테스트에 대해 양성 반응을 보이는 병리를 나열한다:

a. Adson 검사
b. 앞쪽 서랍 검사
c. 불안 검사
d. 크로스-바디 모음 스트레스 검사
e. 팔 떨어뜨림 검사
f. 가득 찬 깡통 검사/빈 깡통 검사
g. 가쪽돌림 지체 검사
h. Hawkins 검사
i. 과도벌림 검사
j. Kim 검사
k. Neer 검사
l. 통증호 검사
m. Roos 검사
n. Rowe 검사
o. Speed 검사
p. 고랑 징후

환자 사례: 앞쪽 어깨 불안정

물리치료 평가

환자 성명: XXXXXX XXXXXXXXX **연령:** 25 **BMI:** 19.1

진단/병력

의학적 진단: 오른쪽 어깨 불안정. **물리치료진단:** 오른쪽 어깨 앞쪽 불안정, 오른쪽 어깨 통증
진단 검사/결과: X선-정상 **관련 병력:** 특별한 이상 소견이 없음
사전 기능수준: 환자는 3주전에 자신의 팔을 완전하게 올림할 수 있었다고 말했다. 환자는 1주일에 4-6일 동안 체육시설에서 운동을 했다. 현재 그녀는 부분 탈구의 두려움 때문에 운동을 수정했다.
환자의 목표: 통증없는 완전한 ROM, 제한 없는 운동 활동으로 복귀
약물: 없음 **주의사항:** 앞쪽 탈구 주의

사회적 지지/안전위험요소

환자의 생활환경/지지/위험: 혼자 살고 있음
환자의 직업환경/직업/레저활동: 운전수(배달). 그녀의 작업은 100 파운드의 물건을 들고 운반한다.

활력 징후

휴식시 체온: 98.2 BP: 110/58 HR: 67 호흡률: 13 산소포화도: 99

주관적 정보

환자는 활발한 여성이며, 3주 전에 오른쪽 어깨 손상을 당했다. 그녀는 문이나 창문을 열 때, 그리고 팔을 가로벌림할 때 통증이 발생한다고 말한다. 그녀는 2번의 부분 탈구의 경험을 가지고 있다: 한번은 수영장에서 접영을 할 때 발생했고, 다른 한번은 머리를 빗을 때 발생했다. 그녀의 주호소는 통증이 지속되고 탈구에 대한 두려움이다.

신체 평가

지남력: 정상 **언어/시각/청각:** 정상 **피부 온전성:** 온전함. 앞쪽 어깨 부위에 노란색 타박상
ROM: WNR, 다음과 같은 오른쪽 어깨의 능동 제한이 있다: 173°굽힘, 20°폄, 168°벌림, 30°모음, 23°가쪽돌림(90°벌림 자세에서 측정됨), 55° 안쪽돌림(90° 벌림 자세에서 측정됨). 가쪽돌림 끝지점에서 불안 발생
근력: 왼팔 5/5. 오른쪽 어깨 근력은 4/5(불안감이 있음); 오른쪽 팔꿈치, 손목 및 손: 5/5. **촉진:** 없음
근육 톤: 정상 **균형/협응:** 검사하지 않음 **감각/고유수용성 감각:** 정상
지구력: 검사하지 않음 **자세:** 정상 **부종:** 오른쪽 어깨의 앞쪽 부위에 약간의 부종

통증

통증 점수와 위치: 가장 좋을 때 1/10, 가장 나쁠 때 8/10. **완화 요소:** 보호성 자세, 약물
악화 요소: 수영장에서 접영을 할 때, 머리를 빗을 때, 옷을 입을 때
자극성: 환자는 부분 탈구 이후 1일 동안 어깨에 통증이 있었다고 말한다.

기능 평가

환자는 기능적으로 독립적이다. 그녀는 25파운드의 물체 들기가 제한되었기 때문에 직장으로 복귀하지 못했다.

특수검사

검사 이름: 불안검사 **결과:** 양성 **검사 이름:** Rowe 검사 **결과:** 앞쪽활주 시 양성

평가

환자는 오른쪽 어깨의 앞쪽 불안정을 가지고 있다.

단기치료 목표

1. 환자는 부분 탈구의 느낌 없이 가쪽돌림의 AROM을 15° 증가하는 것이다.
2. 환자는 탈구에 대한 주의를 이해할 것이다.
3. 환자는 HEP에서 독립적일 것이다.

장기치료 목표

1. 환자는 모든 운동면에서 정상의 10° 내에서 AROM의 증가를 가질 것이다.
2. 환자는 3주 동안 부분 탈구/탈구가 일어나지 않게 될 것이다.

치료 계획

빈도/기간: 1주일 동안에는 1주에 3회, 2주 동안에는 1주에 2회, 4주 동안에는 1주에 1회
구성: 모달리티, 치료적 운동, 신경재교육, 환자교육

환자 관리 질문

1. 이 환자는 AMBRI 탈구인가, 아니면 TUBS 탈구인가?
2. 왜 환자는 부분 탈구/탈구의 재발을 경험하는가? 환자가 탈구를 피할 수 있도록 어떻게 교육시켜야 하는가?
3. 여러분이 환자를 치료할 때 첫 번째 수집해야 할 자료는 무엇인가?
4. 만약 관리계획이 여러분에게 제공되지 않았다면, 여러분은 환자에게 어떤 모달리티를 사용할 수 있는가? 그 이유는? 어떤 모달리티가 금기시되는가?
5. 만약 관리계획이 여러분을 구체적으로 가이드하지 않으면, 이 환자에게 적합한 치료적 운동을 기술해 본다. 여러분의 선택을 정당화해 본다.
6. 조직의 자극성이 여러분의 결정에 어떤 영향을 주는가?

참고문헌

1. Lippert, L. S. (2017). *Clinical kinesiology and anatomy*. Philadelphia, PA: F.A. Davis Company.
2. Halder, A. M., Kuhl, S. G., Zobitz, M. E., Larson, D., & An, K. N. (2001). Effects of the glenoid labrum and glenohumeral abduction on stability of the shoulder joint through concavity-compression: An in vitro study. *Journal of Bone and Joint Surgery. American Volume. 83–A*, 1062–1069.
3. Lippitt, S., & Matsen, F. (1993). Mechanisms of glenohumeral joint stability. *Clinical Orthopaedics and Related Research*, 20–28.
4. Matsen, F. A., Harryman, D. T., & Sidles, J. A. (1991). Mechanics of glenohumeral instability. *Clinics in Sports Medicine*, *10*, 783–788.
5. Edelson, J. G., Taitz, C., & Grishkan, A. (1991). The coracohumeral ligament. Anatomy of a substantial but neglected structure. *The Journal of Bone and Joint Surgery, British Volume*, *73*, 150–153.
6. Moorman, C. T., Warren, R. F., Deng, X.-H., Wickiewicz, T. L., & Torzilli, P. A. (2012). Role of coracoacromial ligament and related structures in glenohumeral stability: A cadaveric study. *Journal of Surgical Orthopaedic Advances*, *21*, 210–217.
7. Matsen, F. A. (2009). *Rockwood and Matsen's the shoulder, 5th edition*. Philadelphia, PA: Elsevier.
8. Browne, A. O., Hoffmeyer, P., Tanaka, S., An, K. N., & Morrey, B. F. (1990). Glenohumeral elevation studied in three dimensions. *Journal of Bone and Joint Surgery, British Volume*, *72*, 843–845.
9. Lawrence, R. L., et al. (2017) Effect of glenohumeral elevation on subacromial supraspinatus compression risk during simulated reaching. *Journal of Orthopaedic Research*, *35*, 2329–2337.
10. Inman, V. T., Saunders, J. B., & Abbott, L. C. (1996). Observations of the function of the shoulder joint. 1944. *Clinical Orthopaedics and Related Research*, *330*, 3–12.
11. Tamai, K., Akutsu, M., & Yano, Y. (2014). Primary frozen shoulder: Brief review of pathology and imaging abnormalities. *Journal of Orthopaedic Science, Official Journal of the Japan Orthopedic Association*, *19*, 1–5.
12. Mullett, H., Byrne, D., & Colville, J. (2007). Adhesive capsulitis: Human fibroblast response to shoulder joint aspirate from patients with stage II disease. *Journal of Shoulder and Elbow Surgery*, *16*, 290–294.
13. Wang, K., Ho, V., Hunter-Smith, D. J., Beh, P. S., Smith, K. M., & Weber, A. B. (2013). Risk factors in idiopathic adhesive capsulitis: A case control study. *Journal of Shoulder and Elbow Surgery*, *22*, e24–29.
14. Kelley, M. J., Shaffer, M. A., Kuhn, J. E., Michener, L. A., Seitz, A. L., Uhl, T. L. ... (2013). Shoulder pain and mobility deficits: Adhesive capsulitis. *Journal of Orthopaedic and Sports Physical Therapy*, *43*, A1–31.
15. Hannafin, J. A., & Chiaia, T. A. (2000). Adhesive capsulitis. A treatment approach. *Clinical Orthopaedics and Related Research*, 95–109.
16. Neviaser, A. S., & Neviaser, R. J. (2011). Adhesive capsulitis of the shoulder. *Journal of the American Academy of Orthopaedic Surgeons*, *19*, 536–542.
17. Neviaser, R. J., & Neviaser, T. J. (1987). The frozen shoulder. Diagnosis and management. *Clinical Orthopaedics and Related Research*, *223*, 59–64.
18. Binder, A. I., Bulgen, D. Y., Hazleman, B. L., & Roberts, S. (1984). Frozen shoulder: A long-term prospective study. *Annals of Rheumatic Disorders*, *43*, 361–364.
19. Cheing, G. L. Y., So, E. M. L., & Chao, C. Y. L. (2008). Effectiveness of electroacupuncture and interferential eloctrotherapy in the management of frozen shoulder. *Journal of Rehabilitation Medicine*, *40*, 166–170.
20. Dogru, H., Basaran, S., & Sarpel, T. (2008). Effectiveness of therapeutic ultrasound in adhesive capsulitis. *Joint, Bone, Spine: Revue du Rhumatisme*, *75*, 445–450.
21. Jain, T. K., & Sharma, N. K. (2013). The effectiveness of physiotherapeutic interventions in treatment of frozen shoulder/adhesive capsulitis: A systematic review. *Journal of Back and Musculoskeletal Rehabilitation.* doi: 10.3233/BMR-130443.
22. Leung, M. S. F., & Cheing, G. L. Y. (2008). Effects of deep and superficial heating in the management of frozen shoulder. *Journal of Rehabilitation Medicine*, *40*, 145–150.
23. Diercks, R. L., & Stevens, M. (2004). Gentle thawing of the frozen shoulder: A prospective study of supervised neglect versus intensive physical therapy in seventy-seven patients with frozen shoulder syndrome followed up for two years. *Journal of Shoulder and Elbow Surgery*, *13*, 499–502.
24. Johnson, A. J., Godges, J. J., Zimmerman, G. J., & Ounanian, L. L. (2007) The effect of anterior versus posterior glide joint

mobilization on external rotation range of motion in patients with shoulder adhesive capsulitis. *Journal of Orthopaedic and Sports Physical Therapy*, *37*, 88–99.
25. Hovelius, L., Augustini, B. G., Fredin, H., Johansson, O., Norlin, R., & Thorling, J. (1996). Primary anterior dislocation of the shoulder in young patients. A ten-year prospective study. *Journal of Bone and Joint Surgery, American Volume*, *78*, 1677–1684.
26. Postacchini, F., Gumina, S., & Cinotti, G. (2000). Anterior shoulder dislocation in adolescents. *Journal of Shoulder and Elbow Surgery*, *9*, 470–474.
27. Simonet, W. T., & Cofield, R. H. (1984). Prognosis in anterior shoulder dislocation. *American Journal of Sports Medicine*, *12*, 19–24.
28. Neer, C. S. (1985). Involuntary inferior and multidirectional instability of the shoulder: Etiology, recognition, and treatment. *Instructional Course Lectures*, *34*, 232–238.
29. Farber, A. J., Castillo, R., Clough, M., Bahk, M., & McFarland, E. G. (2006). Clinical assessment of three common tests for traumatic anterior shoulder instability. *Journal of Bone and Joint Surgery, American Volume*, *88*, 1467–1474.
30. Lo, I. K. Y., Nonweiler, B., Woolfrey, M., Litchfield, R., & Kirkley, A. (2004). An evaluation of the apprehension, relocation, and surprise tests for anterior shoulder instability. *American Journal of Sports Medicine*, *32*, 301–307.
31. Rowe, C. R., & Zarins, B. (1981). Recurrent transient subluxation of the shoulder. *Journal of Bone and Joint Surgery, American Volume*, *63*, 863–872.
32. McFarland, E. G. (2011). *Examination of the shoulder: The complete guide*. New York, NY: Thieme.
33. Buckup, K. (2011). *Clinical tests for the musculoskeletal system: Examinations—signs—phenomena*. New York, NY: Thieme.
34. Wilk, K. E., Macrina, L. C., & Reinold, M. M. (2006). Non-operative rehabilitation for traumatic and atraumatic glenohumeral instability. *North American Journal of Sports Physical Therapy*, *1*, 16–31.
35. Magee, D. J. (2013). *Orthopedic physical assessment, 6th edition*. St. Louis, MO: Elsevier Health Sciences.
36. Blasier, R. B., Carpenter, J. E., & Huston, L. J. (1994). Shoulder proprioception. Effect of joint laxity, joint position, and direction of motion. *Orthopaedic Review*, *23*, 45–50.
37. Lephart, S. M., Warner, J. J., Borsa, P. A., & Fu, F. H. (1994). Proprioception of the shoulder joint in healthy, unstable, and surgically repaired shoulders. *Journal of Shoulder and Elbow Surgery*, *3*, 371–380.
38. Smith, R. L., & Brunolli, J. (1989). Shoulder kinesthesia after anterior glenohumeral joint dislocation. *Physical Therapy*, *69*, 106–112.
39. Zuckerman, J. D., Gallagher, M. A., Lehman, C., Kraushaar, B. S., & Choueka, J. (1999). Normal shoulder proprioception and the effect of lidocaine injection. *Journal of Shoulder and Elbow Surgery*, *8*, 11–16.
40. Carpenter, J. E., Blasier, R. B., & Pellizzon, G. G. (1998). The effects of muscle fatigue on shoulder joint position sense. *American Journal of Sports Medicine*, *26*, 262–265.
41. Myers, J. B., Guskiewicz, K. M., Schneider, R. A., & Prentice, W. E. (1999). Proprioception and neuromuscular control of the shoulder after muscle fatigue. *Journal of Athletic Training*, *34*, 362–367.
42. Balke, M., Schmidt, C., Dedy, N., Banerjee, M., Bouillon, B., & Liem, D. (2013). Correlation of acromial morphology with impingement syndrome and rotator cuff tears. *Acta Orthopaedica*, *84*, 178–183.
43. Chang, E. Y., Moses, D. A., Babb, J. S., & Schweitzer, M. E. (2006). Shoulder impingement: Objective 3D shape analysis of acromial morphologic features. *Radiology*, *239*, 497–505.
44. Natsis, K., Tsikaras, P., Totlis, T., Gigis, I., Skandalakis, P., Appell, H. J., & Koebke, J. (2007) Correlation between the four types of acromion and the existence of enthesophytes: A study on 423 dried scapulas and review of the literature. *Clinical Anatomy*, *20*, 267–272.
45. Ogawa, K., Yoshida, A., Inokuchi, W., & Naniwa, T. (2005). Acromial spur: Relationship to aging and morphologic changes in the rotator cuff. *Journal of Shoulder and Elbow Surgery*, *14*, 591–598.
46. Harryman, D. T., Sidles, J. A., Clark, J. M., McQuade, K. J., Gibb, T. D., & Matsen, F. A. (1990) Translation of the humeral head on the glenoid with passive glenohumeral motion. *Journal of Bone and Joint Surgery, American Volume*, *72*, 1334–1343.
47. Turgut, E., Duzgun, I., & Baltaci, G. (2016). Scapular asymmetry in participants with and without shoulder impingement syndrome; a three-dimensional motion analysis. *Clinical Biomechanics, Bristol Avon*, *39*, 1–8.
48. Alizadehkhaiyat, O., Roebuck, M. M., Makki, A. T., & Frostick, S. P. (2017). Postural alterations in patients with subacromial impingement syndrome. *International Journal of Sports Physical Therapy*, *12*, 1111–1120.
49. Manske, R. C., Grant-Nierman, M., & Lucas, B. (2013). Shoulder posterior internal impingement in the overhead athlete. *International Journal of Sports Physical Therapy*, *8*, 194–204.
50. Spiegl, U. J., Warth, R. J., & Millett, P. J. (2014). Symptomatic internal impingement of the shoulder in overhead athletes. *Sports Medicine and Arthroscopy Review*, *22*, 120–129.
51. Manske, R. C., Meschke, M., Porter, A., Smith, B., & Reiman, M. (2010). A randomized controlled single-blinded comparison of stretching versus stretching and joint mobilization for posterior shoulder tightness measured by internal rotation motion loss. *Sports Health*, *2*, 94–100.
52. Wilk, K. E., Macrina, L. C., Cain, E. L., Dugas, J. R., & Andrews, J. R. (2013). The recognition and treatment of superior labral (SLAP) lesions in the overhead athlete. *International Journal of Sports Physical Therapy*, *8*, 579–600.
53. O'Brien, S. J., Pagnani, M. J., Fealy, S., McGlynn, S. R. & Wilson, J. B. (1998). The active compression test: a new and effective test for diagnosing labral tears and acromioclavicular joint abnormality. *American Journal of Sports Medicine*, *26*, 610–613.
54. Shamus, J. L., & Shamus, E. C. (1997). A taping technique for the treatment of acromioclavicular joint sprains: a case study. *Journal of Orthopaedic and Sports Physical Therapy*, *25*, 390–394.
55. Ellenbecker, T. S. (2011). *Shoulder rehabilitation: Non-operative treatment*. New York, NY: Thieme.
56. Rushton, P. R. P., Gray, J. M., & Cresswell, T. (2010). A simple and safe technique for reconstruction of the acromioclavicular joint. *International Journal of Shoulder Surgery*, *4*, 15–17.
57. Novak, C. B., Collins, E. D., & Mackinnon, S. E. (1995). Outcome following conservative management of thoracic outlet syndrome. *Journal of Hand Surgery*, *20*, 542–548.
58. Lindgren, K. A., Manninen, H., & Rytkönen, H. (1995). Thoracic outlet syndrome—a functional disturbance of the thoracic upper aperture? *Muscle & Nerve*, *18*, 526–530.
59. Smith, K. F. (1979). The thoracic outlet syndrome: A protocol of treatment. *Journal of Orthopaedic and Sports Physical Therapy*, *1*, 89–99.
60. Hawi, N., Magosch, P., Tauber, M., Lichtenberg, S., Martetschläger, F., & Habermeyer, P. (2017). Glenoid deformity in the coronal plane correlates with humeral head changes in osteoarthritis: A radiographic analysis. *Journal of Shoulder and Elbow Surgery*, *26*, 253–257.
61. Philadelphia Panel. (2001). Philadelphia Panel evidence-based clinical practice guidelines on selected rehabilitation interventions for shoulder pain. *Physical Therapy*, *81*, 1719–1730.

62. Crowell, M. S., & Tragord, B. S. (2015). Orthopaedic manual physical therapy for shoulder pain and impaired movement in a patient with glenohumeral joint osteoarthritis: A case report. *Journal of Orthopaedic and Sports Physical Therapy*, *45*, 453–461, A1–3.
63. Guo, J. J., Wu, K., Guan, H., Zhang, L., Ji, C., Yang, H., & Tang, T. (2016). Three-year follow-up of conservative treatments of shoulder osteoarthritis in older patients. *Orthopedics*, *39*, e634–641.
64. Moeckel, B. H., Altchek, D. W., Warren, R. F., Wickiewicz, T. L., & Dines, D. M. (1993). Instability of the shoulder after arthroplasty. *Journal of Bone and Joint Surgery, American Volume*, *75*, 492–497.
65. Boudreau, S., Boudreau, E. D., Higgins, L. D., & Wilcox, R. B. (2007). Rehabilitation following reverse total shoulder arthroplasty. *Journal of Orthopaedic and Sports Physical Therapy*, *37*, 734–743.
66. Johnson, D. H., & Pedowitz, R. A. (2007). *Practical orthopaedic sports medicine and arthroscopy*. Baltimore, MD: Lippincott Williams & Wilkins.
67. Margheritini, F., & Rossi, R. (2011). *Orthopedic sports medicine: Principles and practice*. Milan, Italy: Springer Science & Business Media.
68. Barber, F. A., & Fischer, S. P. (2011). *Surgical techniques for the shoulder and elbow*. New York, NY: Thieme.

제 6 장

팔꿈치와 아래팔을 위한 정형물리치료

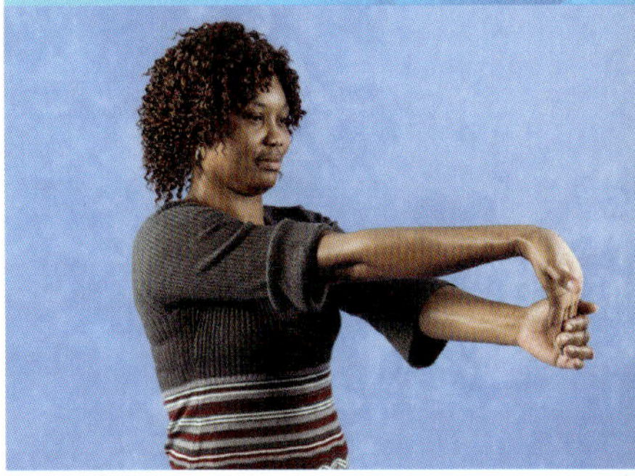

Orthopedic Interventions for the Elbow and Forearm

해부학과 생리학 Anatomy and Physiology

- 뼈와 관절의 해부학과 생리학
- 물렁조직의 해부학과 생리학
    - 관절주머니와 인대
    - 윤활주머니
    - 신경
    - 근육
- 팔꿈치와 아래팔의 운동형상학
- 관절가동술
    - 위팔자관절
    - 위팔노관절
    - 몸쪽노자관절

흔한 병리 Common Pathologies

- 가쪽 위관절융기염
    - 원인/기여요소
    - 증상
    - 임상 징후
    - 일반적인 중재
    - 예방
- 안쪽 위관절융기염
    - 원인/기여요소
    - 증상
    - 임상 징후
    - 일반적인 중재
    - 예방
- 팔꿈치굴 증후군
    - 원인/기여요소
    - 증상
    - 임상 징후
    - 일반적인 중재
    - 예방
- 안쪽 곁인대 염좌
    - 원인/기여요소
    - 증상
    - 임상 징후
    - 일반적인 중재
    - 예방
    - 수술 환자를 위한 중재
- 노뼈머리 골절
    - 원인/기여요소
    - 증상
    - 임상 징후
    - 일반적인 중재
    - 수술 환자를 위한 중재
- 팔꿈치머리돌기 골절
    - 원인/기여요소
    - 증상
    - 임상 징후
    - 일반적인 중재
    - 수술 환자를 위한 중재
- 관절융기위 골절
    - 원인/기여요소
    - 증상
    - 임상 징후
    - 일반적인 중재
    - 수술 환자를 위한 중재
- 요약

학습 결과

이 장을 공부한 후, 학생들은 다음을 할 수 있을 것이다.:

6.1 팔꿈치의 해부학을 설명할 수 있다.
6.2 굽힘, 폄, 엎침 및 뒤침의 정상 가동범위를 기술할 수 있다.
6.3 움직임 생성에 대한 근육의 상대적 기여를 설명할 수 있다.
6.4 정상 팔꿈치 운동형상학을 기술할 수 있다.
6.5 흔한 팔꿈치 병리와 일반적인 증상을 설명할 수 있다.
6.6 다양한 팔꿈치 병리에 대한 기여요소와 예방 처치를 논의할 수 있다.
6.7 흔한 팔꿈치 병리를 진단하는데 사용되는 임상 검사와 그들 검사의 수행 방법을 기술할 수 있다.
6.8 팔꿈치 병리에 대한 일반적인 치료 중재를 설명할 수 있다.
6.9 자쪽 곁인대 재건술(Tommy John 수술)과 개방성 정복 내고정술(ORIF)을 포함한, 팔꿈치에 대한 수술적 중재와 수술후 고려사항을 기술할 수 있다.
6.10 위관절융기염, 위관절융기증 및 위관절융기통증 등의 용어 사용에 대해 설명할 수 있다.
6.11 팔꿈치 병리에 대한 임상 경고를 기술할 수 있다.

핵심 단어

박리골절	위관절융기통증	감각이상
운반각	위관절융기염	Volkmann 허혈성 구축
분쇄골절	위관절융기증	
팔꿈치굴	제거	

해부학과 생리학 Anatomy and Physiology

팔꿈치와 아래팔의 관절은 손을 기능적 움직임이 일어나는 공간 안에 위치하도록 배치한다. 팔꿈치가 시상면상으로 완전 폄에서 150° 굽힘으로 움직이고 아래팔이 손바닥을 가로면상으로 앞쪽과 뒤쪽으로 움직일 수 있기 때문에, 손이 놀라운 움직임을 할 수 있는 것이다. 우리는 이 부위에 있는 4개의 관절과 3개의 뼈에 대해 설명할 것이고, 또 팔꿈치의 움직임(굽힘과 폄)과 아래팔의 움직임(엎침과 뒤침)에 대해 설명할 것이다.

뼈와 관절의 해부학과 생리학
Bone and Joint Anatomy and Physiology

팔꿈치와 아래팔 복합체는 4개의 관절로 구성된다. 팔꿈치에서는, 위팔뼈가 노뼈와 관절을 이루어 위팔노관절을 형성하고, 또 자뼈와 관절을 이루어 위팔자관절을 형성한다. 아래팔에서는, 노뼈와 자뼈가 몸쪽노자관절과 먼쪽노자관절을 형성한다.

팔꿈치가 자유도 1을 가진 단축관절인 경첩관절처럼 작용하지만, 실제로 위팔자관절은 변형된 경첩관절이고, 위팔노관절은 얕은 절구관절이다(그림 6.1). 팔꿈치는 자유도 1을 가지며 시상면에서 굽힘과 폄을 허용한다. 아래팔은 자유도 1을 가진 중쇠관절로 작용하며, 가로면의 엎침과 뒤침을 허용한다. 팔꿈치와 아래팔의 뼈와 관절은 표 6-1에 요약되어 있다.

해부학적 자세에서, 위팔뼈의 긴축은 자뼈의 긴축과 함께 밖굽이각을 형성하고, 이런 각을 운반각이라 부른다. 평균 운반각은 5-15°사이며, 성별에 따라 차이를 보인다.[1,2]

물렁조직의 해부학과 생리학
Soft Tissue Anatomy and Physiology

관절주머니와 인대 Capsule and Ligaments

팔꿈치의 관절주머니는 팔꿈치 복합체의 3개 관절을 둘러싸고 있다. 관절주머니는 3개의 인대에 의해 보강된다. 안쪽 곁인대(자위팔인대 또는 자쪽 곁인대로 불리는)는 관절의 안쪽면 안정화시킨다. 안쪽 곁인대는 밖굽이시키는 힘으로부터 팔꿈치를 보호한다. 가쪽 곁인대(노위팔인대 또는 노쪽 곁인대로 불리는)는 안굽이 힘으로부터 관절의 가쪽면을 안정화시킨다. 고리인대는 자뼈에 대해 노뼈머리를 유지하고, 견인의 힘으로부터 노뼈를 안정화시킨다.

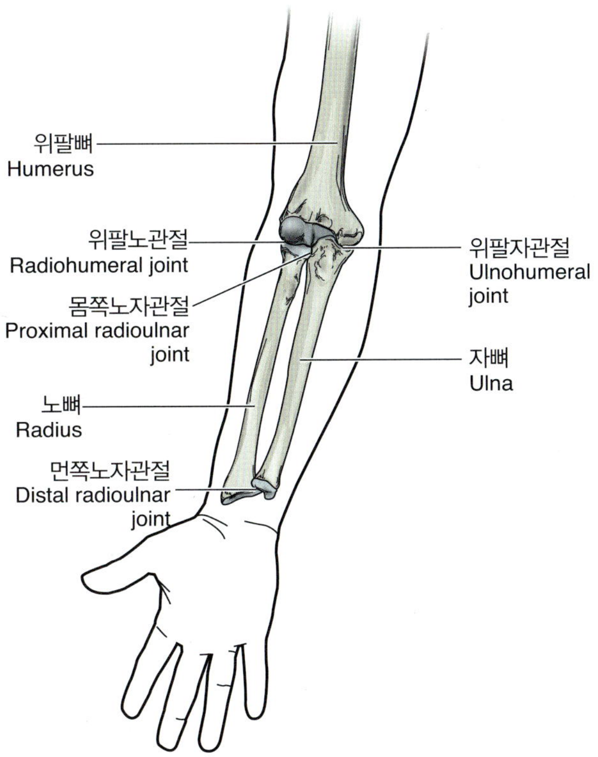

그림 6.1 팔꿉관절은 위팔뼈, 노뼈 및 자뼈로 구성된다. 위팔자관절은 변형된 경첩관절이다. 위팔노관절은 얕은 절구관절이다. 몸쪽노자관절은 중쇠관절이다.

아래팔의 먼쪽 끝단에서는, 노뼈와 자뼈가 먼쪽노자관절을 형성한다. 먼쪽노자관절은 물렁조직인 세모섬유연골복합체(TFCC)에 의해 안정화되고, TFCC는 자뼈의 먼쪽 끝단과 몇몇 인대에 있는 섬유연골성 반달판을 포함한다. 먼쪽노자관절과 TFCC는 7장에서 자세히 설명될 것이다.

윤활주머니 Bursa

팔꿈치머리돌기 윤활주머니는 팔꿈치 뒤쪽면의 팔꿈치머리돌기 위에 위치하고, 팔꿈치머리돌기로부터 위팔세갈래근 힘줄을 완충시키고, 또 팔꿉관절 위에서 위팔세갈래근 힘줄의 움직임을 촉진시킨다. 팔꿈치머리돌기 윤활주머니는 팔꿈치머리돌기를 촉진할 때 감지되지 않지만, 염증이 있을 때는 육안으로 확인되고 촉진될 수 있다(상자 6-1의 팔꿈치머리돌기 윤활주머니염 참조)

그림 6.2는 팔꿈치의 물렁조직을 보여주고 있다. 이들 구조물의 리뷰는 표 6-2에서 확인될 수 있다.

신경 Nerves

몇몇 말초신경은 팔꿈치 근육을 신경지배하거나 아래팔과 손의 근육을 지배하기 위해 팔꿈치 영역을 통과한다. 이들 말초신경으로는, 근육피부신경, 정중신경, 자신경 및

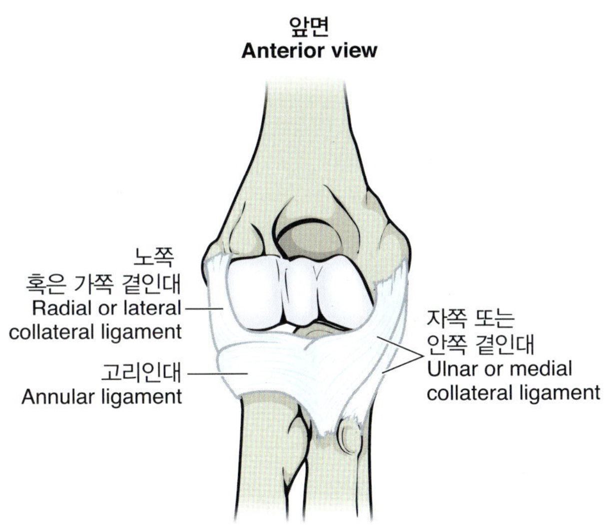

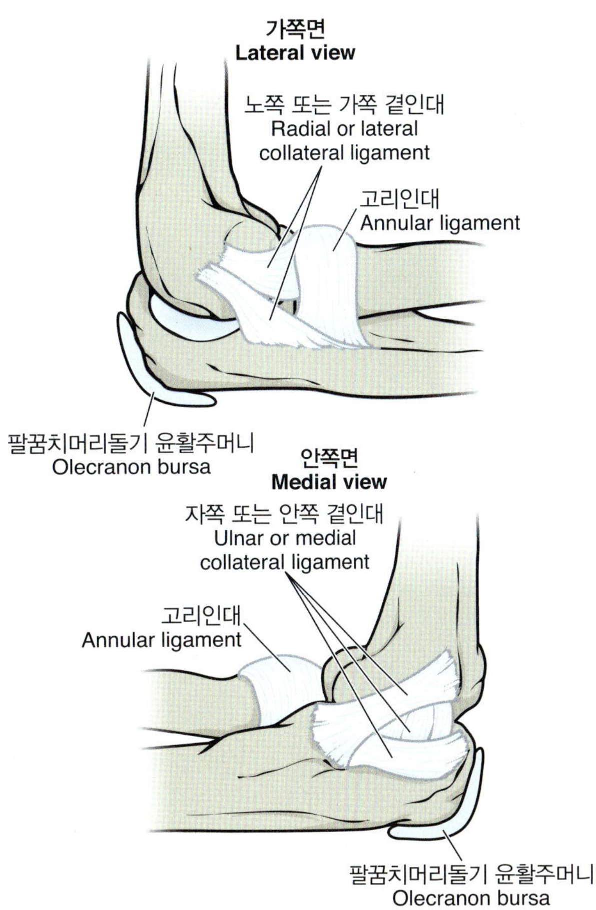

그림 6.2 팔꿈치의 물렁조직은 곁인대, 고리인대 및 팔꿈치머리돌기 윤활주머니 등을 포함한다.

표 6-1 뼈와 관절의 해부학과 생리학

팔꿈치와 아래팔

관절	해부학	정상 ROM과 움직임	뼈표식점	임상적 고려사항
위팔자관절	자유도 1을 가진 변형된 경첩관절. 위팔뼈 먼쪽 부위의 도르래가 자뼈 몸쪽 부위의 도르래패임과 관절을 이룬다.	굽힘: 0–150° 폄: 0° 팔꿈치 굽힘 동안, 오목한 자뼈가 실패모양의 도르래 위에서 앞쪽으로 활주한다. 팔꿈치 폄 동안, 자뼈는 도르래 위에서 뒤쪽으로 활주한다. 볼록한 팔꿈치머리돌기가 위팔뼈의 뒤쪽면에 있는 오목한 도르래패임 안으로 들어간다.	팔꿈치 뒤쪽면에 있는 자뼈의 팔꿈치머리돌기. 팔꿈치의 몸쪽에 있는 안쪽 위관절융기는 손목과 손가락의 굽힘근, 원엎침근 및 자쪽 곁인대를 위한 부착점으로 작용한다. 안쪽 위관절융기의 뒤쪽에 있는 팔꿈치굴은 자신경이 지나가는 얕은 고랑이다.	팔꿈치로 넘어지면, 팔꿈치머리돌기 골절이 초래될 수 있다. 자신경이 팔꿈치굴 안에 위치하고, 포획이나 압박되기 쉽다. 이 관절은 일직선을 형성하지 못하고, 5–15°각을 형성한다. 잠김자세: 아래팔의 엎침과 완전 폄. 풀림자세: 약 90°굽힘과 10°뒤침. 관절주머니패턴: 폄보다 굽힘이 더 많이 제한됨.
위팔노관절	자유도 1을 가진 얕은 절구관절. 이 관절은 종종 중쇠-경첩관절로 불린다. 팔꿈치의 완전 폄 시, 노뼈머리는 위팔뼈와 접촉하지 않는다.	팔꿈치 굽힘 시, 오목한 노뼈머리가 둥근 위팔뼈 작은머리 위에서 앞쪽으로 활주한다. 팔꿈치 폄 시에는 오목한 노뼈머리가 뒤쪽으로 활주한다.	팔꿈치의 몸쪽에 있는 가쪽 위관절융기는 손목과 손가락의 폄근, 뒤침근 및 노쪽 곁인대를 위한 부착점으로 작용한다.	노뼈머리 골절은 팔을 뻗으면서 낙상할 때 일어날 수 있다. 잠김자세: 팔꿈치 90°굽힘과 5°뒤침. 풀림자세: 잠김자세로부터 멀어지는 움직임. 관절주머니패턴: 폄보다 굽힘이 더 많이 제한됨.
몸쪽노자관절	위쪽 노자관절로도 불림. 자뼈 몸쪽 부위의 노뼈패임과 원반형 노뼈머리 사이의 중쇠관절.	엎침: 0–80° 뒤침: 0–80° 엎침과 뒤침을 하기 위해, 노뼈머리가 자뼈의 몸쪽 부위에서 돌림한다.	엎침과 뒤침 동안, 노뼈머리는 팔꿈치의 뒤가쪽면에 있는 가쪽 위관절융기로부터 약 1인치 먼쪽에서 촉진된다.	노뼈머리 골절은 팔을 뻗으면서 낙상할 때 일어날 수 있다. 잠김자세: 완전 엎침과 엎침 뒤침. 풀림자세: 약 70°굽힘과 35°뒤침. 관절주머니패턴: 엎침과 뒤침이 균등하게 제한됨.
먼쪽노자관절	노뼈 먼쪽의 자뼈패임과 볼록한 자뼈 먼쪽 사이의 중쇠관절.	엎침: 0–80° 뒤침: 0–80° 엎침과 뒤침을 하기 위해, 자뼈를 중심으로 노뼈의 먼쪽 부위가 돌림을 한다.	노뼈붓돌기가 손목의 가쪽면에 위치한다. 손목의 약간 굽힘 시 노뼈의 먼쪽 끝단.	먼쪽 노뼈 골절 +/– 자뼈가 흔하고, 종종 Colles 골절으로도 불린다. 세모섬유연골복합체(TFCC)는 먼쪽노자관절을 안정화시키는 물렁조직이다. 이 복합체가 손목 통증의 원인이 될 수 있다(7장 참고).

상자 6-1 팔꿈치머리돌기 윤활주머니염

윤활주머니는 신체 전반에 걸쳐 발견되는 체액의 주머니이다. 윤활주머니는 뼈돌출부와 근육의 사이나 근육층 사이에서 쿠션역할을 한다. 윤활주머니염은 윤활주머니에서 발생하는 염증이다. 이것은 온감, 통증, 발적 및 부종을 일으킬 수 있다. 윤활주머니염성 통증은 일반적으로 매우 국소적으로 발생한다. 만약 윤활주머니가 매우 깊은 곳이 위치한다면, 부종을 감지할 수 없을 것이다. 팔꿈치머리돌기 윤활주머니염이 얕은 곳에 위치하기 때문에, 부종이 매우 뚜렷할 것이다.

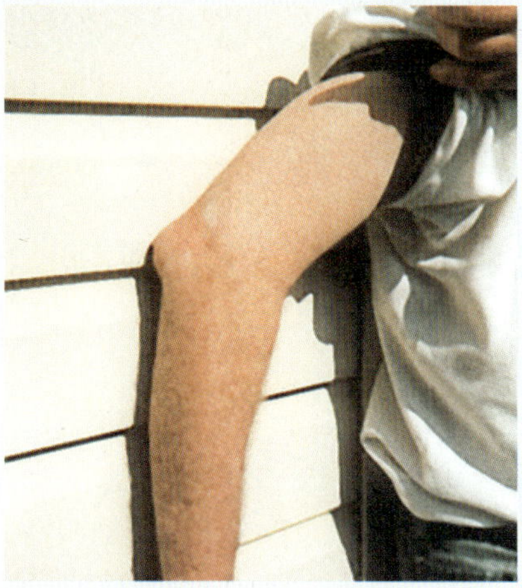

노신경 등이 있다.

근육피부신경이 위팔을 통과하고, 위팔두갈래근, 위팔근, 부리위팔근을 신경지배한다. 이름이 의미하듯이, 근육피부신경은 피부 신경으로서 아래팔로 이어져 가쪽아래팔의 피부감각을 공급한다(그림 6.3A).

정중신경은 위팔의 앞쪽면을 주행하며, 팔동맥 바로 안쪽에서 팔꿈치의 앞쪽면을 가로지른다. 정중신경이 아래팔로 이어지기 때문에, 2개의 엎침근과 손목과 손의 굽힘근 대부분을 신경지배한다(그림 6.3B). 팔꿈치 부위에서는 정중신경의 손상이 드문 편이지만, 손목굴을 통과할 때 손상이 많이 발생하는 편이다.

자신경은 위팔의 안쪽면에 위치하지만, 안쪽 위관절융기 뒤쪽으로 주행하고, 아래팔의 앞쪽면과 안쪽면의 뒤쪽에 도착하기 전에 **팔꿈치굴**을 통과한다. 자신경이 가장 손상당하기 쉬운 팔꿈치굴의 좁은 공간에 위치하기 때문에, 보호를 잘 받지 못한다. 팔꿈치의 이 부위가 부딪히면, 통증과 저림이 발생하며, 종종 흔히 "funny bone"를 때리는 것으로 알려져 있다. 자신경이 아래팔로 이어지기 때문에, 자신경은 자쪽손목굽힘근과 깊은손가락굽힘근을 지배하고, 또 손 안으로 들어가서 손의 내재근을 신경지배한다(그림 6.3C).

노신경은 위팔뼈의 뒤쪽면에 위치한다. 노신경은 위팔세갈래근과 팔꿈치근을 신경지배하고, 노신경고랑 또는 나선고랑 안에서 위팔뼈 뒤쪽을 교차한다. 노신경은 위팔뼈의 가쪽면으로 나온 후, 가쪽 위관절융기의 앞쪽을 교차한다. 팔꿈치 밑에서, 노신경은 위팔노근과 손목과 손의 폄근을 신경지배하는 2개의 가지로 나누어진다. 노신경이 위팔뼈의 뒤쪽면에 있는 노신경고랑을 통과하기 때문에 손상당하기 쉽다(그림 6.3D). 이 부위의 위팔뼈 골절은 노신경 손상을 일으킬 수 있다.

주의…

신경이 압박을 받을 수 있는 곳을 **조심한다.** 신경의 압박은 압박 지점보다 먼쪽 부위의 감각, 근력 및 반사에 영향을 미칠 수 있다. 신경이 자신의 전체 길이 중 어느 곳에서 압박이나 포획될 수 있으며, 해부학적으로 그 곳이 더 취약할 수 있다.

근육 Muscles

팔꿈치와 아래팔의 근육은 팔꿈치의 굽힘과 폄, 그리고 아래팔의 엎침과 뒤침을 수행하는 근육이다. 팔꿈치의 운동형상학을 이해하려면, 팔꿈치와 아래팔의 운동학을 이해해야 한다. 이들 근육의 이는곳, 닿는곳, 신경지배, 작용 및 임상적 고려사항 등이 표 6-3에 수록되어 있다.

팔꿈치와 아래팔의 운동형상학
Kinematics of the Elbow and Forearm

팔꿈치의 굽힘과 폄은 오목한 노뼈와 자뼈의 관절면이 볼목한 먼쪽 위팔뼈 위에서 활주한다. 위팔노관절과 위팔자관절이 분리되지만, 노뼈와 자뼈 모두는 인대에 의해 동시에 움직인다. 정상 팔꿈치 가동범위는 150°이고, 정상 폄의 가동범위는 0°로 간주된다.[3]

팔꿈치 복합체의 주요 관절은 위팔자관절이다. 팔꿈치가 굽힘할 때, 오목한 자뼈의 도르래패임은 볼록한 위팔뼈 도르래 위에서 앞쪽과 위쪽으로 활주한다. 굽힘의 끝지점에서는, 자뼈의 갈고리돌기가 위팔뼈의 앞쪽면에 있는 갈고리오목 안으로 들어간다. 팔꿈치의 폄에서는, 팔꿈치머리돌기가 위팔뼈의 뒤쪽면에 있는 팔꿈치머리오목 안으로 들어갈 때까지 자뼈가 뒤쪽과 위쪽으로 활주한다.

엎침과 뒤침은 몸쪽노자관절과 먼쪽노자관절에서 아래팔이 움직일 때 일어난다. 엎침을 하는 동안, 노뼈는 자뼈 위에서 굴러 교차한다; 뒤침을 할 때는, 아래팔의 뼈들이 교

표 6-2 결합조직의 해부학과 생리학

팔꿈치와 아래팔

구조	해부학	기능	임상적 고려사항
관절주머니	위팔노관절, 위팔자관절 및 몸쪽노자 관절을 둘러싼다. 관절주머니의 안쪽 면은 얇은 윤활막을 가진다.		
안쪽 곁인대 (자위팔인대) 또는 자쪽 곁인대로 불린다.	3개의 섬유: • 앞쪽 섬유: 안쪽 위관절융기에서 자뼈 갈고리돌기까지 • 뒤쪽 섬유: 안쪽 위관절융기에서 자뼈 팔꿈치머리돌기 • 가로 섬유: 앞쪽 섬유와 뒤쪽 섬유 사이 주행	관절의 안쪽면을 안정화시킨다. 팔꿈치를 밖굽이시키는 힘에 저항하여 관절을 보호한다.	오버헤드 던지기 선수가 안쪽 곁인대 염좌를 당하기 쉽다.
가쪽 곁인대 (노위팔인대) 또는 노쪽 곁인대로 불린다.	2개의 섬유: • 앞쪽 섬유: 가쪽 위관절융기에서 고리인대 • 뒤쪽 섬유: 가쪽 위관절융기에서 자뼈	관절의 가쪽면을 안정화시킨다. 팔꿈치 굽힘 자세에서 팔꿈치를 안굽이시키는 힘에 저항하여 관절을 보호한다.	
고리인대	자뼈 노뼈패임의 앞쪽에서 노뼈머리를 감아돌아서 다시 노뼈패임의 뒤쪽으로 주행한다.	노뼈머리를 자뼈에 고정하고, 견인력에 대항해 팔꿈치를 안정화시킨다.	견인력에 의해 노뼈머리가 고리인대로부터 벗어날 수 있다. 이것은 어린 아동에게서 흔히 발생한다.
뼈사이막	아래팔의 전역에 걸쳐 노뼈와 자뼈를 연결한다.	아래팔의 뼈들을 안정화시킨다.	
팔꿈치머리돌기 윤활주머니	팔꿈치머리돌기에서 몇 개의 윤활주머니가 위팔세갈래근 힘줄의 안쪽, 밑, 그리고 위쪽에서 발견된다.	위팔세갈래근 힘줄과 팔꿈치머리돌기 사이의 마찰력을 감소시킨다.	팔꿈치머리돌기 위의 염증으로 뚜렷한 부종이 발생할 수 있다.

차하지 않는다. 정상의 뒤침과 엎침의 가동범위는 중립위로부터 각각 80°이고, 총 160°의 원호를 그린다.

관절가동술 Joint Mobilization

팔꿉관절 가동술은 통증을 감소시키거나 가동범위를 증가시키기 위해 이용될 수 있다. 표 6-4는 팔꿈치의 움직임과 가동범위를 증가시키는데 이용되는 활주 가동술을 요약하고 있다.

위팔자관절 Ulnohumeral Joint

앞쪽 활주와 뒤쪽 활주

위팔뼈에 대한 자뼈의 앞쪽 활주는 팔꿈치의 굽힘을 증가시키는데 사용된다. 위팔뼈에 대한 자뼈의 뒤쪽 활주는 팔꿈치의 폄을 증가시키는데 사용된다. 환자는 누운 자세에서 팔꿈치를 약 45°로 굽힌다. 검사자는 한 손으로 위팔뼈를 고정하고, 다른 손으로 몸쪽 자뼈에 힘을 가한다(그림 6.4).

견인 활주

위팔뼈에 대한 자뼈의 견인은 팔꿈치의 굽힘과 폄을 증가시키는데 이용된다. 환자는 누운 자세에서 팔꿈치를 45°로 굽힌다. 그림 6.5에서처럼, 검사자는 한 손으로 위팔뼈를 고정하고, 다른 손으로 몸쪽 자뼈에 힘을 아래쪽(환자의 발 쪽으로)으로 가한다.

위팔노관절 Radiohumeral Joint

앞쪽 활주와 뒤쪽 활주

위팔노관절의 활주는 굽힘과 폄을 증가시키는데 이용된다. 앞쪽 활주는 굽힘을 증가시키고, 뒤쪽 활주는 폄을 증가시킨다. 환자는 누운 자세나 앉은 자세를 취한다. 검사자는

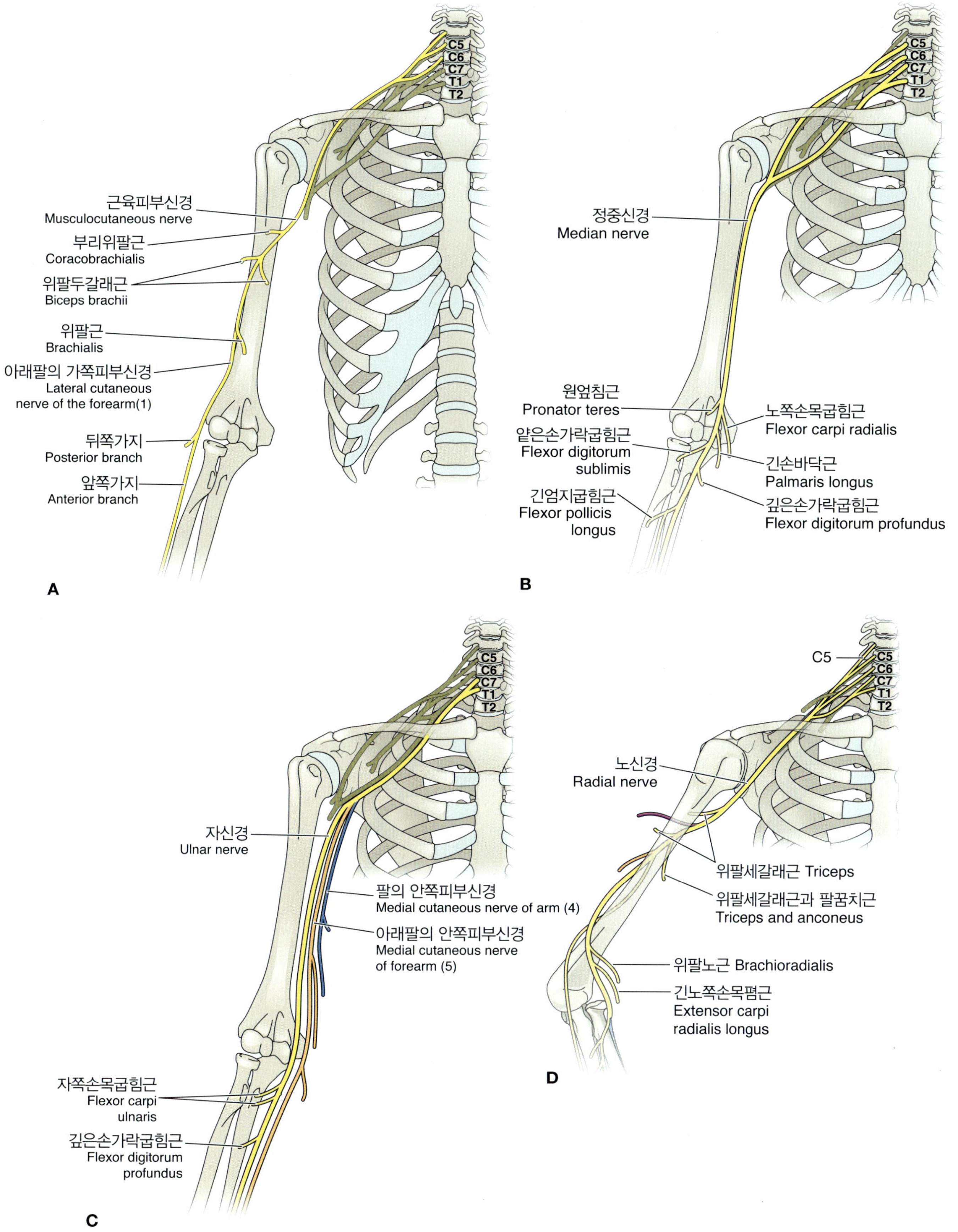

그림 6.3 위팔 부위의 근육피부신경과 겨드랑신경(A), 정중신경(B), 자신경(C), 그리고 노신경(D).

표 6-3 근육의 해부학과 운동형상학

팔꿈치와 아래팔

근육	이는곳	닿는곳	신경지배	작용	임상적 고려사항
위팔두갈래근	두 갈래: • 긴갈래는 어깨뼈의 위오목결절에서 시작함. • 짧은갈래는 부리돌기에서 시작함.	노뼈	근육피부신경	어깨 굽힘, 팔꿈치 굽힘, 그리고 아래팔 뒤침	팔꿈치의 굽힘과 아래팔의 뒤침을 동시에 작용할 때 가장 강하게 수축한다.
위팔근	위팔두갈래근보다 깊은 곳에 위치함. 위팔뼈의 앞쪽면(중간지점)에서 시작함.	자뼈	근육피부신경	팔꿈치 굽힘	위팔근은 위팔두갈래근의 단면적보다 더 큰 단면적을 가지고 있고, 가장 강한 팔꿈치 굽힘근으로 간주된다. 이 근육은 팔꿈치 굽힘근의 "work horse"로서 간주된다.
위팔노근	가쪽 위팔뼈의 아래 부분	붓돌기 근처의 먼쪽 노뼈	노신경	팔꿈치 굽힘. 아래팔을 중립위까지 엎침이나 뒤침할 수 있음.	위팔노근의 가장 강한 근력은 아래팔이 중립위에 있을 때 발생한다. 위팔노근은 빠른 팔꿈치 굽힘에 의해 활성화된다.
위팔세갈래근	세 갈래: • 긴갈래는 어깨뼈 아래오목결절에서 시작함. • 가쪽갈래는 위팔뼈 뒤쪽면의 가쪽에서 시작함. • 안쪽갈래는 위팔뼈 뒤쪽면의 안쪽에서 시작함.	자뼈 팔꿈치 머리돌기	노신경	팔꿈치 폄근. 긴갈래는 어깨 폄근.	
팔꿈치근	위팔뼈의 가쪽 위관절융기	자뼈	노신경	약한 팔꿈치 폄근, 아래팔의 엎침과 뒤침 동안 안정근	팔꿈치의 폄을 시작할 때 작용함. 엎침과 뒤침 동안 고정근으로 작용함.
뒤침근	위팔뼈의 가쪽 위관절융기	노뼈(약 중간 지점)	노신경	아래팔 뒤침	뒤침근에 의해 비저항의 뒤침이 수행됨. 뒤침에 저항할 때는 위팔두갈래근이 작용함. 팔꿈치 90°자세에서, 위팔두갈래근이 뒤침근보다 4배 정도 강함.
원엎침근	위팔뼈의 안쪽 위관절융기	노뼈(약 중간 지점)	정중신경	아래팔 엎침	엎침에 저항하거나 빠른 엎침이 요구될 때 활성화됨.
네모엎침근	자뼈의 앞쪽면	노뼈의 앞쪽면	정중신경	아래팔 엎침	1차 엎침근. 부가적으로 엎침 동안 먼쪽노자관절을 고정함.

표 6-4 가동범위를 증가시키는 활주의 방향

제한된 범위	관절가동술의 활주방향
팔꿈치 굽힘	위팔뼈에 대한 자뼈의 앞쪽 활주 견인
팔꿈치 폄	위팔뼈에 대한 자뼈의 뒤쪽 활주 견인
팔꿈치 굽힘	위팔뼈에 대한 노뼈의 앞쪽 활주
팔꿈치 폄	자뼈에 대한 노뼈의 뒤쪽 활주
아래팔 엎침	자뼈에 대한 노뼈의 뒤쪽 활주
아래팔 뒤침	자뼈에 대한 노뼈의 앞쪽 활주

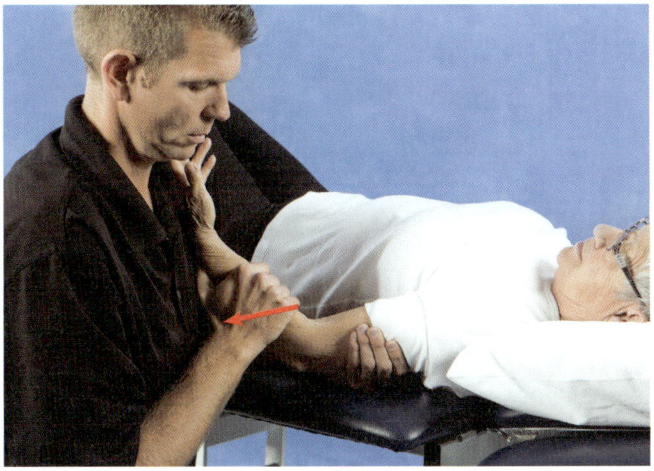

그림 6.4 위팔자관절의 활주는 팔꿈치 굽힘과 폄의 ROM을 증가시킨다.

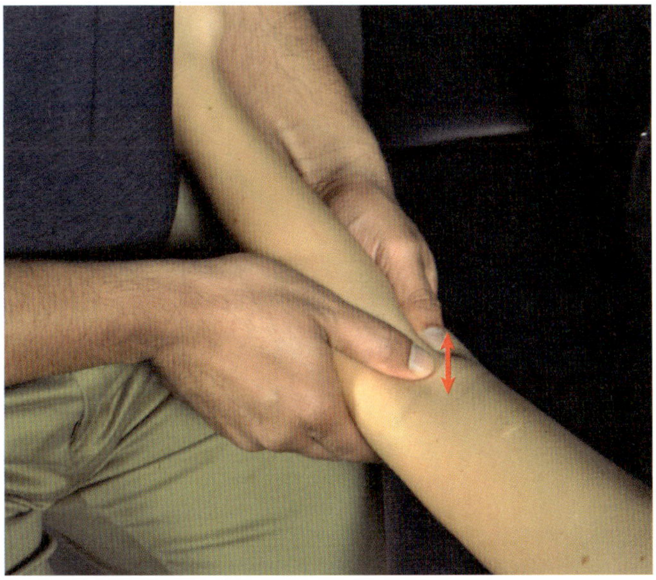

그림 6.5 위팔자관절의 견인은 팔꿈치의 ROM을 증가시킨다.

한 손으로 위팔뼈를 고정하고, 다른 손으로 몸쪽 노뼈를 잡는다. 그림 6.6에서처럼, 앞쪽 활주와 뒤쪽 활주를 적용한다.

몸쪽노자관절 Proximal Radioulnar Joint

앞쪽 활주와 뒤쪽 활주

몸쪽노자관절의 앞쪽 활주와 뒤쪽 활주는 아래팔의 엎침과 뒤침을 증가시키는데 이용된다. 볼록한 노뼈머리는 오목한 자뼈의 파셋과 관절을 이룬다. 자뼈에 대한 노뼈의 앞쪽 활주는 뒤침을 증가시키고, 뒤쪽 활주는 엎침을 증가시킨다. 환자는 누운 자세를 취한다. 검사자는 한 손으로 몸쪽 자뼈를 고정하고, 다른 손으로 노뼈머리에 앞쪽이나 뒤쪽으로 힘을 가한다(그림 6.7).

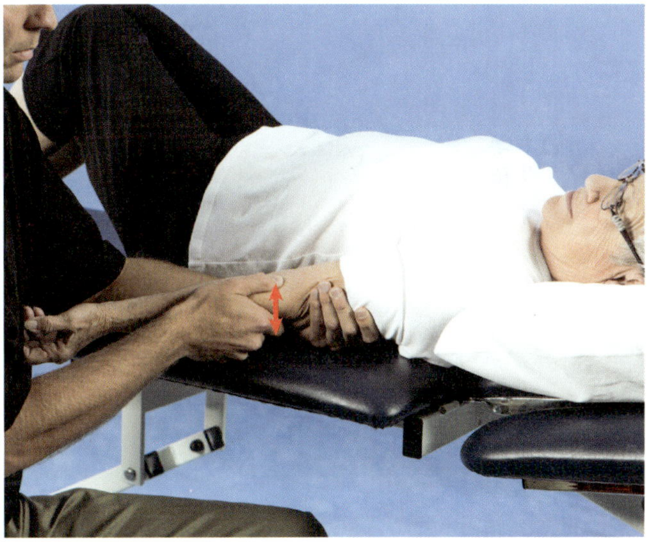

그림 6.6 위팔노관절의 활주는 팔꿈치 굽힘과 폄의 ROM을 증가시킨다.

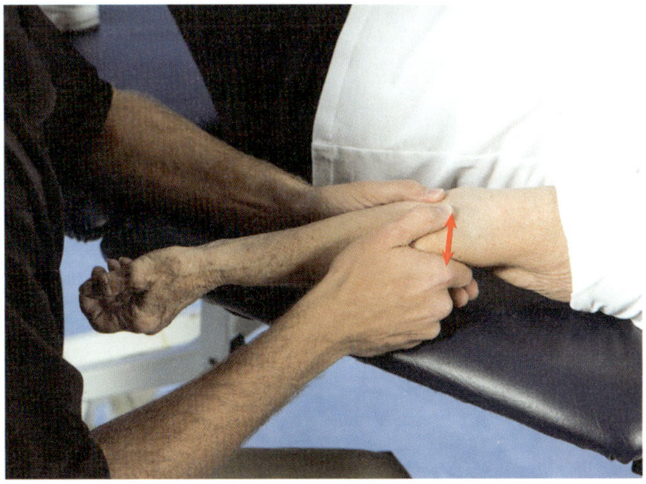

그림 6.7 노자관절의 활주는 아래팔 엎침과 뒤침의 ROM을 증가시킨다.

흔한 병리 Common Pathologies

가쪽 위관절융기통
안쪽 위관절융기통
팔꿈치굴 증후군
안쪽 곁인대 염좌

골절
- 노뼈머리 골절
- 팔꿈치머리돌기 골절
- 위팔뼈의 관절융기위 골절

우리가 알고 있듯이, 팔의 많은 근육들이 팔꿈치 관절 근처에서 착지하거나 시작하고 있다. 팔꿈치는 체중의[4] 3배까지 힘을 받을 수 있으며, 초당 최대 3,000–4,500°까지의 속도로 움직일 수 있다.[5] 이런 해부학적 복잡성과 기능적 요구 때문에, 팔꿈치는 병리의 흔한 지점이될 수 있다.

가쪽 위관절융기통
Lateral Epicondylalgia

가쪽 **위관절융기통**은 가쪽 위관절융기에서 시작하는 근육들의 공동힘줄과 관련된 질환이다. 이들 근육은 손목과 손가락의 폄근과 아래팔의 뒤침근이다. 특히, 짧은노쪽손목폄근(ECRB)의 이는곳이 가장 흔하게 관련된다(그림 6.8). 이런 병리의 일반 용어는 "테니스 엘보"이다.

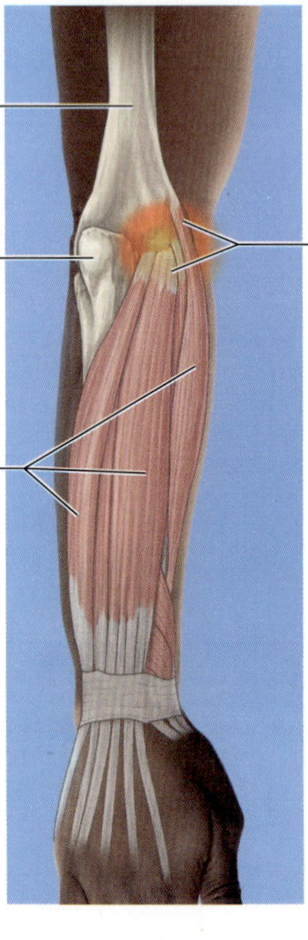

그림 6.8 가쪽 위관절융기통은 손목과 손가락의 폄근과 아래팔 뒤침근의 공동 이는곳과 관련된다.

위관절융기통의 병태생리는 잘 알려져 있지 않다. 이것은 상태를 설명하기 위해 사용되는 다양한 용어로 반영된다. 원래 이 병리는 가쪽 **위관절융기염**으로 불렸는데, 이것은 힘줄의 통증이 염증에 기이했다는 믿음을 반영한 것이다. 그러나 4장에서 설명된 바와 같이, 연구의 결과는 힘줄병리에 염증이 있는지에 대해 엇갈렸다. 이런 때문에, 오늘날 선호하는 용어는 *위관절융기통*이며, 이것은 통증성 위관절융기나 **위관절융기증**을 의미하고 염증이 없는 퇴행을 의미한다.

원인/기여요소

가쪽 위관절융기통은 손목과 손가락의 폄근과 아래팔의 뒤침근의 과사용에 의해 발생되는 증후군이다. 반복적인 잡기, 손목의 저항 폄, 아래팔의 저항 뒤침이 위험 요소처럼 보인다. 이런 반복 움직임은 가쪽 위관절융기에 있는 공동 이는곳을 공유하는 근육들의 미세 손상이나 거대 손상을 초래한다.

가쪽 위관절융기통은 주로 35–50세 사이에 주로 발생한다. 이것은 일반적으로 작업이나 스포츠와 관련된다. 비록 이런 병리가 테니스 선수에게만 국한되지 않지만, 테니스 선수 중에서 최대 50%까지 선수를 생활하는 어느 시점에서 가쪽 위관절융기통을 경험할 것이다.[9]

증상

가쪽 위관절융기통은 특히 짧은노쪽손목폄근(ECRB)의 이는곳인 가쪽 위관절융기를 촉진했을 때 압통을 일으킬 것이다. 환자는 쥐기 동작과 손목 폄근/아래팔 뒤침근의 수축을 요구하는 움직임을 할 때 통증의 증가를 호소할 것이다. 통증이 심해지면서, 환자는 손잡이 돌리기, 술잔 잡기, 머리 말리기 등을 포함한 일상생활을 할 때 통증을 경험할 것이다. 추가적으로, 환자는 손목과 손의 활동시 근력 감소를 호소할 것이다.

임상 징후

가쪽 위관절융기통의 진단은 임상 징후와 특수검사를

토대로 이루어진다. 이 질환이 수축성 물렁조직의 질환이기 때문에, 환자는 손목 폄근/아래팔 뒤침근의 촉진, 수축 및 신장으로 통증을 경험할 것이다. 특히 환자는 다음과 같은 불편을 호소할 것이다:

- 촉진
    - 가쪽 위관절융기의 바로 먼쪽인 짧은노쪽손목폄근의 이는곳
- 공동힘줄의 수축
    - 쥐기 동작
    - 손목 폄의 저항
    - 아래팔 뒤침의 저항
    - 손가락폄근 갈래에 의한 짧은노쪽손목폄근의 압박으로 인한 가운데손가락 폄의 저항(Maudsley 검사)
- 공동힘줄의 신장
    - 수동으로 손목을 굽힘함으로써
    - 수동으로 아래팔을 엎침함으로써

그림 6.9는 가쪽 위관절융기통의 몇몇 임상 검사를 보여주고 있다.

통증 없는 쥐기 검사

가쪽 위관절융기통에 대한 물리치료 평가의 가장 일반적인 구성 검사는 환자의 통증 없는 쥐기 근력 검사이다. 이 검사를 할 때, 환자는 앉은 자세를 취하고 팔꿈치를 폄한다.[10–12] 환자에게 불편함 없이 악력계를 5초 동안 쥐도록 주문한다(그림 6.10). 환자는 3회에 걸쳐 검사를 수행하고, 각 검사 사이에 1분간 휴식을 취한다. 통증없는 쥐기 근력의 측정값으로써 3회 시도의 평균값을 사용하고, 건측 팔의 측정값이나 이전의 측정값과 비교한다.

일반적인 중재

가쪽 위관절융기통의 관리계획은 모달리티, 치료적 운동 및 스플린트를 포함할 것이다. 문헌이 추천하는 모달리티 중재는 냉치료, 초음파, 레이저치료, 고전압 전기자극, 이온도

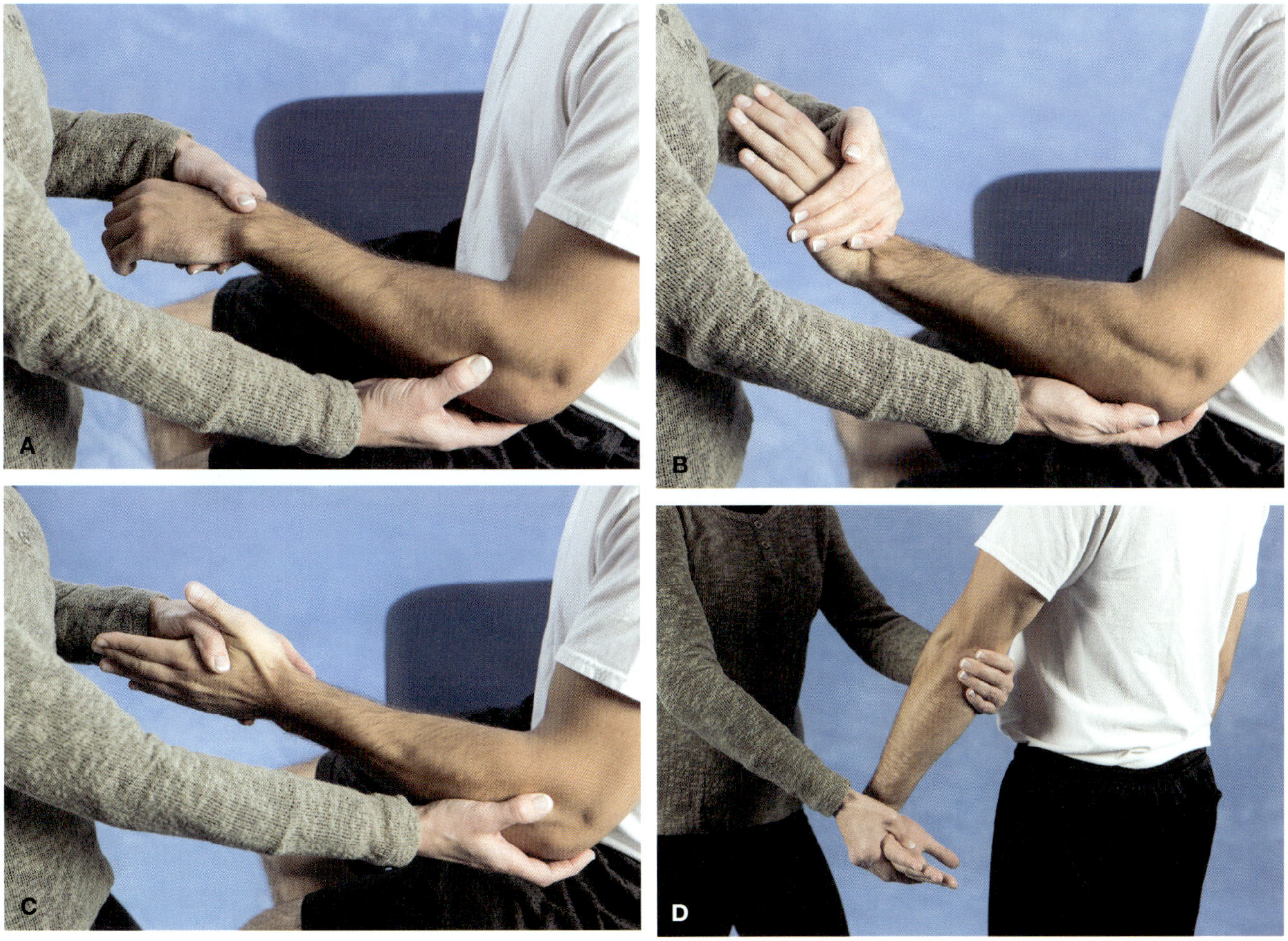

그림 6.9 가쪽 위관절융기통의 임상 검사로는, 촉진시 통증(A), 손목 폄 저항시 통증(B), 아래팔 뒤침 신장시 통증(C), 그리고 아래팔 엎침과 팔꿈치 폄을 동반한 손목 굽힘 신장시 통증(D) 등이 있다.

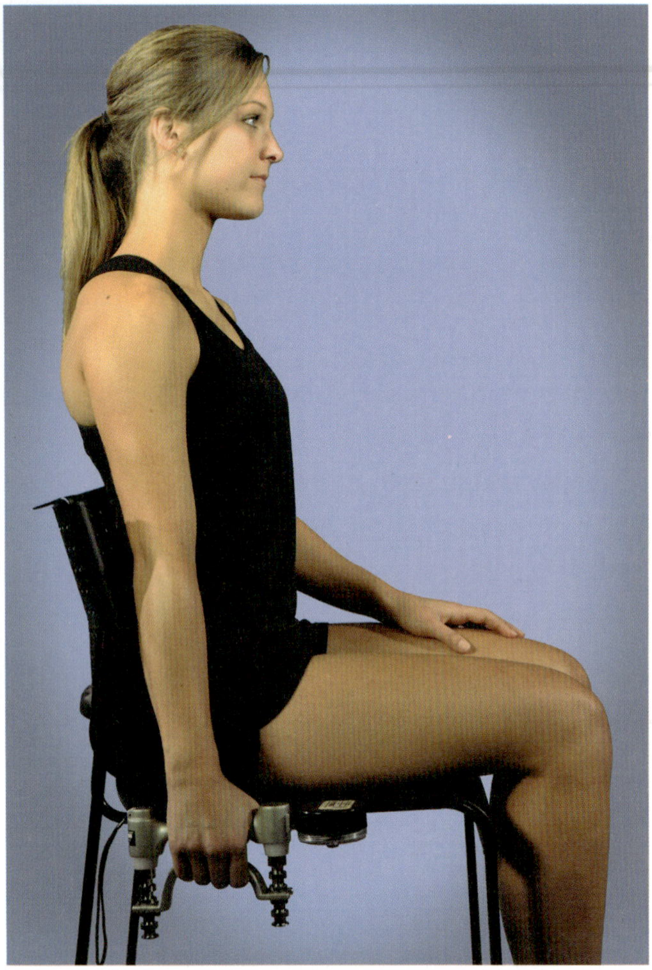

그림 6.10 가쪽 위관절융기통의 통증 없는 쥐기 검사.

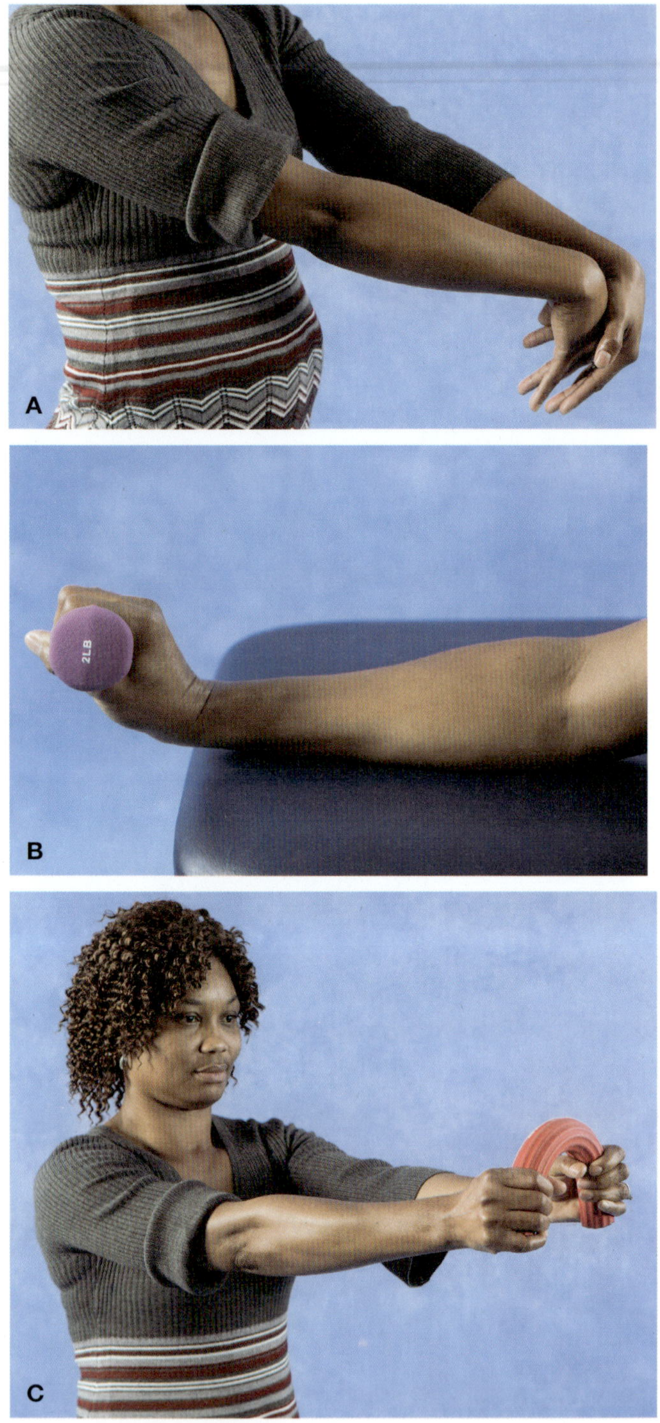

그림 6.11 가쪽 위관절융기통의 관리계획은 일반적으로 손목 폄근의 신장운동(A)과 근력강화운동(B), 그리고 아래팔 뒤침근의 근력강화운동(C)을 포함한다.

입법 및 가로마찰마사지 등을 포함한다.[13-17]

가쪽 위관절융기통을 위한 많은 프로그램은 콜라겐 섬유의 배열과 가동범위 소실을 예방하기 위해 손목을 굽힘하고 아래팔을 뒤침한 상태에서 팔꿈치를 펴하는 신장을 포함한다. 손목 폄근과 아래팔 뒤침근의 근력강화운동은 일반적이다. 원심성 근력강화운동도 고무적인 결과를 낳는다.[18,19] 팔꿈치의 굽힘근과 폄근에 대한 근력강화운동도 관리계획에 포함될 수 있다.[20] 관리계획에 일반적으로 포함되는 운동의 예를 알고 싶으면 그림 6.11을 참고하기 바란다.

관리계획에는 다른 팔 근육군의 근력강화운동을 포함할 수 있다. 가쪽 위관절융기통과 관련된 약증은 특히 아래등세모근과 어깨 돌림근에서[21] 발견될 뿐만 아니라, 팔 전체 근육에서 일어난다.[22] 이런 부위의 약점을 해결하는 치료적 운동도 관리계획에 포함될 수 있다.

환자는 보조치료기구로서 스플린트나 테이핑을 적용받을 수 있다. 가쪽 위관절융기통의 가장 일반적인 스플린트는 카운터-포스(반대힘) 스트랩으로서, 가쪽 위관절융기의 먼쪽 1인치 밑에 적용된다(그림 6.12). 이런 유형의 스플린트는 공동 폄근힘줄폄근에 가해지는 힘들을 분산시키고, 통증없는 쥐기 근력을 향상시키는 것으로 알려져 있다.[23] 다이아몬드 모양으로 가쪽 위관절융기에 적용되는 테이핑 요법도 통증없는 쥐기 근력을 향상시키는데 효율적이다(그림

6.13).[24] 이런 기법에서, 테이프는 먼쪽에서 몸쪽으로 적용되고, 테이핑 적용으로 물렁조직이 가쪽 위관절융기 쪽으로 당겨진다. 4조각의 테이프가 다이아몬드를 만든다.

예방

강한 힘과 반복적인 쥐기와 손목 폄/아래팔 뒤침의 저항운동을 피한다. 첫 번째 증상 징후가 있을 때 자주 휴식을 취한다. 잘못된 팔의 역학을 교정한다.

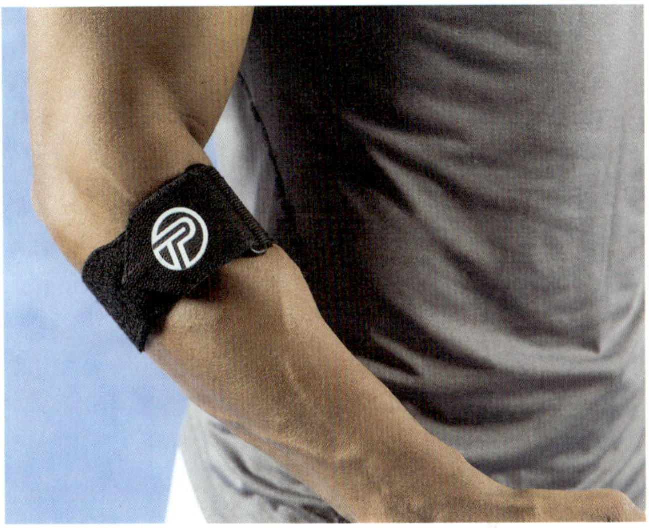

그림 6.12 카운터-포스 스트랩이 가쪽 위관절융기통의 치료에 있어서 효율적일 수 있다.

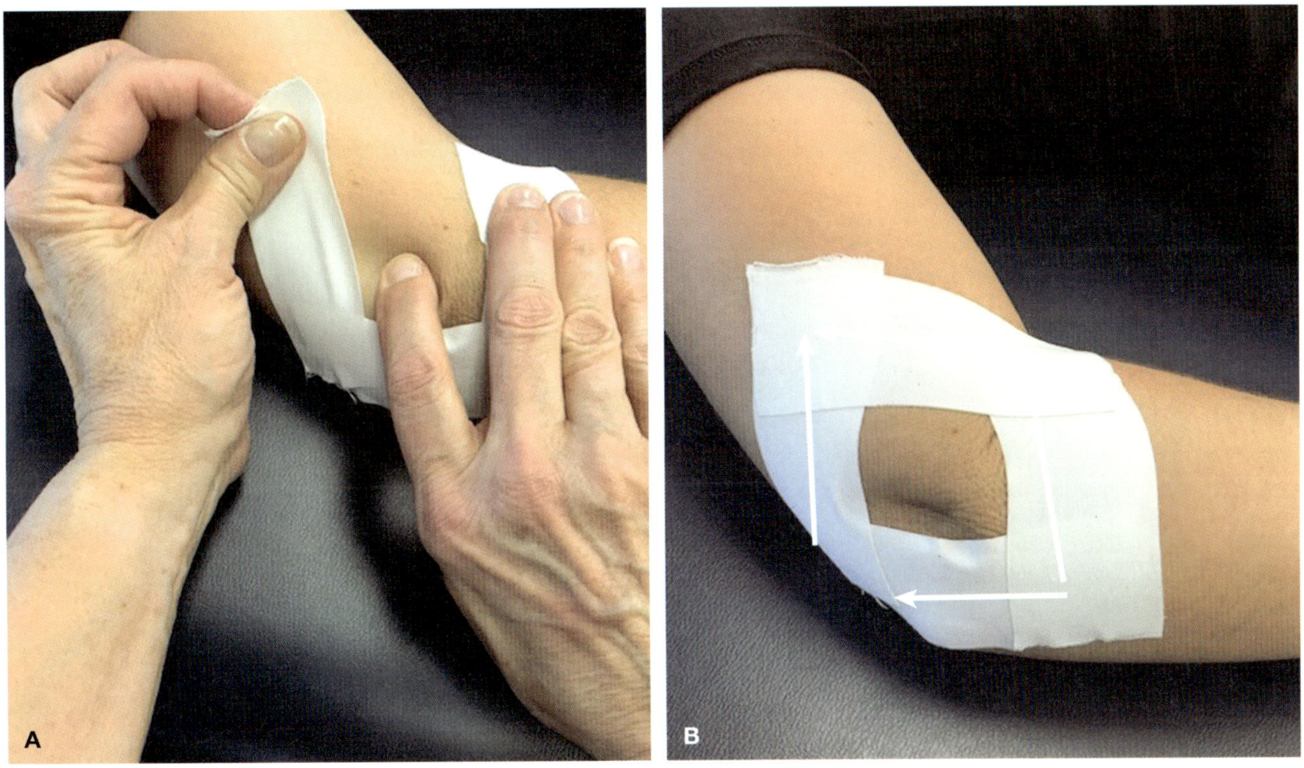

그림 6.13 가쪽 위관절융기 주위의 다이아몬드 모양 테이핑이 위관절융기통을 치료하는데 이용될 수 있다. 테이핑은 먼쪽에서 몸쪽으로 적용되며, 물렁조직이 테이핑에 의해 당겨지도록 만든다(A). 그 결과는 위관절융기 위의 피부가 벗겨진 오렌지 껍질처럼 노출된다.

가쪽 위관절융기통 환자에 대한 요점

설명과 원인	과사용으로 인한 염증이나 조직퇴행(작업 활동이나 스포츠 활동)
검사	통증 없는 쥐기 검사, 촉진시 통증, 환측 근육의 신장시 통증, 환측 근육의 수축시 통증
신장	팔꿈치를 편한 채로 손목의 굽힘 신장과 아래팔의 엎침 신장을 한다.
근력강화	손목 폄근, 아래팔 뒤침근, 팔꿈치의 굽힘근과 폄근
훈련	원심성 수축 훈련
피해야 할 것	손목 폄근과 아래팔 뒤침근의 반복 사용

안쪽 위관절융기통 Medial Epicondylalgia

안쪽 위관절융기통은 팔꿈치의 안쪽 위관절융기에서 시작하는 근육들의 공동 힘줄과 관련된 질환이다. 일반적으로, 이들 근육은 손목과 손가락의 굽힘근과 아래팔의 엎침근이다. 특히, 원엎침근과 노쪽손목굽힘근 이는곳 사이의 경계면이 가장 흔하게 침범된다(그림 6.14).[9] 이 질환의 일반 용어는 "골퍼 엘보우"이다.

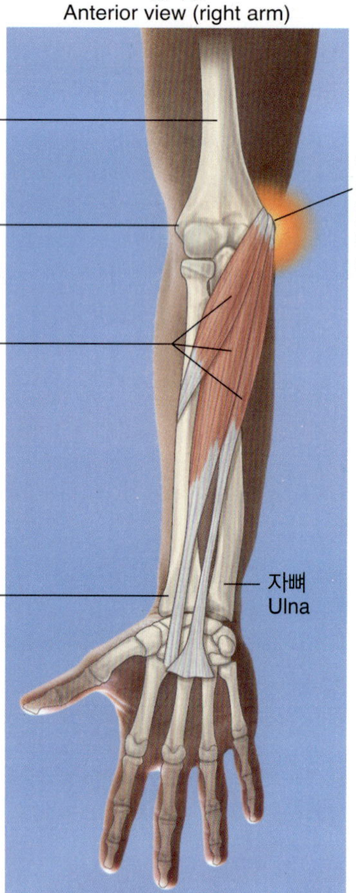

그림 6.14 안쪽 위관절융기통은 손목과 손가락의 굽힘근과 아래팔 뒤침근들의 공동 이는곳과 관련된다.

이런 병리는 가쪽 위관절융기통과 매우 비슷하다. 이 질환은 이전에 *안쪽 위관절융기염*이었지만, 가쪽 위관절융기통의 논의에서 언급된 이유로 오늘날에는 *안쪽 위관절융기통*이나 *안쪽 위관절융기증*으로 불린다.

원인/기여요소

안쪽 위관절융기통은 손목과 손가락의 굽힘근과 아래팔 엎침근과 관련된 과사용 증후군이다. 강한 힘과 많은 반복의 쥐기 활동, 손목 굽힘의 저항, 아래팔 엎침의 저항, 그리고 손–팔의 진동 등이 위험 요소처럼 보인다.[7,8] 이들 반복 움직임은 안쪽 위관절융기의 공동 이는곳에 미세열상이나 거대열상을 초래한다.

안쪽 위관절융기통은 일반적으로 작업 활동이나 스포츠 활동과 관련된다. 골퍼 선수와 테니스 선수들은 이들 근육에 가해진 스트레스로 인해 이런 부상을 당하기 쉽다. 부가적으로, 반복적이고 강한 아래팔의 엎침이나 손목 굽힘의 저항도 안쪽 위관절융기통을 유발할 수 있다.

증상

안쪽 위관절융기통은 안쪽 위관절융기 영역 위를 촉진할 때 압통을 일으킬 수 있다. 환자는 손목 굽힘근/아래팔 엎침근의 수축을 요하는 움직임을 하거나 주먹을 쥘 때 통증이 증가한다고 호소한다. 통증이 심해지면, 환자는 일상생활 활동으로 통증을 경험할 수 있다. 부가적으로 손목과 손의 활동을 할 때 근력 감소를 호소하기도 한다.

임상 징후

안쪽 위관절융기통의 진단은 임상 징후를 토대로 이루어진다. 이 질환이 수축성 물렁조직의 질환이기 때문에, 환자는 촉진, 수축 및 손목 굽힘근/아래팔 엎침근의 신장시 통증을 경험할 것이다. 특히 환자는 다음과 같은 불편을 호소할 것이다:

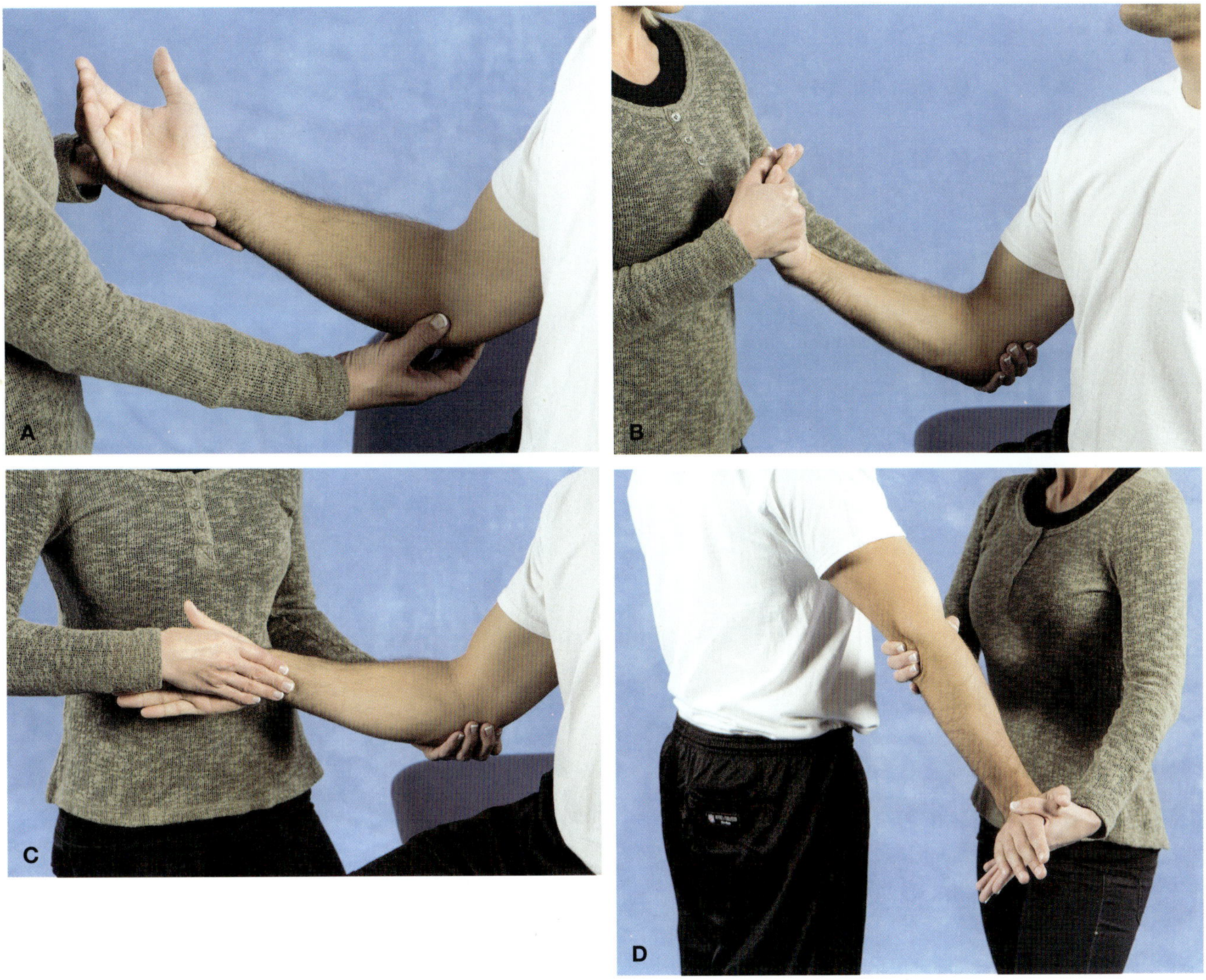

그림 6.15 안쪽 위관절융기통의 임상 검사는 촉진(A), 손목 굽힘의 저항(B), 아래팔 엎침의 저항(C), 그리고 아래팔 뒤침과 팔꿈치 굽힘을 동반한 손목 폄의 신장(D) 등에서 통증을 일으킨다.

- 촉진
  - 안쪽 위관절융기의 바로 먼쪽인 공동 굽힘근 힘줄의 이는곳
- 공동힘줄의 수축
  - 쥐기 동작
  - 손목 굽힘의 저항
  - 아래팔 엎침의 저항
- 공동힘줄의 신장
  - 수동으로 손목을 폄함으로써
  - 수동으로 아래팔을 뒤침함으로써

그림 6.15는 안쪽 위관절융기통의 몇몇 임상 검사를 보여주고 있다.

일반적인 중재

안쪽 위관절융기통의 관리계획은 모달리티, 치료적 운동 및 스플린트를 포함한다. 권장되는 모달리티 중재는 가쪽 위관절융기통의 중재와 비슷하고, 냉치료, 초음파, 레이저치료, 고전압 전기자극 및 깊은가로마찰 마사지 등이 있다.[13-17]

안쪽 위관절융기통을 위한 많은 프로그램은 콜라겐 섬유의 배열과 가동범위 소실을 예방하기 위해 손목을 펴하고 아래팔을 엎침한 상태에서 팔꿈치를 굽힘하는 신장을 포함한다. 손목 굽힘근과 아래팔 엎침근의 근력강화운동은 일반적이고, 특히 원심성 근력강화운동도 일반적이다. 카운터-포스 스플린트도 관리계획 안에 포함될 수 있다. 그림 6.16은 안쪽 위관절융기통을 위한 일반적인 운동의 예를 보여준다.

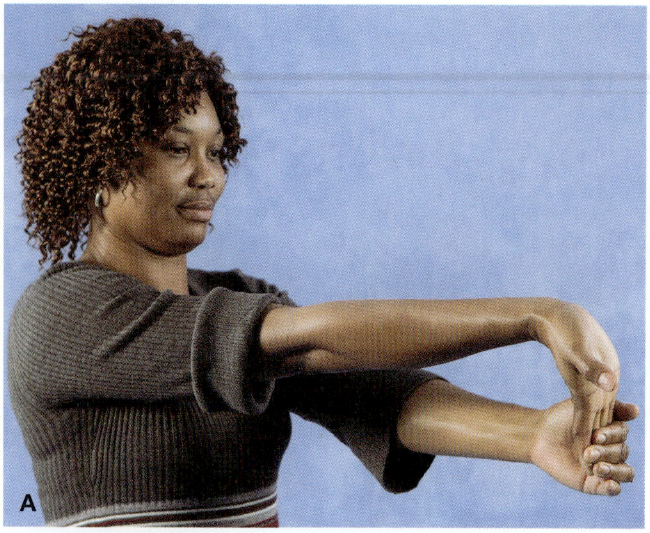

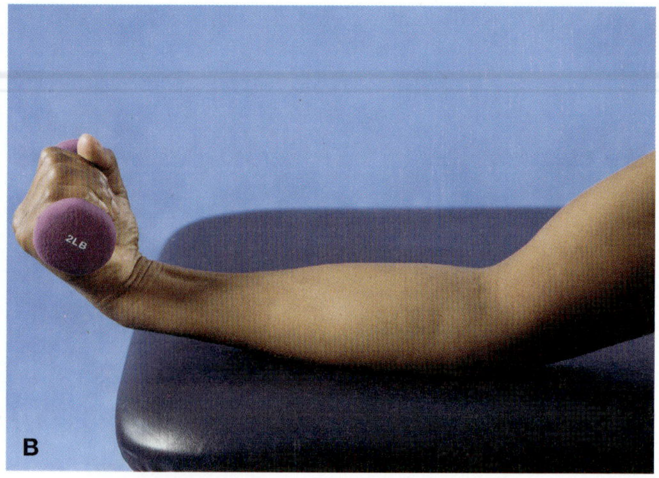

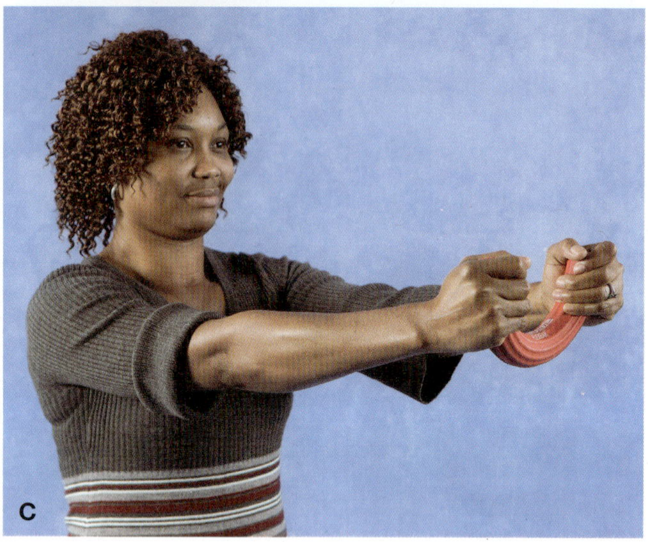

그림 6.16 안쪽 위관절융기통의 관리계획에 일반적으로 포함되는 운동들로는, 손목 굽힘근의 신장(A)과 근력강화운동(B), 그리고 아래팔 엎침근의 근력강화운동 등이 있다.

예방

강한 힘과 반복적인 쥐기와 손목 굽힘/아래팔 엎침의 저항, 그리고 손–팔 진동 등을 피한다. 첫 번째 증상 징후가 있을 때 자주 휴식을 취한다. 잘못된 팔의 역학을 교정한다.

안쪽 위관절융기통 환자에 대한 요점	
설명과 원인	과사용으로 인한 염증이나 조직퇴행(작업 활동이나 스포츠 활동)
검사	통증 없는 쥐기 검사, 촉진시 통증, 환측 근육의 신장시 통증, 환측 근육의 수축시 통증
신장	팔꿈치를 폄한 채로 손목의 폄 신장과 아래팔의 뒤침 신장을 한다.
근력강화	손목 굽힘근, 아래팔 엎침근, 팔꿈치의 굽힘근과 폄근
훈련	원심성 수축 훈련
피해야 할 것	손목 굽힘근과 아래팔 엎침근의 반복 사용

팔꿈치굴 증후군
Cubital Tunnel Syndrome

팔꿈치굴 증후군은 자신경이 **팔꿈치굴**을 통과하기 때문에 특히 팔꿈치에서 발생하는 자신경의 압박을 의미한다. 팔꿈치굴은 굴의 바닥을 형성하는 팔굽관절주머니와 지붕을 형성하는 인대에 의해 제한된 공간이다(그림 6.17). 신경에 부종이 있거나 그 공간이 좁아지면, 자신경이 압박될 수 있다.

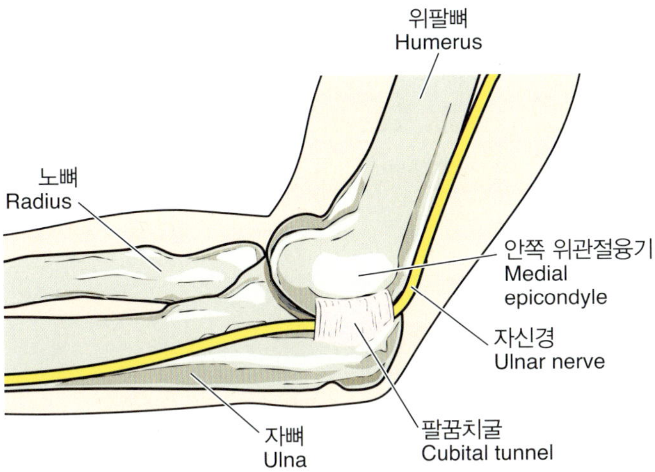

그림 6.17 자신경이 안쪽 위관절융기 뒤쪽에 있는 팔꿈치굴을 통과하기 때문에, 팔꿈치굴 증후군은 자신경의 압박으로 초래된다.

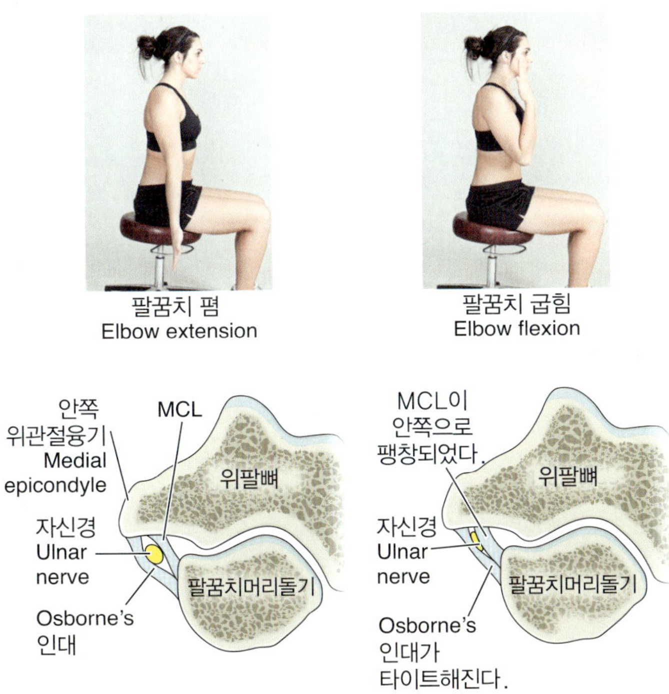

그림 6.18 팔꿈치굴은 팔꿈치 구부림 동안 55% 정도 좁아진다.

원인/기여요소

팔꿈치굴 증후군의 일반적인 원인은 팔꿈치굴을 좁게 만드는 활동이고, 이것이 자신경의 압박을 증가시킨다. 원인으로는 반복적이거나 장기간의 팔꿈치 굽힘, 팔꿈치굴 위의 압박, 그리고 부종을 일으키는 외상 등이 있다.

팔꿈치의 폄에 비해, 팔꿈치가 굽힘할 때 자신경은 최대 3.5mm까지 신장되고, 팔꿈치굴은 약 55% 정도 좁아진다. 팔꿈치의 굽힘은 신경 주위의 압박을 20배 정도 증가시킨다(그림 6.18).[26] 위험의 증가는 수면 자세나 빈번한 전화 사용과 같은 활동에 의한 장기간의 팔꿈치 굽힘과 관련된다. 이런 이유 때문에, 이 병리는 "휴대폰 팔꿈치"로도 알려져 있다.

팔꿈치로 기댔을 때 팔꿈치굴 영역에 지속적인 압박을 갖는 환자도 위험이 노출된다. 이것은 휠체어를 사용하는 사람과 책상 업무를 하는 사람에게서도 나타난다. 던지기 운동선수에서 발견되었듯이, 반복 굽힘을 과도하게 사용하는 팔꿈치도 팔꿈치굴 증후군에 노출되기 쉽다. 정적 자세로 도구를 잡는 작업도 팔꿈치굴 증후군의 위험을 증가시킨다.[8]

증상

팔꿈치굴 증후군의 가장 흔한 초기 호소는 손의 자신경 분포 영역에서 발생하는 둔감과 저림현상이며, 즉, 네 번째 손가락의 자쪽과 다섯 번째 손가락에서 이런 현상이 일어난다(그림 6.19). 이들 현상은 본래 간헐적으로 나타나지만, 신경의 압박이 증가하면 지속적으로 나타날 수 있다. **이상감**

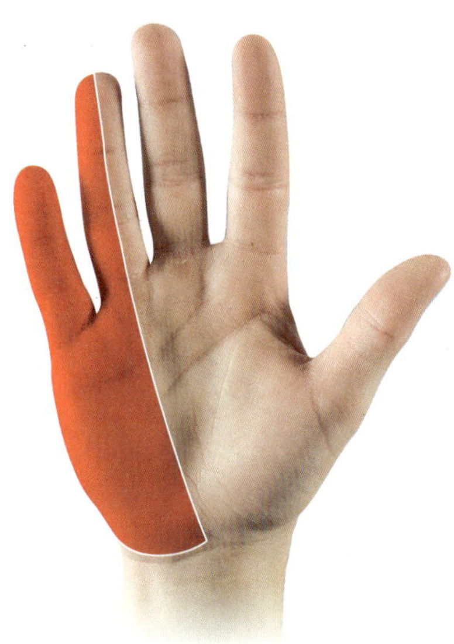

그림 6.19 자신경의 분포를 따라 발생하는 이상감각, 둔감, 저림 등이 팔꿈치굴 증후군의 증상일 수 있다.

각, 둔감 및 저림 현상에 대한 호소는 팔꿈치를 굽힐 때 대개 증가될 것이다. 환자는 손의 약증, 서투름 및 경련을 호소할 수도 있다.

임상 징후

자신경은 자쪽손목굽힘근과 네 번째 손가락과 다섯 번째 손가락의 깊은손가락굽힘근을 신경지배한다. 손에서는, 자신경이 세 번째와 네 번째 벌레근, 등쪽 뼈사이근과 바닥쪽 뼈사이근, 엄지모음근, 그리고 짧은새끼굽힘근 등을 신경지배한다(그림 6.3C). 이들 근육의 약증은 팔꿈치굴 증후군에 의해 더욱 뚜렷해진다. 다섯 번째 손가락의 모음에서 약증이 감지되듯이 뼈사이근의 병변이 팔꿈치굴의 첫 번째 징후를 종종 일으키고, 이로 인한 근소모가 손등의 갈퀴 공간에 있는 1번 등쪽 뼈사이근에서 나타날 수 있다. 부가적으로, 환자는 팔꿈치굴 위에서 팔꿈치 굽힘 검사와 Tinel 징후의 양성 징후를 갖는다.

팔꿈치 굽힘 검사

환자의 팔은 손목을 폄한 채로 팔꿈치를 완전히 굽힘한다. 이 자세를 최대 3분 동안 유지한다. 양성 징후는 자신경의 분포를 따라 이상감각이 나타나는 것이다. 만약 검사가 양성이 아니라면, 팔꿈치굴에서 자신경이 압박되도록 검사를 반복한다(그림 6.20).[27]

Tinel 징후

Tinel 징후는 여러 지점의 신경을 두드림으로서 신경 자극을 감지하기 위해 사용되는 검사이다. 이런 병리에서, Tinel 검사는 손가락이나 반사망치를 이용해 팔꿈치굴 근처의 자신경을 두드림으로서 수행된다(그림 6.21). 양성 징후는 자신경의 분포를 따라 손 안으로 이상감각이 나타나는 것이다.

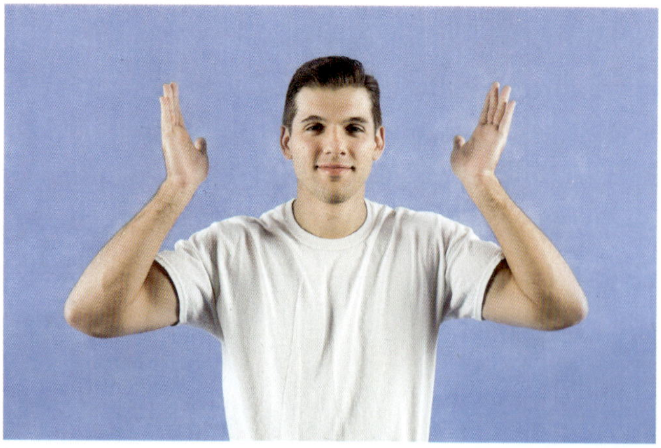

그림 6.20 팔꿈치굴 증후군을 위한 팔꿈치 굽힘 검사.

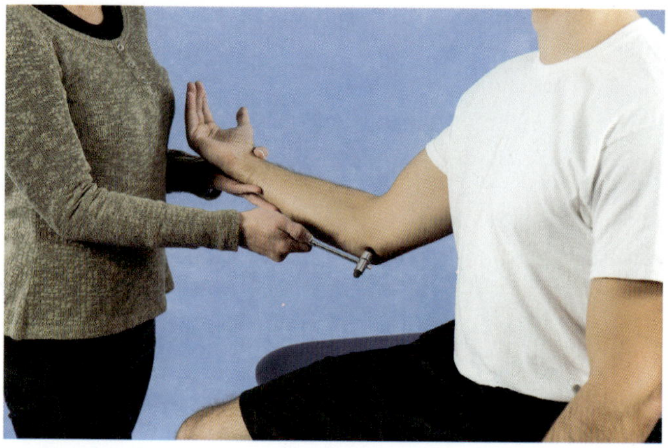

그림 6.21 팔꿈치굴 증후군을 위한 팔꿈치에 있는 자신경 위의 Tinel 징후.

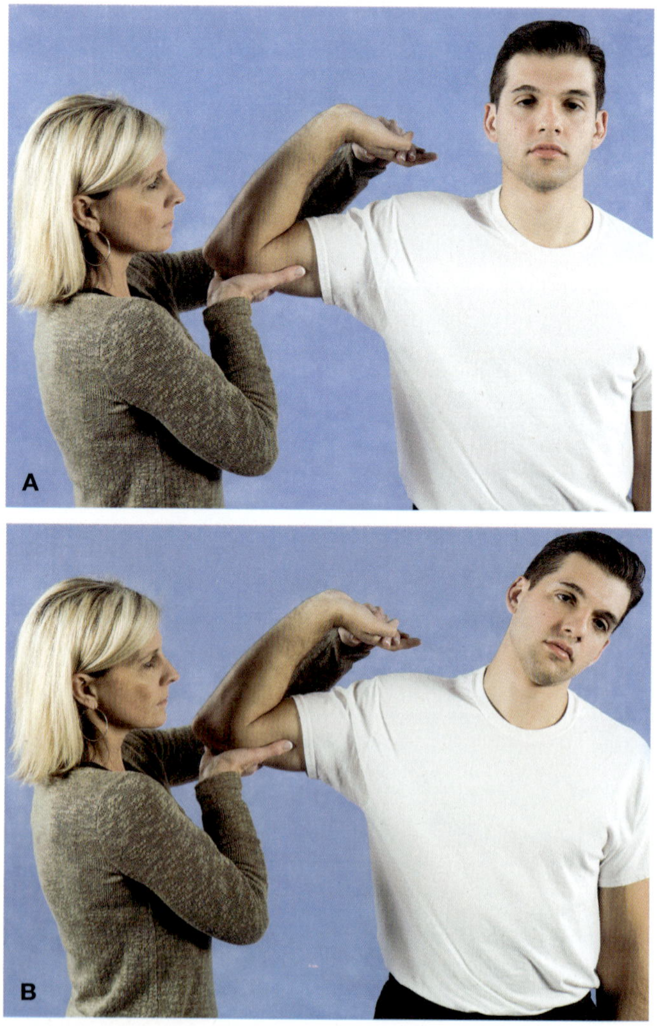

그림 6.22 자신경을 긴장시키는 운동도 팔꿈치굴 증후군의 치료에 유용할 것이다. 만약 환자가 A 위치에서 신장 감각을 느끼지 못했다면, 목의 옆굽힘(B)을 통해 신장을 증가시킬 수 있다.

주의

다른 병리의 지표로써 Tinel 징후의 사용함에 **주의한다.** 이 검사는 자신경에만 적용되는 것이 아니라, 신경이 얕게 주행하는 지점에서 신경을 자극하는 검사로 이용될 수 있다.

일반적인 중재

장시간 또는 반복적인 팔꿈치의 굽힘과 팔꿈치굴의 압박을 피할 수 있는 활동 수정을 촉진하고자 할 때, 환자 교육이 이런 질환의 치료에 중요한 역할을 한다. 밤에 적용되는 폄 스플린트의 사용도 도움이 될 것이다. 압박으로부터 보호하기 위해 부드러운 팔꿈치 패드를 팔꿈치 위에 적용하도록 환자를 교육한다. 핸즈프리 전화기의 사용을 권장해야 한다.

팔꿈치 가동범위 운동은 통증 없는 범위 내에서 수행되어야 한다. 근력강화운동은 자신경이 지배하는 근육에 적절할 것이다. 냉치료, 맥동초음파, 이온도입법 등을 포함한 항염증 모달리티의 사용도 관리계획 안에 포함될 수 있다.

자신경의 활주와 긴장 운동도 팔꿈치굴 증후군에 효과적일 것이다. 자신경을 긴장시키기 위해, 약간의 저림 감각이 발생할 때까지 각 관절 위에서 자신경을 점진적으로 신장하기 위해 팔을 움직인다. 이런 저림 감각이 발생할 때 환자에게 운동을 중단하도록 지시해야 한다. 팔을 몸통 옆에 붙인 상태에서 손목과 손가락의 폄 자세에서 운동을 시작하도록 환자에게 주문한다. 그림 6.22A와 같이, 손가락이 어깨 위에 닿도록 천천히 어깨를 벌림하고 팔꿈치를 굽힘시킨다. 만약 환자가 신경 감각을 느끼지 못한다면, 환자의 머리를 건측 팔쪽으로 옆굽힘시켜 신장을 증가시킬 수 있다(그림 6.22B).

예방

팔꿈치를 굽힘한 채로 잠을 자거나 장시간 전화하는 것과 같은, 장시간의 팔꿈치를 굽힘하는 동작을 피하고, 핸즈프리 장치를 사용한다. 책상에서 작업할 때 일어나는 것처럼, 굽힘된 팔꿈치를 압박하지 않는다.

팔꿈치굴 증후군 환자에 대한 요점

설명과 원인	장기간/반복적인 팔꿈치 굽힘이나 팔꿈치의 압박에 의한 자신경의 자극
검사	팔꿈치 굽힘 검사, 자신경의 Tinel 징후
신장	통증없는 팔꿈치 ROM
근력강화	깊은손가락굽힘근, 자쪽손목굽힘근, 새끼두덩 근육, 벌레근 및 뼈사이근
훈련	NA
피해야 할 것	장시간 팔꿈치가 굽힘된 자세에서의 팔꿈치 압박

안쪽 곁인대(MCL) 염좌
Medial Collateral Ligament Sprain

팔꿈치의 안쪽 곁인대(MCL)는 밖굽이 움직임에 저항하는 장치로 작용한다. 이 인대는 강하거나 반복적인 밖굽이 스트레스에 의해 손상되거나 과도하게 신장된다. MCL은 염증, 미세 파열, 약화, 그리고 가늘어짐 등을 보일 수 있다(그림 6.23). MCL의 퇴행은 일반적으로 장기간에 걸쳐 일어난다.

원인/기여요소

이런 염좌는 오버헤드 던지기 운동선수나 손을 뻗으면서 넘어졌을 때 가장 흔하게 일어난다. 그것은 투구의 형태나 투구의 역학보다는, 던지는 횟수와 관련된다.[29]

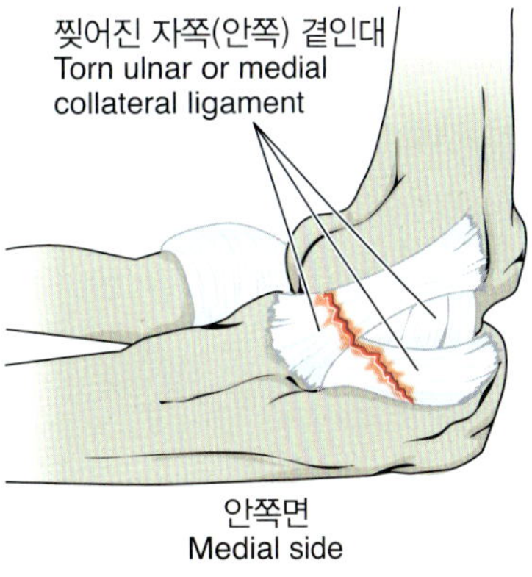

그림 6.23 MCL 염좌는 팔꿈치의 밖굽이 스트레스로부터 초래된다.

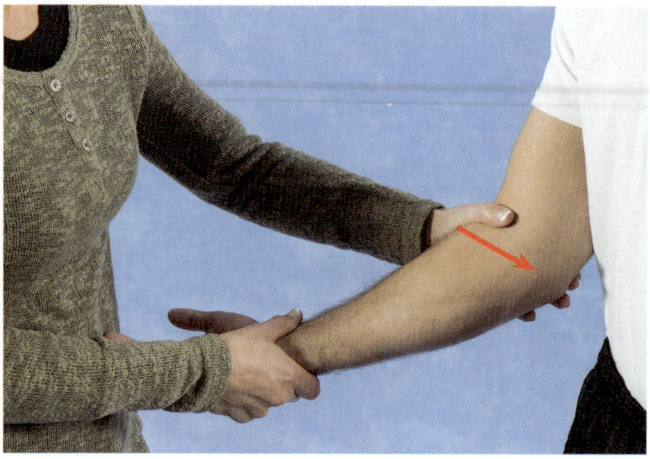

그림 6.24 MCL 염좌를 위한 밖굽이 스트레스 검사.

증상

MCL 염좌는 안쪽 팔꿈치 부위에 통증으로 가장 흔하게 나타난다. 통증은 야구공이나 투창의 오버헤드 던지기나 배구의 스파이크 등과 같이, MCL에 큰 하중을 주는 활동으로 악화될 것이다.

임상 징후

환자 병력은 종종 활동 이후(특히, 오버헤드 던지기 활동)에 통증이 증가되는 것이다. 압통은 MCL 염좌의 가능성을 의미한다. 팔꿈치 밖굽이 스트레스 검사는 대개 통증을 유발할 것이고, MCL의 느슨함을 나타낼 것이다.

밖굽이 스트레스 검사

이 검사는 어깨의 가쪽돌림, 팔꿈치의 약간 굽힘, 아래팔의 뒤침 상태에서 수행된다. 이 검사는 환자의 아래팔을 고정한 채, 팔꿈치의 안쪽면을 개방하는 시도로써 가쪽 팔꿈치에 힘을 가하는 것이다(그림 6.24).

가동 상태에서의 밖굽이 스트레스 검사 (Moving valgus stress test)

환자는 앉은 자세를 취하고, 이 검사를 수행한다. 환자는 어깨를 90°로 벌림하고 팔꿈치를 완전히 굽힘한다. 검사자는 환자의 위팔뼈를 가쪽돌림하면서 팔꿈치에 밖굽이의 힘을 적용한다. 검사자는 밖굽이의 힘을 유지하면서 팔꿈치를 30°까지 빠르게 편한다. 양성 징후는 120–70°의 팔꿈치 굽힘 범위에서 환자의 통증이 발생하는 것이다(그림 6.25).[32]

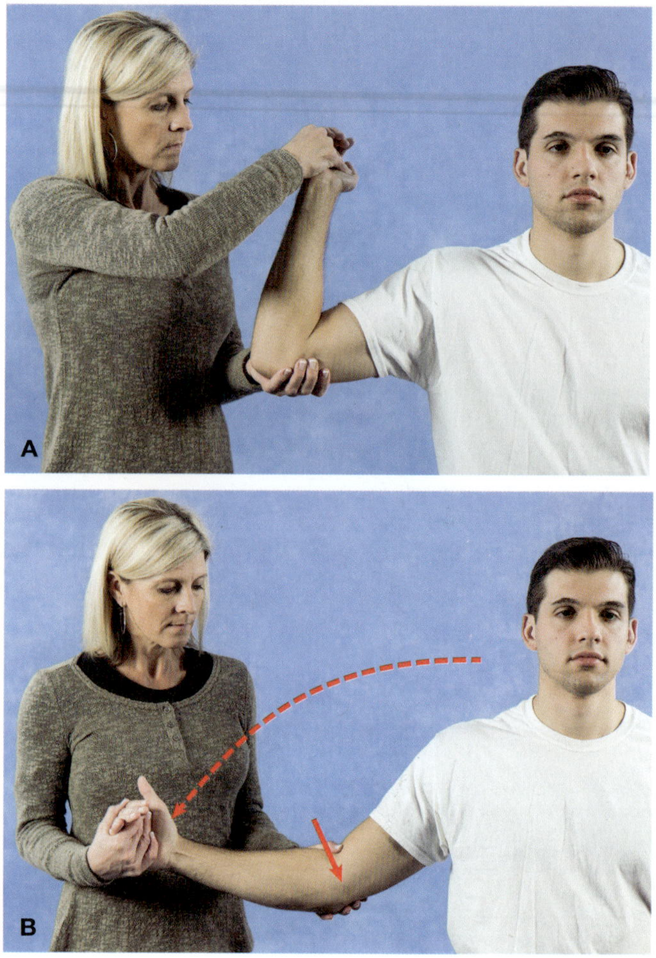

그림 6.25 MCL 염좌에 대한 가동 밖굽이 스트레스 검사. 검사자는 완전 굽힘된 상태의 팔꿈치에 밖굽이의 힘을 적용한 후(A), 30° 굽힘되도록 팔꿈치를 빠르게 편한다(B).

일반적인 중재

MCL 염좌의 관리계획에는 종종 항염증 및 통증 완화를 위한 모달리티, 냉치료, 맥동초음파, 이온도입법 등이 포함될 수 있고, 이 시기에 유용하다. 환자에게 팔꿈치에 가해지는 밖굽이 스트레스를 피하도록 교육하고, 또 던지기를 하지 않도록 교육한다. 환자가 조직치유의 2단계와 3단계에 들어가면, 관리계획은 팔꿈치의 완전 가동범위 달성, 일반화된 팔꿈치 주변 근육의 근력강화운동, 그리고 나머지 팔 근육의 근력강화운동에 초점을 맞춘다. 관리계획의 초점은 안쪽 팔꿈치를 안정화하는데 도움을 줄 수 있는 손목 굽힘근, 자쪽치우침근, 그리고 아래팔 엎침근에 맞춰질 것이다. 던지기 선수에 대한 특별한 강조는 가쪽돌림 ROM의 회복과 안쪽돌림근의 원심성 훈련에 맞춰질 것이다. 그림 6.26은 MCL 염좌의 관리계획에서 흔히 볼 수 있는 운동을 설명하고 있다.

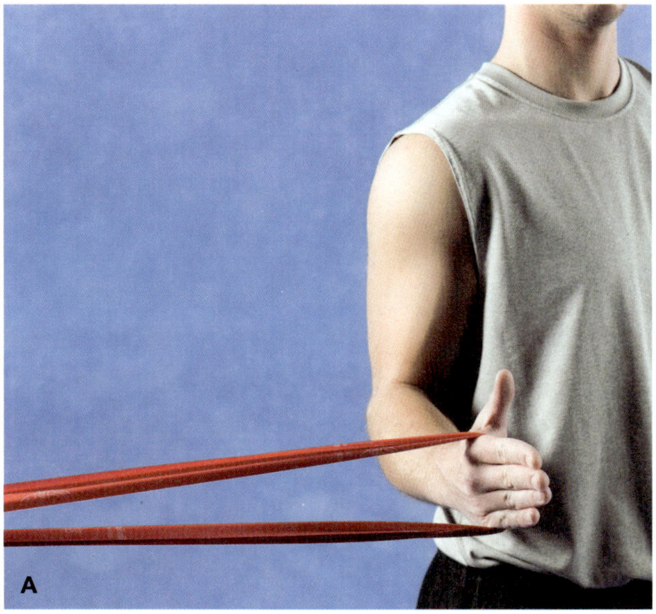

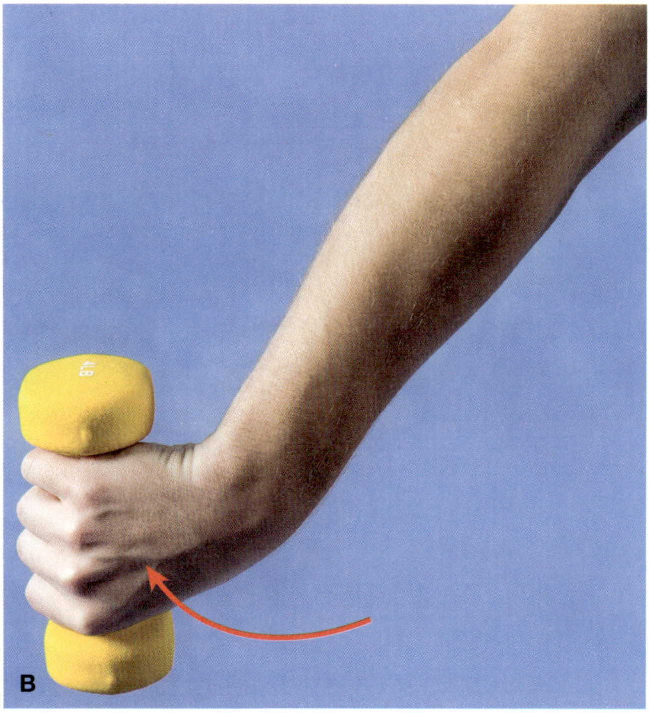

그림 6.26 어깨 안쪽돌림근(A)과 자쪽치우침근(B)의 원심성 근력강화운동이 MCL 염좌의 관리계획에 포함될 수 있다.

예방

반복적인 오버헤드 던지기를 하지 않는다.
잘못한 역학을 교정한다.

안쪽 곁인대 염좌 환자에 대한 요점	
설명과 원인	오버헤드 던지기로 인한 팔꿈치 MCL의 염증.
검사	밖굽이 스트레스 검사, 가동 밖굽이 스트레스 검사
신장	어깨를 가쪽돌림하고, 팔꿈치의 ROM을 유지한다.
근력강화	손목 굽힘근, 자쪽손목치우침근, 그리고 아래팔의 엎침근, 어깨 안쪽돌림근
훈련	안쪽돌림근의 원심성 훈련
피해야 할 것	팔꿈치의 밖굽이 스트레스

수술 환자를 위한 중재

안쪽 곁인대 재건술 – Tommy John 수술법

MCL 재건술은 1970년대 중반 Frank Jobe가 메이저리그 투수인 Tommy John에게 8자 기법을 수행한 이후부터 사용되어 왔다. 이 수술은 긴손바닥근 힘줄이나 두덩정강근 힘줄에서 축출된 힘줄 이식술을 사용한다. 이런 이식술은 먼쪽 위팔뼈의 안쪽과 몸쪽 자뼈에 구멍을 뚫어서 힘줄을 이식하는 것이다.[33,34]

수술 후, 환자는 일반적으로 팔꿈치 ROM을 제한하는 경첩형 팔꿈치 보조기를 착용해야 한다. 수술 후 첫 6주에 걸쳐 팔꿈치의 가동범위가 점진적으로 증가되는 것이 허용된다. 6주 이후에는 근력강화운동도 첨가될 수 있고, 초기에는 어깨 복합체에 초점을 맞춘다.

임상 경고!

팔꿈치에 가해지는 밖굽이 스트레스를 피해야 한다. 관리는 가쪽돌림 가동범위나 안쪽돌림근의 강화에 초점을 맞추어야 하는데, 그 이유는 그들이 팔꿈치에 밖굽이 스트레스를 줄 수 있기 때문이다.

노뼈머리 골절 Radial Head Fracture

노뼈머리 골절은 모든 팔꿈치 골절의 20-30%를 차지한다. 골절은 Ⅰ형(비변위성), Ⅱ형(약간 변위성), 또는 골편이 3개 이상 있는 Ⅲ형(**분쇄형**)으로 구분될 수 있다(그림 6.27).

원인/기여요소

이것은 일반적으로 팔을 뻗으면서 넘어졌을 때 일어난다.

증상

증상으로는, 팔꿈치 통증과 통증의 증가 없이는 엎침이나 뒤침을 할 수 없는 경우이다.

임상 징후

임상 징후는 외상, 가족 팔꿈치의 부종, 팔꿈치와 아래팔의 움직임시 통증 발생 등이다. 일반적으로 이들 환자는 응급실에서 X-선으로 진단을 받아왔으며, 골절을 위한 의학적 처치를 받을 때까지는 물리치료로 의뢰되지 않는다.

일반적인 중재

Ⅰ형 노뼈머리 골절의 경우, 환자는 일반적으로 며칠에서 몇주 동안 슬링으로 고정된다. 수술은 일반적으로 필요하지 않다. 통증 없는 범위의 초기 AROM이나 AAROM은 팔꿈치 가동범위 향상과 통증 감소의 측면에서 효과적인 것으로 나타났다. 건측 관절의 가동범위 운동도 초기 관리계획에 일반적으로 포함된다. 수동 가동범위운동도 4-6주에서 관리계획에 포함될 수 있다. 팔꿈치 폄의 끝지점은 종종 완전하게 회복되기 어렵다.

관리계획은 무엇인가?

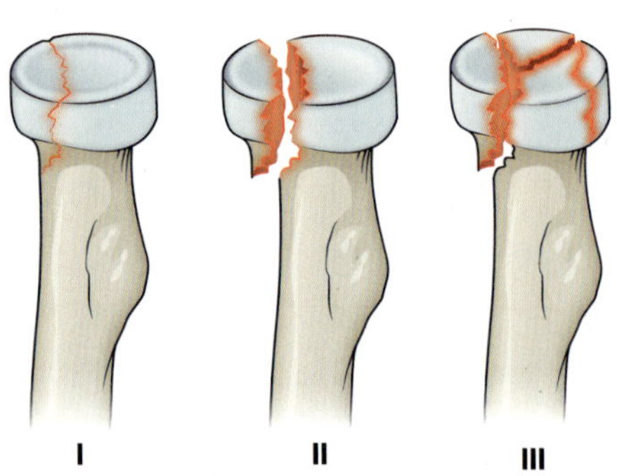

그림 6.27 노뼈머리 골절은 변위되지 않거나, 변위되거나 또는 분쇄될 수 있다.

어깨뼈 근육과 어깨 근육의 근력강화운동은 일반적으로 골절 후 2주 이내인 재활과정의 초기에 시작된다. 손상 후 3-4주가 지나면, 팔꿈치의 등척성 근력강화운동이 시작될 수 있고, 내성 범위내에서 점차적으로 이루어진다. 손상 후 4-6주의 관리계획의 일부가 되는 운동을 알고 싶으면, 그림 6-28을 참고하기 바란다.[36]

수술 환자를 위한 중재

Ⅱ형 노뼈머리 골절은 종종 ORIF를 필요로 한다. Ⅲ형 노뼈머리 골절은 종종 노뼈머리 제거하거나 임플란트 수술로 치료된다.[37-39] 물리치료 중재는 환자 평가와 사용된 수술 접근법에 대한 소견에 따라 좌우될 것이다.

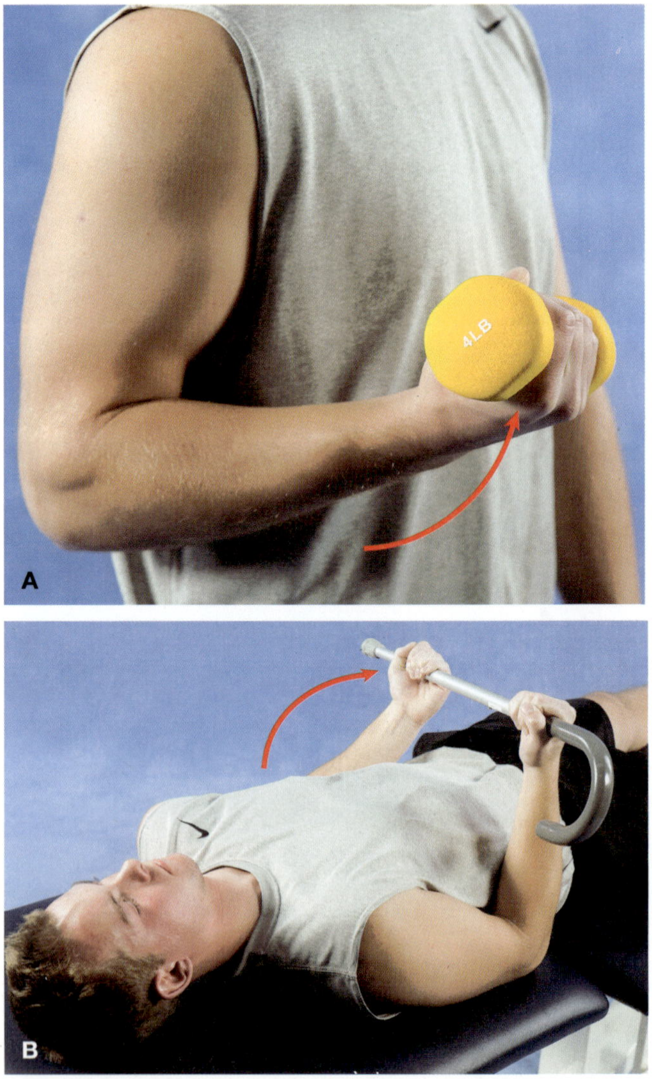

그림 6.28 노뼈머리 골절 이후의 관리계획에 포함되는 운동들로는, 팔꿈치 굽힘 강화운동(A)과 팔꿈치 폄 신장운동(B)이 있다.

팔꿈치머리돌기 골절
Olecranon Fracture

자뼈 팔꿈치머리돌기 골절은 팔꿈치에서 꽤 흔하게 발생하는 골절이다(그림 6.29). 골절은 비변위골절, 변위골절 및 분쇄골절로 분류될 수 있다.

원인/기여요소

팔꿈치머리돌기 골절은 일반적으로 팔꿈치를 굽힘한 채로 넘어졌을 때 발생한다. 이런 골절은 **박리골절**처럼 일어날 수 있으며, 강력한 위팔세갈래근의 수축으로 인해 팔꿈치머리돌기의 일부가 떨어져 나갈 수 있다. 이것은 무거운 물체 들기와 같은 스포츠 활동이나 낙상으로 일어날 수 있다.

증상

증상은 통증이고, 통증의 증가 없이는 팔꿈치를 제대로 뻗을 수 없을 것이다.

임상 징후

임상 징후는 팔꿈치 뒤쪽 부위의 외상과 부종, 그리고 팔꿈치를 움직일 때 통증 발생 등이다. 일반적으로 이들 환자는 응급실에서 X-선으로 진단을 받아왔으며, 골절의 의학적 처지 이후까지는 물리치료로 의뢰되지 않는다.

일반적인 중재

팔꿈치머리돌기의 비변위성 골절은 수술적 중재를 필요로 하지 않는다. 환자는 팔꿈치를 약간 굽힘한 자세로 석고고정에 의해 3-6주 동안 고정될 것이다. 환자가 AROM 운동을 시작할 수 있을 때, 팔꿈치 굽힘의 가동범위를 제한하는 지침이 매우 중요하다. 굽힘 가동범위의 회복은 천천히 진행될 것이고, 일반적으로 8주 이후에 완전 굽힘이 허용될 것이다. 이런 초기 단계 동안, 환자는 들기를 하기 위해 팔을 사용해서는 안될 것이다.

임상 경고!

위팔세갈래근이 팔꿈치머리돌기에 부착하기 때문에, 위팔세갈래근의 신장과 능동 수축이 제한될 가능성이 높다. 환자는 회복되기 위해 6-8주 동안 90° 이상의 팔꿈치 굽힘을 피해야 한다. 뼈 치유가 일어났을 때 근력강화운동이 시작될 수 있지만, 위팔세갈래근의 저항운동은 뼈 융합을 보장하기 위해 12주 동안 수행되지 않아야 한다.

수술 환자를 위한 중재

팔꿈치머리돌기 골절 이후의 수술적 선택은 팔꿈치머리돌기의 제거, 와이어, 핀 및 플레이트를 이용한 ORIF, 그리고 골수내 네일을 이용한 수술 등을 포함한다. 중재는 검진 소견과 수술적 접근법에 따라 달라질 것이다.

관절융기위 골절
Supracondylar Fracture

관절융기위 골절(supracondylar fracture)은 관절융기에 가까운 먼쪽 위팔뼈의 골절이다. 이것은 주로 10세 미만의 아동에게서 꽤 흔하게 발생하는 골절이다. 모든 아동 골절의 15%는 팔꿈치와 관련되고, 먼쪽 위팔뼈 골절은 이들 골절의 85%를 차지한다.[43]

원인/기여요소

이런 골절의 가장 흔한 원인은 팔을 뻗으면서 낙상하는 것이다.

증상

증상은 팔꿈치 통증과 또 통증 증가 없이 팔꿈치를 움직일 수 없을 것이다.

임상 징후

임상 징후는 외상, 팔꿈치오목 부위의 부종, 그리고 팔꿈

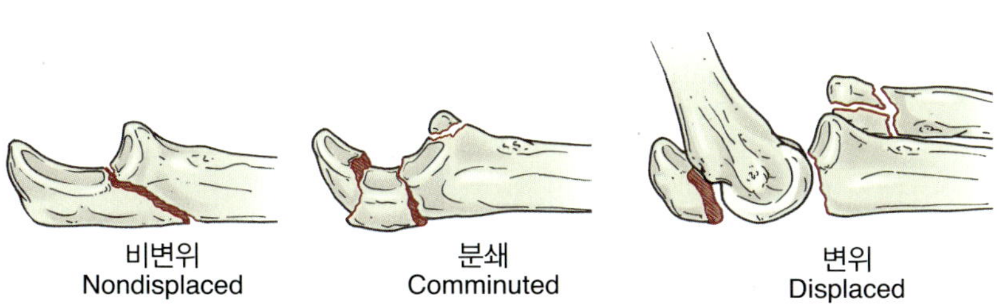

그림 6.29 팔꿈치머리돌기 골절은 비변위골절, 분쇄골절 및 변위골절로 나누어질 수 있다.

치를 움직였을 때의 통증이다. 일반적으로, 이들 환자는 응급실에서 X-선으로 진단을 받아왔으며, 골절의 의학적 처치 이루어지기 전까지는 물리치료로 의뢰되지 않는다.

일반적인 중재

관절융기위 골절 환자는 최대 6주 동안 폐쇄성 정복과 고정술을 받을 수 있다.[44] 중요한 것은 양쪽 팔의 침범되지 않은 관절의 관절가동범위와 근력을 유지하도록 환자를 교육하는 것이다. 고정 기간 이후의 관리계획에는 AROM 운동, 통증 없는 부드러운 PROM, 그리고 결국에는 팔꿈치 굽힘근과 폄근을 위한 근력강화운동 등이 포함될 수 있다.

임상 경고!

관절융기위 골절의 흔한 합병증은 위팔동맥의 손상이다.[45] 위팔동맥은 관절융기위 골절 지점 부근을 주행하기 때문에, 골절에 의해 손상될 수 있다(그림 6.30). 중요한 것은 물리치료사들이 이들 환자의 동맥 문제 징후와 즉각적인 반응을 인지하는 것이다. 위팔동맥의 폐쇄로 인한 허혈성 징후는 심한 통증, 손의 탈색(흰색이나 청색), 맥박 소실, 그리고 손의 내증 등이다. 만약 이것을 인지하지 못해 치료를 하지 못하면, 이것은 갈퀴손 변형을 초래하는 손의 굽힘 구축인 **Volkmann 허혈성 구축**을 초래할 것이다. 맥박 산소 측정 장치는 손으로 가는 순환이 손상되지 않도록 보장하는 유용한 도구일 것이다. Volkmann의 허혈성 구축에 대한 정보를 알고 싶으면,[46] 상자 6-2를 참고하기 바란다.

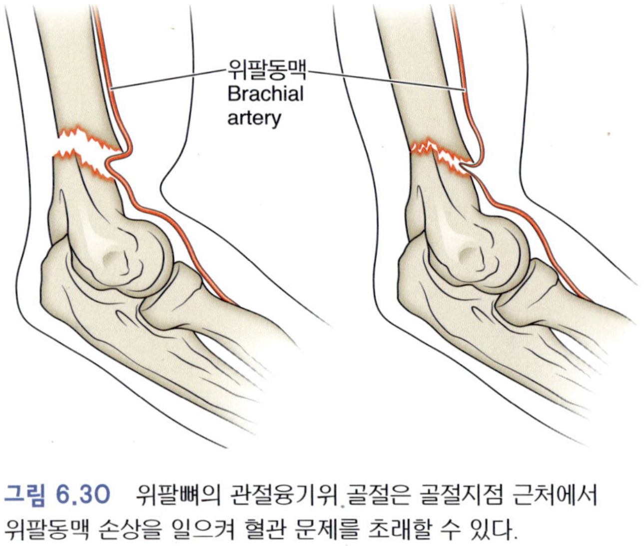

그림 6.30 위팔뼈의 관절융기위 골절은 골절지점 근처에서 위팔동맥 손상을 일으켜 혈관 문제를 초래할 수 있다.

상자 6-2 더 많이 알고 싶나요?

Volkmann 허혈성 구축은 혈류 문제로 인한 갈퀴손 변형을 의미하고, 신경 손상도 일어날 수 있다. 손가락과 엄지의 굽힘근이 단축되고, 손을 굽힘시킬 것이다. 정중신경과 자신경도 침범될 수 있고, 변형에 영향을 준다. 4-6 시간의 허혈 이후에는 근육 괴사가 불가역적으로 올 수 있다.[47]

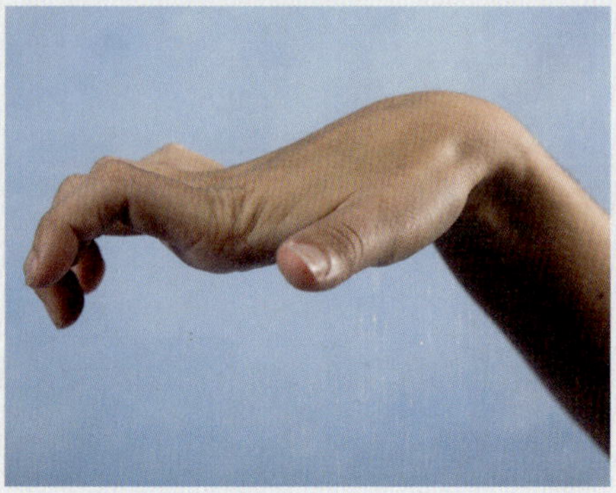

수술 환자를 위한 중재

관절융기위 골절 환자의 수술적 선택은 플레이트와 스크류로 이루어지는 ORIF, 골수내 네일을 이용한 수술, 절반 팔꿉관절성형술, 그리고 완전 팔꿉관절성형술 등을 포함한다. 중재는 환자 소견과 수술적 접근법에 따라 달라질 것이다.

요약 SUMMARY

팔꿈치와 아래팔의 관절은 손의 배치에 중요한 기능을 한다. 정상 ROM, 근력 및 이 부위의 안정성은 매우 중요하다. 뼈와 물렁조직의 형태, 근육 작용과 협력 작용할 수 있는 근육의 능력은 팔의 부드러운 움직임을 일으키고, 손상시킬 수 있는 힘을 이겨내는 이 관절의 능력을 보장한다. 그러나 우리는 이 관절에서 발생하는 스트레스로 인해 많은 병리들이 흔하게 발생함을 알게 되었다. 팔꿈치 병리의 빈번한 결과는 통증과 팔 기능의 소실을 포함한다.

복습 질문 REVIEW QUESTIONS

1. 근육과 힘줄의 병리는 촉진, 수축 및 신장 시 통증을 초래한다.
   a. 파트너와 함께, 가쪽 위관절융기에서 시작되는 근육의 해부학에 대해 논의한다. 여기에서 시작하는 근육을 수축하기 위해 여러분이 저항을 주어야 할 동작은

무엇인가? 이들 근육을 신장하기 위해 여러분은 환자를 어떤 자세로 만들어야 하는가?

b. 안쪽 위관절융기에서 시작되는 근육의 해부학에 대해 논의한다. 여기에서 시작하는 근육을 수축하기 위해 여러분이 저항을 주어야 할 동작은 무엇인가? 이들 근육을 신장하기 위해 여러분은 환자를 어떤 자세로 만들어야 하는가?

2. 파트너와 함께, 오버헤드 던지기 운동선수의 콕킹 동작을 연습해 본다. 제한된 어깨 가쪽돌림과 MCL에 가해지는 스트레스 증가 사이의 관계를 논의한다.

3. 파트너와 함께 환자 교육의 시뮬레이션을 역할극해 본다. 여러분은 물리치료사이며, 팔꿈치머리돌기 골절을 가진 아동을 치료하고 있다. 여러분의 파트너는 아동의 부모이고, 여러분은 팔꿈치 수동 굽힘과 팔꿈치의 저항 폄에 부과된 제한에 대한 이유를 설명하고 있다.

4. 여러분은 팔꿈치굴 증후군 환자를 치료하고 있다. 환자는 4주의 병력을 가진 52세 여성이며, 4번째 손가락과 5번째 손가락의 약증과 둔감이 점진적으로 증가시키고 있다. 여러분의 파트너와 함께, 다음과 같은 환자교육 시나리오를 역할극해 본다: 신경에 압박을 주지 않는 것에 대해 그녀가 취해야 할 주의사항과 병리를 설명한다.

5. 다음의 각 특수검사를 위해, 양성 검사를 생산하는 병리의 이름을 나열한다:

a. 팔꿈치 굽힘 검사

b. 가동 밖굽이 스트레스 검사

c. 통증 없는 쥐기 검사

d. Tinel 징후

e. 밖굽이 스트레스 검사

가쪽 위관절융기통에 의한 통증

물리치료 평가

환자 성명: XXXXXX XXXXXXXXX **연령:** 17 **BMI:** 20.4

진단/병력

의학적 진단: 오른쪽 가쪽 위관절융기통
물리치료진단: 오른쪽 가쪽 위관절융기통에 의한 통증
진단 검사/결과: 없음
관련 병력: 특별한 이상 소견이 없음
사전 기능수준: 특별한 이상 소견이 없음
환자의 목표: 통증 감소, 스포츠 활동으로 복귀
약물: ibuprofen 600mg 하루에 3번
주의사항: 없음

사회적 지지/안전위험요소

환자의 생활환경/지지/위험: 부모님과 형제와 함께 살고 있음
환자의 직업환경/직업/레저활동: 학생: 학교에서 테니스 경기를 한다.

활력 징후

휴식 시 체온:98.4 BP: 98/60 HR: 68 호흡률: 12 산소포화도: 99

주관적 정보

환자는 여성이며, 오른쪽 가쪽 팔꿈치에 통증이 발생한다. 4주 전에 테니스 경기 이후에 통증이 발생했음. 통증으로 스포츠 활동을 할 수 없음. 그녀는 NSAID 처방을 받았고, 경기 시간을 줄이도록 교육을 받음.

신체 평가

지남력: 정상
언어/시각/청각: 정상
피부 온전성: 온전함
ROM: WNR, 팔꿈치 폄/아래팔 뒤침/손목 굽힘의 끝지점에서 가쪽 팔꿈치에서 통증이 발생함.
근력: 손목 폄과 아래팔 뒤침 시 통증이 있고, 4/5 MMT
촉진: 가쪽 위관절융기 부위 촉진시 통증
근육 톤: 정상
균형/협응: 검사하지 않음
감각/고유수용성 감각: 정상
지구력: 검사하지 않음
자세: 정상
부종: 없음

통증

통증 점수와 위치: 가장 좋을 때 0/10, 가장 나쁠 때 4/10.
완화 요소: ibuprofen, 휴식, 냉치료
악화 요소: 테니스, 쥐기 활동
자극성: 환자는 부분탈구 이후 1일 동안 어깨에 통증이 있었다고 말한다.

기능 평가

환자는 기능적으로 독립적이다.

특수검사

검사 이름: 신장/수축/촉진 **결과:** 양성 **검사 이름:** **결과:**

평가

환자는 오른쪽 가쪽 위관절융기통을 가지고 있다.

단기치료 목표

1. 환자는 통증이 25% 정도 감소했다고 말할 것이다.
2. 환자는 HEP에서 독립적일 것이다.

장기치료 목표

환자는 통증이 75% 정도 감소했다고 말할 것이다.

치료 계획

빈도/기간: 3주 동안 1주일에 2회
구성: 모달리티, 치료적 운동, 신경재교육, 환자교육

계속

환자 관리 질문

1. 어떤 요소가 환자의 가쪽 위관절융기통에 기여할 수 있는가?

2. 여러분은 피하거나 축소해야 할 구체적인 활동에 대해 환자에게 어떻게 설명할 것인가?

3. 여러분이 환자를 처음 봤을 때, 어떤 데이터를 수집할 수 있는가?

4. 만약 관리계획이 여러분을 가이드하지 않으면, 여러분은 환자에게 어떤 모달리티를 사용할 수 있는가? 그 이유는? 어떤 모달리티가 금기시되는가?

5. 만약 관리계획이 특별히 여러분을 가이드하지 못하면, 이런 환자에게 적합한 3가지 치료적 운동을 설명한다. 여러분의 선택을 정당화한다.

6. 조직 자극성/조직 복구 단계가 여러분의 모달리티와 운동 선택에 어떤 영향을 주는가?

참고문헌

1. Hoppenfeld, S., & Hutton, R. (1976). *Physical examination of the spine and extremities*. East Norwalk, CT: Appleton-Century-Crofts.
2. Levangie, P. K., Norkin, C. C., & Levangie, P. K. (2011). *Joint structure and function: A comprehensive analysis*. Philadelphia, PA: F.A. Davis Co.
3. Surgeons, American Association of Orthopaedic Surgeons. (1966). *Joint motion: Method of measuring and recording*. Chicago: Churchill Livingstone.
4. An, K. N., Hui, F. C., Morrey, B. F., Linscheid, R. L., & Chao, E. Y. (1981). Muscles across the elbow joint: A biomechanical analysis. *Journal of Biomechanics*, *14*, 659–669.
5. Pappas, A. M., Zawacki, R. M., & Sullivan, T. J. (1985). Biomechanics of baseball pitching. A preliminary report. *American Journal of Sports Medicine*,*13*, 216–222.
6. Chourasia, A. O., Buhr, K. A., Rabago, D. P., et al. (2013). Relationships between biomechanics, tendon pathology, and function in individuals with lateral epicondylosis. *Journal of Orthopaedic and Sports Physical Therapy*, *43*, 368–378.
7. Shiri, R., & Viikari-Juntura, E. (2011). Lateral and medial epicondylitis: Role of occupational factors. *Best Practice & Research. Clinical Rheumatology*, *25*, 43–57.
8. van Rijn, R. M., Huisstede, B. M. A., Koes, B. W., & Burdorf, A. (2009). Associations between work-related factors and specific disorders at the elbow: A systematic literature review. *Rheumatology, Oxford England*, *48*, 528–536.
9. Field, L. D., & Savoie, F. H. (1998). Common elbow injuries in sport. *Sports Medicine, Auckland, NZ*, *26*, 193–205.
10. Bisset, L. M., Russell, T., Bradley, S., Ha, B., & Vicenzino, B. T. (2006). Bilateral sensorimotor abnormalities in unilateral lateral epicondylalgia. *Archives of Physical Medicine and Rehabilitation*, *87*, 490–495.
11. Dorf, E. R., Chhabra, A. B., Golish, S. R., McGinty, J. L., & Pannunzio, M. E. (2007). Effect of elbow position on grip strength in the evaluation of lateral epicondylitis. *Journal of Hand Surgery*, *32*, 882–886.
12. Smidt, N. van der Windt, D. A., Assendelft, W. J., Mourits, A. J., Devillé, W.L., de Winter, A. F., & Bouter, L. M. (2002). Interobserver reproducibility of the assessment of severity of complaints, grip strength, and pressure pain threshold in patients with lateral epicondylitis. *Archives of Physical Medicine and Rehabilitation*, *83*, 1145–1150.
13. Bjordal, J. M., Lopes-Martins, R. A., Joensen, J., Couppe, C., Ljunggren, A. E., Stergioulas, A., & Johnson, M. I. (2008). A systematic review with procedural assessments and meta-analysis of low level laser therapy in lateral elbow tendinopathy (tennis elbow). *BMC Musculoskeletal Disorders*, *9*, 75.
14. Dingemanse, R., Randsdorp, M., Koes, B. W., & Huisstede, B. M. A. (2014). Evidence for the effectiveness of electrophysical modalities for treatment of medial and lateral epicondylitis: A systematic review. *British Journal of Sports Medicine*, *48*, 957–965.
15. Halle, J. S., Franklin, R. J., & Karalfa, B. L. (1986). Comparison of four treatment approaches for lateral epicondylitis of the elbow. *Journal of Orthopaedic and Sports Physical Therapy*, *8*, 62–69.
16. Hume, P. A., Reid, D., & Edwards, T. (2006). Epicondylar injury in sport: Epidemiology, type, mechanisms, assessment, management and prevention. *Sports Medicine, Auckland, NZ*, *36*, 151–170.
17. Nirschl, R. P., Rodin, D. M., Ochiai, D. H., DEX-AHE-01-99 Study Group (Maartmann-Moe, C., & 2003). Iontophoretic administration of dexamethasone sodium phosphate for acute epicondylitis. A randomized, double-blinded, placebo-controlled study. *American Journal of Sports Medicine*, *31*, 189–195.
18. Malliaras, P., Maffulli, N., & Garau, G. (2008). Eccentric training programmes in the management of lateral elbow tendinopathy. *Disability and Rehabilitation*, *30*, 1590–1596.
19. Croisier, J.-L., Foidart-Dessalle, M., Tinant, F., Crielaard, J.-M., & Forthomme, B. (2007). An isokinetic eccentric programme for the management of chronic lateral epicondylar tendinopathy. *British Journal of Sports Medicine*, *41*, 269–275.
20. Coombes, B. K., Bisset, L., & Vicenzino, B. (2012). Elbow flexor and extensor muscle weakness in lateral epicondylalgia. *British Journal of Sports Medicine*, *46*, 449–453.
21. Lucado, A. M., Kolber, M. J., Cheng, M. S., & Echternach, J. L., Sr. (2012). Upper extremity strength characteristics in female recreational tennis players with and without lateral epicondylalgia. *Journal of Orthopaedic and Sports Physical Therapy*, 42, 1025–1031.
22. Alizadehkhaiyat, O., Fisher, A. C., Kemp, G. J., Vishwanathan, K., & Frostick, S. P. (2007). Upper limb muscle imbalance in tennis elbow: A functional and electromyographic assessment.

Journal of Orthopaedic Research, Official Publication of the Orthopaedic Research Society, *25*, 1651–1657.
23. Jafarian, F. S., Demneh, E. S., & Tyson, S. F. (2009). The immediate effect of orthotic management on grip strength of patients with lateral epicondylosis. *Journal of Orthopaedic and Sports Physical Therapy*, *39*, 484–489.
24. Vicenzino, B., Brooksbank, J., Minto, J., Offord, S., & Paungmali, A. (2003). Initial effects of elbow taping on pain-free grip strength and pressure pain threshold. *Journal of Orthopaedic and Sports Physical Therapy*, *33*, 400–407.
25. Hoogvliet, P., Randsdorp, M. S., Dingemanse, R., Koes, B. W., & Huisstede, B. M. A. (2013). Does effectiveness of exercise therapy and mobilisation techniques offer guidance for the treatment of lateral and medial epicondylitis? A systematic review. *British Journal of Sports Medicine*, *47*, 1112–1119.
26. Trehan, S. K., Parziale, J. R., & Akelman, E. (2012). Cubital tunnel syndrome: Diagnosis and management. *Medicine and Health Rhode Island*, *95*, 349–352.
27. Novak, C. B., Lee, G. W., Mackinnon, S. E., & Lay, L. (1994). Provocative testing for cubital tunnel syndrome. *Journal of Hand Surgery*, *19*, 817–820.
28. Oskay, D., Meriç, A., Kirdi, N., Firat, T., Ayhan, C., & Leblebicioğlu, G. (2010). Neurodynamic mobilization in the conservative treatment of cubital tunnel syndrome: Long-term follow-up of 7 cases. *Journal of Manipulative and Physiological Therapeutics*, *33*, 156–163.
29. Lyman, S., Fleisig, G. S., Andrews, J. R., & Osinski, E. D. (2002). Effect of pitch type, pitch count, and pitching mechanics on risk of elbow and shoulder pain in youth baseball pitchers. *American Journal of Sports Medicine*, *30*, 463–468.
30. Tomberlin, J. P., & Saunders, H. D. (1994) *Evaluation, treatment and prevention of musculoskeletal disorders, Vol. 2, Extremities*. Chaska, MN: The Saunders Group.
31. Safran, M. R., McGarry, M. H., Shin, S., Han, S., & Lee, T. Q. (2005). Effects of elbow flexion and forearm rotation on valgus laxity of the elbow. *Journal of Bone and Joint Surgery. American Volume*, *87*, 2065–2074.
32. O'Driscoll, S. W. M., Lawton, R. L., & Smith, A. M. (2005). The 'moving valgus stress test' for medial collateral ligament tears of the elbow. *American Journal of Sports Medicine*, *33*, 231–239.
33. Cain, E. L., Jr., Andrews, J. R., Dugas, J. R., et al. (2010). Outcome of ulnar collateral ligament reconstruction of the elbow in 1281 athletes: Results in 743 athletes with minimum 2-year follow-up. *American Journal of Sports Medicine*, *38*, 2426–2434.
34. Rohrbough, J. T., Altchek, D. W., Hyman, J., Williams, R. J., 3rd, & Botts, J. D. (2002). Medial collateral ligament reconstruction of the elbow using the docking technique. *American Journal of Sports Medicine*, *30*, 541–548.
35. Paschos, N. K., Mitsionis, G. I., Vasiliadis, H. S., & Georgoulis, A. D. (2013). Comparison of early mobilization protocols in radial head fractures. *Journal of Orthopaedic Trauma*, *27*, 134–139.
36. Bano, K. Y., & Kahlon, R. S. (2006). Radial head fractures—advanced techniques in surgical management and rehabilitation. *Journal of Hand Therapy, Official Journal of the American Society of Hand Therapy*, *19*, 114–135.
37. Duckworth, A. D., McQueen, M. M., & Ring, D. (2013). Fractures of the radial head. *The Bone and Joint Journal*, *95–B*, 151–159.
38. Ruchelsman, D. E., Christoforou, D., & Jupiter, J. B. (2013). Fractures of the radial head and neck. *Journal of Bone and Joint Surgery, American Volume*, *95*, 469–478.
39. Zwingmann, J., Welzel, M., Dovi-Akue, D., Schmal, H., Südkamp, N. P., & Strohm, P. C. (2013). Clinical results after different operative treatment methods of radial head and neck fractures: A systematic review and meta-analysis of clinical outcome. *Injury*, *44*, 1540–1550.
40. Jones, T. B., Karenz, A., Weinhold, P. S., & Dahners, L. E. (2014). Transcortical screw fixation of the olecranon shows equivalent strength and improved stability compared to tension band fixation. *Journal of Orthopaedic Trauma*, *28*, 137–142.
41. Liu, Q.-H., Fu, Z. G., Zhou, J. L., et al. (2012). Randomized prospective study of olecranon fracture fixation: Cable pin system versus tension band wiring. *Journal of International Medical Research*, *40*, 1055–1066.
42. Raju, S. M., & Gaddagi, R. A. (2013). Cancellous screw with tension band wiring for fractures of the olecranon. *Journal of Clinical and Diagnostic Research*, *7*, 339–341.
43. Shrader, M. W. (2008). Pediatric supracondylar fractures and pediatric physeal elbow fractures. *Orthopedic Clinics of North America*, *39*, 163–171.
44. Spencer, H. T., Dorey, F. J., Zionts, L. E., Dichter, D. H., Wong, M. A., Moazzaz, P., & Silva, M. (2012). Type II supracondylar humerus fractures: Can some be treated nonoperatively? *Journal of Pediatric Orthopedics*, *32*, 675–681.
45. Snyder, A., & Crick, J. C. (2013). Brachial artery injuries in children. *Journal of Surgical Orthopaedic Advances*, *22*, 105–112.
46. Soh, R. C. C., Tawng, D. K., & Mahadev, A. (2013). Pulse oximetry for the diagnosis and prediction for surgical exploration in the pulseless perfused hand as a result of supracondylar fractures of the distal humerus. *Clinics in Orthopedic Surgery*, *5*, 74–81.
47. *Wheeless' Textbook of Orthopaedics*. Wheeless Online. Retrieved from https://www.wheelessonline.com/ (accessed: September 18, 2017).
48. Aggarwal, S., Kumar, V., Bhagwat, K. R., & Behera, P. (2014). AO extra-articular distal humerus locking plate: Extended spectrum of usage in intra-articular distal fractures with metaphyseal extension—our experience with 20 cases. *European Journal of Orthopaedic Surgery and Traumatology*, *24*, 505–511.
49. Argintar, E., Berry, M., Narvy, S. J., Kramer, J., Omid, R., & Itamura, J. M. (2012). Hemiarthroplasty for the treatment of distal humerus fractures: Short-term clinical results. *Orthopedics*, *35*, 1042–1045.
50. Ducrot, G., Ehlinger, M., Adam, P., Di Marco, A., Clavert, P., & Bonnomet, F. (2013). Complex fractures of the distal humerus in the elderly: Is primary total elbow arthroplasty a valid treatment alternative? A series of 20 cases. *Orthopaedics and Traumatology, Surgery and Research*, *99*, 10–20.
51. Hungerer, S., Wipf, F., von Oldenburg, G., Augat, P., & Penzkofer, R. (2014). Complex distal humerus fractures—Comparison of polyaxial locking and non-locking screw configurations—A preliminary biomechanical study. *Journal of Orthopaedic Trauma*, *28*, 130–136.
52. Voigt, C., Rank, C., Waizner, K., et al. (2013). Biomechanical testing of a new plate system for the distal humerus compared to two well-established implants. *International Orthopaedics*, *37*, 667–672.
53. Kaźmierczak, M., Pyszel, K. S., & Surdziel, P. H. (2013). Total elbow arthroplasty in complicated distal humerus fracture—A case report. *Polish Orthopedics and Traumatology*, *78*, 91–96.

제 7 장

손목과 손을 위한 정형물리치료

Orthopedic Interventions for the Wrist and Hand

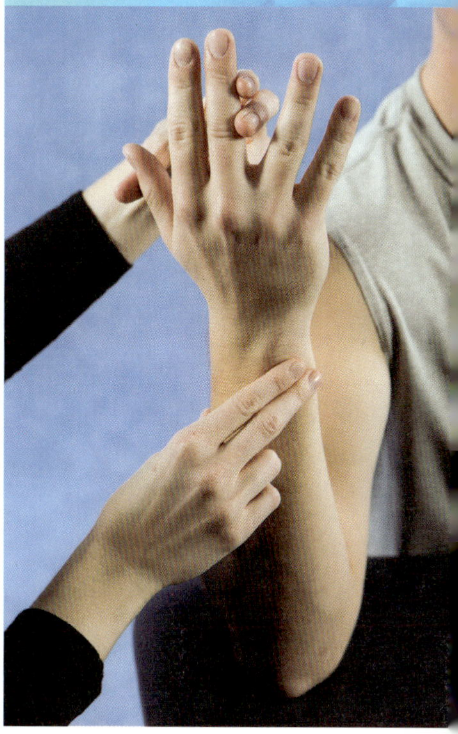

해부학과 생리학 Anatomy and Physiology

뼈와 관절의 해부학과 생리학
- 먼쪽노자관절
- 노손목관절
- 중간손목관절
- 손목뼈사이관절
- 손목손허리관절
- 손허리손가락관절
- 마디뼈사이관절

물렁조직
- 노손목관절주머니와 인대
- 가로손목인대 또는 굽힘근지지띠
- 폄근팽창
- 손바닥널힘줄
- 세모섬유연골 복합체
- 신경
- 근육

손목과 손의 운동형상학
- 짝힘
- 쥐기

관절가동술
- 먼쪽노자관절
- 노손목관절
- 손목뼈관절
- 손허리손가락관절과 마디뼈사이관절

흔한 병리 Common Pathologies

손목굴 증후군
- 원인/기여요소
- 증상
- 임상 징후
- 일반적인 중재
- 예방
- 수술 환자를 위한 중재

De Quervain 힘줄윤활막염
- 원인/기여요소
- 증상
- 임상 징후
- 일반적인 중재

자쪽손목폄근 힘줄병증
- 원인/기여요소
- 증상
- 임상 징후
- 일반적인 중재

신경 병변
- 원인/기여요소
- 증상
- 임상 징후
- 일반적인 중재

골절
- 원인/기여요소

증상
임상 징후
일반적인 중재
Dupuytren 질환(손바닥 섬유종증)
원인/기여요소
증상
임상 징후
일반적인 중재
수술 환자를 위한 중재
손 힘줄 기형
망치손가락(Mallet finger)
단추구멍 기형
백조목 기형
자뼈표류 기형
방아쇠 손가락
요약

학습 결과

이 장을 공부한 후, 학생들은 다음을 할 수 있을 것이다.:

7.1 손목과 손의 해부학적 구조를 설명할 수 있다.
7.2 아래팔, 손목 및 손의 정상 가동범위를 나열할 수 있다.
7.3 정상적인 손목과 손의 운동형상학을 설명할 수 있다.
7.4 손목과 손 관절의 역학을 기술할 수 있고, 또 손목과 손 관절의 앞쪽 활주, 뒤쪽 활주, 아래쪽 활주 및 견인 가동술의 목적을 논의할 수 있다.
7.5 흔한 손목과 손의 병리와 그들의 전형적인 특징을 논의할 수 있다.
7.6 다양한 손목과 손의 병리에 기여하는 요소와 예방 처치를 거론할 수 있다.
7.7 흔한 손목과 손의 병리를 진단하기 위해 물리치료사가 사용했던 임상 검사를 설명할 수 있고, 그들 임상 검사를 어떻게 적용하는지를 기술할 수 있다.
7.8 손목과 손의 병리를 위한 일반적인 치료 중재를 설명할 수 있다.
7.9 손목굴 이완술과 Dupuytren 이완술을 포함하는, 손목과 손의 수술적 중재를 기술할 수 있다.
7.10 방아쇠 손가락과 De Quervain 힘줄윤활막염을 비교하고 대조할 수 있다.
7.11 손 기형에서 말초신경손상의 징후를 기술할 수 있다.
7.12 손목 및 손의 병리를 위한 임상 경고를 기술할 수 있다.

핵심 단어

해부학적 코담배갑
원숭이손
축복손
복서골절
손목굴
Colles 골절
폄근팽창
근막절제술
근막절개술
손 뻗은 채 낙상(FOOSH)
Guyon 굴
이상감각
레이(Ray)
스피카(Spica)
협착성 힘줄윤활막염
세모섬유연골복합체(TFCC)
자쪽 갈퀴손
손목처짐

해부학과 생리학 Anatomy and Physiology

먼쪽 아래팔, 손목 및 손의 영역은 구조적으로나 기능적으로 복잡하다. 다양하고 복잡한 관절 형태를 가진 30개 이상의 관절 뿐만 아니라, 손목과 손의 많은 근육들이 끝없는 자세와 동작을 가능하게 한다. 상대적으로 팔이음뼈, 어깨관절 및 팔꿈치의 커다란 움직임이 손을 물체에 접근하도록 허용하지만, 손목과 손의 섬세한 움직임은 가장 기능적인 목적에 필수적이다.

손의 복잡성은 자세와 기능에 있어서 커다란 다양성을 허용한다. 또한 그것은 손상과 병리에 손을 노출시킨다. 해부학을 리뷰한 후, 우리는 신경 병변, 골절 및 힘줄 염증 등을 포함하는 흔한 손목과 손의 병리를 공부할 것이다.

뼈와 관절의 해부학과 생리학
Bone and Joint Anatomy and Physiology

먼쪽 아래팔과 손목의 관절들은 먼쪽노자관절, 노손목관절, 중간손목관절, 손목뼈사이관절 및 손목손허리관절 등이다. 노손목관절과 중간손목관절은 총칭 손목관절로 불린다. 손의 관절로는, 손허리손가락관절과 마디뼈사이관절이 있다. 그림 7.1은 손목과 손의 뼈와 관절을 보여주고 있다.

먼쪽노자관절 Distal Radioulnar Joint

6장에서 설명한 바와 같이, 상대적으로 안정된 자뼈를 중심으로 일어나는 노뼈의 돌림은 아래팔의 엎침과 뒤침을 일으킨다. 먼쪽노자관절에서, 노뼈의 오목한 자뼈패임은 볼록한 자뼈머리와 관절을 이룬다. 먼쪽노자관절은 중쇠관절이고, 가로면의 자유도 1을 가진다. 앞노자인대와 뒤노자인대는 관절의 안정성을 제공한다. 먼쪽노자관절은 엎침과 뒤침을 할 때 몸쪽노자관절보다 움직임이 더 많은 편이다.

노손목관절 Radiocarpal Joint

노손목관절은 먼쪽에 위치한 노뼈의 오목한 먼쪽 끝단과 먼쪽에 위치한 볼록한 손배뼈와 반달뼈가 이루는 관절이다. 이 관절은 융기관절이며, 손목의 굽힘과 폄을 허용할 뿐만 아니라 노쪽치우침과 자쪽치우침을 허용한다. 거의 모든 손목의 폄과 굽힘이 이 관절에서 일어난다.[1]

중간손목관절 Midcarpal Joint

중간손목관절은 몸쪽열 손목뼈와 먼쪽열 손목뼈 사이에서 이루어지는 관절이며, S자 모양을 띤다. 이 관절은 편의상 평면관절[2]로 분류되지만, 중간손목관절내에서 자유도 2를 가진 안장관절이다. 중간손목관절은 손목의 굽힘과 폄뿐만 아니라 노쪽치우침과 자쪽치우침에 기여한다.[3]

손목뼈사이관절 Intercarpal Joints

손목뼈사이관절에는 많은 관절이 존재한다. 손목뼈의 일부는 느슨하게 붙어 있지만, 나머지 일부는 견고하게 연결되어 있어서 한쪽 뼈가 움직이면 다른 쪽 뼈가 함께 움직이게 된다. 이런 복잡성 때문에, 손목이 효율적으로 기능을 하게 되고, 또 필요에 따라 쉽게 형태를 바꿀 수 있다.

손목손허리관절 Carpometacarpal Joints

먼쪽열 손목뼈와 손허리뼈 사이에 있는 손목손허리관절(CMC)은 손의 굽힘과 손의 전체적 만곡에 기여한다. 엄지와 새끼손가락의 CMC 관절은 안장모양이다.[4] 이들 두 관절은 CMC 관절 중에서도 가장 가동성이 좋고, 이들 손가락의 맞섬 작용도 허용한다. 집게손가락, 가운데손가락 및 반지손가락의 CMC 관절은 평면관절이고, 굽힘과 폄의 가동범위는 매우 적다. 집게손가락과 가운데손가락은 먼쪽열 손목뼈와 함께, 엄지, 새끼손가락, 그리고 반지손가락이 약간 맞섬할 수 있도록 만드는 안정된 기반을 형성한다.

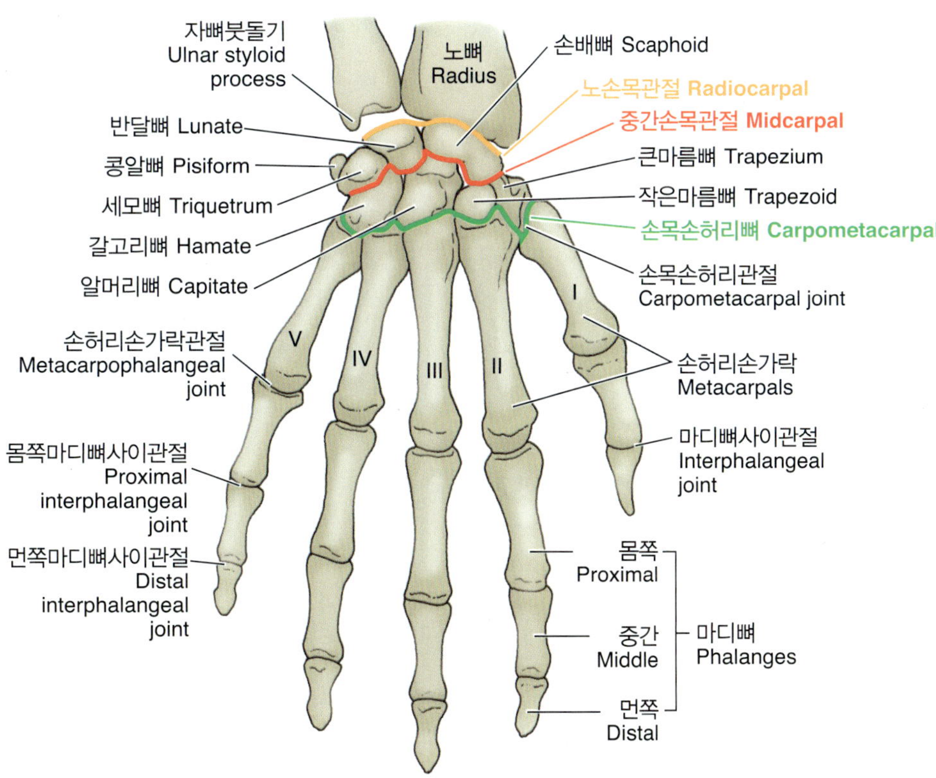

그림 7.1 손목과 손의 뼈와 관절.

손허리손가락관절 Metacarpophalangeal Joints

손허리손가락관절(MP)은 가장 두드러진 너클 부분을 형성한다. 손허리뼈의 볼록한 먼쪽 끝은 각 손가락의 오목한 몸쪽마디뼈와 관절을 이룬다. 이 관절은 자유도가 2이며, 몸쪽마디뼈의 굽힘/폄과 벌림/모음을 허용한다. 벌림과 모음의 기준점은 가운데손가락이다. 벌림은 손가락이 가운데손가락으로부터 멀어지는 움직임이고, 모음은 가운데손가락쪽으로 향하는 움직임이다.

마디뼈사이관절 Interphalangeal Joints

마디뼈 사이의 관절은 마디뼈사이관절(IP)이다. 손가락에는 2개의 IP 관절, 즉 몸쪽마디뼈사이관절(PIP)과 먼쪽마디뼈사이관절(DIP)이 있다. 엄지에는 몸쪽마디뼈와 먼쪽마디뼈가 이루는 1개의 마디뼈사이관절만 존재한다. 마디뼈사이관절은 몸쪽에 위치하는 볼록한 마디뼈머리와 먼쪽에 위치하는 오목한 마디뼈바닥이 이루는 관절이다. 이들 관절은 경첩관절이며, 굽힘과 폄만을 허용한다.

손목과 손의 뼈와 관절에 대한 리뷰하고 싶으면, 표 7-1을 참고한다.

물렁조직 Soft Tissues

손목과 손의 인대 해부학에 대한 전반적인 설명은 가변적이고 복잡하기 때문에, 본 책에서는 이것을 다루지 않을 것이다. 우리는 손목과 손의 주요 인대와 물렁조직에 대해 설명할 것이고, 표 7-2는 이것을 요약하고 있다.

노손목관절주머니와 인대 Radiocarpal Joint Capsule and Ligaments

노손목관절은 느슨한 관절주머니를 가지고 있지만, 인대에 의해 보강된다. 손목의 주요 인대들로는, 손목의 앞쪽과 뒤쪽에 있는 노손목인대와 안쪽면과 가쪽면에 있는 곁인대 등이 있다.

바닥쪽 노손목인대는 손목의 앞쪽면에 있는 노뼈와 손목뼈 사이를 주행하는 여러 섬유다발을 가지고 있다. 이 인대는 손목의 폄 끝지점에서 타이트해지고, 손목 폄을 억제하는 역할을 한다. 등쪽 노손목인대는 손목의 뒤쪽면에 있는 노뼈와 손목뼈 사이를 연결하고, 비슷하게 손목 굽힘의 끝 범위를 제한한다. 손목의 가쪽면에 있는 노쪽 곁인대는 자쪽치우침을 제한하고, 안쪽면에 있는 자쪽 곁인대는 노쪽치우침을 제한한다.

가로손목인대 또는 굽힘근지지띠 Transverse Carpal Ligament or Flexor Retinaculum

가로손목인대는 손목의 앞쪽면을 가로지른다. 이 인대는 손목의 각 측면에 있는 손목뼈에 펼쳐져 있고, 손 안으로 힘줄과 신경이 통과하는 **손목굴**을 형성한다(그림 7.2). 가로손목인대는 손목굴의 지붕 역할을 하는 것 이외에도, 엄지두덩 근육과 새끼두덩 근육이 부착하는 부착점이기도 하다.

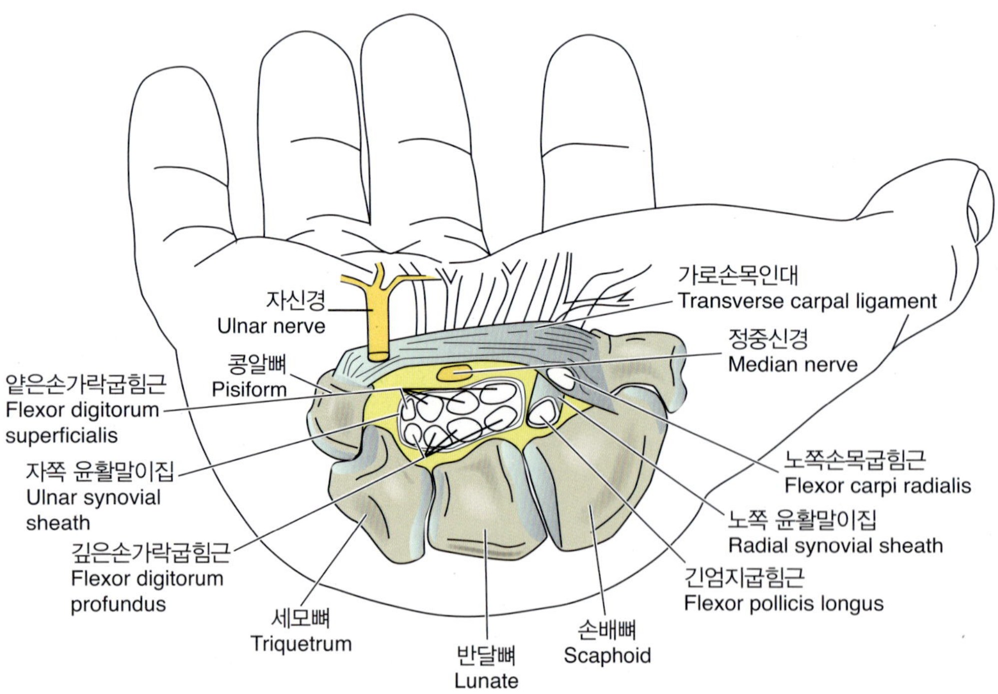

그림 7.2 가로손목인대는 손목굴의 지붕에 해당되며, 손목의 앞쪽면을 가로지른다. 손목뼈들은 손목굴의 바닥을 형성한다. 정중신경과 9개의 힘줄이 손목굴을 통과한다.

표 7-1 뼈와 관절의 해부학과 생리학

손목과 손

관절	해부학	정상 ROM과 움직임	뼈표식점	임상적 고려사항
먼쪽노자관절	먼쪽 노뼈에 위치한 자뼈 패임과 볼록한 먼쪽 자뼈 사이의 중쇠관절	엎침: 0–80° 뒤침: 0–80° 자뼈를 중심으로 일어나는 먼쪽 노뼈의 돌림은 엎침과 뒤침을 허용한다.	손목의 가쪽면에 있는 노뼈붓돌기. 약간 손목 굽힘 자세에서의 노뼈의 먼쪽 끝단.	먼쪽 노뼈(±자뼈)의 골절은 흔한 편이고, Colles 골절로 불린다. 세모섬유연골복합체는 물렁조직이며, 먼쪽노자관절을 안정화시킨다. 이 복합체는 손목 통증의 원인이 될 수 있다.
노손목관절	오목한 먼쪽 노뼈와 볼록한 손배뼈와 반달뼈 사이의 융기관절.	손목 폄근(0–70°), 손목 굽힘(0–80°), 노쪽치우침(0–20°) 및 자쪽치우침(0–30°)에 기여.	손목의 가쪽면에 있는 노뼈붓돌기. 손배뼈는 해부학적 코담배갑의 바닥을 형성한다.	노손목관절과 중간손목관절은 손목의 전체 가동범위에 기여한다. 먼쪽 노뼈 골절과 손배뼈 골절은 이 부위에서 흔한 편이고, 손목 가동범위를 제한한다. 잠김자세: 손목 폄과 노쪽치우침 풀림자세: 굽힘/폄의 중립위와 약간의 자쪽치우침. 관절주머니패턴: 굽힘과 폄이 동일하게 제한됨.
중간손목관절	몸쪽열 손목뼈와 먼쪽열 손목뼈사이의 S자 모양의 관절.	손목 폄(0–70°), 손목 굽힘(0–80°), 노쪽치우침(0–20°) 및 자쪽치우침(0–30°)에 기여함.	전체 관절선을 촉진할 수 없지만, Lister 결절의 먼쪽 부위는 알머리뼈의 함몰 부위로 촉진될 수 있음. 몸쪽 알머리뼈는 손목 굽힘시에 촉진될 수 있음.	손목의 움직임에 기여하는 복합 관절.
손목뼈사이관절	손목뼈사이의 평면관절			손목의 형태를 쉽게 변화시키는 활주 움직임이 일어남.
손목손허리관절	먼쪽열 손목뼈와 손허리뼈사이의 관절. 엄지와 새끼손가락의 손목손허리관절은 안장관절이다. 나머지 2번–4번 손가락의 손목손허리관절은 평면관절이다.	엄지 벌림: 0–70°, 엄지 굽힘: 0–15°, 엄지 폄: 0–20°, 맞섬은 엄지를 새끼손가락으로 향하게 한다. 종종 손바닥에 있는 주름 사이의 간격으로 측정된다.		엄지와 새끼손가락의 손목손허리관절의 안장 모양은 맞섬을 허용한다. 2번–4번 손가락의 손목손허리관절의 평면관절은 안정성을 제공한다. 엄지의 손목손허리관절은 뼈관절염이 흔하게 일어나는 부위이다.
손허리손가락관절	볼록한 손허리뼈 먼쪽끝단과 오목한 몸쪽마디뼈 사이의 관절은 융기관절이다. 자유도 2를 허용한다(굽힘/폄과 벌림/모음).	손가락의 MP 굽힘: 0–90°, MP 폄: 0–45°. 엄지의 MP 굽힘: 0–50°.	너클 부위에서 쉽게 촉진된다.	벌림과 모음의 기준점은 가운데 손가락이다. 류마티스관절염의 자쪽 표류는 이들 관절의 기형에 의해 일어난다.
마디뼈사이관절	볼록한 몸쪽마디뼈머리와 오목한 먼쪽마디뼈바닥 사이의 경첩관절; 자유도 1을 허용한다.	손가락: PIP 굽힘: 0–100°, PIP 폄: 0°, DIP 굽힘: 0–90°, DIP 폄: 0°. 엄지 IP 굽힘: 0–80°, IP 폄: 0–20°.	각 손가락에서 쉽게 촉진되는 관절이다.	

표 7-2 결합조직의 해부학과 생리학

손목과 손

구조	해부학	기능	임상적 고려사항
손목관절주머니	먼쪽노뼈와 먼쪽자뼈, 그리고 몸쪽 열 손목뼈를 둘러싼다.	엎침과 뒤침의 안정성을 제공한다.	
바닥쪽노손목인대	손목의 앞쪽면에서 노뼈와 손목뼈를 연결하는 인대의 그룹이다.	안정성을 제공한다. 손목 폄을 제한한다.	손목 염좌는 이들 인대 그룹과 관련될 수 있다.
등쪽노손목인대	손목의 뒤쪽면에서 노뼈와 손목뼈를 연결하는 인대의 그룹이다.	안정성을 제공한다. 손목 굽힘을 제한한다.	손목 염좌는 이들 인대 그룹과 관련될 수 있다.
노쪽 곁인대	노뼈붓돌기과 손배뼈를 연결한다.	안정성을 제공한다. 손목 자쪽치우침을 제한한다.	손목 염좌는 이들 인대 그룹과 관련될 수 있다.
지쪽 곁인대	자뼈붓돌기와 TFCC를 콩알뼈와 세모뼈에 연결한다.	안정성을 제공한다. 손목 노쪽치우침을 제한한다.	손목 염좌는 이들 인대 그룹과 관련될 수 있다.
가로손목인대 (굽힘근지지띠)	손목의 앞쪽면에 있는 손목뼈에 넓게 펴져 있고, 손목굴의 지붕을 형성한다.	손목 굽힘근 힘줄을 손목의 앞쪽면에 안정화시킨다. 작은 엄지두덩근육과 새끼두덩 근육의 부착점으로 작용한다.	손목굴의 지붕을 형성하는 상대적으로 뻣뻣한 구조물이다. 손목뼈가 손목굴의 바닥을 형성하기 때문에, 손목굴은 매우 제한된 팽창만 허용한다.
폄근팽창	각 손가락의 뒤쪽면에 있는 삼각형 모양의 널힘줄이다.	손가락 폄근, 바닥쪽과 등쪽의 뼈사이근 및 벌레근의 부착점을 제공한다. 손가락 중간 지점에 폄근 힘줄을 유지하는데 도움을 준다.	벌레근과 뼈사이근이 IP 관절의 폄에 도움을 줄 수 있도록 허용한다. 폄근덮개의 손상은 손가락의 단추구멍기형을 초래할 수 있다.
손바닥널힘줄	긴손바닥근의 부착점을 제공하는 손바닥에 있는 근막이다.	손바닥의 구조물을 보호한다. 이런 근막 연결은 굽힘근 힘줄을 위한 굴을 형성한다.	
세모섬유연골 복합체	TFCC는 삼각형 원반(먼쪽노자관절), 노뼈에 부착하는 섬유띠 부착점, 그리고 먼쪽 자뼈와 손목뼈 사이의 공간을 채우고 있는 결합조직의 쐐기를 구성한다.	자뼈와 손목뼈 사이에 쿠션을 제공하고, 먼쪽노자관절을 안정화시킨다.	혈류가 적기 때문에, TFCC의 손상은 치유가 느리게 이루어진다.

폄근팽창 Extensor Expansion

등쪽면에는 손가락폄근 힘줄이 각 손가락의 MP 관절을 가로지르기 때문에, 그들은 납작해지고 삼각형의 결합조직으로 변한다. 이런 널힘줄은 폄근팽창(또는 폄근덮개)으로 불리고, 각 손가락의 등쪽면을 덮는다(그림 7.3). 폄근팽창에 연결되는 것으로는, 벌레근, 바닥쪽 뼈사이근, 등쪽 뼈사이근, 집게폄근, 그리고 새끼폄근 등이 있다. 폄근팽창은 마디뼈에 종지한다.

이런 해부학적 배열은 폄근팽창에 부착하는 모든 근육이 손가락의 몸쪽마디뼈사이관절과 먼쪽마디뼈사이관절을 펼 수 있도록 만든다. 폄근 힘줄이 마디뼈사이관절을 지나가기 때문에, 폄근 힘줄은 폄근팽창의 확대를 통해 손가락의 중간지점에 유지된다.

손바닥널힘줄 Palmar Aponeurosis

손바닥의 커다란 널힘줄은 손바닥의 대부분을 덮고 있으며, 손바닥널힘줄로 불린다. 이 널힘줄은 긴손바닥근의 부착점이 되고, 손바닥의 구조물을 보호하는 작용을 한다. 손바닥널힘줄의 섬유밴드는 굽힘근 힘줄을 손가락에 연결시키는데 도움이 된다. 이런 구조물의 병리는 *Dupuytren* 구축을 일으킨다.

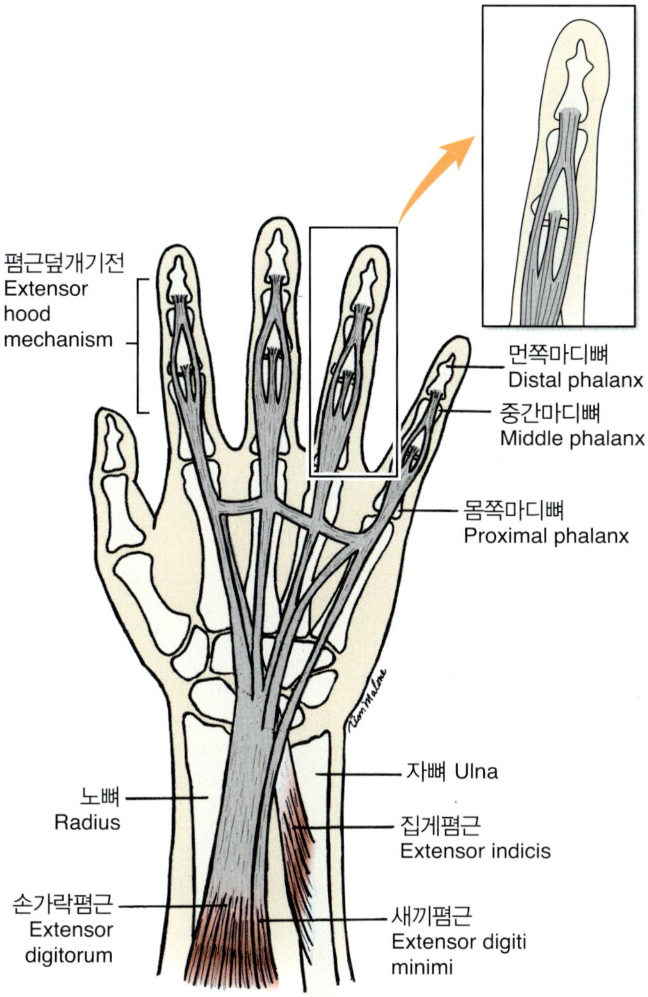

그림 7.3 폄근팽창은 손가락 폄근의 부착점으로 작용할 뿐만 아니라, 벌레근과 뼈사이근의 부착점으로 작용한다. 결합조직의 이런 덮개는 손가락 중간지점에 폄근 힘줄을 유지시킨다.

세모섬유연골 복합체(TFCC)

Triangular Fibrocartilage Complex

먼쪽 노뼈, 먼쪽 자뼈 및 손목뼈 사이에 있는 구조물은 **세모섬유연골 복합체**로 불린다. TFCC는 3개의 부분으로 구성된다: 자뼈의 먼쪽 끝단에 있는 삼각형의 반달연골, 먼쪽노자관절을 고정하는 노자인대, 그리고 자쪽 곁인대(그림 7.4). 세모섬유연골 복합체는 자뼈와 손목뼈 사이에 쿠션을 제공하고, 손목관절의 자쪽면을 안정화시킨다. 이 물렁조직 구조물로 가는 혈류가 매우 적기 때문에, TFCC의 손상은 치유가 더 더디게 일어날 수 있다. 이 구조물의 손상은 팔을 **뻗은 채 손을 짚었을 때** 종종 일어날 수 있다. 이런 손상은 머리글자, **FOOSH**으로 표기된다. TFCC는 아래 단락에서 설명되듯이, *자쪽손목폄근 힘줄병증*과 관련될 수 있다.

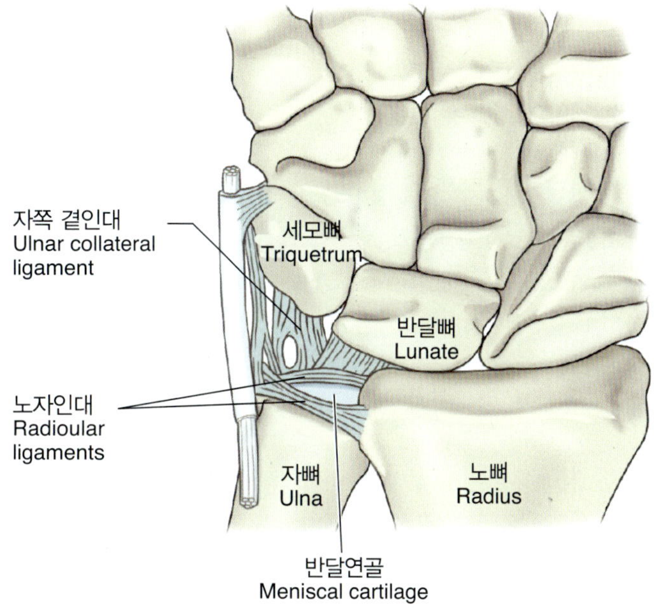

그림 7.4 세모섬유연골 복합체(TFCC)는 반달연골, 자쪽 곁인대 및 노자인대를 포함한다.

신경 Nerves

6장에서 공부했던 4개의 말초신경 중 3개가 손목과 손의 영역 안으로 계속 이어진다: 정중신경, 자신경 및 노신경.

정중신경은 원엎침근을 신경지배한 후, 계속 아래팔의 앞쪽을 따라 내려가서 손목과 손의 외재 굽힘근을 지배한다. 손목에 있는 네모엎침근을 지배한 후, 정중신경은 손목굴을 통과해 손 안으로 들어간다. 손에서, 정중신경은 내재근인 엄지두덩 근육을 지배하고, 벌레근 중 2개의 가쪽 근육을 지배한다(그림 7.5A).

자신경은 팔꿈치굴을 빠져나온 후, 몸쪽 아래팔의 앞쪽 부위로 들어간다. 자신경은 여기에서 자쪽손목굽힘근과 깊은손가락굽힘근의 안쪽 절반을 신경지배한다. 자신경은 새끼두덩 근육, 바닥쪽 뼈사이근과 등쪽 뼈사이근, 안쪽 2개의 벌레근, 그리고 엄지모음근을 지배하기 위해 손 안으로 들어간다(그림 7.5B).

노신경은 위팔뼈의 가쪽면으로 나와서 팔꿈치를 가로질러 가쪽 위관절융기로 향한다. 아래팔 영역에서, 노신경은 위팔노근, 뒤침근과 모든 손목과 손의 폄근을 신경지배한다(그림 7.5C). 노신경이 손목을 지나갈 때는 감각신경만 지나간다.

신경은 *손목굴 증후군과 신경 병변* 아래에 있는 병리 단락에서 설명될 것이다.

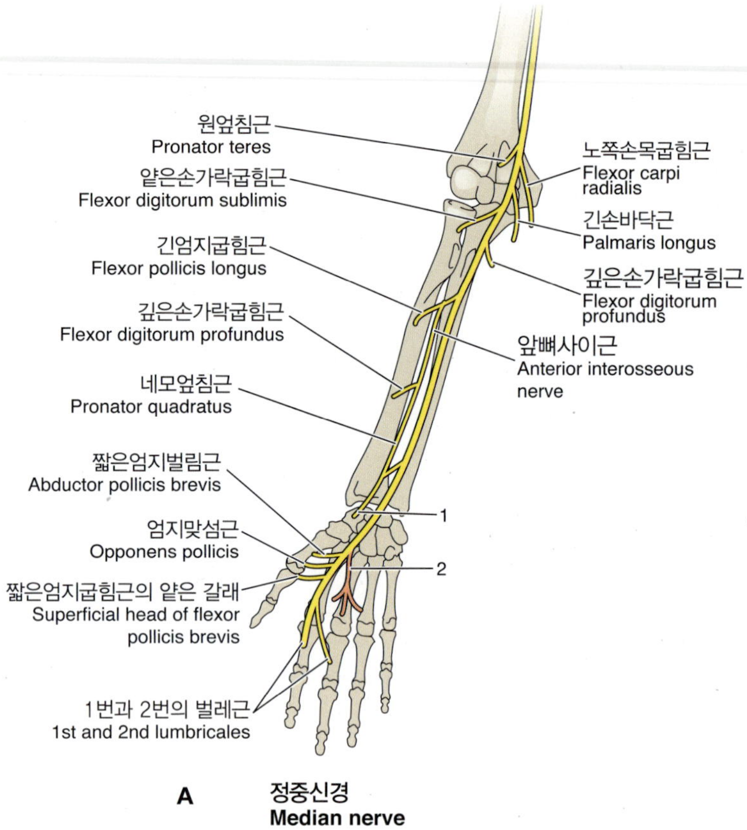

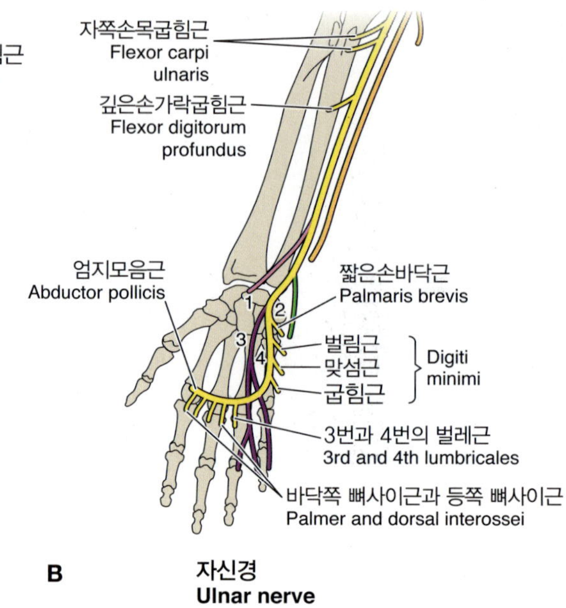

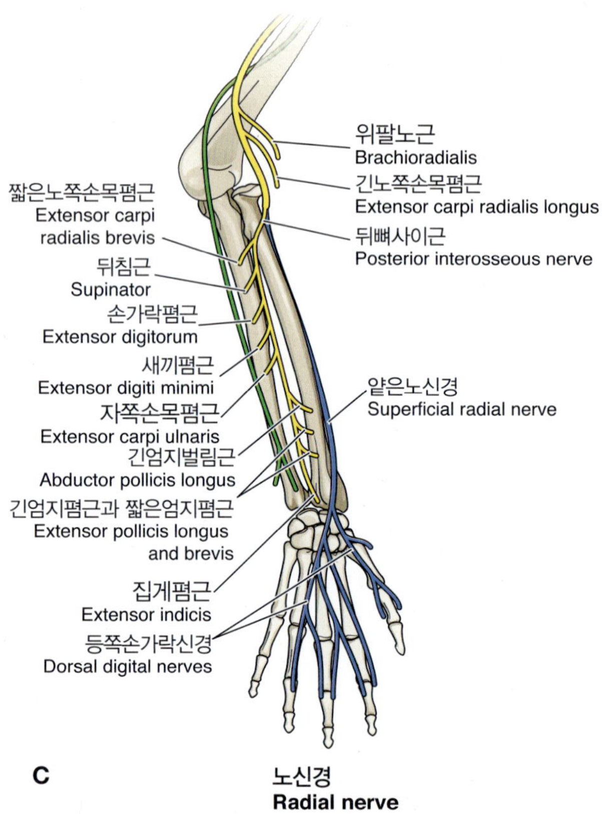

그림 7.5 아래팔과 손의 정중신경(A), 자신경(B) 및 노신경(C).

근육 Muscles

손목과 손의 많은 근육들은 그들의 작용에 의해 이름이 명명된다. 예를 들어, 근육 이름은 *굽힘근*, *폄근*, 또는 *맞섬근*이라는 용어를 가질 수 있다. 근육의 이름에는 다음과 같은 손의 영역도 포함된다: 손목, 손가락, 엄지, 집게손가락, 새끼손가락을 각각 의미하는 *carpi*, *digitorum*, *pollices*, *indicis*, *digiti minimi* 등을 가진다. 손목과 손가락의 굽힘근은 대개 위팔뼈의 안쪽 위관절융기에서 시작하고, 반면 폄근은 가쪽 위관절융기에서 시작한다. 손보다 몸쪽 부위에서 시작하고 손 안에서 착지하는 근육은 *외재근*으로 불린다. 이는곳과 닿는곳이 모두 손 안에 위치하면, 그들은 *내재근*으로 불린다.

이는곳, 닿는곳, 신경지배, 1차 작용, 임상적 고려사항 등을 가진 손목 근육의 리뷰는 표 7-3A에 제시되어 있다. 손의 외재근에 대한 리뷰는 표 7-3B에서 확인될 수 있고, 손 내재근에 대한 리뷰는 표 7-3C에서 확인될 수 있다.

해부학적 코담배갑

아래팔의 뒤쪽면에 있는 3개의 근육은 엄지의 폄근과 벌림근으로 구성된다. 이들 3근육은 손목과 손가락의 폄근 밑에서 나오는 것같고, 가쪽과 아래쪽으로 주행하여 엄지 안으로 들어간다(그림 7.6). 이들 3 근육은 각각 엄지의 레이(Ray)를 형성하는 3개의 뼈(손허리뼈, 몸쪽마디뼈, 먼쪽마디뼈) 중 어느 한 뼈에 착지한다.

이들 3근육은 **해부학적 코담배갑**이라고 불리는 구조물을 형성한다. 손목의 등쪽에 있는 엄지쪽의 이런 함몰부위는 가쪽 경계선을 이루는 짧은엄지폄근과 긴엄지벌림근과 안쪽 경계선을 이루는 긴엄지폄근에 의해 형성된다. 코담배갑의 바닥에는 손배뼈와 큰마름뼈가 위치한다. 우리는 *de Quervain 힘줄윤활막염*에서 이 영역의 병리를 살펴볼 것이다.

손목굴

손목굴은 손목뼈의 휘어진 만곡과 가로손목인대(안쪽에

표 7-3A 근육의 해부학과 운동학

손목

근육	이는곳	닿는곳	신경지배	주요 작용	임상적 고려사항
긴노쪽손목폄근 (ECRL)	위팔뼈의 가쪽 위관절융기	2번 손허리뼈바닥	노신경	손목의 폄과 노쪽 치우침	
짧은노쪽손목폄근 (ECRB)	위팔뼈의 가쪽 위관절융기	3번 손허리뼈바닥	노신경	손목의 폄	ECRB는 약한 노쪽치우침근이다. 그 이유는 돌림축 근처의 당김선을 가진 손의 중간지점 근처에서 착지하기 때문이다.
자쪽손목폄근 (ECU)	위팔뼈의 가쪽 위관절융기와 자뼈 몸통의 중간지점	5번 손허리뼈바닥	노신경	손목의 폄과 자쪽 치우침	
노쪽손목굽힘근 (FCR)	위팔뼈의 안쪽 위관절융기	2번과 3번의 손허리뼈바닥	정중신경	손목의 굽힘과 노쪽치우침	
자쪽손목굽힘근 (FCU)	위팔뼈의 안쪽 위관절융기와 자뼈 몸통의 중간지점	5번 손허리뼈바닥과 콩알뼈	자신경	손목 굽힘과 자쪽치우침	
긴손바닥근(PL)	위팔뼈의 안쪽 위관절융기	손바닥근막과 가로손목인대	정중신경	약한 손목 굽힘근과 손바닥널힘줄의 약한 긴장	전체 인구의 약 10%는 한쪽 팔 또는 양쪽 팔에서 긴손바닥근이 존재하지 않지만, 이로 인한 손목 굽힘의 소실은 없다. 이 근육이 부속 근육이기 때문에, 긴손바닥근의 힘줄이 인대 재건술이나 눈 수술을 위해 많이 사용된다.

표 7-3B 근육의 해부학과 운동학

손(외재근)

근육	이는곳	닿는곳	신경지배	주요 작용	임상적 고려사항
손가락폄근(ED)(또한, 온손가락 폄근)	위팔뼈 가쪽 위관절융기	4개 근힘살로 나누어지고, 폄근 팽창을 통해 손가락의 중간마디뼈와 먼쪽마디뼈의 뒤쪽면에 착지한다.	노신경	각 손가락의 MP, PIP 및 DIP 관절의 폄	
집게폄근(EI)	먼쪽 자뼈	폄근 팽창을 통해 집게손가락의 뒤쪽면에 착지한다.	노신경	집게손가락의 폄	
새끼폄근(EDM)	먼쪽 자뼈	폄근 팽창을 통해 새끼손가락의 뒤쪽면에 착지한다.	노신경	새끼손가락의 폄	
얕은손가락굽힘근(FDS)	위팔뼈의 안쪽 위관절융기	손가락의 중간마디뼈	정중신경	각 손가락의 MP 관절과 PIP 관절의 굽힘	FDS 힘줄은 갈라져서 손가락의 중간마디뼈에 착지한다.
깊은손가락굽힘근(FDP)	몸쪽 자뼈	손가락의 먼쪽마디뼈	정중신경(2번-3번 손가락)과 자신경(4번-5번 손가락)	각 손가락의 MP, PIP 및 DIP 관절의 굽힘	FDS 힘줄의 밑을 통과한 후, 손가락의 앞쪽면을 주행한 후, 먼쪽마디뼈에 착지한다.
긴엄지폄근(EPL)	뒤쪽 자뼈의 중간 1/3지점	엄지의 먼쪽마디뼈	노신경	엄지 CMC, MP, and IP 관절의 폄	해부학적 코담배갑의 경계선을 형성하는 3개 근육중의 하나이다.
짧은엄지폄근(EPB)	노뼈의 먼쪽 1/3	엄지의 몸쪽마디뼈	노신경	엄지 CMC와 MP 관절의 폄	해부학적 코담배갑의 경계선을 형성하는 3개 근육중의 하나이다.
긴엄지벌림근(APL)	노뼈와 자뼈의 뒤쪽면	엄지의 손허리뼈	노신경	엄지 CMC 관절의 벌림과 폄	해부학적 코담배갑의 경계선을 형성하는 3개 근육중의 하나이다.
긴엄지굽힘근(FPL)	노뼈의 중간 지점	엄지의 먼쪽마디뼈	정중신경	엄지 CMC, MP과 IP 관절의 굽힘	

서 가쪽으로 손목을 지나가는)에 의해 형성된다. 손목굴을 통해 8개의 손가락굽힘근 힘줄, 긴엄지굽힘근과 정중신경이 통과한다(그림 7.2). 굴의 크기는 바닥을 형성하는 손목뼈와 지붕을 형성하는 가로손목인대에 의해 형성되고, 이것 때문에 굴을 통과하는 구조물의 압박이 초래될 수 있다. *손목굴 증후군*을 살펴보자.

손목과 손의 운동형상학

Kinematics of the Wrist and Hand

짝힘 Force Couples

3개의 1차 손목 굽힘근은 노쪽손목굽힘근, 자쪽손목굽힘근과 긴손바닥근이다. 이들 근육이 동시 수축을 하면, 노쪽손목굽힘근의 노쪽치우침은 자쪽손목굽힘근의 자쪽치우침에 의해 상쇄되어 손목 굽힘을 초래한다. 손목을 굽힘하는 최대 노력은 2차 손목 굽힘근에 의해 이루어질 것이다: 얕은손가락굽힘근, 깊은손가락굽힘근, 긴엄지굽힘근 등.

표 7-3C 근육의 해부학과 운동학

손(내재근)

근육	이는곳	닿는곳	신경지배	주요 작용	임상적 고려사항
벌레근	FDP 힘줄에서 시작되는 4개의 근육	손각락의 폄근팽창	정중신경(2번-3번 손가락) 자신경(4번-5번 손가락)	MP 관절의 굽힘과 PIP와 DIP 관절의 폄	벌레근은 책이나 판을 잡을 수 있도록 손가락의 모양을 만들기 때문에, 이런 잡기 형태를 벌레근 쥐기라고 부른다.
바닥쪽뼈사이근	1번, 2번, 4번 및 5번 손허리뼈. 그들의 작용은 집게손가락, 반지손가락 및 새끼손가락을 가운데손가락쪽으로 모음하는 것이다. 또한 그들은 MP, PIP와 DIP 관절을 폄하는 벌레근을 돕는다. 바닥쪽뼈사이근은 자신경에 의해 신경지배된다.	이는곳이 있는 손가락의 첫 번째 마디뼈바닥과 폄근팽창	자신경	가운데손가락쪽으로 향하는 엄지, 집게손가락, 반지손가락 및 새끼손가락의 모음. PIP와 DIP 관절의 폄 보조	엄지가 바닥쪽뼈사이근을 가지고 있다는 것에는 아직 통일된 의견이 없다.
등쪽뼈사이근	이웃한 2개 손가락의 손허리뼈 등쪽면	집게손가락, 가운데손가락과 반지손가락의 몸쪽마디뼈바닥과 폄근팽창	자신경	가운데손가락에서 멀어지는 집게손가락과 반지손가락의 벌림. 가운데손가락의 노쪽치우침과 자쪽치우침. PIP와 DIP 관절의 폄 보조	
짧은엄지굽힘근	굽힘근지지띠와 큰마름뼈	엄지의 몸쪽마디뼈	정중신경	엄지 CMC와 MP 관절의 굽힘	
짧은엄지벌림근	굽힘근지지띠와 손배뼈와 큰마름뼈	엄지의 몸쪽마디뼈	정중신경	엄지 CMC 관절의 벌림	
엄지맞섬근	굽힘근지지띠와 큰마름뼈	1번 손허리뼈	정중신경	엄지의 맞섬	
엄지모음근	알머리뼈와 2번과 3번 손허리뼈	엄지의 몸쪽마디뼈	자신경	엄지의 모음	
새끼굽힘근	굽힘근지지띠와 갈고리뼈	새끼손가락의 몸쪽마디뼈	자신경	새끼손가락의 CMC와 MP 관절의 굽힘	
새끼벌림근	콩알뼈	새끼손가락의 몸쪽마디뼈	자신경	새끼손가락 MP 관절의 벌림	
새끼맞섬근	갈고리돌기의 혹	5번 손허리뼈	자신경	새끼손가락 CMC 관절의 맞섬	

이와 마찬가지로, 3개의 1차 손목 폄근은 긴노쪽손목폄근, 짧은노쪽손목폄근과 자쪽손목폄근이다. 긴노쪽손목폄근에 의한 노쪽치우침은 자쪽손목폄근에 의한 자쪽치우침에 의해 상쇄되고, 이것은 손목 폄을 일으킨다. 만약 더 많은 근력이 손목 폄에 요구된다면, 긴손가락폄근(온손가락폄근, 새끼손가락폄근, 집게손가락폄근)이 2차 손목폄근으로 사

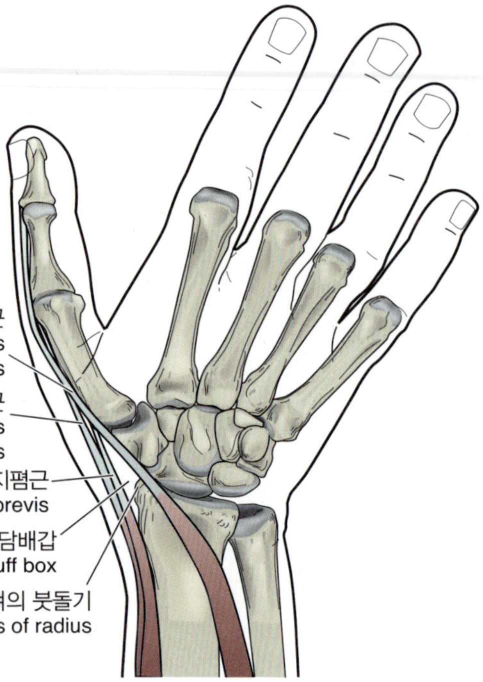

그림 7.6 엄지의 잘린 근육이 해부학적 코담배갑을 형성한다. 짧은엄지폄근과 긴엄지벌림근은 코담배값의 가쪽 경계선을 형성하고, 긴엄지폄근은 코담배갑의 안쪽 경계선을 형성한다.

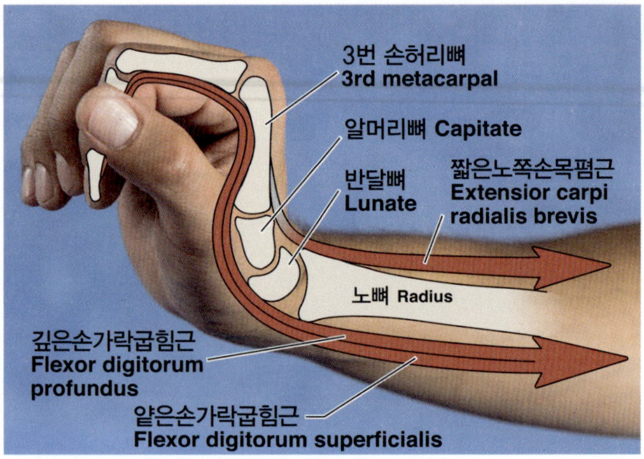

그림 7.7 굽힘근과 폄근은 쥐기 활동에 협력작용한다. 손가락 굽힘근은 손목을 폄하고 굽힘근을 길게 늘이는 손목폄근에 좌우된다. 이것은 손가락 폄근이 짧아짐으로써 손가락 굽힘근의 능동 불충분성을 막아준다.

용될 것이다.

손목 노쪽치우침의 작용근은 노쪽손목굽힘근과 긴노쪽손목폄근이다. 이들 2개 근육이 동시에 수축하면, 노쪽손목굽힘근의 굽힘 모멘트는 긴노쪽손목폄근의 폄 모멘트에 의해 상쇄되어, 노쪽치우침을 일으킬 것이다.

자쪽치우침은 2개의 근육에 의해 이루어진다: 자쪽손목굽힘근과 자쪽손목폄근. 자쪽손목굽힘근에 의한 굽힘은 자쪽손목폄근에 의해 상쇄되기 때문에, 이들 2개 근육이 자쪽치우침을 일으키게 된다.

쥐기 Grasp

쥐기 활동에서, 얕은손가락굽힘근과 깊은손가락굽힘근이 1차 작용근이다. 그러나 손목폄근도 쥐기 활동에 주요 역할을 한다. 손목폄근은 손목 굽힘의 얕은손가락굽힘근과 깊은손가락굽힘근의 2차 작용에 반대하기 위해 수축해야 한다. 그렇게 함으로써, 손목폄근은 손목을 폄 자세로 유지하고, 손목의 앞쪽면에서 손가락 굽힘근을 신장시킨다. 이런 방식으로, 손목폄근의 수축은 손가락이 손가락 굽힘근의 능동불충분성을 방지한다(그림 7.7). 손목폄근이 손가락 굽힘을 돕는다는 것이 이상하게 보일지 모르지만, 이런 관계에 대한 이해는 6장에서 설명된 것과 같이, 위관절융기통과 같은 팔꿈치 병리를 가진 사람이 쥐기를 할 때 통증이 발생하는 것을 설명해 준다.

관절가동술 Joint Mobilization

손목과 손의 관절가동술은 가동범위를 증가시키거나 통증을 감소시키기 위해 사용될 수 있다. 손목의 풀림자세는 10°의 뒤침(먼쪽노자관절)과 손목의 약간 자쪽치우침과 굽힘/폄의 중립위(노손목관절)이다. 표 7-4는 손목과 손의 움직임과 가동범위를 증가시키는 활주 가동술의 방향을 목록하고 있다.

표 7-4 가동범위를 증가시키는데 이용되는 활주의 방향

제한된 가동범위	관절가동술의 활주 방향
엎침	먼쪽노자관절의 앞쪽 활주
뒤침	먼쪽노자관절의 뒤쪽 활주
손목 굽힘	노손목관절의 뒤쪽 활주
손목 폄	노손목관절의 앞쪽 활주
손목 노쪽치우침	노손목관절의 안쪽 활주
손목 자쪽치우침	노손목관절의 가쪽 활주
전반적인 제한	노손목관절의 견인

먼쪽노자관절 Distal Radioulnar Joint

앞쪽 활주/뒤쪽 활주

자뼈에 대한 먼쪽 노뼈의 앞쪽 활주나 뒤쪽 활주는 아래팔의 뒤침(뒤쪽 활주)이나 엎침(앞쪽 활주)의 가동범위를 증가시키는데 사용된다. 환자는 앉은 자세나 누운 자세를 취할 수 있다. 검사자는 한 손으로 먼쪽 자뼈를 고정하고, 다른 손으로 앞쪽이나 뒤쪽의 힘을 적용한다(그림 7.8). 다른 방법으로 노뼈를 고정하고 자뼈를 가동시킬 수도 있다.

노손목관절 Radiocarpal Joint

앞쪽 활주

노뼈에 대한 손배뼈와 반달뼈의 앞쪽 활주는 손목의 폄 가동범위를 증가시키기 위해 사용된다. 환자는 앉은 자세나 누운 자세를 취할 수 있다. 검사자는 한 손으로 먼쪽 노뼈와 자뼈를 고정한다. 검사자는 다른 손으로 손목뼈를 횡으로 잡은 후, 앞쪽의 힘을 적용한다(그림 7.9).

뒤쪽 활주

노뼈에 대한 손배뼈와 반달뼈의 뒤쪽 활주는 손목의 굽힘 가동범위를 증가시키기 위해 사용된다. 환자는 앉은 자세나 누운 자세를 취할 수 있다. 검사자는 한 손으로 먼쪽 노뼈와 먼쪽 자뼈를 고정한다. 검사자는 다른 손으로 손목뼈를 횡으로 잡은 후, 뒤쪽의 힘을 적용한다(그림 7.10).

안쪽 활주

노뼈에 대한 손배뼈와 반달뼈의 안쪽 활주는 손목의 노쪽치우침 가동범위를 증가시키기 위해 사용된다. 환자는 앉은 자세나 누운 자세를 취할 수 있다. 검사자는 한 손으로 먼쪽 노뼈와 자뼈를 고정한다. 검사자는 다른 손으로 손목뼈를 횡으로 잡은 후, 안쪽의 힘을 적용한다(그림 7.11).

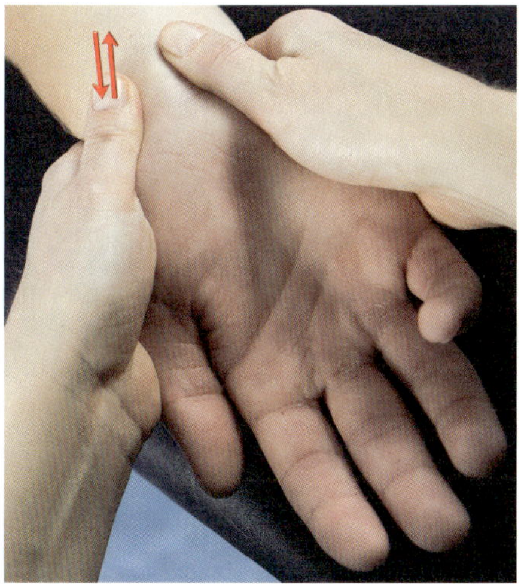

그림 7.8 자뼈에 대한 노뼈의 앞쪽 활주와 뒤쪽 활주는 엎침과 뒤침의 ROM을 증가시킨다.

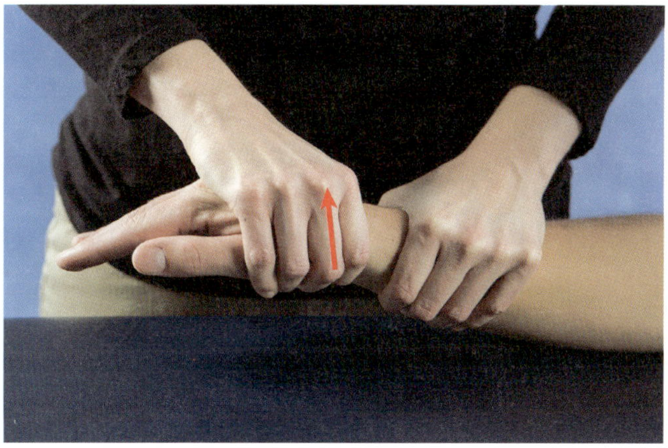

그림 7.10 노뼈에 대한 손배뼈와 반달뼈의 뒤쪽 활주는 손목의 굽힘 ROM을 증가시킨다.

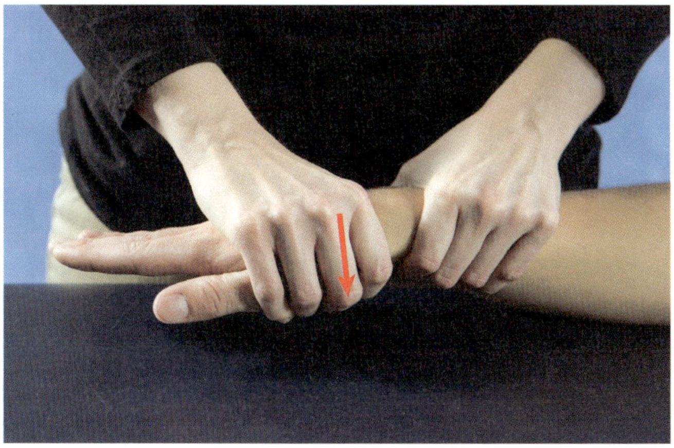

그림 7.9 노뼈에 대한 손배뼈와 반달뼈의 앞쪽 활주는 손목의 폄 ROM을 증가시킨다.

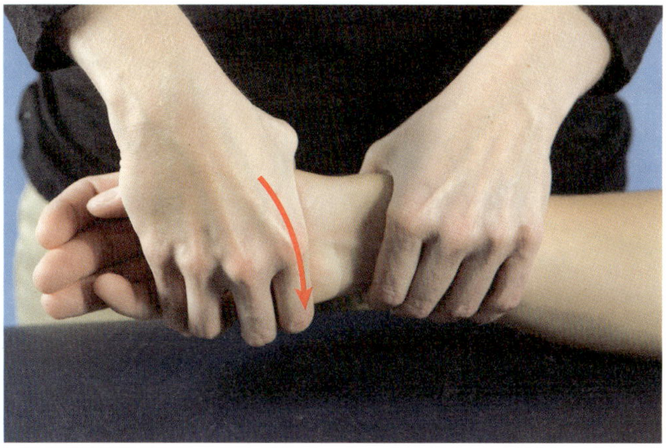

그림 7.11 노뼈에 대한 손배뼈와 반달뼈의 안쪽 활주는 손목의 노쪽치우침 ROM을 증가시킨다.

가쪽 활주

노뼈에 대한 손배뼈와 반달뼈의 가쪽 활주는 손목의 자쪽치우침 가동범위를 증가시키기 위해 사용된다. 환자는 앉은 자세나 누운 자세를 취할 수 있다. 검사자는 한 손으로 먼쪽 노뼈와 자뼈를 고정한다. 검사자는 다른 손으로 손목뼈를 횡으로 잡은 후, 가쪽의 힘을 적용한다(그림 7.12).

견인

노뼈로부터 멀어지는 손목뼈의 견인은 전반적인 관절 제한을 위해 사용된다. 환자는 앉은 자세나 누운 자세를 취할 수 있다. 검사자는 한 손으로 먼쪽 노뼈와 먼쪽 자뼈를 고정한다. 검사자는 다른 손으로 손목뼈를 횡으로 잡은 후, 먼쪽으로 당긴다(그림 7.13).

손목뼈관절 Carpal Joints

손목뼈사이관절은 앞-뒤 활주를 이용하여 가동될 수 있다. 검사자는 손목뼈를 고정하기 위해 한 손의 엄지와 검지를 이용하고, 이웃한 손목뼈를 앞뒤로 활주하기 위해 다른 손의 엄지와 검지로 앞뒤의 힘을 적용한다(그림 7.14).

손허리손가락관절과 마디뼈사이관절 Metacarpophalangeal and Interphalangeal Joints

MP 관절과 IP 관절은 오목-볼록 법칙을 이용함으로써 가동될 수 있다. 이들 관절의 몸쪽 분절은 볼록하고, 먼쪽 분절은 오목하다.

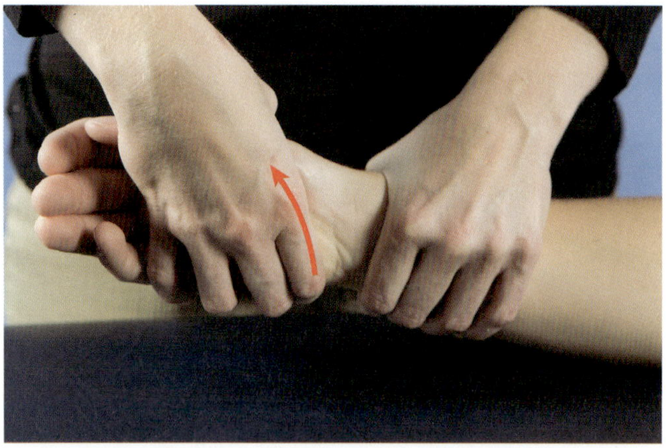

그림 7.12 노뼈에 대한 손배뼈와 반달뼈의 가쪽 활주는 손목의 자쪽치우침 ROM을 증가시킨다.

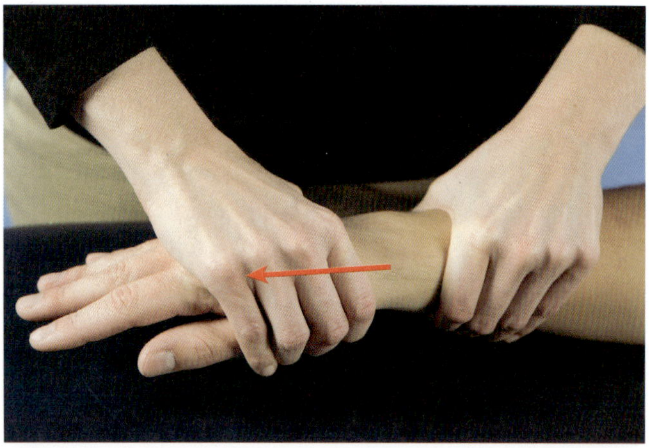

그림 7.13 견인 가동술은 전반적인 관절 저가동성과 통증을 위해 적용된다.

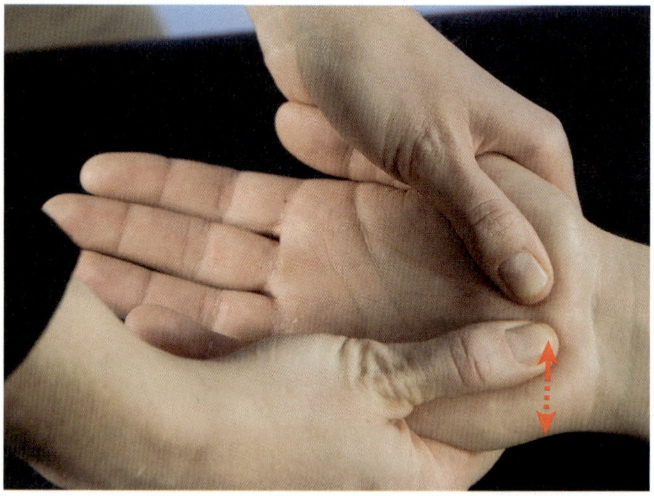

그림 7.14 손목뼈사이관절의 앞쪽과 뒤쪽의 가동술은 손목뼈의 제한을 위해 사용된다.

흔한 병리 | Common Pathologies

손목굴 증후군
De Quervain 힘줄윤활막염
자쪽손목폄근 힘줄병증
신경병변
골절
Dupuytren 질환(손바닥섬유종증)
손 힘줄 기형

우리가 알고 있듯이, 손목과 손은 해부학적으로 복잡하다. 손의 많은 자세와 사용 횟수 때문에, 손은 과사용과 외상으로 인한 손상에 취약하다. 본 단락에서 우리는 물리치료로 치료되는 손목과 손의 흔한 병리를 설명할 것이다.

손목굴 증후군(CTS) Carpal Tunnel Syndrome

손목굴은 아래팔의 앞쪽면에서 손으로 들어가는 통로를 형성한다. 얕은손가락굽힘근, 깊은손가락굽힘근과 긴엄지굽힘근의 힘줄이 손목굴을 통과한다. 그리고 정중신경도 손목굴을 통과한다. 손목굴 증후군(CTS)은 굴안에서 정중신경이 압박된 상태이다(그림 7.15).

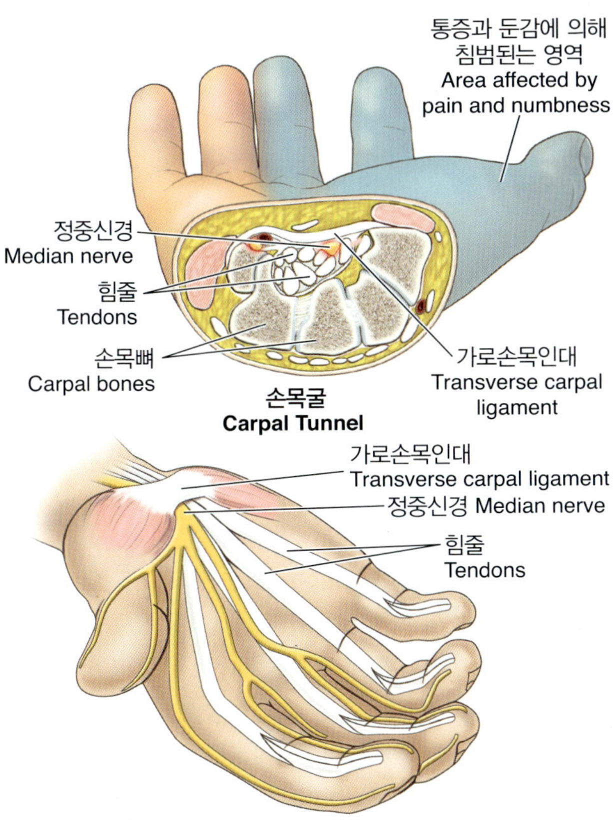

그림 7.15 정중신경이 손목굴을 통과하기 때문에, 손목굴 증후군은 정중신경의 압박으로 일어나는 증상이다.

원인/기여요소

손목굴은 바닥이 손목뼈로 되어 있고, 지붕이 가로손목인대이기 때문에 굴의 크기가 변하지 않는다. CTS는 많은 기여요소의 결과로 일어날 수 있다. 일반적으로 CTS는 손목굴을 좁게 만들거나, 힘줄에 부종이 생성되거나 커지거나, 정중신경이 커지거나 민감해지는 것으로 초래된다.

여성이 남성보다 CTS에 걸릴 확률이 3배 더 높다. 당뇨병, 갑상선기능저하증, 비만, 류마티스 관절염, 뼈관절염, 통풍, 루푸스, 임신, 손목 크기, 진동 도구 사용과 같은 작업 요소 등이 CTS와 관련된다. 컴퓨터 집중 작업이 CTS와 관련이 없지만, 하루 중 상당 시간 손목을 중립위에 두지 못하거나 상당한 손놀림이 필요한 직업은 CTS의 위험을 증가시킨다.[8–12] 다른 요소는 힘줄 부종, 손목 골절, 뼈가시와 종양이나 낭종을 초래할 수 있는 반복적인 손목과 손의 움직임이다.

증상

손목굴 증후군의 가장 흔한 증상은 손의 통증, 둔감, 저림 및 약증 등이다. 이들 증상은 정중신경의 분포 영역에서 대개 일어난다. 둔감, 저림 및 통증은 일반적으로 엄지, 집게손가락, 가운데손가락과 반지손가락의 절반 부위에서 느껴진다. 손을 흔드는 동작이 저림과 같은 이상감각을 완화하는데 도움이 된다. 작은 물체를 잡을 때, 엄지두덩 근육에서 약증이 나타날 수 있다. 시간이 경과하면, 엄지두덩에 위축 징후가 나타난다. 환자들은 종종 밤에 통증이 증가되는 증상을 호소한다.

임상 징후

손목굴 증후군의 진단을 검사하는데 다양한 검사와 처치가 이용될 수 있다. 이들 검사법으로는, 쥐기와 집기의 근력 검사, 엄지두덩근육의 근력검사, 손 위축의 관찰, 감각 검사 등이 있다. 일시적으로 신경을 압박함으로써 환자의 증상을 일으키는 특수검사가 부가적으로 수행된다.

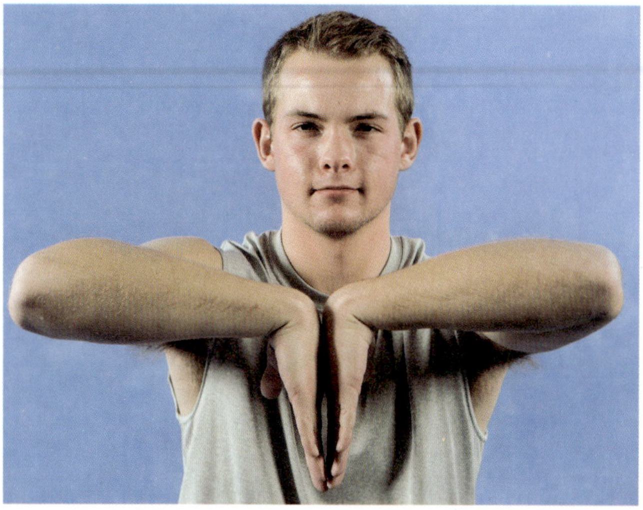

그림 7.16 손목굴 증후군을 위한 Phalen 검사.

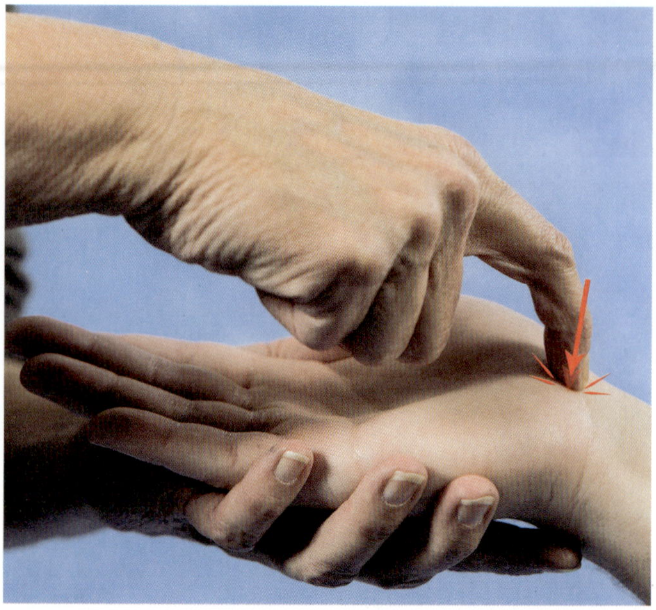

그림 7.17 Tinel 징후는 손목굴 증후군을 평가하기 위해 손목의 정중신경 위에서 수행된다. 정중신경의 타진은 양성 징후일 때 저림을 일으킨다.

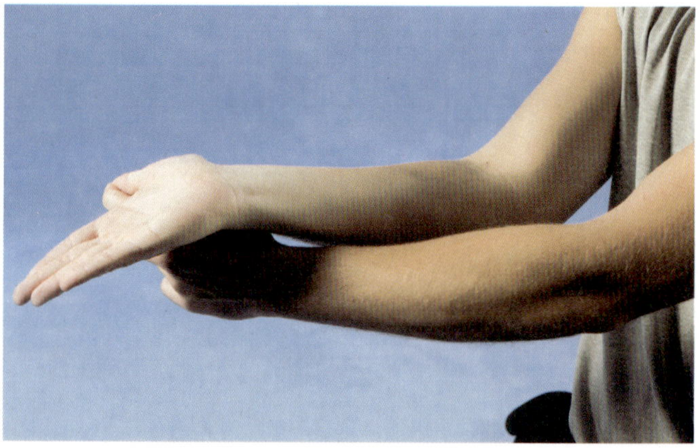

그림 7.18 정중신경의 긴장 운동도 손목굴 증후군의 치료에 이용될 수 있다.

Phalen 검사

Phalen 검사는 앉은 자세나 선 자세의 환자에게 수행된다. 환자는 양손의 손등을 붙인 후, 끝지점에서 손목을 굽힘한다. 이 자세의 다른 방법으로는, 환자에게 양쪽 팔꿈치를 테이블에 붙이고 아래팔을 세우도록 한 후 중력에 의해 손목이 굽힘되도록 하는 것이다. 환자는 이 자세를 60초간 유지한다(그림 7.16). 양성 징후는 정중신경이 분포하는 영역에서 증상이 발생하는 것이다.

Tinel 징후

Tinel 징후는 신경을 두드려 여러 지점의 신경 자극을 감지하는 검사이다. 이런 병리를 위해, Tinel 징후는 손가락이나 반사망치로 손목의 앞쪽에서 정중신경을 두드림으로써 수행된다(그림 7.17). 양성 징후는 정중신경이 분포하는 손의 영역에서 이상감각이 발생하는 것이다.

일반적인 중재

종종 초기의 중재는 환자에게 손목 스플린트를 착용하도록 지시하는 것이다.[14–17] 많은 문헌들은 손목을 중립위로 한 스플린트나, 또는 약간의 굽힘이나 폄한 자세로 한 스플린트의 사용을 권장하고 있다. 스플린트는 잠잘 때만 작용하거나, 하루 종일 착용될 수 있다.

CTS에 대한 활동 수정을 다룬 환자의 교육도 유익하다. 손목굴에서 가장 낮은 압박은 약간의 아래팔 뒤침과 손목의 굽힘/폄 중립위에서 일어난다. 가능하면, 환자들은 손목과 아래팔의 중립위를 유지해야 한다. 환자들은 강하거나 지속적인 집기와 쥐기 활동을 피해야 한다.

물리치료사는 염증을 줄이거나 부종을 감소하기 위해 모달리티를 처방할 수 있다. 맥동초음파와 레이저 치료도 효과적이다. 물렁조직 가동술도 이용될 수 있다.

관리계획에 힘줄–활주 운동도 포함될 수 있다(상자 7–1).[18,19] 이런 일련의 움직임은 손목굴을 통과하는 굽힘근 힘줄과 정중신경을 활주시킬 것이다. 힘줄–활주 운동은 1분 내에 손목굴의 압박을 줄이는데 효율적인 것으로 알려져 있다.[19–21] 대개 환자에게 각 자세에서 5번 반복하고, 7초간 유지하고, 하루에 3–5회 실시하도록 지시한다. 환자는 그림 7.18처럼 부드럽게 손목을 폄하고, 아래팔을 뒤침하고, 엄지를 폄함으로써 정중신경을 당겨 긴장을 준다.[19] 환

상자 7-1 손목굴 증후군을 위한 힘줄-활주 운동

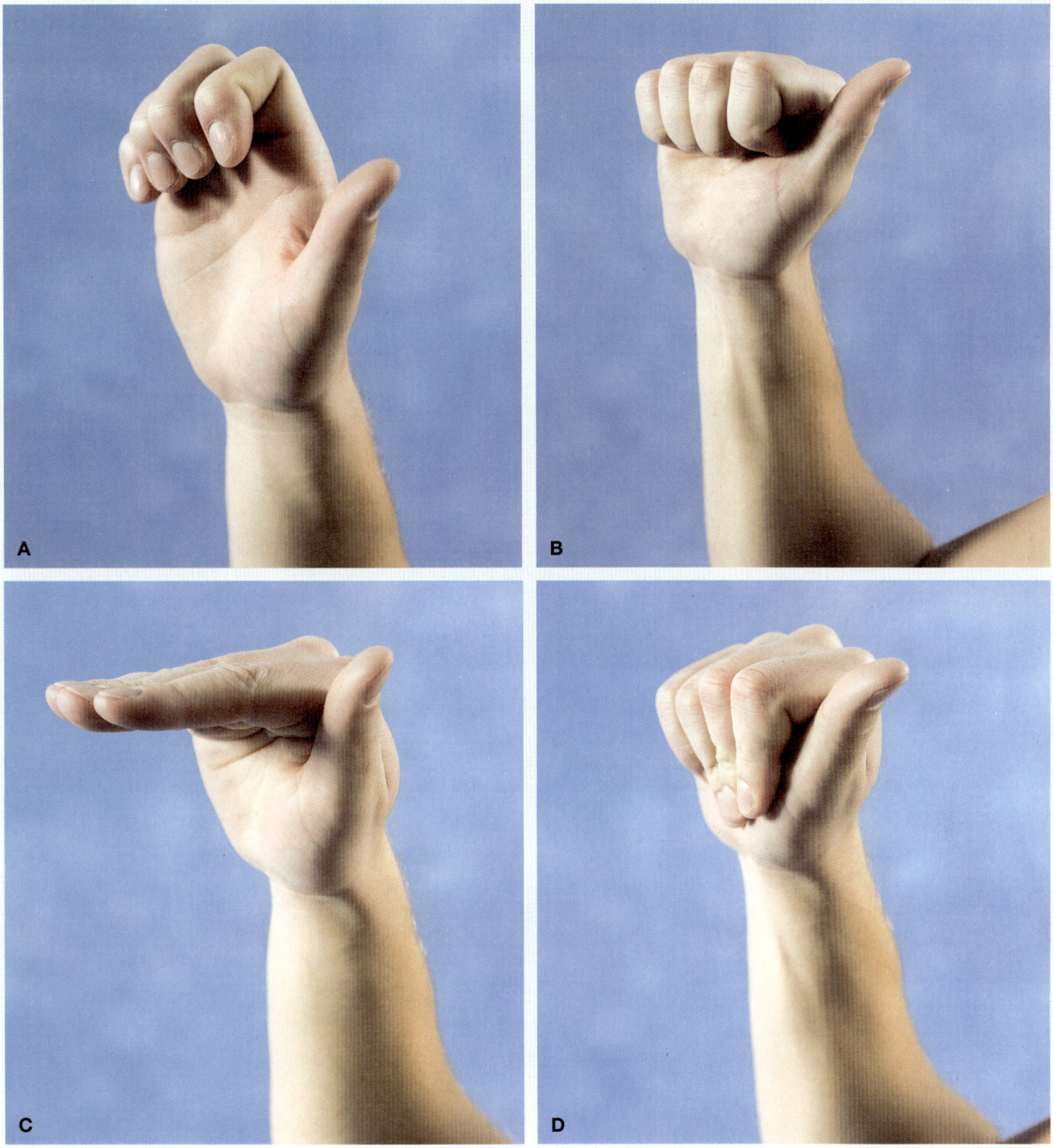

자가 진전하면, 엄지두덩 근육의 부드러운 근력강화운동도 관리계획 안에 추가될 수 있다. 신경과 힘줄을 가동시키는 것 이외에, 손목뼈의 가동술도 정중신경에 가해지는 압박을 줄이는데 유익할 수 있다.[22]

예방

CTS의 예방은 기여요소를 줄이는 것을 목적으로 한다. 환자는 장시간 또는 강한 쥐기 활동을 피해야 하고, 또 가능하면 굽힘이나 폄의 끝지점까지 손목의 자세를 취하지 않아야 한다. 만약 CTS를 초래할 수 있는 활동이나 자세를 피할 수 없다면, 환자에게 다른 손을 사용하거나 빈번한 휴식을 취하도록 교육한다. 손목의 중립위를 촉진하는 작업 환경을 만든다. 장시간 필기를 해야 할 경우에는 손잡이가 큰 펜을 사용하도록 권장한다.

손목굴 증후군 환자에 대한 요점	
설명과 원인	과사용, 해부학적으로 작은 손목굴, 또는 임신 등으로 인한 정중신경의 압박
검사	Phalen 검사, 정중신경의 Tinel 징후
신장	굽힘근 힘줄의 활주, 정중신경의 부드러운 신장
근력강화	엄지두덩 근육
훈련	NA
피해야 할 것	반복적인 손목의 굽힘과 폄, 굽힘과 폄의 끝지점에서 이루어진 장시간의 자세

수술 환자를 위한 중재

손목굴 이완술

보존적인 처치가 성공적이지 못하고 환자가 통증이나 약증 및 위축을 보이면, 수술이 권장될 수 있다.

수술

손목굴 이완술은 개방성 기법이나 내시경 기법으로 이용될 수 있다. 개방성 손목굴 이완술은 손목과 손의 앞쪽 부분을 약 2인치 정도 길게 절개함으로써 수행된다. 내시경 손목굴 이완술은 손목과 손의 1개 또는 2개의 작은 절개 부위에 삽입되는 작은 도구를 사용함으로써 수행된다. 어떤 경우이든, 수술의 목적은 정중신경에 더 넓은 공간을 제공하기 위해 가로손목인대를 절개하는 것이다. 이 부위가 치유되면, 절개된 인대 부위 사이에 흉터조직이 채워지는 것이다.

수술 후 단계

수술 후 4–6주 동안에는 환자에게 스플린트를 적용한다. 환자에게 모달리티, 흉터조직 관리, 신경과 힘줄의 활주운동, 근력강화운동이 적용될 수 있다. 관리계획으로써, 통증을 완화하기 위한 초음파나 월풀 치료의 사용과, 물렁조직 가동술을 적용하기 이전의 조직 신장술을 포함할 수 있다. 앞에서 설명된 활주운동도 포함될 수 있다. 관리계획은 엄지두덩 근육을 위한 근력강화운동을 포함할 수 있다. 근력강화운동은 대개 절개 부위가 치유되고, 염증 징후가 완화된 이후에 시작된다.

De Quervain 힘줄윤활막염
De Quervain Tenosynovitis

De Quervain 질환은 손목의 노쪽면에 있는 긴엄지벌림근(APL)과 짧은엄지폄근(EPB) 힘줄에서 통증성 활주가 나타나는 병리이다. 손등의 폄근지지띠가 비후되어 이들 힘줄이 위치하는 구획내에서 움직임의 제한이 있다. 이 질환은 두 힘줄이 섬유성 지지띠 밑을 통과하기 때문에, 이들 두 힘줄과 그들을 덮고 있는 윤활말이집의 염증에 의해 동반될 수도 있다(그림 7.19).[23]

원인/기여요소

De Quervain 질환의 기여요소는 대부분이 밝혀지지 않았다. 반복적인 움직임이나 과사용이 폄근 지지띠의 퇴행성 변화와 힘줄이 주행하는 섬유성 굴의 비후를 초래할 수 있

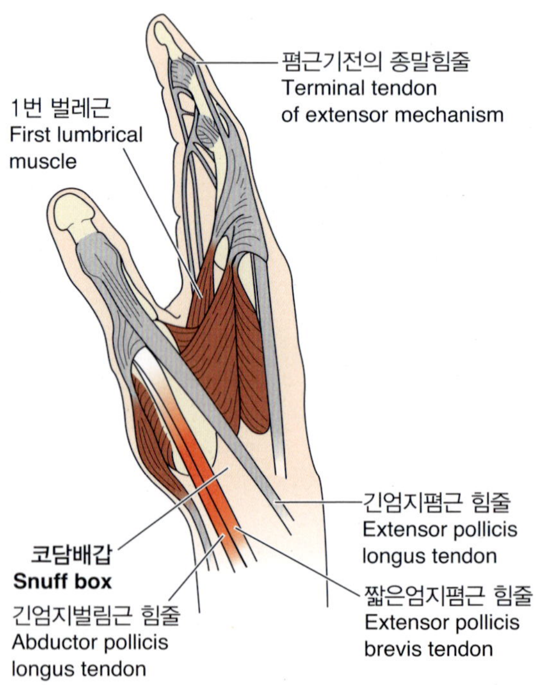

그림 7.19 De Quervain 힘줄윤활막염은 손목의 가쪽면에 있는 긴엄지벌림근 힘줄과 짧은엄지폄근 힘줄의 병리이다.

다.[24] 해부학적 기여요소가 존재할 수 있다: De Quervain 증후군을 가진 환자를 대상으로 한 연구에 따르면, 분리된 힘줄말이집 안에서 주행하는 긴엄지벌림근 힘줄과 짧은엄지폄근 힘줄이 큰 비중을 차지하고 있다는 것이다.[25] 이 질환은 남성보다 여성에게서 3–5배 정도 흔한 편이다. 최고의 발병률은 임신과 폐경기 때 나타나기 때문에, 일부 연구자들은 호르몬이 이 질환에 기여한다고 결론을 내렸다.

주의…

임신과 관련된 병리에 주의한다. 임신의 생리적 변화는 일부 정형의학적 질환의 가능성을 증가시킬 수 있다. 부가적으로, 임신 환자는 치료 동안 모달리티와 자세 취하기에 대한 물리치료사의 선택에 특별한 고려사항을 필요로 한다.

증상

De Quervain 환자들은 대개 손목의 노쪽 부위에 통증, 압통 및 부종을 가진다. 그리고 엄지를 움직일 때 염발음이 발생할 수 있다. 환자는 쥐기 활동, 엄지 사용 또는 손을 자쪽치우침할 때 통증이 증가한다고 호소한다. 대개 증상의 시작은 점진적으로 일어난다.

임상 징후

통증은 긴엄지벌림근힘줄과 짧은엄지폄근힘줄의 능동 수축, 촉진 및 신장시에 증가된다.[26,27] 환자는 자쪽치우침의 ROM 제한을 가지는데, 특히 엄지를 손바닥으로 움직일 때 제한이 나타난다. 엄지와 집기의 근력 감소가 나타날 수 있다. de Quervain 질환의 검사는 Finkelstein 검사이지만, 종종 Eichhoff 검사로 수행된다. 많은 임상가들은 Eichhoff 검사를 시행하고 있으며, Finkelstein 검사로 잘못 의뢰하기도 한다.

Finkelstein 검사

Finkelstein 검사는 앉은 자세나 선 자세의 환자에게서 수행된다. 검사자는 환자의 엄지손가락을 잡고 환자의 손을 자쪽치우침시킨다(그림 7.20).[28] 양성 징후는 노뼈 붓돌기 부위에서 통증이 발생하는 것이다.

Eichhoff 검사

Eichhoff 검사는 Finkelstein 검사의 변형이다. 이 검사는 환자에게 엄지를 손바닥쪽으로 굽힘하고 엄지를 감싸고 주먹을 쥐도록 주문한다. 그런 다음 환자에게 천천히 손목을 자쪽치우침하도록 주문한다(그림 7.21). 양성 징후는 노뼈 붓돌기 부위에서 통증이 발생하는 것이다.

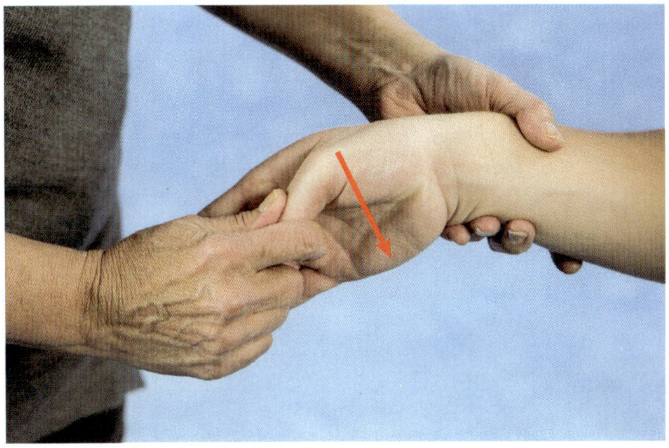

그림 7.20 De Quervain 힘줄윤활막염을 위한 Finkelstein 검사.

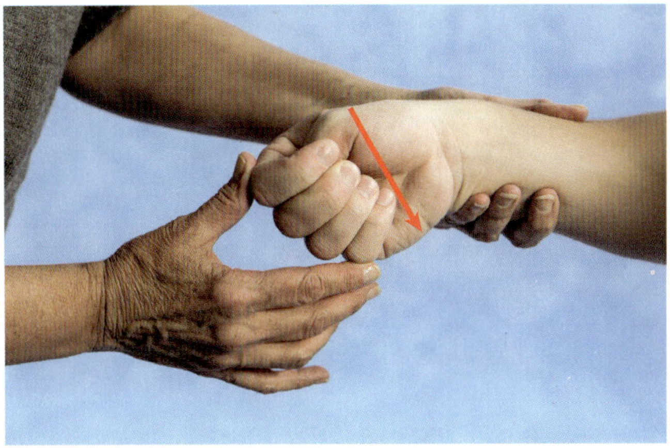

그림 7.21 De Quervain 힘줄윤활막염을 위한 Eichhoff 검사.

일반적인 중재

de Quervain 질환을 위한 관리계획은 냉 마사지, 이온도입법, 고전압전기자극 또는 맥동초음파와 같이, 통증과 염증을 줄이는 모달리티를 자주 포함한다. 손목과 엄지의 MP와 IP 관절 스플린트가 이 부위의 휴식을 위해 이용될 수 있다. 물렁조직 이완술, 마찰마사지 또는 근막이완술도 유익할 수 있다. 엄지 CMC 관절의 가동술과 손목 노쪽 활주도 유익할 수 있다.[29] 통증이 완화되면, 손목의 노쪽치우침과 모든 엄지 운동을 위한 구심성 근력강화운동과 원심성 근력강화운동이 치료 프로그램에 첨가되어야 한다.[27,30] 그림 7.22는 de Quervain 질환의 관리계획에 포함되는 일반적인 운동을 보여주고 있다.

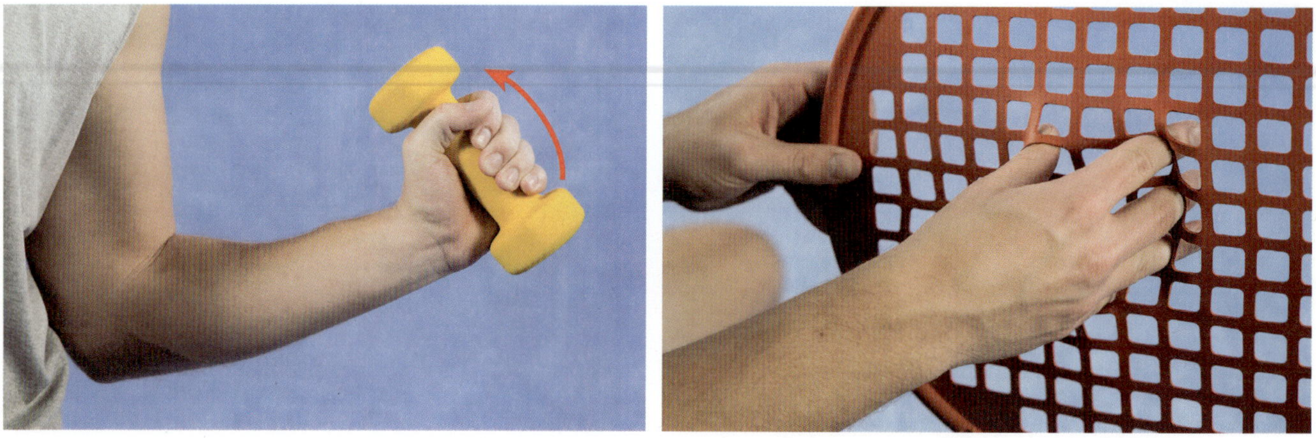

그림 7.22 노쪽치우침근, 엄지폄근과 벌림근의 근력강화운동이 de Quervain 질환을 위한 관리계획에 포함될 수 있다.

De Quervain 증후군 환자에 대한 요점	
설명과 원인	과사용이나 해부학적 기형에 의한 긴엄지벌림근과 짧은엄지폄근의 힘줄 병증
검사	Finkelstein 검사, Eichhoff 검사
신장	엄지 벌림근과 폄근, 엄지의 다른 근육
근력강화	엄지 벌림근과 폄근, 손목 노쪽치우침근
훈련	NA
피해야 할 것	반복적인 손목의 노쪽치우침과 자쪽치우침

자쪽손목폄근(ECU) 힘줄병증
Extensor Carpi Ulnaris Tendinopathy

자쪽손목폄근의 이런 힘줄병증에는 힘줄염, 힘줄윤활막염, 힘줄병증 및 힘줄 파열 등이 있다. 자쪽손목폄근 힘줄은 얕은 곳에 위치하기 때문에 쉽게 손상된다. 긴엄지벌림근과 짧은엄지폄근 힘줄과 비슷하게, 자쪽손목폄근의 힘줄도 윤활 소매(synovial sleeve)를 가지고 있고, 폄근 지지띠 밑에 있는 섬유성 말이집을 통과해 주행한다. 힘줄이나 윤활 소매는 과사용으로 인해 염증이 발생할 수 있다. 힘줄병증(tendinosis)은 힘줄의 만성 과하중으로 일어날 수 있다.

원인/기여요소

힘줄염이나 힘줄윤활막염은 종종 아래팔의 뒤침 자세에서 발생하는 손목의 반복적인 굽힘과 폄에 의해 발생된다. ECU 힘줄병증의 가장 일반적인 기전은 특히 테니스나 골프와 관련된 스포츠이다. 이 부위의 손상에는 ECU 힘줄 이외에도, TFCC/또는 먼쪽노자관절도 포함될 수 있다.

증상

환자는 종종 손목 등쪽의 자쪽면에서 통증을 호소한다. 부종도 존재할 수 있다. 만약 힘줄이 파열된 말이집 때문에 불안정하면, 뒤침 시 염발음과 통증이 발생할 수 있다.

임상 징후

전형적인 근육힘줄 병리의 경우에는, 촉진, 신장과 근육의 능동수축에 의해 통증이 증가될 것이다.[31] 손목의 폄과 자쪽치우침에 저항을 가한 ECU의 근력검사는 대개 통증을 유발시킬 것이다. 그러나 이것이 다른 구조물도 손상시키기 때문에, ECU 협력 검사가 자쪽손목폄근 힘줄병증의 진단에 자주 사용된다.

ECU 협력 검사

환자는 팔꿈치를 90°로 굽힘한 채, 테이블 위에 팔꿈치를 내려 놓는다. 환자는 아래팔을 뒤침하고, 손가락을 폄한 채 손목을 중립위로 유지한다. 검사자는 환자의 가운데손가락을 한 손으로 잡고, 다른 손으로 ECU 힘줄을 촉진한다. 환자에게 저항을 이겨내고 엄지를 노쪽으로 벌림(폄)하도록 지시한다(그림 7.23). 검사자는 근육이 수축할 때, 자뼈 붓돌기의 바로 먼쪽에서 ECU 힘줄의 활시위를 느낄 것이다. 힘줄병증의 양성 징후는 자쪽 손목의 등쪽에서 통증이 발생하는 것이다.[32]

일반적인 중재

초기에 환자는 이 부위를 휴식하도록 교육받을 것이다. 약간의 손목의 폄과 자쪽치우침 자세로 스플린트를 적용하는 것이 유용할 것이다. 냉치료, 맥동초음파, 이온도입법 등을 포함한 모달리티가 염증을 줄이기 위해 관리계획에 포함될 것이다. 최대하 등척성 근력강화운동도 관리계획 안에 포함될 수 있다. 통증이 완화되면, 환자는 구심성 수축과 원심성 수축을 이용한 손목의 폄과 자쪽치우침의 등장성 근력강화운동으로 진행될 수 있다.

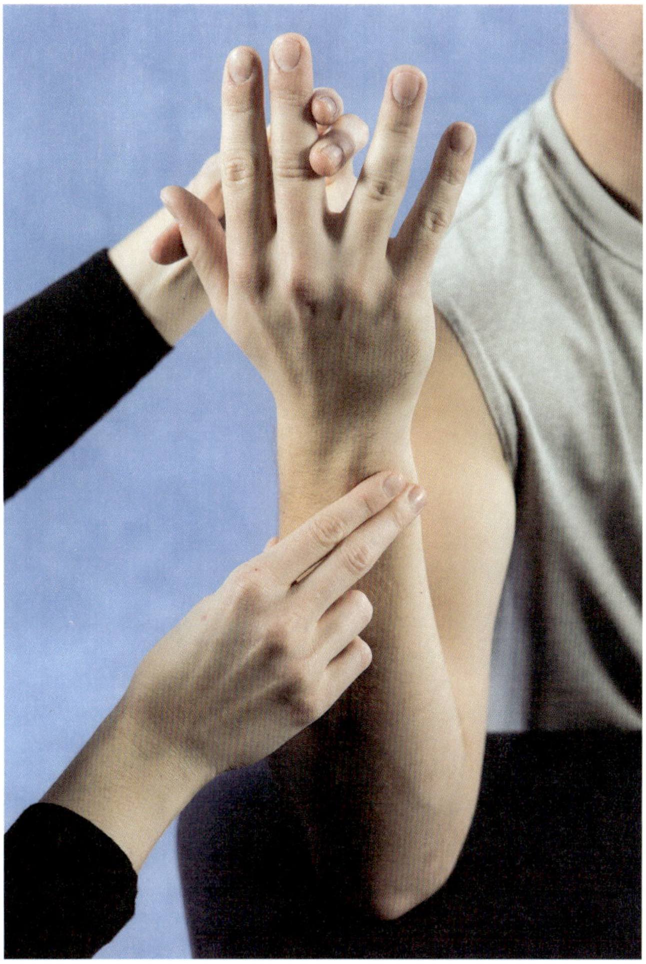

그림 7.23 ECU 힘줄병증을 위한 ECU 협력 검사.

자쪽손목폄근 힘줄병증 환자에 대한 요점

설명과 원인	과사용(특히, 손목 굽힘/폄과 아래팔의 뒤침)에 의한 힘줄병증
검사	ECU 협력 검사
신장	NA
근력강화	손목 폄과 자쪽치우침에 저항을 제공하는 자쪽손목폄근의 강화
훈련	NA
피해야 할 것	아래팔의 뒤침 자세에서 갑작스럽거나 반복적인 손목의 굽힘과 폄

신경 병변 Nerve Lesions

노신경, 정중신경 및 자신경의 병변은 손목과 손에서 나타날 수 있는 약증과 기형을 일으킬 것이다. 말초신경의 해부학을 기억해 보자. 신경의 축삭은 신경속막(endoneurium)으로 불리는 결합조직의 말이집에 의해 덮여 있다. 말이집으로 덮인 신경축삭은 신경다발막(perineurium)에 의해 둘러싸인 신경다발 안에 묶여 있다. 많은 근막은 말초신경을 구성하고, 신경바깥막(epineurium0에 의해 함께 유지된다.

4장에서 우리는 신경차단(neurapraxia), 축삭절단(axonotmesis)과 신경절단(neurotmesis)에 대해 설명했다. 신경차단은 가장 가벼운 신경 병변이며, 신경의 압박이나 외상에 의해 초래될 수 있다. 회복은 약 8주 이내에 완전하게 이루어진다. 축삭절단은 축삭이 절단되며, 신경속막의 결합조직 소매는 온전하다. 이 경우, 축삭은 재생될 수 있다. 그러나 재생은 한 달에 1인치 정도로 느리게 일어난다. 재생되는 동안, 병변 지점보다 먼쪽 부위의 감각 기능과 운동기능이 소실된다. 신경절단은 신경과 신경바깥막의 완전한 파괴이다. 회복은 수술적 정복술을 필요로 한다.

원인/기여요소

외상, 압박, 자동차 사고, 열상, 낙상, 군사 전투 등이 팔의 말초신경 병변을 일으킬 수 있다. 말초신경의 손상이나 압박에는 여러 가지 기여요소가 있다.

- *정중신경* 병변은 일반적으로 앞쪽 아래팔의 열상, 타박상, 그리고 과사용에 의한 손목굴 증후군과 관련된다.
- *자신경* 병변은 종종 팔꿈치굴의 압박이나 사이클 선수(손목 압박)와 관련된다.[33] 자신경은 **Guyon 굴**이라고 불리는 가로손목인대의 표층에 있는 좁은 관을 통과하기 때문에 손목에서의 압박이나 열상에 취약하다.
- *노신경* 병변은 위팔뼈 골절으로 초래될 수 있고, 또 목발의 부적절한 사용과 관련된 겨드랑이 압박으로부터 초래될 수도 있다.

증상

신경 병변의 일반적 증상으로는, 둔감, 저림, 통증, 약증 및 기형 등이 있다. 신경 손상 시, 비록 통증이 병변보다 몸쪽 부위에서 느낄 수 있지만, 증상은 대개 병변보다 먼쪽 부위에서 나타난다. 병변보다 먼쪽에서 신경지배를 받는 근육은 약화될 것이다. 특별한 증상과 임상 징후는 아래에서 설명되듯이, 손상된 신경과 병변의 위치에 따라 달라질 것이다.

임상 징후

정중신경

정중신경이 압박되거나 열상되는 가장 흔한 지점은 손목이다. 감각이 손바닥, 엄지, 집게손가락, 가운데손가락 및 반지손가락의 절반에서 떨어지거나 없어질 수 있다(그림 7.24). **이상감각**이 이들 부위에서 느껴질 수 있다. 근력검사를 했을 때, 내재근인 엄지굽힘근, 엄지벌림근, 엄지맞섬근, 그리고 1번과 2번의 벌레근에서 약증이 나타날 수 있다.

손목의 정중신경 병변으로 인한 안정 시의 손 기형은 **원숭이 손**이다. 이런 기형은 엄지를 벌림하거나 맞섬할 수 없는 특징을 갖는다. 엄지는 일반적으로 손가락보다 앞쪽에 위

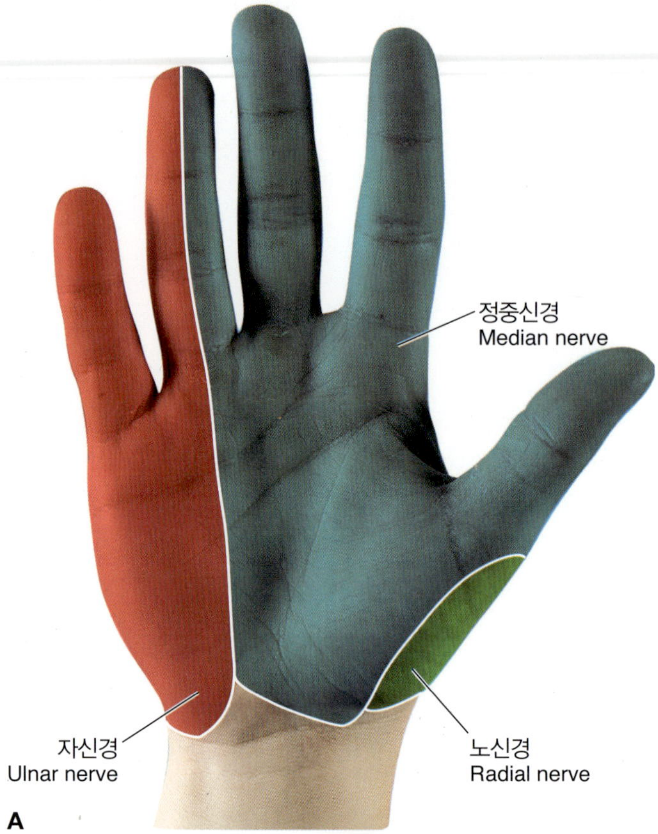

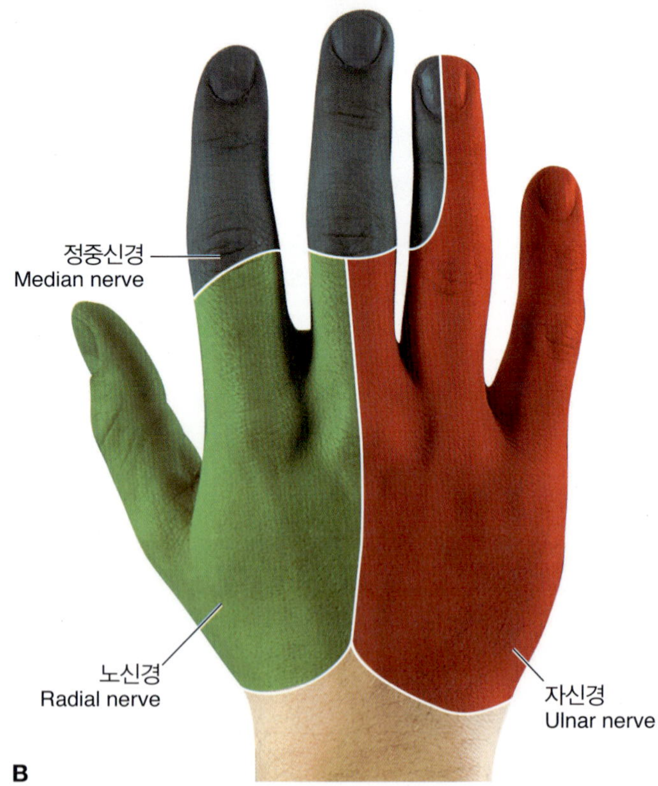

그림 7.24 정중신경, 자신경 및 노신경에 의해 제공되는 손의 감각신경지배.

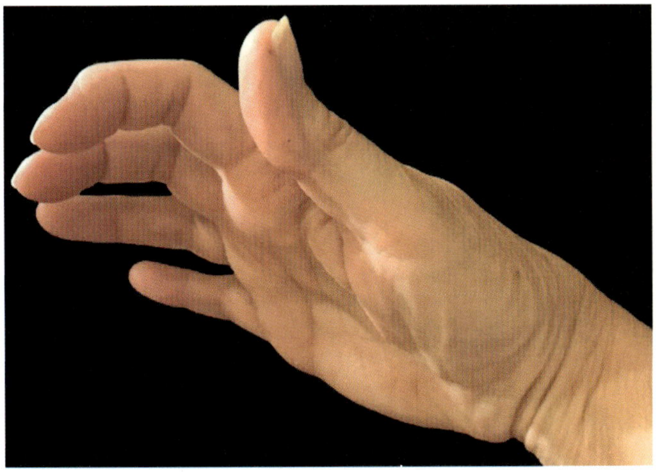

그림 7.25 원숭이손 기형은 정중신경의 병변으로 발생한다. 엄지두덩이 위축되고, 엄지는 손가락이 위치하는 운동면 쪽으로 당겨진다.

치하지 못하고, 손가락이 위치하는 운동면과 같은 면에 위치하게 된다. 집게손가락과 가운데손가락은 벌레근의 소실 때문에, MP 관절이 펴되고 PIP 관절과 DIP 관절이 굽힘되는 쪽으로 당김될 것이다. 엄지두덩이 위축된다. 그림 7.25를 참고하기 바란다.

만약 정중신경이 위팔이나 팔꿈치에서 손상되면, 환자는 주먹을 쥐려고 시도할 때 **축복 손**(benediction hand) 또는 성직자 손(bishop's hand)을 나타낼 것이다.[34] 집게손가락과 가운데손가락의 얕은손가락굽힘근과 깊은손가락굽힘근의 약증 때문에, 환자가 주먹을 쥐려고 할 때 반지손가락과 새끼손가락만 굽힘될 것이다. 이것은 안정 시 기형이 아니라, 주먹을 쥐려고 시도할 때 나타나는 현상이다.

자신경

자신경은 팔꿈치(자신경이 팔꿈치굴을 통과하기 때문)와 손목에서 가장 쉽게 손상된다. 자신경은 반지손가락의 절반과 새끼손가락의 손바닥쪽과 등쪽의 감각을 운반한다. 이 부위의 감각이 저하될 수 있다(그림 7.24). 내재근인 새끼굽힘근, 새끼벌림근, 새끼맞섬근의 약증; 3번과 4번의 벌레근의 약증; 바닥쪽 뼈사이근과 등쪽 뼈사이근의 약증이 종종 나타날 것이다.

손목의 자신경 병변으로 일어날 수 있는 안정 시 손 기형은 **갈퀴손**이다(그림 7.26). 이 기형이 축복 손처럼 보일 수 있기 때문에, 안정 시의 기형인지, 아니면 주먹을 쥐려고 할 때 일어나는 현상인지를 구분하는 것이 중요하다.[35] 이 기형은 3번과 4번 벌레근의 소실로 인한 반지손가락과 새끼손가락의 MP 관절이 펴되고 PIP 관절과 DIP 관절이 굽힘되는 특징을 갖는다. 새끼두덩이 위축된다.

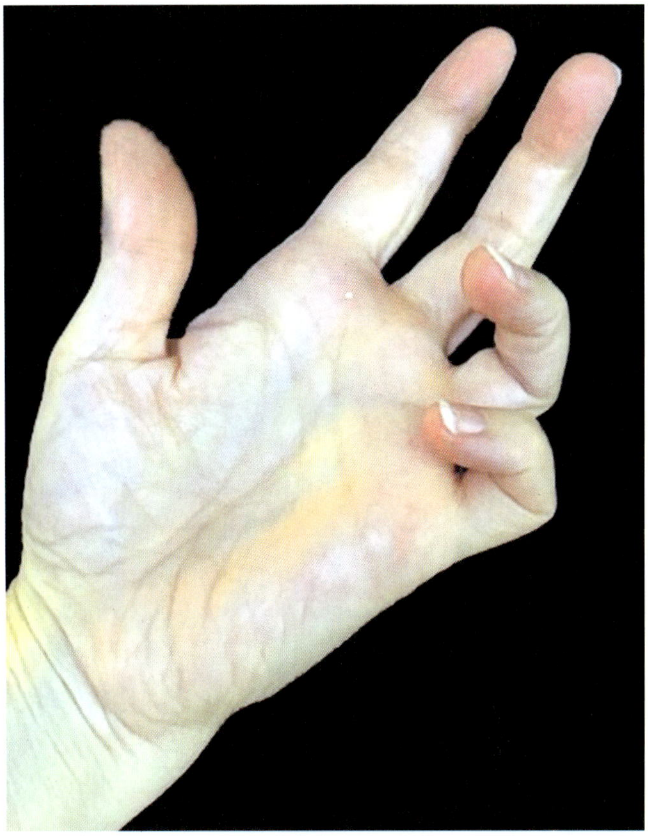

그림 7.26 갈퀴손은 자신경 병변의 결과이다. 이것은 3번과 4번의 벌레근 소실로 인한 기형이다. 갈퀴손은 주먹을 쥐려고 할 때 정중신경의 병변으로 인해 환자가 취할 수 있는 손의 자세(축복 손)이다.

> **주의…**
>
> 자쪽 갈퀴손과 **축복 손**의 형태가 비슷함에 **주의한다.** 손가락의 자세가 똑같지만, 중요한 다른 점은, 갈퀴손은 자신경 병변으로 인한 안정 시의 기형이고, 반면 **축복** 손은 정중신경의 병변으로 인해 주먹을 쥐려고 할 때 나타나는 현상이다.

팔꿈치에서의 자신경 손상은 4번과 5번 손가락으로 가는 깊은손가락굽힘근의 약증을 초래할 수 있다. 환자가 자쪽 갈퀴손 기형을 갖지만, 이런 병변 레벨은 역설적으로 손가락의 갈퀴를 덜 초래하는데, 그 이유는 깊은손가락굽힘근의 약증 때문에 굽힘의 당김이 감소되기 때문이다.

노신경

노신경이 많이 손상되는 지점은 뒤쪽 위팔뼈(6장의

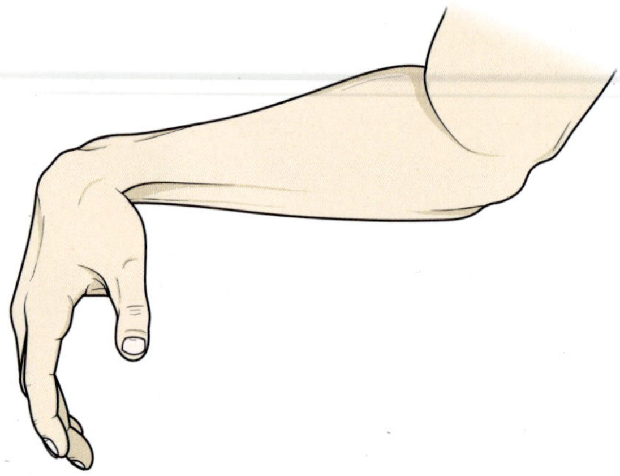

그림 7.27 노신경 병변은 손목 처짐 기형을 초래한다.

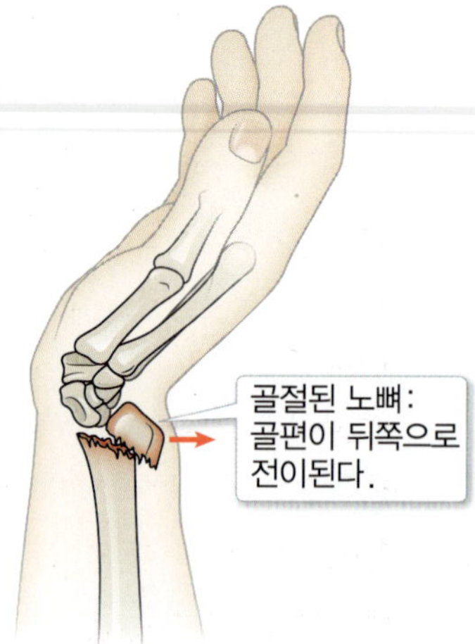

그림 7.28 먼쪽 노뼈의 Colles 골절은 종종 포크 기형을 초래한다.

"Volkmann 허혈성 구축" 참조), 몸쪽 아래팔, 그리고 손목의 등쪽이다. 몸쪽 손상은 위팔의 뒤쪽면, 아래팔의 뒤쪽면, 그리고 집게손가락과 가운데손가락의 등쪽면 등에서 감각소실을 일으킬 수 있다(그림 7.24). 근력검사를 하면, 팔꿈치 폄근, 손목 폄근과 손 폄근에서 약증이 나타날 수 있다.

팔꿈치 위의 노신경 병변으로 발생하는 기형은 **손목의 처짐** 현상이다.[34] 이런 기형은 손목과 손가락을 펌하는 능력이 없기 때문에 일어난다(그림 7.27). 쥐기 활동에서 손목 폄근의 협력 작용 때문에, 환자는 감소된 쥐기 근력을 가질 것이다.

일반적인 중재

신경 손상 이후의 물리치료 중재는 손상의 원인과 범위에 따라 달라질 것이다. 제한된 신경 스트레스의 자세에서 스플린트나 고정이 적용될 수 있다.[15–18]

임상 경고!

환자 교육은 활동 수정과 활동 복귀에 관한 정보를 포함해야 한다. 관리계획은 염증을 줄이기 위해 모달리티를 포함할 수도 있다. 초기에는, 증가된 신경 압박으로 인해 금기시되는 자세, 움직임 및 운동이 존재할 수도 있다.

주변 힘줄과 신경의 가동술도 신경의 건강을 유지하는데 도움이 될 수 있다.[35,36] 능동가동범위운동도 신경과 근육의 기능을 유지하거나 향상시키기 위해 이용될 수 있다.

골절 Fractures

손목과 손의 골절은 매우 흔한 편이다. 골절이 손목과 손의 어느 지점에서 일어날 수 있지만, 흔한 골절 지점은 먼쪽 노뼈/자뼈, 손배뼈, 4번과 5번의 손허리뼈와 손가락이다.

손목의 골절은 종종 먼쪽 노뼈/자뼈의 골절을 포함한다. 이런 골절은 FOOSH 손상 이후에 자주 발생한다. 먼쪽 노뼈 골절은 **Colles 골절**로 불린다. 이것은 디너 포크 기형으로 불리는 골절 파편이 각을 형성하는 손목 기형을 종종 초래한다(그림 7.28).

손배뼈는 손목에서 가장 흔하게 골절되는 뼈이다. 손배뼈는 좁은 허리를 가진 땅콩처럼 생긴 뼈이다. 이 골절은 손배뼈로 가는 혈액 공급이 뼈의 허리 부위를 지나가고 골절로 손상될 수 있기 때문에, 골치가 아픈 골절이다. 이것은 손배뼈의 무혈성 괴사를 초래할 수 있다.

손허리뼈 골절은 움직임의 보존을 위해 활주가 요구되는 힘줄 바로 옆에 골절 지점이 위치하기 때문에 재활에 어려움이 있다. 매우 중요한 것은 MP의 굽힘을 유지하고, 골절이 치유되면 손허리뼈 등쪽을 가로지르는 활주가 일어나도록 손가락폄근을 확보하는 것이다. 이 부위의 흔한 골절은 4번과 5번의 손허리뼈목에서 일어난다. 이 골절은 복서 골절로 불리며, 주먹을 쥐고 벽을 칠 때 발생할 수 있다.

원인/기여요소

손목과 손의 골절은 팔을 뻗은 채 손을 짚고 넘어지거나, 직접적인 타격, 작업과 관련된 사건, 그리고 풋볼, 레슬링, 야구 등과 같은 스포츠 사고 등을 당했을 때 흔하게 발생한다. 가장 흔한 원인은 낙상이며, 모든 손목과 손의 골절 중

에서 절반에 해당된다.[37]

증상

통증은 골절이 발생했음을 알려주는 가장 흔한 지표이다. 통증은 휴식을 취할 때나 움직일 때, 그리고 촉진을 할 때 발생할 수 있다. 환자는 가동범위 제한과 기형을 주로 호소한다. 부종이 골절 직후에 나타날 것이다.

임상 징후

외상, 움직임 시의 통증, 가동범위 제한, 그리고 촉진 시의 압통이 있으면, 골절을 의심할 수 있다. 확진을 위해, X선 진단을 이용할 수 있다.

일반적인 중재

일반적으로, 골절 이후 환자는 스플린트, 석고고정, 내적 고정 또는 외적 고정으로 고정될 것이다. 환자는 부종을 최소화하기 위해, 팔다리를 심장보다 위쪽으로 들어 올리도록 교육을 받아야 한다. 냉 치료도 첫 며칠 동안 사용될 수 있다. 골절 지점의 손상 없이, 이웃한 건측 관절의 가동성이 유지되어야 한다.

먼쪽노뼈 골절 또는 노자골절

만약 먼쪽노뼈 또는 노자골절이 안정된 골절이고 좋은 정렬을 가지고 있다면, 환자는 석고고정이나 스플린트로 고정될 것이다. 불안정한 골절이나 정렬에 문제가 있는 골절의 경우에는, 환자는 폐쇄성 정복, 개방성 정복 내적 고정술(ORIF), 또는 외적 고정술을 받을 것이다.[38]

관리계획은 무엇인가? 첫 6주 동안의 초기 관리계획은 스플린트나 석고고정이 허용된 상태에서 손가락, 팔꿈치 및 어깨의 가동범위운동을 포함할 것이다. 이 단계에서는 일반적으로 아래팔의 엎침과 뒤침이 허용된다. 약 6-8주쯤에는 석고고정, 스플린트, 외적 고정이 제거될 것이다. 손목과 아래팔의 능동보조가동범위운동도 환자의 관리계획에 포함될 수 있다. 손목의 굽힘과 폄과 아래팔의 엎침과 뒤침은 매우 제한될 것이다. 8주 후에는, 손목과 손가락의 부드러운 근력강화운동이 관리계획에 포함될 것이다.[39,40]

손배뼈 골절

손배뼈 골절은 대개 해부학적 코담배갑의 압통을 초래할 것이다. 손배뼈 골절은 느리고 매우 조심스럽게 치유되어야 하는데, 그 이유는 무혈성 괴사와 불유합이 흔한 합병증이기 때문이다. 손배뼈 골절 환자는 팔꿈치에서 MP 관절까지 석고고정이나 스플린트로 고정될 것이다. 엄지는 대개 엄지 **스피카**로 고정된다. 골편의 유합과 고정기간의 단축을 위해, 핀이나 나사를 이용하는 ORIF가 수행될 수 있다.

만약 환자가 ORIF 수술을 받지 않았다면, 초기 관리계획에는 어깨 가동범위운동 뿐만 아니라, 손가락의 MP, PIP, DIP 관절의 가동술도 포함될 것이다. 6-12주쯤에는, 환자는 팔꿈치를 적극적으로 움직일 수 있도록 짧은 석고고정으로 대체될 것이다. 능동가동범위운동은 12주쯤에 시작될 것이고, 근력강화운동은 골절 후 약 4개월 후에 시작될 것이다.

만약 환자가 ORIF 수술을 받았다면, 4~8주경에, 팔꿈치 고정이 중단된다. 능동가동범위운동은 8주경에 시작될 것이고, 근력강화운동은 골절 후 3개월쯤에 시작될 것이다.

손허리뼈 골절

손허리뼈 골절은 혈액 공급이 잘 되기 때문에 치유가 빠르게 일어난다. 그러나 골절 위치, 다발성 골절 유무, 그리고 수술 정복술의 여부는 손의 골절 치료에 중요한 고려사항이다. 이런 고려사항 때문에, 환자는 손목과 손가락이 자유롭게 움직이고, MP 관절이 고정되고, 또 DIP 관절이 완전히 고정되는 석고고정이나 스플린트로 고정될 것이다.

복서 골절 환자는 손목의 약간 폄과 MP의 굽힘으로 석고고정이나 스플린트로 고정될 것이다. 석고고정은 대개 손가락이 펴진 자세로 고정될 것이다. 4주경에, 환자는 제한된 운동을 허용하도록 스플린트로 고정될 것이지만, 골절 후 6주까지는 치료를 하지 않을 때 스플린트로 고정될 필요가 있다.[41]

Dupuytren 질환(손바닥 섬유종증)

Dupuytren' Disease(Palmar Fibromatosis)

Dupuytren 질환(구축)은 손바닥근막 비후로 인해 주로 반지손가락과 새끼손가락이 굽힘 구축되는 것이다. 이 질환은 콜라겐 밧줄처럼 손바닥에 증식된 결절이 존재한다. 콜라겐 띠가 단축되어 손가락을 굽힘시킨다.[42] 일반적으로 MP 관절과 PIP 관절이 굽힘 자세로 단축되어 쥐기와 손의 기능을 저하시킨다.

원인/기여요소

손바닥근막의 콜라겐은 보통 얇은 편이지만, Dupuytren

질환의 경우에는 콜라겐이 비후되고 섬유화된다. 이것의 이유는 아직 밝혀지지 않았지만, Dupuytren 구축은 남성이 여성보다 10배 이상이 많다. 이것은 선천적 원인이 강한 편이고,[43] 당뇨병과도 관련된다.[44] 몇몇 연구에 따르면, 이 질환은 알콜 섭취, 흡연, 진동관련 직업 등과도 연결된다는 것이다.[45,46]

증상

Dupuytren 질환의 초기 징후는 손바닥에 결절이나 움푹 파인 곳이 종종 있다. 초기에 결절은 민감하지만, 대개 압통은 가라앉는다. 질환이 호전되면, 환자는 4번과 5번 손가락의 구축을 경험할 것이고, 장갑 착용, 셔츠 단축 끼우기, 손 씻기 및 쥐기 활동과 같은 활동을 할 때 어려움을 느낀다고 호소한다. Dupuytren 질환이 양쪽 손에 나타날 수도 있다.

임상 징후

Dupuytren 질환의 임상 징후는 4번와 5번 손가락보다 몸쪽의 손바닥에 보조개/웅덩이, 단단한 혹/매듭, 또는 조직 밧줄이에 나타날 수 있다. 질환의 후반 단계에서는 손가락이 특정 패턴으로 당겨지기 시작한다(그림 7.29).

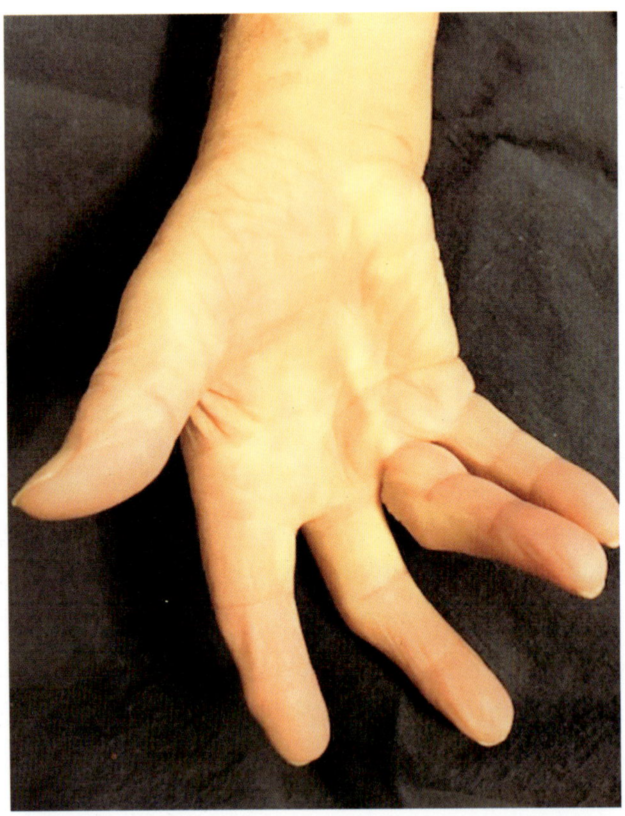

그림 7.29 Dupuytren 질환은 초기에 손바닥에 혹이나 띠를 가진다. 이 질환의 후반부 단계에서는 손가락의 굽힘 구축이 초래된다.

일반적인 중재

이 과정의 시작 단계에서서는, 환자는 질병 과정과 미래의 수술 선택에 관한 교육의 혜택을 받게 된다. 비수술적 선택에는 코티손 또는 콜라게나이즈의 주사요법이 포함된다.[47,48] 방사선 치료가 초기 단계의 Dupuytren 질환을 치료하는데 사용되어 왔다. 기형이 악화되면, 환자는 외과적 이완술의 대상자가 될 수 있다.

수술 환자를 위한 중재

Dupuytren 이완술

오늘날에는 Dupuytren 구축 환자의 손바닥 근막을 이완시키는 방법이 몇 가지 존재한다. 손바닥 근막이 부분적으로 또는 완전하게 제거될 수 있고(**근막절제술**), 피부와 피부아래근막도 제거될 수 있고(피부근막절제술), 또는 근막층이 절개를 통한 개방성 기법이나 칼이나 바늘을 사용한 폐쇄성 기법으로 분할(**근막절개술**)될 수 있다.[44]

수술 후 단계

수술 직후, 손바닥은 MP 관절의 폄을 제한하는 스플린트로 고정될 수 있다. 절개 부위가 치유된 후에는, 환자는 손가락의 폄을 유지하는 야간 스플린트를 이용할 수 있다. 일반적인 합병증은 관절 강직과 굽힘 ROM의 소실이다. 수동가동범위운동과 부드러운 근력강화운동이 절개 부위가 치유될 때 관리계획에 포함될 수 있다. 수술 후, 구축이 재발하는 확률이 높은 편이다.

손 힘줄 기형 Hand Tendon Deformities

다음과 같은 손 기형은 대개 물리치료로 치료되지 않는다. 그러나 손의 기형은 환자의 기능에 영향을 줄 수 있다. 손의 기형을 이해하고 소통하는 목적으로 손의 기형들을 여기에서 다룰 것이다.

망치손가락 Mallet Finger

망치손가락은 먼쪽마디뼈로부터 손가락폄근 힘줄이 떨

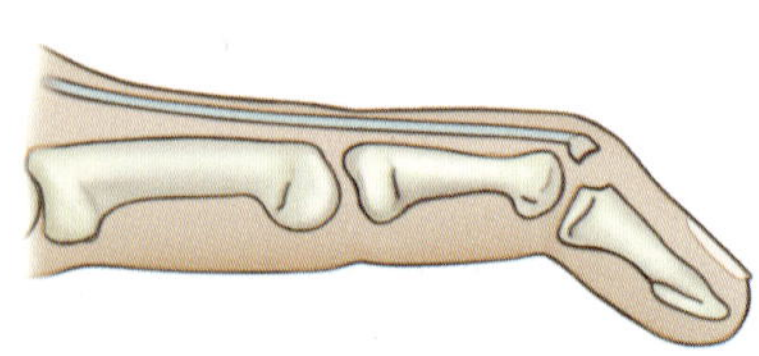

그림 7.30 망치손가락은 DIP 관절의 능동 굽힘 소실과 함께, 손가락폄근 힘줄의 박리로 초래된다.

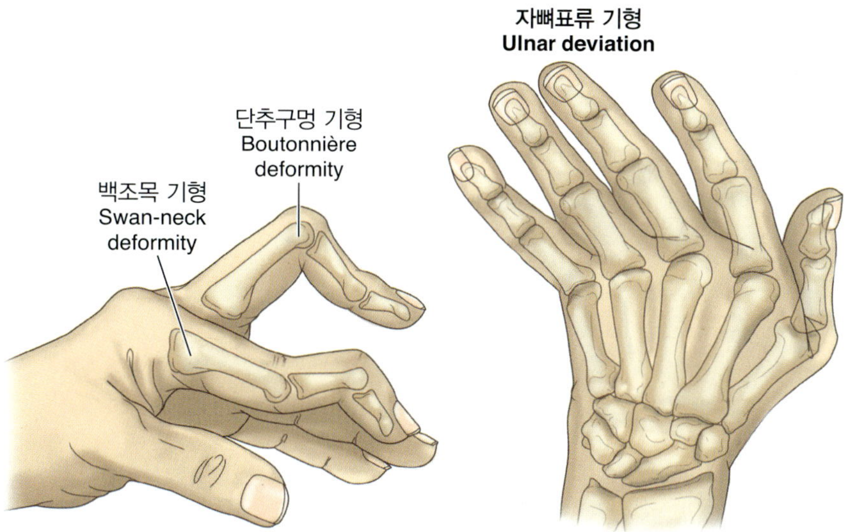

그림 7.31 단추구멍 기형, 백목목 기형, 자뼈표류 기형 등이 류마티스 관절염이 결과로 자주 일어난다. 단추구멍 기형의 특징은 PIP 관절의 굽힘과 DIP 관절의 폄이다. 백조목 기형의 특징은 PIP 관절의 젖힘과 DIP 관절의 굽힘이다. 자뼈표류 기형의 특징은 MCP 관절의 부분탈구를 가진 손가락의 자쪽치우침이다.

어져 나감으로써 발생한다. 이것은 일반적으로 스포츠 손상을 당하거나 손가락 끝이 타격을 당했을 때 일어난다. 망치 손가락은 DIP 관절을 능동으로 펼 수 없게 된다(그림 7.30). 기형은 6-8주 동안 스플린트를 대고 교정하는 경우가 많지만, 힘줄이 다시 먼쪽마디뼈에 부착되기 위해서는 수술이 요구될 것이다.

단추구멍 기형 Boutonniere Deformity

이 기형의 특징은 PIP 관절의 굽힘과 DIP 관절의 젖힘이다. 이것은 폄근덮개의 중간 부분이 PIP 관절에서 파열되고, 폄근덮개의 가쪽 부분이 앞쪽으로 미끄러져서 PIP 관절이 굽힘될 때 일어난다(그림 7.31). 이것은 류마티스 관절염(RA)과 같은 염증성 질환이나 또는 외상이나 화상으로 인한 폄근덮개의 손상에 의해 발생될 수 있다. 스플린트나 수술에 의해 기형이 완화되거나 교정될 수 있다.

백조목 기형 Swan Neck Deformity

백조목 기형의 특징은 PIP 관절의 젖힘과 DIP 관절의 굽힘이다(그림 7.31). 이런 기형은 PIP 관절의 앞쪽면에 있는 힘줄의 파열로 인한 류마티스 관절염 환자에게서 발생할 수 있다. 환자는 스플린트와 치료로 도움을 받을 수 있다. 수술적 교정술로는 관절성형술과 융합술이 있다.

자뼈표류 기형 Ulnar Drift Deformity

손가락의 자쪽치우침으로 알려진 자뼈표류 기형은 류마티스 관절염 환자에게서 일어날 수 있다. MCP 관절의 앞쪽 부분탈구와 손가락은 새끼손가락 쪽으로 당겨지게 된다

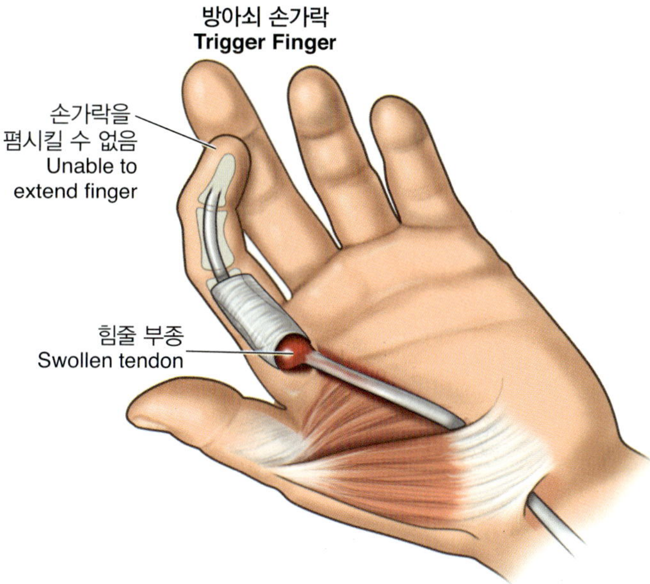

그림 7.32 방아쇠 손가락은 종종 굽힘근 힘줄의 비대에 의해 일어난다. 손가락이 굽힘된 자세로 유지된다. 손가락을 펴하는 시도를 하면, 딱 부러지는 감각이 발생한다.

(그림 7.31). 스플린트, 관절보호 교육, 물리치료가 도움될 수 있다.

방아쇠 손가락 Trigger Finger

방아쇠 손가락은 굽힘근 힘줄과 말이집의 **협착성 힘줄윤활막염**이다. 협착증은 힘줄의 비대나 구멍의 좁아짐에 의해 통로가 좁아지는 것을 의미한다. 힘줄윤활막염은 힘줄과 이것을 덮는 윤활막성 말이집의 염증이다. 방아쇠 손가락은 당뇨병, 류마티스 관절염, 통풍과 관련된다.

좁아진 통로의 결과로서, 손가락이 굽힘된 자세로 고착된다. 더 큰 노력으로 손가락을 움직일 때, 힘줄은 구멍을 통과할 때 소리가 나면서 딱 부러지는 감각을 느낄 것이다. 환자는 때때로 다른 손을 이용하여 손가락을 곧게 펴 주어야 한다. 그림 7.32는 굽힘근 힘줄의 비대 부분으로 인한 방아쇠 손가락을 보여주고 있다. 방아쇠 손가락 환자는 힘줄에 스테로이드 주사를 놓음으로써 도움을 받을 수도 있고, 또는 굽힘근 힘줄이 지나가는 좁아진 터널을 넓히는 수술을 통해 도움을 받을 수 있다.

요약 SUMMARY

본 장에서 우리는 손의 복잡성에 대해 설명했다. 이런 복잡성은 손이 다양한 자세와 기능을 하도록 만든다. 또한 그것은 환자의 일상생활과 직업활동에 큰 영향을 미치는 손상과 병리에 영향을 미치기 쉽다. 재활은 손의 해부학, 기능 및 병리에 대한 충분한 지식을 가지고 수행되어야 한다.

복습 질문 REVIEW QUESTIONS

1. 파트너와 함께, 먼쪽 아래팔, 손목 및 손의 영역에 있는 뼈, 관절 및 근육을 리뷰해 본다. 가로손목인대, 폄근 팽창, TFCC 및 손바닥 널힘줄을 포함한 물렁조직 구조물에 대해 토의해 본다.
2. 파트너와 함께, 팔꿈치 위에서 손까지 정중신경, 자신경 및 노신경의 경로를 그려본다. 어떤 근육들이 각 신경의 통로를 따라 신경지배를 받는가?
3. 자쪽 갈퀴손 기형과 축복 손 기형을 비교하고 대조해 본다. 어떤 신경 손상이 기형의 원인되는가? 이들 기형에서 어떤 점들이 비슷한가? 그들은 어떤 면에서 다른가?
4. 여러분은 손목굴 증후군 환자를 치료하고 있고, 관리계획은 힘줄–활주 운동과 정중신경의 신장에 대한 교육을 포함한다. 파트너와 함께 시뮬레이션하면서, 이들 운동을 여러분의 환자에게 교육해 본다.
5. de Quervain 힘줄윤활막염에 관련되는 2개의 힘줄은 무엇인가? 이들 근육/힘줄을 여러분은 어떻게 신장하는가? 여러분은 이들 근육을 어떻게 강화하는가?
6. 원숭이 손, 축복 손, 손목굴 증후군을 비교하고 대조해 본다. 어떤 신경들이 이들 문제와 관련되는가?
7. 다음의 각 특수검사를 위해, 양성 검사를 생산하는 병리의 이름을 나열한다:
   a. ECU 협력 검사
   b. Eichhoff 검사
   c. Finkelstein 검사
   d. Phalen 검사
   e. Tinel 징후

환자 사례: 손목굴 증후군

물리치료 평가

환자 성명: XXXXXX XXXXXXXXX　　**연령:** 39　　**BMI:** 23.8

진단/병력

의학적 진단: 오른쪽 손목굴 증후군
진단 검사/결과: EMG/NCV-CTS 양성
사전 기능수준: 8년 전에 손배뼈 골절
환자의 목표: 손의 통증 감소
약물: 하루에 한번 Levothyroxine 100mcg와 celexa 20mg

물리치료진단: 오른쪽 손목굴 증후군으로 인한 통증, 이상감각 및 약증
관련 병력: 갑상선 기능저항증, 우울증
주의사항: 야간 스플린트 착용

사회적 지지/안전위험요소

환자의 생활환경/지지/위험: 최근에 이혼
환자의 직업환경/직업/레저활동: 정형외과의사를 도와주는 간호조무사

활력 징후

휴식시　체온:98.6　BP: 124/76　HR: 78　호흡률: 14　산소포화도: 98

주관적 정보

환자는 남성이며, 특히 밤에 오른손의 이상감각을 호소한다. 이것 때문에 4주 동안 잠을 설쳤다.
환자는 몇 가지 이점 때문에, 야간 스플린트를 착용해 왔다. 일을 하는 동안에도 통증과 이상감각이 나타난다.

신체 평가

지남력: 정상　**언어/시각/청각:** 안경 착용　**피부 온전성:** 온전함
ROM: WNR
근력: 짧은엄지굽힘근, 엄지맞섬근, 짧은엄지벌림근 – 4/5 MMT　**촉진:** 통증 없음
근육 톤: 검사하지 않음　**균형/협응:** 검사하지 않음　**감각/고유수용성 감각:** 엄지와 2번과 3번 손가락에서 감소됨
지구력: 검사하지 않음　**자세:** 둥근 어깨　**부종:** 없음

통증

통증 점수와 위치: 가장 좋을 때 0/10, 가장 나쁠 때 5/10
악화 요소: 잠, 장기간의 자세 취하기
완화 요소: 손목 스플린트, 손목의 재위치 자세
자극성: 재위치 이후, 15분 동안 통증이 감소됨

기능 평가

환자는 기능적으로 독립적이다. 풀타임으로 일하고 있음

특수검사

검사 이름: Phalen 검사　**결과:** 양성　**검사 이름:**　**결과:**

평가

환자는 지속적으로 오른쪽 손목굴 증후군을 가지고 있다.

단기치료 목표

1. 환자는 야간 통증이 25% 정도 감소했다고 말할 것이다.
2. 환자는 CTS의 기여요소에 대한 이해를 말하고 입증할 것이다.
3. 환자는 HEP에서 독립적일 것이다.

장기치료 목표

환자는 통증이 75% 정도 감소했다고 말할 것이다.

치료 계획

빈도/기간: 3주 동안 1주일에 3회
구성: 모달리티, 치료적 운동, 신경재교육, 환자교육

계속

환자 관리 질문

1. 환자가 증상의 원인을 설명해 달라고 여러분에게 주문한다. 여러분은 그에게 무엇을 말할 것인가?
2. 어떤 요소가 환자의 CTS에 기여할 수 있는가?
3. 여러분은 피해야 할 특별한 활동에 대해 환자에게 어떻게 설명할 것인가?
4. 여러분이 환자를 처음 봤을 때, 어떤 데이터를 수집할 수 있는가?
5. 만약 관리계획이 여러분에게 제공되지 않으면, 여러분은 환자에게 어떤 모달리티를 사용할 수 있는가? 그 이유는? 어떤 모달리티가 금기시되는가?
6. 만약 관리계획이 특별히 여러분을 가이드하지 못하면, 이런 환자에게 적합한 3가지 치료적 운동을 설명해 보자. 여러분의 선택을 정당화한다.
7. 환자 진전을 모니터링하기 위해 여러분은 어떤 다른 특수검사를 사용할 것인가?

참고문헌

1. Kaufmann, R. A., Pfaeffle, H. J., Blankenhorn, B. D., Stabile, K., Robertson, D., & Goitz, R. (2006). Kinematics of the midcarpal and radiocarpal joint in flexion and extension: An in vitro study. *Journal of Hand Surgery*, *31*, 1142–1148.
2. Lippert, L. S. (2017). *Clinical kinesiology and anatomy*. Philadelphia, PA: F.A. Davis Company.
3. Kaufmann, R. A., Pfaeffle, H. J., Blankenhorn, B. D., Stabile, K., Robertson, D., & Goitz, R. (2005). Kinematics of the midcarpal and radiocarpal joints in radioulnar deviation: An in vitro study. *Journal of Hand Surgery*, *30*, 937–942.
4. Levangie, P. K., Norkin, C. C., & Levangie, P. K. (2011). *Joint structure and function: A comprehensive analysis*. Philadelphia, PA: F.A. Davis Co.
5. Palmer, A. K., & Werner, F. W. (1981). The triangular fibrocartilage complex of the wrist—Anatomy and function. *Journal of Hand Surgery*, *6*, 153–162.
6. Bednar, M. S., Arnoczky, S. P., & Weiland, A. J. (1991). The microvasculature of the triangular fibrocartilage complex: Its clinical significance. *Journal of Hand Surgery*, *16*, 1101–1105.
7. McDiarmid, M., Oliver, M., Ruser, J., & Gucer, P. (2000). Male and female rate differences in carpal tunnel syndrome injuries: Personal attributes or job tasks? *Environmental Research*, *83*, 23–32.
8. Hlebs, S., Majhenic, K., & Vidmar, G. (2014). Body mass index and anthropometric characteristics of the hand as risk factors for carpal tunnel syndrome. *Collegium Antropologicum*, *38*, 219–226.
9. Kiani, J., Goharifar, H., Moghimbeigi, A., & Azizkhani, H. (2014). Prevalence and risk factors of five most common upper extremity disorders in diabetics. *Journal of Research in Health Sciences*, *14*, 92–95.
10. Mediouni, Z., de Roquemaurel, A., Dumontier, C., Becour, B., Garrabe, H., Roquelaure, Y., & Descatha, A. (2014). Is carpal tunnel syndrome related to computer exposure at work? A review and meta-analysis. *Journal of Occupational and Environmental Medicine*, *56*, 204–208.
11. You, D., Smith, A. H., & Rempel, D. (2014). Meta-analysis: Association between wrist posture and carpal tunnel syndrome among workers. *Safety and Health at Work*, *5*, 27–31.
12. Zyluk, A. (2013). Carpal tunnel syndrome in pregnancy: A review. *Polish Orthopedics and Traumatology*, *78*, 223–227.
13. Wainner, R. S., Fritz, J. M., Irrgang, J. J., Delitto, A., Allison, S., & Boninger, M. L. (2005). Development of a clinical prediction rule for the diagnosis of carpal tunnel syndrome. *Archives of Physical Medicine and Rehabilitation*, *86*, 609–618.
14. Brininger, T. L., Rogers, J. C., Holm, M. B., Baker, N. A., Li, Z. M., & Goitz, R. J. (2007). Efficacy of a fabricated customized splint and tendon and nerve gliding exercises for the treatment of carpal tunnel syndrome: A randomized controlled trial. *Archives of Physical Medicine and Rehabilitation*, *88*, 1429–1435.
15. Michlovitz, S. L. (2004). Conservative interventions for carpal tunnel syndrome. *Journal of Orthopaedic and Sports Physical Therapy*, *34*, 589–600.
16. O'Connor, D., Marshall, S., & Massy-Westropp, N. (2003). Non-surgical treatment (other than steroid injection) for carpal tunnel syndrome. *Cochrane Database of Systematic Reviews*, 1, CD003219.
17. Werner, R. A., Franzblau, A., & Gell, N. (2005). Randomized controlled trial of nocturnal splinting for active workers with symptoms of carpal tunnel syndrome. *Archives of Physical Medicine and Rehabilitation*, *86*, 1–7.
18. Kisner, C., & Colby, L. A. (2012). *Therapeutic exercise: Foundations and techniques*. Philadelphia, PA: F.A. Davis.
19. Rozmaryn, L. M., Dovelle, S., Rothman, E. R., Gorman, K., Olvey, K. M., & Bartko, J. J. (1998). Nerve and tendon gliding exercises and the conservative management of carpal tunnel syndrome. *Journal of Hand Therapy: Official Journal of the American Society of Hand Therapists*, *11*, 171–179.
20. Seradge, H., Jia, Y. C., & Owens, W. (1995). In vivo measurement of carpal tunnel pressure in the functioning hand. *Journal of Hand Surgery*, *20*, 855–859.
21. Wehbé, M. A. (1987). Tendon gliding exercises. *American Journal of Occupational Therapy*, *41*, 164–167.
22. Tal-Akabi, A., & Rushton, A. (2000). An investigation to compare the effectiveness of carpal bone mobilisation and neurodynamic mobilisation as methods of treatment for carpal tunnel syndrome. *Manual Therapy*, *5*, 214–222.
23. Huisstede, B. M. A., Coert, J. H., Fridén, J., European HANDGUIDE Group. (Hoogvliet, P., & 2014). Consensus on a multidisciplinary treatment guideline for de Quervain disease:

Results from the European HANDGUIDE study. *Physical Therapy*, *94*, 1095–1110.
24. Barr, A. E., Barbe, M. F., & Clark, B. D. (2004). Work-related musculoskeletal disorders of the hand and wrist: Epidemiology, pathophysiology, and sensorimotor changes. *Journal of Orthopaedic and Sports Physical Therapy*, *34*, 610–627.
25. Kulthanan, T., & Chareonwat, B. (2007). Variations in abductor pollicis longus and extensor pollicis brevis tendons in the Quervain syndrome: A surgical and anatomical study. *Scandinavian Journal of Plastic and Reconstructive Surgery and Hand Surgery*, *41*, 36–38.
26. Alexander, R. D., Catalano, L. W., Barron, O. A., & Glickel, S. Z. (2002). The extensor pollicis brevis entrapment test in the treatment of de Quervain's disease. *Journal of Hand Surgery*, *27*, 813–816.
27. Howell, E. R. (2012). Conservative care of De Quervain's tenosynovitis/tendinopathy in a warehouse worker and recreational cyclist: A case report. *Journal of the Canadian Chiropractic Association*, *56*, 121–127.
28. Elliott, B. G. (1992). Finkelstein's test: A descriptive error that can produce a false positive. *Journal of Hand Surgery, Edinburgh, Scotland*, *17*, 481–482.
29. Backstrom, K. M. (2002). Mobilization with movement as an adjunct intervention in a patient with complicated de Quervain's tenosynovitis: A case report. *Journal of Orthopaedic and Sports Physical Therapy*, *32*, 86–94; discussion 94–97.
30. Forget, N., Piotte, F., Arsenault, J., Harris, P., & Bourbonnais, D. (2008). Bilateral thumb's active range of motion and strength in de Quervain's disease: Comparison with a normal sample. *Journal of Hand Therapy: Official Journal of the American Society of Hand Therapists*, *21*, 276–284.
31. Campbell, D., Campbell, R., O'Connor, P., & Hawkes, R. (2013). Sports-related extensor carpi ulnaris pathology: A review of functional anatomy, sports injury and management. *British Journal of Sports Medicine*, *47*, 1105–1111.
32. Ruland, R. T., & Hogan, C. J. (2008). The ECU synergy test: An aid to diagnose ECU tendonitis. *Journal of Hand Surgery*, *33*, 1777–1782.
33. Wilmarth, M. A., & Nelson, S. G. (1988). Distal sensory latencies of the ulnar nerve in long distance bicyclists: Pilot study. *Journal of Orthopaedic and Sports Physical Therapy*, *9*, 370–374.
34. Barohn, R. J. (2013). *Peripheral neuropathies, An issue of neurologic clinics, e-book*. Philadelphia, PA: Elsevier Health Sciences.
35. Butler, D. S., & Jones, M. A. (1991). *Mobilisation of the nervous system*. United Kingdom: Churchill Livingstone.
36. Elvey, R. L. (1986). Treatment of arm pain associated with abnormal brachial plexus tension. *Australian Journal of Physiotherapy*, *32*, 225–230.
37. Chung, K. C., & Spilson, S. V. (2001). The frequency and epidemiology of hand and forearm fractures in the United States. *Journal of Hand Surgery*, *26*, 908–915.
38. Wulf, C. A., Ackerman, D. B., & Rizzo, M. (2007). Contemporary evaluation and treatment of distal radius fractures. *Hand Clinics*, *23*, 209–226, vi.
39. Brotzman, S. B., & Manske, R. C. (2011). *Clinical orthopaedic rehabilitation: An evidence-based approach*. Philadelphia, PA: Elsevier Health Sciences.
40. Slutsky, D. J., & Herman, M. (2005). Rehabilitation of distal radius fractures: A biomechanical guide. *Hand Clinics*, *21*, 455–468.
41. Hardy, M. A. Principles of metacarpal and phalangeal fracture management: A review of rehabilitation concepts. (2004). *Journal of Orthopaedic and Sports Physical Therapy*, *34*, 781–799.
42. DiBenedetti, D. B., Nguyen, D., Zografos, L., Ziemiecki, R., & Zhou, X. (2011). Prevalence, incidence, and treatments of Dupuytren's disease in the United States: Results from a population-based study. *Hand*, *6*, 149–158.
43. Larsen, S., Krogsgaard, D. G., Aagaard Larsen, L., Iachina, M., Skytthe, A., & Frederiksen, H. (2014). Genetic and environmental influences in Dupuytren's disease: A study of 30,330 Danish twin pairs. *Journal of Hand Surgery, European Volume*, *40*, 171–176.
44. Bayat, A., & McGrouther, D. (2006). Management of Dupuytren's disease—Clear advice for an elusive condition. *Annals of the Royal College of Surgeons of England*, *88*, 3–8.
45. Becker, K., Tinschert, S., Lienert, A., Bleuler, P. E., Staub, F., Meinel, A., Rößler, J., et al. (2014). The importance of genetic susceptibility in Dupuytren's disease. *Clinical Genetics*, *87*, 483–487.
46. Descatha, A., Carton, M., Mediouni, Z., Dumontier, C., Roquelaure, Y., Goldberg, M., Zins, M., et al. (2014). Association between work exposure, alcohol intake, smoking and Dupuytren's disease in a large cohort study (Gazel). *BMJ Open*, *4*, e004214.
47. Eaton, C. (2014). Evidence-based medicine: Dupuytren contracture. *Plastic and Reconstructive Surgery*, *133*, 1241–1251.
48. Sood, A., Therattil, P. J., Paik, A. M., Simpson, M. F., & Lee, E. S. (2014). Treatment of dupuytren disease with injectable collagenase in a veteran population: A case series at the department of veterans affairs new jersey health care system. *Eplasty*, *14*, e13.

제 3 부

척추

Spine

제 8 장

목뼈와 턱관절을 위한 정형물리치료

Orthopedic Interventions for the Cervical Spine and Temporomandibular Joint

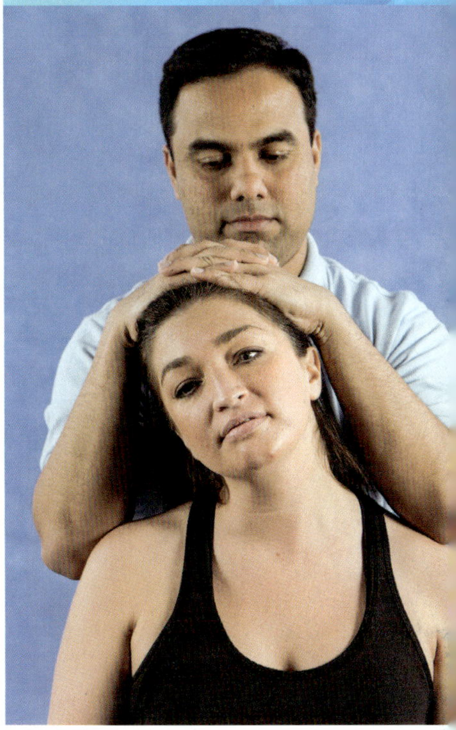

해부학과 생리학 Anatomy and Physiology

뼈와 관절의 해부학과 생리학
- 목뼈
- 턱관절

물렁조직의 해부학과 생리학
- 척추사이원반과 척추뼈끝판
- 목뼈 인대와 관절주머니
- 턱관절의 원반, 인대 및 관절주머니
- 신경
- 혈액 공급

근육의 해부학과 운동학
- 턱관절과 목뼈 사이의 근육 연결

자세

목뼈 운동형상학
- 움직임에 대한 후관절 방향의 효과
- 원반, 인대 및 척추구멍에 대한 움직임의 효과

턱관절 운동형상학

흔한 병리 Common Pathologies

목뼈발생적 두통
- 원인/기여요소
- 증상
- 임상 징후
- 중재

채찍질 손상
- 원인/기여요소
- 증상
- 임상 징후
- 중재

퇴행성 관절질환

후관절 퇴행성 관절질환(DJD)
- 원인/기여요소
- 증상
- 임상 징후
- 중재

척추 협착증(척추관내의 DJD)
- 원인/기여요소
- 증상
- 임상 징후
- 중재

척추사이구멍내의 DJD(척추사이구멍 협착증)
- 원인/기여요소
- 증상
- 임상 징후
- 중재

척추사이원반 탈출증
- 원인/기여요소

증상
임상 징후
중재
턱관절 기능장애
턱관절 기능장애
원인/기여요소
증상
임상 징후
중재
턱관절 근육 기능장애
원인/기여요소
증상
임상 징후
중재
예방
요약

학습 결과

이 장을 공부한 후, 학생들은 다음을 할 수 있을 것이다.:

8.1 목뼈와 턱관절의 해부학을 설명할 수 있다.
8.2 목뼈와 턱관절의 정상 가동범위를 기술할 수 있다.
8.3 정상 자세, 머리 전방쏠림 자세, 그리고 위쪽 목뼈와 아래쪽 목뼈의 자세 측면에서 목뼈 뒤당김에 대해 설명할 수 있다.
8.4 목뼈와 턱관절의 정상 운동형상학을 설명할 수 있다.
8.5 신경 구멍과 척추사이원반에 대한 목뼈의 굽힘과 폄의 효과를 기술할 수 있다.
8.6 흔한 목뼈와 턱관절의 병리와 일반적인 특징을 설명할 수 있다.
8.7 목뼈와 턱관절의 다양한 병리에 기여하는 요소와 예방 처치에 대해 기술할 수 있다.
8.8 흔한 목뼈와 턱관절의 병리를 진단하는데 사용될 수 있는 임상 검사와 그 임상 검사의 수행 방법에 대해 설명할 수 있다.
8.9 목뼈와 턱관절의 병리에 대한 일반적인 치료 중재를 설명할 수 있다.
8.10 채찍질 손상과 목뼈발생적 두통과 턱관절 기능장애와의 관계를 기술할 수 있다.
8.11 다양한 목뼈 병리를 치료할 때 정상 깊은 목뼈 굽힘근 근력의 중요성을 기술할 수 있다.
8.12 목뼈와 턱관절의 병리에 대한 임상 경고를 설명할 수 있다.

핵심 단어

관절발생적
이갈이
중심화
목척수증
목척수발생적
피부절
방향 특이성
경질막바깥 스테로이드 주사
폄 편향
분출된 원반(extruded disc)
굽힘 편향
머리 전방쏠림 자세
척추사이구멍절개술
부정교합
저작(씹기)
근육발생적
근육절
뼈가시
말초화
돌출된 원반(protruded disc)
신경뿌리병증
반사활
분리된 원반(sequestered disc)
어깨 벌림 완후 징후
협착증

해부학과 생리학 Anatomy and Physiology

목뼈는 빈번한 병리의 근원이 되는 복잡한 영역이다. 이 부위의 지식과 이해는 물리치료사에게 필수적이다. 본 장은 목뼈와 턱관절에 대해 논의하고, 등뼈와 허리뼈에 대해서는 9장에서 논의할 것이다.

목뼈는 척추 중에서 가장 유연한 영역이다. 이런 가동성은 우리의 환경 내에서 머리, 눈 및 코의 방향을 잡는데 필수적이다. 그러나 척수는 안정적인 구조물에 의해 보호되어야 한다. 이 영역의 해부학은 두 가지 목적을 달성하기 위해 설계되어 있다. 목뼈의 특수화된 척추뼈는 돌림과 옆굽힘에 최대 움직임을 제공한다. 목뼈 부위에서 인대의 밀도와 근육의 복잡성이 이런 가동성을 상쇄시킨다.

턱관절(TMJ)은 목뼈와의 근육 연결을 가지고 있어서, 목뼈에 영향을 줄 수도 있고 목뼈로부터 영향을 받을 수도 있다. 이런 관계의 이해는 TMJ의 정상 구조와 기능과 함께, 물리치료 중재를 제공하는데 필수적이다.

뼈와 관절의 해부학과 생리학 Bone and Joint Anatomy and Physiology

척추는 척추사이원반과 척추뼈몸통으로 구성된다. 많은 인대와 근육이 척추를 지지한다. 척추는 각 영역에서 크기, 특징 및 후관절 방향에서 변화가 일어나지만, 필수 특징은 그대로 남아 있다. 척추의 구성 요소는 그림 8.1에서 볼 수 있다.

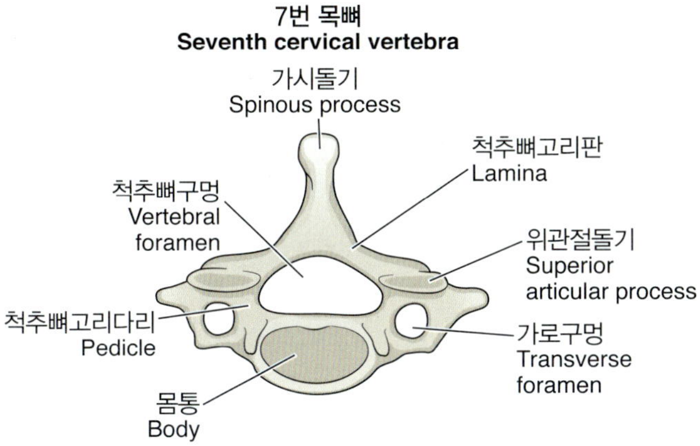

그림 8.1 모든 척추뼈의 전형적인 특징으로는, 척추뼈몸통, 가시돌기, 가로돌기, 척추뼈고리뿌리, 척추뼈고리판, 위/아래 관절돌기, 척추관 등이 있다. 다른 척추뼈와는 달리, 목뼈는 가로구멍을 가지고 있다.

목뼈 Cervical Spine

목뼈에는 7개의 척추뼈가 있다. C1인 고리뼈는 고리뒤통수관절(AO)에서 뒤통수뼈와 관절을 이룬다. C2인 중쇠뼈는 중쇠뼈와 관절을 이루어 고리중쇠관절(AA)을 형성한다. 이들 두 뼈는 매우 독특한 뼈이며, 나머지 목뼈와는 비슷한 점이 매우 적은 편이다. 나머지 목뼈는 그림 8.1에서처럼 목뼈의 기본 형태를 띤다. 목뼈는 작은 척추뼈몸통과 상대적으로 큰 척추관을 가진다.

후관절은 아래쪽 척추뼈의 위관절돌기와 위쪽 척추뼈의 아래관절돌기 사이에서 접촉하는 지점이다. 후관절의 인대는 중요하다. 대부분 목뼈의 후관절은 가로면과 시상면 사이에서 약 45°각도를 형성한다(그림 8.2). 고리뼈와 중쇠뼈 사이의 후관절은 거의 가로면 상에 위치한다. 고리뼈의 위쪽 후관절은 뒤통수뼈를 받을 수 있는 컵 모양의 관절면이며, 가로면과 시상면 사이의 중간 지점에 있는 운동면에 놓인다. 이것의 중요성은 본 장의 운동형상학 단락에서 설명될 것이다.

척추 영역 사이의 이음부에 있는 과도기적인 척추뼈들은 양쪽 척추 영역의 공통된 특징을 가진다. C7과 T1가 과도기적인 척추뼈이다. 이들 척추뼈와 이음부는 특별한 주의를 기울여야 하는데, 그 이유는 병리가 자주 발생하는 지점이기 때문이다.

턱관절(TMJ) Temporomandibular Joint

TMJ는 아래턱융기가 관자뼈의 관절융기와 아래턱오목과 관절을 이루는 윤활관절이다. 관절면은 연골로 덮여 있어 스트레스를 잘 이겨낼 수 있다. S자 모양의 섬유연골성 원반

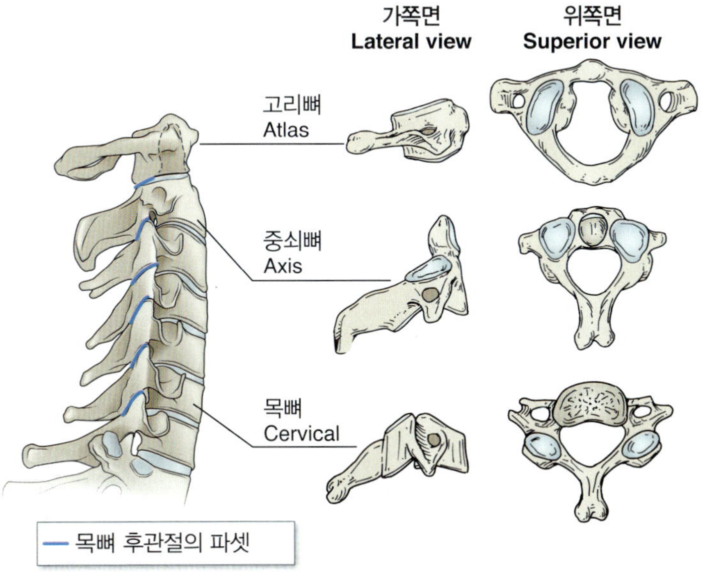

그림 8.2 목뼈 후관절은 가로-시상면에 가로로 놓여 있다.

이 관절 안에 존재한다. 관절 복합체는 두 개의 분리된 관절 주머니를 가지고 있고, 위쪽 관절과 아래쪽 관절로 나누어진다. 이들 두 관절은 적절한 기능을 하기 위해 하나의 관절처럼 작용해야 한다.

TMJ는 씹고, 삼키고, 말하고, 입을 열었다 닫는데 관여하기 때문에 거의 하루 종일 지속적으로 움직인다. 턱관절은 씹을 때 상당한 힘을 발생할 수 있어야 하고, 또 말할 때 미세한 움직임을 할 수 있어야 한다. 그림 8.3은 TMJ를 보여주고 있다.

표 8-1은 TMJ의 뼈 해부학과 목뼈와 이웃한 구조물의 뼈 해부학을 요약하고 있다.

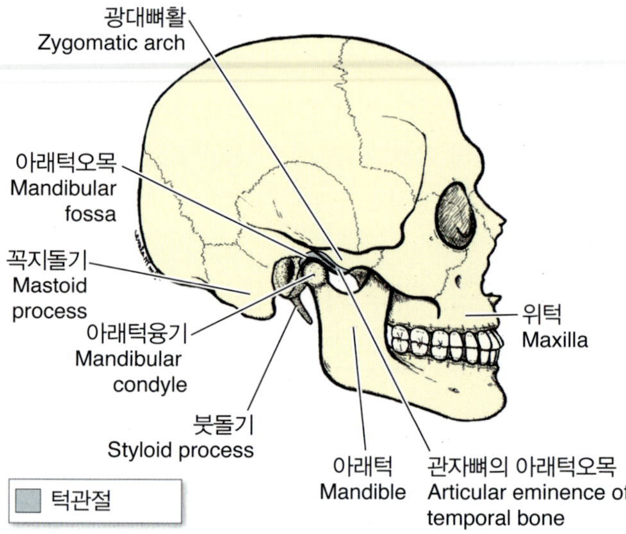

그림 8.3 턱관절은 아래턱머리와 관자뼈가 이루는 관절이다.

표 8-1 뼈와 관절의 해부학과 생리학

목뼈와 턱관절

관절	해부학	정상 ROM과 움직임	뼈표식점	임상적 고려사항
고리뒤통수관절 (AO)	고리모양의 고리뼈는 뒤통수뼈융기와 C2 사이에서 "와셔(washer)"로 작용한다. 후관절은 시상면과 가로면 사이에 위치하고, 안쪽과 위쪽 방향으로 향한다.	굽힘: 5° 폄: 10° 옆굽힘: 5°(좌우) 돌림: 3-5°(좌우)	납작한 뒤통수뼈융기와 고리뼈의 위관절돌기, 가로구멍. 척추뼈몸통은 없음.	뒤통수뼈융기는 위관절돌기 위에서 구르기를 하여 머리를 굽힘과 폄하게 만든다. 머리와 목의 돌림도 일어나지만 매우 적다.
고리중쇠관절 (AA)	후관절은 주로 가로면상에 위치하고, 위쪽과 가쪽으로 향한다.	굽힘: 5° 폄: 10° 옆굽힘: 없음 돌림: 40-45°(좌우)	C2에 있는 큰 치아돌기	목뼈 돌림의 절반 정도가 이 관절에서 일어난다. 치아돌기와 인대가 관절의 안정성에 중요한 역할을 한다. 류마티스 관절염이 치아돌기의 침식이나 부분탈구를 초래할 수 있다.
C2-3에서 C6-7까지	후관절은 이마면과 가로면 사이에서 약 45°의 각도로 이루어져 있다.	굽힘: 5° 폄: 10° 옆굽힘: 35°(좌우) 돌림: 40°(좌우)		옆굽힘과 돌림의 움직임은 후관절의 방향 때문에 항상 함께 동측으로 일어난다.
C7-T1	후관절은 다른 목뼈보다 이마면 쪽으로 치우쳐 있다.		C7의 가시돌기는 대개 가장 많이 튀어나와 있어서 뼈표식점으로 작용한다.	
턱관절(TMJ)	아래턱머리가 아래턱오목과 관자뼈의 관절융기와 이루는 관절이다.	최대 입벌리기는 성별과 얼굴의 형태에 따라 달라지지만, 일반적으로 40-50mm가 정상이다.	얼굴 측면에 있는 귓구멍의 바로 앞쪽에 있음.	관절면 사이에 있는 섬유연골성 원반이 있음.

물렁조직의 해부학과 생리학
Soft Tissue Anatomy and Physiology

척추사이원반과 척추뼈끝판
Intervertebral Disc and Vertebral End Plates

척추사이원반은 C2-3에서부터 척추뼈몸통 사이에서 발견되며, AO 관절과 AA 관절에는 원반이 존재하지 않는다. 원반은 2부분으로 구성된다: 속질핵과 섬유테. 속질핵은 원반의 중심에 위치하고, 수분 기반의 젤성 물질로 구성된다. 섬유테는 속질핵을 함유하고 있는 콜라겐의 구심성 고리로 구성된다. 섬유테의 가장 바깥쪽 고리만이 신경지배를 받는다. 안쪽 섬유성 고리와 속질핵은 신경지배와 혈액공급을 받지 못한다.

척추뼈끝판은 척추뼈몸통을 덮고 있는 연골이다. 척추뼈끝판은 척추뼈몸통이나 척추사이원반의 일부로 간주될 수 있다. 척추뼈끝판은 섬유테에 연결되고, 확산을 통해 척추사이원반으로 영양분을 공급한다. 그림 8.4는 척추사이원반과 척추뼈끝판을 보여주고 있다.

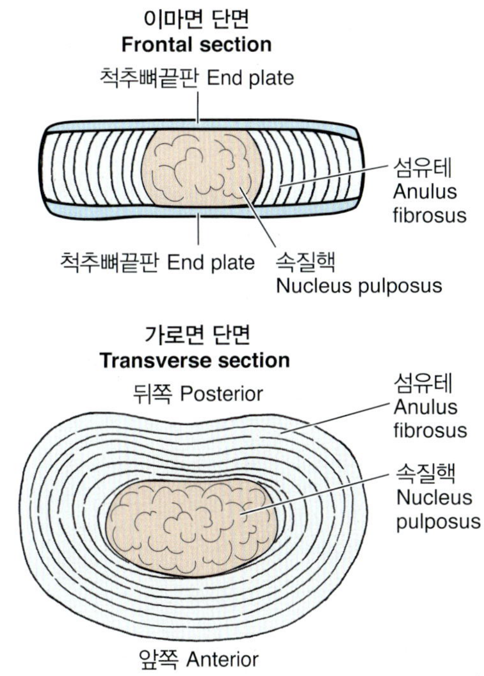

그림 8.4 척추사이원반과 척추뼈끝판. 섬유테의 섬유고리는 속질핵이라는 젤성 물질을 함유한다.

8-2 결합조직의 해부학과 생리학

구조	해부학	기능	임상적 고려사항
척추사이원반	척추뼈몸통 사이에 위치함. 두 부분: 속질핵과 섬유테	압박의 힘을 흡수하여 척추뼈의 움직임을 허용한다.	중앙에 위치하는 속질핵은 섬유성 고리를 통해 파괴되어, 척수신경뿌리에 압박을 초래할 수 있다.
척추뼈끝판	얇은 연골층이 척추뼈몸통의 위쪽면과 아래쪽면을 덮고 있다. 섬유테에 연결되어 있다.	확산에 의해 섬유테의 안쪽 고리와 속질핵으로 영양이 공급됨.	속질핵이 척추뼈끝판(Schmorl 결절)을 통과해 위쪽이나 아래쪽으로 탈출될 수 있다. 원반의 퇴행(척추뼈몸통과 함께)이 초래될 수 있다.
목덜미인대	뒤통수뼈에서 C7까지 주행한다.	목뼈의 굽힘을 제한한다.	목덜미인대는 C7 아래에서 가시위인대와 가시사이인대가 된다.
황색인대	이웃한 척추뼈고리판을 연결한다.	척추관 안에서 척수의 앞쪽에 위치한다.	척추뼈의 굽힘을 제한한다. 비후는 척추 협착증을 초래할 수 있다.
앞세로인대	척주의 전체 길이를 따라 척추뼈몸통의 앞쪽을 주행한다.	목뼈의 폄 제한	
뒤세로인대	척주의 전체 길이를 따라 척추뼈몸통의 뒤쪽(척추관 안에서 척수의 앞쪽에 위치하는)을 주행한다.	목뼈의 굽힘 제한	비후는 척추 협착증을 초래할 수 있다.
후관절의 관절주머니	각 후관절의 주변	목뼈의 굽힘과 돌림 제한	목뼈의 관절주머니가 손상될 수 있고, 채찍질 손상의 통증 원인이 될 수 있다.
가로사이인대	이웃한 가로돌기 사이를 주행한다	반대쪽 옆굽힘 제한	

목뼈 인대와 관절주머니
Cervical Spine Ligaments and Joint Capsules

여러 인대들이 척추를 지지한다. 목뼈의 주요 인대는 앞세로인대와 뒤세로인대, 황색인대, 가로사이인대, 목덜미인대 등이다. 목덜미인대는 C7 이하에서는 가시위인대와 가시사이인대가 된다.

후관절은 관절주머니를 가진 윤활관절이다. 관절주머니는 움직임을 제한하고, 척추뼈를 안정화시키는 인대를 돕는다. 관절주머니는 C7–T1 이음부와 L4–S1 이음부에서 특히 중요하다. 표 8–2는 목뼈의 물렁조직을 요약하고 있다.

턱관절의 원반, 인대 및 관절주머니
TMJ Disc, Ligaments, and Joint Capsule

TMJ에는 길다란 관절원반이 존재한다. 관절원반은 양쪽으로 오목한 형태이다; 즉, 관절원반은 관자뼈의 관절융기와 오목하게 만나고, 아래턱융기와 오목하게 만난다. 이것은 그림 8.5에서처럼, 원반을 "S"자 모양으로 만든다. 원반의 앞쪽에는 가쪽날개근이 붙어 있고, 뒤쪽에는 결합조직과 연결되어 있다. 관절원반은 앞뒤 방향으로 좋은 가동성을 가진다.

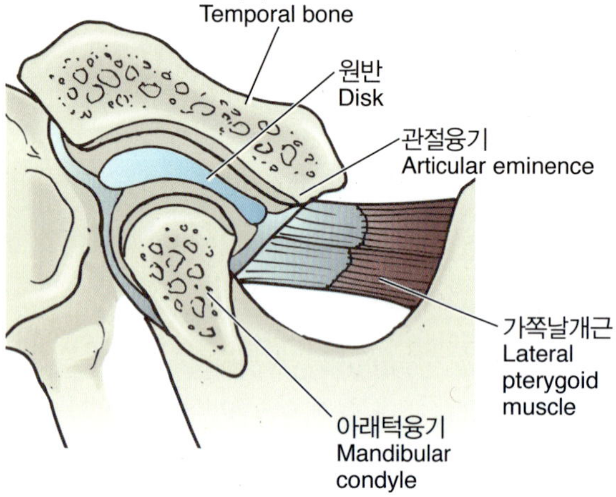

그림 8.5 턱관절은 2개의 뼈 표면 사이에 섬유연골성 원반을 가진다.

원반은 TMJ를 위쪽 관절과 아래쪽 관절로 나눈다. 위쪽 관절은 관절융기와 원반 사이에 있는 TMJ의 앞쪽 부분이다. 원반과 아래턱융기의 병진운동이 위쪽 관절에서 일어난다. 아래쪽 관절은 원반과 아래턱융기 사이에 있는 턱관절의 뒤쪽 부분이다. 아래턱융기의 돌림이 여기에서 일어난다.

TMJ는 관자뼈에서 관절원반까지 주행하는 섬유와 원반에서 아래턱목까지 주행하는 섬유로 구성되는 관절주머니를 가진다. 관절주머니는 얇은 편이어서 TMJ의 탈구를 방지하는 역할이 좋지 못하다.

인대는 관절주머니를 강화하고, 강도를 제공한다. 관자아래턱인대는 TMJ의 1차 인대이다. 이것은 관자뼈에 대한 아래턱융기의 가쪽 움직임을 제한하는데 도움을 준다.

표 8–3은 TMJ의 물렁조직을 요약한다.

신경 Nerves

목뼈의 가장 큰 신경구조는 척수이다. 척추뼈의 가장 중요한 기능은 척수를 보호하는 것이다. 척수는 척추관 안에 존재한다. 좌우 한쌍의 감각신경이 등쪽뿌리를 통해 척수 안으로 들어온다. 한쌍의 운동신경이 앞쪽뿌리를 통해 척수에서 빠져나간다. 등쪽뿌리와 앞쪽뿌리는 척추뼈의 신경구멍을 통해 주행하는 척수신경을 형성하기 위해 합병된다. 그림 8.6은 목뼈의 구멍 안에 있는 척수의 해부학을 보여주고 있다.

목뼈는 7개이지만 척수에서 떨어져 나오는 목의 척수신경은 8쌍이다. 목의 척수신경은 신경 뿌리보다 아래쪽에 있는 척추뼈 레벨의 번호로 매겨진다. C1의 척수신경은 뒤통수뼈와 고리뼈사이에서 빠져나오는 신경이다. C2의 척수신경은 C2인 중쇠뼈 위에서 빠져나온다. 마찬가지로, C7의

표 8-3 결합조직의 해부학과 생리학

턱관절

구조	해부학	기능	임상적 고려사항
턱관절의 원반	턱관절 안에 위치함. 원반에 앞쪽에는 가쪽날개근이 붙어 있다. 입을 벌릴 때 앞쪽으로 움직이고, 입을 다물 때 뒤쪽으로 움직인다.	관절의 일치성을 증가한다. 턱관절을 안정화시킨다.	원반 이탈은 턱관절 통증을 초래할 수 있다.
관절주머니와 관자아래턱인대	관절주머니는 관자아래턱인대에 의해 가쪽으로 보강된다. 관자아래턱인대는 가쪽 변위를 막아준다.	씹기 동안 턱관절의 안정성을 돕는다.	

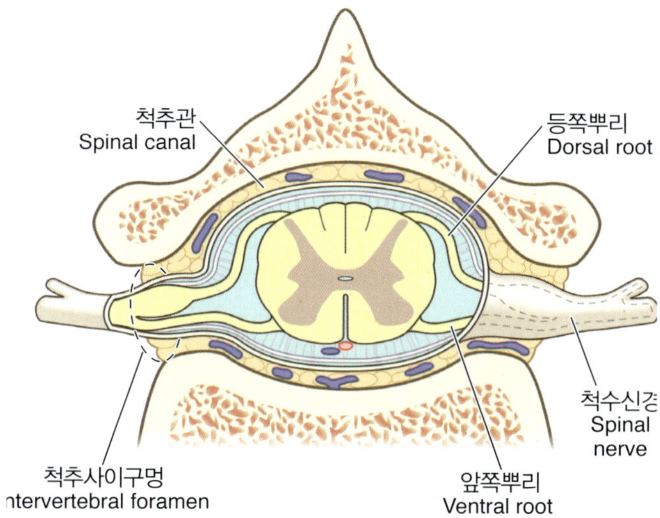

그림 8.6 척수는 척추관 안에 위치한다. 척수와 척추관 사이의 정상 공간은 좌우로 2.5㎜ 미만으로 제한되고, 앞뒤로 1㎜ 미만으로 제한된다.

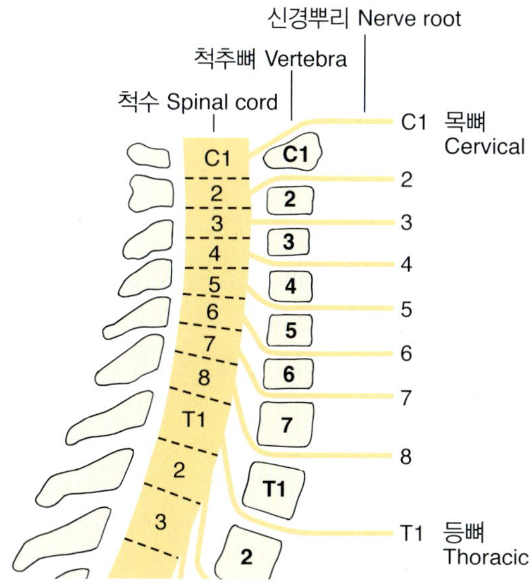

그림 8.7 목뼈 전반의 신경뿌리 이름은 아래쪽 목뼈의 이름을 부여받는다. C7의 척추뼈몸통 밑에서 나온 신경은 C8의 척수신경이다.

척수신경은 C7의 척추뼈 위에서 빠져나온다. C7의 척추뼈 밑에서는 C8의 척수신경이 빠져나온다. 이 지점에서 부터는 숫자 시스템이 바뀌게 되어, 척수신경의 번호는 위쪽 척추뼈의 이름을 부여받는다. 그림 8.7은 이런 개념을 보여준다.

척수신경뿌리는 빈번하게 감각신경과 운동신경의 혼합을 운반한다. 척추신경뿌리의 감각 성분은 피부절이라고 불리는 부위에 감각을 제공한다. 운동 성분은 근육절로 불리는 근육 그룹에 움직임을 제공한다. 신경뿌리의 감각 성분을 감각하고, 운동 반응을 도출함으로써 신경뿌리를 평가할 수 있다. 본 예는 반사활의 검사이다. 각 척수신경의 해당 피부절, 근육절 및 반사활에 대한 지식은 척추병리의 평가와 치료에서 중요하다. 요약은 표 8-4에서 확인될 수 있다. 그림 8.8은 목 척수신경뿌리의 피부절을 보여준다.

표 8-4 목뼈 척수신경

관련 피부절, 근육절 및 반사

레벨	피부절	근육절	MMT	반사
C1	NA	위쪽목뼈 굽힘	목빗근	NA
C2	머리의 위쪽 등쪽	위쪽목뼈 폄 목 돌림	목빗근 널판근	NA
C3	머리 뒤쪽과 목 앞쪽	목 옆굽힘	목갈비근	NA
C4	어깨 상단, 빗장뼈 영역	어깨 으쓱	위등세모근 어깨올림근	NA
C5	위팔의 가쪽면	어깨 벌림	어깨세모근	위팔두갈래근
C6	아래팔의 가쪽면, 엄지와 집게손가락	팔꿈치 굽힘 손목 폄	위팔두갈래근 손목 폄근	위팔노근
C7	가운데손가락, 아래팔의 뒤쪽면	팔꿈치 폄, 손목 굽힘, 손가락 폄	위팔세갈래근, 손목 굽힘근, 손가락폄근	위팔세갈래근
C8	반지손가락과 새끼손가락, 팔의 안쪽면	손가락 굽힘 엄지 폄	손가락굽힘근 엄지 폄근	NA

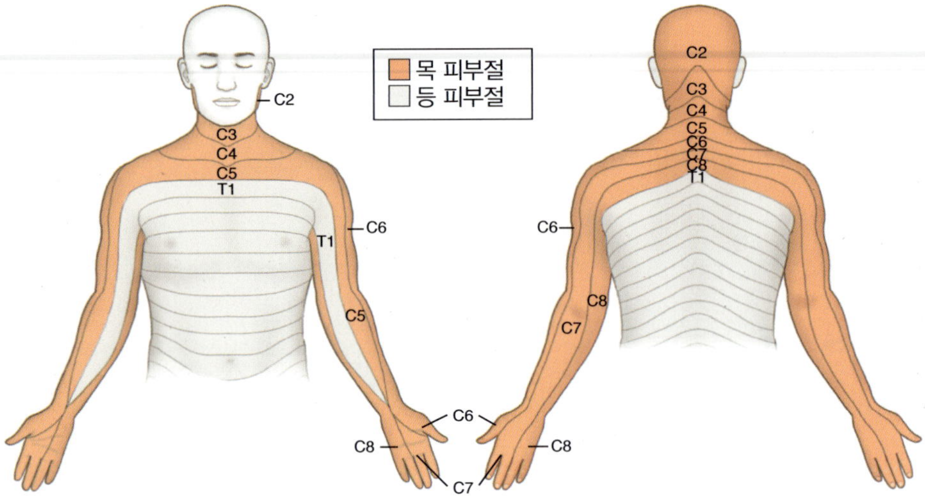

그림 8.8 목 척수신경의 피부절 맵.

혈액 공급 Blood Supply

목의 주요 동맥은 목동맥과 척추동맥이다. 목동맥은 속목동맥과 바깥목동맥으로 갈라진다. 속목동맥은 뇌에 공급하기 위해 Willis 서클 안으로 혈류를 공급하고, 반면 바깥목동맥은 목과 얼굴로 혈류를 공급한다. 척추동맥은 가로구멍을 통해 머리뼈 안으로 들어간다. 척추동맥은 뇌로 혈류를 공급하기 위해 Willis 서클의 뒤쪽 부분을 형성한다.

근육의 해부학과 운동학
Muscular Anatomy and Kinesiology

목뼈의 근육은 2가지 뚜렷한 역할을 한다: 목의 움직임과 목의 안정화. 크고 얕은층에 있는 근육은 목뼈를 안정화할 수 있지만, 주된 역할은 움직임이다. 이들 근육으로는, 목널판근과 머리널판근, 3개의 목갈비근, 목빗근 및 척주세움근 등이 있다. 작고, 깊은층에 있는 목뼈의 근육은 커다란 움직임을 일으킬 수 없지만, 이 부위의 안정성과 고유수용성 감각에 중요한 역할을 한다. 이들 근육으로는, 가로가시근, 목의 뒤쪽에 있는 가시사이근과 가로사이근, 그리고 목의 앞쪽에 있는 깊은 목뼈 굽힘근 등이 있다.

깊은 목뼈 굽힘근으로는, 머리긴근과 목긴근 뿐만 아니라, 매우 작은 앞머리곧은근과 옆머리곧은근 등이 있다(그림 8.9). 이들 근육은 목의 통증과 나중에 설명될 채찍질 관

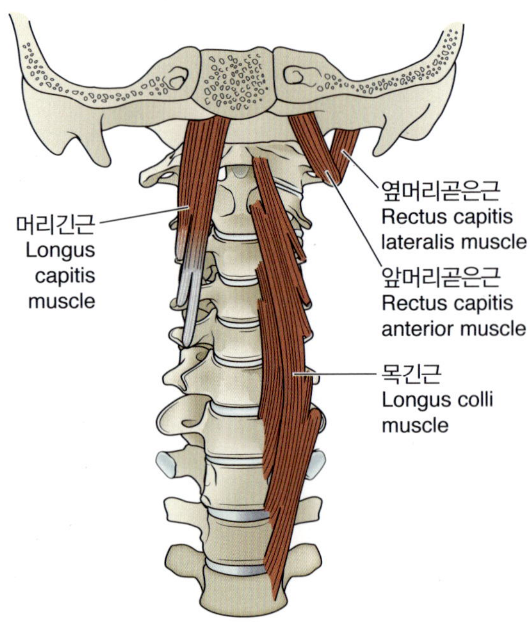

그림 8.9 깊은 목 굽힘근은 목긴근, 머리긴근, 앞머리곧은근, 그리고 옆머리곧은근 등이다.

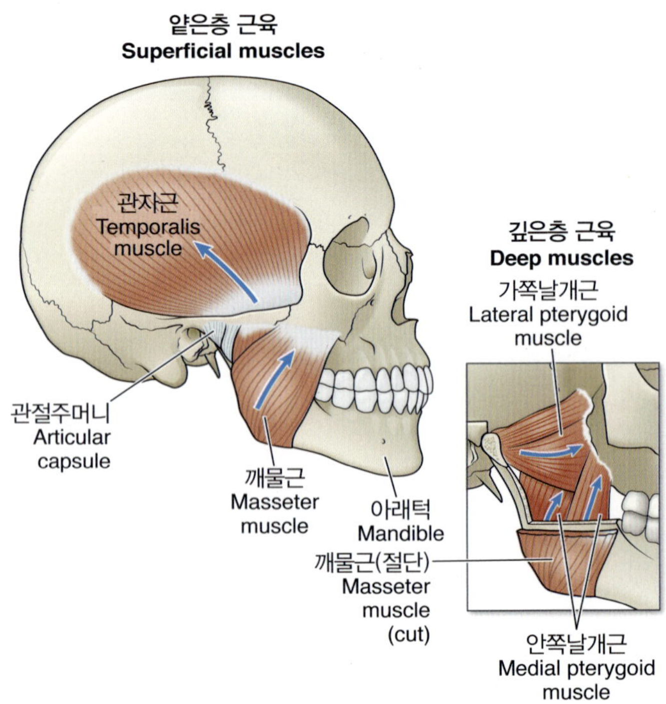

그림 8.10 턱관절의 근육은 관자근, 깨물근, 안쪽날개근 및 가쪽날개근이다.

련 질환에 중요한 역할을 한다.

4개 근육은 주로 아래턱의 움직임을 조절하고, 깨물기나 씹기의 근육이다. 이들 근육은 관자근, 깨물근, 안쪽날개근과 가쪽날개근(그림 8.10)이다. 가쪽날개근은 이들 근육중에서 아래턱을 내림하는 유일한 근육일 뿐만 아니라, 중요한 2차 기능으로서 관절원반에 연결되는 것이다. 턱의 움직임 동안, 가쪽날개근은 아래턱융기에 대한 원반의 앞쪽 위치를 유지한다.

표 8-5는 이는곳, 닿는곳, 신경지배, 작용 및 임상적 고려사항 등을 포함하는 목뼈와 턱관절의 근육을 요약하고 있다.

턱관절과 목뼈 사이의 근육 연결

Muscular Connection Between the TMJ and the Cervical Spine

TMJ의 많은 근육은 직간접적으로 목뼈에 부착한다. 이것은 목뼈의 자세에 영향을 줄 수 있는 TMJ 근육을 타이트하게 만든다. 이것은 본 장의 *턱관절 기능장애* 단락에서 자세히 설명될 것이다.

표 8-5 근육의 해부학과 운동학

목뼈와 턱관절

근육	이는곳	닿는곳	신경지배	주요 작용	임상적 고려사항
목빗근	복장뼈와 빗장뼈	꼭지돌기	뇌신경 11번(척수더부신경), 위쪽 척수신경(C2-3)	양측 작용은 목의 굽힘; 편측 작용은 동측 옆굽힘과 반대쪽 돌림	들숨 보조근으로 작용할 수 있음.
목갈비근	목뼈 가로돌기	1번과 2번 갈비뼈	아래쪽 척수신경(C3-7)	양측 작용은 굽힘 보조; 편측 작용은 동측 옆굽힘	들숨 보조근으로 작용할 수 있음.
척주세움근	가시돌기, 가로돌기, 목덜미인대	가시돌기, 가로돌기, 뒤통수뼈와 꼭지돌기	이웃한 척수신경	양측 작용은 목와 머리의 폄; 편측 작용은 목과 머리의 옆굽힘	엉덩갈비근 부분은 목뼈에 없음.
목널판근	T3-T6의 가시돌기	C1-C3의 가로돌기	아래쪽 척수신경(C2-8)	양측 작용은 목의 폄; 편측 작용은 목의 동측 돌림과 동측 옆굽힘	목에만 작용
머리널판근	C7-T3의 가시돌기	가쪽 뒤통수뼈와 꼭지돌기	아래쪽 척수신경(C2-8)	양측 작용은 머리와 목의 폄; 편측 작용은 머리와 목의 동측 돌림과 동측 옆굽힘	머리와 목에 작용
가로가시근	가로돌기	위쪽 가시돌기	이웃한 척수신경	목 고정근; 양쪽 작용은 목의 폄; 편측 작용은 목의 반대쪽 돌림.	중요한 목 고정근으로는, 반가시근, 뭇갈래근 및 돌림근 그룹
가시사이근	가시돌기	위쪽 가시돌기	이웃한 척수신경	목 고정근 목뼈의 폄	중요한 목 고정근
가로사이근	가로돌기	위쪽 가로돌기	이웃한 척수신경	목뼈의 옆굽힘	중요한 목 고정근; 고유수용성 역할을 함.
목의 깊은굽힘근(머리긴근, 목긴근, 앞머리곧은근, 옆머리곧은근)	고리뼈, C3-T2의 가로돌기	뒤통수뼈, C1-C6의 가로돌기	C1-C6의 앞쪽가지	위쪽 목뼈의 굽힘: 예, 머리 끄덕임과 턱 당김	근육 약증은 목뼈 병리와 관련될 수 있다.
관자근	관자뼈	아래턱	뇌신경 5번(삼차신경)	입 다물기와 뒤당김; 편측 작용은 동측으로의 턱 치우침	

계속

표 8-5 근육의 해부학과 운동학- 계속

목뼈와 턱관절

근육	이는곳	닿는곳	신경지배	주요 작용	임상적 고려사항
깨물근	광대뼈활과 위턱뼈	아래턱	뇌신경 5번 (삼차신경)	입 다물기; 편측 작용은 동측으로의 턱 치우침	씹기 때 작용하는 매우 강한 저작근
안쪽날개근	위턱뼈와 나비뼈	아래턱의 각	뇌신경 5번 (삼차신경)	입 다물기와 내밈; 편측 작용은 반대쪽으로의 턱 치우침	
가쪽날개근	나비뼈	아래턱융기	뇌신경 5번 (삼차신경)	입 벌리기와 턱 내밈; 편측 작용은 반대쪽으로의 턱 치우침	

자세 Posture

목뼈는 앞굽이 또는 뒤쪽으로 오목한 만곡을 가진다. 이런 정상적인 정렬을 취하면, 머리는 최소한의 근육 활성으로 지지된다. 목에서 발생하는 흔한 자세 편위는 머리 **전방쏠림 자세**이다. 이런 자세는 아래쪽 목뼈가 굽힘을 증가하고 위쪽 목뼈가 젖힘을 증가하기 때문에, C자 목뼈를 S자 목뼈로 변화시킨다(그림 8.11).

목뼈의 이런 문제점을 치료하기 위해 목뼈의 뒤당김 운동이 종종 수행된다. 이 자세에서, 목뼈는 아래쪽 분절에서 폄된다(그림 8.12). 만약 아래쪽 목뼈의 폄을 원한다면, 목뼈 전체에서 폄이 일어나도록 목뼈의 폄을 하기 전에 환자에게 뒤당김을 하도록 지시한다.

내밈 Protraction

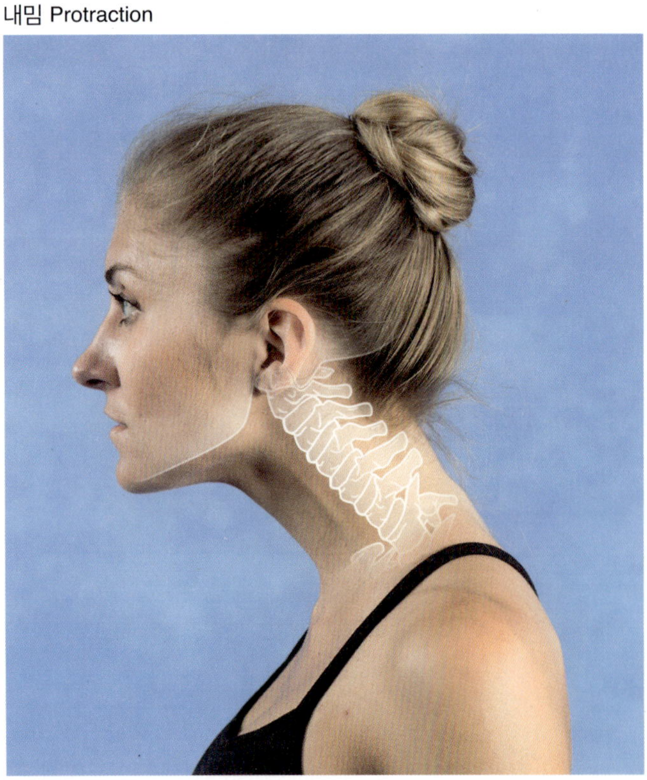

그림 8.11 머리 전방쏠림 자세의 경우, 아래쪽 목뼈는 정상 정렬을 취하기 위해 굽힘된다.

뒤당김 Retraction

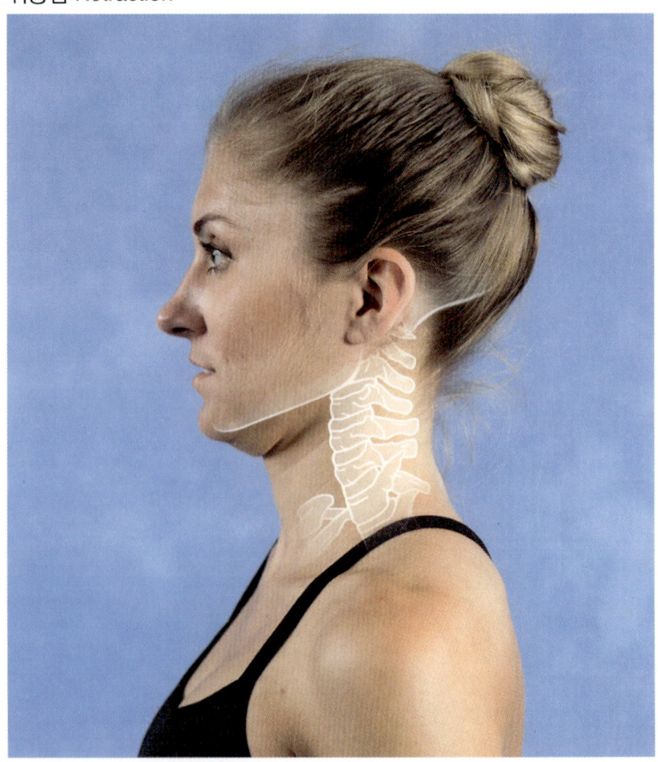

그림 8.12 목뼈가 뒤당김될 때, 아래쪽 목뼈는 폄된다.

목뼈 운동형상학
Cervical Spine Kinematics

움직임에 대한 후관절 방향의 효과
Effect of Facet Joint Orientation on Movement

우리는 목뼈 후관절의 방향에 대한 중요성을 언급했다. 모든 운동면의 움직임이 목뼈 전역에서 일어나는 반면, 후관절의 방향은 주요 움직임에 대한 정보를 제공한다. 후관절에서 가장 많이 일어나는 움직임은 활주이다. 활주를 통해, 후관절은 척추뼈의 "조타장치(steering wheels)"로서 작용하여 각 척추 영역의 움직임을 가이드한다.

고리뼈의 위관절돌기는 안쪽과 위쪽으로 향하고, 머리가 굽힘과 폄으로 구를 수 있도록 뒤통수뼈융기를 수용하는 오목한 관절면을 형성한다. 그러나 AO 관절에서 일어나는 돌림과 옆굽힘의 크기는 거의 무시할 만큼 미미하다. AA 관절의 관절돌기는 거의 가로면 상에 위치한다. 이런 방향은 돌림을 선호하며, 실제로 목에서 발생하는 돌림의 절반 정도가 AA 관절에서 발생한다. 아래쪽 목뼈로 내려가면, 후관절은 이마면쪽으로 더욱 치우치게 되어 돌림 뿐만 아니라 옆굽힘도 일어난다. 표 8-1은 목뼈의 각 레벨에서 일어나는 움직임과 후관절의 방향을 요약하고 있다. 목뼈의 정상 가동범위는 상자 8-1에서 확인될 수 있다.

상자 8-1 목뼈의 정상 가동범위

굽힘	45°
폄	90°
옆굽힘	좌우 각각 40°
돌림	좌우 각각 90°

원반, 인대 및 척추구멍에 대한 움직임의 효과
Effect of Movement on the Disc, Ligaments, and Foramen

목뼈의 움직임은 척추사이원반의 속질핵에 영향을 주고, 이로 인해 속질핵이 섬유테 안에서 약간 움직이거나 변화될 수 있다. 장시간의 자세나 반복 움직임도 속질핵의 움직임을 초래하는 것으로 생각된다. 폄은 속질핵은 앞쪽으로 움직이고, 굽힘은 속질핵은 뒤쪽으로 움직인다(그림 8.13).

섬유테는 원반의 뒤가쪽 부위에서 가장 약한 편이고, 섬유테에 대한 속질핵의 압력은 섬유테의 열상을 초래하여 원반의 중심으로부터 속질핵이 멀리 이동하게 된다.

척추사이원반에 대한 효과 이외에도, 목뼈의 굽힘과 폄

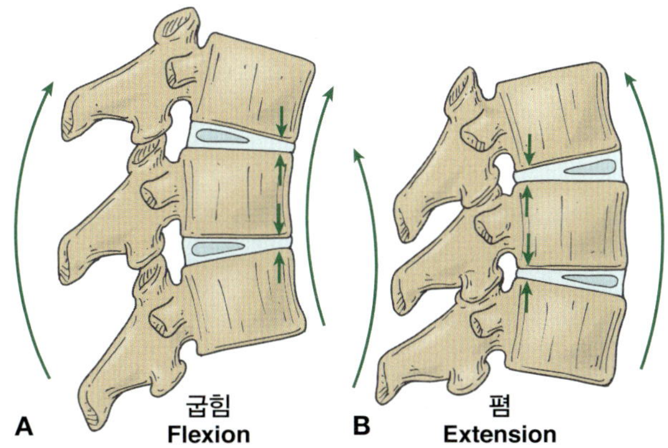

그림 8.13 목뼈의 굽힘은 섬유테 내에서 속질핵을 뒤쪽으로 움직이고, 척추사이구멍을 크게 벌린다(A). 목뼈의 폄은 속질핵을 앞쪽으로 움직이고, 척추사이구멍을 좁게 만든다(B).

은 그림 8.13에서 보듯이, 척추사이구멍에도 영향을 준다. 척추사이구멍의 크기는 목뼈를 굽힘할 때 가장 커지고, 목뼈를 폄할 때 가장 작아진다. 목뼈를 굽힘하면, 뒤쪽 인대는 타이트해지고, 폄할 때는 앞쪽 인대가 타이트해진다.

턱관절 운동형상학 TMJ Kinematics

아래턱의 움직임으로는 올림, 내림, 내밈, 뒤당김 및 가쪽치우침이 있다.

입을 벌릴 때, 아래턱 내림은 TMJ의 위쪽관절과 아래쪽 관절의 움직임에 의해 일어난다. 아래턱융기의 앞쪽 돌림은 관절원반 위에서 일어나고, 원반과 아래턱융기의 앞쪽 활주는 관자뼈 관절융기 위에서 일어난다. 정상적인 입 벌림은 40–50㎜ 또는 2–3개 손가락의 PIP 관절 너비 정도이다.

턱의 내밈은 주로 TMJ의 위쪽관절에서 일어난다. 턱의 내밈은 돌림이 없는 턱의 앞쪽 병진운동이다. 내밈을 하는 동안 턱의 정상 움직임은 대칭적으로 일어난다. 6–9㎜의 움직임은 정상으로 간주되며, 환자의 윗니가 아랫니의 모서리에 닿는다. 턱의 뒤당김은 아래턱의 뒤쪽 병진운동이다. 이 방향의 움직임은 매우 제한적이다. 아래턱융기의 뒤쪽에 있는 물렁조직은 약 3㎜의 움직임만 허용한다.

턱의 가쪽치우침은 동측 턱관절의 돌림과 반대쪽 턱관절의 앞쪽 병진운동에 의해 일어난다. 정상 가쪽치우침의 가동범위는 약 8㎜이며, 아래턱을 위쪽 앞니 1개의 폭만큼 이동시킨다. 환자는 좌우 가쪽치우침의 크기가 동등해야 한다.

앞에서 언급한 것처럼, TMJ와 목뼈는 운동형상학적으로 상호 연결되어 있다. 머리 전방쏠림 자세는 아래턱의 아래쪽에 있는 근육을 신장시키고, 이것은 아래턱을 뒤쪽으로 당김한다. 이것은 TMJ의 압박력을 증가시켜, TMJ 통증을 유발한다. 연구에 따르면, 목뼈 통증과 TMJ 통증이 종종 함께 발생한다는 것이다.[2,3]

흔한 병리 Common Pathologies

목뼈발생적 두통
채찍질 손상
후관절 퇴행성 관절질환(DJD)
척추 협착증
척추사이구멍내의 DJD(척추사이구멍 협착증)
척추사이원반 탈출증
턱관절 기능장애
턱관절 근육 기능장애

목뼈 영역은 가장 취약한 척추 영역이다. 목뼈의 몸통은 허리뼈의 몸통과는 달리, 작은 편이다. 목뼈의 엄청난 가동성은 물렁조직에 부담을 주어, 병리를 초래할 수 있다. 턱관절은 근육에 의해 목뼈에 연결된다. 턱관절의 병리는 목뼈에 영향을 주고, 또 목뼈로부터 영향을 받는다. 환자는 이들 두 부위의 병리를 함께 가질 수 있다. 우리는 이들 두 영역에 있는 뼈, 원반, 신경, 관절주머니, 후관절 및 근육 등의 흔한 병리에 대해 살펴볼 것이다.

목뼈발생적 두통(CGH)[4,5] CPG
Cervicogenic Headache

목뼈발생적 두통(CGH)은 목뼈의 물렁조직 문제로 발생하는 머리 통증이다. 증상을 일으키는 주된 구조물로는, 위쪽 목뼈에 있는 후관절, 근육, 원반, 관절주머니 및 인대 등이다. C3보다 위쪽에 있는 목뼈의 후관절과 척추사이원반의 기능장애가 1차 원인으로 간주되며, C2–C3의 후관절이 가장 많이 관련된다.[6–9]

목뼈발생적 두통(CGH)으로 분류되려면 설정된 기준을 충족해야 한다. 이들 기준은 상자 8–2에 수록되어 있다.[10]

상자 8–2 목뼈발생적 두통의 진단 기준

목뼈발생적 두통(CGH)의 진단은 4개의 글자로 된 범주를 모두 충족해야 한다:

A. 통증은 목과 뒤통수 부위에 국한되고, 이마, 눈 부위, 관자놀이, 정수리 및 귀 등으로 전파된다.
B. 통증 특별한 목 움직임이나 지속적인 목 자세에 의해 촉진되거나 악화된다.
C. 다음 중 적어도 1개 이상:
   1. 수동 목 움직임의 제한이나 이에 대한 저항
   2. 목 근육의 형태, 목 피부결, 톤 또는 능동과 수동의 신장에 대한 반응, 그리고 수축
   3. 목 근육의 비정상적인 압통
D. 방사선 검사는 다음 중에서 적어도 1개 이상을 나타낸다:
   1. 굽힘/폄의 비정상 움직임
   2. 비정상 자세
   3. 골절, 선천적 비정상, 뼈 종양, 류마티스 관절염, 또는 척추증과 뼈연골 연화증을 제외한 다른 뚜렷한 병리.

원인/기여요소

CGH는 위쪽 목뼈, 인대 및 근육의 염증이나 기능장애에 의한 것으로 생각된다. 기여요소로는, 외상, 장시간의 목 굽힘 및 자세 불량 등이 있다. CGH는 채찍질 손상과 같은 과거의 외상으로 발생할 수있다. CGH를 가질 가능성과 증가된 앞굽이 자세 사이에서 연관성이 존재한다.[11] 남성보다 여성이 4배 정도 CGH를 더 많이 가진다.

CGH는 깊은 목뼈 굽힘근(머리긴근, 목긴근, 앞머리곧은근 및 옆머리곧은근)의 약증과 관련된다.[10,12–15] 이 근육들은 목뼈에 대한 머리의 굽힘(끄덕임과 같은)을 담당한다. 또한 이들 근육은 목뼈를 안정화시키는 역할을 한다.

증상

CGH 환자들은 편측 통증을 호소하며, 편측의 위치가 바뀌지 않는다. 초기에는 목에서 통증이 느껴지고, 뒤통수 쪽으로 전파된다. 통증은 동측의 이마, 눈 및 관잘놀이 부위로 방사될 수 있다(그림 8.14).[10,16] 두통의 강도는 중등도 이상이다. 두통의 시작은 외상이나 목뼈 DJD의 이력과 관련될 수 있다. 장시간의 목 자세나 반복 움직임도 두통을 유발할 수 있다. 환자가 경험하는 다른 증상으로는, 어지럼증, 메스꺼움, 그리고 머리가 띵한 느낌(어찔함) 등이 있다.[17]

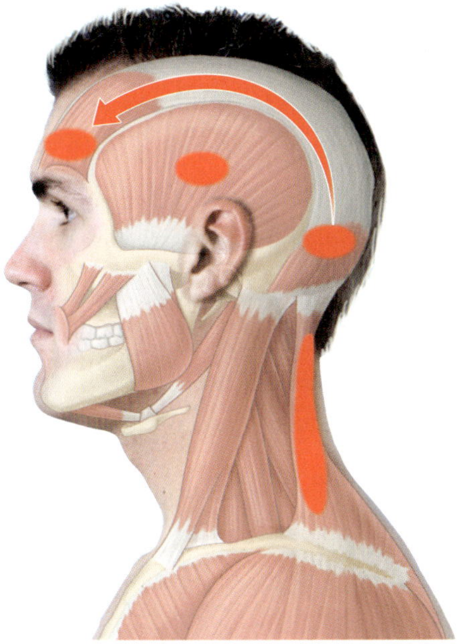

그림 8.14 목뼈발생적 두통은 목에서 시작한 후, 뒤통수 쪽으로 전파된다. 통증은 동측의 이마, 눈, 관자놀이로 방사될 수 있다.

임상 징후

CGH 환자는 종종 목뼈 관절의 제한과 목뼈의 압통을 보인다. 깊은 목뼈 굽힘근의 약증이 나타날 수 있다. 아래의 검사들이 CGH 환자를 평가하는 데 사용된다.

목뼈 굽힘-돌림 검사

환자는 누운 자세를 취하고 현재의 증상을 평가한다. 환자에게 머리와 목을 끝범위까지 능동으로 굽힘하도록 지시한다. 그런 다음, 검사자는 환자의 머리를 좌우로 완전히 돌림시킨다(그림 8.15). 환자에게 증상의 변화가 있는지를 물어본다. 양성 징후는 돌림의 가동범위가 10° 이상 소실되거나 두통이 발생하는 것이다.

머리목뼈 굽힘 검사

환자는 누운 자세를 취하고, 목 밑에 배치하는 Chattanooga Stabilizer와 같은, 압력 센스 장치를 배치한다. 환자가 이완되면, 그 장치를 20㎜Hg로 설정한다. 이 검사는 2개의 단계로 수행된다. 첫 번째 단계에서는, 환자에게 움직임을 수행하도록 지시한다. 환자는 테이블 위쪽으로 머리를 활주하여, 부드러운 머리 끄덕임을 수행하고 목뼈의 앞굽이 만곡을 감소시킨다. 움직임은 작게 이루어져야 하고, 22㎜Hg까지 압력이 증가되도록 제어해야 한다. 환자에게 2-3초간 압박한 다음, 이완하도록 지시한다. 환자는 압력이 2㎜Hg

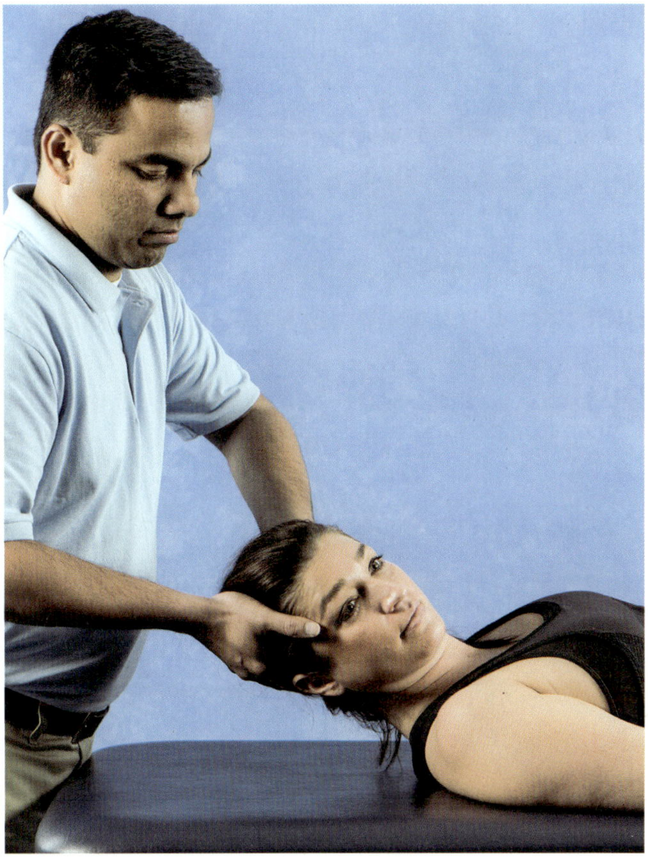

그림 8.15 목뼈발생적 두통에 대한 목뼈 굽힘-돌림 검사.

씩 증가하여 30㎜Hg까지 올라갈 때까지 이런 움직임을 계속한다. 검사자는 환자가 얕은층 근육을 사용하지 않는지를 확인하기 위해 환자가 움직임을 반복할 때마다 목갈비근과 목빗근을 촉진한다. 만약 환자가 움직임을 올바르게 수행할 수 있다면, 두 번째 단계로 넘어간다.

두 번째 단계에서는, 깊은 목뼈 굽힘근의 근력과 지구력을 평가한다. 환자는 누운 자세를 취하고, 목 밑에 압력 센스 장치를 배치한다. 환자에게 첫 번째 단계에서 설명한 움직임을 수행하도록 지시하고, 압력 게이지를 20-22㎜Hg로 조정하고 10초간 유지하도록 지시한다(그림 8.16). 22㎜Hg에서 세 번 반복한다. 환자가 얕은층 목 근육을 수축하지 않으면, 검사는 3회의 10초 유지 동안 2㎜Hg씩 증가시킨다. 환자가 압력을 일정하게 유지하지 못하거나 얕은층 목 굽힘근의 동원하지 못하는 등의 피로 징후를 보이면 검사자는 검사를 종료한다.

깊은 목뼈 굽힘근 지구력 검사

환자가 테이블 위에 무릎을 세우고 누운 자세를 취한다. 환자에게 턱을 최대한 뒤당김하도록 지시한 후, 턱의 당김을

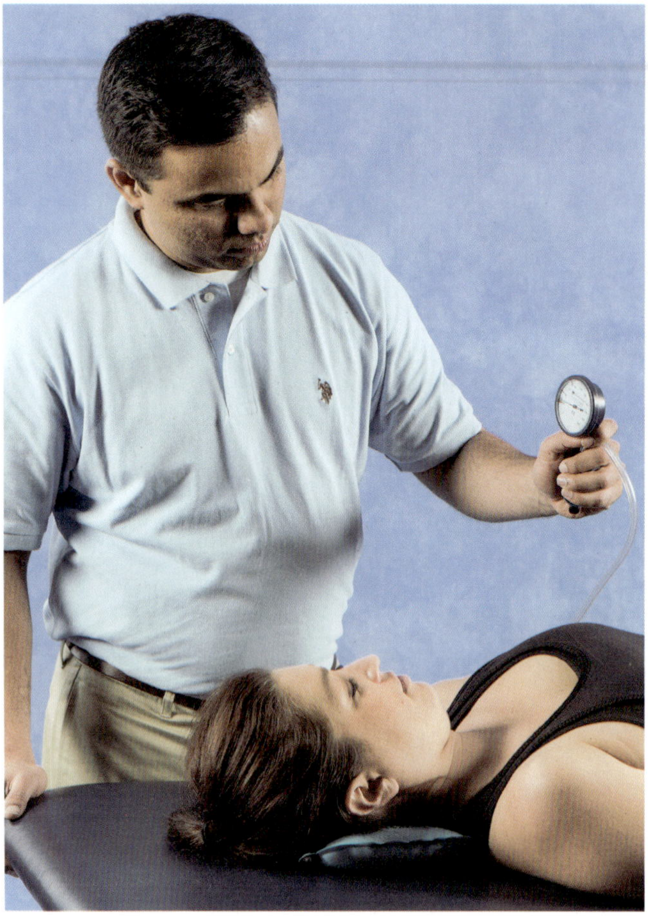

그림 8.16 목뼈발생적 두통에 대한 머리목뼈 굽힘 검사.

유지한 채 머리와 목을 테이블로부터 1인치 정도 들어 올리도록 지시한다. 일단 자세를 취하면, 검사자는 시간을 측정하기 시작한다(그림 8.17). 검사자는 환자의 목에 있는 피부 주름에 2개의 라인을 그리고, 환자의 목 밑에 한 손을 배치한다. 자세를 유지하도록 환자에게 구두 명령을 제공한다. 대상자가 라인 가장자리를 유지하는 능력을 잃어버리거나 1초 이상 검사자의 손을 잡으면, 시간 재는 것을 멈춘다.[18] 이 검사의 정상값은 성별과 목 통증의 유무와 관련될 수 있다. 일반적으로 여성의 평균 지구력은 약 29-32초, 남성은 35-40초인 것으로 나타났다.[19,20] 목 통증 환자는 24초의 평균 지구력을 가진다.[18]

중재

CGH 환자를 위한 관리계획의 일반적인 중재로는, 깊은 목뼈 굽힘근을 강화하는 치료적 운동, 목뼈와 등뼈의 관절 가동술, 통증완화 모달리티, 그리고 목뼈와 어깨뼈를 위한 안정화 운동 등이 있다.[4]

몇몇 연구들은 치료적 운동이나 척추가동술이 효과적임을 확인했지만, 최근 연구는 관절가동술과 운동을 모두 포함한 치료 프로그램은 그들을 단독으로 적용될 때보다 더 효과적임을 확인했다.[17] 치료적 운동은 목 굽힘근(특히 깊은 목

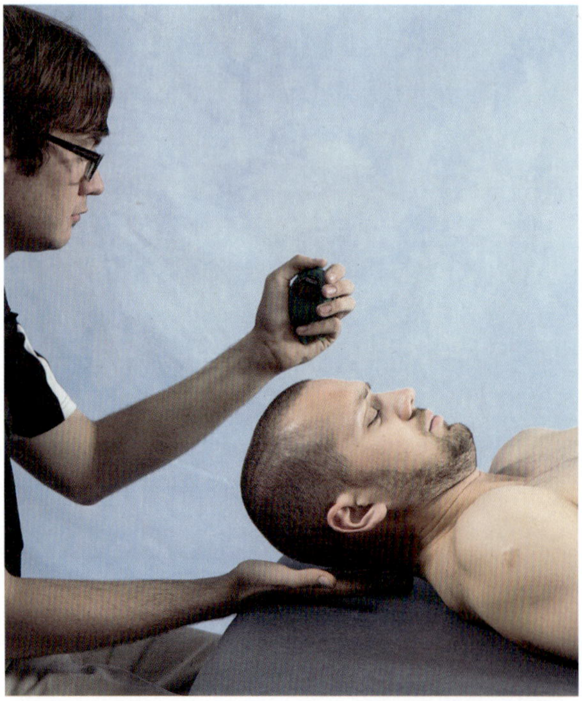

그림 8.17 목뼈발생적 두통에 대한 깊은 목뼈 굽힘근 지구력 검사.

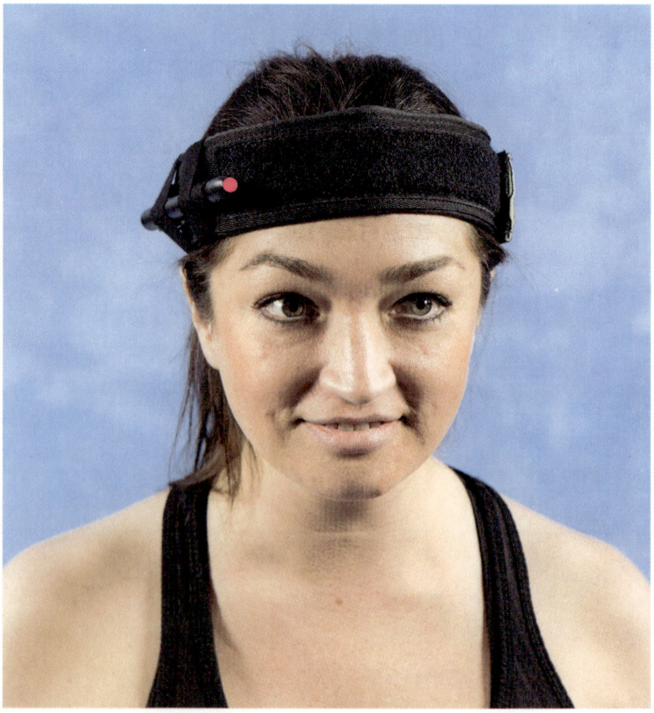

그림 8.18 목뼈에 대한 고유수용성 운동. 레이저 포인트가 머리 밴드에 부착되어 있다. 환자에게 벽에 있는 물체의 포인트나 글자를 따라 레이저 포인트를 움직이도록 지시한다.

뼈 굽힘근)의 근력강화운동을 포함할 것이다. 그리고 목의 고유수용성 운동도 포함될 수 있다.[21] 목의 고유수용성은 그림 8.18과 같은 운동으로 훈련될 수 있다. 이런 운동에 있어서, 환자는 머리 밴드에 부착된 레이저 포인트로 벽에 적혀 있는 글자나 숫자를 따라 그린다. 어깨뼈 근육의 근력강화 운동도 유용할 수 있다. 흔하게 사용되는 모달리티로는, 초음파, 물렁조직 가동술 및 전기자극 치료 등이 있다.

목뼈발생적 두통 환자에 대한 요점	
설명과 원인	나쁜 자세와 깊은 목뼈 굽힘근의 약증은 목의 통증을 머리로 방사한다.
검사	머리목뼈 굽힘 검사, 목뼈 굽힘-돌림 검사, 깊은 목뼈 굽힘근 지구력 검사
신장	이상적인 자세로 회복한다.
근력강화	깊은 목뼈 굽힘근, 어깨뼈 안정근
훈련	목의 고유수용성 훈련
피해야 할 것	장시간 목뼈 자세나 반복적인 움직임

채찍질 손상 CPG Whiplash

채찍질 손상은 목뼈의 물렁조직과 뼈에 외상을 일으키는 목의 빠른 움직임과 관련된다(그림 8.19). 이것은 일반적으로 자동차의 후방 또는 측면 사고로 발생하지만, 낙상이나 스포츠 손상의 결과로도 일어날 수 있다. 후관절, 관절주머니, 인대, 근육, 척수 및 뇌를 포함한 목의 물렁조직이 손상될 수 있다.

Quebec Task Force는 채찍질 손상을 0–4등급으로 분류했다.[22] 정상 소견은 0도이다. 등급 1은 통증이나 뻣뻣함을 호소하지만 신체적 소견이 없는 것이다. 등급 2는 압통이나 움직임 제한과 같은 신체적 소견이 있다. 환자가 약증이나 반사 감소와 같은 신경학적 징후를 가지고 있으면, 손상은 등급 3으로 간주된다. 등급 4는 골절이나 탈구가 존재한다. 이들 등급은 상자 8–3에서 자세히 설명되어 있다. 등급 1과 등급 2는 대개 손상이 몇 개월 이내에 해결되지만, 문제는 채찍질 손상 환자의 약 40%가 만성 채찍질 손상과 관련된 질환(WAD)에 걸리는 것이다.[23,24]

원인/기여요소

후관절, 관절주머니, 인대, 원반, 근육, 신경 및 뼈를 포함한, 목뼈의 구조물이 채찍질 손상 통증의 원인이 될 수 있다.

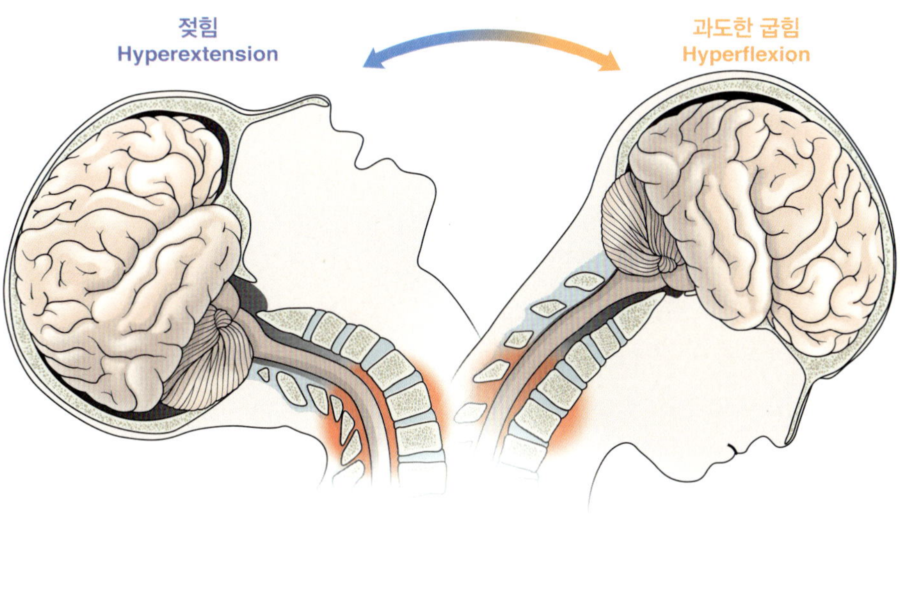

그림 8.19 채찍질 손상은 목뼈를 젖힘하고 과도하게 굽힘시켜 목뼈의 물렁조직에 손상을 일으킨다.

상자 8-3 uebec Task Force 분류

등급	임상 특징
0	• 환자는 목의 통증을 호소하지 않고, 검사자에 의해 신체적 징후가 관찰되지 않는다. • 이들 환자는 흔하지 않고, 일반적으로 도움을 청하지 않기 때문에 기록되지 않는다.
1	• 환자는 건강관리 제공자에게 통증을 호소한다. • 신체적 징후는 나타나지 않는다. 가동범위와 근력이 정상이고, 부종이 없다. • 일반적으로 이들 환자는 근경련도 일으키지 못하는 작은 근육 병변으로 고생한다.
2	• 환자는 건강관리 제공자에게 통증을 호소한다. • 다음을 포함할 수 있는 근육뼈대계 징후가 나타난다: – 제한된 가동범위 – 경련 또는 부종 – 목이나 어깨의 압통 • 대개 이들 환자는 목의 염좌와 출혈과 부종을 일으키는 근육 열상을 가진다.
3	• 환자는 건강관리 제공자에게 통증을 호소한다. • 다음을 포함할 수 있는 신경학적 징후가 나타난다: – 반사의 감소와 부재 – 감소되거나 제한된 피부 감각(피부절) – 근육 약증(근육절) • 대개 이들 환자는 지속된 신경조직의 신장으로 인한 신경 압박이나 자극 때문에 신경계 손상으로 고생한다. • 이들 환자는 거의 대부분이 제한된 가동범위와 기타 근육뼈대계 징후를 가질 것이다.
4	• 환자는 건강관리 제공자에게 통증을 호소한다. • X-선 상으로 골절이나 탈구가 보인다.

증상

채찍질 손상 이후의 흔한 증상은 움직임과 관련된 목 통증/두통이다. 증상은 대개 손상 후 48시간 내에 일어난다. 이외에도, 환자는 제한된 움직임, 어지러움, 흐린 시야, 척추 불안정, 수면 장애, 집중력 문제, 귀울림, 턱관절 기능장애 및 피로 등을 경험할 수 있다.

임상 징후

채찍질 손상의 임상 징후는 위에서 언급된 근육뼈대계 소견을 포함한다. 이들 소견으로는, 목의 가동범위 제한, 목과 팔 근육의 약증, 그리고 통증 등이 있다. 그 밖에 나타날 수 있는 다른 소견으로는, 목과 위쪽 몸통의 비정상 운동동원 패턴, 변화된 균형, 감소된 목 부위의 고유수용성 감각, 목 부위의 냉과 압박에 대한 과민, 그리고 외상 후 스트레스 질환의 징후 등이 있다.[23]

최근 연구들은 뭇갈래근, 머리곧은근, 반가시근, 널판근, 위등세모근, 머리긴근 및 목긴근 등을 포함한 깊은 목뼈 굽힘근과 모든 목뼈 폄근의 약증이 있음을 확인했다. 가동범위와 근력의 평가 이외에, CGH 단락에서 설명된 **머리목뼈 굽힘 검사**나 **깊은 목뼈 굽힘근 지구력 검사**도 채찍질 손상과 관련된 질환 환자를 평가하는데 유용할 수 있다.

중재

채찍질 손상 이후의 물리치료로는, 운동, 환자교육, 관절가동술 및 모달리티 등이 있다.[25,26] 목의 가동범위운동, 목뼈의 폄근과 깊은 굽힘근 근력강화운동, 목의 고유수용성 운동 등과 같은 목의 특수 운동이 일반적인 피트니스 운동보다 더 효율적인 것으로 확인되었다.[27] 중추 통증기전의 설명과 움직임의 중요성을 포함한 환자교육도 종종 포함된다. 목뼈와 등뼈의 관절가동술을 포함한 도수치료가 통증을 완화하고 운동과 기능을 증가하는데 유용할 수 있다.

채찍질 손상 환자에 대한 요점

설명과 원인	목의 빠른 젖힘과 과도한 굽힘과 관련된 자동차사고나 스포츠 손상이 물렁조직을 손상시킬 수 있다.
검사	머리목뼈 굽힘 검사, 깊은 목뼈 굽힘근 지구력 검사, 목의 가동범위 검사
신장	목 ROM을 증가시키기 위해
근력강화	깊은 목뼈 굽힘근과 목 폄근
훈련	목의 고유수용성 감각
피해야 할 것	장시간의 고정이나 자가-고정

퇴행성 관절질환(DJD)

Degenerative Joint Disease

퇴행성 관절질환(DJD)은 척추의 여러 부위에서 일어날 수 있다. DJD는 뼈관절염(OA)으로도 불린다. 관절염 재단은 100종 이상의 관절염을 인정하고 있지만, DJD가 가장 흔한 유형이다. 척추의 경우, DJD가 흔하게 증상을 일으키는 곳은 3곳이다: 후관절, 척추사이구멍 및 척추관. 다음의 3가지 병리는 각 이들 영역에서 나타나는 DJD이다. 종종 환자들은 이들 위치 중 2개 이상의 지점에서 DJD를 가질 것이다.

후관절 퇴행성 관절 질환

Facet Joint DJD

목뼈의 뼈관절염 또는 퇴행성 관절질환(DJD)은 후관절에서 일어날 수 있다. 후관절이 관절염에 걸리면, 관절연골이 악화되기 시작하고, 관절면에 뼈가시가 형성한다, 관절 공간이 좁아진다(그림 8.20).

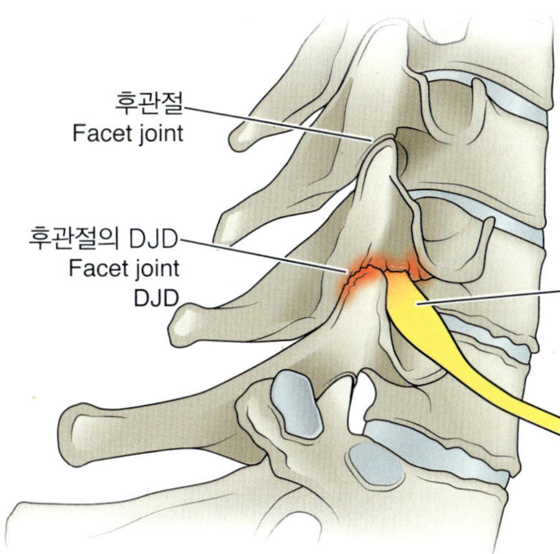

그림 8.20 목뼈의 퇴행성 관절질환은 후관절의 퇴행성 변화와 척추사이구멍이 좁아지는 협착증을 보인다.

원인/기여요소

목뼈의 각 레벨에서는, 2개의 후관절과 척추사이원반이 3개의 관절을 형성한다. 정상 상태에서는, 후관절이 척추 하중의 33%까지 지탱하고, 척추사이원반이 하중의 67%을 흡수한다. 후관절 DJD는 퇴행성 원반 질환(DVDD) 때문에 자주 발생한다. 원반이 악화됨에 따라, 후관절은 하중을 더 많이 받게 될 것이고, 하중의 70%까지 받게 된다. 이런 후관절은 스트레스 상태에 놓이게 되어 관절의 마모를 초래한다.

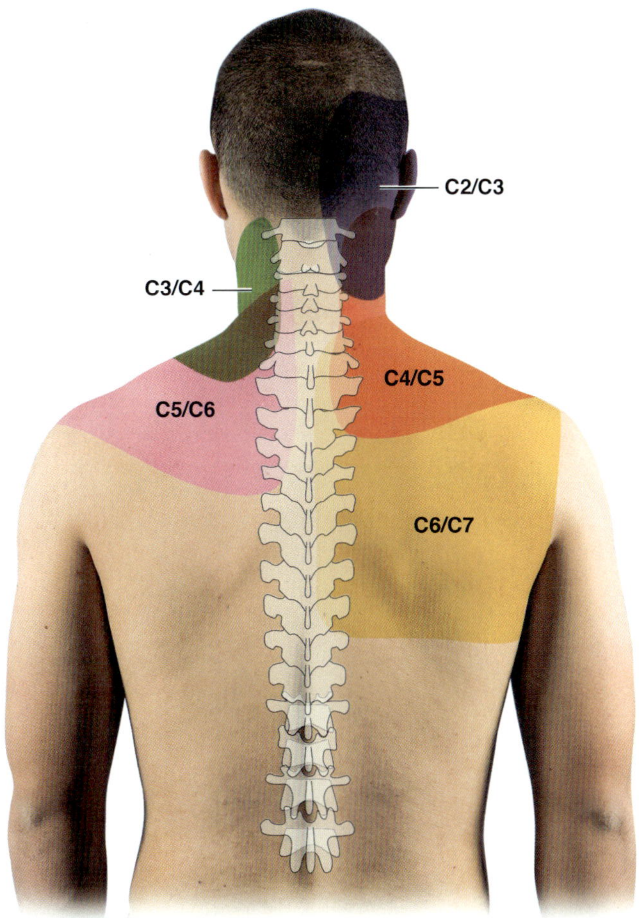

그림 8.21 목뼈의 후관절은 통증을 뒤통수뼈, 어깨뼈 및 위쪽 등으로 전파한다.

후관절의 DJD는 노화와 관련된다. 비록 목뼈 후관절 DJD와 성별 사이에 연관성이 없을지라도, 후관절 DJD를 가진 남성은 더 빠른 DJD의 악화를 가진다.[28] 비만도 목뼈 후관절 DJD의 발병과 상관성이 있다. 과거의 외상과 작업 위협과 같은 요소들이 후관절 DJD에 기여한다는 가설이 있지만, 이들 요소는 적절하게 연구되지 않았다.

증상

폄은 후관절에 걸리는 하중을 증가시킨다.[28] 목뼈 후관절 DJD 환자는 목을 폄하고 폄–돌림의 복합 움직임을 할 때 악화되는 목 뒤쪽의 통증을 호소한다. 통증은 대개 목에 국한되지만, 아래쪽 목뼈의 병변은 어깨뼈 영역으로 전이되고, 위쪽 목뼈 후관절은 뒤통수 영역으로 통증을 전이하고 두통을 일으킨다(그림 8.21). 목의 굽힘은 통증을 완화한다. 환자는 후관절을 촉진했을 때 압통을 호소할 수 있다.

후관절 DJD이 악화되면, 척추사이구멍이 좁아져 팔의 신경뿌리병리를 초래한다. 이것은 본 장에서 자세히 설명될 것이다.

임상 징후

목뼈의 가동범위는 폄 시 제한될 수 있다. 반복적인 폄이나 장시간의 폄은 통증을 증가시키고, 반면 반복적인 굽힘과 장시간의 굽힘은 통증을 감소시킨다. 목뼈 후관절 DJD에 대한 특수검사는 존재하지 않는다.

중재

목뼈 후관절 DJD 환자는 깊은 목뼈 굽힘근의 강화를 유도하는 운동 프로토콜의 굽힘 접근법에 반응한다. 목뼈 굽힘이나 옆굽힘의 신장운동도 증상을 완화시킬 것이다. 초음파, 물렁조직 가동술 및 TENS를 포함한 모달리티가 유용할 수 있다. 장기간의 관절 염증은 만성 통증과 중추 감각화(3장)를 초래할 것이다. 만성 통증 환자들은 치료적 신경과학 교육으로부터 혜택을 받을 수 있다.[29]

목뼈 후관절 DJD 환자에 대한 요점

설명과 원인	후관절의 퇴행성 관절염은 노화와 퇴행성 원반질환과 관련되고, 목 뒤쪽과 위쪽 등 부위의 통증을 일으킬 것이다.
검사	없음
신장	목의 굽힘이나 옆굽힘
근력강화	깊은 목뼈 굽힘근
훈련	NA
피해야 할 것	장시간의 목 폄

척추 협착증(척추관내의 DJD)
Spinal Stenosis(DJD in the Spinal Canal)

협착증이란 용어는 공간이 좁아진다는 것을 의미한다. 척수와 척추관 사이의 정상 공간은 좌우로 2.5㎜ 미만이고, 앞뒤로 1㎜ 미만이다.[30] 척추 협착증의 경우, 척추관이 퇴행성 변화로 인해 좁아진다. 척추관이 더욱 좁아지면, 척수가 압박을 받게 된다. 척추 협착증은 점진적으로 진행되는 질환이다. 척추 협착증은 어느 부위의 척추뼈에서도 일어나지만, 특히 허리뼈와 목뼈 영역이 가장 많은 영향을 받는다. 척추 협착증은 한 레벨에서도 일어나지만, 여러 레벨에 걸쳐서도 일어난다. 그림 8.22는 척추 협착증이 있는 척추관의 변화를 보여주고 있다.

원인/기여요소

척추 협착증은 척추관 내의 과도한 뼈 성장으로 가장 흔하게 발병된다. 이것은 노화와 관련된 척추의 뼈관절염 때문일 것이다. 척추 협착증은 척추관 안에 있는 인대(특히, 황색인대와 뒤세로인대)의 비후와 칼슘화에 의해서도 일어날 수 있다. 부가적으로, 척추 협착증은 선천적으로 좁은 척추관, 측만증, 또는 원반 탈출증과도 관련될 수 있다.

증상

목뼈 협착증의 일반적인 증상으로는, 양쪽 팔의 통증, 피로, 둔감, 저림, 서투른 움직임 또는 약증 등이 있다. 통증은 목의 폄에 의해 증가되고, 굽힘에 의해 완화된다. 이것은 목을 폄할 때 척추관이 좁아지고, 굽힘을 할 때 척추관이 넓어

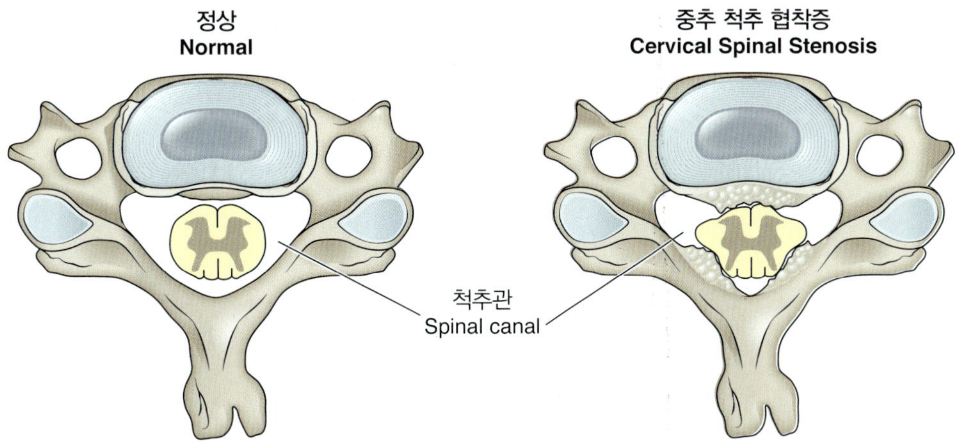

그림 8.22 척추 협착증의 경우, 척추관의 퇴행성 변화는 척추관의 공간을 좁게 만들어 척수를 압박하게 된다. 일반적으로 목뼈 협착증은 양쪽 팔의 신경학적 증상을 초래하고, 양쪽 다리로 증상이 진행된다.

지기 때문이다. 척추 협착증의 양쪽 팔의 증상은 다른 목뼈 병리의 것과 구분된다.

척수에 대한 압박이 높아지면, 환자는 **목뼈 척수병증**의 징후를 경험할 것이다. 이들 소견은 목 영역을 통한 신경 충동의 붕괴 때문이고, 몸통과 다리의 약증, 보행 장애, 방광이나 곧은창자의 변화를 포함한다. 이들 징후가 일어날 때, 수술적 감압술이 요구된다.

임상 징후

척추 협착증의 임상 징후로는, 양쪽 팔다리의 통증, 약증, 감각 소실 및 비정상 반사 등이다. 물리치료사는 환자의 증상에 대한 장시간 또는 반복적인 움직임의 효과를 평가할 것이고, 목을 폄할 때 증상이 증가되고, 굽힘할 때 증상이 완화되는 것을 기대할 것이다. 목뼈 협착증에 대한 특수검사는 없다.

중재

목뼈 협착증 환자를 위한 관리계획은 목뼈를 안정화시키는 깊은 목뼈 굽힘근과 폄근의 근력강화운동, 어깨뼈 안정근 강화운동, 그리고 증상을 악화시키는 자세나 활동을 피하는 교육 등을 포함한다. 관리계획에 포함되는 모달리티로는, 목뼈 견인, TENS 및 초음파 등이 있다. 환자는 목 스플린트의 사용으로도 도움을 받을 수 있다.

목뼈 협착증 환자에 대한 요점

설명과 원인	노화와 관련된 척추관의 퇴행성 변화는 척추관의 공간을 좁혀 척수를 압박하는 것이다.
검사	NA
신장	NA
근력강화	깊은 목뼈 굽힘근, 폄근, 어깨뼈 안정근
훈련	NA
피해야 할 것	통증을 증가시키는 활동을 피한다: 목의 폄과 뒤당김

척추사이구멍내의 DJD(척추사이구멍 협착증) DJD in the Neural Foramen (Foraminal Stenosis)

뼈관절염 또는 퇴행성 관절 질환(DJD)은 척추사이구멍에서 일어나서 척추사이구멍 협착증을 일으킬 수 있다. 이것은 등뼈보다는 목뼈와 허리뼈에서 더 흔하게 일어나고, 또 가쪽 협착증으로도 불린다. **뼈가시**가 척추사이구멍 안에서 천천히 성장하고, 척수신경이 지나가는 구멍을 점진적으로 좁게 만든다. 결국, 협착증이 신경뿌리에 염증을 일으켜, 신경뿌리병증으로 불리는 질환을 초래한다. 그림 8.23은 이런 병리를 보여주고 있다.

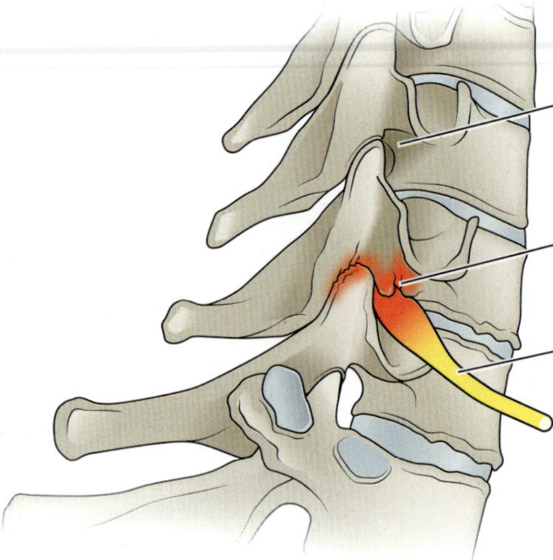

그림 8.23 척추사이구멍의 DJD는 척추사이구멍 안에 뼈가시를 발생시켜 협착증을 초래한다.

원인/기여요소

목뼈의 뼈관절염은 노화와 관련된다. 뼈관절염은 저가동성이나 과가동성을 가속시킬 수 있다.

증상

목뼈의 많은 관절염 변화는 무증상이지만, 만약 신경뿌리에 염증이 생기면 관절염이 뚜렷한 통증의 원인이 될 수 있다. 환자는 목과 팔의 통증, 둔감과 저림, 약증 및 반사 소실 등을 경험할 수 있다. 특별한 증상은 관련된 신경뿌리에 좌우된다. 증상은 대개 편측으로 일어나고, 협착증의 측면에서 일어난다.

목뼈가 굽힘될 때 척추사이구멍이 커지기 때문에, 환자는 대개 목의 굽힘 자세 때 통증이 감소한다고 말한다. 목의 굽힘을 일으키는 활동은 환자에게 편한다. 다시 말해, 이들 환자는 **굽힘 편향**을 가진다. 목이 폄될 때, 척추사이구멍이 닫히기 때문에 통증이 증가된다. 환자들은 종종 팔을 머리 위로 올리면 팔의 통증이 완화된다고 말한다. 이것은 **어깨 벌림 완화 징후**로 간주되며, 신경뿌리에 대한 신장이 감소하기 때문에 효율적이다.

주의…

자세나 움직임에 반응하여 통증의 위치 변화에 **주의한다.** 가장 먼쪽 통증이 척추쪽으로 이동할 때, 이것을 **중심화**라고 한다. **말초화**는 가장 먼쪽 통증이 더 멀리 팔의 아래쪽으로 이동하는 것을 의미한다. 신경뿌리병증의 치료 목표는 증상의 중심화이다. 만약 통증이 팔 아래쪽으로 더 내려가면, 신경뿌리에 대한 압박이 증가된 징후이다. 반대로 가장 먼쪽 통증이 척추쪽으로 이동하면, 신경뿌리에 대한 압박이 감소된 징후이다.

통증이 중심화될 때, 때때로 통증이 증가될 수 있고, 반대로 통증이 말초화될 때, 통증이 감소되는 것을 느낄 수 있다. 환자와 물리치료사는 항상 일차적으로 통증의 위치에 관심에 가져야 하고, 그 다음 통증의 강도에 관심을 가져야 한다.

상자 8-4 목뼈 척추구멍 협착증의 임상 징후

척추사이구멍 협착증은 통증, 둔감, 반사소실 및 약증을 일으킬 수 있다. 만약 협착증이 C6 신경뿌리를 압박한다면, 엄지와 검지가 저리고 통증이 한쪽 팔에서 발생할 것이다. 환자는 위팔노근의 힘줄반사를 잃게 될 것이다. 약증이 위팔두갈래근과 손목 폄근에서 발생할 수 있다. 굽힘 편향 운동을 하면, 대개 팔의 통증이 감소되거나 중심화될 것이다. 폄 활동은 대개 증상을 증가시키거나 말초화할 것이다. 예를 들어, 환자가 목뼈의 폄 때문에 샤워 도중 머리를 감을 때, 팔 통증의 증가를 호소할 것이다.

임상 징후

목뼈 척추사이구멍 협착증의 임상 징후로는, 건측과 비교해 환측의 통증, 약증, 감각 소실 및 반사 감소 등이 있다. 특정 근육의 약증, 둔감한 피부 영역, 그리고 감소된 반사 등이 침범된 신경뿌리에 좌우된다(표 8-4). 표 8-4에 있는 임상 징후의 적용을 알고 싶으면, 상자 8-4를 참조한다. 이런 소견 이외에도, 다음과 같은 검사들이 목뼈 신경뿌리를 자극할 수 있다.

Spurling 압박 검사

환자는 머리를 중립위로 하고 앉는다. 환자의 현재 증상을 평가한다. 그런 다음, 환자에게 목을 침범된 쪽으로 옆굽힘하도록 하거나 폄을 하도록 지시한다. 그런 다음 다시 환자의 증상을 평가한다. 만약 신경뿌리 증상이 증가되지 않으면, 검사자는 환자의 머리 위에 양손을 올려놓고 축성 압박의 힘을 적용한다(그림 8.24). 양성 징후는 환자의 신경뿌리병증의 증상이 나타나는 것이다. 만약 환자의 증상이 증가하면, 검사를 중단하고, 양성으로 간주한다. Spurling의 원래 검사는 목의 옆굽힘과 압박만으로 이루어지지만, Anekstein 등이 언급한 목의 폄을 첨가하면 검사의 유발이 증가한다.[31]

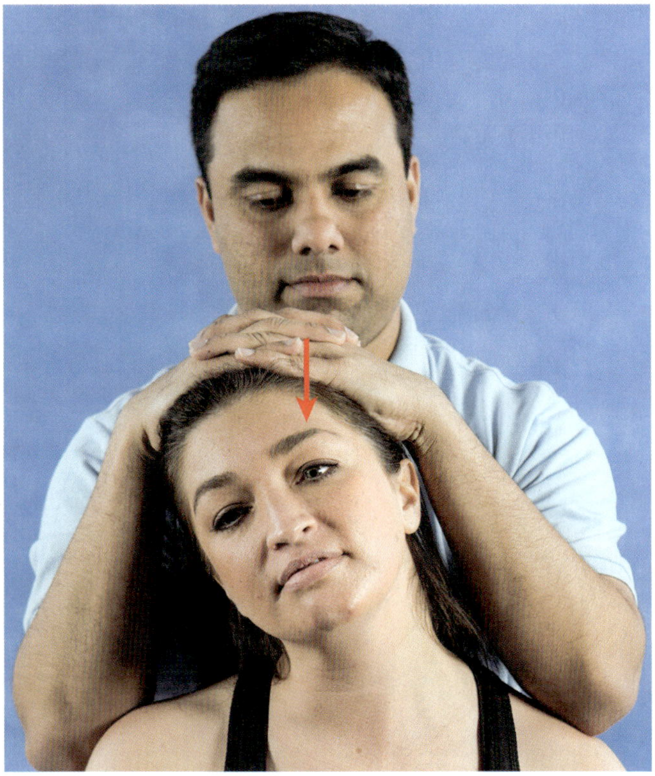

그림 8.24 목뼈 신경뿌리병증에 대한 Spurling 압박검사.

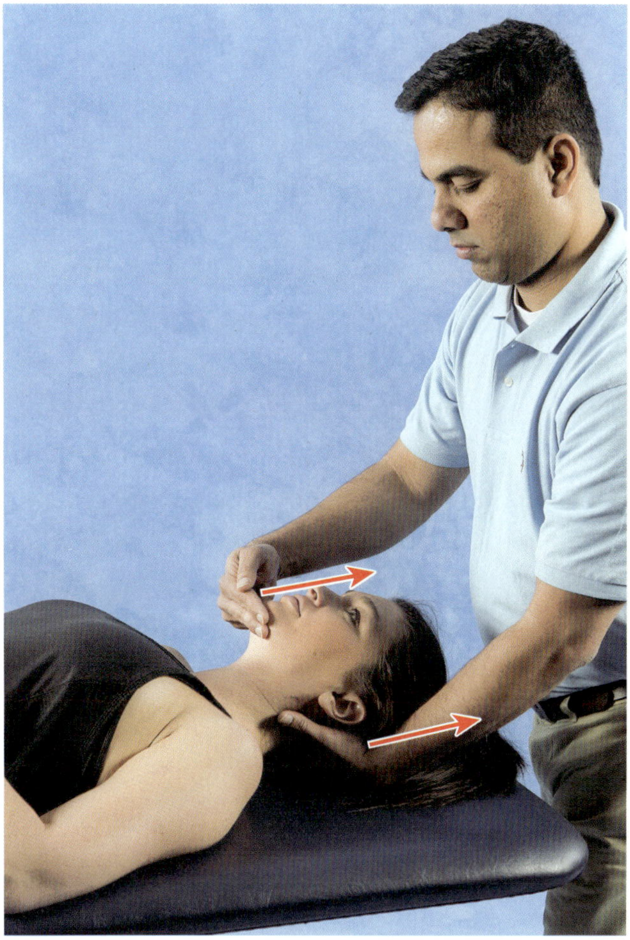

그림 8.25 목뼈 신경뿌리병증에 대한 목뼈 견인검사.

목뼈 견인 검사

환자는 누운 자세를 취한 상태에서 평가를 받는다. 검사자는 한 손을 뒤통수 밑에 배치하고, 다른 손을 턱에 배치한 후 환자의 머리를 감싼다. 그런 다음 검사자는 목뼈에 견인력을 적용한다(그림 8.25). 양성 징후는 목을 견인하는 동안 환자의 증상이 완화되는 것이다.

팔 긴장 검사(ULTT), 정중신경 편향

정중신경에 장력을 함으로서, 이 검사는 C5–T1의 정중신경에 기여하는 신경뿌리의 병증을 배제하는데 유용할 수 있다. 환자는 누운 자세를 취하고, 환자의 증상을 평가한다. 정중신경을 점진적으로 신장하면서 환자의 환측 팔에 일련의 움직임을 수동적으로 수행한다. 각 단계마다 환자의 팔을 평가해야 한다. 환자 팔의 움직임은 다음과 같다:

1. 어깨뼈 내림
2. 90°까지의 어깨 벌림
3. 어깨의 가쪽돌림
4. 손목과 손가락의 폄
5. 아래팔의 뒤침
6. 팔꿈치 폄
7. 검사쪽과 반대쪽으로의 목 옆굽힘

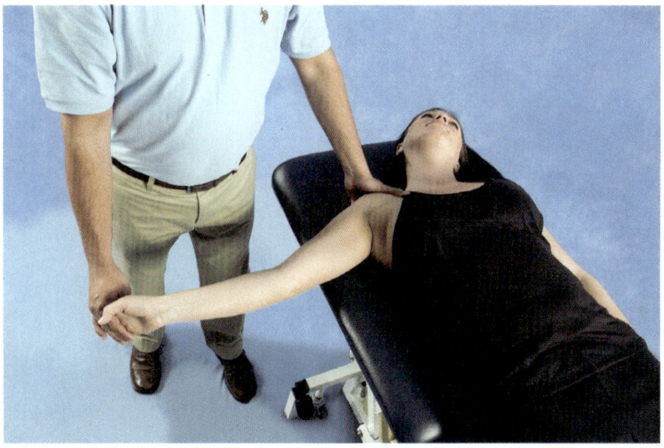

그림 8.26 정중신경에 대한 팔 긴장검사의 끝자세이다. 이 검사는 C5–T1 신경뿌리의 민감성을 결정하는데 이용될 수 있다.

검사의 끝자세는 그림 8.26에 나와 있다. 양성 징후는 증상의 증가, 건측과 비교해 감소된 가동범위, 반대쪽 옆굽힘 시 증상의 증가, 또는 동측 옆굽힘 시 증상의 감소 등이다. 만약 어느 지점에서 환자의 증상이 증가하면, 검사를 중단하고 양성으로 간주한다. 이 검사를 객관화하기 위해, 제한된 관절의 가동범위를 측정할 수 있다. 이 검사는 목뼈 신경뿌리병증 말고도 다른 질환에도 적용되지만, 음성 징후는 신경뿌리병증이 없는 좋은 징조이다. 다른 말로 표현하면, 검사는 민감도가 높지만 특이도는 낮은 편이다.

중재

목뼈 신경뿌리병증의 치료는 목뼈와 등뼈의 관절가동술, 신경활주, 깊은 목뼈 굽힘의 근력강화운동, 어깨뼈 고정근의 근력강화운동, 팔 근육의 근력강화운동, 그리고 목뼈 견인 등을 포함한다.

신경활주는 팔 긴장검사(ULTT)와 같은 동일한 일련의 움직임들을 이용함으로써 이루어질 수 있다. 환자에게 신경이 약간 긴장되는 지점까지 움직인 후, 잠시 그 자세를 유지하도록 지시하고, 신경이 느슨해지도록 이완해야 한다. 보조물리치료사가 신경을 활주하기 위해 최소 신경긴장 지점에서 환자의 팔을 유지하는 동안, 물리치료사는 목뼈 옆굽힘의 가동술을 수행한다.

깊은 목뼈 굽힘근(머리긴근, 목긴근, 앞머리곧은근 및 옆머리곧은근)의 근력강화운동도 관리계획에 포함될 수 있다. 이것은 그림 8.27과 같이 목 밑에 압력 바이오피드백 장치(예를 들어, 혈압계 커프나 Chattanooga Stabilizer)를 적용함으로서 수행될 수 있다. 이 장치는 20㎜Hg까지 팽창된다. 목빗근이나 목갈비근을 사용하지 않고, 목의 앞굽이를 감소하기 위해 환자에게 부드럽게 머리를 끄덕임하도록 지시한다. 환자에게 압력을 2㎜Hg 단위로 증가시키고 각 단

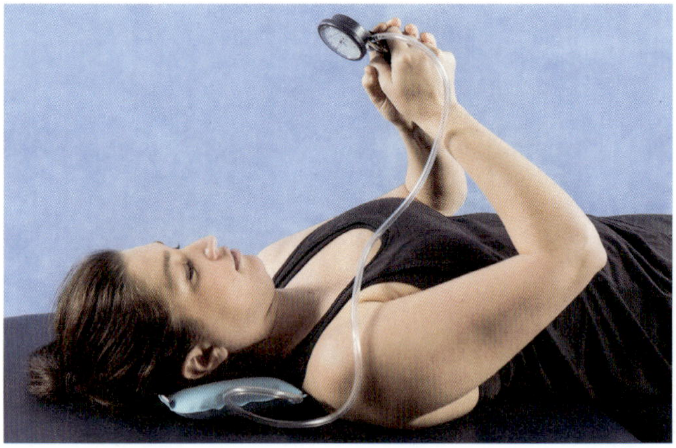

그림 8.27 깊은 목뼈 굽힘근의 근력강화운동은 Chattanooga Stabilizer와 같은 장비를 가지고 수행될 수 있다. 환자에게 목의 앞굽이를 평평하게 하고, 2㎜Hg씩 압력을 증가하도록 지시한다.

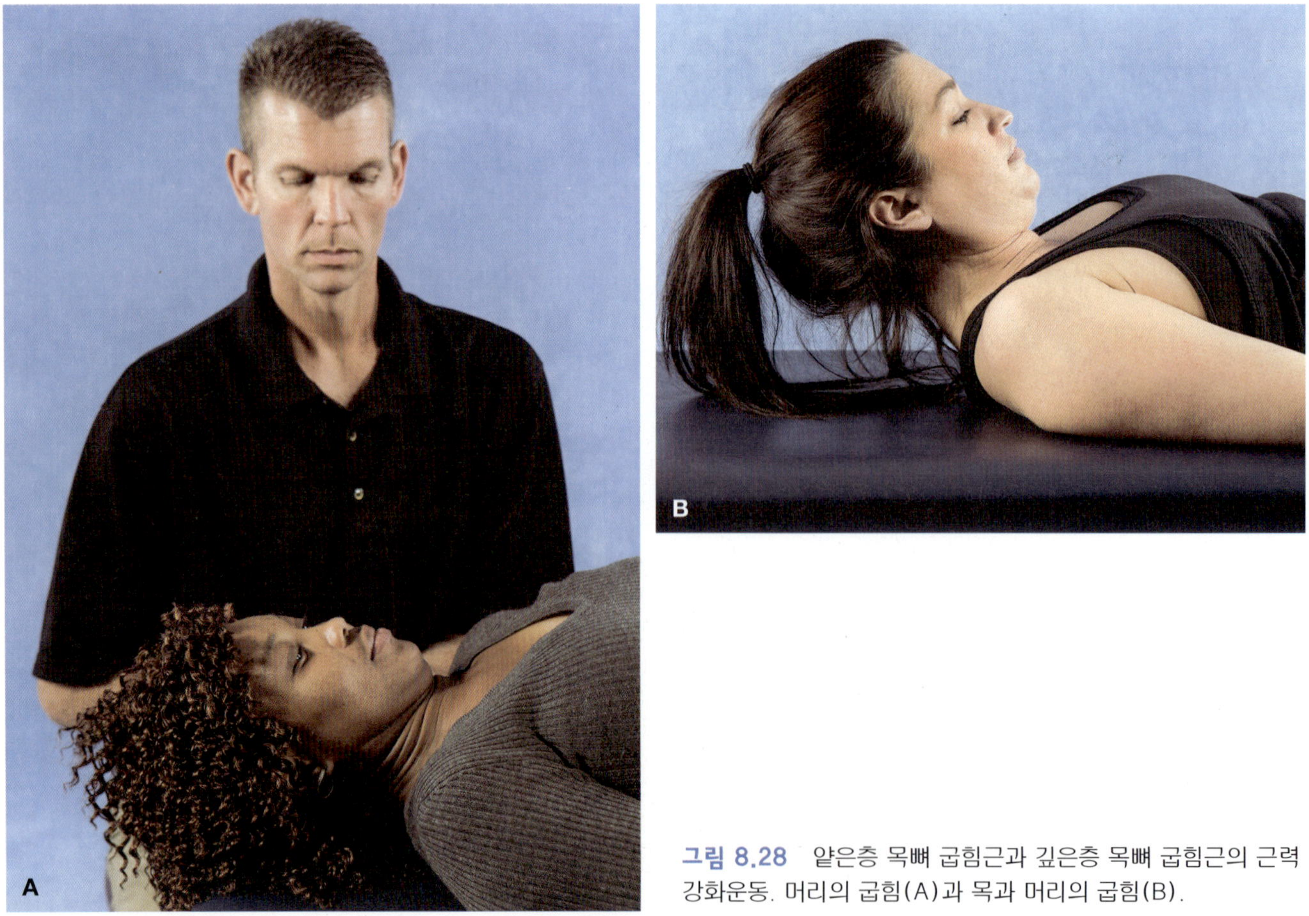

그림 8.28 얕은층 목뼈 굽힘근과 깊은층 목뼈 굽힘근의 근력강화운동. 머리의 굽힘(A)과 목과 머리의 굽힘(B).

계마다 5초간 유지하고, 기준값보다 최대 10㎜Hg까지 증가하도록 지시한다.[32] 명확함을 위해, 장치 기록이 20, 22, 24, 26, 28 및 30㎜Hg으로 되어 있다.

목 굽힘근의 등장성 근력강화운동이 관리계획 안에 포함될 수 있다. 그림 8.28은 얕은층 목뼈 굽힘근과 깊은층 목뼈를 위한 등장성 운동을 보여주고 있다. (A)에 설명된 운동의 경우, 환자에게 중립위의 목뼈에 대해 머리를 굽힘하도록 지시한다.[33] 다른 방법으로, 환자에게 등뼈에 대한 머리와 목의 굽힘을 하도록 지시한다(B).

임상 경고!

환자에게 통증의 중심화를 가르치고, 또 증상의 말초화를 피할 수 있는 운동과 활동을 가르쳐야 한다.

중간등세모근, 아래등세모근, 앞톱니근 및 마름근의 근력강화운동도 목뼈 신경뿌리병증 환자를 치료하는데 효율적으로 이용되어 왔다. 관리계획은 목뼈 견인도 포함할 수 있다.

물리치료 이외에, 환자는 경질막바깥 스테로이드 주사를 맞을 수도 있다. 이 주사요법은 외래환자에게 수행되고, 부종과 통증을 완화하기 위해 **신경뿌리 주변에 스테로이드 주사**를 적용한다. 만약 물리치료와 주사요법이 성공을 거두지 못하면, 환자는 **척추사이구멍절개술**(foraminotomy)로 불리는 척추사이구멍 안에서 척수신경뿌리를 감압시키는 수술적 절차를 받아야 할 것이다.

목뼈의 퇴행성 척추구멍 협착증 환자에 대한 요점	
설명과 원인	척추사이구멍의 퇴행성 변화는 노화와 관련하여 뼈가시를 형성하고, 이것이 신경뿌리를 압박할 수 있다.
검사	Spurling 검사, 목뼈 견인 검사, ULTT
신장	ULTT를 이용한 정중신경의 신장
근력강화	깊은 목뼈 굽힘근, 어깨뼈 안정근, 팔 근육
훈련	깊은 목뼈 굽힘근의 사용
피해야 할 것	통증의 말초화

척추사이원반 탈출증(IVDH)
Herniated Disc

척추사이원반(IVD)은 두 부분으로 구성된다: 섬유테와 속질핵. 원반은 기본적으로 원형이고, 섬유테의 중심에 속질핵이 존재한다. 척추사이원반 탈출증의 경우, 속질핵/척추사이원반의 일부가 척추뼈와 척추뼈끝판 밖으로 빠져나온다. 원반의 파열은 대개 섬유테가 가장 얇은 부위인 뒤가쪽으로 일어나서, 척수나 신경뿌리에 압박을 초래한다.

척추사이원반 탈출증의 진행에 사용되는 용어는 매우 다양하다. 다음의 용어는 최신의 권장 사항과 일치한다.[36] **돌출된 원반**(protruded disc)의 용어는 척추뼈끝판 밖으로 최소 변위된 원반을 설명하는데 사용된다. 이런 경우, 섬유테는 여전히 온전하다. **분출된 원반**(extruded disc)은 속질핵의 변위가 더 크고, 섬유테가 완전히 찢어진 상태의 원반 탈출증의 진행 상태를 의미한다. 이런 경우, 원반 물질이 원반에 붙어 있다. 자유롭게 부유하던 원반의 물질이 원반으로부터 멀리 이동할 수 있다. 그림 8.29는 정상 상태에서 분리된 원반까지 원반 탈출증의 단계를 보여주고 있다.

이런 병리는 속질핵 탈출증(HNP) 증후군으로도 불릴 수 있다. 이런 병리를 설명하는데 사용될 수 있는 다른 용어들로는, bulging disc, prolapsed disc와 slipped disc 등이 있지만, 이들 용어는 잘 선호되지 않는데 그 이유는 용어가 오인될 수 있고 불명확하기 때문이다.

원인/기여요소

목뼈 원반 탈출증의 원인이 완전히 파악되지 않았지만, 섬유테의 작은 파열을 일으키는 노화와 관련된 변화가 원반 탈출증의 주된 원인처럼 보이며, 속질핵이 섬유테를 통과해 이동하게 된다. 그 증거로서, 목뼈의 원반 탈출증이 30세 이전에는 흔하지 않다.[37] 2차적으로, 탈출증은 외상, 자세 스트레스 및 과가동성 때문에 일어날 수 있다. 저가동된 분절의 이웃 목뼈 영역은 그 레벨의 저가동성을 보상하기 때문에 탈출증의 위험이 높아진다. 50세 이상의 원반 탈출은 흔하

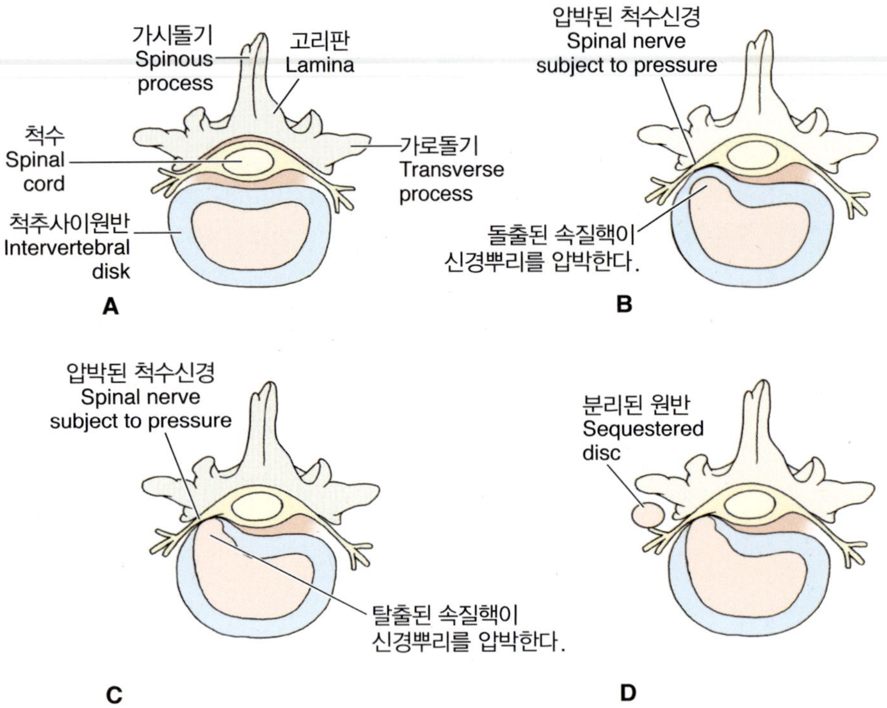

그림 8.29 원반 탈출증의 단계: 정상 원반(A), 돌출된 원반(B), 분출된 원반(C)과 분리된 원반(D).

지 않지만 충분히 일어날 수 있다.

원반 탈출은 주로 아래쪽 목뼈인 C4–C7에서 발생한다. 탈출된 원반이 섬유테의 뒤쪽 부분을 통해 일어나기 때문에, 아래쪽 목뼈의 굽힘이 탈출증의 위험을 증가시킬 수 있다. 특히, 장시간의 목 굽힘과 관련된 머리 전방쏠림 자세와 작업은 탈출증의 위험을 증가시킬 수 있다.[38]

증상

목뼈 원반 탈출증과 관련된 증상으로는, 목과 팔의 통증, 둔감과 저림, 약증과 반사 소실 등이 있다. 목뼈 원반 탈출증 환자는 초기에는 목 뒤쪽과 어깨뼈 부위의 통증으로 시작하고, 나중에 팔 증상으로 진행한다. 양쪽 어깨뼈 사이의 영역에서도 종종 통증이 발생하는데, 그 이유는 목뼈가 이 영역으로 전이되기 때문이다.[39] 특별한 팔의 증상은 침범된 신경뿌리에 좌우된다.

목뼈 원반 탈출증 환자들은 종종 **방향성 선호도**를 보인다. 즉, 목의 특정 움직임이나 자세로 인해 증상이 증가하거나 말초화되고, 반대 방향으로 움직이거나 자세를 취하면 증상이 감소하거나 중심화된다. 일반적으로 이들 환자는 목을 중립위나 폄된 자세를 취하고 목을 뒤당김할 때 증상이 완화될 것이다. 이들 환자는 **폄 편향**을 가진다.

임상 징후

신경뿌리병증을 가진 원반 탈출증의 임상 징후로, 통증, 약증, 감각상실, 그리고 건측 팔과 비교해 팔의 반사 감소나 반사 부재 등이 포함된다. 환자는 종종 목뼈 돌림 가동범위의 감소를 보일 수도 있다. 부가적으로, 앞에서 설명된 **Spurling 검사**, **목뼈 견인검사**, **ULTT**가 목뼈 신경뿌리 병증이 있는지를 확인하기 위해 사용될 수 있다.

중재

목뼈 원반 탈출증의 관리계획에는 목뼈와 등뼈의 관절가동술, 신경활주, 깊은 목뼈 굽힘근의 근력강화운동, 어깨뼈 안정근의 근력강화운동, 팔 근육의 근력강화운동, 그리고 목뼈 견인 등이 포함될 수 있다.

부가적으로, 목뼈 뒤당김 운동도 종종 포함된다. 그림 8.30에서처럼, 선 자세나 누운 자세에서 목뼈 뒤당김과 함께, 목뼈 원반 탈출증을 위해 McKenzie 운동을 진행한다. 만약 증상이 중심화되면, 환자는 목뼈 뒤당김을 하고 그 다음 목의 폄을 수행할 수 있다. 만약 환자가 이들 운동에 반응을 하지 않으면, 침범된 쪽으로의 목 옆굽힘이나 돌림이 증상을 감소시킬 수 있다. 하루에 1–2시간마다 McKenzie 운동을 수행한다.

임상 경고!

환자에게 통증의 중심화를 교육하고, 또 증상의 말초화를 피할 수 있는 운동과 활동도 교육해야 한다.

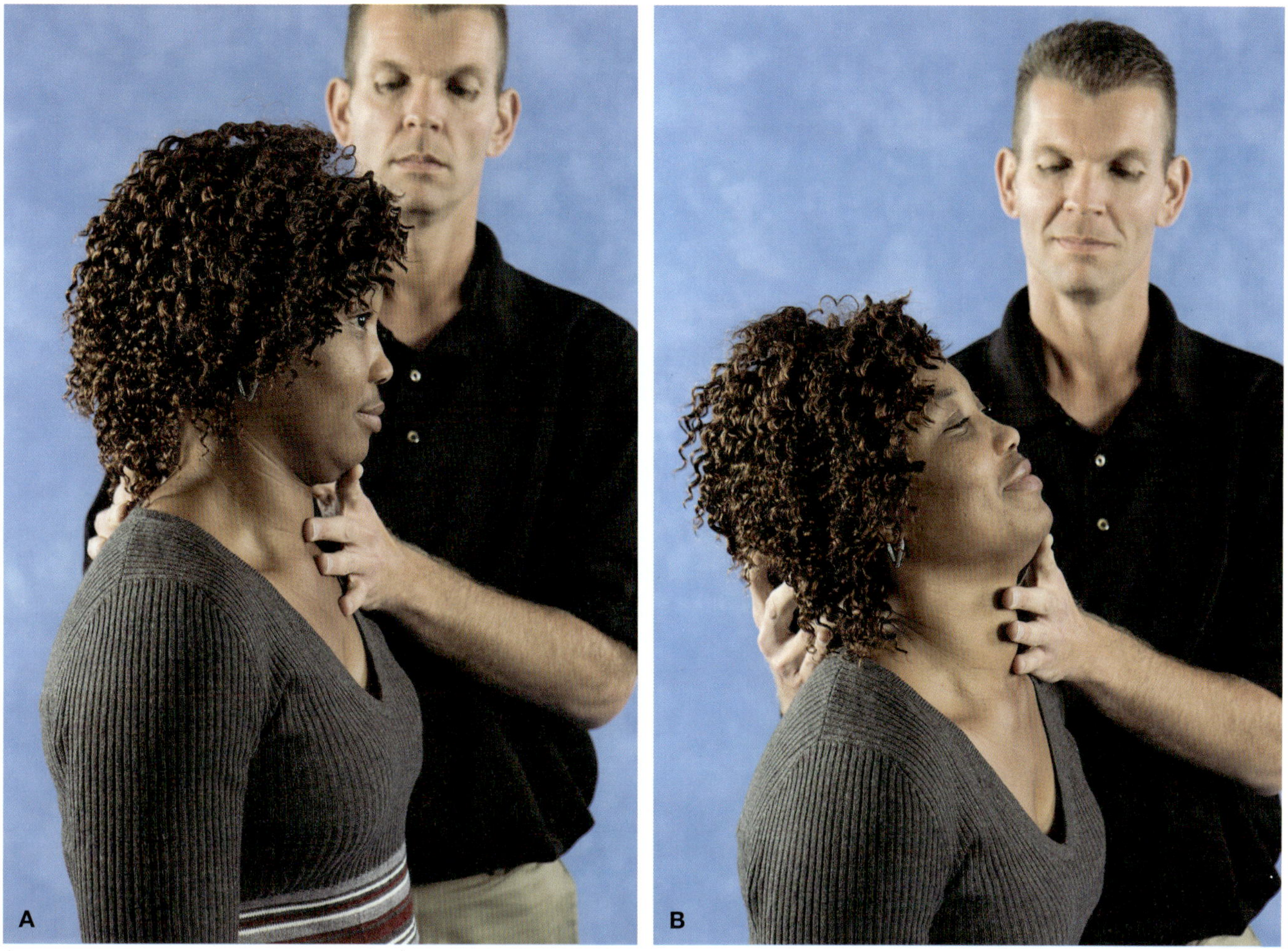

그림 8.30 McKenzie 목뼈 폄 운동. 뒤당김(A)과 뒤당김과 폄의 결합(B).

목뼈 신경뿌리병증 환자를 효율적으로 치료하는데 중간 등세모근, 아래등세모근, 앞톱니근, 마름근 등의 근력강화 운동과 침범된 팔 근육의 근력강화운동이 사용되어 왔다. 목뼈 견인도 관리계획 안에 포함될 수 있다.

자세 재훈련은 목뼈 원반 문제에 중요하다. 환자에게 머리를 뒤당김함으로써 아래쪽 목뼈 굽힘을 줄이는 이상적인 자세를 취하도록 교육한다. 이런 자세는 가능한 오래동안 유지해야 하며, 하루 종일 이 자세를 재설정하도록 자주 환자에게 언급해 주어야 한다.

목뼈의 척추사이원반 탈출증 환자에 대한 요점

설명과 원인	노화와 머리 전방쏠림 자세와 관련된 섬유테의 작은 열상은 속질핵을 뒤쪽으로 이동시켜 신경뿌리를 압박하게 만든다.
검사	Spurling 검사, 목뼈 견인검사, ULTT
신장	ULTT과 목뼈 뒤당김/폄을 이용한 정중신경 신장
근력강화	깊은 목뼈 굽힘근, 어깨뼈 안정근, 팔 근육
훈련	깊은 목뼈 굽힘근
피해야 할 것	통증의 말초화

턱관절 기능장애
Temporomandibular Dysfunction

턱관절 기능장애(TMD)는 턱관절이나 저작 근육의 문제로 발생할 수 있다. 비록 턱관절 기능장애와 턱관절 근육 기능장애(TM 근육 통증)가 관련되어 있지만, 이들을 구분해야 한다. (TM myalgia)를 구별한다.

턱관절 기능장애
Temporomandibular Joint Dysfunction

턱관절(TMJ)의 질환으로는, 관절 염증, 원반 변위 및 뼈관절염(OA) 등이 있다. 관절 염증으로는, TMJ의 주머니염과 윤활막염이 있다. 원반 변위(대개 앞쪽과 안쪽)는 일반적으로 입을 다물고 있는 위치에서 발생한다. 몇몇 경우에는, 입을 벌렸을 때 원반 변위가 줄어든다. 이것은 염발음을 동반한다. 원반 변위는 정복 없이 일어날 수 있는데, 이것은 입을 벌리거나 다물 때 원반 변위가 그대로 남아 있는 경우를 의미한다. 뼈관절염은 염증에 의한 턱관절의 퇴행이다.

원인/기여요소

관절발생적 **턱관절** 통증의 기여요소에 논란의 여지가 있지만, 이것은 외상, 이갈이, **부정교합**(턱을 다물 때의 잘못된 치아 위치)이나 비정상 턱관절 역학 등과 폭넓게 관련된다. 원반 염증이나 원반 변위를 가진 턱관절은 OA의 위험이 증가한다.

증상

TMJ의 염증은 안정 시 통증을 일으키고, 통증은 씹기 활동 때 증가된다. 만약 원반이 변위되면, 통증이 발생하거나 발생하지 않을 수도 있다. 입을 열 때 감소되는 원반 변위는 염발음을 동반한다. 움직임으로 감소되지 않는 원반 변위는 일반적으로 입을 벌리기의 가동범위 제한을 초래하고 턱 움직임 시 통증을 일으킨다. 만약 원반 변위가 한쪽으로 이루어지면, 환자는 입을 벌릴 때 턱의 치우침을 가지고, 한쪽으로의 가쪽치우침이 제한될 것이다.

임상 징후

TMJ 기능장애의 임상 징후로는, 가동범위의 제한, 움직임의 비대칭, 그리고 움직임 시 턱관절 내의 염발음 등이 있다. 아래의 특수검사들이 TMJ 기능장애의 진단에 이용될 수 있다.

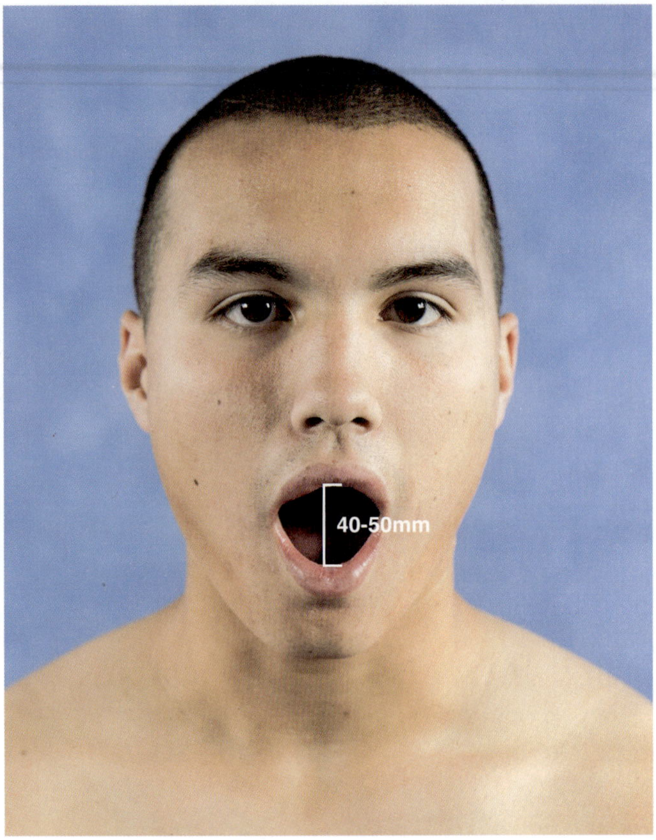

그림 8.31 턱관절 기능장애를 위한 능동 벌리기 검사.

능동 벌리기 검사

환자는 입을 안정 자세로 다물고 앉은 자세를 취한다. 현재의 증상을 평가한다. 환자는 입의 벌림을 수행하고 증상의 재발을 보고한다(그림 8.31). 정상 입 벌리기의 범위는 40-50㎜이다.[41,42] 양성 징후는 환자의 증상이 재현되거나 턱이 한쪽으로 치우거나 40㎜ 미만으로 입을 벌리는 것이다.

능동 내밀기 검사

환자는 입을 안정 자세로 다물고 앉은 자세를 취한다. 현재의 증상을 평가한다. 환자는 턱 내밀기를 수행하고, 증상의 재발을 보고한다(그림 8.32). 양성 징후는 환자의 증상이 재현되거나 위쪽 앞니를 아래쪽 앞니의 좌우 모서리로 가져가지 못한다.

능동 가쪽치우침 검사

환자는 입을 안정 자세로 다물고 앉은 자세를 취한다. 현재의 증상을 평가한다. 환자는 가쪽치우침을 수행하고, 증

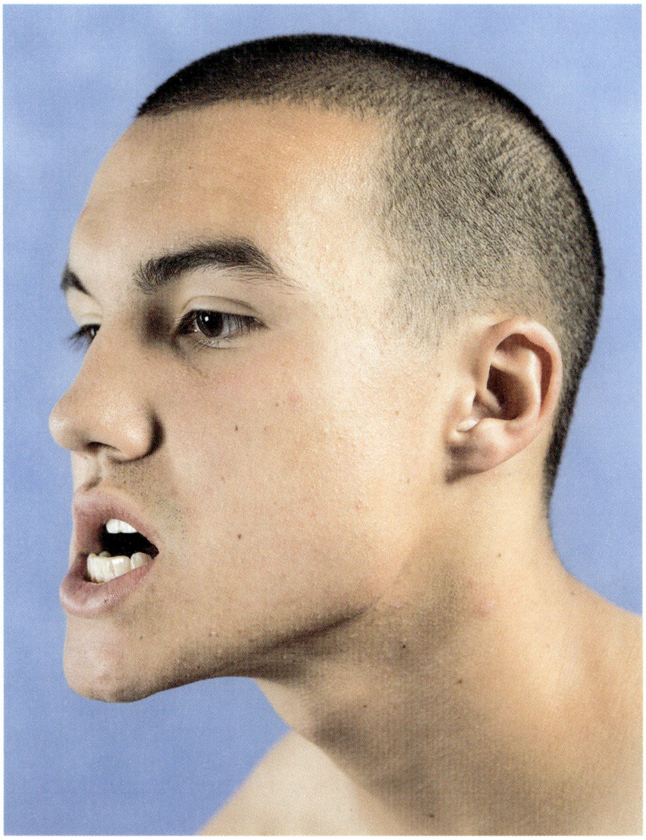

그림 8.32 턱관절 기능장애를 위한 능동 내밀기 검사.

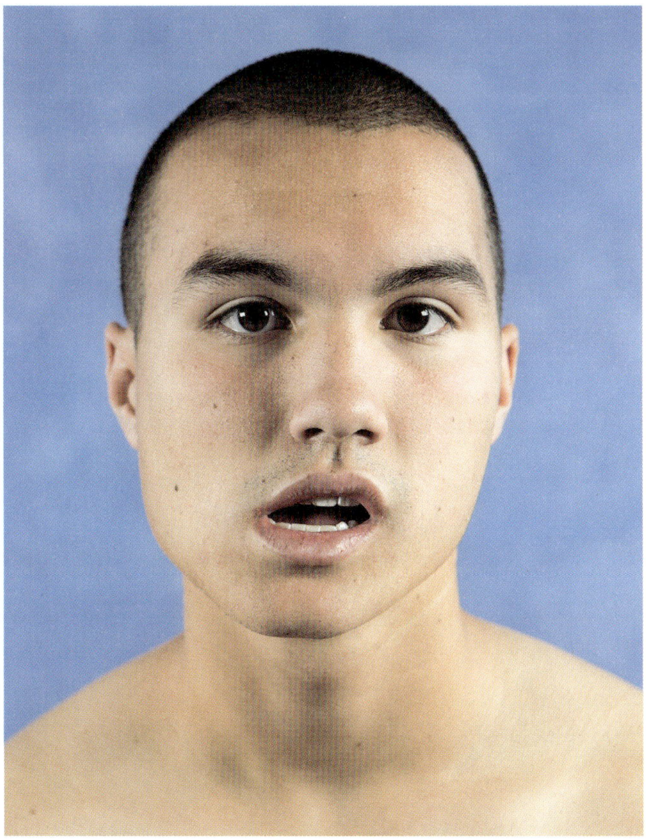

그림 8.33 턱관절 기능장애를 위한 능동 가쪽치우침 검사.

상의 재발을 보고한다(그림 8.33). 양성 징후는 환자의 증상이 재현하거나, 다른 쪽과 비교했을 때 한쪽으로의 치우침이 비대칭적이거나, 한쪽 앞니의 폭만큼 좌우로 턱을 이동할 수 없는 것이다.

저항운동 검사

환자는 앉은 자세에서 입을 약간 벌려 턱을 이완한다. 현재의 증상을 평가한다. 환자는 저항을 이겨내면서, 입 벌리기, 다물기, 내밀기, 좌우 가쪽치우침하기를 수행한다(그림 8.34). 양성 징후는 환자의 증상이 재발하는 것이다.

TMJ 촉진

환자는 앉은 자세에서 입을 약간 벌려 턱을 이완한다. 현재의 증상을 평가한다. 검사자는 집게손가락의 끝을 귀 앞쪽 부위(이주 바로 앞에)에 배치하고 턱관절을 촉진하고, 손가락을 굽혀 약간 앞쪽으로 압박을 적용한다. 환자는 턱을 열

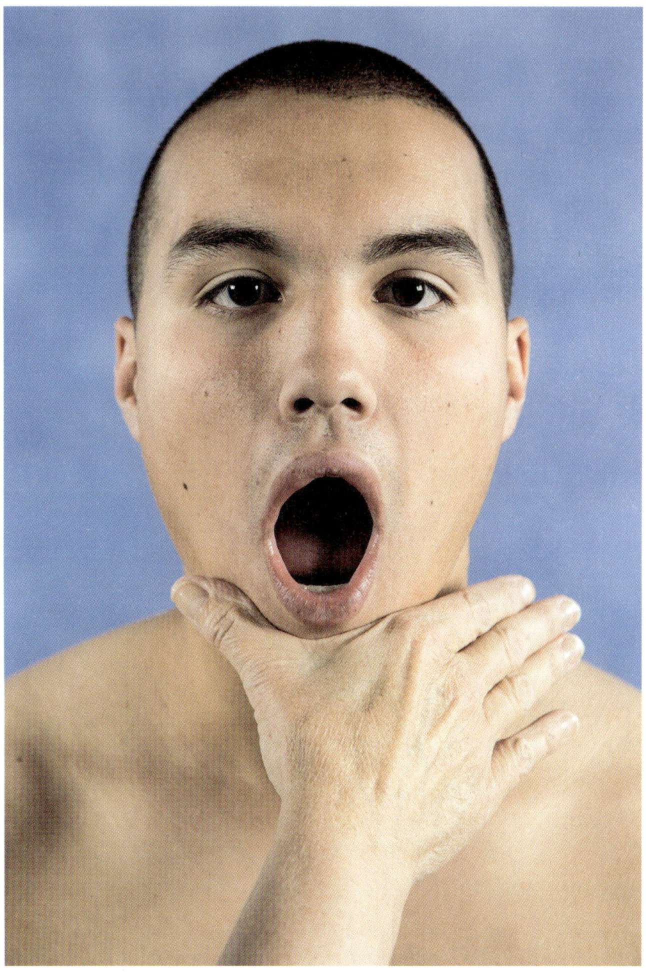

그림 8.34 턱관절 기능장애를 위한 저항운동 검사는 입 다물기의 저항운동을 포함한다.

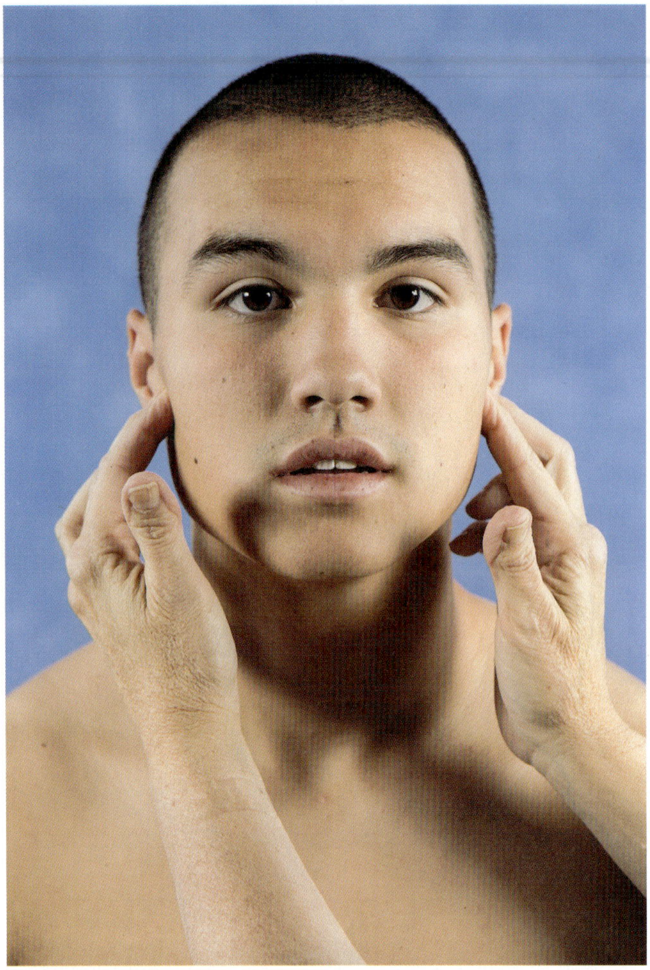

그림 8.35 염발음을 위한 턱관절의 촉진은 턱관절 기능장애를 확인하는 방법이다.

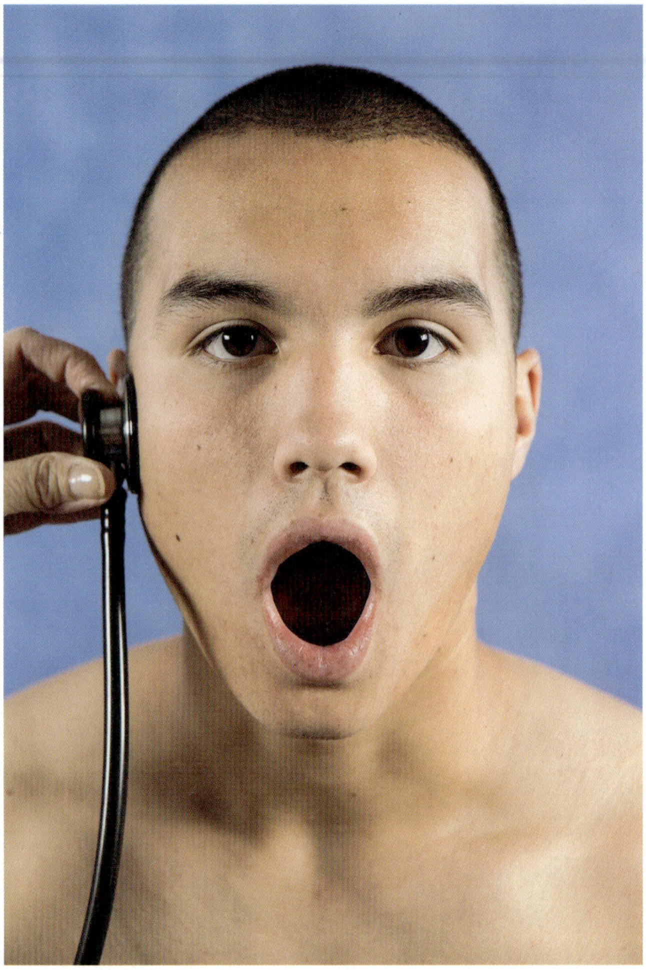

그림 8.36 청진기로 턱관절의 염발음을 평가한다.

고 다무는 동작을 수행한다(그림 8.35). 양성 징후는 환자의 증상이 재발하는 것이다.

턱관절 염발음 청진기 평가

환자는 앉은 자세에서 입을 약간 벌려 턱을 이완한다. 현재의 증상을 평가한다. 검사자는 턱관절에 청진기를 배치한다. 환자는 턱의 벌리기/다물기, 가쪽치우침, 그리고 내밈/뒤당김을 수행한다(그림 8.36). 양성 징후는 턱의 움직임 시 염발음, 딸각거리는 소리나 펑하는 소리가 나타난다.

중재

관절발생적 TMJ 통증 환자는 온열치료, 냉치료, 초음파, 레이저 및 전기자극 등 통증을 감소시킬 수 있는 모달리티로부터 도움을 얻을 수 있다. 목뼈와 턱관절의 수동 및 능동 가동범위운동, 등척성 운동, 관절가동술 등이 관리계획안에 포함될 수 있다. 환자에게 이갈이를 줄이기 위해 잠 잘 때 마우스 가드를 착용하도록 교육할 수 있다.

> **임상 경고!**
>
> 초기에는, 잠김이나 염발음을 일으키는 활동을 피해 염증을 감소시켜야 한다.

환자에게 혀와 턱의 적절한 안정 자세를 알려주어야 한다. 혀와 턱의 안정 자세는 혀끝을 윗니 바로 뒤쪽의 입천장에 대고, 윗니와 아랫니 사이를 약간 벌리고 입술을 붙인 자세이다. 환자는 이 자세에 친숙해져야 하고, 정상 활동을 할 때 이 자세를 취해야 한다.

관절의 염증과 통증이 감소하면, 환자는 가동범위 운동으로 진행할 수 있다. 만약 환자가 입을 열 때 턱이 한쪽으로 치우침되면, 치우침을 피할 수 있는 범위내에서만 운동을 수행하도록 환자에게 교육해야 한다.

환자교육은 TMJ의 자기-제한 특성에 초점을 맞추어야 한다. 턱관절은 리모델링할 수 있고, 관절원반의 변화를 초래한다. 물리치료, 통증 관리, 턱관절 통증의 기여요소 해결 등이 통증 기간 내에 환자에게 유용할 수 있다.

턱관절 근육 기능장애
Temporomandibular Muscle Dysfunction

TMJ 부위의 근육통은 상당히 흔한 편이며, 턱관절 기능장애의 절반 정도를 차지한다. 환자는 과도하게 활동된 저작 근육을 가질 수 있다. 턱관절 근육 통증은 종종 목과 어깨 부분의 통증을 동반한다.

원인/기여요소

목뼈 통증이 턱관절 근육통증을 유발하는지에 대한 근거는 명확하지 않지만, 어느 정도 연관성이 있는 것으로 보인다. 머리 전방쏠림 자세는 턱관절 근육통증과 관련되어 왔다.[3,43–45] 턱의 부정교합과 이갈이도 기여요소이다. 잠잘 때 일어나는 이갈이도 수면자세나 스트레스와 관련될 수 있다. 섬유근육통도 턱관절 근육통증에 기여할 수 있다.

증상

턱관절 기능장애 환자는 귀, 턱 또는 얼굴의 통증을 호소할 수 있다. 그들 환자는 귀속이 꽉 찬 느낌이라고도 말한다. 그들은 종종 씹는 것에 불편함을 보고한다. 목뼈발생적 두통도 흔한 편이다.

임상 징후

앞서 열거된 능동운동과 저항운동을 평가하는 특수검사가 근육발생적 턱관절 기능장애를 평가하는데 이용된다. 환자는 종종 이들 검사로 통증과 가동범위 제한을 가질 것이다.

중재

근육발생적 턱관절 통증 환자는 온열치료, 냉치료, 초음파, 레이저와 전기자극치료를 포함한 모달리티를 통해 통증과 근경련을 감소시킬 수 있다. 목뼈와 턱관절의 자세 재훈련, 능동가동범위 운동, 등척성 운동, 바이오피드백 운동, 이완 운동 및 관절가동술도 관리계획 안에 포함될 수 있다.

Rocabado는 TMD를 위해 하루에 6회씩, 각 회수에 6번씩 수행하는 "6×6 운동"을 지지한다. 앞에서 설명되었듯이, 환자에게 적절한 혀과 턱의 안정자세를 알려준다. 환자에게 다음을 알려준다:

1. 혀와 턱의 적절한 자세를 취한다. 코로 가로막호흡을 수행한다. 안정 자세에서, 입을 약간 벌린 채, 딱딱거리는 소리를 낸다.
2. 혀와 턱의 적절한 자세를 취한다. 혀를 입천장에 대고, 혀가 입천장에서 떨어지기 시작할 때까지 입을 벌린다. 통증이나 염발음이 일어나면, 동작을 멈춘다.
3. 혀와 턱의 적절한 자세를 취한다. 턱에 1개 또는 2개의 손가락을 배치하고 턱의 움직임에 저항을 준다. 입을 부드럽게 벌리고 다물도록 지시하고, 여러분의 손가락으로 턱의 움직임에 저항을 가한다. 좌우 방향으로 동일한 것을 부드럽게 수행하고, 가쪽치우침을 방지한다. 이것은 턱의 율동적 안정화이다.
4. 양손을 목 뒤에서 깍지낀다. 목을 굽힘하지 않고, 고리뼈에 대해 머리를 돌림함으로써 머리를 끄덕인다.
5. 이중 턱이 되도록 머리를 뒤쪽으로 당긴다. 이것은 목 뒤쪽이 팽팽해지는 느낌을 줄 것이다.
6. 양쪽 어깨뼈를 함께 붙이면서, 아래쪽 갈비뼈와 가슴을 위쪽과 앞쪽으로 들어 올린다.

환자에게 턱의 벌림 자세로 부드럽게 자가 신장하는 것을 가르쳐 준다(그림 8.37). 5–10분 동안 입 안에 코르크

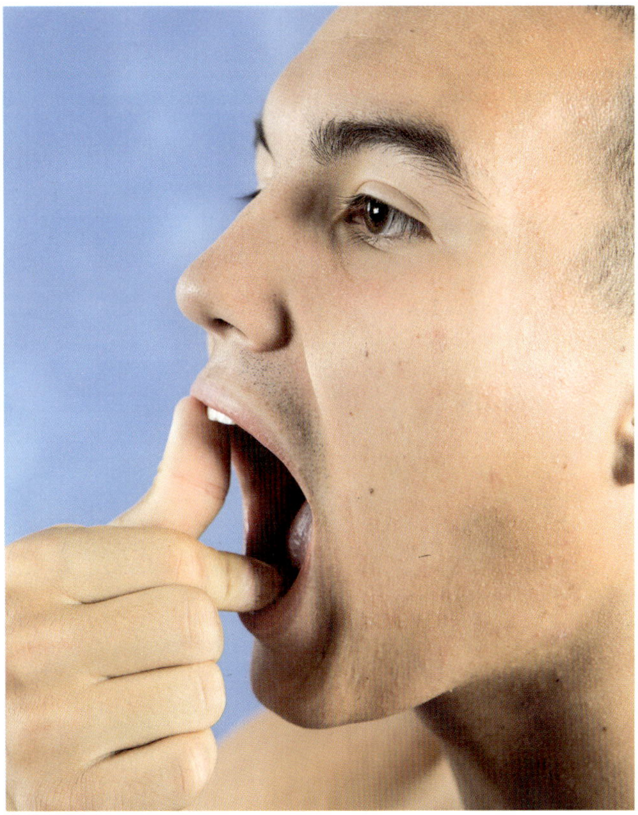

그림 8.37 턱 벌림 자세로의 자가-신장이 턱관절 근육통증을 완화하는 적절한 방법일 수 있다.

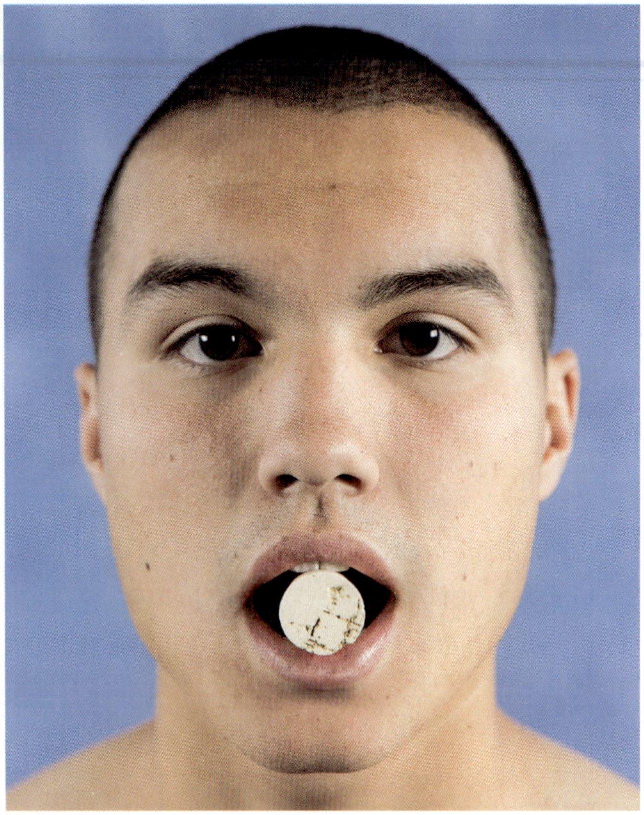

그림 8.38 환자는 턱 근육의 이완을 초래하는 신장을 하기 위해 입 안에 코르크를 사용할 수 있다.

를 넣고 수행하는 말하기나 노래 부르기는 턱관절 근육을 신장하는데 이용될 수 있고, 이들 근육의 긴장을 이완시킨다(그림 8.38).

예방

껌 씹기나 손톱 깨물기, 씹기 어려운 음식 먹기 등을 피하도록 환자에게 교육해야 한다. 손으로 턱을 받치는 동작도 피해야 한다.

턱관절 기능장애 환자에 대한 요점

설명과 원인	부정교합, 이갈이, 머리 전방쏠림 자세 등에 의해 근육 통증과 관절 통증이 일어나고, 이것은 염발음과 가동범위 제한과 관계없이 턱관절 통증을 초래할 수 있다.
검사	가동범위 검사, 저항운동 검사, 턱관절의 촉진 검사
신장	입 열기, 근육 긴장을 줄이는 가쪽치우침
근력강화	턱 근육: 관자근, 깨물근, 날개근
훈련	혀의 적절한 안정 자세
피해야 할 것	머리 전방쏠림 자세, 껌 씹기, 손톱 깨물기, 이갈이 등

요약 SUMMARY

목뼈의 중요성은 척수를 보호하고, 최대 가동성을 제공하는 것이다. 이런 상반된 기능은 목뼈가 해부학적으로 복잡한 영역이기 때문에 가능한 것이다. 그러나, 근육 약증, 근 불균형, 외상, 자세 이상 등이 약증, 반사 소실, 통증, 감각 소실 및 두통 등을 포함한 많은 징후와 증상을 초래한다. 이 부위에 적절한 물리치료 중재를 제공하는 것은 기능을 회복함에 있어서 중요한 역할을 한다.

복습 질문 REVIEW QUESTIONS

1. 파트너에게 좋은 목의 정렬을 가진 앉은 자세를 취하도록 교육하면서 시작한다. 여러분의 모든 손가락을 전체 목뼈의 가시돌기에 가볍게 배치한다. 가시돌기를 촉진하면서 파트너에게 머리 전방쏠림 자세를 취하도록 지시한다. 파트너에게 목뼈를 여러번 움직이도록 지시하고, 아래쪽 목뼈의 굽힘과 위쪽 목뼈의 폄을 체크한다. 머리 전방쏠림 자세를 동반하는 등뼈의 움직임은 무엇인가? 목뼈 뒤당김과 함께 등뼈에서 어떤 움직임이 일어나는가? 어깨뼈에서는 어떤 움직임이 일어나는가?
2. 파트너의 턱관절을 촉진한다. 이것을 위해, 여러분은 장갑을 끼고 파트너의 귀 안에 집게손가락을 넣고, 앞쪽으로 약간 굽힘하거나 귓바퀴보다 바로 앞쪽에 위치한 부위를 촉진한다. 파트너에게 입을 벌리고 닫도록 주문하고, 아래턱융기의 앞쪽과 아래쪽 움직임을 체크한다. 파트너에게 턱을 벌린 채 좌우로 움직이도록 주문한다. 여러분은 좌우로 움직일 때 어떤 느낌을 갖는가? 파트너에게 아래턱을 내밀도록 주문한다. 이것은 입을 벌릴 때 턱관절의 움직임과 어떻게 다른가?
3. 똑바로 앉은 자세를 취하고, 턱을 내민다. 어떤 어려움이 있는지, 가동범위가 얼마나 되는지, 치아의 그라인딩이 있는지를 체크한다. 머리 전방쏠림 자세를 취한다. 이 자세에서 턱을 내민다. 어떤 변화를 확인했는가? 여러분은 어떤 결론을 내릴 수 있는가?
4. 오른쪽으로 목뼈를 돌릴 때 짝힘 작용하는 근육을 말한다.
5. 오른쪽으로 목뼈를 옆굽힘할 때 짝힘 작용하는 근육을 말한다.
6. 여러분은 목뼈 원반 탈출증으로 신경뿌리가 압박되는 환자를 치료하고 있다. 이런 환자의 관리계획 안에 사용되는 운동이 목뼈의 폄 운동을 왜 포함하는지를 설명한다. 만약 신경 압박이 척추사이구멍의 뼈 구조물에 의한 것이라면, 운동 프로토콜이 바뀔수 있는가? 그 이유는 무엇인가?
7. 파트너와 함께, C5 신경뿌리와 관련된 감각 검사, 도수근력검사, 반사 검사 등을 수행한다. 그리고 C6, C7과 C8에 대한 검사도 수행한다.
8. 여러분은 작년에 채찍질 손상으로 인한 목뼈발생적 두통 환자를 치료하고 있다. 관리계획은 깊은 목뼈 굽힘근을 위한 강화운동을 포함한다. 깊은 목뼈 굽힘근의 근력강화운동이 목빗근과 목갈비근을 강화하는 운동과 어떻게 다른지를 기술한다.
9. 여러분은 신경뿌리병증을 가진 척추사이구멍 협착증 환자를 치료하고 있다. 환자는 목의 폄과 옆굽힘을 할 때 통증이 심해진다고 말하고 있다. 여러분의 파트너를 환자로 이용하여, 이것이 왜 일어나는지를 파트너에게 설명해 준다.
10. 9번의 환자에 대한 관리계획은 목의 운동과 팔 약증에 대한 운동을 포함하고 있다. 여러분은 어떤 운동을 사용할 수 있는가?
11. 여러분은 최근에 원반 탈출증으로 인해 신경뿌리통증을 가진 35세 환자를 치료하고 있다. 그 환자는 머리 전방쏠림 자세를 취하고 있다. 머리 전방쏠림 자세를 교정하는 것이 얼마나 중요한가? 그 이유는 무엇인가?
12. 11번의 환자는 목을 뒤당김할 때 목 뒤쪽의 통증이 심해지고, 팔의 다른 증상이 나타나지 않는다. 여러분은 이 운동을 어떻게 진행할 것인가?
13. 원반 탈출증 환자에게서 환자의 증상을 악화시킬 것으로 기대되는 일상생활 동작은 무엇인가? 목뼈 척추사이구멍 협착증 환자에게서 증상을 악화시킬 것으로 기대되는 일상생활 동작은 무엇인가?

환자 사례: 손목굴 증후군

물리치료 평가

환자 성명: XXXXXX XXXXXXXXX **연령:** 66 **BMI:** 21.3

진단/병력

의학적 진단: 척추분리성 목뼈 신경뿌리병증
물리치료진단: 목뼈 분리증으로 인한 왼쪽 팔 통증
진단 검사/결과: MRI-C7 척추분리증
관련 병력: OA, HTN, DM
사전 기능수준: 특별한 이상이 없음
환자의 목표: 통증 감소, PLOF로의 복귀
약물: 하루에 한번씩 Procardia ER 60mg와 Metformin ER 1000mg
주의사항: 없음

사회적 지지/안전위험 요소

환자의 생활환경/지지/위험: 혼자 살고 있음
환자의 직업환경/직업/레저활동: 은퇴한 로스쿨 교수, 법률 클리닉에서 무료로 봉사하고 있음

활력 징후

휴식 시 체온:98.6 BP: 130/82 HR: 74 호흡률: 14 산소포화도: 98

주관적 정보

환자는 남성이며, 가운데손가락의 둔감을 가지고 있고, 왼팔에 3주간의 통증 이력을 가지고 있다. 이것은 뚜렷한 이유없이 시작했다. 통증으로 인해 일상생활이 방해를 받고 있다.

신체 평가

지남력: 정상
언어/시각/청각: 보청기 착용
피부 온전성: 온전함
ROM: 목뼈 움직임은 모든 운동면에서 중등도로 제한되고, 주호소는 장시간 또는 반복적인 목의 폄으로 통증이 악화되는 것이다. 가장 먼쪽 통증은 팔꿈치 아래쪽에 위치한다.
근력: 위팔세갈래근 MMT 3/5, 손목 굽힘 4/5
촉진: 검사하지 않음
근육 톤: 검사하지 않음
균형/협응: WNL
감각/고유수용성 감각: 가운데손가락 감각 감소
지구력: 검사하지 않음
자세: 목의 앞굽이 감소
부종: 없음

통증

통증 점수와 위치: 가장 좋을 때 0/10, 가장 나쁠 때 5/10.
완화 요소: 목 굽힘
악화 요소: 목의 폄(면도와 컴퓨터 작업)
자극성: 환자는 빠르게 통증을 완화하는 자세를 취할 수 있다.

기능 평가

환자는 기능적으로 독립적이다.

특수 검사

검사 이름: 반사검사/ MMT **결과:** 지속적인 C7 신경뿌리병증 **검사 이름:** **결과:**

평가

환자는 C7 척추분리성 신경뿌리병증을 지속적으로 가진다.

단기치료 목표

1. 환자는 야간 통증이 25% 정도 감소했다고 말할 것이다.
2. 환자는 통증의 중심화에 대한 이해를 말하고 입증할 것이다.
3. 환자는 HEP에서 독립적일 것이다.

장기치료 목표

환자는 통증이 50% 정도 감소했다고 말할 것이다.
환자의 가장 먼쪽 통증은 팔꿈치 위쪽일 것이다.

치료 계획

빈도/기간: 4주 동안 1주일에 2회
구성: 모달리티, 치료적 운동, 신경재교육, 환자교육

계속

환자 관리 질문

1. 환자의 척추분리증에 기여하는 요소는 무엇인가?

2. 여러분은 환자에게 피하거나 축소시켜야 할 특정 활동에 대해 환자에게 어떻게 설명할 것인가?

3. 여러분이 환자를 처음 치료할 때 어떤 데이터를 수집할 것인가?

4. 만약 관리계획이 여러분에게 제공되지 않으면, 이 환자에게 여러분이 사용할 수 있는 모달리티는 어떤 것이 있는가? 그 이유는 무엇인가? 모달리티가 금기시 되는가?

5. 관리계획이 여러분에게 특별히 안내되지 않으면, 이 환자에게 적절한 3가지 치료적 운동을 기술한다. 여러분의 선택을 정당화한다.

참고문헌

1. Alexander, L. A., Hancock, E., Agouris, I., Smith, F. W., & MacSween, A. (2007). The response of the nucleus pulposus of the lumbar intervertebral discs to functionally loaded positions. *Spine, 32,* 1508–1512.
2. Marklund, S., Wiesinger, B., & Wänman, A. (2010). Reciprocal influence on the incidence of symptoms in trigeminally and spinally innervated areas. *European Journal of Pain, 14,* 366–371.
3. Olivo, S. A., Bravo, J., Magee, D. J., Thie, N. M., Major, P. W., & Flores-Mir, C. (2006). The association between head and cervical posture and temporomandibular disorders: A systematic review. *Journal of Orofacial Pain, 20,* 9–23.
4. Childs, J. D., Cleland, J. A., Elliott, J. M., Teyhen, D. S., Wainner, R. S., Whitman, J. M., Sopky, B. J., et al. (2008). Neck pain: Clinical practice guidelines linked to the International Classification of Functioning, Disability, and Health from the Orthopedic Section of the American Physical Therapy Association. *Journal of Orthopaedic and Sports Physical Therapy, 38,* A1–A34.
5. Blanpied, P. R., Gross, A. R., Elliott, J. M., Devaney, L. L., Clewley, D., Walton, D. M., Sparks, C., et al. (2017). Neck Pain: Revision 2017. *Journal of Orthopaedic and Sports Physical Therapy, 47,* A1–A83.
6. Bogduk, N. (2001). Cervicogenic headache: Anatomic basis and pathophysiologic mechanisms. *Current Pain and Headache Reports, 5,* 382–386.
7. Bogduk, N., & Marsland, A. (1986). On the concept of third occipital headache. *Journal of Neurology, Neurosurgery, and Psychiatry, 49,* 775–780.
8. Lord, S. M., Barnsley, L., Wallis, B. J., & Bogduk, N. (1994). Third occipital nerve headache: A prevalence study. *Journal of Neurology, Neurosurgery, and Psychiatry, 57,* 1187–1190.
9. Slipman, C. W., Plastaras, C., Patel, R., Isaac, Z., Chow, D., Garvan, C., Pauza, K., et al. (2005). Provocative cervical discography symptom mapping. *The Spine Journal, Official Journal of the North American Spine Society, 5,* 381–388.
10. Petersen, S. M. (2003). Articular and muscular impairments in cervicogenic headache: A case report. *Journal of Orthopaedic and Sports Physical Therapy, 33,* 21–30; discussion 30–32.
11. Farmer, P. K., Snodgrass, S. J., Buxton, A., & Rivett, D. A. (2014). An investigation of cervical spinal posture in cervicogenic headache. *Physical Therapy, 95,* 212–222.
12. Barton, P. M., & Hayes, K. C. (1996). Neck flexor muscle strength, efficiency, and relaxation times in normal subjects and subjects with unilateral neck pain and headache. *Archives of Physical Medicine and Rehabilitation, 77,* 680–687.
13. Nicholson, G. G., & Gaston, J. (2001). Cervical headache. *Journal of Orthopaedic and Sports Physical Therapy, 31,* 184–193.
14. Vernon, H. T., Aker, P., Aramenko, M., Battershill, D., Alepin, A., & Penner, T. (1992). Evaluation of neck muscle strength with a modified sphygmomanometer dynamometer: Reliability and validity. *Journal of Manipulative and Physiological Therapeutics, 15,* 343–349.
15. Watson, D. H., & Trott, P. H. (1993). Cervical headache: An investigation of natural head posture and upper cervical flexor muscle performance. *Cephalalgia: An International Journal of Headache, 13,* 272–284; discussion 232.
16. Nicholson, G. G., & Gaston, J. (2001). Cervical headache. *Journal of Orthopaedic and Sports Physical Therapy, 31,* 184–193.
17. Racicki, S., Gerwin, S., DiClaudio, S., Reinmann, S., & Donaldson, M. (2013). Conservative physical therapy management for the treatment of cervicogenic headache: A systematic review. *Journal of Manual and Manipulative Therapy, 21,* 113–124.
18. Harris, K. D., Heer, D. M., Roy, T. C., Santos, D. M., Whitman, J. M., & Wainner, R. S. (2005). Reliability of a measurement of neck flexor muscle endurance. *Physical Therapy, 85,* 1349–1355.
19. Jarman, N. F., Brooks, T., James, C. R., Hooper, T., Wilhelm, M., Brismée, J. M., Domenech, M. A., et al. (2017). Deep neck flexor endurance in the adolescent and young adult: Normative data and associated attributes. *PM&R: The Journal of Injury, Function, and Rehabilitation, 9,* 969–975.
20. Domenech, M. A., Sizer, P. S., Dedrick, G. S., McGalliard, M. K., & Brismee, J. M. (2011). The deep neck flexor endurance test: Normative data scores in healthy adults. *PM&R: The Journal of Injury, Function, and Rehabilitation, 3,* 105–110.
21. Sharma, D., Sen, S., & Dhawan, A. (2014). Effects of cervical stabilization exercises on neck proprioception in patients with cervicogenic headache. *International Journal of Pharma and Bio Sciences, 5,* B405–B420.
22. Spitzer, W. O., Skovron, M. L., Salmi, L. R., Cassidy, J. D., Duranceau, J., Suissa, S., & Zeiss E. (1995). Scientific monograph of the Quebec Task Force on Whiplash-Associated Disorders: Redefining 'whiplash' and its management. *Spine, 20,* 1S–73S.

23. Elliott, J. M., Noteboom, J. T., Flynn, T. W., & Sterling, M. (2009). Characterization of acute and chronic whiplash-associated disorders. *Journal of Orthopaedic and Sports Physical Therapy, 39,* 312–323.
24. Trippolini, M. A., Dijkstra, P. U., Côté, P., Scholz-Odermatt, S. M., Geertzen, J. H., Reneman, M. F. (2014) Can functional capacity tests predict future work capacity in patients with whiplash-associated disorders? *Archives of Physical and Medicine and Rehabilitation, 95,* 2357–2366.
25. Southerst, D., Nordin, M. C., Côté, P., Shearer, H. M., Varatharajan, S., Yu, H., Wong, J. J., et al. (2016). Is exercise effective for the management of neck pain and associated disorders or whiplash-associated disorders? A systematic review by the Ontario Protocol for Traffic Injury Management (OPTIMa) Collaboration. *The Spine Journal, Official Journal of the North American Spine Society, 16,* 1503–1523.
26. Sutton, D. A., Côté, P., Wong, J. J., Varatharajan, S., Randhawa, K. A., Yu, H., Southerst, D., et al. (2016). Is multimodal care effective for the management of patients with whiplash-associated disorders or neck pain and associated disorders? A systematic review by the Ontario Protocol for Traffic Injury Management (OPTIMa) Collaboration. *The Spine Journal, Official Journal of the North American Spine Society, 16,* 1541–1565.
27. Ludvigsson, M. L., Peterson, G., O'Leary, S., Dedering, A., & Peolsson, A. (2015). The effect of neck-specific exercise with, or without a behavioral approach, on pain, disability and self-efficacy in chronic whiplash-associated disorders: A randomized clinical trial. *Clinical Journal of Pain, 31,* 294–303.
28. Gellhorn, A. C., Katz, J. N., & Suri, P. (2013). Osteoarthritis of the spine: The facet joints. *Nature Reviews, Rheumatology, 9,* 216–224.
29. Louw, A., Diener, I., Butler, D. S., & Puentedura, E. J. (2011). The effect of neuroscience education on pain, disability, anxiety, and stress in chronic musculoskeletal pain. *Archives of Physical Medicine and Rehabilitation, 92,* 2041–2056.
30. Zaaroor, M., Kósa, G., Peri-Eran, A., Maharil, I., Shoham, M., & Goldsher, D. (2006). Morphological study of the spinal canal content for subarachnoid endoscopy. *Minimally Invasive Neurosurgery Journal, 49,* 220–226.
31. Anekstein, Y., Blecher, R., Smorgick, Y., & Mirovsky, Y. (2012). What is the best way to apply the Spurling Test for cervical radiculopathy? *Clinical Orthopaedics and Related Research, 470,* 2566–2572.
32. Jull, G. A., Falla, D., Vicenzino, B., & Hodges, P. W. (2009). The effect of therapeutic exercise on activation of the deep cervical flexor muscles in people with chronic neck pain. *Manual Therapy, 14,* 696–701.
33. O'Leary, S., Jull, G., Kim, M., & Vicenzino, B. (2007). Specificity in retraining craniocervical flexor muscle performance. *Journal of Orthopaedic and Sports Physical Therapy, 37,* 3–9.
34. Cleland, J. A., Whitman, J. M., Fritz, J. M., & Palmer, J. A. (2005). Manual physical therapy, cervical traction, and strengthening exercises in patients with cervical radiculopathy: A case series. *Journal of Orthopaedic and Sports Physical Therapy, 35,* 802–811.
35. Moeti, P., & Marchetti, G. (2001). Clinical outcome from mechanical intermittent cervical traction for the treatment of cervical radiculopathy: A case series. *Journal of Orthopaedic and Sports Physical Therapy, 31,* 207–213.
36. Fardon, D. F., Williams, A. L., Dohring, E. J., Murtagh, F. R., Gabriel Rothman, S. L., & Sze, G. K. (2014). Lumbar disc nomenclature: version 2.0: Recommendations of the combined task forces of the North American Spine Society, the American Society of Spine Radiology and the American Society of Neuroradiology. *The Spine Journal, Official Journal of the North American Spine Society, 14,* 2525–2545.
37. Ikeda, H., Hanakita, J., Takahashi, T., Kuraishi, K., & Watanabe, M. (2012). Nontraumatic cervical disc herniation in a 21-year-old patient with no other underlying disease. *Neurologica Medic-Chirurgica, 52,* 652–656.
38. Wu, M. P., Chen, H. H., Yen, E. Y., Tsai, S. C., & Mo, L. R. (1999). A potential complication of laparoscopy—The surgeon's herniated cervical disk. *Journal of the American Association of Gynecologic Laparoscopists, 6,* 509–511.
39. Cloward, R. B. (1959. Cervical diskography. A contribution to the etiology and mechanism of neck, shoulder and arm pain. *Annals of Surgery, 150,* 1052–1064.
40. Wainner, R. S., Fritz, J. M., Irrgang, J. J., Boninger, M. L., Delitto, A., & Allison, S. (2003). Reliability and diagnostic accuracy of the clinical examination and patient self-report measures for cervical radiculopathy. *Spine, 28,* 52–62.
41. Agerberg, G. (1974). Maximal mandibular movements in young men and women. *Svensk Tandlakare Tidskrift, Swedish Dental Journal, 67,* 81–100.
42. Fatima, J., Kaul, R., Jain, P., Saha, S., Halder, S., & Sarkar, S. (2016). Clinical measurement of maximum mouth opening in children of Kolkata and its relation with different facial types. *Journal of Clinical and Diagnostic Research, 10,* ZC01-05.
43. Munhoz, W. C., & Hsing, W. T. (2014). Interrelations between orthostatic postural deviations and subjects' age, sex, malocclusion, and specific signs and symptoms of functional pathologies of the temporomandibular system: A preliminary correlation and regression study. *Cranio, Journal of Craniomandibular Practice, 32,* 175–186.
44. Rocha, C. P., Croci, C. S., & Caria, P. H. F. (2013). Is there relationship between temporomandibular disorders and head and cervical posture? A systematic review. *Journal of Oral Rehabilitation, 40,* 875–881.
45. Sonnesen, L., Bakke, M., & Solow, B. (2001). Temporomandibular disorders in relation to craniofacial dimensions, head posture and bite force in children selected for orthodontic treatment. *European Journal of Orthodontics, 23,* 179–192.

제 9 장

등뼈와 허리엉치뼈를 위한 정형물리치료

Orthopedic Interventions for the Thoracic and Lumbosacral Spine

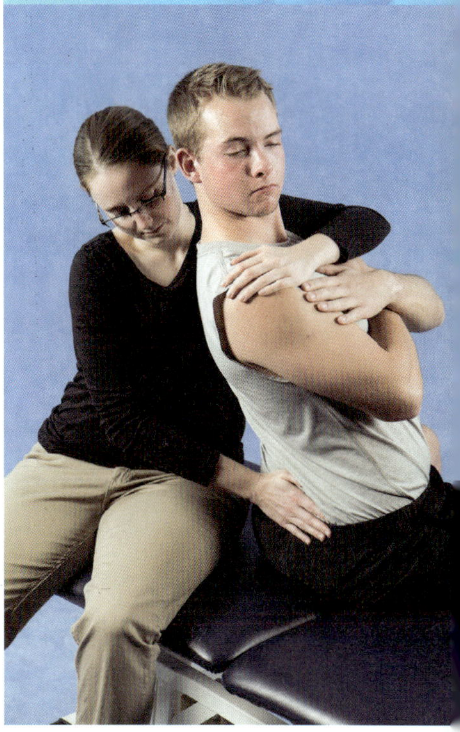

해부학과 생리학 Anatomy and Physiology

- 뼈와 관절의 해부학과 생리학
- 물렁조직의 해부학과 생리학
  - 척추사이원반과 척추뼈끝판
  - 인대와 관절주머니
  - 등허리근막
  - 신경
- 근육의 해부학과 운동학
- 자세
- 등뼈와 허리엉치뼈 운동형상학
- 움직임에 대한 후관절 방향의 효과
- 허리골반 리듬
- 허리엉치 운동형상학
- 엉치엉덩관절 운동형상학
- 원반, 인대 및 척추사이구멍에 대한 움직임의 효과
- 등허리근막의 기능

흔한 병리 Common Pathologies

- 압박골절
  - 원인/기여요소
  - 증상
  - 임상 징후
  - 중재
  - 예방
  - 수술 환자를 위한 중재
- 과도한 후만증
  - 원인/기여요소
  - 증상
  - 임상 징후
  - 중재
  - 예방
- 측만증
  - 원인/기여요소
  - 증상
  - 임상 징후
  - 중재
  - 수술 환자를 위한 중재
- 허리 염좌/좌상
  - 원인/기여요소
  - 증상
  - 임상 징후
  - 중재
  - 예방
- 퇴행성 원반 질환
  - 원인/기여요소
  - 증상
  - 임상 징후
  - 중재
- 퇴행성 관절 질환(DJD)
- 후관절 DJD

- 원인/기여요소
- 증상
- 임상 징후
- 중재
- 예방

척추 협착증
- 원인/기여요소
- 증상
- 임상 징후
- 중재

퇴행성 척추사이구멍 협착증
- 원인/기여요소
- 증상
- 임상 징후
- 중재

원반 탈출증
- 원인/기여요소
- 증상
- 임상 징후
- 중재
- 예방
- 수술 환자를 위한 중재

척추분리증/척추전방전위증
- 원인/기여요소
- 증상
- 임상 징후
- 중재
- 예방

강직성 척추염
- 원인/기여요소
- 증상
- 임상 징후
- 중재

엉치엉덩관절 기능장애

요약

학습 결과

이 장을 공부한 후, 학생들은 다음을 할 수 있을 것이다.:

9.1 등뼈, 허리뼈, 엉치뼈 부위의 해부학을 설명할 수 있다.
9.2 허리뼈의 정상 가동범위를 기술할 수 있다.
9.3 허리골반 리듬을 포함해 등뼈와 허리엉치뼈의 정상 운동형상학을 설명할 수 있다.
9.4 등허리근막의 중요성을 논의할 수 있다.
9.5 척추사이구멍, 뒤쪽 성분, 척추인대 및 척추사이원반 등에 대한 굽힘과 폄의 효과를 기술할 수 있다.
9.6 흔한 등뼈와 허리뼈의 병리와 그들의 특징을 기술할 수 있다.
9.7 다양한 등뼈와 허리뼈의 병리에 기여하는 요소와 예방 처치에 대해 기술할 수 있다.
9.8 허리뼈 후관절, 척추사이구멍의 척추분리증, 그리고 척추 협착증 사이의 관계를 설명할 수 있다.
9.9 흔한 등뼈와 허리뼈의 병리를 진단하는데 사용되는 임상 검사와 그 임상 검사의 수행 방법에 대해 설명할 수 있다.
9.10 중심화와 말초화의 개념을 설명할 수 있다.
9.11 등뼈와 허리뼈의 병리에 대한 일반적인 치료 중재를 기술할 수 있다.
9.12 고리판절제술, 원반절제술, 척추뼈강화술 등을 포함한 등뼈와 허리뼈에 대한 수술적 중재를 기술할 수 있다.
9.13 과도한 후만증과 압박골절 사이의 관계를 기술할 수 있다.
9.14 등뼈와 허리뼈에 대한 임상 경고를 설명할 수 있다.

핵심 단어

날개
뼈무기질 밀도(BMD)
중심화
카운터뉴테이션
방향성 선호도
원반절제술
근전도/신경전도속도(EMG/NCV)
말초화
뒤쪽 성분
돌출된 원반
신경뿌리병증
경질막바깥 스테로이드 주사
폄 편향
분출된 원반(extruded disc)
굽힘 편향
척추사이구멍절개술
특발성
등뼈성형술
고리판절제술
갈비뼈혹
회전성 측만증

핵심 단어

엉치뼈곶	골관절염	분리된 원반(sequestered disc)
측만증	뼈연골증	안정화 운동
가쪽이동	뼈감소증	척추성형술
허리골반 리듬	뼈가시	
뉴테이션	골다공증	

해부학과 생리학 Anatomy and Physiology

본 장에서, 우리는 등뼈와 허리엉치뼈 영역의 척추 해부학에 대해 계속 공부할 것이다. 다른 척추뼈와는 달리, 등뼈는 갈비뼈에 의해 안정성이 제공된다. 등뼈는 자세 이상이 흔하게 발생하는 영역이다.

허리뼈는 가해진 힘을 견딜 수 있는 능력을 가져야 하지만, 골반 자세의 변화에 반응하여 움직일 수도 있어야 한다. 허리뼈와 SI 관절의 해부학은 이런 목적으로 설계되었다. 척추뼈의 크기와 모양, 인대의 밀도, 그리고 근육의 상호작용은 이들 부위가 압박력과 전단력을 견딜 수 있게 해 준다. 척추사이원반과 등허리근막 등을 포함한 동적 구조물은 골반과 다리의 움직임에 허리뼈가 반응하도록 만든다.

허리엉치 영역은 통증과 병리가 빈번하게 발생하는 부위이다. 미국립보건연구원에 따르면, 허리 통증은 직업과 관련된 가장 흔한 질환이고, 많은 사람들이 물리치료를 받게 되는 가장 흔한 이유이기도 하다. 등뼈와 허리엉치뼈의 해부학과 생리학에 대한 지식은 물리치료사에게 필수적이다.

뼈와 관절의 해부학과 생리학 Bone and Joint Anatomy and Physiology

등뼈는 12개의 척추뼈로 구성된다. 등뼈 부위는 뒤쪽에서 볼 때 볼록하다. T1은 C7과 관절을 이루며 목뼈와 등뼈에 공통적인 특징을 가지고 있다. T1에서 T11까지의 후관절은 이마면 쪽으로 더 향하고 있어, 옆굽힘과 돌림이 용이한 편이다. T12는 과도적인 척추뼈이다; T12의 몸통은 허리뼈몸통처럼 큰 편이고, 아래관절돌기는 시상면상에 위치한다.

등뼈의 가장 두드러진 특징은 좌우 한쌍의 갈비뼈와 관절을 이루는 것이다. 등뼈는 갈비뼈의 강직성 때문에 목뼈보다 가동범위가 훨씬 작다. 갈비뼈는 척추뼈몸통과 등뼈 가로돌기와 관절을 이룬다. 등뼈의 두 번째 특징으로는, 긴 가시돌기이며 아래쪽 등뼈의 가시돌기와 중첩되는 것이다. 가시돌기의 끝부분은 대략 아래쪽 등뼈의 가로돌기 레벨이다. 그림 9.1은 전형적인 등뼈이다. 등뼈에 대한 뼈와 관절의 해부학이 표 9-1에 요약되어 있다.

허리뼈에는 5개의 척추뼈가 있다. 허리뼈는 가장 큰 척추뼈이며, 허리뼈에 가해지는 체중부하를 이겨내도록 돕는다. 각 척추뼈몸통은 뒤쪽보다 앞쪽이 더 높은 편이어서, 약간의 쐐기 모양을 띤다. 이런 형태는 허리뼈의 앞굽이 만곡을 형성하게 만든다. 가시돌기는 넓은 사각형이며, 허리뼈 인대, 근육 및 근막의 강한 부착점으로 작용한다. 허리뼈의 후관절은 거의 시상면 상에 위치하여, 굽힘과 폄이 쉽게 일

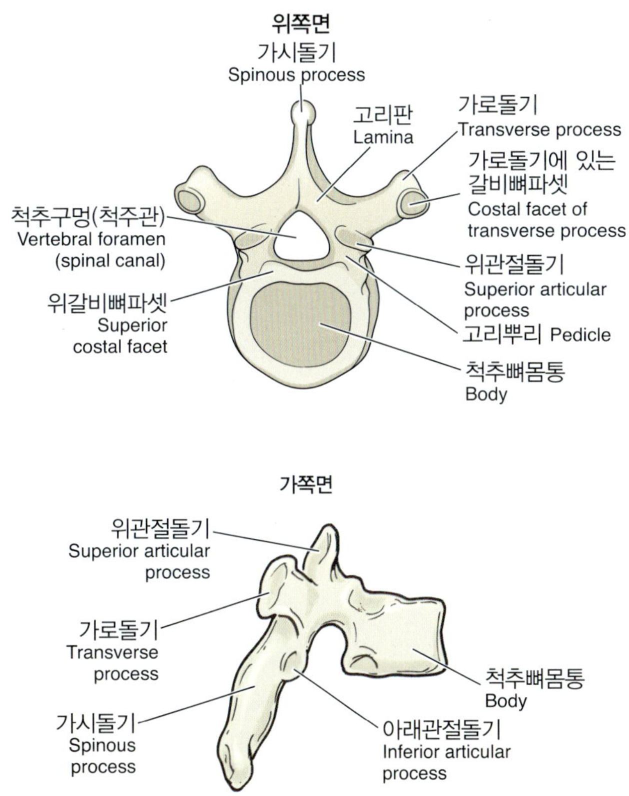

그림 9.1 등뼈의 전형적인 특징은 가늘고 긴 가시돌기와 갈비뼈 파셋이다.

표 9-1 뼈와 관절의 해부학과 생리학

등뼈와 허리엉치뼈

관절	해부학	정상 ROM과 움직임	뼈표식점	임상적 고려사항
척추뼈몸통 사이관절	척추사이원반은 척추뼈몸통 사이에 위치한다.	ROM은 연령과 관련된다. 20-35세의 경우, 정상 ROM은 다음과 같다: 굽힘 = 35°; 폄 = 16°; 좌우 돌림 = 각각 18°		뼈표식점을 찾을 때, 가시돌기가 중첩될 수 있다는 지식이 필요하다. 가시돌기는 아래쪽 척추뼈 가로돌기까지 아래쪽으로 뻗는다.
후관절	아래쪽 척추뼈의 위관절돌기는 위쪽 척추뼈의 아래위관절돌기와 관절을 이룬다.			등뼈 후관절은 이마면 상에 위치한다. 허리뼈 후관절은 시상면 상에 위치한다.
복장갈비관절	갈비뼈가 갈비뼈연골을 통해 복장뼈와 관절을 이룬다.	최소의 활주 움직임을 가진 평면관절이다.		
갈비뼈 파셋 관절	갈비뼈가 등뼈와 관절을 이룬다.	최소의 활주 움직임을 가진 평면관절이다.		
허리엉치 이음부	엉치뼈 상단에 있는 엉치뼈곶은 L5와 관절을 이룬다. 엉치뼈는 앞쪽으로 약 30-40° 정도로 기울어져 있다.	허리뼈의 굽힘, 폄, 옆굽힘, 돌림을 허용한다.		엉치뼈의 경사는 병리를 가진 엉치뼈에 대해 L5의 앞쪽 미끄러짐을 초래할 수 있다.
엉치엉덩관절	엉치뼈날개는 좌우 엉덩뼈와 관절을 이룬다. 불규칙하고 물결모양의 윤활관절이다: 모양이 일치하는 두 관절면이 맞물려 있다. 앞쪽과 뒤쪽에 위치한 치밀한 인대에 의해 고정된다.	엉치뼈는 엉덩뼈 내에서 최소의 굽힘(뉴테이션)과 폄(카운터뉴테이션)으로 초래할 수 있다.	엉덩뼈의 앞쪽에 뚜렷한 돌기가 존재한다: 위앞엉덩뼈가시(ASIS)와 아래앞엉덩뼈가시(AIIS). 엉덩뼈의 뒤쪽에도 뚜렷한 돌기가 존재한다: 위뒤엉덩뼈가시(PSIS)와 아래뒤엉덩뼈가시(PIIS).	물리치료사는 골반의 대칭성을 확인하기 위해 SI 관절을 표식점으로 사용할 수 있다.
두덩결합	2개의 두덩뼈 사이에 있는 섬유연골성 원반을 가진 반관절이 인대에 의해 고정된다.		2개의 가지: 위두덩가지와 아래두덩가지	물리치료사는 두덩뼈 정렬을 확인하기 위해 뼈표식점으로써 위두덩가지를 이용할 수 있다.

어나도록 만든다. 그림 9.2는 전형적인 허리뼈를 보여준다.

L5는 척추뼈몸통 높이와 아래관절돌기의 방향에 있어서 비전형적인 허리뼈이다. L5의 몸통은 다른 허리뼈보다 짧은 편이다. L5의 아래관절돌기는 거의 이마면상에 위치하고, 이것은 엉치뼈에 대한 L5의 앞쪽 변위의 억제 장치로서 작용하게 만든다.

엉치뼈는 S1-S5의 융합으로부터 초래된 삼각형의 뼈이다. 엉치뼈는 앞쪽으로 약 30-40° 정도 기울어져 있고, 뒤쪽으로 볼록한 만곡을 형성한다. 엉치뼈 상단(**엉치뼈곶**)은 L5와 관절을 이룬다. 엉치뼈의 먼쪽 끝단은 꼬리뼈와 관절을 이룬다. 엉치뼈의 측면(**날개**)은 엉덩뼈와 관절을 이루어 SI 관절을 형성한다. SI 관절은 매우 불규칙한 표면 형태를 가진 윤활관절인 평면관절이다. 엉치뼈와 엉덩뼈는 퍼즐 조각처럼 맞춰져 있어 SI 관절의 안정성에 기여한다.

표 9-1은 등뼈, 허리뼈, 엉치뼈 및 엉덩뼈 등의 뼈와 관절 해부학을 요약하고 있다.

물렁조직의 해부학과 생리학
Soft Tissue Anatomy and Physiology

척추사이원반과 척추뼈끝판
Intervertebral Disc and Vertebral End Plates

척추사이원반에는 콜라겐 성분의 구심성 섬유테가 있으며, 그 중심에는 수성 젤 성분(속질핵)이 들어 있다. 섬유테의 최외각층만이 신경의 지배를 받는다. 안쪽 섬유테와 속질핵은 신경뿐만 아니라 혈액 공급도 받지 않는다. 척추뼈끝판은 척추뼈몸통의 상단과 하단을 덮고 있다. 척추뼈끝판은 섬유테에 붙어 있고, 확산을 통해 척추사이원반에 영양분을 공급한다.

등뼈의 척추사이원반은 등뼈의 가동성이 상대적으로 부족하기 때문에 흔한 병리 지점은 아니다. 그러나 허리뼈의 척추사이원반은 흔하게 발생하는 병리 지점이다(본 장의 원반 탈출증을 참고하기 바란다).

인대와 관절주머니 Ligaments and Joint Capsules

등뼈와 허리뼈에서 발견되는 인대들은 목덜미인대를 제외하고는, 목뼈의 인대와 동일하다. C7 레벨 이하에서는 목덜미인대가 가시사이인대와 가시위인대로 바뀐다. 이들 인대는 등뼈와 허리뼈의 굽힘을 제한한다.

다른 주요 인대로는 앞세로인대, 뒤세로인대, 황색인대 및 가로사이인대 등이 있다. 세로인대는 척주 전체 길이를 따라 주행한다. 앞세로인대는 척추뼈몸통의 앞쪽면에 위치하며, 척추의 폄을 제한한다. 뒤세로인대는 척추뼈몸통의 뒤쪽면에 위치하여 척추의 굽힘을 제한한다. 황색인대는 위치적으로 매우 가까운 곳에 있는 인대이며, 이웃한 척추뼈의 고리판을 연결하고 있다. 황색인대도 척추의 굽힘을 제한한다. 가로사이인대는 이웃한 척추뼈의 가로돌기를 연결하며, 척추의 옆굽힘을 제한한다.

그 밖의 인대들도 척추뼈와 골반의 안정성에 도움을 준다. 허리뼈에만 있는 엉덩허리인대는 작은 인대이며, L5 가로돌기에서 엉덩뼈능선을 주행한다. 이 인대는 모든 방향의 움직임을 제한하지만, S1에 대한 L5의 앞쪽 활주를 제한하는 것이 가장 큰 역할이다. 엉치엉덩관절의 앞쪽과 뒤쪽에 있는 두꺼운 인대들은 SI관절의 안정성을 강화시킨다.

관절주머니도 등뼈와 허리뼈의 안정성을 촉진한다. 후관절의 관절주머니는 특히 L4–S1 까지의 움직임을 제한하여 척추뼈를 안정화시키는데 도움을 준다. 엉치엉덩관절도 강한 섬유성 관절주머니를 가지고 있다.

그림 9.3은 척추에 있는 인대들으로 보여주고 있다.

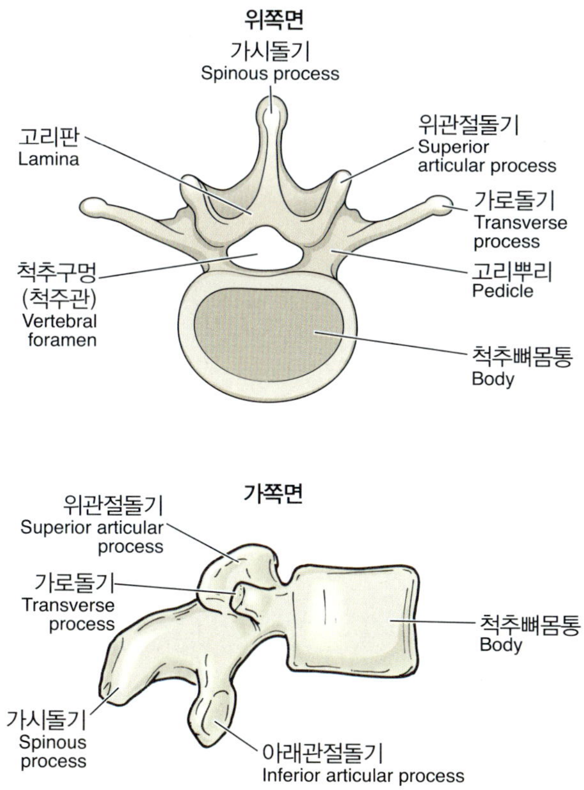

그림 9.2 허리뼈의 전형적으로는 커다란 척추뼈몸통과 넓은 가시돌기이다.

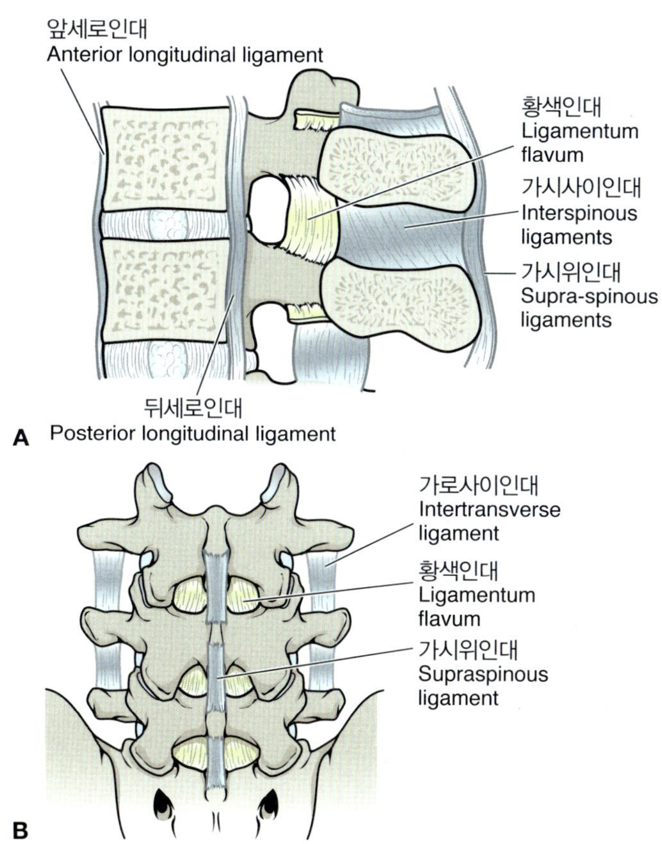

그림 9.3 등뼈와 허리뼈의 인대.

등허리근막(TLF) Thoracolumbar Fascia

등허리근막(TLF)은 아래쪽 등에 있는 넓은 다이아몬드 모양의 결합조직이다. 등허리근막은 3개의 층으로 구성된다: 앞쪽층과 중간층은 허리뼈 가돌돌기에서 시작하고, 뒤쪽층은 등뼈, 허리뼈 및 엉치뼈의 가시돌기에서 시작한다. 더 깊은층은 허리네모근을 둘러싸고, 배곧은근과 배속빗근의 섬유와 혼합되어 있다. 뒤쪽층은 척주세움근을 둘러싸고, 넓은등근과 큰볼기근에 연결되어 위팔뼈와 넙다리뼈 사이의 연결을 형성한다. 이런 중요한 구조물은 본 장의 나중 단락에서 설명될 것이다.

표 9-2는 등뼈와 허리엉치뼈의 물렁조직을 요약하고 있다.

신경 Nerves

척수가 등뼈를 통해 계속되기 때문에, 척수는 각 등뼈 레벨에서 한쌍의 척수신경을 내 보낸다. 이들 신경뿌리는 몸통의 감각과 움직임을 모두 제공한다. 각 신경뿌리에 의해 제공되는 감각은 피부절 차트에서 가장 잘 확인된다(그림 9.4). 몸통의 많은 근육들은 등뼈 척수신경에서 나온 운동신경가지에 의해 지배를 받는다. 예를 들어, 깊은 가로가시근군은 T1-T6 척수신경의 운동가지에 의해 지배를 받는다.

척수는 허리뼈까지 계속 내려가서 L1 수준에서 끝난다. 아래쪽 등뼈의 신경뿌리는 같은 레벨의 척추사이구멍으로 들어가지도 나오지도 않는다. 오히려 해당 척추사이구멍은 점진적으로 신경뿌리보다 더 아래쪽에 위치하게 된다. L1 레벨 이하의 신경뿌리들은 척수 밖에 위치하지만, 척추사이구멍을 나오기 전에 여러 레벨이 척주관 안에 존재하게 된다. 이런 신경뿌리 다발은 말의 꼬리처럼 생겨서 말총(cauda equina)으로 불린다. 그림 9.5는 척수와 말총의 해부학을 보여주고 있다.

허리뼈 신경뿌리와 엉치뼈 척수신경뿌리는 척추사이구멍을 빠져나온 후, 허리엉치신경얼기를 형성하기 위해 합쳐진다. 팔에 있는 팔신경얼기와 마찬가지로, 이들 신경뿌리의 결합은 여러 신경뿌리 레벨을 형성한다. 그림 9.6은 허리엉치신경얼기를 보여주고 있다.

척추신경뿌리 L1-S2는 다리의 감각과 움직임을 제공한다. S2-S4는 곧은창자, 방광 및 성생활 기능을 조절한다. 각 레벨의 피부절, 근육절 및 반사활 등에 대한 요약이 표 9-3에 제시되어 있다.

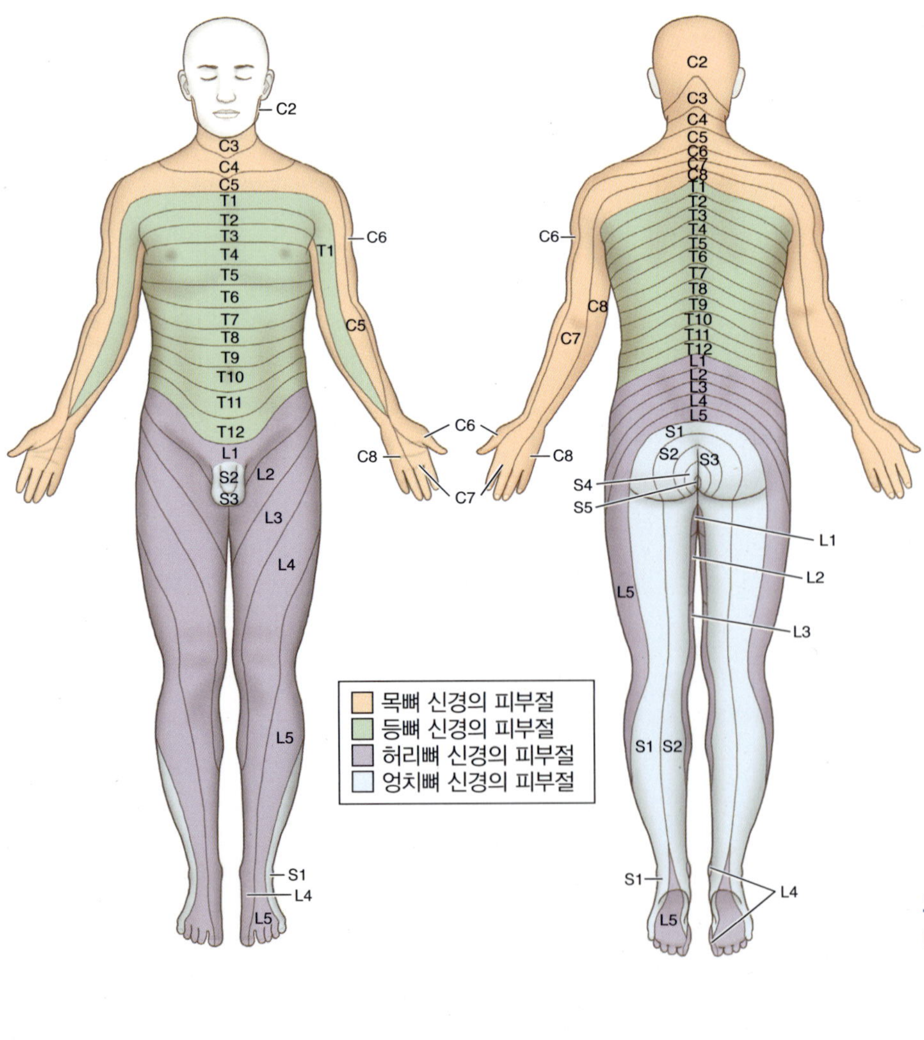

그림 9.4 등뼈, 허리뼈 및 엉치뼈에서 나온 신경뿌리의 피부절.

표 9-2 결합조직의 해부학과 생리학

등뼈와 허리엉치뼈

구조	해부학	기능	임상적 고려사항
척추사이원반	척추뼈몸통사이에 위치하며, 2부분으로 구성된다: 속질핵과 섬유테.	압박의 힘을 흡수하고, 척추뼈의 움직임을 허용한다.	중심 부위의 속질핵은 파괴된 섬유테를 통해 유출되어, 신경뿌리에 압박을 가할 수 있다.
척추뼈끝판	척추뼈끝판은 척추뼈몸통의 위쪽상단과 아래쪽 하단을 덮고 있는 얇은 층의 연골이다. 이것은 섬유테와 연결되어 있다.	이것은 확산을 통해 섬유테와 속질핵으로 영양을 공급한다.	속질핵은 척추뼈끝판(Schmorl 결절)을 통해 위쪽이나 아래쪽으로 탈출할 수 있다. 원반의 퇴행과 척추뼈몸통의 퇴행 가능성이 이것을 초래할 수 있다.
황색인대	이웃한 척추뼈고리판을 연결한다. 척주관의 척수보다 뒤쪽에 위치한다.	척추 굽힘을 제한한다.	비후는 척추 협착증을 초래할 수 있다. 높은 탄성의 횡색인대는 파열없이 충분한 척추 움직임을 허용한다.
가시위인대와 가시사이인대	이들 인대는 C7 레벨 이하에서 발견되며, 가시돌기 사이(가시사이인대)와 가시돌기 위(가시위인대)를 주행한다.	척추 굽힘을 제한한다.	
앞세로인대	척추뼈몸통의 앞쪽면에 위치하여 전체 척주를 따라 주행한다.	척추 폄을 제한한다	
뒤세로인대	척추뼈몸통의 뒤쪽면에 위치하며, 전체 척주를 따라 주행한다. 척주관 속에서 척수보다 앞쪽에 위치한다.	척추 굽힘을 제한한다.	비후는 척추 협착증을 초래할 수 있다.
후관절 관절 주머니	각 후관절 주위	척추의 굽힘과 돌림을 제한한다.	
가로사이인대	이웃한 가로돌기 사이를 주행한다.	반대쪽 옆굽힘을 제한한다.	
등허리근막 (TLF)	척주세움근과 허리네모근을 둘러싸는 3개 층으로 되어 있고, 넓은등근, 배가로근, 배속빗근 및 큰볼기근과 붙어 있다.	허리뼈와 SI 관절을 지지한다. 몸통과 팔다리의 많은 근육이 등허리근막에 부착한다.	이것은 허리 통증에 영향을 주고, 고유수용성 역할을 가진다. 이것은 근육의 부착점을 통해 팔다리에 기능적으로 연결한다.
엉덩허리인대	L5의 가로돌기에서 엉덩뼈능선까지 주행한다.	S1에 대한 L5의 앞쪽 활주를 제한한다.	척추뼈 골절이나 척추분리증을 안정화시키는데 중요한 역할을 한다.
허리엉치인대	L5에서 어깨뼈날개까지 주행한다.	LS 이음부를 안정화시킨다.	L5 신경뿌리가 이 인대 밑을 주행하기 때문에 압박될 수 있다.
앞엉치엉덩인대	엉치뼈에서 엉덩뼈까지 주행한다.	SI 관절의 앞쪽 벌어짐을 제한한다. 두덩결합의 분리에 저항하도록 돕는다.	
뒤엉치엉덩인대	엉치뼈에서 PSIS까지 주행한다.	체중부하시 엉치뼈를 안정화시킨다.	
엉치결절인대	PSIS, 엉치뼈 및 꼬리뼈에서 궁둥뼈거치면까지 주행한다.	체중부하시 엉치뼈를 안정화시킨다.	넙다리두갈래근과 큰볼기근이 이 인대 근처에서 부착한다.
엉치가시인대	아래쪽 엉치뼈에서 궁둥뼈가시까지 주행한다.	체중부하시 엉치뼈를 안정화시킨다.	

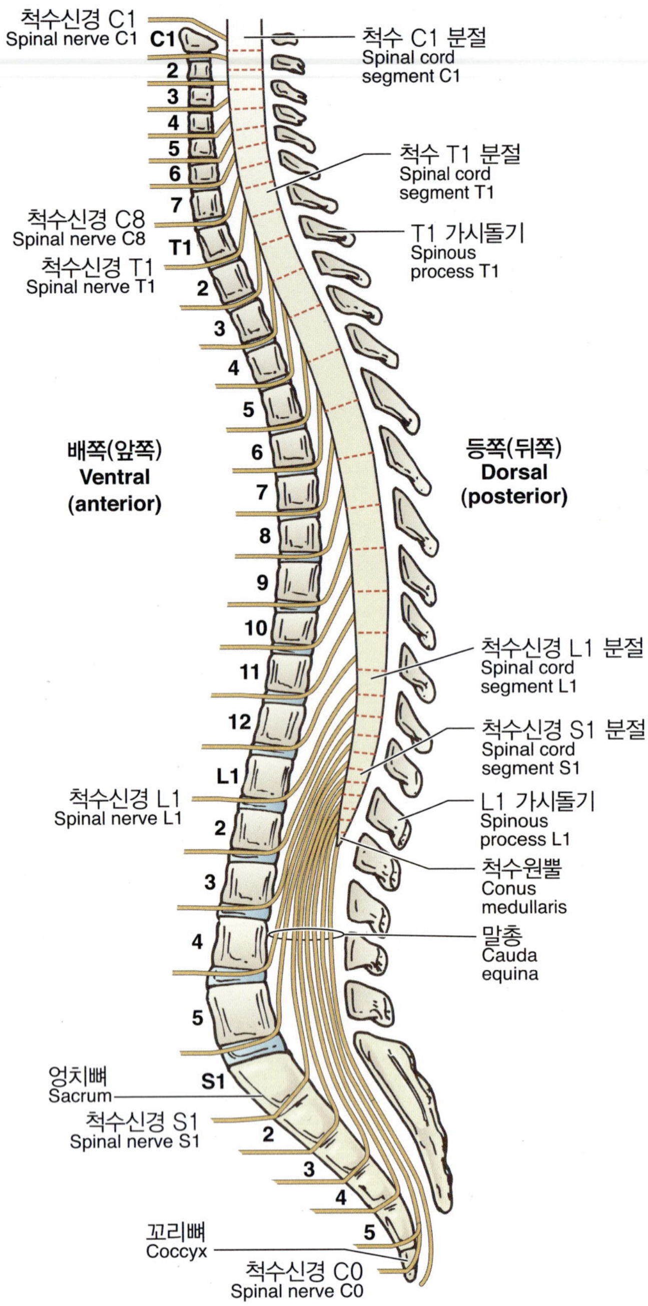

그림 9.5 척수는 L1에서 끝난다. 신경뿌리가 척주관절을 통해 주행하기 때문에, L1 레벨 이하에서는 척수신경들이 말총을 형성한다.

근육의 해부학과 생리학

Muscular Anatomy and Kinesiology

등에 위치하지만 팔다리를 움직이는 근육들을 제외한, 나머지 등뼈와 허리뼈의 근육 해부학은 깊은 안정화 근육, 호흡 근육, 큰허리근, 허리네모근, 척주세움근 및 배 근육들로 구성된다.

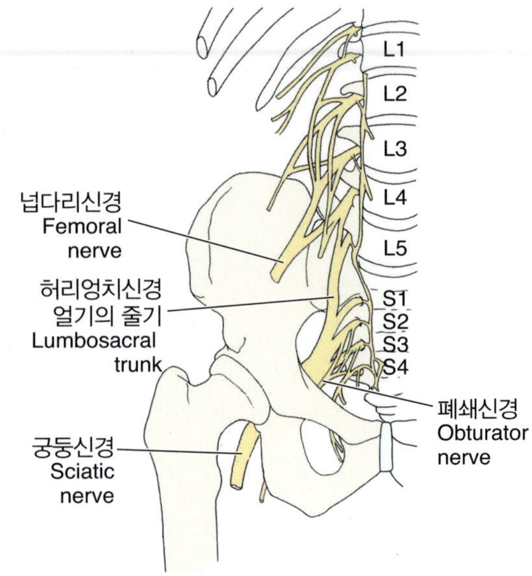

그림 9.6 허리엉치신경얼기.

깊은 안정화 근육으로는 가로가시근, 가시사이근, 가로사이근 등이 있다. 가로가시근은 반가시근, 뭇갈래근 및 돌림근으로 구성된다. 이들 근육은 위쪽 등에 있는 작은 근육이어서 등의 근력에 큰 기여를 하지 않는다. 오히려, 그들은 등뼈 전역에 안정성을 제공하는 것으로 간주되고 있다. 허리뼈에 있어서, 가로가시근은 작은 근육에서 큰 근육으로 바뀐다.[2,3]

이들 근육 중 뭇갈래근의 약증은 허리뼈 원반 병리와 관련되어 왔다. 호흡 근육은 흡기와 호기에 관여하는 근육이다. 흡기에 관련하는 2개의 주요 근육은 가로막과 바깥갈비사이근이다. 속갈비사이근은 강제 호기에 작용한다.

목뼈에서 관찰되는 척주세움근은 목뼈의 폄근으로써 등뼈와 허리뼈에서도 계속 존재한다. 이들 근육은 강력한 몸통 폄근과 옆굽힘근이다. 이들 근육은 몸통의 앞쪽에 있는 4개의 배근육군에 의해 저항을 받는다. 배근육은 여러 섬유 방향을 가진 층으로 구성된다.

큰허리근은 엉덩관절 굽힘근이지만, 몸통 굽힘근과 허리뼈 안정근으로도 작용한다.[4,5] 이와 비슷하게, 허리네모근도 골반을 하이킹하는 근육이지만, 허리뼈 옆굽힘근으로 작용한다.

허리뼈와 몸통의 근육들은 허리뼈를 안정화시키는데 중요한 역할을 한다. 물리치료사는 효율적인 중재를 제공하기 위해서는 아래쪽 등과 몸통에 있는 근육에 대해 잘 알고 있어야 한다. 등뼈와 허리뼈에 작용하는 근육의 이는곳, 닿는곳, 신경지배, 작용 및 임상적 고려사항이 표 9-4에 나열되어 있다.

표 9-3 허리뼈와 엉치뼈 부위의 척수신경

관련 피부절, 근육절 및 반사

레벨	피부절	근육절	MMT	반사
L1	사타구니와 다리 상단	NA	NA	NA
L2	안쪽 허벅지 상단	엉덩관절 굽힘	엉덩허리근	NA
L3	안쪽 무릎	무릎 폄	넙다리네갈래근	NA
L4	엄지와 안쪽복사뼈	발목 발등굽힘	앞정강근	넙다리네갈래근
L5	가운데 3개의 발가락과 발의 상단	엄지 폄	긴엄지폄근	NA
S1	새끼발가락과 발바닥	발목 발바닥굽힘과 가쪽번짐, 엉덩관절 폄	장딴지근-가자미근 종아리근 그룹	장딴지근-가자미근
S2	무릎 뒤쪽의 안쪽	무릎 굽힘	뒤넙다리근	NA
S3	궁둥뼈거친면	NA	NA	NA
S4	항문 주위	NA	NA	NA
S5	회음부 주위	NA	NA	NA

표 9-4 근육의 해부학과 운동학

등뼈와 허리엉치뼈

근육	이는곳	닿는곳	신경지배	주요 작용	임상적 고려사항
가로가시근	가로돌기	위쪽 척추뼈의 가시돌기	이웃 척수신경	척주 안정화 양측 작용 시 척주 폄 편측 작용 시 반대쪽 돌림	중요한 척주 안정근 반가시근, 뭇갈래근 및 돌림근 등이 여기에 포함됨
가시사이근	가시돌기	위쪽 척추뼈의 가시돌기	이웃 척수신경	척주 안정화 척주 폄	중요한 척주 안정근
가로사이근	가로돌기	위쪽 척추뼈의 가로돌기	이웃 척수신경	척추 옆굽힘	중요한 척주 안정근. 고유수용성 역할을 할 수 있다.
척주세움근	가시돌기, 가로돌기, 목덜미 인대	가시돌기, 가로돌기, 뒤통수뼈와 꼭지돌기	이웃 척수신경	양측 작용 시 척주 폄 편특 작용 시 척주 옆굽힘	가시근, 가장긴근, 엉덩갈비근이 여기에 속함. 엉덩갈비근은 목 부위에 존재하지 않는다.
배곧은근	두덩뼈	5-7번 갈비뼈 연골, 칼돌기	갈비사이신경 (T7-T12)	몸통 굽힘	보조 호흡근으로 작용할 수 있고, 강제흡기를 돕는다. 2개의 섬유띠가 백색선에 의해 분리된다. 임신 때 분리될 수 있는데, 이것을 배곧은근분리(diastasis recti)라고 있다. 근육의 힘줄에 의해 "식스 팩"이 뚜렷하게 나타난다.
배바깥빗근	5-12번 갈비뼈의 가쪽면	엉덩뼈능선과 백색선	8-12번 갈비사이신경	양측 작용 시 몸통 굽힘 편측 작용 시 반대쪽으로 몸통 돌림. 동측으로 몸통 옆굽힘	

계속

표 9-4 근육의 해부학과 운동학 — 계속

등뼈와 허리엉치뼈

근육	이는곳	닿는곳	신경지배	주요 작용	임상적 고려사항
배속빗근	샅인대, 엉덩뼈능선, 등허리근막	아래쪽 3개의 갈비뼈와 백색선	8–12번 갈비사이신경	양측 작용 시 몸통 굽힘 편측 작용 시 동측으로 몸통을 돌림. 동측으로 몸통을 옆굽힘한다.	
배가로근	7–12번 갈비뼈, 샅인대, 등허리근막, 엉덩뼈능선	백색선	7–12번 갈비사이신경	복내압 증가. 호흡근으로 작용한다. 등허리근막을 긴장시킴으로써 허리뼈를 안정화시킨다.	
허리네모근	엉덩허리인대와 엉덩뼈능선	마지막 갈비뼈, 허리뼈 가로돌기	T12–L4 척수신경	골반을 돌림하고, 몸통을 동측으로 옆굽한다.	강제호기를 도울 수 있다. 역작용을 쉽게 한다.
가로막	칼돌기, 갈비뼈, 허리뼈	가로막의 중심힘줄	가로막신경 (C3,4,5)	흡기	가슴안(흉강)을 팽창하기 위해 수축하여 납작해진다.
바깥갈비사이근	위쪽 갈비뼈	아래쪽 갈비뼈	갈비사이신경 (T2–T6)	흡기	가슴안을 팽창하기 위해 갈비뼈를 들어 올린다.
속갈비사이근	아래쪽 갈비뼈	위쪽 갈비뼈	갈비사이신경 (T2–T6)	호기	가슴안의 크기를 증가시키기 위해 아래쪽으로 당긴다.
큰허리근	T12–L5의 척추뼈몸통	작은뼈돌기	L2–3 척수신경	엉덩관절 굽힘	큰허리근은 역작용하여 몸통과 허리뼈를 굽힘한다.

자세 Posture

등뼈는 뒤굽이, 즉 뒤쪽으로 볼록한 만곡을 가지고 있다. 등뼈 뒤굽이의 정상 각도는 20–45° 사이인 것으로 보고되어 왔다. 여성이 남성보다 더 큰 뒤굽이 각도를 가지고 있고, 남성과 여성 모두의 등뼈 뒤굽이는 연령이 증가할수록 더 커진다. 등뼈 뒤굽이의 측정은 과도한 후만증 병리에서 설명되는 상자 9–2에서, 플렉시커브 룰러에 의해 이루어질 수 있다. 이 방법은 X선으로 얻어진 것과 비슷한 결과를 가진다.[6] 등뼈에서 정상 만곡으로부터의 편위는 흔한 편이다. 이들은 과도한 후만증과 측만증에 해당된다. 양쪽 모두 본 장에서 설명될 것이다.

측면에서 볼 때, 허리뼈는 앞굽이(뒤쪽으로 오목한 만곡)를 가지고 있다. 정상적인 만곡의 경우, 신체는 최소한의 근활성으로도 지지될 수 있다. 척추 전체는 목뼈에서 엉치뼈까지 만곡이 연속적으로 일어나는 형태처럼 보인다. 이들 만곡의 변화는 위쪽에 있는 만곡과 아래쪽에 있는 만곡에 영향을 줄 것이고, 주변 물렁조직에 나쁜 영향을 미칠 수 있다.

흔한 자세 편위로는 앞굽이의 증가와 감소이다. 허리뼈의 앞굽이가 증가된 경우라면, 등뼈의 뒤굽이도 증가되어 머리가 앞쪽으로 쏠리는 자세를 취하게 된다. 반대로 앞굽이가 감소되면, 등뼈의 뒤굽이가 감소되어 일자등(flat back)을 가질 것이다. 다른 방법으로써, 감소된 허리뼈 앞굽이는 굽은등(swayback)에서 보여지듯이, 뒤굽이 증가, 엉덩관절 폄, 머리 전방 이동을 동반할 수도 있다. 이들 자세 편위에 대한 설명은 그림 9.7에 설명되어 있다.

등뼈와 허리엉치뼈 운동형상학

Thoracic and Lumbosacral Spine Kinematics

움직임에 대한 후관절 방향의 효과

Effect of Facet Joint Orientation on Movement

등뼈의 움직임은 후관절의 방향과 갈비뼈에 크게 영향을 받는다. 모든 방향의 등뼈 움직임은 목뼈와 허리뼈의 움직임에 비해 매우 제한적이다. 대부분의 등뼈 굽힘과 폄은 아래쪽 등뼈 영역에서 일어난다. 옆굽힘도 아래쪽 등뼈에서 많이 일어나는 편인데, 그 이유는 아래쪽 갈비뼈의 길이가 짧기 때문이다. 반면, 돌림은 주로 위쪽 등뼈에서 일어난다. 등뼈의 가동범위는 잘 조사되지 않았고, 허리뼈의 자세에 크게 영향을 받는다.[7] 이런 이유 때문에, 본 책은 측정에 대해 설명하지 않을 것이다.

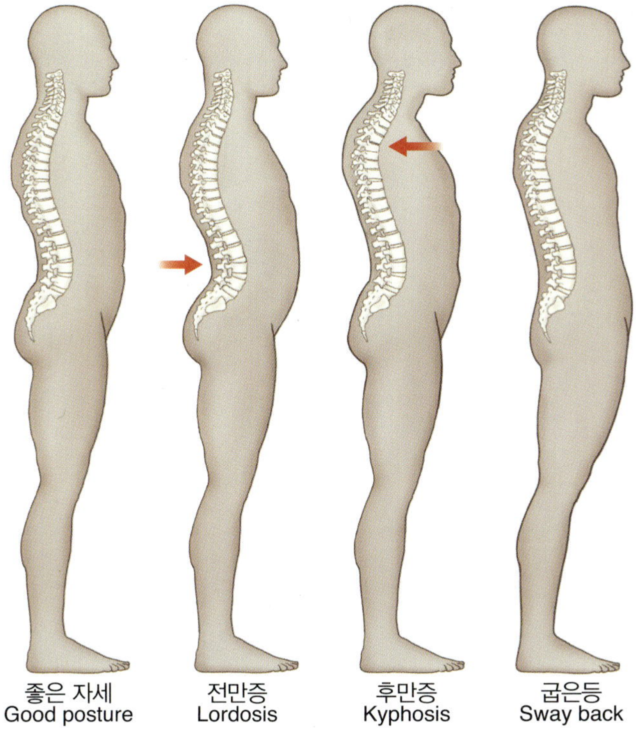

그림 9.7 정상 자세에서 어긋난 편위로는, 증가된 허리뼈 앞굽이(전만증), 증가된 등뼈 뒤굽이(후만증), 굽은등(swayback) 등의 자세가 있다.

허리뼈는 3개 운동면의 움직임을 허용하지만, 후관절의 방향이 시상면의 움직임을 선호한다. 허리뼈의 굽힘 ROM은 뒤쪽에 위치하는 인대에 의해 제한된다. 반대로 허리뼈의 폄 ROM은 척추뼈 **뒤쪽 성분**의 접촉과 앞쪽 인대에 의해 제한된다. 그러나, 굽힘과 폄의 총 가동범위는 넙다리뼈에 대한 골반의 움직임에 의해 증가된다.

ROM은 연령에 의해서도 영향을 받는다. 등뼈와 허리뼈의 정상 ROM은 굽힘이 35°, 폄이 16°, 그리고 좌우 돌림이 각각 18°로 기록되어 있다.[8]

허리골반 리듬 Lumbopelvic Rhythm

몸통을 앞으로 숙였을 때 허리뼈에서 일어나는 움직임과 엉덩관절에서 일어나는 움직임의 상호작용은 **허리골반 리듬**으로 불린다. 앞쪽으로 몸을 숙일 때, 허리뼈는 굽힘하고, 엉치뼈는 앞쪽으로 경사지고(**뉴테이션**), 골반은 앞쪽으로 경사진다(엉덩관절 굽힘). 허리뼈와 엉덩관절의 타이밍에 대해서는 이견이 있지만, 정상 움직임 시 허리뼈와 골반으로부터의 기여가 있을 것이다. 비정상적인 허리골반 리듬은 허리 통증과도 관련된다. 그림 9.8은 정상 허리골반 리듬과 움직임에 대한 허리뼈와 골반의 기여 감소를 보여주고 있다.

몸을 뒤쪽으로 굽힘할 때, 허리뼈, 엉치뼈 및 엉덩관절은

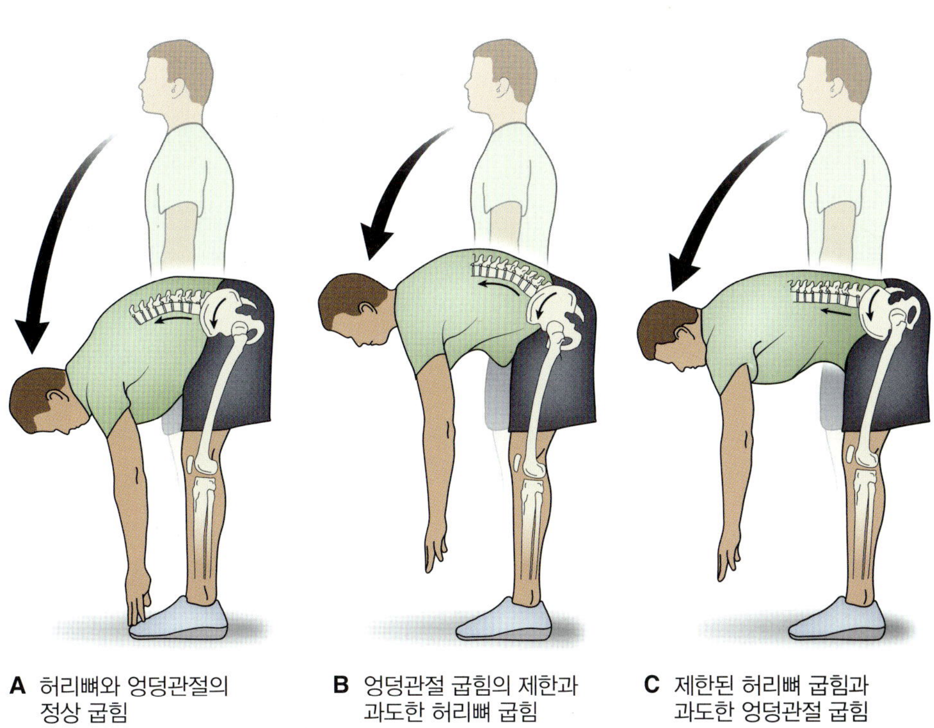

그림 9.8 정상 허리골반 리듬(A), 앞으로 몸을 숙일 때 엉덩관절의 움직임이 제한된 경우(B), 그리고 허리뼈의 움직임이 제한된 경우(C).

전체 움직임에 비슷하게 기여한다. 엉덩관절이 폄할 때, 허리뼈는 정상 만곡 자세로부터 더 많이 폄한다. 위쪽 엉치뼈는 뒤쪽으로 경사지는데, 이것을 **카운터뉴테이션**이라 한다.

몸을 앞쪽으로 완전히 굽힘하기 위해서는, 뒤넙다리근이 정상적으로 길어져서 골반의 앞쪽경사를 허용해야 한다. 몸을 완전히 폄하기 위해서는, 엉덩허리근이 정상 길이로 길어져서 골반의 뒤쪽경사를 허용해야 한다. 이들 이유 때문에, 물리치료사는 허리 병리 환자의 관리계획에 뒤넙다리근과 엉덩관절 굽힘근에 대한 신장운동을 포함시킬 수 있다.

허리엉치 운동형상학 Lumbosacral Kinematics

허리엉치 이음부는 허리뼈에서 가장 병리가 흔하게 발생하는 부위이다. 허리엉치 이음부는 엉치뼈의 볼록 만곡에서 허리뼈의 앞굽이로 전이되는 영역이다. 엉치뼈가 앞쪽과 아래쪽으로 약 30–40°정도 경사지는 것을 기억한다. 쐐기모양의 허리뼈몸통은 앞굽이를 만들고, 엉치뼈는 이런 만곡의 방향을 역전시킨다. L4와 L5의 척추뼈몸통은 가장 뚜렷한 쐐기 모양이며, 뒤쪽에 비해 앞쪽의 높이가 훨씬 높은 편이다.

중력은 L5가 엉치뼈 위에서 앞쪽으로 활주하는 경향을 가진다. 뼈와 물렁조직의 힘이 이런 당김을 상쇄시킨다. 특히 L5의 아래쪽 파셋은 거의 이마면상에 위치하며, 이것은 엉치뼈에 대한 L5의 앞쪽 안정성을 증가시킨다. 엉덩허리인대, 앞세로인대 및 허리엉치인대가 허리엉치 이음부를 안정화시키는데 도움을 준다.

L5–S1 이음부는 압박력과 전단력 모두를 이겨내야 한다. 척추뼈에 작용하는 체중부하는 L5–S1 이음부를 통해 SI 관절, 엉덩관절과 다리로 전달된다. 그 이외에, 주변 근육의 수축에 의한 압박력도 존재한다. 엉치뼈 경사와 관련된 L5–S1의 전단력은 체중보다 더 큰 힘이다.[10]

엉치엉덩관절 운동형상학 SI Joint Kinematics

SI 관절에서 일어나는 움직임의 크기에 대해 많은 이견들이 존재한다. SI 관절의 불규칙한 형태와 인대의 밀도도 최소한의 움직임만 일어나도록 만든다. 연구에 따르면, 뉴테이션과 카운터뉴테이션 이외에, SI 관절에서 작은 움직임이 일어난다고 했다.

뉴테이션은 엉덩뼈에 대해 엉치뼈가 앞쪽으로 돌림하거나, 엉치뼈에 대해 엉덩뼈가 뒤쪽으로 돌림할 때 일어난다. 뉴테이션은 허리뼈의 앞굽이 증가에 의해 동반된다. 카운터뉴테이션은 엉덩뼈에 대한 엉치뼈의 뒤쪽 돌림이나 엉치뼈에 대한 엉덩뼈의 앞쪽 돌림과 관련되고, 허리뼈 앞굽이의 감소에 의해 동반된다. 그림 9.9는 이런 움직임을 보여주고 있다.

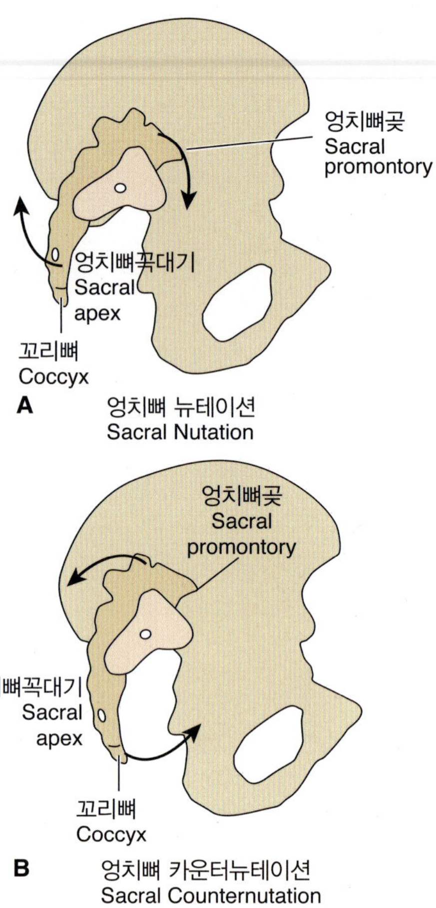

그림 9.9 엉치뼈의 뉴테이션과 카운터뉴테이션.

원반, 인대 및 척추사이구멍에 대한 움직임의 효과 Effect of Movement on the Disc, Ligaments, and Foramen

척추뼈의 움직임은 척추사이원반에 영향을 주어, 원반을 섬유테 내에서 약간 움직이거나 변형을 일으킨다. 장시간의 자세나 반복 움직임이 속질핵의 움직임을 초래하는 것으로 생각된다.[11] 척추의 폄은 속질핵을 앞쪽으로 이동시키고, 굽힘은 속질핵을 뒤쪽으로 이동시킨다(그림 9.10).

섬유테는 원반의 뒤가쪽에서 가장 약하고, 섬유테에 대한 속질핵의 압박이 섬유테를 파열시켜 속질핵이 원반의 중심에서 멀리 이동하게 된다.

허리뼈의 굽힘과 폄도 그림 9.10에서 보듯이, 척추사이구멍에 영향을 준다. 척추사이구멍은 몸통이 굽힘할 때 가장 크게 열리고, 폄을 할 때 가장 작아진다. 굽힘 시, 뒤쪽 인대들이 타이트해진다. 그리고 폄을 할 때는 앞쪽 인대들이 타이트해진다.

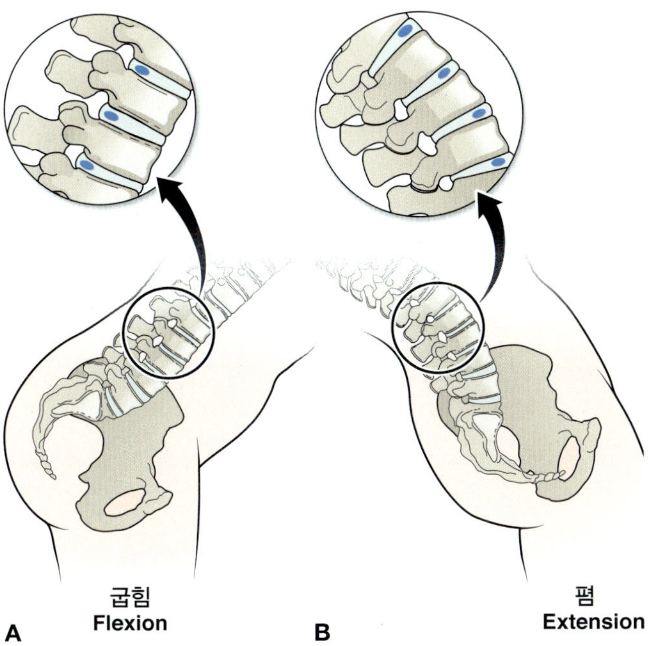

그림 9.10 척추뼈의 굽힘(A)은 속질핵을 섬유테 안에서 뒤쪽으로 이동시키고, 척추사이구멍의 크기를 증가시킨다. 반대로 척추뼈의 폄(B)은 속질핵을 섬유테 안에서 앞쪽으로 이동시키고, 척추사이구멍의 크기를 감소시킨다.

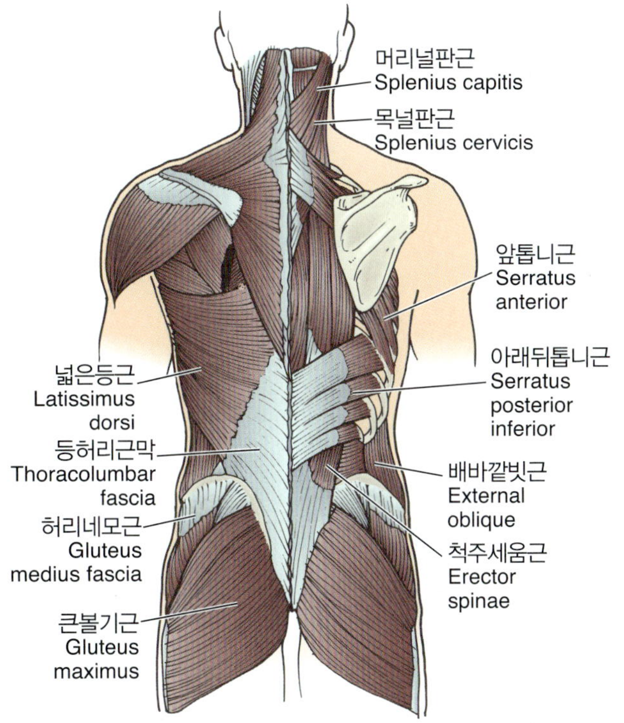

그림 9.11 등허리근막의 얕은층과 깊은층은 몸통의 많은 근육과 연결되어 있다.

굽힘과 폄 시의 척추 변화에 대한 이해는 관리계획 안에 포함된 굽힘 운동이나 폄 운동을 이해할 때 중요하다. 만약 환자가 굽힘할 때 악화되는 경우라면, **폄 편향** 운동으로 척추사이원반에 가해지는 압박을 감소시키는 것이 유리하다. 만약 환자가 폄을 할 때 악화되는 경우라면, 굽힘 편향 운동을 통해 척추사이구멍의 크기를 증가시키고 뒤쪽 성분의 접촉을 감소시키는 것이 좋을 것이다.

등허리근막의 기능
Function of the Thoracolumbar Fascia

등허리근막(TLF)은 여러 연결을 가진 3층의 구조물이다. 앞쪽층과 중간층은 허리네모근의 근막으로부터 시작되어 깊은 배근육과 연결된다. 허리네모근이 허리뼈에 부착되는 것을 기억한다. 이들 두 근육군의 연결은 배가로근과 배속빗근의 수축으로 등허리근막을 긴장시켜 허리뼈를 지지한다.

TLF의 뒤쪽층은 엉치뼈에서 위쪽 등뼈까지 이르는 등근육을 덮고 있다. 뒤쪽층의 일부는 척주세움근 주변의 가시사이인대와 가시돌기에서 넓은등근으로 주행한다. 아래쪽 몸통에 있는 뒤쪽층은 정중선을 넘어가서 반대쪽 엉치뼈, 엉덩뼈 및 큰볼기근에 부착한다. 그림 9.11은 이런 연결을 보여주고 있다.[12–14]

등허리근막의 중요성은 위팔의 연결(넓은등근을 통해)을 허리뼈 영역을 통해 반대쪽 다리의 위쪽 넙다리뼈(큰볼기근을 통해)까지 이어주는 것이다. 이런 네트워크는 팔 근육과 다리 근육 사이의 상호작용을 형성하고, 양쪽 팔, 양쪽 다리 및 척추 사이의 하중 전달을 가능하게 만든다. 근허리근막은 고유수용성 역할을 가지고 있고, 또 허리 통증에 기여하는 것처럼 보인다.[14]

흔한 병리 Common Pathologies

압박골절
과도한 후만증
측만증
허리 염좌/좌상
퇴행성 관절질환(DJD)
후관절 DJD
척추 협착증
퇴행성 척추사이구멍 협착증
원반 탈출증
척추분리증/척추전방전위증
강직성 척추염
엉치엉덩관절 기능

건강한 척추는 우리가 설명해 왔던 구조적 요소와 기능적 요소의 상호역할을 필요로 한다. 본 단락에서, 우리는 등뼈와 허리뼈의 흔한 병리를 다룰 것이다.

등뼈는 갈비뼈의 부착 때문에 척추 중에서 가장 안정된 척추뼈이다. 이런 안정성 때문에, 원반 탈출증과 퇴행성 척추증은 등뼈에서 흔한 편이 아니다. 이들 병리는 움직임과 관련된다. 그러나 등뼈의 길이와 중력의 영향이 등뼈 영역에만 있는 문제를 초래한다.

허리뼈는 몸통과 팔의 무게를 받기 때문에 심한 하중에 노출된다. 허리뼈는 통증과 기능장애의 빈번한 원인이다. 실제로 물리치료를 받는 환자들의 가장 흔한 증상이 허리 통증이다. 우리는 근육, 원반, 관절, 신경 및 뼈와 관련된 병리를 다룰 것이다.

종종 척추 병리를 가진 환자는 굽힘이나 폄으로 증상의 완화를 겪게 되고, 또 반대 운동으로 증상의 악화를 겪게 된다. 이것은 척추의 단순화된 내용이지만, 우리는 명확성을 위해 각 병리에 대한 일반적인 패턴을 이용할 것이다.

압박골절 Compression Fracture

압박골절은 척추뼈몸통의 붕괴를 초래하는 안정 골절이다. 압박골절은 아래쪽 등뼈에서 가장 많이 발생한다. 그림 9.12에서 보듯이, 압박골절은 종종 척추뼈몸통의 뒤쪽 부위보다는 앞쪽 부위를 붕괴시킨다.

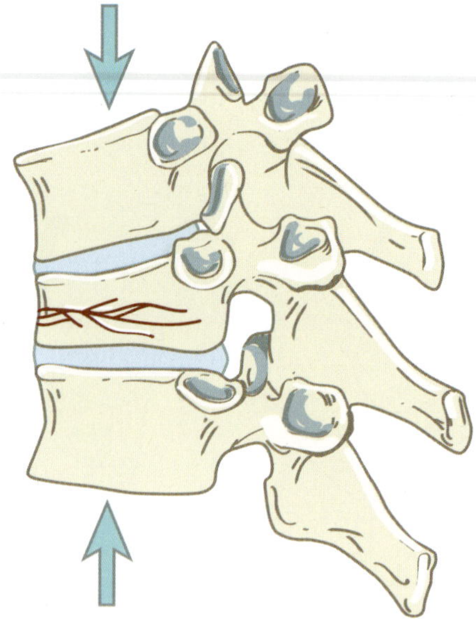

그림 9.12 압박골절은 척추뼈몸통을 쐐기 형태로 만든다.

원인/기여요소

압박골절의 가장 흔한 원인은 **골다공증**이다(골다공증을 다룬 상자 9-1 참조). 압박골절의 2차 원인으로는, 교통사고나 추락 등과 같은 외상과 암이다. 압박골절의 위험은 노화로 인해 증가되고, 골다공증의 유병률이 증가되는 폐경기 여성에게서 더 흔하다. 척추뼈의 압박은 갑작스럽게 또는 잠행적으로 발생할 수도 있다. 척추뼈몸통의 약증 때문에, 갑작스런 붕괴는 물건을 들어 올리는 동작이나 척추를 굽힘하

상자 9-1 골다공증(뼈엉성증)

골다공증은 뼈 질량의 감소, 저하된 뼈 강도, 그리고 골절 위험을 증가시키는 뼈의 구조적 변화를 가진 뼈 질환이다. 골다공증의 검사는 DEXA 스캔과 같은, **뼈 무기질 밀도(BMD)** 검사이다. 뼈 무기질 밀도는 정상, 뼈감소증 또는 골다공증 등으로 분류될 수 있다. 뼈감소증은 골다공증까지 진화되지 않는 약간 감소된 뼈밀도를 의미한다. **골다공증**으로 진화시키는 위험 요소로는, 운동 부족, 낮은 뼈질량지수(BMI), 불충분한 칼슘/비타민 D 섭취나 생산, 코티코스테로이드의 장기 복용, 흡연, 음주, 여성, 가족력, 작은 체구, 노화 및 아시아 인정이나 백인종 등이다.

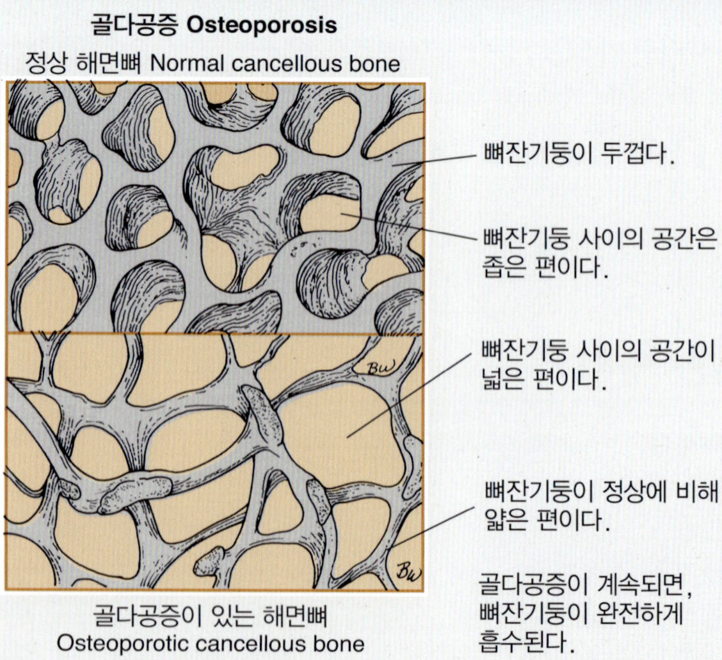

는 동작으로도 일어날 수 있다. 다른 방법으로, 작은 골절은 시간의 경과로 발생하여 압박골절을 초래한다.

증상

압박골절이 갑자기 발생하면, 중간 등에서 아래쪽 등까지 날카로운 통증이 동반된다. 앉고, 서고, 걷고, 구부리고, 또는 물건을 들어 올릴 때 통증이 증가한다. 누운 자세를 취하면, 통증이 완화된다. 점진적으로 일어나는 압박골절은 대개 통증이 약한 편이고, 경우에 따라 통증이 발생하지 않을 수도 있다.

한 개 척추뼈몸통의 압박은 동일한 척추뼈의 점진적인 압박이나 다른 척추뼈의 압박으로 발생하는 것을 배제하지 않기 때문에 더 심한 통증이나 등뼈 후만증을 초래할 수 있다.

척추뼈몸통의 압박과 쐐기 형태 발생이 있으면, 환자는 등뼈 후만증의 증가와 신장(키) 감소를 보일 수 있다. 그림 9.13에서처럼, 갈비뼈가 골반 쪽에 더 가까워질 수 있다. 이것은 심장과 폐의 손상을 초래할 수 있다.

임상 징후

압박골절의 가장 뚜렷한 임상 징후는 등뼈 후만증의 증가이다. 아래의 검사들이 시간 경과에 따른 척추 변화를 객관화하는데 이용될 수 있다.

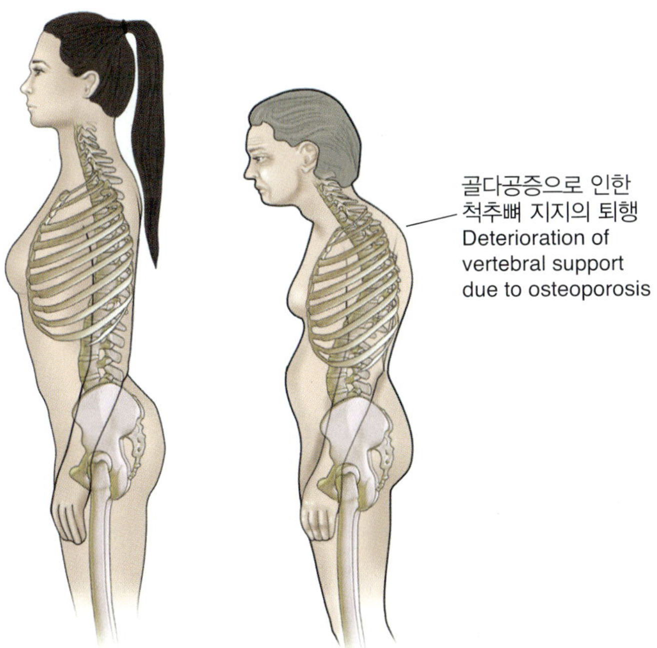

그림 9.13 종종 압박골절은 등뼈 후만을 증가시키고, 갈비뼈와 골반 사이의 거리를 감소시킨다.

갈비뼈-골반 간격 검사

환자는 양팔을 어깨 높이까지 들어 올리고 벽에 기대고 선 자세를 취한다. 검사자는 환자의 뒤쪽 서서 갈비뼈의 아래쪽 가장자리와 엉덩뼈능선의 위쪽면을 겨드랑이 중간선을 따라 촉진한다(그림 9.14). 갈비뼈와 골반 사이의 거리는 손가락 2개의 너비 정도이어야 한다. 간격이 손가락 1개의 너비보다 작으면, 골절의 가능성을 의미한다.

벽-뒤통수뼈 간격 검사

환자는 발꿈치를 벽에 대고 벽에 등을 기대고 선 자세를 취한다. 환자는 최대한 똑바로 서서 뒤통수뼈를 벽에 붙이려고 노력한다. 검사자는 뒤통수뼈와 벽 사이의 간격을 측정한다(그림 9.15). 정상 소견은 머리를 벽에 붙이는 것이다. 이 간격이 7cm 이상이면, 등뼈 압박골절의 가능성이 높다는 것을 의미한다.[15] 벽-뒤통수뼈 간격의 증가는 균형과 보행 속도의 결손과 관련되는 것으로 알려져 있다.[16]

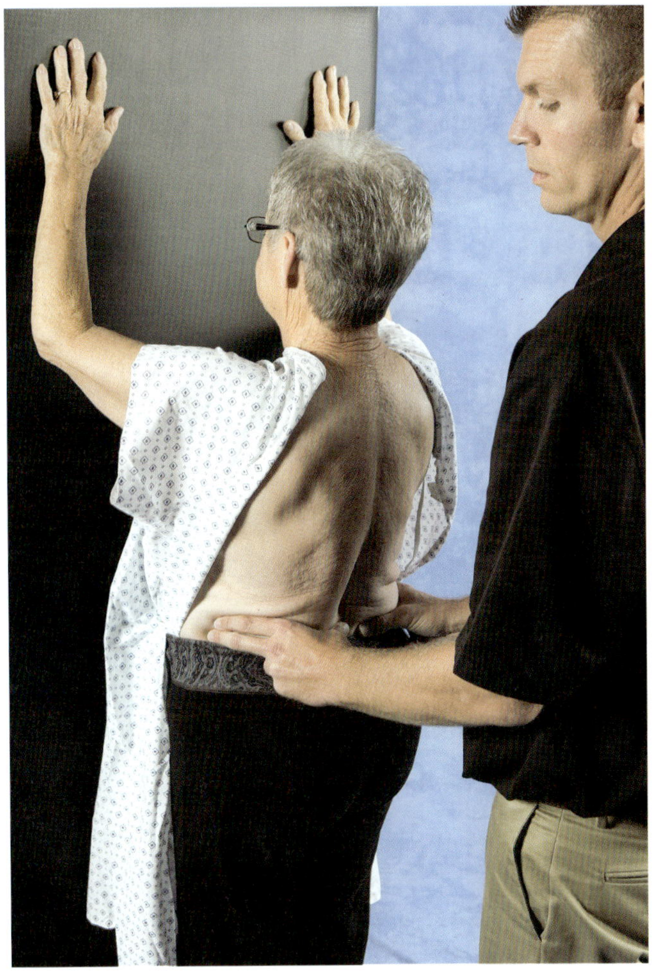

그림 9.14 압박골절을 위한 갈비뼈-골반 간격 검사.

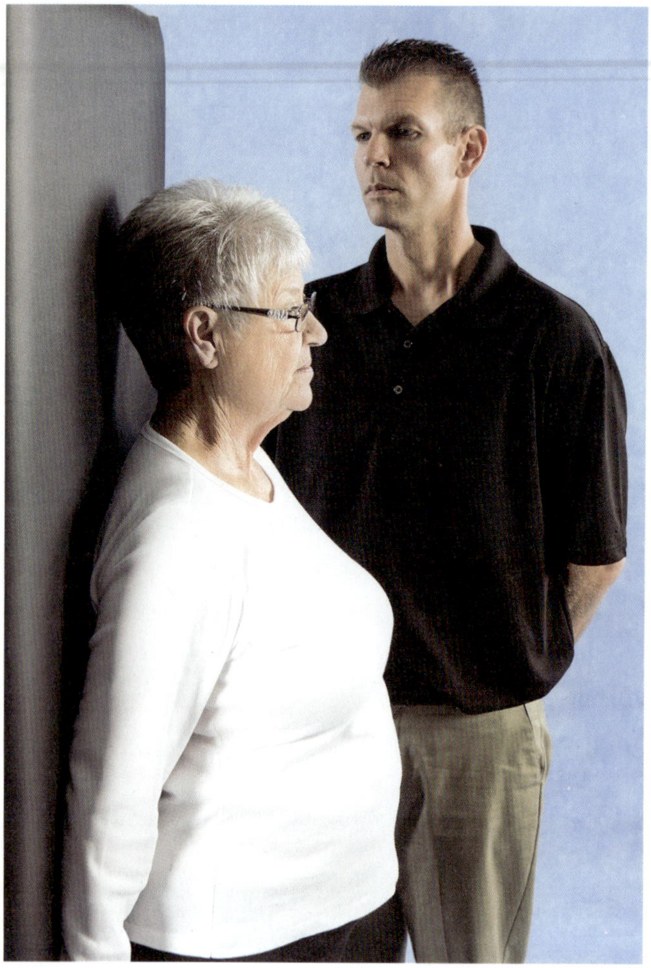

그림 9.15 압박골절을 위한 벽-뒤통수뼈 간격 검사.

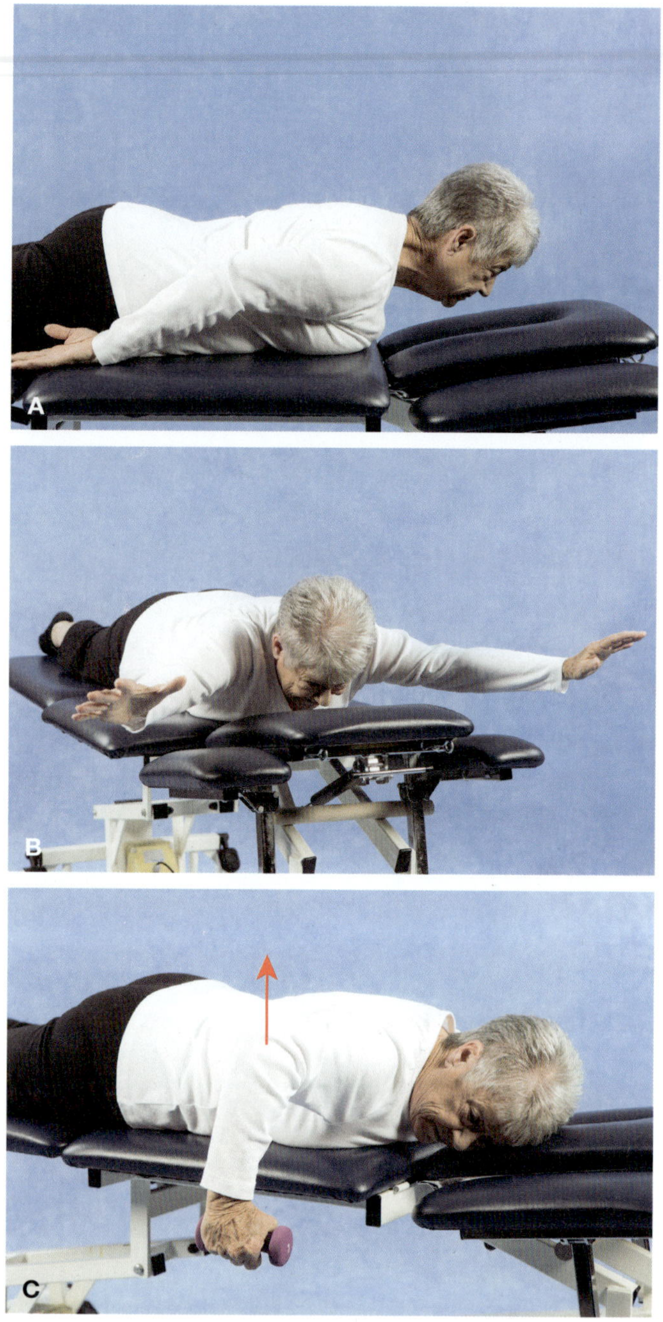

그림 9.16 엎드린 자세에서 양쪽 어깨뼈 모으기(A), 엎드린 자세에서 양팔 들어 올리기(B), 그리고 엎드린 자세에서 노젓기(C) 등이 압박골절 환자의 관리계획 안에 포함될 수 있다.

중재

압박골절 환자의 일반적인 중재는 척추 폄근의 근력강화 운동이다. 엎드린 자세에서 이루어지는 몸통과 팔의 폄 저항 운동(그림 9.16 A, B, C)은 압박골절의 위험을 감소시키고, 뼈무기질 밀도(BMD)를 증가시키는 것으로 알려져 있다.[17,18] 환자는 엎드린 자세에서 이루어지는 간단한 어깨뼈 모으기 운동으로부터 시작한 후, 목뼈와 허리뼈의 만곡을 유지한 채 머리와 팔을 들어 올리는 운동으로 진전한다. 환자에게 코어 안정화 운동을 가르쳐 줌으로써 누운 자세에서 일어나 앉을 때 몸통의 굽힘을 최소화할 수 있다.

골절 위험의 증가 때문에, 환자는 낙상과 관련된 골절의 위험을 줄이는 고유수용성 훈련과 균형 운동으로부터 이점을 가질 수 있다.[19-21] 이것은 불안정한 표면에서 이루어지는 운동과 요동 운동을 포함할 수 있다. 몸통에 대한 고유수용성 운동도 유익할 수 있다.

스플린트와 모달리티도 치료에 유용할 수 있다. 스플린트는 통증을 줄이고, 몸통 강도를 증가시키고, 또 굽힘을 제한하는데 이용될 수 있다. 십자형 앞쪽 척추 젖힘(CASH)과 같은 등허리 보조기(TLO), Taylor 또는 Jewitt 스플린트가 압박골절 환자에게 도움될 수 있다. 근육 경련과 통증을 온열, 전기자극 및 초음파와 같은 모달리티가 근경련과 통증을 감소시키는 관리계획 안에 포함될 수 있다.

압박골절 환자는 **척추뼈성형술**이나 **후만성형술**과 같은 척추뼈 강화술로 치료되어질 수 있다("수술 환자를 위한 중재" 참고).

임상 경고!

굽힘으로의 신장과 몸통 굽힘근의 근력강화운동은 수행되지 않아야 한다.[22-23] 환자는 몸통을 굽힘하거나 무거운 물건을 들어 올릴 때처럼, 척추에 압박하중을 증가시키는 굽힘 활동을 피하는 교육을 받아야 한다.

예방

등 근육의 근육강화운동이 압박골절의 위험을 감소시키는 것으로 나타났다.[17] 압박골절 이후, 다른 척추뼈골절이나 엉덩관절 골절의 발생 위험이 증가된다. 조기 검진과 치료는 골다공증의 이런 약증을 예방하는데 큰 도움을 준다. 저항훈련은 척추뼈의 뼈무기질 밀도(BMD)를 증가시키고, 걷기는 엉덩관절의 BMD를 증가시키는 것으로 나타났다.[24,25] 진동의 이용도 BMD를 증가시키는 데 효과적일 수 있다.[26,27]

압박골절 환자에 대한 요점

설명과 원인	종종 골다공증과 외상과 관련되어 척추뼈몸통이 붕괴되고 쐐기형을 바뀐다.
검사	갈비뼈-골반 거리와 뒤통수뼈와 벽 사이의 거리
신장	등뼈 폄
근력강화	등 폄근, 코어 근육 및 팔다리 근육
훈련	몸통의 균형과 고유수용성 훈련
피해야 할 것	압박골절 후, 굽힘 신장운동과 근력강화운동

수술 환자를 위한 중재

척추뼈 강화술

압박골절 환자는 만약 손상 후 6주 이내에 통증과 압통이 감소되지 않으면, 척추성형술이나 후만성형술과 같은 척추뼈 강화술을 받을 수 있다. 척추성형술(Vertebroplasty)은 척추뼈몸통의 구조를 강화하고 척추뼈몸통의 높이를 유지하기 위해 척추뼈몸통 안에 뼈시멘트를 주입하는 것이다. 후만성형술(Kyphoplasty)은 척추성형술과 비슷하지만, 뼈시멘트를 주입하기 전에, 팽창 풍선을 척추뼈몸통 안에 집어넣는 방법이다. 풍선은 뼈를 압축하고 뼈시멘트를 주입할 공간을 만든다. 척추뼈몸통의 높이는 이들 절차 단계를 통해 상당히 회복된다. 척추뼈 강화술 이후의 통증 완화는 일반적으로 24시간 내에 일어나고, 종종 유의미한 효과를 가진다. 그림 9.17은 후만성형술을 보여주고 있다.

과도한 후만증 Hyperkyphosis

등뼈는 뒤굽이를 가진다. 과도한 후만은 만곡이 비정상적으로 증가된 것을 의미한다. 등뼈의 정상 뒤굽이(후만)는 노화와 성별에 따라 달라질 수 있지만, 일반적으로는 남성과

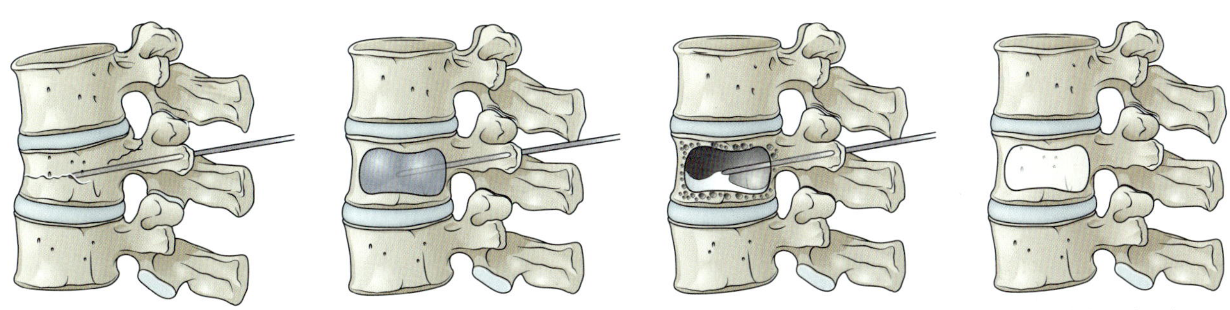

그림 9.17 후만성형술은 압박골절 환자에게 수행될 수 있다. 풍선을 척추뼈몸통 안에 삽입한 후, 풍선을 팽창시켜 척추뼈몸통 안에 공간을 만들고 척추뼈몸통의 높이를 회복시킨다. 풍선에 의해 형성된 공간 안에 뼈시멘트를 주입한다.

여성 모두 10세 때 약 20°이다. 65세가 되면 여성의 정상 만곡은 약 45°이고, 남성은 약 35°이다.[28]

원인/기여요소

등뼈 과도한 후만증은 많은 질환과 관련될 수 있다. 압박골절은 척추뼈몸통의 형태를 쐐기 모양으로 만들어 과도한 후만증을 유발할 수 있다. 퇴행성 원반 질환은 원반의 뒤쪽 부위보다 앞쪽 부위를 더 얇게 되어 후만증을 증가시킨다. 낭포성 섬유증과 만성 폐쇄성 폐질환(COPD)과 같은 일부 질환도 원인이 될 수 있다.

과도한 후만증에 기여하는 근육뼈대계 요소들이 존재한다. 등 폄근의 약증도 후만증에 관련될 수 있는데, 그 이유는 몸통의 고유수용성 능력을 감소시키기 때문이다. 부가적으로, 과도한 후만증 환자는 엉덩관절 굽힘근의 타이트니스를 가진다.

Scheuermann 질환으로 불리는 질환은 청소년에게 과도한 후만증을 일으킨다. 이런 자가 제한 질환은 척추뼈끝판의 **뼈연골증**(Osteochondrosis)이 특징이다. 뼈연골증은 뼈로 가는 혈액공급이 차단된 질환이며, 결국에는 뼈괴사와 뼈리모델링 관정이 발생한다. Scheuermann 질환은 등뼈와 허리뼈의 척추뼈끝판에 나쁜 영향이 발생하는 것이다. 이 장애는 2:1 비율로 여성보다 남성에서 더 흔하다. 이것은 선천적 소인과 급속한 성장 기간과 관련이 있다.

증상

후만증은 허리 통증과 뻣뻣함을 동반한다. 걷기, 숙이기, 의자에서 일어나기, 그리고 욕조에서 나오기 등과 같은 신체 활동 시 어려움이 증가된다.[29] 후만증이 더욱 악화되면, 환자는 호흡 장애를 가질 수 있다.

임상 징후

뚜렷한 임상 징후는 등뼈의 만곡 증가이다. "압박골절" 단락에서 설명된 갈비뼈–골반 간격 검사와 벽–뒤통수뼈 간격 검사 이외에, 등뼈 뒤굽이는 악화의 정도를 모니터링하기

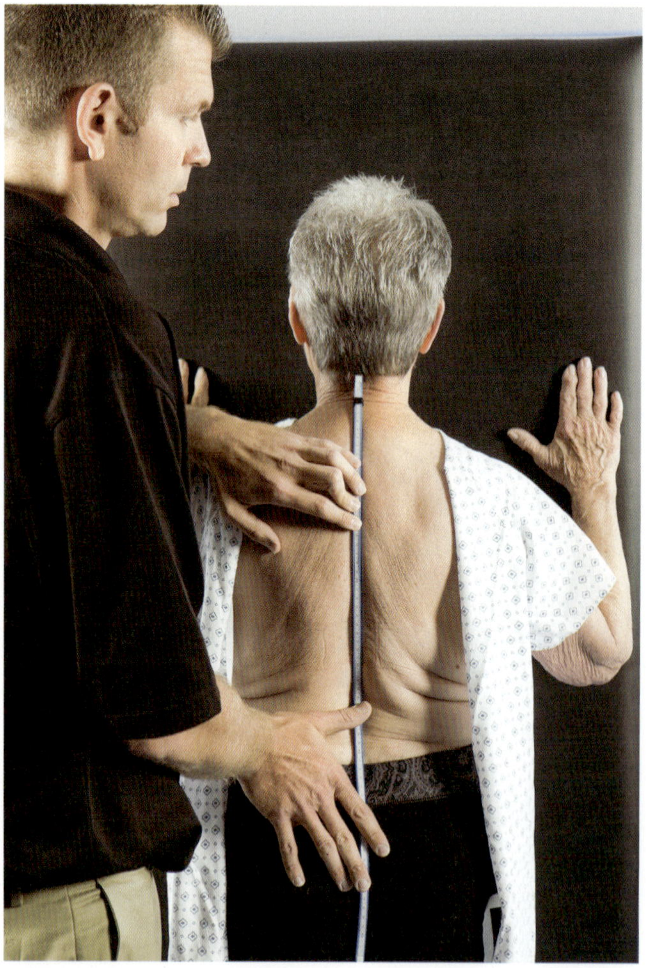

그림 9.18 과도한 후만증을 측정하기 위한 잘 구부러지는 후만증 지수(index).

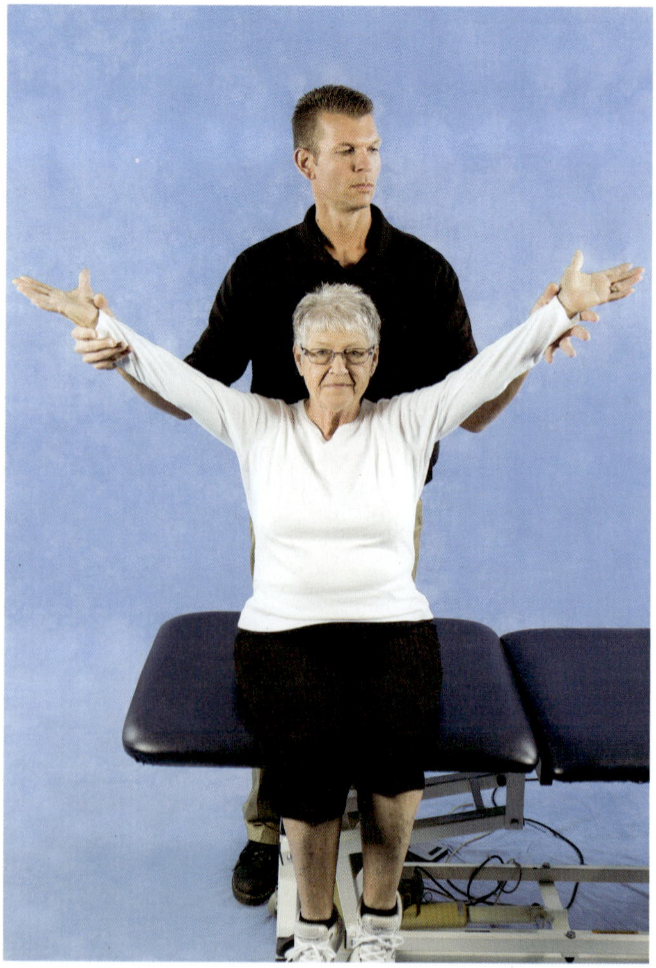

그림 9.19 PNF D2 굽힘 패턴은 척추 후만증 환자의 등뼈 폄근을 강화시키는데 유용할 수 있다.

위해 잘 구부러지는 룰러로도 측정될 수 있다.

플렉시커브 후만증 지수

환자는 최상의 서기 자세를 취하고, 검사자는 C7과 L5-S1의 관절공간을 마킹한다. 환자는 받침대로서 의자나 벽을 사용하고, 검사자는 플렉시커브 룰러를 이용해 등뼈와 허리뼈의 만곡 형태대로 만든다(그림 9.18). 환자가 손의 지지를 제거하고, 롤러와 환자 피부 사이에 공간이 생기지 않도록 척추의 만곡을 확실하게 체크한다. 플렉시커브 룰러(flexicurve ruler)를 제거하기 전에, C7와 허리엉치 공간의 마킹을 롤러에 표시한다. 롤러를 그래프 종이에 배치하고 곡선을 따라 선을 그린다. 후만증 지수를 계산한다. 지수가 13이상이면, 비정상의 뒤굽이(후만)를 의미한다.[6,30] 상자 9-2는 후만증 지수를 계산하는 절차를 보여주고 있다.

중재

과도한 후만증 환자의 주요 중재는 등 폄근의 근력강화 운동이다. 엎드린 자세에서 이루어지는 등 폄 운동은 척추 후만증을 감소시키는데 효과적인 것으로 알려져 있다. PNF D2 굽힘 저항운동(그림 9.19), 웨이트 운동, 또는 저항밴드 운동도 등 폄근과 어깨뼈 뒤당김근을 강화시키는데 이용될 수 있다. 네발자세에서 이루어지는 팔과 다리 들어 올리기 운동도 유익할 수 있다. 그리고 중요한 것은 코어 안정근을 강화하고, 누운 자세-앉은 자세-선 자세로의 이동 활동을 교육하고 또 몸통 굽힘을 최소화하는 이들 근육의 등척성 운동을 수행하는 방법을 교육하는 것이다.

상자 9-2 후만증 지수 계산하기

단계 1: 그래프 종이 위에 플렉시커브 룰러를 배치하고, 동일 수직선 위에 2개의 표식점을 그린다.

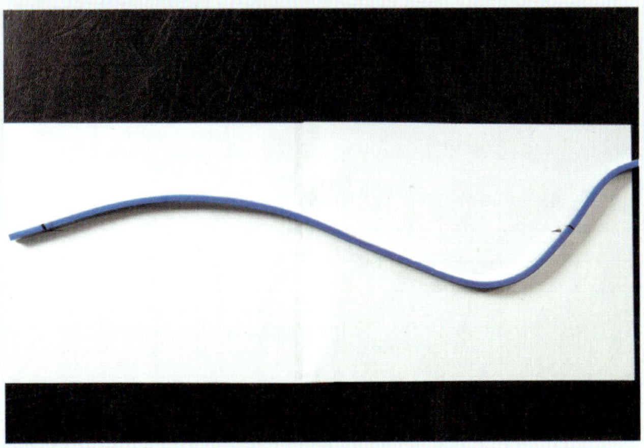

단계 2: 환자 피부에 접촉된 룰러의 같은 측면 위에 그래프 종이를 올려놓고, 만곡을 따라 선을 그린다.

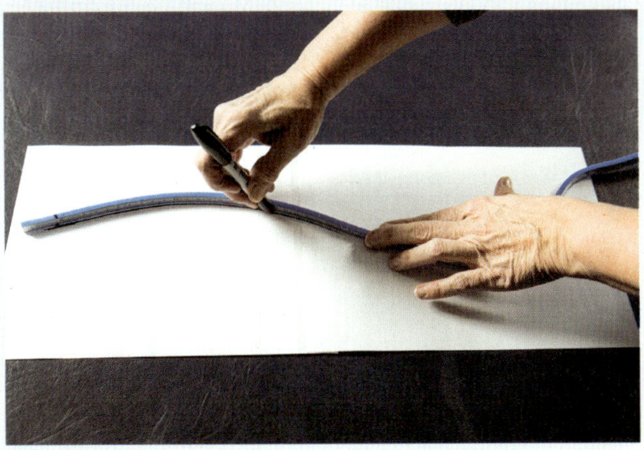

단계 3: 롤러를 제거한다. 척추의 뒤굽이에서 앞굽이로 바뀌는 지점에 교차선을 그려 그 지점을 표기한다.

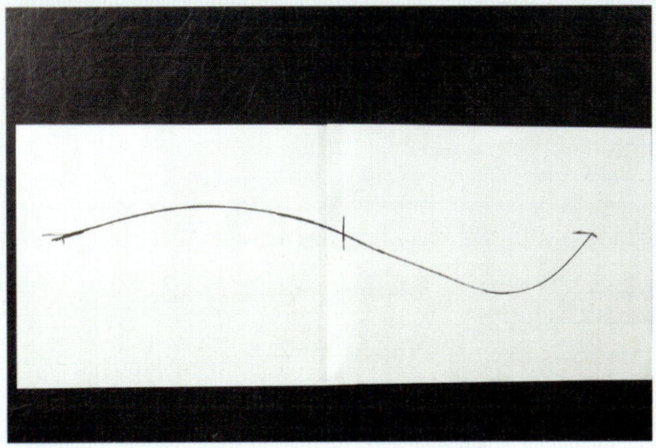

단계 4: 수직선으로부터 가장 멀리 떨어진 등뼈 만곡 지점을 기록한다. C7에서 교차점까지 등뼈 만곡의 길이를 기록한다.

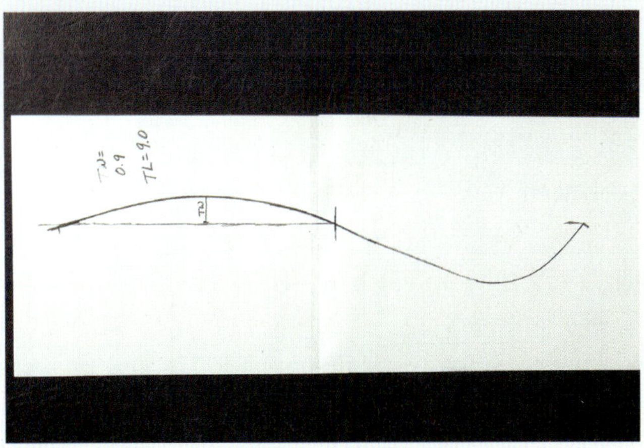

단계 5: 후만증 지수=(등뼈 폭×100)/등뼈 길이. 13 이상의 척추 후만증 지수는 비정상 후만을 의미하고, 걷기, 숙이기 및 의자에서 일어서기 등과 같은 활동의 어려움과 관련된다.

신장운동도 관리계획 안에 종종 포함될 수 있다. 이들 신장운동으로는 등뼈 폄, 어깨관절 굽힘, 그리고 엉덩관절 폄 등이 있다. 치료용 공 위에 누워서 이루어지는 운동도 가슴 근육을 신장하는데 도움이 된다. 환자는 폼 롤러 위에 누운 자세로 자가-가동술을 수행할 수 있다(그림 9.20).

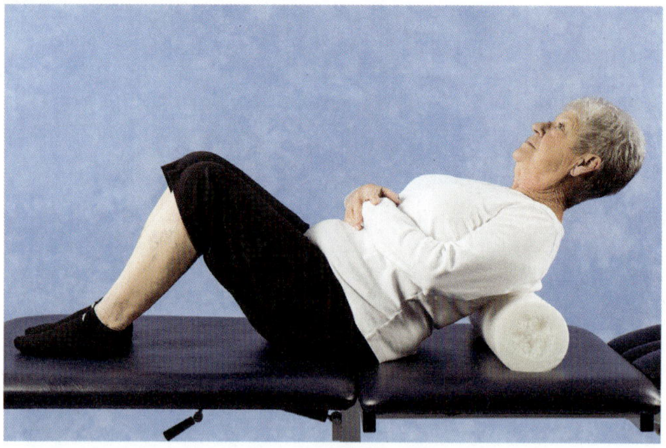

그림 9.20 등뼈 폄을 위한 자가-가동술은 과도한 후만증을 치료할 때 이용될 수 있다.

스플린트나 테이핑이 운동의 부속치료로서 이용될 수 있다. 이들 두 요법은 통증을 줄이고 만곡을 정상화하는데 효율적인 것으로 알려져 있다.[31,32] 자세 훈련과 호흡 운동도 치료 계획 안에 포함될 수 있다.

임상 경고!

압박골절의 원인에서처럼, 굽힘의 신장 운동과 근력강화 운동을 피해야 한다. 환자는 무거운 물체를 들어 올리거나 운반할 때 일어나는 것처럼, 척추에 압박하중을 가하는 굽힘 활동을 하지 않아야 한다.

예방

엎드린 자세에서 이루어지는 폄근 강화운동은 후만증을 감소하고 정상 여성의 자세를 향상시키는 것으로 알려져 있다.[33] 척추 후만증과 신체 기능 사이의 상관관계 때문에, 노인 환자와 폐경기 여성은 등 폄근 근력을 유지하도록 장려되어야 한다.

과도한 후만증 환자에 대한 요점

설명과 원인	등뼈 후만증 증가와 통증은 압박골절, 퇴행성 원반 질환, 그리고 몸통 근육의 약증에 영향을 줄 수 있다.
검사	플렉시커브 룰러를 이용한 후만증 지수
신장	등뼈 폄, 어깨관절 굽힘, 엉덩관절 폄
근력강화	등 폄근, 어깨뼈 뒤당김근, 코어 안정근
훈련	자세
피해야 할 것	굽힘 신장운동과 굽힘근 근력강화운동

측만증 Scoliosis

척추 측만증은 이마면상에서 이루어지는 척추의 만곡이다. 뒤쪽에서 봤을 때, 척추는 일자로 곧게 세워져야 한다. 그러나 척추 측만증은 척주의 형태 "S"자 또는 "C"자 형태를 띤다(그림 9.21). 척추 측만증은 구조적으로 또는 비구조적으로 발생할 수 있다. 구조적 측만증은 불가역적이고 고정된다. 비구조적 측만증은 기능적 측만증으로도 불린다. 비구조적 측만증의 경우에는 자세의 변화에 의해 만곡이 바뀔 수도 있다. 비구조적 측만증의 한 예는 다리길이 차이로 인한 측만증이고, 이것은 신발 리프트를 사용함으로써 교정될 수 있다. 비구조적 측만증은 구조적 기형으로 진행될 수도 있다.

척추 측만증은 만곡의 꼭지점이 있는 볼록한 만곡 쪽을 기준으로 이름이 결정된다. 그림 9.21에서, 측만증의 주요 만곡은 등뼈에 위치하고, 오른쪽으로 볼록하다. 허리뼈 만곡은 왼쪽으로 볼록하다. 이런 측만증은 오른쪽 등뼈-왼쪽 허리뼈 측만증으로 불린다.

척추 측만증은 볼록한 쪽으로 향하는 회전 성분을 가진다. 이 경우, 등뼈는 오른쪽으로 회전하고, 허리뼈는 왼쪽으로 회전한다. 측만증의 회전 성분 때문에, 종종 회전 측만증(rotoscoliosis)으로 불린다. 척추뼈몸통이 회전하면, **갈비뼈**는 볼록한 만곡 쪽이 뒤쪽으로 돌출되어, 그림 9.22에서 보듯이 앞쪽으로 몸을 숙일 때 갈비뼈 혹이 더욱 뚜렷해진다.

원인/기여요소

척추 측만증은 뇌성마비, 근위축증, 척수손상 등의 신경

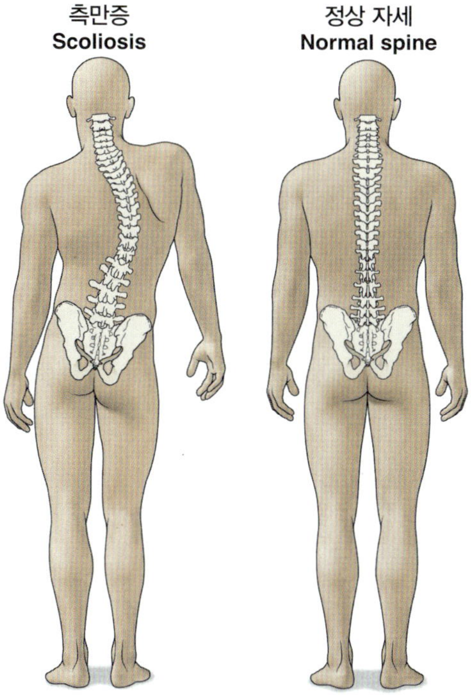

그림 9.21 측만증은 등뼈와 허리뼈에서 일어난다.

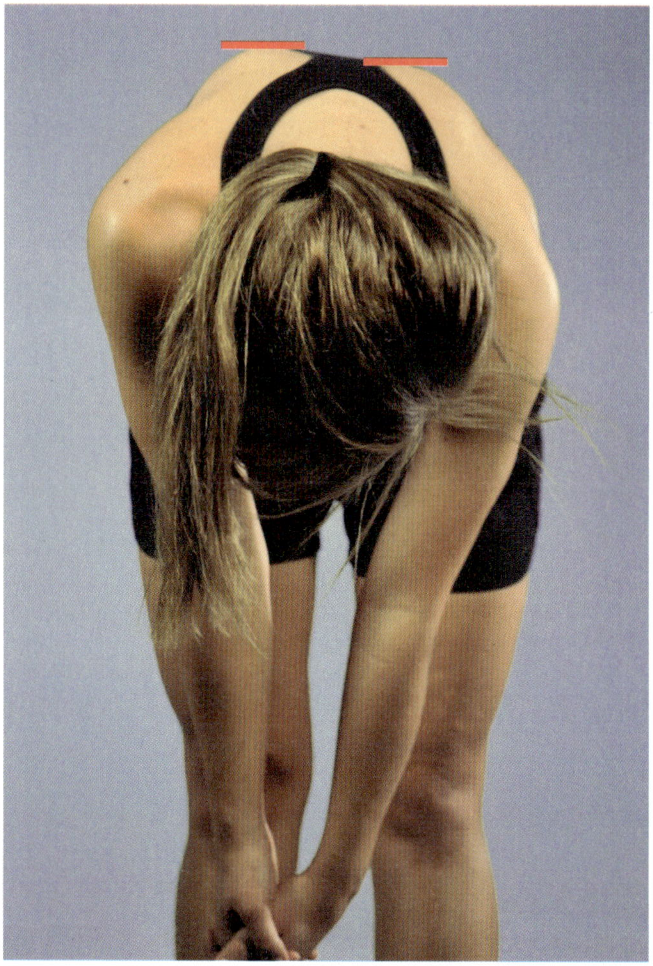

그림 9.22 측만증의 회성 성분은 몸통을 앞쪽 굽힘할 때 갈비뼈 혹을 더욱 뚜렷하게 만든다.

근육계 질환 때문에 일어날 수도 있다. 그러나 대부분의 척추 측만증은 원인 없이 **특발성**으로 일어난다. 최근의 근거에 따르면, 특발성 측만증은 주로 선천적으로 일어난다고 한다.

증상

가벼운 측만증은 종종 무증상이다. 환자는 통증을 경험하지 않고, 또 눈에 띄는 비대칭을 갖지 않을 수도 있다. 만곡이 뚜렷해지면, 허리 통증이 발생할 수 있다. 그리고 한쪽 어깨가 다른쪽 어깨보다 더 높아지고, 비대칭으로 인해 옷이 잘 맞지 않을 수도 있다. 만약 만곡이 매우 심한 경우에는, 환자는 심폐 기능 저하나 신경학적 증상을 가질 수 있다.

임상 징후

임상적으로 측만증 환자는 엉덩뼈능선, PSIS, ASIS 및 봉우리돌기 등의 좌우 비대칭 높이를 가질 것이다. 측만증은 아래의 검사로 확진될 수 있다.

Adams 앞쪽 굽힘 검사

환자가 두 발을 붙이고 선 자세를 취한다. 검사자는 환자의 뒤쪽에 서서 대칭성을 확인하기 위해 어깨와 엉덩뼈 높이

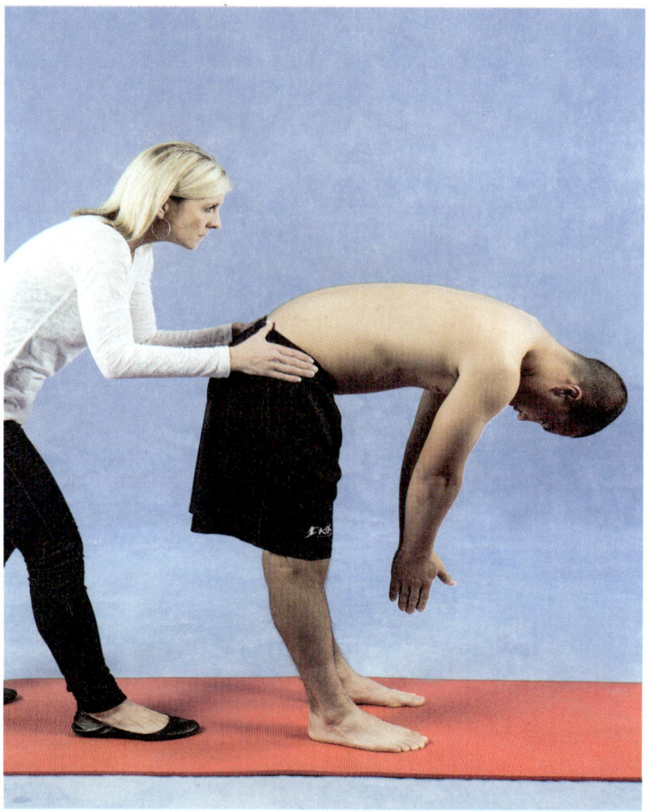

그림 9.23 측만증을 위한 Adams 앞쪽 굽힘 검사.

를 관찰한다. 그런 다음, 검사자는 환자에게 손바닥을 맞대고 허리를 천천히 앞으로 숙이도록 지시한다. 검사자는 등뼈가 수평면으로 들어 올릴 때 대칭성을 관찰한다(그림 9.23). 양성 징후는 비대칭(특히, 갈비뼈혹)이 나타나는 것이다.

중재

대부분의 근거 자료는 스플린트와 물리치료가 측만증의 보존적 치료에 중요한 요소라는데 동의하고 있다. 비록 운동으로 측만증의 감소가 불가능하다는 것을 크게 느끼게 되겠지만, 일부 연구자들은 운동과 스플린트를 통해 측만증이 개선되는 것을 확인했다.[36-38]

관리계획의 전형적인 운동은 오목한 만곡 쪽 척주옆근의 신장운동과 볼록한 만곡 쪽 근력강화운동을 포함한다. 이들 운동은 엎드린 자세, 네발자세, 옆으로 눕힌 자세 또는 선 자세에서 수행될 수 있다. 엎드린 자세나 네발자세에서 이루어지는 오목한 만곡 쪽의 팔 들어 올리기 운동이 좋은 신장운동의 예이다. 옆으로 누운 자세(볼록한 만곡 쪽)를 취한 볼스터 위의 신장운동도 사용될 수 있다.

볼록한 만곡 쪽 척주옆근의 강화운동은 옆으로 누운 자세에서 이루어지는 측면 싯업(lateral situp)을 수행하게 함으로써 이루어질 수 있다. 가쪽이동과 하이킹(hitch) 운동도 효과적인 것으로 나타났다(그림 9.24).[36,37]

임상 경고!

만곡의 방향으로 이루어지는 척추 운동을 촉진하는 운동과 활동을 피해야 한다.

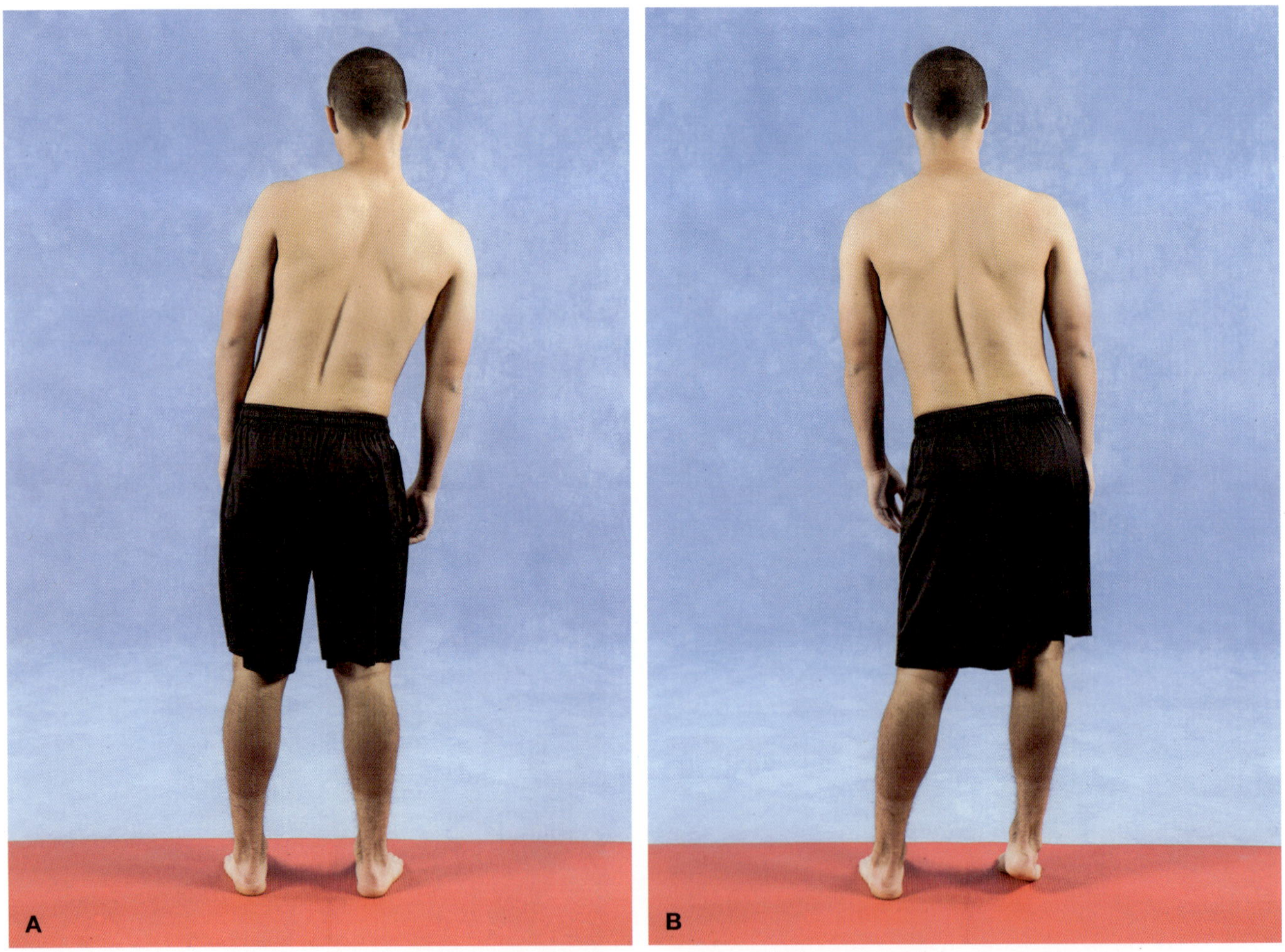

그림 9.24 왼쪽 등뼈-오른쪽 허리뼈 측만증 환자의 가쪽이동과 하이킹 운동. 가쪽이동 운동의 경우(A), 환자는 등뼈의 오목한 만곡 쪽으로 이동한다. 하이킹 운동의 경우(B), 환자는 엉덩관절과 무릎관절을 편한 채로 볼록한 허리뼈 만곡 쪽의 발꿈치를 들어 올린다. 이들 두 자세는 10초 동안 유지된다. 이들 두 방법은 측만증의 만곡을 감소시킨다.

측만증 환자에 대한 요점	
설명과 원인	이마면 상으로 이루어진 척추의 만곡은 대개 특발성으로 일어나거나 다른 신경근육뼈대계 질환에 의해서도 일어날 수 있다.
검사	Adam 앞쪽 굽힘 검사
신장	오목한 쪽에 있는 척주옆근
근력강화	볼록한 쪽에 있는 척주옆근
훈련	NA
피해야 할 것	만곡 방향의 척추 움직임을 촉진하는 활동

수술 환자를 위한 중재

측만증이 50° 이상으로 진행된 환자는 척추 융합술의 상대자가 될 수 있다.

척추 융합술

심한 측만증의 수술은 측만증이 더 악화되는 것을 막고, 측만증을 부분적으로 교정하기 위해 척추뼈를 융합하는 것이다. 일반적으로, 이 수술은 가급적 척주를 곧게 펴고 막대, 와이어, 나사를 이용해 척주를 고정하는 것이다. 작은 뼈 조각들은 뼈 융합을 일으키는 관절 사이에 배치된다.

수술 이후, 환자는 일반적으로 6개월 이상 스포츠나 체육 활동을 할 수 없을 것이다. 척추 융합술이 완전히 치유되기까지는 약 1년이 걸린다.

허리 염좌/좌상 Lumbar Sprain/Strain

허리 부위의 근육 좌상과 인대 염좌가 통증의 원인일 수 있다. 좌상/염좌는 등급 Ⅰ(미세 열상), 등급 Ⅱ(부분 열상) 또는 등급 Ⅲ(완전 열상) 등으로 분류된다. 등 인대나 근육의 손상은 통증과 근경련을 초래할 수 있다. 근경련이 원인에 관계없이 통증이 존재하는 곳에서 일어날 수 있기 때문에, 근경련의 발생은 근육이 1차 원인이 아닐 수 있다. 뼈, 원반, 인대 및 신경 등의 손상도 근경련을 동반할 수 있다.

원인/기여요소

염좌/좌상은 외상이나 스트레스성 자세에 기인할 수 있다. 외상은 좋지 못한 들기, 갑작스런 원심성 하중, 낙상, 또는 자동차 사고 등으로 인해 흔하게 발생한다. 장시간의 구부정한 앉은 자세나 반복적인 굽힘 등과 같은 스트레스성 자세도 조직에 과도한 하중을 가할 수 있다.

증상

근육 좌상이나 인대 염좌의 흔한 증상은 근육이나 인대의 신장으로 인한 통증 증가와 근수축에 의한 통증 증가이다. 환자는 앉거나 일어설 때 통증이 증가한다고 호소할 수 있다.

임상 징후

허리 염좌/좌상의 환자는 해당 부위를 촉진했을 때 민감해질 것이다. 통증은 무릎 위쪽의 다리 부위까지 발생할 것이다. 앞쪽 굽힘의 끝범위에서 통증이 발생할 수 있고, 앞쪽 굽힘에서 돌아올 때 통증이 증가할 수 있다.

중재

관리계획은 통증과 근경련을 감소시키기 위한 냉치료, 온열치료, 전기자극, 초음파 등과 같은 모달리티를 포함할 수 있다. 신장운동은 초기 관리계획 안에 대개 포함되고, 근력강화운동, 코어 안정화 운동 및 자세훈련 등으로 진전할 것이다.

장시간의 자세와 허리의 인대와 근육에 스트레스를 주는 자세를 피하게 하는 환자 교육이 관리계획 안에 종종 포함된다. 구부정한 앉은 자세와 둥근어깨 자세를 피하도록 환자에게 교육한다.

예방

환자는 장시간의 자세를 피하게 함으로써 자세성 염좌/좌상을 예방하도록 교육을 받아야 한다. 장시간 자세를 취하는 직업을 가진 사람의 경우에는, 작업장 평가를 통해 좋아질 수 있는 인간공학적 변화를 도모할 수 있다.

허리 염좌/좌상 환자에 대한 요점

설명과 원인	부적절한 자세나 손상으로 인한 근육이나 인대 손상
검사	NA
신장	척추 굽힘근
근력강화	코어 안정근, 등 폄근
훈련	자세 훈련
피해야 할 것	장기간의 자세

퇴행성 원반 질환(DDD)

Degenerative Disc Disease

퇴행성 원반 질환(DDD)은 원반 공간이 좁아지고, 원반 건조증 또는 원반 섬유증, 그리고/또는 섬유테의 작은 파열 등을 포함한다. 그것은 척추뼈몸통에서 모든 방향으로 형성되는 뼈가시를 종종 동반한다. 척추뼈끝판도 대개 침식된다. 그림 9.25는 DDD에서 발생하는 변화를 보여준다.

척추사이원반은 척추뼈 앞쪽 부위인 척추뼈몸통의 무게를 견뎌낸다. 뒤쪽에 있는 후관절과 함께, 원반은 안정된 3개의 관절을 형성한다(그림 9.26). 정상 상황 아래에서, 원반은 체중의 2/3를 지탱하고, 나머지 1/3은 후관절이 지탱한다. 척추에 가해지는 대부분의 힘을 원반이 지탱하기 때문에, 손상이 척추사이원반에서 종종 발생한다.

원인/기여요소

척추사이원반은 중심 부위에 물로 채워진 물침대에 비유될 수 있다. 중심부위의 물은 힘을 흡수하고 분산하는 반면, 섬유테는 물의 흐름을 막아주는 폼 사이드(foam sides)로 작용한다. 속질핵은 노화로 인해 말라가기 시작하면, 섬유테가 힘을 흡수해야 한다. 섬유테의 작은 파열은 힘의 흡수를 어렵게 만들어, 원반의 퇴행을 더욱 가속시킨다.

허리뼈 퇴행성 원반 질환은 유전적 요인과 강하게 관련되어 있다.[39] 이 질환은 65세 이상 사람 중에서 90% 이상이 DDD를 어느 정도 가지고 있다는 보고가 있을 정도로 노화와 관련되어 있다.[40] 외상이나 염증성 질환도 이 질환과 관련 있는 것 같다. 허리뼈 원반에 대한 작업 스트레스나 과하중의 효과는 상반된 근거가 존재했으며, 이것은 요추 디스크에 대한 업무 스트레스 또는 과부하가 미치는 영향에 대한 상반된 증거가 있으며, 일부 근거는 작은 역할을 한다고 했다.[41]

증상

퇴행성 원반 질환과 허리 통증 사이에는 강한 상관관계가 형성된다. 이 질환이 심해질수록, 만성 허리 통증의 가능성이 높아진다.

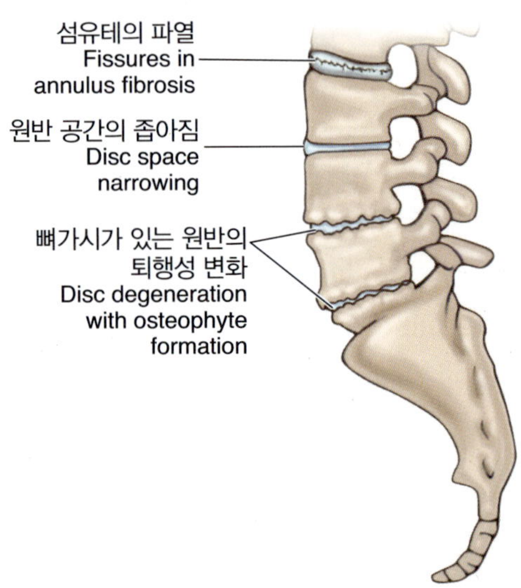

그림 9.25 퇴행성 원반 질환의 징후로는, 섬유테의 파열, 원반 공간의 좁아짐, 그리고 척추뼈몸통에서 발생한 뼈가시 등이 있다.

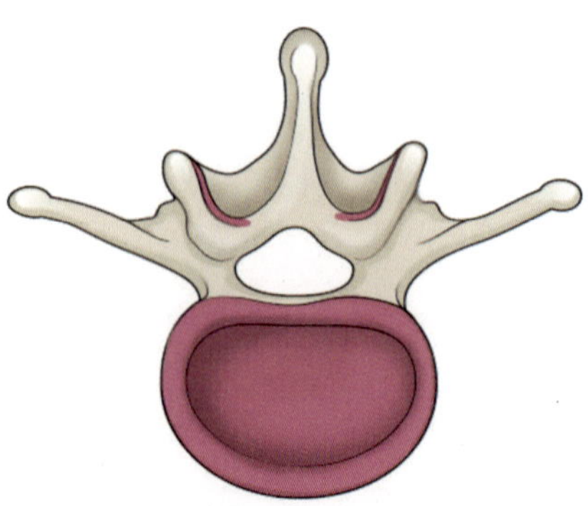

그림 9.26 척추는 체중을 지탱하는 3 영역을 가진다: 체중의 2/3를 지탱하는 척추사이원반과 체중의 1/3을 지탱하는 2개의 후관절.

임상 징후

DDD에 대한 특수검사는 없다. 다리로 통증이 전이되지 않는 만성 허리 통증을 호소하는 노인 환자들은 이 질환을 의심해 봐야 한다.

중재

퇴행성 원반 질환(DDD)의 효과적인 중재에 대한 근거는 거의 없다. 그러나 허리 통증 환자는 전반적인 협응 운동, 근력강화운동 및 지구력 운동에 의해 도움을 받을 수 있다. 이들 환자의 경우, 관리계획으로써 점진적이고, 낮은 강도, 최대하 피트니스 활동과 지구력 활동을 포함할 수 있다. 관리계획은 무엇인가? 이것은 허리뼈 안정화 운동을 통한 코어 **안정근 강화운동**,[42,43] 다리의 전반적 강화운동, 걷기 및 사이클링 등을 포함할 수 있다. 환자는 구부정한 장시간의 앉은 자세를 피하도록 교육을 받아야 한다.[44] 안정화 운동은 누운 자세, 앉은 자세, 선 자세 또는 네발자세 등과 같이 점진적인 어려운 자세를 취할 때 척추를 중립위로 유지하도록 교육하는 것을 포함할 수 있다.

퇴행성 관절 질환 환자에 대한 요점

설명과 원인	척추사이원반에서 일어나는 노화와 관련된 변화는 섬유테의 파열, 원반의 얇아짐, 그리고 뼈가시 등을 초래할 수 있다.
검사	NA
신장	일반적인 굽힘근
근력강화	코어 안정근, 다리 근육
훈련	자전거나 트레드밀을 통한 유산소 운동
피해야 할 것	장시간의 앉은 자세

퇴행성 관절 질환(DJD)

Degenerative Joint Disease(DJD)

퇴행성 관절 질환은 여러 척추 영역에서 일어날 수 있다. DJD는 골관절염(OA)으로도 불린다. 관절염 재단은 100개 이상의 관절염 종류를 인정하고 있으며, DJD가 가장 흔한 질환이다. 척추의 DJD가 흔하게 증상을 발생시키는 지점은 3곳이다: 후관절, 척추사이구멍, 그리고 척주관. 다음의 3가지 병리는 이들 각 영역에서 발생하는 DJD이다. 많은 환자들은 이들 지점 중 2곳 이상에서 DJD를 가질 것이다.

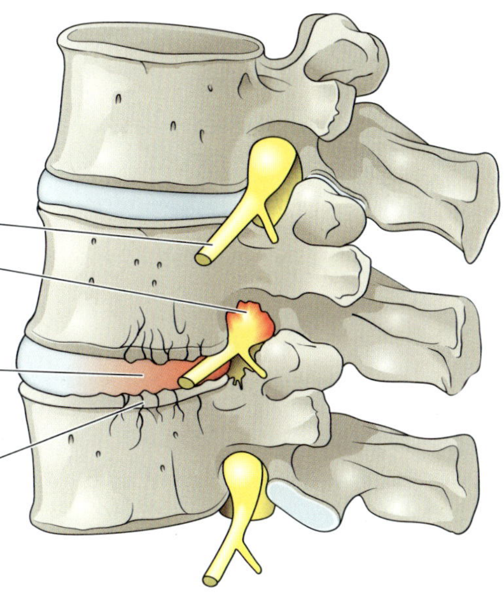

그림 9.27 허리뼈의 퇴행성 관절 질환은 후관절의 퇴행성 변화와 척추사이구멍의 협착증(좁아짐)을 보일 것이다.

후관절 DJD Facet Joint DJD

척추의 퇴행성 관절 질환(DJD)은 후관절의 DJD를 포함한다. 이들 윤활관절과 관절연골은 관절연골의 퇴행과 관절의 뼈 과도성장을 가진 DJD의 징후를 보인다(그림 9.27). 후관절 DJD는 DDD와 연결된다.

원인/기여요소

허리뼈 후관절은 앞에서 설명된 바와 같이 3개의 척추 관절 중에서 2개의 관절을 형성한다. 정상 상태 아래에서, 후관절은 체중의 33%까지 지탱한다.[45] 폄은 체중 부하를 증가시킨다. 후관절 DJD는 원반 퇴행이나 DDD의 결과로서 자주 발생한다. 원반이 퇴행하면, 후관절이 체중의 70%까지 지탱하게 될 것이다. 이런 작은 관절은 이런 스트레스에 의해 마모되기 시작하고, 관절 마모 질환으로 이어진다.

후관절의 DJD는 노화와 관련된다. 이 질환은 여성들에게서 더 흔한 편이다. 높은 BMI는 허리뼈 후관절 DJD의 위험을 3–5배 증가시킨다.[45] 후관절의 방향이 DJD 발생 위험을 증가시키는 것처럼, 유전적 요소가 이 질환의 발생에 기여하는 것처럼 보인다. 아프리카계 미국인은 미국 백인에 비해 후관절 DJD의 위험도가 낮은 편이다.

증상

허리뼈 후관절 DJD 환자는 허리를 폄과 돌림할 때 악화되고, 또 굽힘 자세에서 일자 자세로 움직일 때 악화되는 허리 통증을 호소할 것이다. 통증은 대개 등 부위에 국한되지만, 무릎 위까지 통증이 방사될 수도 있다. 굽힘이나 앉은 자세도 통증을 완화한다. 환자는 후관절 부위를 촉진했을 때 압통을 호소할 수 있다.

노인층의 일반적인 허리 통증은 종종 후관절 DJD으로 기인될 수 있다. 후관절 DJD가 악화되면, 척추사이구멍이 좁아질 것이고, 이것은 다리에 **신경뿌리 증상**을 초래할 것이다. 본 장은 이것에 대해 조금 더 자세히 설명할 것이다.

임상 징후

물리치료사는 환자의 증상에 대한 반복 움직임을 평가해 왔을 것이다. 부가적으로, 아래의 검사법도 유용할 수 있다.

폄–돌림 검사

환자는 앉은 자세를 취한다. 검사자는 수동으로 환자의 허리뼈를 폄하고 좌우로 각각 돌림시킨다(그림 9.28). 양성 징후는 환자의 증상이 재현되는 것이다.

중재

허리뼈 후관절 DJD 환자는 코어 안정근 강화를 포함한 운동 프로토콜의 굽힘 운동에 반응할 것이다. 유산소 지구력을 증가시키는 관리계획 안에 사이클링 운동이 포함될 수 있다. 초음파와 TENS를 포함한 모달리티가 유용할 수 있다. 신경뿌리병리 증상이 없는 허리 통증을 치료할 때는 견인 치료 장치를 권장하지 않는다.[46]

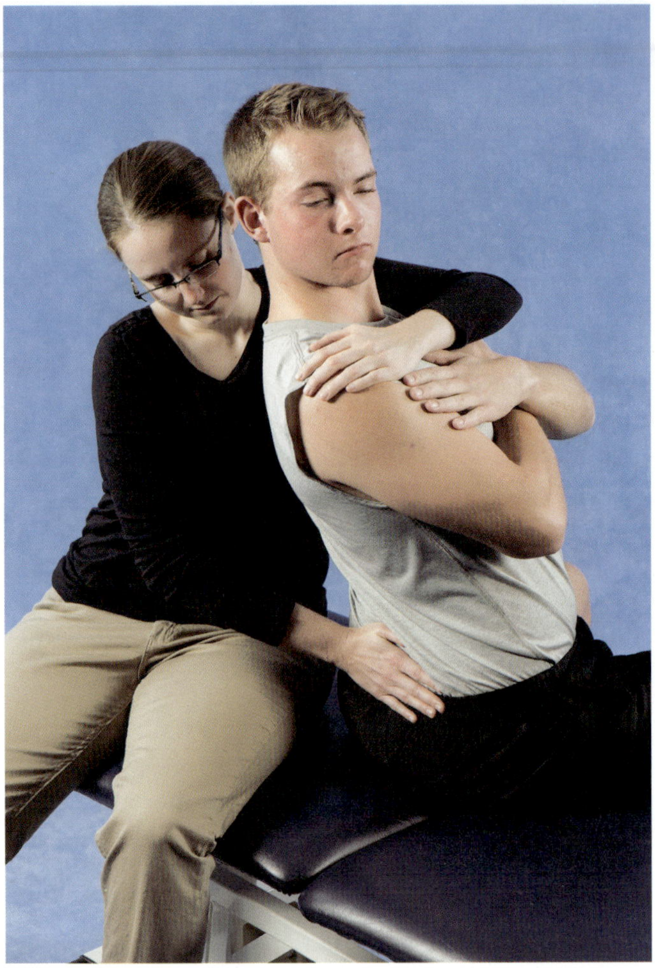

그림 9.28 후관절 DJD를 위한 폄-돌림 검사.

임상 경고!

척추의 폄은 대개 환자의 증상을 악화시킬 것이다. 통증이 가라앉을 때까지 환자는 중립위를 초과하는 폄을 최소화하도록 교육을 받아야 한다. 이런 환자 교육에는 장시간의 서기 자세와 뒤쪽 굽힘을 피하는 교육이 포함된다.

예방

체중 감소는 후관절 퇴행을 예방하거나 늦출 수 있다. BMI가 25를 넘으면, DJD에 걸릴 위험이 3배로 증가되고, BMI가 30을 넘으면 5배 정도로 높아진다.

허리뼈 후관절 DJD 환자에 대한 요점

설명과 원인	노화와 비만과 연결된 허리뼈 후관절의 퇴행은 허리 통증을 일으킨다.
검사	폄–돌림 검사
신장	척추 굽힘
근력강화	몸통 굽힘근
훈련	자전거를 이용한 유산소 운동
피해야 할 것	몸통을 뒤로 굽힘한 장시간의 서기 자세

척추 협착증 Spinal Stenosis

협착증이라는 용어는 “공간이 좁아진다는 것”을 의미한다. 척추 협착증의 경우에는 협착이 척주관에서 일어난다. 척주관이 좁아지면, 척수가 압박된다. 척추 협착증은 점진적으로 진행되는 질환이다. 이 질환은 척주관의 어느 부위가 관여되며, 허리뼈와 목뼈 영역이 가장 흔하게 침범된다. 척추 협착증은 한 레벨에서만 일어날 수도 있고, 또 여러 레벨에 걸쳐 일어날 수도 있다. 그림 9.29는 허리뼈 협착증에서 일어나는 변화를 보여주고 있다.

원인/기여요소

척추 협착증은 뼈의 과도한 성장이 척주관 안에서 종종 일어난다. 이것은 노화와 관련된 척추의 뼈관절염으로 기인될 수 있다. 이 질환은 척주관 안에 있는 인대, 특히 황색인대와 뒤세로인대들의 비후나 칼슘화에 의해서도 일어날 수 있다. 부가적으로, 이 질환은 선천적으로 좁은 척주관과도 관련될 수 있지만, 또 측만증이나 원반 탈출과도 관련될 수 있다.

증상

척추 협착증의 흔한 증상으로는, 양쪽 다리의 통증, 피로, 둔감, 저림 및 약증 등이 있다. 척주관을 좁게 만드는 척추의 폄에 의해서도 통증이 증가되고, 이런 척추의 폄에 의해 척주관이 60%까지 좁아질 수 있다.[47,48] 척추의 굽힘은 척주관의 직경을 증가시켜 통증이 완화될 것이다. 환자는 일반적으로 서기 자세나 뒤쪽 굽힘 자세를 취하거나, 보행을 할 때 증상을 호소할 것이다. 통증 완화는 앉은 자세나 앞쪽 굽힘 자세를 취할 때 일어난다.

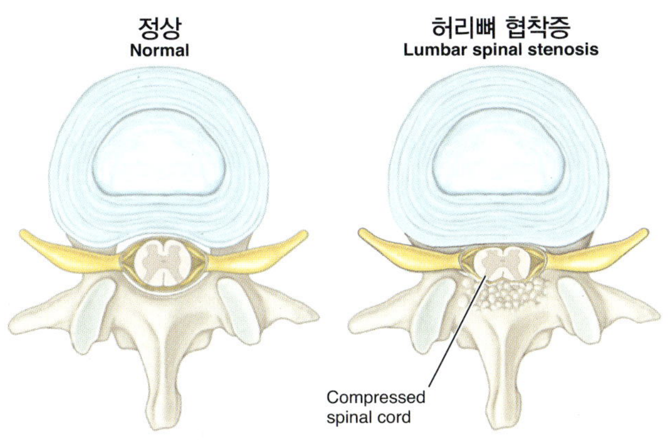

그림 9.29 척추 협착증의 경우, 척주관의 퇴행성 변화가 척주관을 좁게 만들어 척수의 압박을 초래한다. 일반적으로, 이 질환은 양쪽 다리의 신경학적 증상을 초래한다.

Cook 등은 허리뼈 협착증을 가진 48세 이상의 연령층에서 다음과 같은 증상이 보고되었다고 했다: 허리 통증보다는 양쪽 다리의 통증이 심하고, 앉은 자세보다는 걷거나 선 자세를 취할 때 통증이 심해진다.[50] 이것은 척추 협착증 환자에게서 나타나는 증상이다. 척추 협착증의 양쪽 다리 증상은 다른 허리뼈 병리의 증상과 구분되는 독특한 증상이다.

> **주의…**
> 보행 파행 환자에게서도 비슷한 증상이 나타남에 주의한다. 보행 파행은 동맥성 질환으로서 걷거나 자전거를 탈 때 양쪽 다리에서 발생하는 통증을 가진다. 보행 파행의 통증은 휴식을 취하면 감소된다. 물리치료사는 척추 협착증을 진단할 때 양쪽 다리 통증의 원인으로써 보행 파행을 배제할 수 있다.

임상 징후

척추 협착증의 임상 징후는 양쪽 다리의 약증, 감각소실 및 반사 부재 및 감소 등이 있다. 환자의 징후를 객관화하기 위해, 물리치료사는 다음과 같은 검사들을 이용할 수 있다.

2단계 트레드밀 검사

2단계 트레드밀 검사에서, 환자에게 경사가 없는 트레드밀 위에서 보행하도록 주문한다. 보행 속도는 환자가 편안하게 느끼는 속도로 설정한다. 환자는 증상이 다리에서 일어날 때까지 걷고, 첫 번째 증상이 나타나는 시간(TFS)을 기록한다(그림 9.30A). 이런 검사를 완성된 후에, 환자에게 10분간 휴식을 취하도록 한다. 이번에는 트레드밀을 15° 경사지게 설정한다. 이것은 환자의 허리뼈를 굽힘하게 만드는 것이다(그림 9.30B). 환자에게 첫 번째 단계와 같은 속도로 걷도록 주문하고, 다시 TFS를 기록한다. 척추 협착증의 양성 징후는 경사진 트레드밀 보행이 수평 트레드밀 보행 때보다 증상이 발생하는 시간(TFS)이 더 길어지는 것이다.

자전거 검사

자전거 검사도 2단계로 이루어진다. 환자는 먼저 정상 허리뼈 만곡을 가지는 좌석 높이에서 자전거 타기를 시도하고(그림 9.31A), 증상이 발생하는 시점의 시간을 기록한다. 환자는 휴식을 취한 후, 허리뼈가 굽힘되는 좌석 높이에서 자전거의 페달을 밟는다(그림 9.31B). 척추 협착증의 양성 징후는 허리뼈가 굽힘된 자세로 자전거를 탈 때 TFS가 더 길어진다.

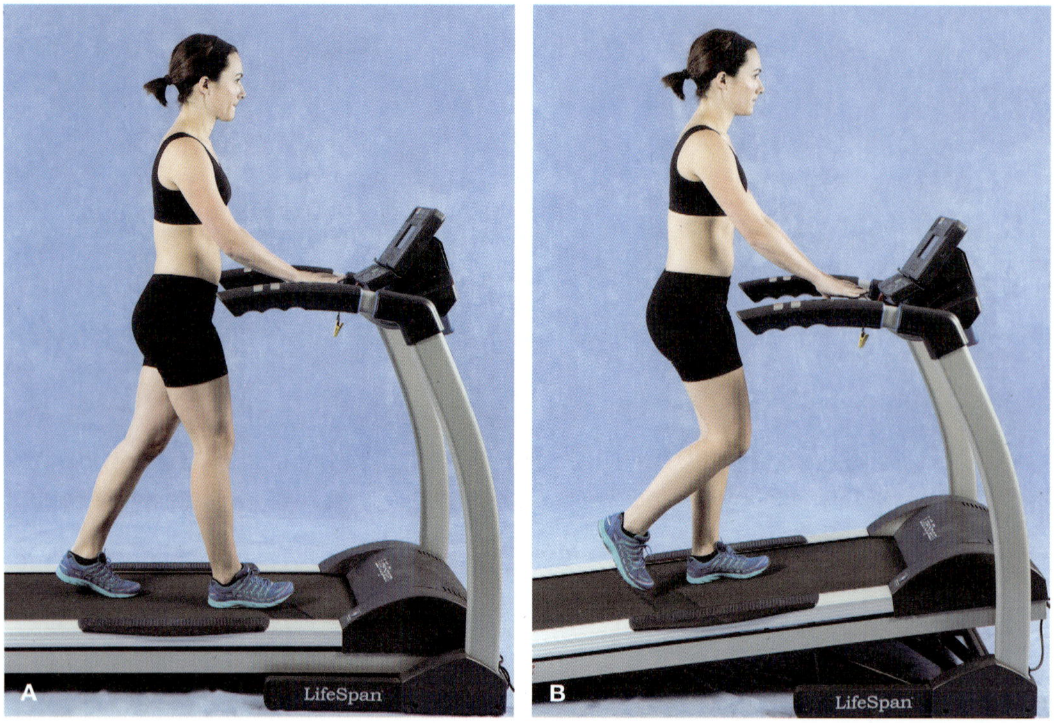

그림 9.30 척추 협착증을 위한 2단계 트레드밀 검사. 환자는 수평 트레드밀 보행(A)을 한 후, 15° 경사진 트레드밀(B) 위에서 보행을 한다. TFS(첫 증상이 발생하는 시간)을 양쪽 트레드밀 보행에서 비교한다.

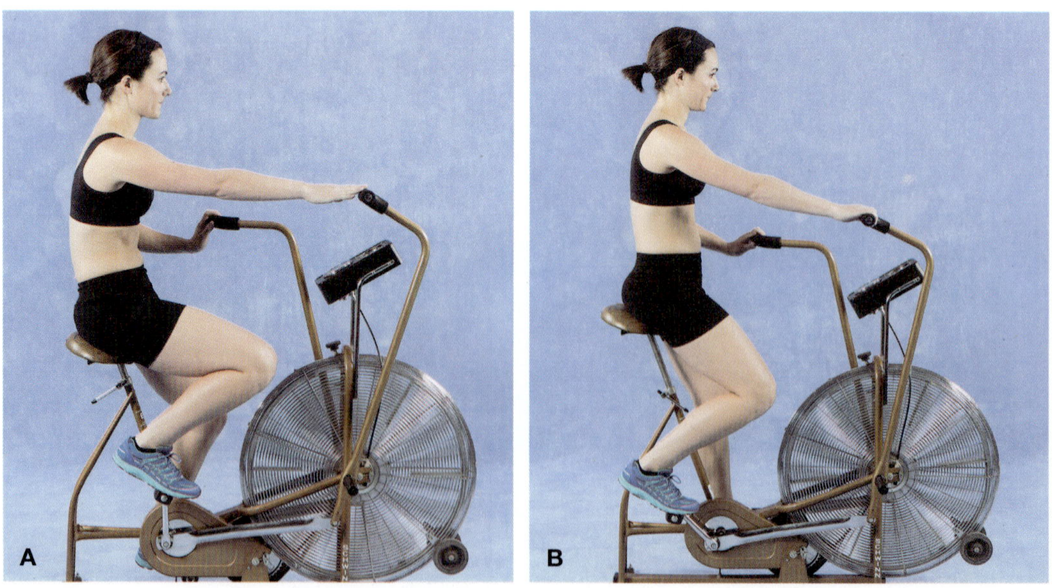

그림 9.31 척추 협착을 위한 자전거 검사. 환자는 좌석 높이로 자전거 페달을 밟고(A), 그 다음 높은 좌석 높이(B)에서 페달을 밟는다. 양쪽 높이의 자세에서 일어나는 TFS을 비교한다.

중재

허리뼈 협착증 환자를 위한 관리계획은 몸통과 다리 근육을 위한 근력강화운동과 굽힘 편향 운동을 포함할 것이다. 증상이 발생하기 전까지 걸리는 보행의 시간을 증가시킬 수 있도록 환자에게 허리엉치 코르셋을 착용하도록 주문한다.[49] 보행시간이나 보행거리를 증가시키고 통증을 감소시킬 목적으로써 점진적인 보행도 포함될 수 있다. 자전거 타기는 유산소 지구력을 향상시키기 위해 사용될 수 있다.

일반적으로 사용되는 모달리티에는 TENS, 견인 장비, 초음파 등이 있다. 이들 모달리티를 지지하는 연구는 효율적인 측면에서 중요하지 않는 편이다.

임상 경고!

척추의 폄은 대개 환자의 증상을 악화시킨다. 통증이 가라앉을 때까지 중립위를 넘어가는 폄을 하지 않도록 환자에게 교육한다. 환자 교육에는 장시간의 서기 자세와 뒤쪽 굽힘 자세를 피하는 것이 포함된다.

허리뼈 협착증 환자에 대한 요점

설명과 원인	노화와 관련된 척주관의 퇴행성 변화는 척주관을 좁게 만들고, 이로 인해 척수가 압박될 수 있다.
검사	2단계 트레드밀 검사 또는 자전거 검사
신장	척추 굽힘
근력강화	몸통 굽힘근, 다리 근육
훈련	자전거를 이용한 유산소 운동
피해야 할 것	통증을 증가시키는 활동, 허리 폄, 장시간의 서기와 걷기

퇴행성 척추사이구멍 협착증
Degenerative Foraminal Stenosis

퇴행성 관절 질환은 척추사이구멍에서 일어날 수 있고, 이것은 척추사이구멍 협착증을 일으킨다. 이것은 가쪽 협착증으로도 불린다. 뼈가시가 척추사이구멍에서 성장하여 구멍을 좁게 만든다. 퇴행성 원반 질환과 결합하여, 척추사이구멍이 더 작아져 신경뿌리를 압박할 수 있다. 이 질환은 신경뿌리병증으로 불리는 신경뿌리의 병리를 초래할 수 있다.

척추의 퇴행성 변화는 빠르게 일어나지 않는다. 척추사이구멍에서 발생한 뼈가시는 증상이 시작되기 전부터 존재할 것이다. 그러나 움직임이 일어나면, 척수신경이 압박되어 민감해질 것이다. 신경 부종은 뼈가시의 압박을 더욱 피할 수 없게 될 것이고, 보다 지속적인 증상을 초래할 것이다.

원인/기여요소

척추의 뼈관절염은 노화와 관련이 있다. 이것은 저가동성이나 과가동성에 의해 가속될 수 있다.[51] 척추뼈의 뒤쪽 성분에 대한 마모도 과도한 앞굽이 자세에 의해 증가될 수 있다.

증상

척추 뼈관절염은 종종 증상이 없지만, 만약 뼈관절염이 신경뿌리병증을 초래한다면, 이것에 의해 통증이 발생할 수 있다. 환자는 허리 통증, 다리 통증, 둔감과 저림, 약증 및 반사 소실 등을 경험할 수 있다. 특별한 증상은 침범된 신경뿌리에 좌우된다.

척추가 굽힘될 때 척추사이구멍이 커지기 때문에, 환자는 대개 굽힘 자세나 앉은 자세를 취할 때 통증이 감소된다고 보고할 것이다. 선 자세나 보행을 때는 척추사이구멍이 좁아져서 신경뿌리의 압박으로 통증이 증가된다. 이들 환자는 굽힘 편향 움직임을 가진다.

주의…

통증의 강도 변화보다는 통증의 위치 변화에 주의하자. 가장 먼쪽 부위의 통증이 척추 쪽으로 이동할 때, 이것을 통증의 **중심화**라 한다. 통증의 **말초화**는 가장 먼쪽 부위의 통증이 다리 쪽으로 이동하는 것이다. 환자는 이런 개념을 이해하는 것이 중요하다. 환자와 물리치료사는 항상 통증의 위치에 대해 관심을 가져야 하고, 그 다음으로 2차적으로 통증의 강도에 관심을 가져야 한다. 목표는 증상의 중심화이다. 통증이다리쪽으로 더 이동하면, 통증의 강도와 관계없이 신경뿌리에 대한 압박이 증가되었음을 의미한다. 만약 가장 먼쪽 부위의 통증이 척추 쪽으로 이동하면, 신경뿌리에 대한 압박이 감소되었음을 의미한다.

가끔 통증이 중심화될 때, 통증의 강도가 증가될 수도 있는 것이다. 반대로, 통증이 말초화될 때 통증이 감소될 수도 있다.

임상 징후

척추사이구멍성 척추증의 임상 징후는 건측에 비해 나빠진 침범된 쪽 다리의 약증, 감각소실, 반사 소실 등을 포함한다. 허리엉치 부위의 피부절, 근육절 및 반사 등에 대한 리뷰가 표 9-3에 수록되어 있다.

약증, 둔감 및 반사 감소 이외에, 아래와 같은 검사도 신경뿌리병증을 확인하는데 유용할 수 있다.

다리 직거상 검사(SLR)

다리 직거상 검사 시, 환자는 누운 자세를 취한다. 검사자는 환자의 무릎을 폄한 채로 엉덩관절을 수동으로 굽힘한다(그림 9.32). 양성 징후는 환자의 증상이나 건측 다리와 비교해 가동범위의 비대칭이 발생하는 것이다. 더 심각한 병리 상태는 가동범위의 초기 단계에서 증상이 발생하는 것이다.[46] Boyd 등은 발목의 자세가 엉덩관절의 가동범위에 영향을 미칠 수 있음을 확인함으로써 이 검사를 명확히 했다. 그래서 이 검사를 수행할 때 발목을 의도적으로 고정시켜야 하고, 재평가의 목적에 맞게 발목의 자세를 기록해야 한다. 그들은 명확성을 위해 수동운동의 멈춤 지점이 증상이 시작하는 지점이라고 권고한다.[52]

Lasegue 징후

SLR 검사의 다른 버전인 Lasegue 징후는 SLR 검사와 동일한 방법으로 이루어지고, 신경뿌리 징후를 더욱 확진하는데 이용된다. 이 검사를 수행할 때, 검사자는 SLR 검사에서와 마찬가지로, 환자의 무릎을 폄한 채, 환자의 엉덩관절을 수동으로 굽힘한다. 검사자는 증상이 발생하면 그 지점으

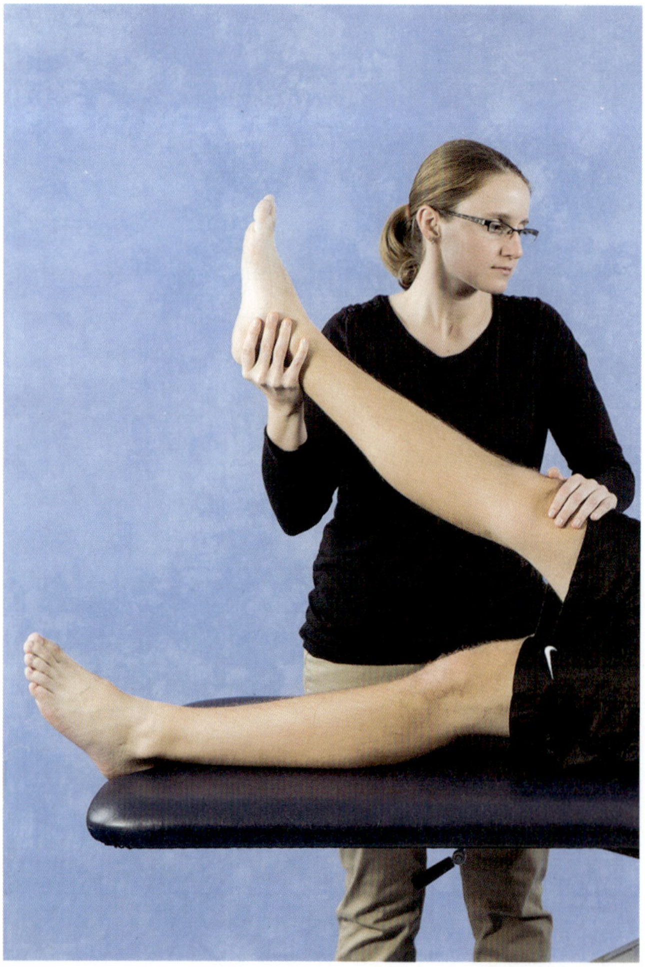

그림 9.32 허리뼈 신경뿌리병증을 위한 다리 직거상 검사.

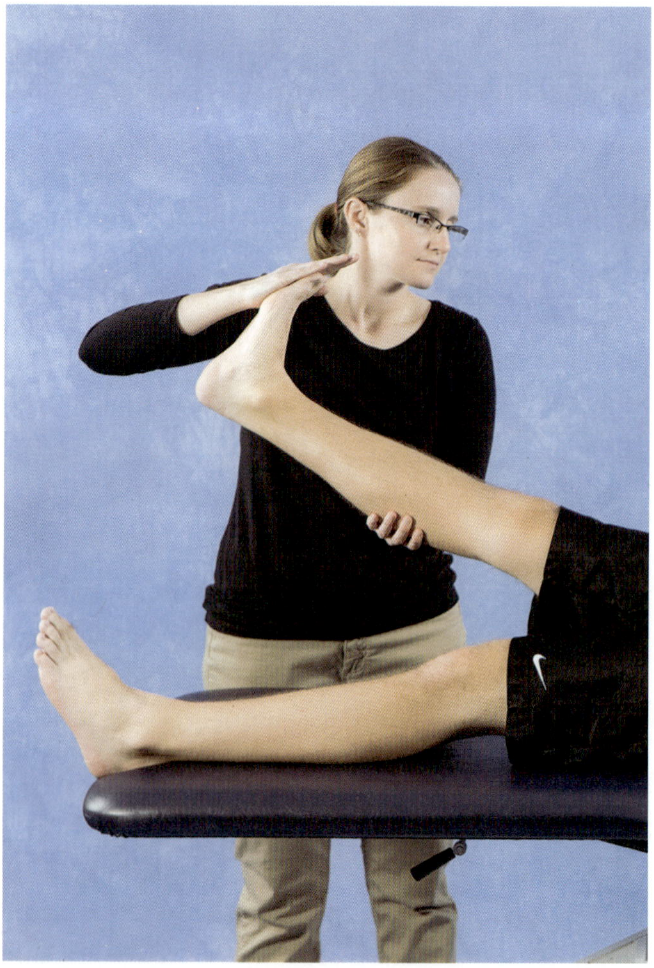

그림 9.33 허리뼈 신경뿌리병증을 위한 Lasegue 징후.

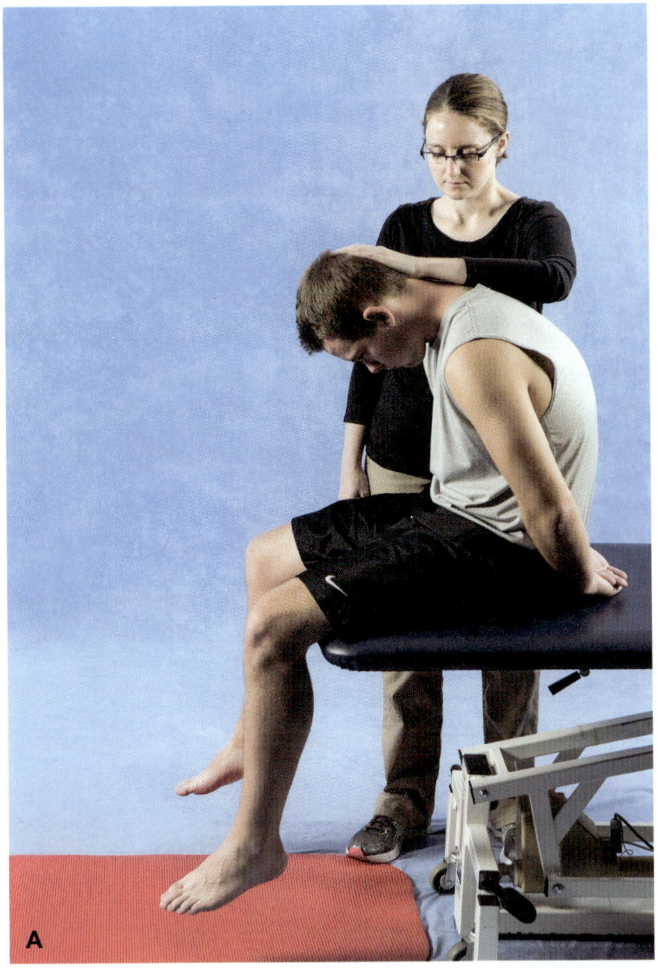

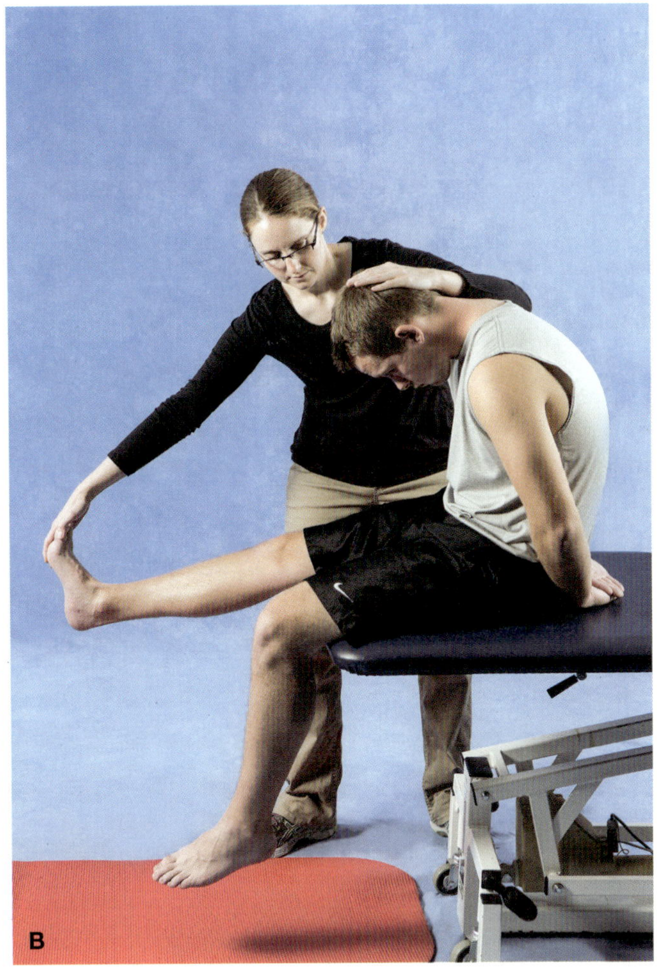

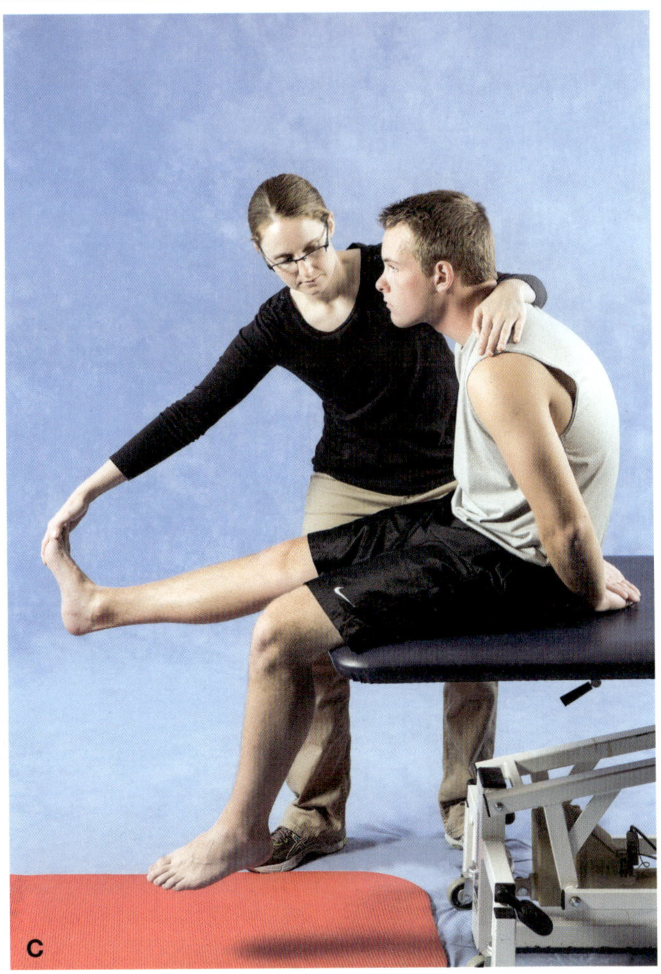

그림 9.34 허리뼈 신경뿌리병증을 위한 구부정한 앉은 자세 검사. 환자는 앉은 자세를 취하고, 검사자는 환자의 허리뼈와 목을 굽힘시키고(A), 그 다음, 무릎을 폄시킨다(B). 통증이 발생하는 지점에서, 증상에 대한 효과를 평가하기 위해 환자에게 목을 중립 위로 가져가도록 지시한다(C).

로부터 환자의 다리를 1/2 – 1인치도 내린다. 이때 증상은 완화되어야 한다. 검사자는 이런 다리 자세를 유지하면서, 환자의 발을 발등굽힘시킨다(그림 9.33). 양성 징후는 환자의 발목을 발등굽힘했을 때 증상이 나타나는 것이다.

다리 교차 직거상 검사

이 검사는 건측 다리 직거상 검사로도 불리고, SLR 검사와 비슷하게 수행된다. 환자는 누운 자세를 취한다. 검사자는 환자의 건측 무릎을 편한 채 그쪽 엉덩관절을 수동으로 굽힌다. 양성 징후는 환자의 침범된 다리에서 증상이 발생하는 것이다.

구부정한 앉은 자세 검사(slump sit test)

환자는 앉은 자세를 취하고, 양손을 등 뒤쪽으로 이동시켜 서로 잡는다. 환자에게 구부정한 자세에서 완전한 몸통 굽힘 자세로 바뀌도록 지시한다. 검사자는 이 자세를 유지하기 위해 약간의 과압박을 적용한다. 그런 다음, 환자는 목을 굽힘하고, 검사자는 이 자세를 유지시킨다. 그 다음, 환자의 무릎을 펴시키고, 환자의 증상 발생을 모니터링한다. 그리고 조금 더 강한 신장을 제공하기 위해 환자의 발목을 발등굽힘시킨다. 각 자세마다, 검사자는 환자의 증상을 모니터링한다. 신경조직이 최대로 늘어나는 이 자세로부터, 환자에게 목을 중립위로 가져가도록 주문한다. 양성 징후는 목의 폄으로 이완된 신장 자세에서 비대칭 소견이나 증상이 발생하는 것이다. 그림 9.34는 이 검사의 단계들을 보여주고 있다.

주의…

신경뿌리병증의 원인에 관계없이 척추사이구멍 협착증에 기인한 신경뿌리병증에 대해 양성 징후를 띠는 특수검사를 살펴본다. 이들 검사는 신경뿌리를 압박하는 검사이지만, 신경뿌리병증의 원인은 아니다. 우리는 원반 병리로 인한 신경뿌리병증을 위해 동일한 검사법을 사용할 것이다.

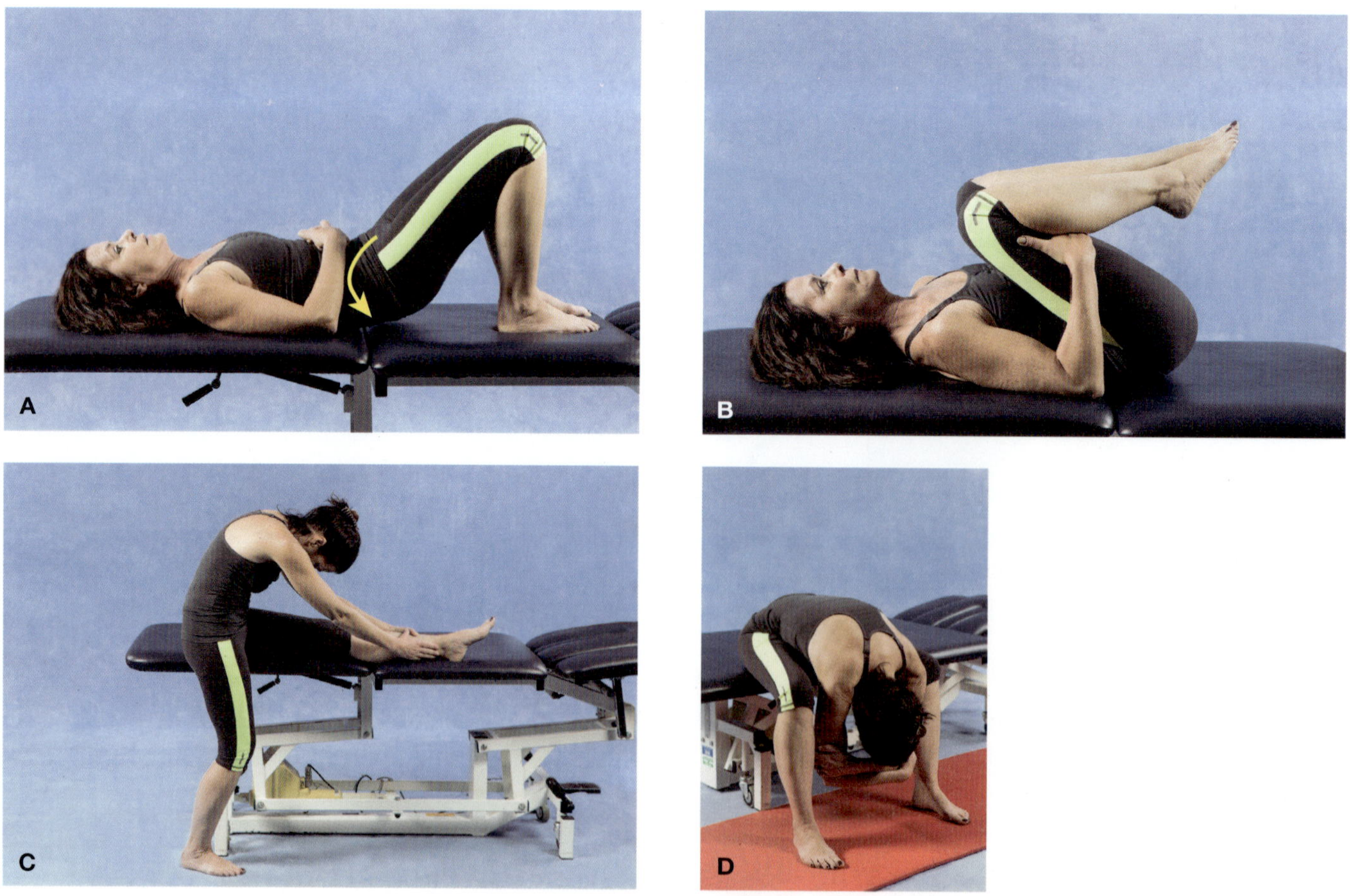

그림 9.35 굽힘 편향 운동의 예. 골반 뒤쪽경사(A), 무릎을 가슴쪽으로 가져가는 운동(B), 뒤넙다리근 신장운동(C), 그리고 굽힘 자세(D).

중재

척추증 신경뿌리병리 환자는 증상이 빠르게 발생할지라도, 뼈가시는 천천히 형성됨을 알고 있어야 한다. 척추사이구멍은 정상적으로 넓은 공간을 가지고 있다. 만약 신경의 압박이 완화되고 신경부종이 가라앉는다면, 환자는 다시 증상을 못 느끼게 될 것이다.

척추사이구멍을 확장시키는 운동으로 신경뿌리의 압박을 감소시킬 수 있다. 따라서, 척추사이구멍 협착증 환자는 골반 뒤쪽경사와 무릎을 가슴쪽으로 가져가는 신장이나 자세 등과 같은 굽힘 편향 운동에 대개 반응할 것이다. 그림 9.35는 일반적인 굽힘 편향 운동을 보여주고 있다.

복부 강화운동, 코어 강화운동, 둔부 강화운동 등이 허리뼈를 평편하게 만들기 위해 관리계획 안에 대개 포함된다. 엉덩관절 굽힘근과 엉덩정강띠의 신장운동도 종종 도움이 될 수 있다.

환자는 통증의 말초화 없이 내성 범위내에서 보행을 하도록 교육을 받아야 한다. 통증 지점까지의 구부정한 앉은 자세 검사와 SLR 검사 등을 포함한, 신경가동술 운동도 유용할 수 있다. 굽힘 자세에서 이루어지는 허리뼈 견인도 관리계획 안에 포함될 수 있다.

주의…

척추의 폄은 대개 환자의 증상을 악화시킨다. 환자는 통증이 가라앉을 때까지 중립위를 넘어서는 척추의 폄을 최소화하도록 교육을 받아야 한다. 환자 교육은 장시간의 서기 자세와 뒤쪽 굽힘 자세를 피하는 것도 포함한다.

물리치료 이외에, 환자는 **경질막바깥 스테로이드 주사**를 맞기도 한다. 이것은 외래 환자에게 주로 수행되고, 부종과 통증을 감소시키기 위해 신경뿌리 주변에 스테로이드 주사를 적용하는 것이다. 만약 물리치료와 주사요법이 성공적이지 못하면, 환자는 **척추사이구멍절개술**로 불리는, 신경뿌리의 감압술을 받을 수도 있다.

허리뼈 퇴행성 척추사이구멍 협착증 환자에 대한 요점

설명과 원인	척추사이구멍의 퇴행성 변화는 노화와 관련되고, 등뼈나 허리뼈의 신경뿌리를 압박하는 뼈가시가 형성될 수 있다.
검사	SLR 검사, Lasegue 검사, 교차 SLR 검사, 구부정한 앉은 자세 검사
신장	척추 굽힘
근력강화	몸통 굽힘근, 허리 안정근, 다리 근육
훈련	자전거를 이용한 유산소 운동
피해야 할 것	장시간의 서기 자세, 몸통 뒤쪽 굽힘, 통증 말초화

원반 탈출증 Herniated Disc

척추사이원반(IVD)은 두 영역으로 구성된다: 섬유테와 속질핵. 원반은 기본적으로 원형에 가깝고, 섬유테의 중심에 속질핵이 위치한다. 탈출된 원반의 병리 경우, 속질핵이나 원반 일부가 척추뼈끝판을 통해 밖으로 유출된다. 이런 유출은 섬유테 중에서 가장 얇은 부위인 뒤가쪽에서 대개 일어나서, 척수나 척수신경뿌리를 압박할 수 있다.

허리뼈 원반 탈출증의 진행에 사용되는 용어들은 상당히 다양하게 사용되고 있다. 다음 용어는 가장 최근에 권장되는 용어이다. **돌출된 원반**(protruded disc)은 척추뼈끝판의 경계 밖으로 원반의 변위가 최소한으로 일어나는 용어이다. 이런 경우, 섬유테는 아직 온전한 편이다. **유출된 원반**(extruded disc)은 돌출된 원반보다 속질핵의 변위가 더 커지고, 섬유테가 완전하게 찢어지는 것으로 원반 탈출증이 진행된 것을 의미한다. 이 경우, 원반 물질은 원래의 원반 물질과 분리되지 않고 여전히 연속되어 있다. **분리된 원반**(sequestered disc)은 원반 물질이 쪼개져서 원래 원반에서 떨어져 나간 경우이며, 원반 탈출증이 더욱 악화된 것이다. 자유롭게 떠다니는 원반 물질은 원래 위치로부터 멀리 이동할 수 있다. 그림 9.36은 정상 원반에서부터 분리된 원반까지 이르는 원반 탈출증의 단계를 설명하고 있다.

이 병리는 종종 속질핵 탈출증(HNP)으로 간주된다. 이것은 bulging disc, prolapsed disc, 또는 slipped disc 등으로도 불리지만, 이들 용어는 불명확하거나 오해의 소지가 있어서 잘 선호되지 않는다.

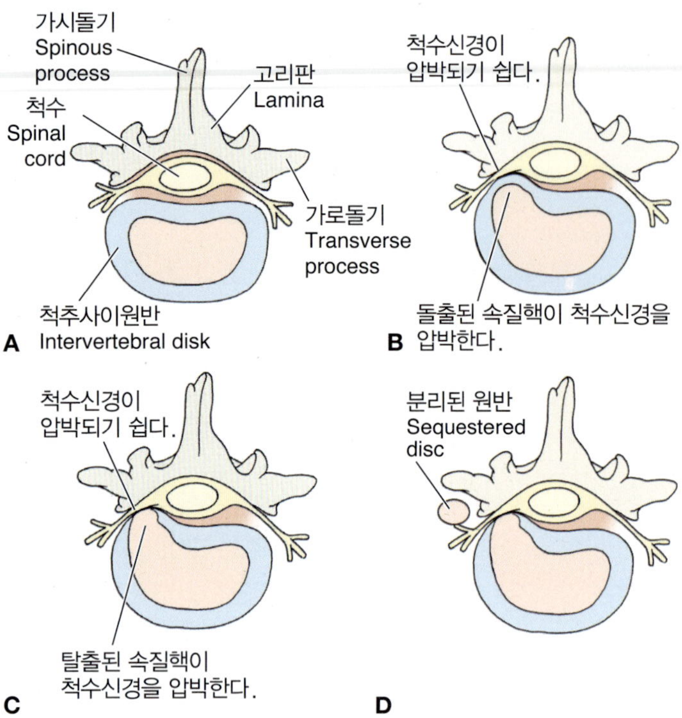

그림 9.36 원반 탈출증의 단계. 정상 원반(A), 돌출된 원반(B), 유출된 원반(C) 및 분리된 원반(D).

원인/기여요소

탈출된 원반의 원인이 완전히 밝혀지지 않았지만, 원반 탈출은 섬유테의 작은 파열을 일으켜 속질핵이 섬유테를 통과해 이동하도록 만드는 주로 노화와 관련된 원반의 변화에 기인하는 것처럼 보인다. 원반 탈출은 두 번째 원인으로써 외상에 의해 발생할 수 있다. 기여요소로는, 나쁜 자세, 잘못된 신체역학, 스트레스나 장시간의 허리 자세, 나쁜 유연성, 유산소 체력 부족, 비만 및 유전성 등이 있다. 대부분의 원반 탈출은 20-50세 사이에 발생한다. 50세 이상의 사람에게는 원반 탈출이 잘 발생하지 않는다.

원반 탈출이 섬유테의 뒤쪽 부분을 통해 일어나기 때문에, 허리뼈의 굽힘이 이런 위험을 증가시킨다. 특히 일자형 등 자세, 구부정한 자세로 물건 들기, 반복 들기나 장시간의 앉은 자세를 취하는 직업, 그리고 뒤넙다리근의 타이트니스 등이 원반 탈출증의 위험을 증가시키는 경향이 있다.

증상

척추사이원반의 변화가 일어나도, 증상이 발생하지 않을 수 있다. 이렇게 증상이 없는 경우는 섬유테의 안쪽 부분에 신경지배가 부족하기 때문이다. 원반이 예민한 구조물에 가하지 않는 부위나 염증이 없는 부위에서도 무증상이 일어날 수 있다. 사실, 연구들은 정상인의 20-76%가 MRI상으로 볼 때 어느 정도의 원반 탈출을 가지고 있다고 했다.[46,54-57]

허리뼈 원반 탈출과 관련된 증상은 허리와 다리의 통증, 둔감과 저림, 약증 및 반사 소실 등을 포함한다. 일반적으로 허리뼈 원반 탈출증 환자들은 초기에는 허리 통증이 발생했다가, 나중에는 다리 통증이 발생한다고 호소한다. 통증은 기침이나 재채기를 할 때 증가될 수 있다. 엉치신경의 압박은 곧은창자와 방광의 조절 변화를 초래할 수 있다. 특별한 증상은 원반 탈출로 압박을 받는 신경뿌리에 좌우된다. 다리의 증상은 신경뿌리병증을 의미한다.

원반 탈출증 환자는 종종 **방향 선호도**를 보인다. 한편, 그들의 증상은 특정 움직임이나 자세에 의해 증가되거나 말초화되고, 또 반대 방향의 움직임이나 자세에 의해 감소되거나 중심화될 수 있다. 대부분의 원반 탈출증 환자는 굽힘할 때, 앉아 있을 때, 앉은 자세에서 일어설 때, 앞으로 숙일 때, 그리고 물건을 들 때 증상이 악화된다고 호소할 것이다. 그들은 일반적으로 척추를 폄할 때, 서기 자세를 취할 때, 걸을 때, 그리고 뒤쪽으로 몸을 젖힐 때 통증이 감소됨을 느낄 것이다. 이들 환자는 일반적으로 폄 편향성을 가진다. 그림 9.37은 폄 편향성을 가진 환자에게 좋은 운동들을 보여주고 있다.

임상 징후

신경뿌리가 압박된 원반 탈출의 임상 징후로는 건측에 비해 환측의 약증, 감각 소실, 그리고 반사의 소실이나 부재 등이 있다. 환자들은 종종 허리뼈 폄의 감소된 가동범위를 가진다.

또한 환자는 **가쪽이동**을 보인다. 이것은 궁둥신경성 측만증으로 불린다. 환자가 가쪽이동을 가진 경우에는, 다리 통증이 있는 쪽(동측)으로 가쪽이동하거나, 건측 다리쪽으로 가쪽이동할 수 있다. 이런 가쪽이동은 환자의 어깨가 이동하는 방향으로 이름이 붙여진다. 그림 9.38은 오른쪽 가쪽이동을 보여주고 있다. 이 경우의 환자는 왼쪽 다리에 통증이 발생하여, 반대 방향인 오른쪽으로 가쪽이동하고 있다.

이들 임상 소견 이외에도, 물리치료사는 신경뿌리병증 환자를 대상으로 SLR 검사, Lasegue 징후, 다리 교차 직거상 검사, 구부정한 앉은 자세 검사 등을 시행할 수 있다. 이들 검사는 앞 단락에서 이미 설명되었고, 원반 탈출증 환자에게 매우 적절하게 적용된다. 부가적으로, 아래의 검사법도 이용될 수 있다.

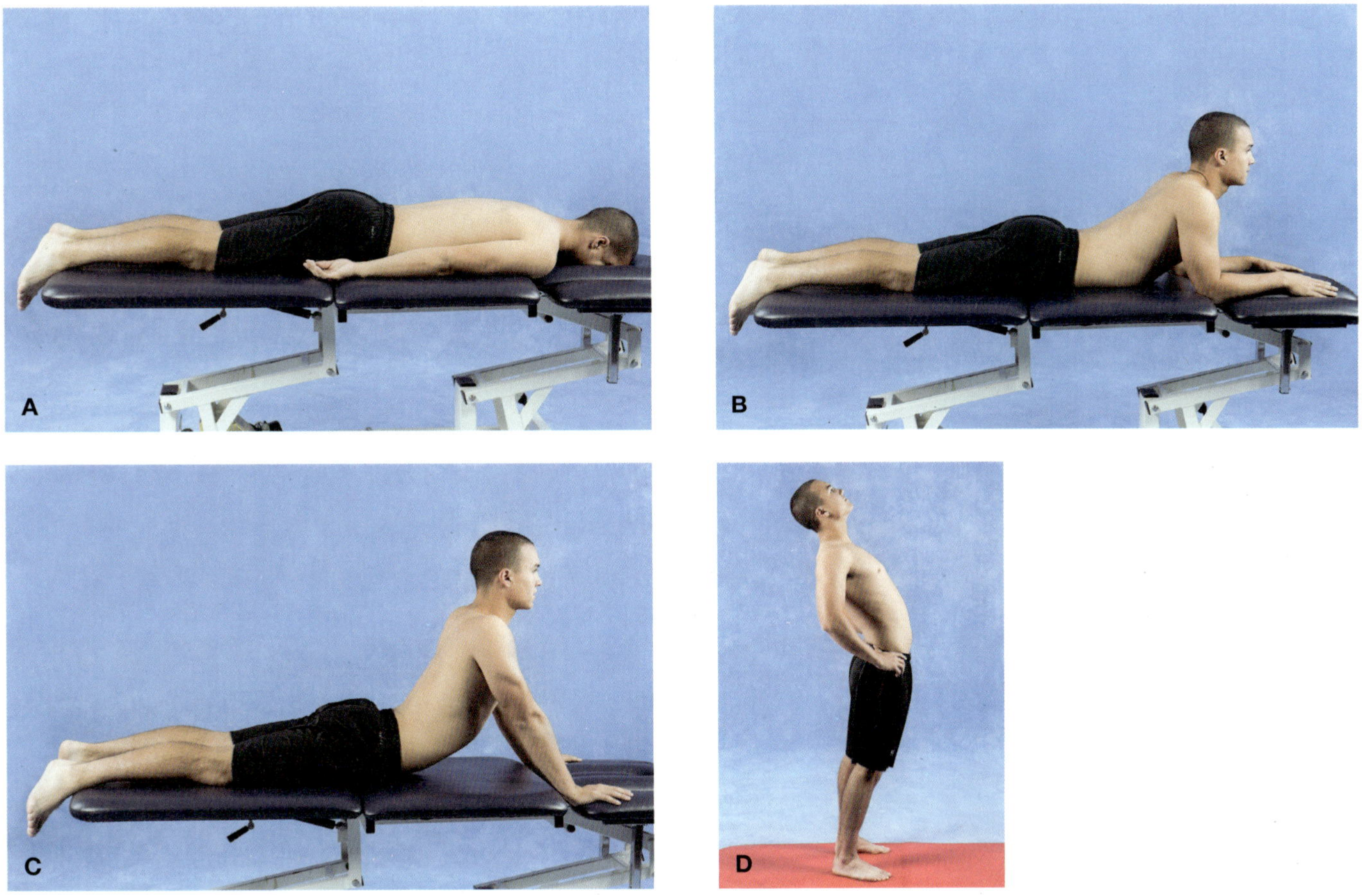

그림 9.37 McKenzie의 폄 편향 운동. 이들 운동은 엎드린 자세(A), 팔꿈치를 받치고 엎드린 자세(B), 손을 짚은 엎드린 자세(C), 그리고 선 자세에서의 뒤쪽 굽힘(D)으로 진행한다.

반복 움직임 검사

환자는 선 자세나 엎드린 자세를 취한다. 검사를 하기 전에, 환자는 통증의 강도와 위치에 대한 질문에 답을 한다. 환자에게 최대 20회까지 굽힘이나 폄을 반복하도록 주문한다. 만약 환자가 증상의 말초화를 호소하면, 검사를 중단한다. 양성 징후는 방향 선호도를 가진다. 만약 원반 탈출이 있다면, 환자는 일반적으로 척추를 굽힘할 때 증상의 악화를 호소하고, 폄을 할 때 증상의 완화를 보고할 것이다.

중재

위에서 설명했듯이, 원반 탈출의 고전적 증상은 한쪽 다리로 내려가는 방사통을 가진 허리 통증이다. 통증은 대개 굽힘 활동으로 증가되고, 폄 활동으로 완화된다. 증상으로는, 약증, 둔감 및 반사소실 등이 있다. 관리계획의 목적은 통증을 중심화하고, 가동성을 향상시키고, 또 증상을 완화하는 것이다.

이들 환자의 전형적인 중재는 McKenzie 프로토콜과 같은, 척추의 폄 운동이다. 환자에게 통증의 말초화가 없는 범위에서 가능하면 큰 가동범위의 폄 운동을 수행하도록 주문한다. 전형적인 진행은 그림 9.37에 제시되어 있다. 환자에게 하루에 1–2시간마다 이들 운동을 빈번하게 수행하도록 지시한다.

만약 환자가 가쪽이동을 가지고 있다면, 관리계획은 폄 운동 대신에 가쪽이동의 교정에 초점을 맞출 가능성이 높다. 환자는 엎드린 자세나 선 자세에서도 가쪽 활주를 수행할 수 있다(그림 9.39). 물리치료사는 가쪽 이동을 감소시키기 위해 도수기법을 이용할 수 있다. 가쪽이동은 폄 운동을 시작하기 전에 교정되어야 한다.

임상 경고!

중요한 것은 운동하는 동안 환자의 증상이 말초화되지 않는 것이다.

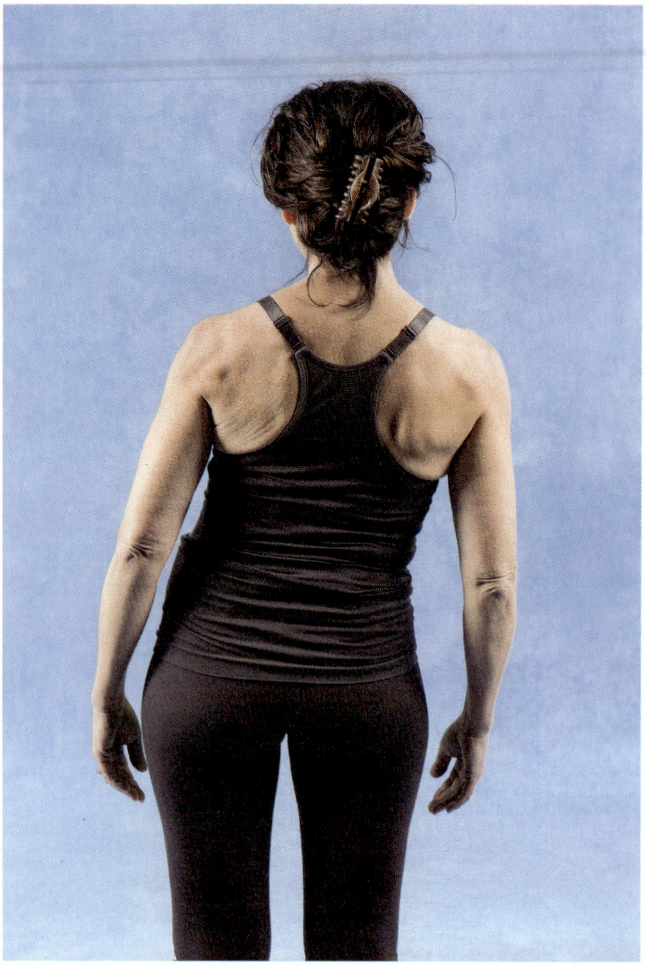

그림 9.38 오른쪽 가쪽이동.

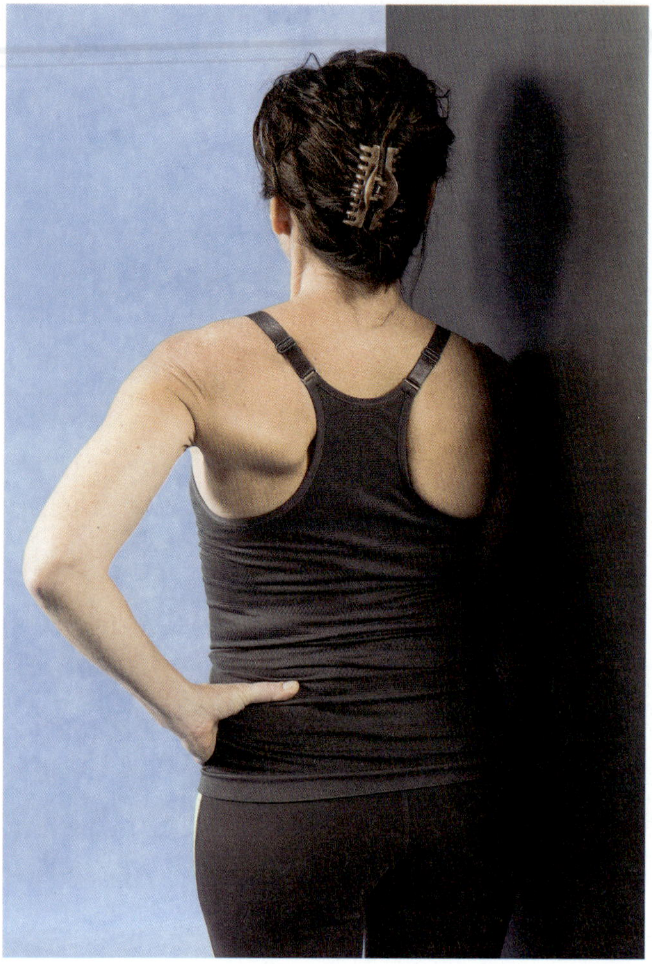

그림 9.39 오른쪽 가쪽이동을 교정하기 위해, 환자는 오른쪽 어깨를 벽에 붙이고 선 자세를 취한 후, 오른쪽 엉덩이가 벽에 닿을 때까지 부드럽게 엉덩이를 오른쪽으로 이동시킨다.

아급성 통증과 만성 통증을 가진 환자들은 신경가동술의 도움을 받을 수 있다. 이 기법은 다리를 쭉 펴서 들어 올리거나 구부정한 앉기 자세를 취함으로써 궁둥신경을 신장시키는 것을 포함한다. 환자에게 통증 지점까지 신장한 후, 이완시킴을 알려준다. 이것은 굽힘 운동이나 폄 운동에 반응하지 않는 방사통을 가진 환자에게 유익한 것으로 알려져 왔다.[58,59]

몇 가지 근거들이 신경뿌리병증 환자에게 견인의 사용이 좋음을 지지한다. 견인을 할 때 환자의 증상을 중심화시키는 자세(엎드린 자세가 가장 좋을 수 있음)에서 수행해야 한다. 견인은 척추를 폄할 때 통증의 말초화를 경험하는 사람과 다리 교차 직거상 검사에 양성 징후를 가진 환자에게 특히 효율적인 것으로 알려져 있다.[46]

환자에게 활동 유지와 침상 안정 회피의 중요성을 교육시킨다.[60] 교육은 두려움과 재앙을 감소시키기 위해 통증 지각의 신경과학에 초점을 맞추어야 한다.[61]

예방

뒤넙다리근 유연성과 정상 허리뼈 만곡을 유지하는 것이 원반 탈출증을 예방하는 핵심처럼 보인다. 유산소 운동 부족, 비만과 원반 탈출 사이에 강한 상관관계가 있다. 원반의 스트레스를 최소화시키는 적절한 리프팅(들기)도 중요하다.

허리뼈 원반 탈출증 환자에 대한 요점

설명과 원인	노화와 일자형 허리 또는 굽힘 자세와 관련된 섬유테의 작은 열상은 속질핵을 뒤쪽으로 이동시켜 신경뿌리를 압박하게 만든다.
검사	SLR, Lasegue 검사, 교차 SLR, 구부정한 앉은 자세 검사, 반복 움직임 검사
신장	척추의 폄
근력강화	몸통 폄근, 허리 안정근, 다리 근육
훈련	지면/트레드밀이나 엘립티컬을 이용한 유산소 운동
피해야 할 것	장시간의 앉은 자세, 나쁜 자세, 나쁜 신체 역학, 통증의 말초화

수술 환자를 위한 중재

원반절제술

원반절제술은 탈출된 원반을 제거하는 수술이다. 이것은 전통적인 접근법이나 미세절개술을 통한 기법으로 수행될 수 있다. 이 절차는 신경뿌리와 원반에 접근하기 위해 고리판을 제거한다. 이때 고리판을 제거하는 수술을 *고리판절제술(laminectomy)*이라 부른다.

임상 경고!

수술 후, 일반적으로 환자에게 몸통 굽힘, 5파운드 이상의 물건 들기, 몸통 비틀기, 장시간의 앉기 자세 등을 피하도록 교육한다. 환자에게 몸통 회전을 피할 수 있도록 로그 롤링(log roll) 기법을 가르쳐 주어야 한다.

첫 4주 동안의 물리치료로는, 부드러운 신경 신장기법, 뒤넙다리근 신장, TENS나 냉치료를 포함한 통증 조절을 위한 모달리티, 등척성 배 근육, 둔부 근육 및 등 폄근의 강화 운동, 그리고 자세 훈련 등이 있다.

관리계획은 무엇인가? 4-8주 사이, 환자는 몸통 협응 운동, 근력강화운동 및 지구력 강화 운동으로 진전할 수 있다. 척추 중립위와 허리뼈 안정화 운동에 대한 교육이 첨가될 수 있다.[62] 걷기, 자전거 타기, 또는 수중 운동 등이 관리계획안에 종종 포함된다. 적절한 들기 운동에 대한 교육을 제공해야 한다.

척추분리증/척추전방전위증

Spondylolysis/Spondylolisthesis

이들과 관련된 병리에 사용되는 의학 용어를 이해하는 것이 도움이 된다. "Spondylo"는 척추를 의미하고, "lysis"는 침식을 의미하고, "listhesis"는 경사나 미끄러짐을 의미한다. Spondylolysis(척추분리증)은 척추뼈 뒤쪽 요소, 특히 관절사이부(pars interarticularis)의 결손이나 침식을 의미한다. 여기에서 관절사이부는 위관절돌기와 아래관절돌기 사이를 의미한다(그림 9.40). 이런 문제는 관절사이부의 선천적 얇음, 스트레스 골절, 또는 외상성 골절 등을 포함할 수 있다. 척추분리증은 L5에서 가장 많이 발생한다.

척추분리증은 약 25%에서 관련 질환인, spondylolisthesis(척추전방전위증)을 초래한다. 척추전방전위증은 아래쪽 척추뼈에 대해 위쪽 척추뼈의 몸통이 앞쪽으로 미끄러지는 것을 의미하며, 가장 많이 일어나는 부위는 엉치뼈 위에서 L5가 전방으로 이동하는 것이다. 양쪽 척추분리증은 해당 척추뼈의 아래쪽 파셋과 가시돌기가 척추뼈의 나머지 부분에서 떨어져 나가 앞쪽으로 미끄러지게 만든다. 척추전방전위증은 상자 9-3에서처럼, 등급 I에서 등급 IV까지 매겨진다.

원인/기여요소

척추분리증은 여성보다 남성에게서 2-3배 정도 더 흔한 편이다. 원인은 유전적 요소이거나 환경적 요소일 수 있다.

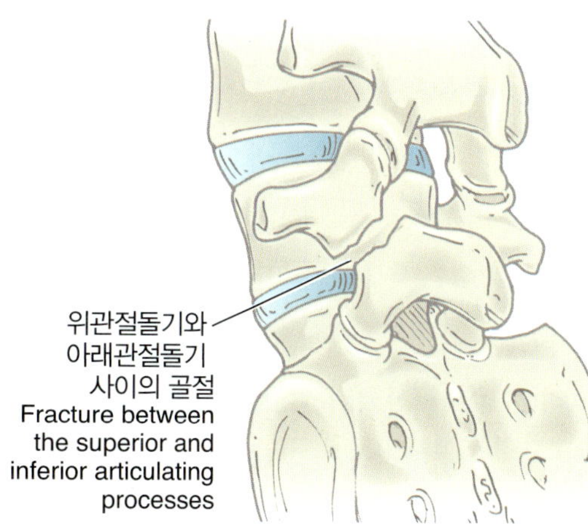

그림 9.40 척추분리증의 경우, 위관절돌기와 아래관절돌기 사이의 영역이 얇거나 골절된다.

상자 9-3 척추전방전위증의 등급

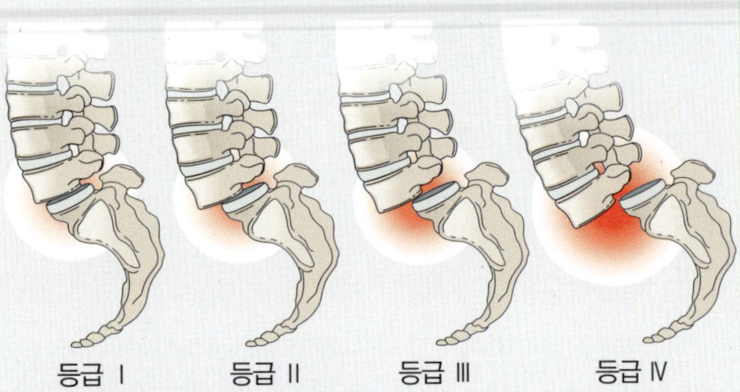

등급 I. 1%-25% 미끄러짐
등급 II. 26%-50% 미끄러짐
등급 III. 51%-75% 미끄러짐
등급 IV. 76%-100% 미끄러짐

관절사이부의 선천적 부정융합이 있으면, 드러나지 않은 이분척추와 관련된다. 체조, 역도, 풋볼, 레슬링, 및 다이빙 등과 같은 일부 스포츠는 척추분리증의 위험을 증가시킬 수 있다. 스포츠로 인한 척추뼈 뒤쪽 요소의 반복 스트레스 때문에 관절사이부에서 분리가 일어나는 것으로 느껴진다.

증상

척추분리증은 종종 무증상이다. 증상이 있는 경우에는, 폄이나 폄-돌림 시 국소 허리통증을 가진 10대들에게서 가장 흔하게 증상이 나타난다. 경우에 따라, 통증은 둔부 쪽이나 다리의 몸쪽 부위로 방사될 수 있다. 증상의 시작은 일반적으로 점진적으로 일어나지만, 갑작스런 상황에 의해 통증이 증가될 수도 있다. 척추분리증을 가진 대부분의 환자는 척추전방전위증으로 진행되지 않을 것이고, 전위의 위험은 사춘기와 관련된 뼈 성장때 가장 크다.[63]

척추전방전위증의 경우에는 통증이 허리 부위에서 발생하고, 통증이 다리쪽으로 전이된다. 척추뼈의 미끄러짐(전위)은 신경뿌리나 말총의 신경학적 손상을 일으킬 수 있고, 둔감, 저림, 약증 및 다리의 피로감을 초래한다. 이런 증상은 선 자세나 보행을 할 때 증가된다.

임상 징후

척추분리증/척추전방전위증 환자는 종종 허리뼈 만곡의 증가를 가진다. 뒤넙다리근의 타이트니스도 흔하게 일어난다. 계단 형태의 변형(어긋남)이 허리뼈에서 촉진될 수 있다. 환자는 허리뼈를 폄할 때 통증의 증가를 느낄 것이고, 앉은 자세를 취할 때 통증의 감소를 느낄 것이다. 환자는 높은 미끄러짐(활주) 수준에서 신경학적 징후를 보일 것이다. 부가적으로, 아래의 검사가 환자를 평가할 때 유용할 수 있다.

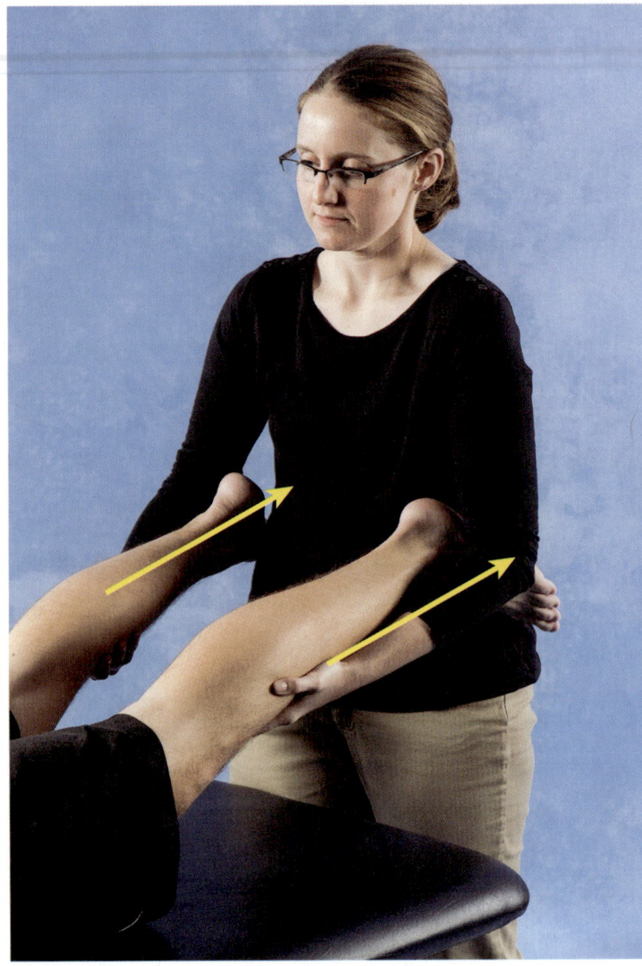

그림 9.41 척추분리증이나 척추전방전위증을 위한 수동 허리 폄 검사.

수동 허리뼈 폄 검사

환자는 엎드린 자세를 취한다. 검사자는 양쪽 다리를 테이블로부터 12인치 정도 수동으로 들어 올린다. 검사자는 검사를 할 때 양쪽 다리를 쭉 편 상태에서 부드럽게 당김의 힘을 가한다(그림 9.41). 양성 징후는 허리에서 강한 통증이나 불안정이 나타나는 것이다.

중재

척추분리증이나 척추전방전위증 환자에 대한 관리계획은 척추뼈 뒤쪽 요소에 대한 스트레스를 감소시키는 활동에 초점을 맞출 것이다. 굽힘 운동, 허리뼈 안정화 운동, 뒤넙다리근과 엉덩관절 굽힘근의 신장운동, 그리고 일반적인 컨디셔닝 활동 등이 일반적으로 이루어진다. 넓은등근, 배속빗근 및 배가로근 등과 같이 등허리근막에 부착하는 근육들에 대한 집중이 근육의 지지를 증가시킬 것이다. 근육근막기법과 모달리티가 근경련을 감소하는데 이용될 수 있다.

임상 경고!

통증을 증가시키는 활동을 제한해야 한다. 특히, 허리뼈 폄을 끝범위까지 요구하는 활동을 피해야 한다.

예방

우리가 척추분리증이나 척추전방전위증을 예방하는 방법을 거의 알지 못하지만, 우리는 그것이 스포츠와 관련되었을 때, 조기 발견과 중재를 통해 뼈 문제의 발달을 막고 증상의 크기를 감소시킬 수 있음을 알고 있다.

척추분리증/척추전방전위증 환자에 대한 요점

설명과 원인	척추전방전위의 유무와 관계없이, 선천적 요소(잠행성 이분척추와 관련된)와 과도한 폄을 요구하는 스포츠 활동으로 인한 관절사이부의 불유합.
검사	수동 허리 폄 검사
신장	척추 굽힘, 뒤넙다리근과 엉덩관절 굽힘
근력강화	몸통 굽힘근, 허리 안정근, 다리 근육
훈련	자전거를 이용한 유산소 운동
피해야 할 것	장시간의 서기 자세, 몸통의 뒤쪽 굽힘

강직성 척추염 Ankylosing Spondylitis

강직성 척추염은 만성이면 진행성인 염증성 관절염으로써, 척주의 물렁조직을 골화시켜 결국에는 관절 융합을 초래한다. 이 질환은 "대나무 척주"로도 알려져 있다. 일반적으로, 염증성 변화는 SI 관절에서 시작한 후 SI 관절을 융합시킨다. 이 질환은 위쪽으로 진행하여 전체 척추뼈를 침범할 것이다(그림 9.42). 경우에 따라, 엉덩관절, 무릎관절 또는 어깨관절도 침범될 수 있다.

원인/기여요소

강직성 척추염은 대체로 유전적 요소에 의한 것처럼 보인다. 환자의 95% 이상이 선천성인 것으로 추정된다.[64] 환경적 요소는 잘 알려지지 않고, 미생물 감염과도 관련이 있을 수 있다.

강직성 척추염은 남성이 여성보다 최소 2배 이상 발병되는 것 같다. 일반적으로 진단은 20-40대 사이에서 이루어지지만, 많은 환자들은 진단받기 수년 전부터 증상을 가지고 있었다. 여성에게서는 이 질환이 가볍게 일어난다.

증상

강직성 척추염의 초기 증상은 일반적으로 허리, SI 관절 및 둔부의 통증이다. 통증이 뻣뻣함, 척추 가동범위 제한, SI 관절 공간의 소실 등과 결합되면, 강직성 척추염을 의심할 수 있다. 피로가 일반적인 증상이다. 환자는 종종 활동으로 인해 통증이 감소된다고 보고하는데, 이것은 다른 많은 질환과 구분하는 특징이다. 질환이 진행하면, 통증은 감소될 수 있지만, 기능적 제한은 지속된다.

임상 징후

강직성 척추염 환자에 대한 평가는 목과 몸통의 가동범위를 포함할 것이다. 환자는 종종 모든 방향의 움직임, 특히 허리뼈 굽힘에서 제한된다. 제한의 정도는 질환의 심각도와 진행의 정도에 따라 달라진다. 등뼈 후만증이 증가될 수 있다. 강직성 척추염에 대한 특수검사는 없다.

중재

중재의 목표는 통증을 감소하고, 가동범위, 일상생활 동작, 심폐기능 및 전반적인 웰빙을 증가시키는 것이다. 물리치료는 강직성 척추염 치료에 효과적인 것으로 알려져 왔다.

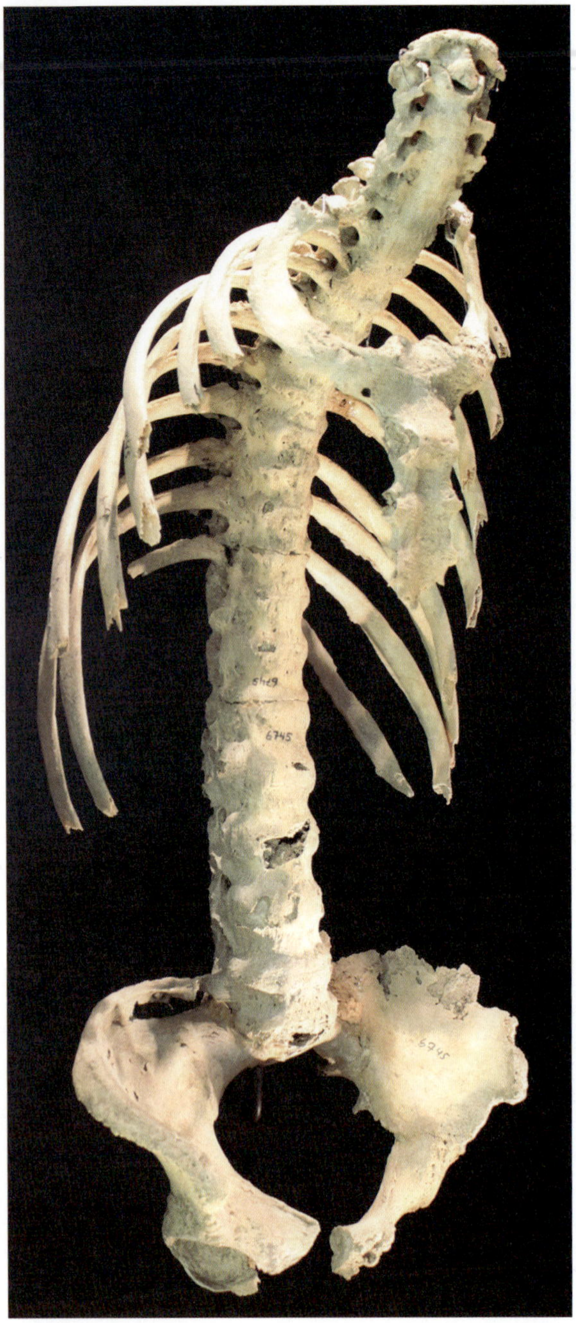

그림 9.42 강직성 척추염은 골화를 일으켜 결국에는 척추뼈 관절의 융합을 초래한다.

관리계획은 질환의 과정에 대한 교육과 장시간 굽힘 자세를 피하는 교육을 포함할 것이다.

임상 경고!

환자에게 장시간의 앉은 자세를 피하도록 교육시킨다. 엎드린 자세를 통해 폄을 촉진하는 것과 앉은 자세에서 허리뼈 롤링(roll)의 사용을 권장해야 한다.

신장운동은 척추의 굽힘과 폄, 뿐만 아니라 엉덩관절의 가동범위를 장려해야 한다.[65] 몸통에 대한 근력강화운동은 폄 운동으로 접근해야 한다.[66] 척추가 융합될 때 심폐의 기능이 감소하기 때문에, 심폐운동도 중요한 고려사항이다. 심호흡 운동, 걷기, 유산소 운동, 인터벌 트레이닝 등이 심폐의 기능과 통증을 개선하는 것으로 알려졌다.[67–69] 수중 운동은 강직성 척추염 환자에게 도움을 줄 수 있다.

강직성 척추염 환자에 대한 요점	
설명과 원인	척추의 물렁조직을 뼈로 전환시키는 유전성 질환으로써, 척추의 기능을 감소시킨다.
검사	NA
신장	척추의 굽힘과 폄
근력강화	몸통 폄근, 심폐 훈련
훈련	지면/트레드밀 또는 엘립티컬을 이용한 유산소 운동
피해야 할 것	장기간의 몸통 굽힘 자세

엉치엉덩관절(SIJ) 기능장애
Sacroiliac Dysfunction

엉치엉덩관절을 포함하는 많은 기능장애가 존재한다; 그러나 본 책은 엉치엉덩관절 기능장애의 자세한 내용을 다루지 않을 것이다. 엉치엉덩관절의 병리는 엉치뼈의 비틀림과 엉치뼈에 대한 볼기뼈의 회전을 포함한다. 엉치엉덩관절 기능장애의 지표는 엉치엉덩관절, 엉덩관절, 사타구니 및 안쪽 허벅지 등에서 발생하는 통증이다. ASIS, PSIS 및 두덩결합을 포함하는 골반 뼈표식점의 비대칭도 SI 관절 병리의 지표일 수 있다.

요약 SUMMARY

척추의 정상 기능은 관절, 근육, 인대 및 척추사이원반 등이 제공하는 안정성과 가동성에 좌우된다. 등뼈와 허리뼈는 복잡하고, 이들 부위의 많은 구조물이 허리 통증이나 다리 통증을 야기할 수 있다. 그러나 우리는 해부학적 병리와 통증이 관련되지 않음을 어느 시기 동안 알고 있었다. 이런 관련성은 척추보다 더 진실인 곳은 없는 것 같다. 물리치료사가 흔한 병리와 치료법을 알고 있는 것이 중요하지만, 통증을 일으키는 구조물을 확인하는 것은 어려울 뿐만 아니라, 꼭 필요하지 않을 수도 있다. 보다 전인적인 접근을 위해 통증 지각에 대한 여러분의 지식을 척추의 해부학, 생리학, 병리학에 대한 지식에 결합시켜 본다.

복습 질문 REVIEW QUESTIONS

1. 등허리근막과 직접 관련된 6개의 근육을 나열한다.
2. 여러분의 파트너를 의자에 똑바로 앉도록 한다. 어깨관절의 굽힘을 측정한다. 이번에는 등뼈 후만증을 시뮬레이션하기 위해 여러분의 파트너에게 등뼈를 굽힌한 자세를 취하도록 지시한다. 이 자세에서 어깨관절의 굽힘을 측정한다. 가동범위에서 차이가 있는가? 그 이유는?
3. 여러분은 허리뼈 만곡이 증가된 환자를 치료하고 있다. 이상적인 자세와 비교해 볼 때, 척추사이구멍, 후관절 및 척추사이원반에 대한 이것의 결과를 기술한다. 이 자세가 골반의 앞쪽경사나 뒤쪽경사에 의해 동반되는가?
4. 3번 자세가 L5–S1의 전단력에 어떤 영향을 미치는가?
5. 여러분은 일자등을 가진 환자를 치료하고 있다. 이상적인 자세와 비교해 볼 때, 척추사이구멍, 후관절 및 척추사이원반에 대한 이것의 결과를 기술한다. 이 자세가 골반의 앞쪽경사나 뒤쪽경사에 의해 동반되는가?
6. 5번의 자세가 L5–S1의 전단력에 어떤 영향을 미치는가?
7. 파트너에게 엉덩뼈를 시뮬레이션하기 위해 양손을 사용하도록 지시한다. 파트너의 엉덩뼈 사이에 손을 대고, 엉치뼈를 시뮬레이션한다. 뉴테이션 동작을 수행한다. 엉치뼈를 기준으로 엉덩뼈가 어떻게 회전하는가? 이번에는 엉치뼈의 카운터뉴테이션을 수행해 본다. 엉치뼈를 기준으로 엉덩뼈가 어떻게 회전하는가? 천골에 비해, 일리아는 어떤 종류의 회전을 겪었나요?
8. 허리뼈에 대한 뉴테이션의 효과는 무엇인가? 카운터뉴테이션의 효과는 무엇인가?
9. 여러분의 파트너와 함께, L4 신경뿌리와 관련된 감각검사, 수동 근력검사 및 반사검사를 수행한다. 이번에는 L5와 S1 신경뿌리를 대상으로도 위의 검사를 수행해 본다.
10. 여러분은 척추사이구멍 협착증을 가진 72세 환자를 치료하고 있다. 환자는 오래 서 있을수록 통증이 심해지고, 반대로 앉아 있을 때 통증이 감소한다고 보고한다. 이들이 예상되는 소견인가? 여러분의 파트너에게 이들 증상에 대한 이유를 설명하기 위해 척추 모형이나 다른 소품을 사용해 본다.
11. 여러분은 31세의 원반 탈출증 환자를 치료하고 있다. 환자는 장시간 앉은 자세를 취할 때 통증이 심해지고, 엎드려 누운 자세를 취할 때 통증이 완화된다고 보고한다. 이것들이 예상되는 소견인가? 여러분의 파트너에게 이들 증상에 대한 이유를 설명하기 위해 척추 모형이나 다른 소품을 사용해 본다.
12. 여러분은 28세의 원반 탈출증 환자를 치료하고 있다. 환자는 오래 서 있은 후, 다리를 굽힘하고 앉은 자세를 취하거나 누웠을 때 통증이 일시적으로 완화된다고 말한다. MRI 결과는 매우 심한 원반 탈출증을 보인다 (힌트: 굽힘 자세 때 압박을 즉각 완화할 수 있는 구조물이 있는가?)
13. 여러분은 허리 통증을 가진 17세 체조 선수를 치료하고 있다. 진단명은 등급 I 의 척추전방전위증을 가진 척추분리증이다. 여러분의 파트너에게 이런 병리를 설명하기 위해 척추 모형이나 다른 소품을 사용해 본다.

14. 환자는 신경뿌리 병변의 수준을 알아보기 위해 EMG/NCV를 받았다. 결과는 L4 신경뿌리병증을 보였다. 둔감, 약증, 반사소실, 기능적 어려움 등의 측면에서 여러분이 예상할 수 있는 소견은 무엇인가?

15. 척추 모형을 사용하여 허리뼈의 DJD가 증상을 갖는 세 곳을 찾아본다. 이들 구조가 서로에 대해 얼마나 가까이 있는지를 기록하고, 왜 DJD 환자가 두 개 이상의 영역에서 침해가 발생할 수 있는지 이해한다.

16. 여러분은 원반 탈출증 환자를 치료하고 있다. 환자는 지난 치료회기 이후 통증이 감소했다고 말한다. 추가 질문에서 환자는 통증 수준이 3(4에서 줄어듦)이라고 보고했지만, 장딴지의 통증(초기 방문 시 무릎 뒤쪽까지 내려가는)은 심하지 않다고 말했다. 이것은 환자의 증상이 호전된 것인가 아니면, 악화된 것인가? 파트너에게 중심화와 말초화의 개념을 설명해 준다.

17. 여러분은 최근 갑자기 허리 통증을 호소하는 T9의 새로운 압박골절 환자인 78세 여성을 치료하고 있다. 관리계획은 치료적 운동을 포함한다. 여러분은 가정 프로그램으로서 어떤 운동을 선택할 것인가?

18. 등뼈 압박골절 환자의 증상을 악화시킬 것으로 예상되는 일상생활 동작은 무엇인가? 허리 디스크? 허리뼈 원반탈출증 환자의 증상을 악화시킬 것으로 예상되는 일상생활 동작은 무엇인가? 또 허리뼈 척추사이구멍 협착증 환자에게는 또 어떤 일상생활 동작이 있는가?

환자 사례: 허리뼈 HNP 증후군

물리치료 평가

환자 성명: XXXXXX XXXXXXXXX **연령:** 31 **BMI:** 21.1

진단/병력

의학적 진단: 허리뼈 HNP 증후군
물리치료진단: 허리뼈 HNP로 인한 왼쪽 다리 통증
진단 검사/결과: MRI-L4-5 HNP L
관련 병력: 특별한 이상이 없음
사전 기능수준: 통증없이 정상 활동을 할 수 있었음
환자의 목표: 통증 감소와 PLOF로 복귀
약물: 없음
주의사항: 없음

사회적 지지/안전위험요소

환자의 생활환경/지지/위험: 파트너와 살고 있음
환자의 직업환경/직업/레저활동: 컴퓨터 그래픽 아티스트. 투견쇼에 참여하고 있음.

활력 징후

휴식시 체온:98.1 BP: 112/68 HR: 70 호흡률: 13 산소포화도: 98

주관적 정보

환자는 여성이며, 3주가 된 왼쪽 다리와 발의 통증과 발 안쪽면의 둔감을 가지고 있다. 이것은 뚜렷한 이유없이 시작되었다. 통증으로 인해 일이나 레저활동을 할 수 없었다.

신체 평가

지남력: 명료함
언어/시각/청각: 안경 착용
피부 온전성: 온전함.
ROM: 허리뼈 굽힘은 WNF이지만, 주호소는 장시간 또는 반복적인 허리뼈의 굽힘으로 통증이 악화되는 것이다. 가장 먼쪽 통증은 무릎 아래쪽에 위치한다. 폄은 20°까지 감소되고, 뒤넙다리근은 40° B까지 제한된다.
근력: 앞정강근 MMT 4/5,
가쪽번짐과 발바닥굽힘: 5/5
촉진: 촉진 시 통증 없음
근육 톤: 검사하지 않음
균형/협응: WNL
감각/고유수용성 감각: 발안쪽과 엄지의 감각 감소
지구력: 검사하지 않음
자세: 감소된 허리뼈 앞굽이
부종: 없음

통증

통증 점수와 위치: 가장 좋을 때 0/10, 가장 나쁠 때 6/10.
완화 요소: 바로 누운 자세와 보행
악화 요소: 장시간의 앉은 자세(자동차를 탈 때와 사무실 의자에서 일할 때)
자극성: 환자는 빠르게 통증을 완화하기 위해 자동차에서 내리거나 반드시 눕는다. 통증은 불편한 자세를 취한 후 다시 발생한다.

기능 평가

환자는 기능적으로 독립적이다. 그녀는 25파운드의 물체 들기가 제한되었기 때문에 직장으로 복귀하지 못했다.

특수검사

검사 이름: 반사검사/ MMT **결과:** 지속적인 L4 신경뿌리병증
검사 이름: Rowe 검사 **결과:** 40°에서 양성 징후

평가

환자는 지속적인 L4 신경뿌리병증을 가진다.

단기치료 목표

1. 환자는 야간 통증이 25% 정도 감소했다고 말할 것이다.
2. 환자는 통증의 중심화에 대한 이해를 말하고 입증할 것이다.
3. 환자는 HEP에서 독립적일 것이다.

장기치료 목표

환자는 통증이 50% 정도 감소했다고 말할 것이다.
환자의 가장 먼쪽 통증은 팔꿈치 위쪽일 것이다.

치료 계획

빈도/기간: 4주 동안 1주일에 2회
구성: 모달리티, 치료적 운동, 신경재교육, 환자교육

환자 관리 질문

1. 환자의 HNP 증후군에 기여하는 요소는 무엇인가?
2. 여러분은 환자에게 피하거나 축소시켜야 할 특정 활동에 대해 환자에게 어떻게 설명할 것인가?
3. 여러분이 환자를 처음 치료할 때 어떤 데이터를 수집할 것인가?
4. 만약 관리계획이 여러분에게 제공되지 않으면, 이 환자에게 여러분이 사용할 수 있는 모달리티는 어떤 것이 있는가? 그 이유는 무엇인가? 모달리티가 금기시 되는가?
5. 관리계획이 여러분에게 특별히 안내되지 않으면, 이 환자에게 적절한 3가지 치료적 운동을 기술한다. 여러분의 선택을 정당화한다.
6. 이 환자의 진전을 모니터하는데 여러분이 사용할 수 있는 다른 특수검사는 무엇인가?

참고문헌

1. Low Back Pain Fact Sheet | National Institute of Neurological Disorders and Stroke. Available at: https://www.ninds.nih.gov/Disorders/Patient-Caregiver-Education/Fact-Sheets/Low-Back-Pain-Fact-Sheet (accessed October 29, 2017).
2. Battié, M. C., Niemelainen, R., Gibbons, L. E., & Dhillon, S. (2012). Is level- and side-specific multifidus asymmetry a marker for lumbar disc pathology? *Spine Journal, Official Journal of the North American Spine Society*, *12*, 932–939.
3. Fortin, M., Gibbons, L. E., Videman, T., & Battié, M. C. (2015). Do variations in paraspinal muscle morphology and composition predict low back pain in men? *Scandinavian Journal of Medicine and Science in Sports*, *25*, 880–887.
4. Neumann, D. A. (2010). Kinesiology of the hip: A focus on muscular actions. *Journal of Orthopaedic and Sports Physical Therapy*, *40*, 82–94.
5. Sajko, S., & Stuber, K. (2009). Psoas major: A case report and review of its anatomy, biomechanics, and clinical implications. *Journal of the Canadian Chiropractic Association*, *53*, 311–318.
6. Teixeira, F. A., & Carvalho, G. A. (2007). Reliability and validity of thoracic kyphosis measurements using flexicurve method. *Brazilian Journal of Physical Therapy*, *11*, 199–204.
7. Nairn, B. C., & Drake, J. D. M. (2014). Impact of lumbar spine posture on thoracic spine motion and muscle activation patterns. *Human Movement Science*, *37C*, 1–11.
8. Twomey, L. (1979). The effects of age on the ranges of motions of the lumbar region. *Australian Journal of Physiotherapy*, *25*, 257–263.
9. Biely, S. A., Silfies, S. P., Smith, S. S., & Hicks, G. E. (2014). Clinical observation of standing trunk movements: What do the aberrant movement patterns tell us? *Journal of Orthopaedic and Sports Physical Therapy*, *44*, 262–272.
10. Khoo, B. C., Goh, J. C., Lee, J. M., & Bose, K. (1994). A comparison of lumbosacral loads during static and dynamic activities. *Australasian Physical and Engineering Sciences in Medicine*, *17*, 55–63.
11. Alexander, L. A., Hancock, E., Agouris, I., Smith, F. W., & MacSween, A. (2007). The response of the nucleus pulposus of the lumbar intervertebral discs to functionally loaded positions. *Spine*, *32*, 1508–1512.
12. Vleeming, A., Pool-Goudzwaard, A. L., Stoeckart, R., van Wingerden, J. P., & Snijders, C. J. (1995). The posterior layer of the thoracolumbar fascia. Its function in load transfer from spine to legs. *Spine*, *20*, 753–758.
13. Vleeming, A., Schuenke, M. D., Danneels, L., & Willard, F. H. (2014). The functional coupling of the deep abdominal and paraspinal muscles: The effects of simulated paraspinal muscle contraction on force transfer to the middle and posterior layer of the thoracolumbar fascia. *Journal of Anatomy*, *225*, 447–462.
14. Willard, F. H., Vleeming, A., Schuenke, M. D., Danneels, L., & Schleip, R. (2012). The thoracolumbar fascia: Anatomy, function and clinical considerations. *Journal of Anatomy*, *221*, 507–536.
15. Alexandru, D., & So, W. (2012). Evaluation and management of vertebral compression fractures. *The Permanente Journal*, *16*, 46–51.
16. Antonelli-Incalzi, R., Pedone, C., Cesari, M., Di Iorio, A., Bandinelli, S., & Ferrucci, L. (2007). Relationship between the occiput-wall distance and physical performance in the elderly: A cross sectional study. *Aging Clinical and Experimental Research*, *19*, 207–212.
17. Sinaki, M., Itoi, E., Wahner, H. W., Wollan, P., Gelzcer, R., Mullan, B. P., Collins, D. A., et al. (2002). Stronger back muscles reduce the incidence of vertebral fractures: A prospective 10 year follow-up of postmenopausal women. *Bone*, *30*, 836–841.
18. Sinaki, M. (2007). The role of physical activity in bone health: A new hypothesis to reduce risk of vertebral fracture. *Physical Medical and Rehabilitation Clinics of North America*, *18*, 593–608, xi–xii.
19. Malmros, B., Mortensen, L., Jensen, M. B., & Charles, P. (1998). Positive effects of physiotherapy on chronic pain and performance in osteoporosis. *Osteoporosis International*, *8*, 215–221.
20. Papaioannou, A., Adachi, J. D., Winegard, K., Ferko, N., Parkinson, W., Cook, R. J., Webber, C., & McCartney, N. (2003). Efficacy of home-based exercise for improving quality of life among elderly women with symptomatic osteoporosis-related vertebral fractures. *Osteoporosis International*, *14*, 677–682.
21. Bennell, K. L., Matthews, B., Greig, A., Briggs, A., Kelly, A., Sherburn, M., Larsen, J., et al. (2010). Effects of an exercise and manual therapy program on physical impairments, function and quality-of-life in people with osteoporotic vertebral

fracture: A randomised, single-blind controlled pilot trial. *BMC Musculoskeletal Disorders*, *11*, 36.
22. Sinaki, M. (2003). Critical appraisal of physical rehabilitation measures after osteoporotic vertebral fracture. *Osteoporosis International*, *14*, 773–779.
23. Sinaki, M., & Mikkelsen, B. A. (1984). Postmenopausal spinal osteoporosis: Flexion versus extension exercises. *Archives of Physical and Medicine and Rehabilitation*, *65*, 593–596.
24. Martyn-St James, M., & Carroll, S. (2008). Meta-analysis of walking for preservation of bone mineral density in postmenopausal women. *Bone*, *43*, 521–531.
25. Martyn-St James, M., & Carroll, S. (2006). High-intensity resistance training and postmenopausal bone loss: A meta-analysis. *Osteoporosis International*, *17*, 1225–1240.
26. Gilsanz, V., Wren, T. A., Sanchez, M., Dorey, F., Judex, S., & Rubin, C. (2006). Low-level, high-frequency mechanical signals enhance musculoskeletal development of young women with low BMD. *Journal of Bone and Mineral Research*, *21*, 1464–1474.
27. Slatkovska, L., Alibhai, S. M. H., Beyene, J., & Cheung, A. M. (2010). Effect of whole-body vibration on BMD: A systematic review and meta-analysis. *Osteoporosis International*, *21*, 1969–1980.
28. Fon, G. T., Pitt, M. J., & Thies, A. C. (1980). Thoracic kyphosis: Range in normal subjects. *AJR American Journal of Roentgenology*, *134*, 979–983.
29. Kado, D. M., Huang, M.-H., Barrett-Connor, E., & Greendale, G. A. (2005). Hyperkyphotic posture and poor physical functional ability in older community-dwelling men and women: The Rancho Bernardo study. *Journals of Gerontology, Series A, Biological Sciences and Medical Sciences*, *60*, 633–637.
30. de Oliveira, T. S., Candotti, C. T., La Torre, M., Pelinson, P. P., Furlanetto, T. S., Kutchak, F. M., & Loss, J. F. (2012). Validity and reproducibility of the measurements obtained using the flexicurve instrument to evaluate the angles of thoracic and lumbar curvatures of the spine in the sagittal plane. *Rehabilitation Research and Practice*, *2012*, 186156.
31. de Mauroy, J., Weiss, H., Aulisa, A., Aulisa, L., Brox, J., Durmala, J., Fusco, C., et al. (2010). 7th SOSORT consensus paper: Conservative treatment of idiopathic & Scheuermann's kyphosis. *Scoliosis*, *5*, 9.
32. Weiss, H.-R., Turnbull, D., & Bohr, S. (2009). Brace treatment for patients with Scheuermann's disease—A review of the literature and first experiences with a new brace design. *Scoliosis*, *4*, 22.
33. Itoi, E., & Sinaki, M. (1994). Effect of back-strengthening exercise on posture in healthy women 49 to 65 years of age. *Mayo Clinic Proceedings*, *69*, 1054–1059.
34. Miyake, A., Kou, I., Takahashi, Y., Johnson, T. A., Ogura, Y., Dai, J., Qiu, X., et al. (2013). Identification of a susceptibility locus for severe adolescent idiopathic scoliosis on chromosome 17q24.3. *PloS One*, *8*, e72802.
35. Takahashi, Y., Kou, I., Takahashi, A., Johnson, T. A., Kono, K., Kawakami, N., Uno, K., et al. (2011). A genome-wide association study identifies common variants near LBX1 associated with adolescent idiopathic scoliosis. *Nature Genetics*, *43*, 1237–1240.
36. Maruyama, T., Kitagawa, T., Takeshita, K., Mochizuki, K., & Nakamura, K. (2003). Conservative treatment for adolescent idiopathic scoliosis: Can it reduce the incidence of surgical treatment? *Pediatric Rehabilitation*, *6*, 215–219.
37. Maruyama, T., Takeshita, K., & Kitagawa, T. (2008). Side-shift exercise and hitch exercise. *Studies in Health Technology and Informatics*,*135*, 246–249.
38. Negrini, S., Atanasio, S., Fusco, C., & Zaina, F. (2009). Effectiveness of complete conservative treatment for adolescent idiopathic scoliosis (bracing and exercises) based on SOSORT management criteria: Results according to the SRS criteria for bracing studies— SOSORT Award 2009 Winner. *Scoliosis*, *4*, 19.
39. Battié, M. C., Videman, T., Kaprio, J., Gibbons, L. E., Gill, K., Manninen, H., Saarela, J., et al. (2009). The Twin Spine Study: Contributions to a changing view of disc degeneration. *Spine Journal, Official Journal of the North American Spine Society*, *9*, 47–59.
40. Alkhatib, B., Rosenzweig, D. H., Krock, E., Roughley, P. J., Beckman, L., Steffen, T., Weber, M. H., et al. (2014). Acute mechanical injury of the human intervertebral disc: Link to degeneration and pain. *European Cells and Materials*, *28*, 98–110; discussion 110–111.
41. Paul, C. P. L., Schoorl, T., Zuiderbaan, H. A., Zandieh Doulabi, B., van der Veen, A. J., van de Ven, P. M., Smit, T. H., et al. (2013). Dynamic and static overloading induce early degenerative processes in caprine lumbar intervertebral discs. *PloS One*, *8*, e62411.
42. Barr, K. P., Griggs, M., & Cadby, T. (2005). Lumbar stabilization: Core concepts and current literature, Part 1. *American Journal of Physical Medicine and Rehabilitation*, *84*, 473–480.
43. Barr, K. P., Griggs, M., & Cadby, T. (2007). Lumbar stabilization: A review of core concepts and current literature, Part 2. *American Journal of Physical Medicine and Rehabilitation*, *86*, 72–80.
44. Beattie, P. F. (2008). Current understanding of lumbar intervertebral disc degeneration: A review with emphasis upon etiology, pathophysiology, and lumbar magnetic resonance imaging findings. *Journal of Orthopaedic and Sports Physical Therapy*, *38*, 329–340.
45. Gellhorn, A. C., Katz, J. N., & Suri, P. (2013). Osteoarthritis of the spine: The facet joints. *Nature Reviews, Rheumatology*, *9*, 216–224.
46. Delitto, A., George, S. Z., Van Dillen, L. R., Whitman, J. M., Sowa, G., Shekelle, P., Denninger, T. R., et al. (2012). Low back pain. *Journal of Orthopaedic and Sports Physical Therapy*, *42*, A1–A57.
47. Ciricillo, S. F., & Weinstein, P. R. (1993). Lumbar spinal stenosis. *Western Journal of Medicine*, *158*, 171–177.
48. Padmanabhan, G., Sambasivan, A., & Desai, M. J. (2011). Three-step treadmill test and McKenzie mechanical diagnosis and therapy to establish directional preference in a patient with lumbar spinal stenosis: A case report. *Journal of Manual and Manipulative Therapy*, *19*, 35–41.
49. Genevay, S., & Atlas, S. J. (2010). Lumbar spinal stenosis. *Best Practice and Research, Clinical Rheumatology*, *24*, 253–265.
50. Cook, C., Brown, C., Michael, K., Isaacs, R., Howes, C., Richardson, W., Roman, M., et al. (2011). The clinical value of a cluster of patient history and observational findings as a diagnostic support tool for lumbar spine stenosis. *Physiotherapy Research International*, *16*, 170–178.
51. Saunders, H. D. (2004). *Evaluation treatment & prevention of musculoskeletal disorders.Volume 1 Spine*. Chaska, MN: Saunders Group.
52. Boyd, B. S., Wanek, L., Gray, A. T., & Topp, K. S. (2009). Mechanosensitivity of the lower extremity nervous system during straight-leg raise neurodynamic testing in healthy individuals. *Journal of Orthopaedic and Sports Physical Therapy*, *39*, 780–790.
53. Fardon, D. F., Williams, A. L., Dohring, E. J., Murtagh, F. R., Gabriel Rothman, S. L., & Sze, G. K. (2014). Lumbar disc nomenclature: Version 2.0: Recommendations of the combined task forces of the North American Spine Society, the American Society of Spine Radiology and the American Society of Neuroradiology. *The Spine Journal*, *14*, 2525–2545.

54. Kim, S. J., Lee, T. H., & Lim, S. M. (2013). Prevalence of disc degeneration in asymptomatic Korean subjects. Part 1: Lumbar spine. *Journal of the Korean Neurosurgical Society*, *53*, 31–38.
55. Lebow, R. L., Adogwa, O., Parker, S. L., Sharma, A., Cheng, J., & McGirt, M. J. (2011). Asymptomatic same-site recurrent disc herniation after lumbar discectomy: Results of a prospective longitudinal study with 2-year serial imaging. *Spine*, *36*, 2147–2151.
56. Quiroz-Moreno, R., Lezama-Suárez, G., & Gómez-Jiménez, C. (2008). Disc alterations of lumbar spine on magnetic resonance images in asymptomatic workers. *Revista Médica del Instituto Mexicano del Seguro Social*, *46*, 185–190.
57. Rajeswaran, G., Turner, M., Gissane, C., & Healy, J. C. (2014). MRI findings in the lumbar spines of asymptomatic elite junior tennis players. *Skeletal Radiology*, *43*, 925–932.
58. Cleland, J. A., Childs, J. D., Palmer, J. A., & Eberhart, S. (2006). Slump stretching in the management of non-radicular low back pain: A pilot clinical trial. *Manual Therapy*, *11*, 279–286.
59. George, S. Z. (2002). Characteristics of patients with lower extremity symptoms treated with slump stretching: A case series. *Journal of Orthopaedic and Sports Physical Therapy*, *32*, 391–398.
60. Liddle, S. D., Gracey, J. H., & Baxter, G. D. (2007). Advice for the management of low back pain: A systematic review of randomised controlled trials. *Manual Therapy*, *12*, 310–327.
61. Louw, A., Diener, I., Landers, M. R., & Puentedura, E. J. (2014). Preoperative pain neuroscience education for lumbar radiculopathy: A multicenter randomized controlled trial with 1-year follow-up. *Spine*, *39*, 1449–1457.
62. Hebert, J. J., Marcus, R. L., Koppenhaver, S. L., & Fritz, J. M. (2010). Postoperative rehabilitation following lumbar discectomy with quantification of trunk muscle morphology and function: A case report and review of the literature. *Journal of Orthopaedic and Sports Physical Therapy*, *40*, 402–412.
63. Standaert, C. J., & Herring, S. A. (2000). Spondylolysis: A critical review. *British Journal of Sports Medicine*, *34*, 415–422.
64. Tsui, F. W., Tsui, H. W., Akram, A., Haroon, N., & Inman, R. D. (2014). The genetic basis of ankylosing spondylitis: New insights into disease pathogenesis. *The Application of Clinical Genetics*, *7*, 105–115.
65. Masiero, S., Poli, P., Bonaldo, L., Pigatto, M., Ramonda, R., Lubrano, E., Punzi, L., et al. (2013). Supervised training and home-based rehabilitation in patients with stabilized ankylosing spondylitis on TNF inhibitor treatment: A controlled clinical trial with a 12-month follow-up. *Clinical Rehabilitation*, *28*, 562–572.
66. Giannotti, E., Trainito, S., Arioli, G., Rucco, V., & Masiero, S. (2014). Effects of physical therapy for the management of patients with ankylosing spondylitis in the biological era. *Clinical Rheumatology*, *33*, 1217–1230.
67. Gyurcsik, Z., Bodnár, N., Szekanecz, Z., & Szántó, S. (2013). Treatment of ankylosing spondylitis with biologics and targeted physical therapy: Positive effect on chest pain, diminished chest mobility, and respiratory function. *Zeitschrigt Für Rheumatologie*, *72*, 997–1004.
68. Niedermann, K., Sidelnikov, E., Muggli, C., Dagfinrud, H., Hermann, M., Tamborrini, G., Ciurea, A., et al. (2013). Effect of cardiovascular training on fitness and perceived disease activity in people with ankylosing spondylitis. *Arthritis Care and Research*, *65*, 1844–1852.
69. O'Dwyer, T., O'Shea, F., & Wilson, F. (2014). Exercise therapy for spondyloarthritis: A systematic review. *Rheumatology International*, *34*, 887–902.

제 4 부

하지

Lower Extremities

제 10 장

골반과 엉덩관절을 위한 정형물리치료

Orthopedic Interventions for the Pelvis and Hip

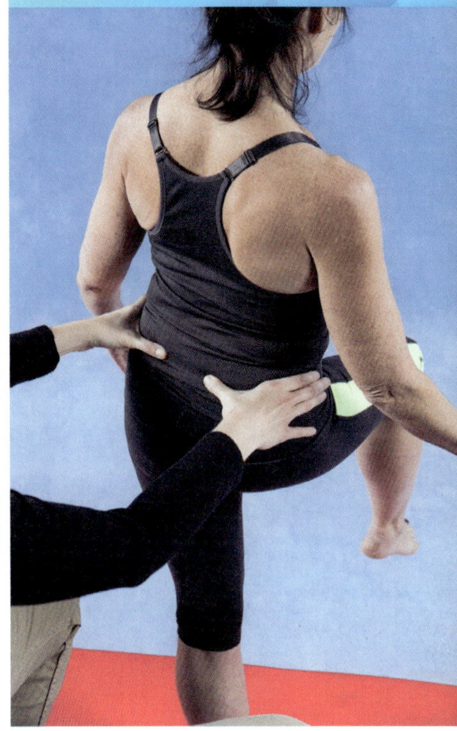

해부학과 생리학 Anatomy and Physiology

뼈와 관절의 해부학과 생리학

물렁조직의 해부학과 생리학

- 절구테두리
- 관절주머니와 인대
- 엉덩정강띠(ITB)
- 윤활주머니
- 신경
- 넙다리뼈머리와 넙다리뼈목의 혈액 공급

근육의 해부학과 운동학

골반과 엉덩관절 운동형상학

- 골반에 대한 넙다리뼈 움직임
- 넙다리뼈에 대한 골반 움직임
- 앞방향경사와 뒤방향경사
- 안굽이엉덩과 밖굽이엉덩
- 운동사슬에서의 엉덩관절 영향

관절가동술

- 앞쪽 활주
- 뒤쪽 활주
- 아래쪽 활주
- 긴축 견인

흔한 병리 Common Pathologies

뼈관절염(OA)

- 원인/기여요소
- 증상
- 임상 징후
- 일반적인 중재
- 예방
- 수술 환자를 위한 중재

엉덩관절 골절

- 원인/기여요소
- 증상
- 임상 징후
- 일반적인 중재
- 예방
- 수술 환자를 위한 중재

궁둥구멍근 증후군

- 원인/기여요소
- 증상
- 임상 징후
- 일반적인 중재

넙다리절구 충돌증후군

- 원인/기여요소
- 증상
- 임상 징후
- 일반적인 중재
- 예방
- 수술 환자를 위한 중재

엉덩관절 관절테두리 열상
- 원인/기여요소
- 증상
- 임상 징후
- 일반적인 중재
- 수술 환자를 위한 중재

큰뼈돌기통증 증후군
- 원인/기여요소
- 증상
- 임상 징후
- 중재
- 예방

궁둥볼기윤활주머니염
- 원인/기여요소
- 증상
- 임상 징후
- 일반적인 중재
- 예방

엉덩허리근 증후군(힘줄염/윤활주머니염)
- 원인/기여요소
- 증상
- 임상 징후
- 일반적인 중재
- 예방

Legg-Calvé-Perthes 질환
- 원인/기여요소
- 증상
- 임상 징후
- 일반적인 중재

뒤넙다리근 좌상
- 원인/기여요소
- 증상
- 임상 징후
- 일반적인 중재
- 예방

넙다리곧은근 좌상
- 원인/기여요소
- 증상
- 임상 징후
- 일반적인 중재
- 예방

요약

학습 결과

이 장을 공부한 후, 학생들은 다음을 할 수 있을 것이다.:

10.1 골반과 엉덩관절의 해부학을 설명할 수 있다.
10.2 엉덩 부위의 정상 가동범위를 기술할 수 있다.
10.3 골반과 엉덩관절의 정상 운동형상학을 설명할 수 있다.
10.4 엉덩관절의 앞쪽 활주, 뒤쪽 활주, 아래쪽 활주 및 견인 가동술의 목적과 역학을 기술할 수 있다.
10.5 흔한 엉덩관절 병리와 일반적인 특징을 설명할 수 있다.
10.6 다양한 엉덩관절 병리에 기여하는 요소와 예방 처치에 대해 설명할 수 있다.
10.7 흔한 엉덩관절 병리를 진단하는데 사용되는 임상 검사와 그 임상 검사의 수행 방법에 대해 설명할 수 있다.
10.8 골반과 엉덩관절 병리에 대한 일반적인 치료 중재를 논의할 수 있다.
10.9 완전 엉덩관절성형술, 절반성형술, 그리고 개방 정복-내적 고정술 등을 포함해, 엉덩관절을 위한 수술적 중재와 수술 후 치료에 대해 논의할 수 있다.
10.10 관절테두리 열상, 넙다리절구 충돌증후군과 뼈관절염 등과 같은 엉덩관절 병리 사이의 관계를 설명할 수 있다.
10.11 골반과 엉덩관절 병리에 대한 임상 경고를 기술할 수 있다.

핵심 단어

경사각도	특발성	뼈절제술
비틀림 각도	돌기사이골절	발병 이전
앞방향경사	미세골절	뒤방향경사
무혈성 괴사	미세열상	근감소증
밖굽이엉덩	신경염	경화증
안굽이엉덩	숨은골절	넙다리뼈머리밑골절
깊은정맥혈전증(DVT)	개방 정복-내적 고정술(ORIF)	뼈돌기밑골절
퇴행성 관절질환(DJD)	기립성 저혈압	완전 엉덩관절성형술
형성이상증	뼈관절염(OA)	보상성 Trendelenburg 징후/보행
관내인공삽입물	뼈가시	비보상성 Trendelenburg 징후/보행
절반성형술	뼈성형술	

해부학과 생리학 Anatomy and Physiology

엉덩관절은 하지의 운동사슬에서 가장 몸쪽에 위치하는 관절이다. 그렇기 때문에, 엉덩관절은 체중의 압박력과 전단력, 엉덩관절을 가로지르는 큰 근육의 수축력, 그리고 하지 움직임에 의해 발생하는 힘 등을 받는다. 엉덩관절에서 발생하는 토크는 일부 활동 동안 체중의 8배까지 증가할 수 있다. 엉덩관절은 절구관절로서 3의 자유도를 갖는다. 이런 뼈의 형태로부터 초래되는 가동성은 이들 극단적인 힘을 이겨내는데 필요한 안정성을 제공하기 위해 물렁조직 구조물에 의해 상쇄되어야 한다. 이런 안정성을 제공하는 구조물은 다음 단락에서 거론될 것이다.

뼈와 관절의 해부학과 생리학
Bone and Joint Anatomy and Physiology

넙다리뼈머리는 엉덩관절을 형성하기 위해 골반의 절구와 관절을 이룬다. 절구는 각 볼기뼈의 측면에 있는 엉덩뼈, 궁둥뼈 및 두덩뼈의 이음부에 위치한다. 절구는 깊은 소켓 형태이고, 절구테두리에 의해 절구의 깊이가 더욱 깊어진다. 절구는 앞쪽, 가쪽 및 아래쪽 방향으로 향한다. 말굽 모양의 연골이 넙다리뼈머리와 접촉하는 절구의 일부를 덮고 있고, 엉덩관절에 가해지는 스트레스를 분산하는데 도움을 준다.[2]

넙다리뼈머리의 먼쪽에는, 뼈가 좁아져서 넙다리뼈목을 형성한다. 이렇게 좁아진 뼈 부위는 골절이 쉽게 일어나는 부위이다(*넙다리뼈머리밑골절*을 참고하기 바란다). 그러나 만약 넙다리뼈목이 스포츠 활동으로 두꺼워지면, 환자는 넙다리뼈목과 골반의 접촉을 경험하게 될 것이다(*넙다리절구충돌* 참고). 넙다리뼈목과 넙다리뼈몸통이 만나는 곳에는 2개의 뼈돌기가 존재한다: 큰뼈돌기와 작은뼈돌기. 강한 엉덩관절 근육의 대부분은 이들 뼈돌기에 부착한다.
그림 10.1은 엉덩관절을 보여주고 있다.

엉덩관절의 정상 생체역학을 설명하는 데 중요한 2개의 각도가 존재한다.: **비틀림 각도**와 **경사각도**. 엉덩관절이 돌림의 중립위에 위치할 때, 넙다리뼈머리와 넙다리뼈목은 이마면 상에 직접 위치하지 않는다. 오히려, 그들은 이마면으로부터 약 12–15°정도 시상면 쪽인 앞쪽으로 돌출한다. 이것은 비틀림 각도로 불린다.

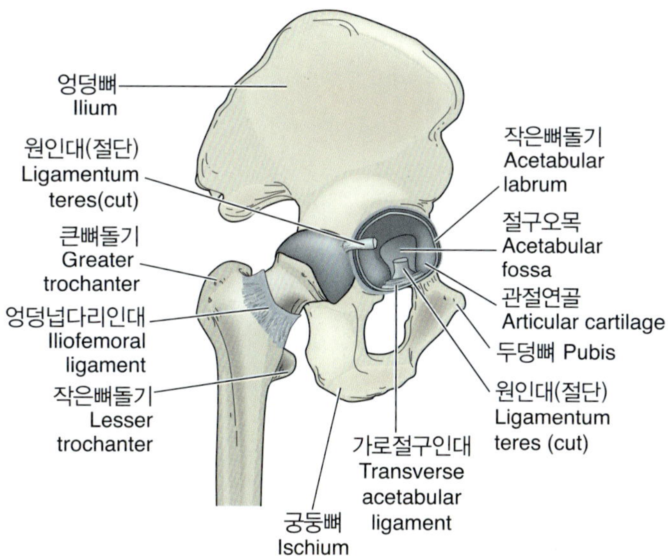

그림 10.1 엉덩관절은 볼기뼈의 절구와 넙다리뼈머리 사이에 있는 절구관절이다. 엉덩관절은 절구테두리에 의해 깊어지고, 엉덩관절 안에 있는 원인대와 관절주머니와 결합된 3개의 인대에 의해 고정된다.

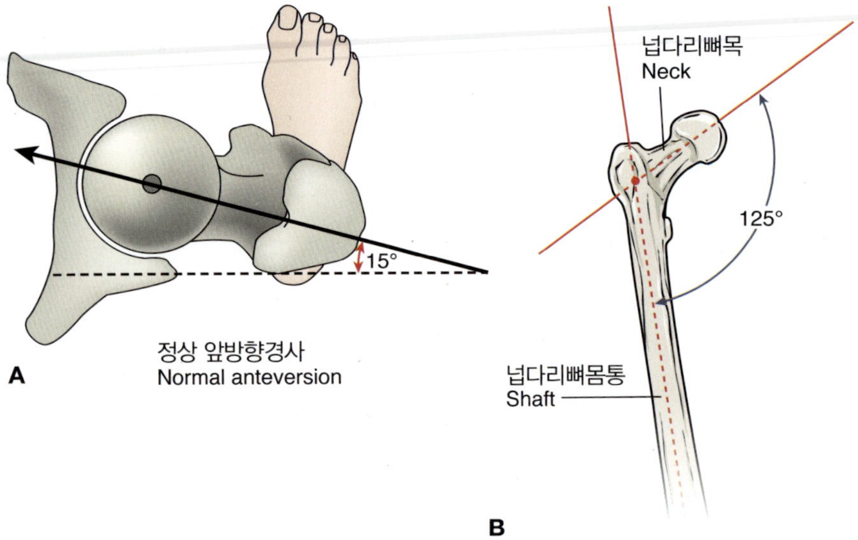

그림 10.2 넙다리뼈머리와 넙다리뼈목은 비틀림 각도(A)에서 이마면으로부터 앞쪽으로 12-15° 정도 회전되어 있다. 넙다리뼈목과 넙다리뼈몸통은 120-135° 의 경사각도를 형성한다. 이들 두 각도는 하지의 생체역학에 영향을 미친다.

표 10-1 뼈와 관절의 해부학과 생리학

골반과 엉덩관절

관절	해부학	정상 ROM과 움직임	뼈표식점	임상적 고려사항
엉덩관절	3의 자유도를 가진 절구관절. 볼록한 넙다리뼈머리는 오목한 골반의 절구와 이룬다. 넙다리뼈머리와 넙다리뼈목의 비틀림 각도는 일반적으로 12°-15°이다. 넙다리뼈머리와 넙다리뼈목 사이의 경사각도는 정상적으로 120-135°이다. 말굽모양의 절구연골은 엉덩관절의 스트레스를 분산한다.	굽힘: 0-125° 폄: 0-20° 벌림: 0-45° 모음: 0-45° 안쪽돌림: 0-45° 가쪽돌림: 0-45°	큰뼈돌기는 엉덩이의 가쪽면에서 촉진될 수 있다.	안굽이엉덩(경사각도가 120°미만)은 밖굽이무릎를 초래한다. 밖굽이엉덩(경사각도가 135°이상)은 안굽이무릎을 초래한다. 8°미만의 비틀림 각도에 의해 형성된 엉덩이의 뒤방향경사는 팔자 서기와 걷기를 초래한다. 25°이상의 비틀림 각도로 인한 엉덩관절의 앞방향경사는 안짱 서기와 걷기를 초래한다. 잠김자세: 안쪽돌림과 완전 폄. 풀림자세: 30°굽힘, 30°벌림, 그리고 약간의 가쪽돌림. 관절주머니패턴: 안쪽돌림, 굽힘 및 벌림(순서는 바뀔 수 있다.)

경사각도는 넙다리뼈목과 넙다리뼈몸통이 형성하는 각도를 나타낸다. 정상의 경사각도는 120-135° 정도이다. 경사각도가 120° 미만이면, 넙다리뼈목과 넙다리뼈몸통이 서로 근접하게 되어 **안굽이엉덩(coxa vara)**을 형성한다. 경사각도가 135°보다 커지면, 넙다리뼈목과 넙다리뼈몸통이 1자 형태에 더욱 가까워져 **밖굽이엉덩(coxa valga)**을 형성한다. 비틀림 각도와 경사각도가 갖는 의미는 본 장의 나중 단락에서 조금 더 깊게 설명될 것이다. 그림 10.2는 넙다리뼈의 비틀림 각도(A)와 경사각도(B)를 보여주고 있다. 표 10-1은 뼈와 관절의 해부학을 요약하고 있다.

물렁조직의 해부학과 생리학

Soft Tissue Anatomy and Physiology

엉덩관절의 안정성은 절구 형태의 관절 때문에 주로 일어나지만, 절구테두리, 관절주머니, 인대 및 근육 등에 의해 강화된다. 이들 물렁조직 뿐만 아니라, 윤활주머니, 신경 및 엉덩관절의 혈액공급도 엉덩관절의 병리를 이해하는데 중요하다.

절구테두리 Labrum

절구테두리는 절구에 연결되지 않은 연골의 가장자리이며, 절구의 깊이를 더 깊게 만든다. 절구의 깊이와 절구테두리는 절구에 의해 넙다리뼈머리의 대부분이 감싸지도록 만든다. 절구테두리는 충격을 흡수하고 압박력을 분산시켜, 관절윤활을 증가시키면서 안정성에도 도움을 준다.[3,4]

관절주머니와 인대 Capsule and Ligaments

엉덩관절의 내부에 1개의 인대가 있고, 엉덩관절의 외부에 여러 개의 인대들이 존재한다. 엉덩관절의 내부에 있는 인대는 원인대이다. 원인대는 아동기에서만 관절의 안정성에 중요한 역할을 하는 것으로 알려져 왔으나, 오늘날에는 성인에게 있어서도 원인대가 중요한 관절 안정장치인 것으로 고려되고 있다.[5,6] 원인대 내에는 작은 동맥이 있는데, 이 동맥은 넙다리뼈머리의 작은 부분에 혈액을 공급한다 (나중에 설명되는 "혈액 공급" 단락 참고).

엉덩관절의 안정성은 치밀한 관절주머니와 각각의 볼기뼈에 붙어 있는 3개의 인대에 의해 증가된다. 이들 인대는 그들이 부착하는 뼈에 의해 이름이 명명된다: 엉덩넙다리인대, 궁둥넙다리인대 및 두덩넙다리인대. Y-인대라고도 불리는 엉덩넙다리인대는 엉덩관절의 인대 중에서 가장 튼튼한 인대일 뿐만 아니라, 인체에서 가장 강한 인대일 것이다. 일반적으로, 이들 3개의 인대는 엉덩관절의 폄을 제한하는 인대로 간주되고 있다.

엉덩정강띠(ITB) Iliotibial (IT) Band

엉덩뼈능선의 측면에서 시작하여 무릎까지 이어지는 넓은 띠를 엉덩정강띠(ITB)라고 부른다. 큰볼기근, 중간볼기근 및 넙다리근막긴장근이 엉덩정강띠에 붙어 있다. ITB의 먼쪽 끝은 정강뼈의 앞가쪽면과 가쪽 넙다리뼈융기에 부착한다. 엉덩정강띠의 몇몇 섬유들은 무릎의 가쪽 지지띠에도 부착한다. ITB에 대한 자세한 내용은 11장의 "무릎의 해부학과 생리학"에서 설명될 것이다.

윤활주머니 Bursae

엉덩이 영역에서 발견되고, 임상적으로 중요하게 고려되는 윤활주머니가 몇 개 있다: 여러 개의 큰뼈돌기윤활주머니, 궁둥볼기윤활주머니 및 엉덩허리근윤활주머니.

큰뼈돌기 영역에 있는 여러 윤활주머니는 볼기근 힘줄, 넙다리근막긴장근과 엉덩정강띠를 완충한다. 큰뼈돌기 영역의 윤활주머니 해부학은 사람마다 매우 가변적이지만, 대부분의 사람들은 적어도 3개의 윤활주머니를 가지고 있다: 큰볼기근밑윤활주머니, 중간볼기근밑윤활주머니, 그리고 작은볼기근밑윤활주머니. 큰볼기근밑윤활주머니는 이들 3개 윤활주머니 중에서 가장 큰 편이고, 큰뼈돌기의 측면에서 발견되고, 큰볼기근과 중간볼기근 사이에 위치한다. 나머지 두 개의 윤활주머니는 각각 중간볼기근과 작은볼기근 밑에 위치한다.

궁둥볼기윤활주머니(ischiogluteal bursa)는 궁둥뼈거친면 위에서 발견되며, 궁둥뼈거친면을 덮고 있는 큰볼기근과 뒤넙다리근 힘줄 사이를 완충시킨다.

엉덩허리근윤활주머니와 엉덩두덩윤활주머니(iliopectineal bursa)는 앞쪽 엉덩관절주머니와 엉덩허리근(엉덩관절의 앞쪽 영역에 있는) 사이에 위치한다. 이들은 골반과 엉덩이의 앞쪽을 가로지르기 때문에, 엉덩허리근에 쿠션을 제공한다. 표 10-2는 엉덩관절의 물렁조직을 요약하고 있다.

표 10-2 결합조직의 해부학과 생리학

골반과 엉덩관절

구조	해부학	기능	임상적 고려사항
관절주머니	3개의 인대에 의해 보강되는 치밀한 관절주머니	엉덩관절을 안정화시킨다. 윤활액을 생성하는 윤활막으로 덮여 있다.	관절주머니를 개방하는 완전 엉덩관절 성형술과 같은 엉덩관절 수술 이후에 엉덩관절의 안정성이 감소된다.
인대	3개의 인대: • 엉덩넙다리인대(Y 인대) • 궁둥넙다리인대 • 두덩넙다리인대	엉덩관절의 안정성을 강화한다.	엉덩관절의 폄을 제한한다.

계속

표 10-2 결합조직의 해부학과 생리학 — 계속

골반과 엉덩관절

구조	해부학	기능	임상적 고려사항
절구테두리	연골의 가장자리가 약 5mm 정도 절구에서 연장되어 있다.	충격을 흡수하고, 엉덩관절을 가로지르는 압박을 분산하고, 안정성을 증가시키기 위해 엉덩관절의 절구를 깊게 만든다.	엉덩관절의 통증은 절구테두리의 열상과 관련되어 있는 것으로 밝혀졌다.
원인대	넙다리뼈머리에 있는 작은오목에서 절구까지 주행한다.	아동의 경우: 엉덩관절을 안정화시킨다. 성인의 경우에도 엉덩관절을 안정화시킬 수 있다. 넙다리뼈머리의 일부에 혈액을 공급하는 폐쇄신경을 운반한다.	인대 열상이 비관절염성 엉덩관절 통증의 원인인 것으로 보인다. 엉덩관절의 탈구나 부분탈구가 인대와 동맥을 손상시킬 수 있다.
엉덩정강띠	엉덩뼈능선에서 가쪽 허벅지를 따라 정강뼈와 무릎뼈까지 주행한다. 큰볼기근, 작은볼기근 및 넙다리근막긴장근이 부착한다.	무릎의 측면에 안정성을 제공한다.	하지의 생체역학을 변화시킬 수 있다. 통증 원인이 엉덩정강띠 마찰 증후군이다(11장).
큰뼈돌기 윤활주머니	각 볼기근 밑에는 여러 개의 윤활주머니가 있다: 큰볼기근밑윤활주머니, 중간볼기근밑윤활주머니, 작은볼기근밑윤활주머니.	각각의 볼기근과 구조물 사이를 완충시킨다.	큰뼈돌기통증 증후군 참고
궁둥볼기 윤활주머니	뒤넙다리근의 이는곳이 있는 궁둥뼈 거친면에 위치한다.	궁둥뼈거친면과 뒤넙다리근 힘줄과 큰볼기근 사이를 완충시킨다.	궁둥볼기윤활주머니 참고
엉덩허리근 윤활주머니	엉덩허리근 밑에 있는 앞쪽 엉덩이 부위에 위치한다.	앞쪽 엉덩이로부터 엉덩허리근을 완충시킨다.	엉덩허리근 증후군 참고

신경 Nerves

엉덩이와 위쪽 허벅지 부위의 가장 중요한 신경구조물은 궁둥신경이다(그림 10.3). 궁둥신경은 인체에서 가장 두껍고 긴 신경이다. 궁둥신경은 허리엉치신경얼기 중 L4–S3에서 나온다. 궁둥신경은 궁둥구멍근 밑으로 지나거나, 경우에 따라서는 궁둥구멍근을 통과한 후, 뒤쪽 허벅지의 중간 지점까지 주행한다. 궁둥신경은 허벅지 뒤쪽을 지나가면서 뒤넙다리근의 대부분과 큰모음근의 일부를 지배한다. 궁둥신경은 무릎 위에서, 2개의 신경(온종아리신경과 정강신경)으로 갈라진다.

엉덩이 부위에 있는 다른 신경은 넙다리신경과 폐쇄신경이다(그림 10.4). 넙다리신경은 허리엉치신경얼기에서 나와 L2–4의 신경뿌리를 포함한다. 넙다리신경은 넙다리네갈래근 뿐만 아니라, 두덩근과 넙다리빗근을 신경지배한다. 폐쇄신경은 넙다리신경과 동일한 허리엉치신경얼기에서 나오고, 주로 모음하는 근육(큰모음근의 일부, 긴모음근, 짧은모음근 및 두덩정강근)들을 지배한다.

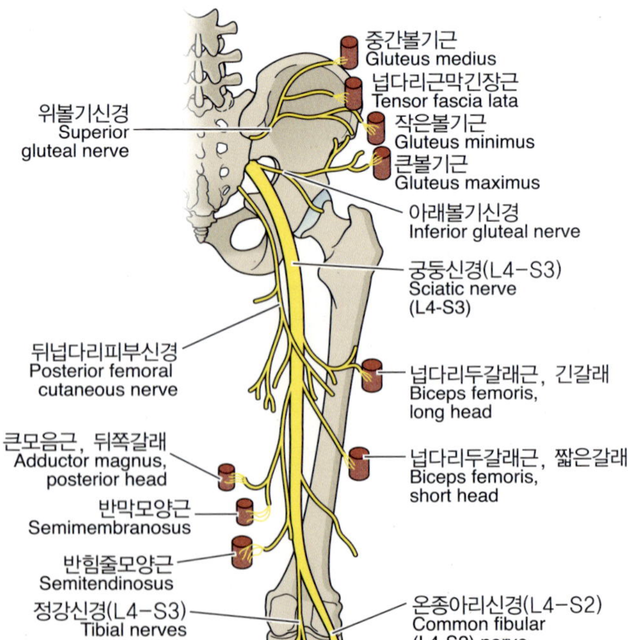

그림 10.3 궁둥신경은 둔부와 허벅지 뒤쪽을 주행한다. 무릎 위에서, 궁둥신경은 뒤넙다리근과 큰모음근의 일부를 신경지배한다.

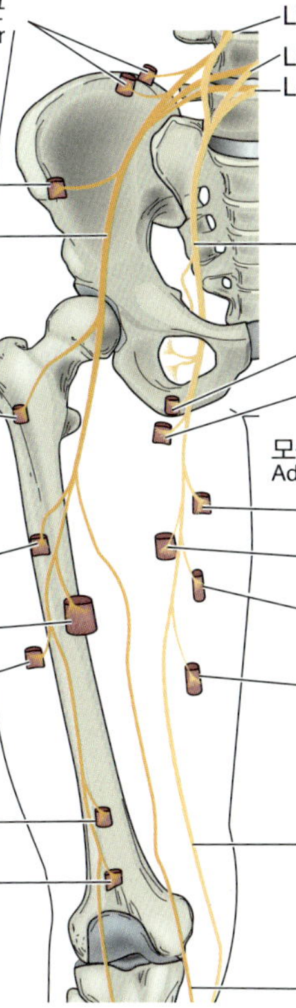

그림 10.4 폐쇄신경과 넙다리신경은 엉덩이의 앞쪽면에 위치한다. 폐쇄신경은 엉덩관절의 모음근을 지배한다. 넙다리신경은 넙다리네갈래근 뿐만 아니라, 엉덩근과 넙다리빗근을 지배한다.

넙다리뼈머리와 넙다리뼈목의 혈액공급

Blood Supply to the Femoral Head and Neck

넙다리뼈머리와 넙다리뼈목으로 가는 혈액은 대부분이 안쪽 회돌이넙다리동맥과 가쪽 회돌이넙다리동맥에서 나오며, 이들 동맥은 넙다리뼈의 부착점 근처에서 관절주머니를 관통하여 넙다리뼈머리와 넙다리뼈목 쪽인 위쪽으로 주행한다. 일부 사람들의 2차 기여 동맥은 원인대 부착점 근처에서 넙다리뼈머리로 들어가는 폐쇄신경의 작은 가지동맥이다(그림 10.5). 넙다리뼈몸통으로 가는 혈액은 영양동맥을 통해 이루어진다. 우리는 본 장의 나중 단락에서 엉덩관절 골절의 수술적 치료에 대한 순환계 해부학의 효과를 거론할 것이다.

근육의 해부학과 생리학

Muscular Anatomy and Kinesiology

엉덩이 영역의 근육은 다음과 같이 나누어질 수 있다.: 엉덩관절의 굽힘근, 폄근, 벌림근, 모음근, 안쪽돌림근 및

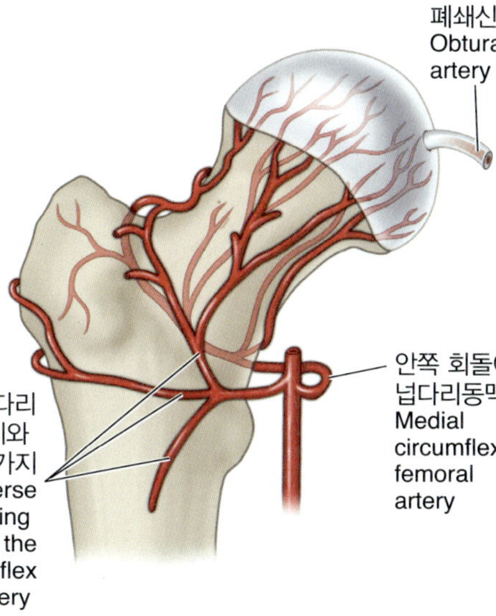

그림 10.5 회돌이동맥은 넙다리뼈목 부위에서 관절주머니 안으로 들어간 후, 넙다리뼈머리의 대부분에 혈액을 공급한다. 넙다리뼈머리의 작은 부위는 원인대에 있는 폐쇄신경에 의해 혈액공급을 받는다.

가쪽돌림근. 엉덩관절 벌림근이 주로 엉덩관절의 안쪽돌림을 담당하기 때문에, 그들의 작용은 표에서 짝을 이룬다. 표 10-3은 엉덩관절 근육의 이는곳, 닿는곳, 신경지배, 주요 작용과 임상적 고려사항을 요약하고 있다.

골반과 엉덩관절 운동형상학

Kinematics of the Pelvis and Hip

보행의 입각기 동안 엉덩관절이 닫힌사슬에서 작용하고, 근육들이 닫힌사슬에서 역작용을 하기 때문에, 골반에 대한 엉덩관절 근육의 작용(닫힌사슬)과 넙다리뼈에 대한 엉덩관절 근육의 작용(열린사슬)을 고려하는 것이 중요하다. 골반에 대해 넙다리뼈를 굽힘하는 근육은 넙다리뼈에 대해 골반을 앞쪽경사시키는 능력을 가진다. 또한 엉덩관절을 폄하는 근육은 넙다리뼈에 대해 골반을 뒤쪽경사시킬 것이다. 넙다리뼈를 벌림하는 근육은 입각기 동안 이마면상에서 반대쪽 골반을 강력하게 안정화시키는 근육이 된다.

엉덩관절 근육의 단축은 척추와 골반의 자세에 영향을 미칠 수 있다. 이것은 특히 두 개 이상의 관절을 지나가는 근육에서 잘 나타난다. 엉덩이 부위에는 뒤넙다리근, 넙다리곧은근, 두덩정강근 등을 포함해 2 관절 근육이 몇 개 있다. 이들 근육이 수동불충분성을 가지기 때문에, 엉덩관절의 가동범위에 영향을 준다. 비록 엉덩관절의 굽힘이 무릎을 굽힘했을 때 약 125°정도 되지만, 무릎을 폄했을 때는 뒤넙

표 10-3 근육의 해부학과 운동학 — 계속

무릎

근육	이는곳	닿는곳	신경지배	주요 작용	임상적 고려사항
엉덩근	엉덩뼈오목	작은뼈돌기	넙다리신경	엉덩관절 굽힘	엉덩관절 굽힘근의 단축은 골반의 앞쪽경사와 허리뼈 만곡의 증가를 초래한다.
큰허리근	T12–L5의 앞가쪽면	작은뼈돌기	넙다리신경	엉덩관절의 굽힘과 몸통의 굽힘. 허리뼈 고정근으로 작용하는 것 같음.	엉덩근과 큰허리근은 공통된 닿는곳을 갖기 때문에, 합쳐져서 엉덩허리근으로 간주된다.
넙다리곧은근	AIIS	정강뼈거친면	넙다리신경	엉덩관절의 굽힘과 무릎의 폄	
넙다리빗근	ASIS	몸쪽정강뼈의 안쪽면	넙다리신경	엉덩관절의 굽힘, 벌림 및 가쪽돌림, 그리고 무릎의 굽힘	거위발을 형성하는 근육 중의 하나이다. 이 근육 밑에 윤활주머니가 존재한다.
반막모양근	궁둥뼈거친면	정강뼈의 안쪽면	궁둥신경의 정강부분	엉덩관절 폄과 무릎 굽힘. 정강뼈의 안쪽돌림	뒤넙다리근의 단축은 골반의 뒤쪽경사와 허리뼈 만곡의 감소를 초래한다.
반힘줄모양근	궁둥뼈거친면	정강뼈의 안쪽면	궁둥신경의 정강부분	엉덩관절 폄과 무릎 폄 정강뼈의 안쪽돌림	반힘줄모양근은 거위발을 형성하는 근육 중의 하나이다.
넙다리두갈래근	긴갈래: 궁둥뼈거친면 짧은갈래: 넙다리뼈 뒤쪽면	종아리뼈머리	긴갈래: 궁둥신경의 정강부분 짧은갈래: 궁둥신경의 온종아리 부분	긴갈래: 엉덩관절의 폄과 무릎의 굽힘 짧은갈래: 무릎의 굽힘 양쪽 갈래: 정강뼈의 가쪽돌림	가장 흔하게 손상되는 뒤넙다리근군의 근육.
큰볼기근	엉치뼈와 엉덩뼈의 뒤쪽면	큰뼈돌기의 먼쪽	아래볼기신경	엉덩관절의 폄과 가쪽돌림	
중간볼기근	가쪽 엉덩뼈	큰뼈돌기	위볼기신경	엉덩관절의 벌림과 안쪽돌림	한발 서기나 보행을 할 때, 골반을 수평으로 유지하는데 중요한 역할을 한다. 이 근육의 약증은 Trendelenburg 보행을 초래한다.
작은볼기근	중간볼기근 밑에 있는 가쪽 엉덩뼈	큰뼈돌기	위볼기신경	엉덩관절의 벌림과 안쪽돌림	
넙다리근막긴장근	ASIS	엉덩정강띠를 통해 무릎뼈와 정강뼈의 앞가쪽에 부착한다.	위볼기신경	엉덩관절의 굽힘, 벌림과 안쪽돌림 긴장을 통해 무릎의 가쪽면을 안정화 시킨다.	

표 10-3 근육의 해부학과 운동학

무릎

근육	이는곳	닿는곳	신경지배	주요 작용	임상적 고려사항
큰모음근	2개의 갈래: 앞쪽갈래: 궁둥뼈가지 뒤쪽갈래: 궁둥뼈거친면	넙다리뼈 뒤쪽면	앞쪽갈래: 폐쇄신경 뒤쪽갈래: 궁둥신경	엉덩관절 모음. 뒤쪽갈래는 엉덩관절의 폄에 도움을 준다.	큰모음근 뒤쪽갈래의 이는곳, 닿는곳, 신경지배 및 작용은 뒤넙다리근과 비슷하다.
긴모음근	두덩뼈	넙다리뼈 뒤쪽면	폐쇄신경	엉덩관절 모음	
짧은모음근	두덩뼈	넙다리뼈 뒤쪽면	폐쇄신경	엉덩관절 모음	
두덩근	두덩뼈	몸쪽넙다리뼈 뒤쪽면	폐쇄신경	엉덩관절 모음과 약간 굽힘근	
두덩정강근	두덩뼈	몸쪽정강뼈의 안쪽면	폐쇄신경	엉덩관절 모음. 부가적으로, 약한 엉덩관절 굽힘근과 무릎관절 굽힘근이고, 무릎 안쪽 고정근으로도 작용한다.	거위발을 이루는 3개 근육 중의 하나이다.
6개의 깊은 가쪽돌림근: 궁둥구멍근 속폐쇄근 바깥폐쇄근 위쌍둥이근 아래쌍둥이근 넙다리네모근	엉치뼈, 궁둥뼈, 두덩뼈	큰뼈돌기	가변적	엉덩관절 가쪽돌림. 엉덩관절이 완전히 굽힘되었을 때, 궁둥구멍근은 엉덩관절의 안쪽돌림을 돕는다.	궁둥구멍근은 궁둥신경의 압박에 중요한 역할을 한다. 궁둥신경은 궁둥구멍근 근처에 위치하고, 둔부 영역을 통과할 때 근육 밑을 지나가거나 그 근육을 통과한다. 다른 깊은 돌림근은 넙다리뼈 머리를 절구 안에서 안정화시키는 역할을 한다. 그들은 "엉덩관절의 돌림근띠"로 간주될 수 있다.

다리근의 수동불충분성 때문에 엉덩관절의 굽힘이 90° 밖에 안된다. 무릎을 폄했을 때 엉덩관절 폄의 정상 범위가 20-30°이지만, 무릎을 굽힘했을 때 넙다리곧은근의 수동불충분성 때문에, 엉덩관절의 폄이 더 적게 일어난다.

골반에 대한 넙다리뼈 움직임

Femur Movement on the Pelvis

골반에 대한 넙다리뼈 움직임은 매우 친숙하고, 굽힘, 폄, 벌림, 모음, 안쪽돌림 및 가쪽돌림을 포함한다. 이들 움직임은 열린사슬에서 매우 쉽게 일어난다. 엉덩관절의 가동범위 제한은 하지와 척추의 병리에 나쁜 영향을 줄 수 있다.

넙다리뼈에 대한 골반 움직임

Pelvis Movement on the Femur

선 자세를 취할 때 골반의 중립 자세는 이마면 상에서 엉덩뼈능선이 수평을 이루는 것이고, 또 시상면상에서 볼 때 ASIS와 PSIS가 수평을 이루는 것을 의미한다. 그리고 가로면에서 볼 때는 골반이 회전되지 않는 것이다. 종종 골반은 보행의 입각기를 포함한 체중부하 활동 동안에 안정된 넙다리뼈 위에서 움직일 것이다. 골반의 움직임으로는 앞쪽경사, 뒤쪽경사, 가쪽경사 그리고 돌림 등이 있다.

골반의 앞쪽경사는 시상면상에서 엉덩관절에 대해 골반이 굽힘한 결과이다. ASIS는 앞쪽과 아래쪽으로 움직이고, PSIS는 위쪽으로 움직인다. 골반의 앞쪽경사는 엉덩관절의 굽힘이다. 골반의 앞쪽경사 자세는 엉덩허리근, 넙다리곧은

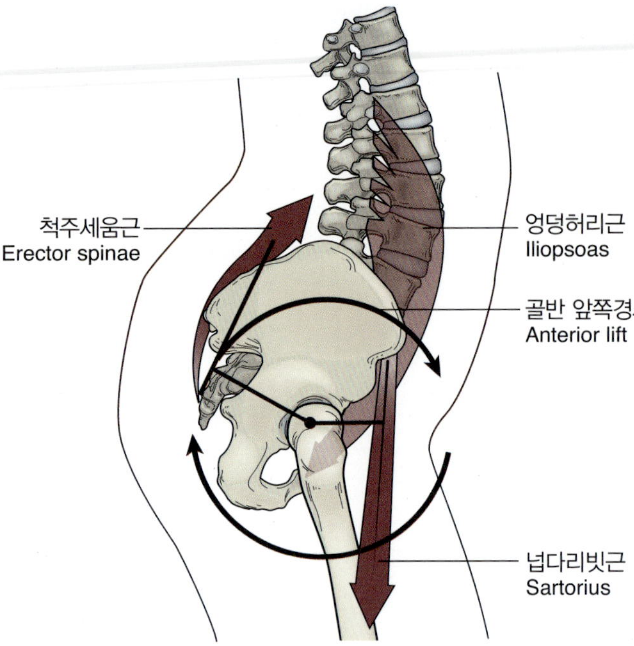

그림 10.6 골반의 앞쪽경사는 엉덩허리근, 넙다리곧은근 또는 척주세움근 등의 수축이나 단축에 의해 일어날 수 있으며, 이것은 허리뼈의 폄을 일으킨다.

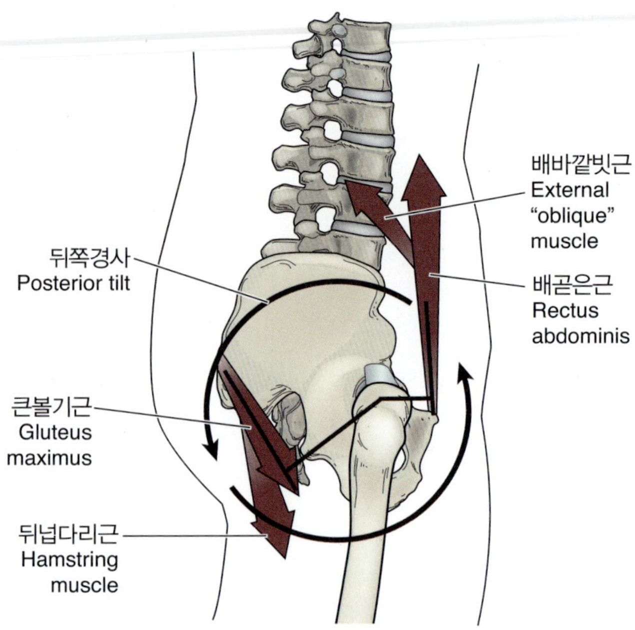

그림 10.7 골반의 뒤쪽경사는 배 근육, 큰볼기근, 또는 뒤넙다리근의 수축이나 단축에 의해 일어날 수 있으며, 이것은 허리뼈의 굽힘을 초래한다.

근 또는 척주세움근의 수축에 의해 일어난다. 허리뼈에 대한 결과는 허리뼈의 폄 또는 앞굽이의 증가이다(그림 10.6).

골반의 뒤쪽경사는 시상면상에서 엉덩관절에 대해 골반이 폄한 결과이다. 이 경우, ASIS가 중립위에서 뒤쪽과 위쪽으로 움직인다. PSIS는 아래쪽으로 움직인다. 골반의 뒤쪽경사는 엉덩관절의 폄이다. 골반의 뒤쪽경사 자세는 배근육, 큰볼기근 또는 뒤넙다리근의 단축에 의해 일어난다. 허리뼈에 대한 결과는 허리뼈의 굽힘 또는 앞굽이의 감소이다(그림 10.7).

골반의 가쪽경사는 이마면 상에서 좌우 골반 중 어느 한 쪽이 올라가거나 내려가는 것이다. 이것의 대부분은 한발서기를 하거나 보행을 할 때 일어난다. 이 자세의 경우, 골반을 수평으로 유지하는 것은 입각기쪽 다리의 중간볼기근과 유각기쪽 다리의 허리네모근이 이루는 짝힘의 근력에 의해 주로 좌우된다.

골반 가쪽경사의 짝힘(특히, 중간볼기근)이 약하면, 환자는 한발서기나 보행을 할 때 골반을 수평으로 유지할 수 없을 것이다. 만약 환자가 보상 전략을 채택하지 않으면, 환측 다리로 체중을 지지할 때 골반은 비체중부하된 다리쪽으로 내려갈 것이다. 이것은 한발서기를 할 때는 **비보상성 Trendelenburg** 징후로 불리고, 보행을 할 때는 비보상성 Trendelenburg 보행으로 불린다. 환자는 환측 다리로 한발서기를 했을 때 몸을 환측 다리쪽으로 기울임으로써 대개 약증을 보상할 것이다. 이것은 **보상성 Trendelenburg** 징후/보행으로 불린다. 반대쪽 골반이 위로 올라갈 때는 입각기쪽 엉덩관절의 자세는 벌림되고, 이 골반이 내려갈 때는 엉덩관절이 모음된다(그림 10.8).

주의…

약증보다는 엉덩관절이나 무릎관절의 통증 때문에 환자들이 Trendelenburg 보행을 한다는 것에 유의해야 한다. 환측 다리쪽으로 몸을 기울이면, 엉덩관절과 무릎관절에서 발생하는 토크가 현저하게 감소될 것이고, 이로 인해 통증이 감소하게 된다.

골반의 회전은 가로면 상에서 일어나는 골반의 움직임이다. 정상 보행에서 유각기 다리가 앞쪽으로 움직일 때, 골반이 앞쪽으로 회전하고, 뒤쪽 회전은 입각기 내내 증가한다. 골반의 앞쪽 회전은 반대쪽 다리인 입각기 다리의 안쪽돌림을 초래하고, 뒤쪽 회전은 반대쪽 다리의 가쪽돌림을 초래한다(그림 10.9).

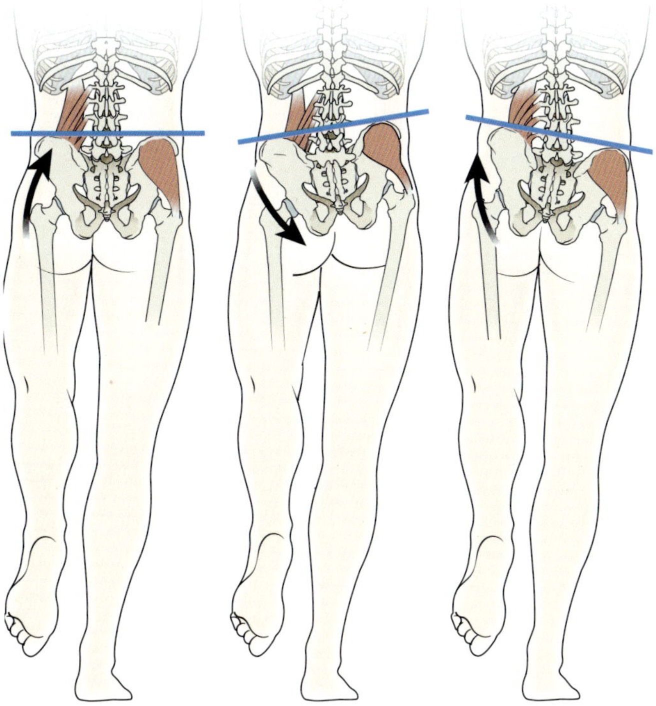

A B C

그림 10.8 입각기 다리에 있는 중간볼기근과 유각기 다리에 있는 허리네모근은 보행 동안 골반을 비교적 수평으로 유지시킨다(A). 짝힘이 약하면, 보행 시 유각기 다리쪽으로 골반이 떨어지게 된다. 이것은 비보상성 Trendelenburg 징후(B)이고, 일반적으로 입각기 다리에 있는 중간볼기근의 약증으로 초래된다. 환자가 입각기 다리쪽으로 몸을 기울여서 유각기 다리쪽의 골반을 들어 올릴 수도 있는데, 이것은 보상성 Trendelenburg 징후(C)로 불린다.

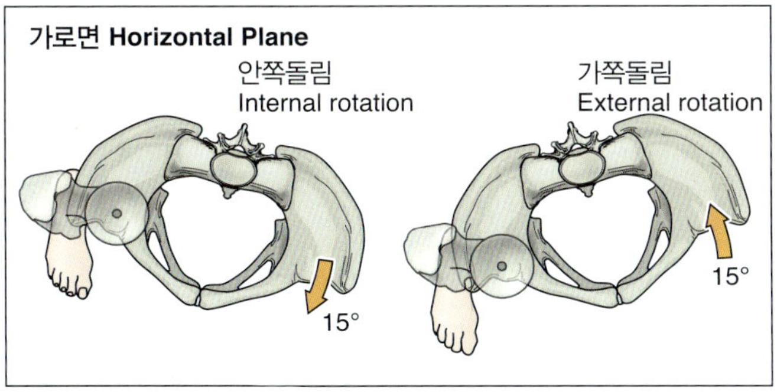

그림 10.9 보행 동안의 골반 회전. 유각기의 다리는 골반을 앞쪽으로 돌림시켜 입각기(체중부하쪽) 다리를 안쪽돌림시킨다.

앞방향경사와 뒤방향경사

Anteversion and Retroversion

넙다리뼈머리와 목은 안쪽으로 돌출되어 있지만, 이마면 상에 위치하지 않는다. 오히려 그들은 이마면으로부터 약

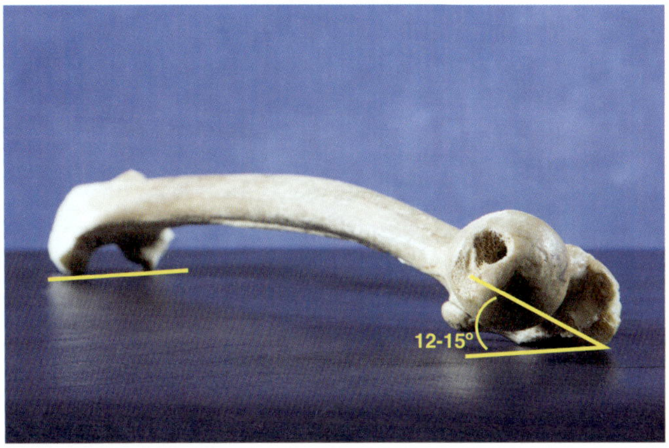

그림 10.10 넙다리뼈융기가 이마면 상에 있으면, 넙다리뼈머리와 목은 앞쪽과 안쪽으로 돌출되어 비틀림 각도를 형성한다.

12–15°정도 앞쪽과 안쪽으로 주행하는 운동면상에 위치하여, 넙다리뼈몸통과 비틀림 각도를 형성한다. 여러분은 넙다리뼈를 테이블 위에 배치했을 때 넙다리뼈머리와 목이 테이블 위에 붙지 않고 테이블로부터 넙다리뼈머리가 들려져 있는 비틀림 각도를 관찰할 수 있다(그림 10.10).

만약 비틀림 각도가 감소(8° 미만)하여 넙다리뼈머리와 목이 이마면 쪽으로 위치하게 되면, 넙다리뼈몸통은 절구 안에서 넙다리뼈머리를 제대로 배치하기 위해 가쪽으로 돌림되어야 한다. 이런 경우의 결과로써, 환자는 증가된 엉덩관절 가쪽돌림과 감소된 안쪽돌림의 가동범위를 가질 것이고, 또 보행 시 팔자 보행을 하게 될 것이다. 이 자세는 엉덩관절의 뒤방향경사로라고 불린다.

만약 넙다리뼈머리와 넙다리뼈목이 넙다리뼈몸통과 정상(25°이상)보다 더 큰 비틀림 각도를 형성하고 있다면, 넙다리뼈는 절구 안에서 넙다리뼈머리가 제대로 위치되도록 안쪽으로 돌림되어야 한다. 그것에 따른 결과는, 보행 시 엉덩관절의 안쪽돌림 증가, 가쪽돌림 감소, 그리고 안짱 걸음이다. 이 자세는 넙다리뼈의 앞방향경사로도 불린다. 그림 10.11은 정상 비틀림 각도, 앞방향경사와 뒤방향경사를 보여주고 있다.

안굽이엉덩과 밖굽이엉덩

Coxa Vara and Coxa Valga

넙다리뼈목과 넙다리뼈몸통이 이루는 경사각도는 대략 125°이다. 경사각도가 120° 미만일 때, 안굽이엉덩이 발생한다. 135°이상의 경사각도로부터 밖굽이엉덩이 발생한다. 안굽이엉덩은 무릎의 밖굽이 증가와 관련되고, 밖굽이엉덩은 무릎의 안굽이 증가와 관련된다. 그림 10.12는 넙다리

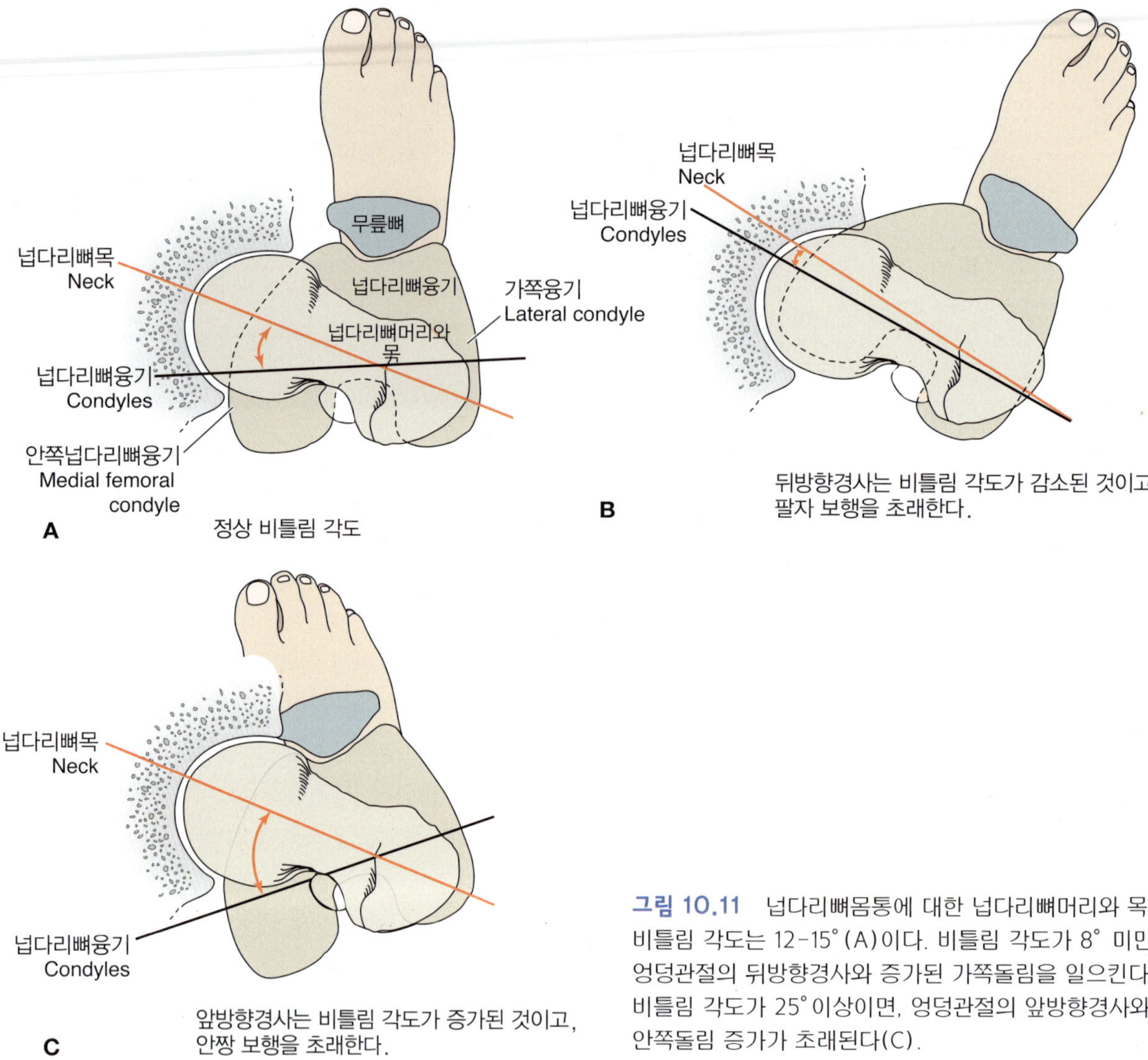

그림 10.11 넙다리뼈몸통에 대한 넙다리뼈머리와 목의 정상 비틀림 각도는 12-15°(A)이다. 비틀림 각도가 8° 미만이면, 엉덩관절의 뒤방향경사와 증가된 가쪽돌림을 일으킨다(B). 비틀림 각도가 25°이상이면, 엉덩관절의 앞방향경사와 안쪽돌림 증가가 초래된다(C).

뼈, 안굽이엉덩, 밖굽이엉덩의 해부학을 보여주고 있다. 무릎에 대한 엉덩관절의 비정상 정렬을 확인할 수 있다.

운동사슬에서의 엉덩관절 영향

Hip Infl uences in the Kinetic Chain

위에서 설명한 바와 같이, 정적 뿐만 아니라 동적으로도 무릎과 발목에 대해 커다란 제어 역할을 하는 엉덩관절의 역할을 이해하는 것이 중요하다. 체중부하 활동 동안, 엉덩관절의 폄근, 벌림근과 가쪽돌림근은 무릎의 밖굽이 움직임을 제어한다. 엉덩관절의 강력한 근육과 운동사슬의 위쪽 부분에 해당하는 엉덩관절의 위치가 엉덩관절에 엄청난 영향을 제공한다. 이것은 11장에서 더 자세히 다루어질 것이다.

엉덩관절은 척추에도 영향을 미친다. 엉덩관절의 많은 근육들은 골반에 부착하기 때문에, 골반의 앞쪽경사, 뒤쪽경사 및 가쪽경사를 일으킨다. 이것은 허리뼈의 자세에도 영향을 준다. 부가적으로, 엉덩관절과 척추의 움직임은 엉덩관절의 움직임 패턴과 무릎의 굽힘에 복잡하게 연결되어 있다. 엉덩관절의 움직임 제한은 보상적인 허리뼈 움직임과 척추 병리를 초래할 수 있다.

관절가동술 Joint Mobilization

관절가동술은 통증을 줄이거나 가동범위를 늘리는 유용한 중재 기법이다. 절구관절로서, 엉덩관절의 움직임은 긴뼈의 움직임과 반대되는 방향으로 일어나는 넙다리뼈머리의 활주를 동반한다. 엉덩관절의 풀림자세는 약간의 가쪽돌림과 함께, 엉덩관절의 30°굽힘과 30°벌림이다. 표 10-4는 가동범위를 늘리는데 사용되는 가동술의 관련 방향과 기본면에서 일어나는 움직임을 목록하고 있다.

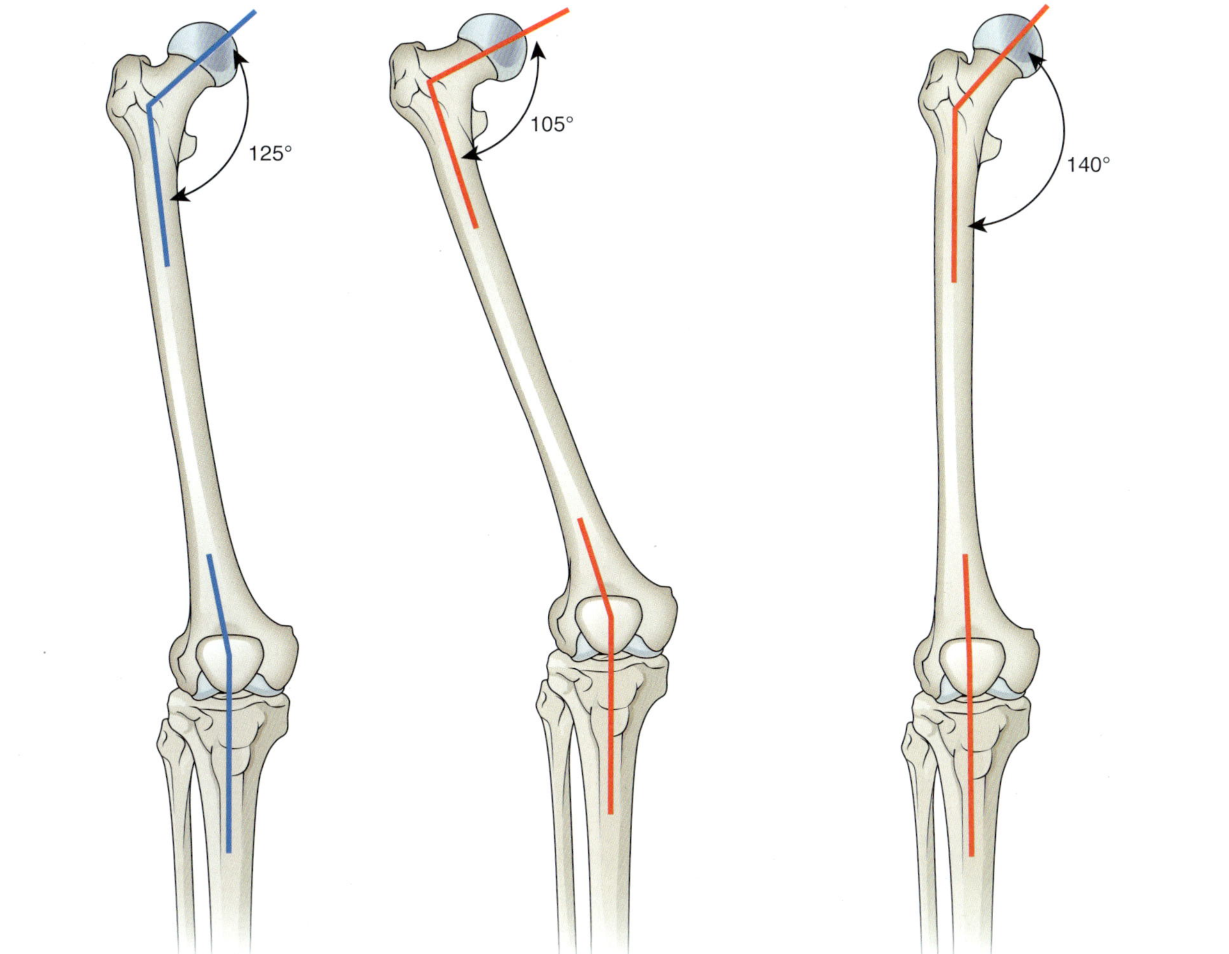

그림 10.12 정상 경사각도, 안굽이엉덩과 밖굽이엉덩. 안굽이엉덩은 밖굽이무릎과 관련된다. 밖굽이엉덩은 안굽이무릎과 관련이 있다.

표 10-4 엉덩관절 가동범위를 증가시키는데 사용되는 활주 방향

제한된 가동범위	활주 가동술의 방향
굽힘	뒤쪽과 아래쪽
폄	앞쪽
벌림	아래쪽
안쪽돌림	뒤쪽
가쪽돌림	앞쪽

앞쪽 활주 Anterior Glide

앞쪽 활주는 엉덩관절의 폄과 가쪽돌림을 증가시키기 위해 사용된다. 환자는 엎드린 자세를 취하고, 검사자는 환자의 환측 다리를 지지한다. 검사자는 엉덩관절 근처에서 테이블 쪽인 앞쪽 방향으로 힘을 적용한다(그림 10.13).

뒤쪽 활주 Posterior Glide

뒤쪽 활주는 엉덩관절의 굽힘과 안쪽돌림을 증가시키기 위해 사용된다. 환자는 테이블의 가장자리 근처에서 누운 자세를 취한다. 이때 환자는 약간 엉덩관절을 모음한 채, 엉덩관절과 무릎관절을 90°로 굽힌다. 검사자는 환자의 환측 다리를 고정하고, 넙다리뼈를 통해 아랫방향으로 힘을 적용한다(그림 10.14).

아래쪽 활주 Inferior Glide

아래쪽 활주는 엉덩관절의 벌림 가동범위를 증가시키는데 사용된다. 환자는 누운 자세를 취하고, 검사자는 환측 다리의 엉덩관절을 약 80°굽힘하고 무릎을 굽힘시켜 자신의 어깨 위로 환자의 다리를 올려놓는다. 검사자는 양손을 환자의 몸쪽 허벅지를 잡고, 환자의 발 쪽으로 힘을 적용한다(그림 10.15).

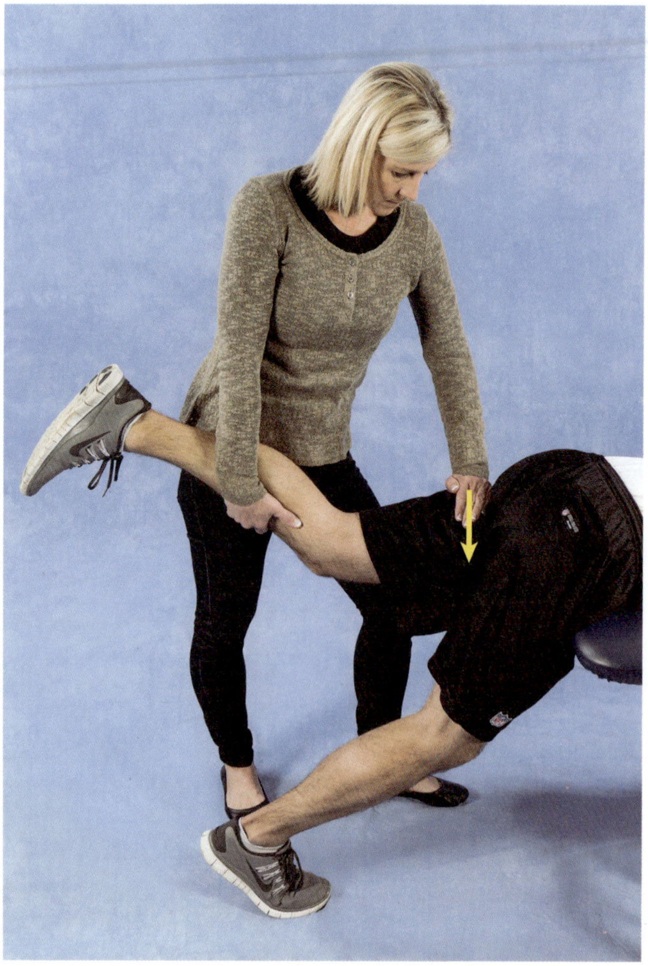

그림 10.13 엉덩관절의 앞쪽 활주는 엉덩관절의 폄과 가쪽돌림을 증가시킨다.

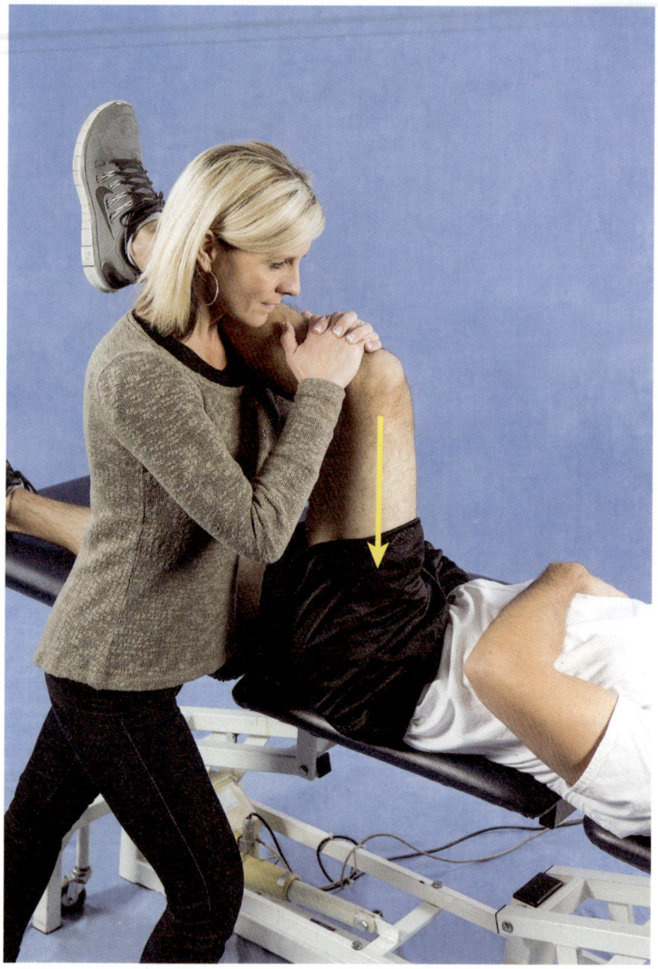

그림 10.14 엉덩관절의 뒤쪽 활주는 엉덩관절의 굽힘과 안쪽돌림을 증가시킨다.

긴축 견인 Long Axis Distraction

긴축 견인은 관절주머니를 신장하고 통증을 완화하기 위해 사용된다. 환자는 환측 다리를 쭉 편 상태로 누운 자세를 취한다. 검사자는 발목 윗부분을 잡는다. 검사자는 자신의 체중을 뒤쪽으로 기울여서 환자의 엉덩관절을 당기는 힘을 적용한다(그림 10.16).

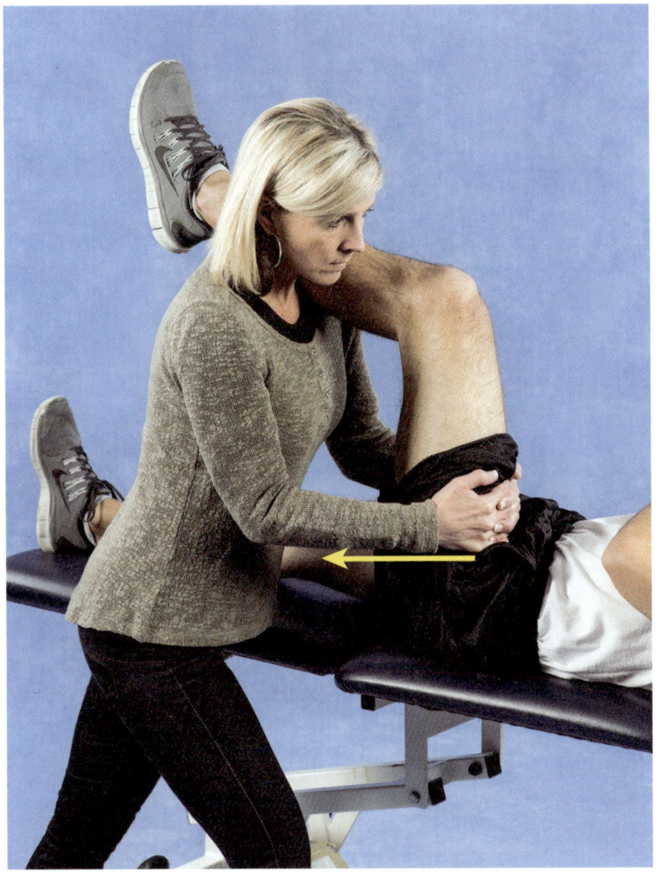

그림 10.15 엉덩관절의 아래쪽 활주는 엉덩관절의 벌림을 증가시킨다.

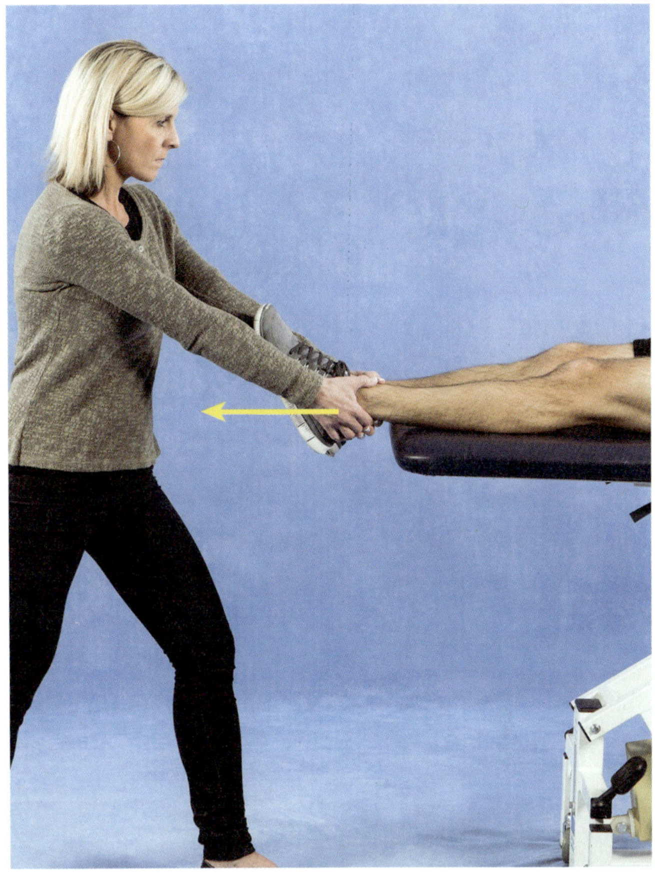

그림 10.16 일반적으로 긴축 견인 가동술이 엉덩관절의 신장과 관절 통증을 감소시키기 위해 사용된다.

흔한 병리 Common Pathologies

뼈관절염(OA)
엉덩관절 골절
궁둥구멍근 증후군
넙다리절구 충돌증후군
엉덩관절 관절테두리 열상
큰뼈돌기통증 증후군
궁둥볼기윤활주머니염
엉덩허리근 증후군(힘줄염/윤활주머니염)
Legg-Calvé-Perthes 질환
뒤넙다리근 좌상
넙다리곧은근 좌상

엉덩이의 위치, 구조 및 기능은 엉덩이의 손상이나 병리에 영향을 미친다. 그 이외에, 하지의 변화된 생체역학도 엉덩관절의 통증, 약증, 염증 및 손상을 초래할 수 있다. 본 단락에서, 우리는 아동에서 노인에 이르기까지 모든 사람에게 영향을 주는 엉덩관절 병리에 대해 논의할 것이다. 우리는 엉덩관절 뼈관절염과 골절에 대한 수술적 치료를 공부할 것이다. 여러분은 엉덩관절 병리를 진단하는데 사용되는 특수검사가 다양한 병리에 적절한지를 확인해야 한다.

뼈관절염(OA) CPG
Osteoarthritis(OA)

뼈관절염은 관절염 중에서 가장 흔한 유형이다. 뼈관절염은 **퇴행성 관절질환**(**DJD**)으로도 알려져 있다. 이것은 전신질환인 류마티스 관절염과는 대조되는 마모성 관절염이다. 간단히 말해서, 엉덩관절의 뼈관절염은 가동분절이 마모되는 결과로 발생한다. 뼈관절염의 증상으로는, 통증, 뻣뻣함, 가동범위 소실 등이 있다. 근육의 위축(**근육감소증**)

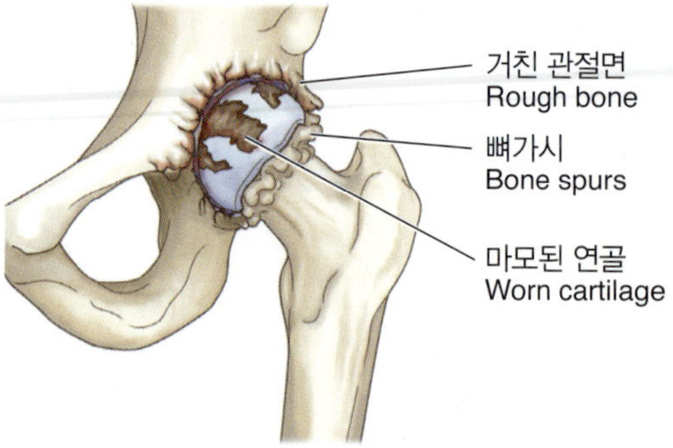

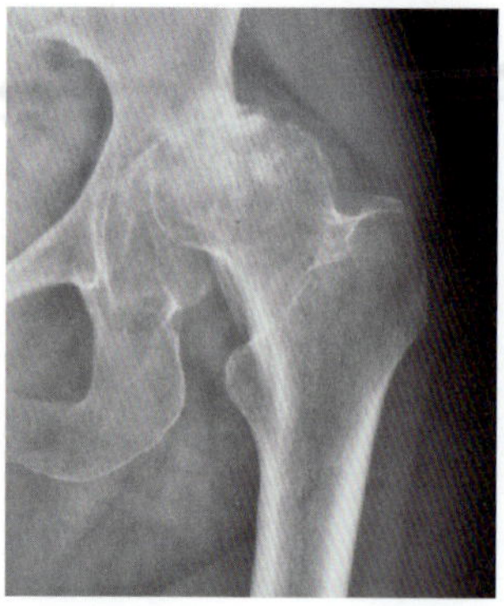

그림 10.17 엉덩관절 뼈관절염의 그림. 관절공간 감소, 뼈가시 및 경화증을 보이는 X선 사진의 소견.

상자 10-1 발달성 엉덩관절 이형성증

엉덩관절의 발달성 이형성증(DDH)은 8:1의 비율로 여성에게 더 흔한 편이다. 이런 선천성 질환은 얕은 절구와 넙다리뼈의 큰 경사각도이다. 질환은 경한 것에서부터 심한 것까지 다양할 수 있다. 경한 경우는 성인이 될 때까지 발견되지 않을 수도 있다. 심한 경우는 신생아의 탈구로 이어진다. 경한 경우를 위해, 벌림된 아기의 엉덩관절을 스플린트로 유지하는 것이 발달하는 절구의 형태를 향상시킬 것이다. 질환이 심한 경우에는, 수술을 이용해 넙다리뼈를 재위치하고, 절구를 좋게 만들고, 또 경사각도를 정상화하는 것이다.

도 종종 나타나고, 또 인대도 느슨해진다. X선 검사에 따르면, **관절공간** 감소, 뼈가시 형성, 그리고 하얗게 보이는 증가된 뼈밀도(**경화증**)가 나타난다(그림 10.17).

원인/기여요소

엉덩관절의 OA에 대해 많이 보고된 위험 요소가 있는데, 이것은 비만, 변화된 생체역학, 관절주머니의 단축, 육체를 이용한 직업, 정상적인 노화,[19-21] 다리 길이의 불일치, 넙다리절구 충돌,[22-25] 절구테두리 열상,[4] 그리고 발달성 엉덩관절 **이형성증**(상자 10-1) 등으로부터 엉덩관절에 대한 스트레스 증가와 연결되어 있었다. 사실, 엉덩관절 이형성증, 넙다리절구 충돌, 절구테두리 열상, 그리고 엉덩관절의 OA 등 사이의 연결은 관절질환의 연속체로서 기술되어 왔다.[26]

증상

OA는 앞쪽 엉덩이와 사타구니의 통증을 유발하고, 다소 덜한 편이지만 가쪽 엉덩이의 통증을 유발한다. 통증은 허벅지 안쪽에서 무릎으로 전이될 수 있다. 환자는 일반적으로 체중부하 활동 도중이나 이후에 통증이 증가된다고 보고한다. 1시간 미만으로 지속되는 아침의 뻣뻣함이 일반적인 증상이고, OA를 의미하는 증상이다.[27,28] 엉덩관절이 더욱 악화되면, 앉은 자세에서 일어설 때 통증이 발생하고, 엉덩관절의 가동범위가 더 심하게 제한될 것이다. 엉덩관절 굽힘과 안쪽돌림의 제한은 흔한 편이다. 2차 문제점은 엉덩관절의 제한된 움직임에 대한 보상으로서 허리뼈의 과도한 움직임이 일어날 수 있다.

임상 징후

X선 소견, 환자의 호소, 엉덩관절 가동범위 및 특수검사 등을 포함한 엉덩관절 OA의 진단에 많은 정보들이 이용된다. 3개의 엉덩관절 움직임 제한이 OA를 잘 의미한다.[29,30] 아래에 기술된 2개의 검사법이 데이터 수집에 유용할 수 있다.

FABER 검사

FABER 검사(Patrick 검사로도 알려진)는 환자의 다리 자세(**F**lexion–**AB**duction–**E**xternal **R**otation)로부터 명명되었다. 이 검사는 OA를 포함해 여러 가지 엉덩관절 병리의 검사에 사용된다. 이 검사의 경우, 환자는 누운 자세를 취한다. 검사자는 환자의 엉덩관절을 굽힘, 벌림 및 가쪽돌림시킨 후, 발목을 반대쪽 무릎 위에 배치시킨다. 검사자가 굽힘된 무릎에 약간의 하방 압박을 가하는 한편, 반대쪽 엉덩뼈의 ASIS 근처에 고정의 목적을 가진 반대압박을 가한다(그림 10.18). 양성 징후는 굽힘된 다리의 엉덩이, 둔부 또는 사타구니 등의 통증이다. 또한 이 검사는 절구테두리 열상,[31] 넙다리절구 충돌,[32] 그리고 엉치엉덩관절 기능장애 등의 가능성도 나타낸다.[33]

엉덩관절 문지르기(Scour) 검사/사분원(Quadrant) 검사

엉덩관절 문지르기 검사/사분원 검사는 오늘날 FABER

검사만큼 근거의 지지를 받지 못한다. 엉덩관절 문지르기 검사를 수행하기 위해, 환자는 누운 자세로 배치된다. 검사자는 환자의 엉덩관절을 굽힘, 벌림 및 안쪽돌림하고, 무릎을 굽힘한다. 수동으로 환자의 엉덩관절을 가쪽돌림, 벌림 및 굽힘한다.[34] 만약 이것이 통증을 일으키지 않으면, 환자의 엉덩관절을 안쪽돌림과 가쪽돌림으로 움직이면서 하방 압박을 무릎에 적용함으로써 넙다리뼈를 통해 압박의 힘을 적용한다고 일부 근거들이 제안하고 있다(그림 10.19A와 B).[29,35] 양성 징후는 환자의 통증이 검사쪽 엉덩이나 사타구니에서 발생하는 것이다.

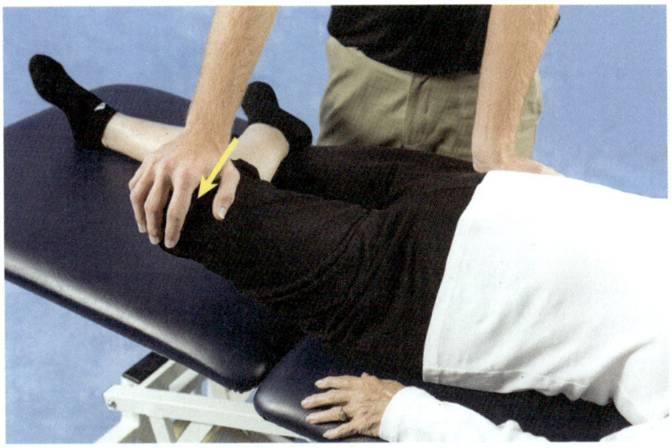

그림 10.18 OA를 위한 FABER 검사. 이 검사는 넙다리절구 충돌과 절구테두리 열상의 진단에도 사용될 수 있다.

일반적인 중재

엉덩관절 OA의 치료는 증상의 심각도에 좌우될 것이고, 종종 물리치료, 약물치료와 외과적 중재를 함께 결합시킬 것이다. 환자 교육은 병리, 진전 및 기여요소에 대한 정보로 구성된다. 중요한 구성요소는 적절하다면 증가된 신체 활동[36,37]과 체중 소실의 생활스타일 변화에 대한 환자의 상담이다.

치료적 운동은 종종 관절가동범위, 근력강화운동, 그리고 걷기나 자전거 타기의 유산소 운동 등을 포함한다.[36-38] 가동범위운동은 엉덩관절의 굽힘과 안쪽돌림[39] 뿐만 아니라 다른 제한된 운동에 초점을 맞추어야 한다. 근력강화운동은

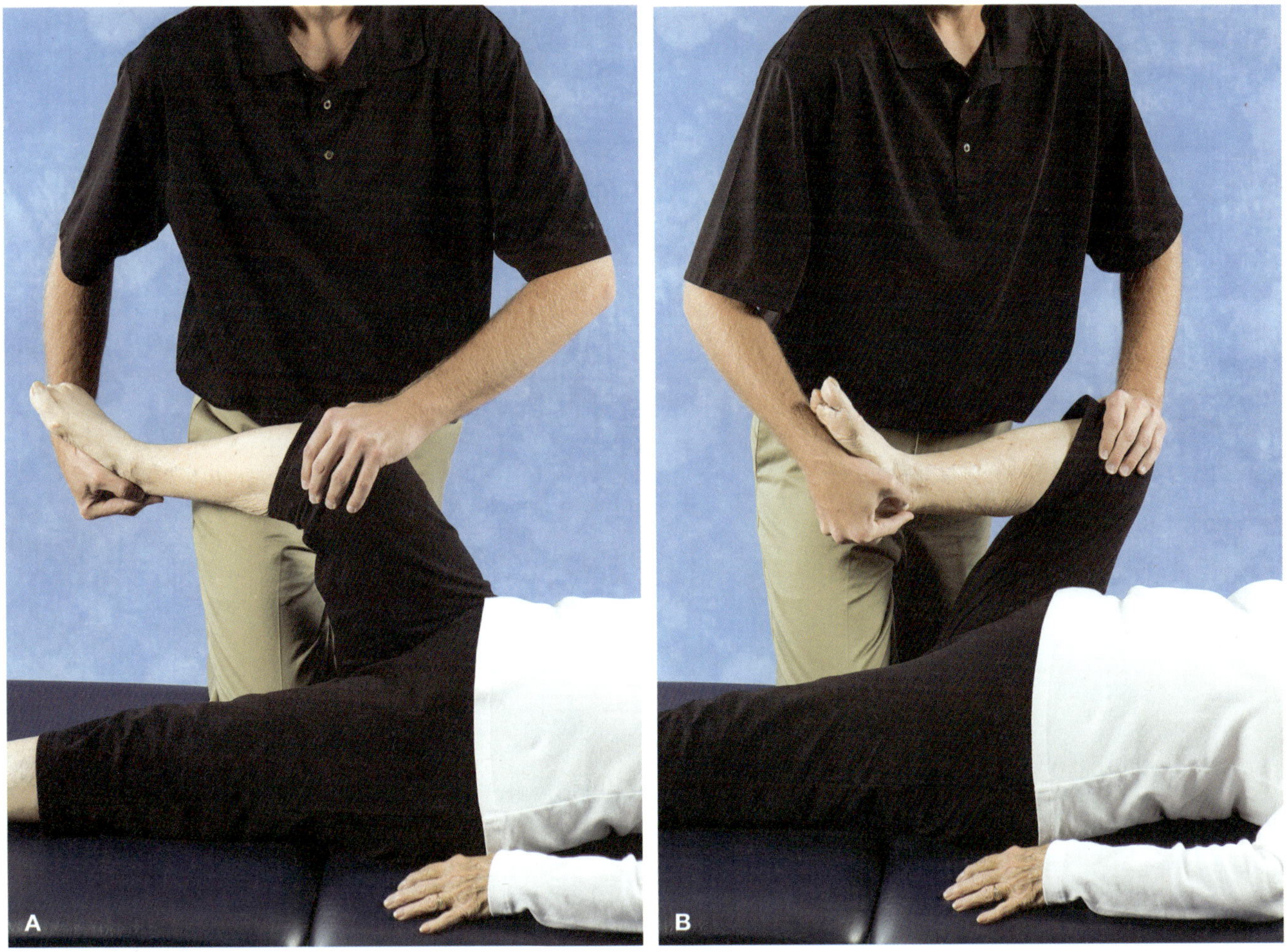

그림 10.19 엉덩관절 OA를 위한 엉덩관절 문지르기 검사나 사분원 검사.

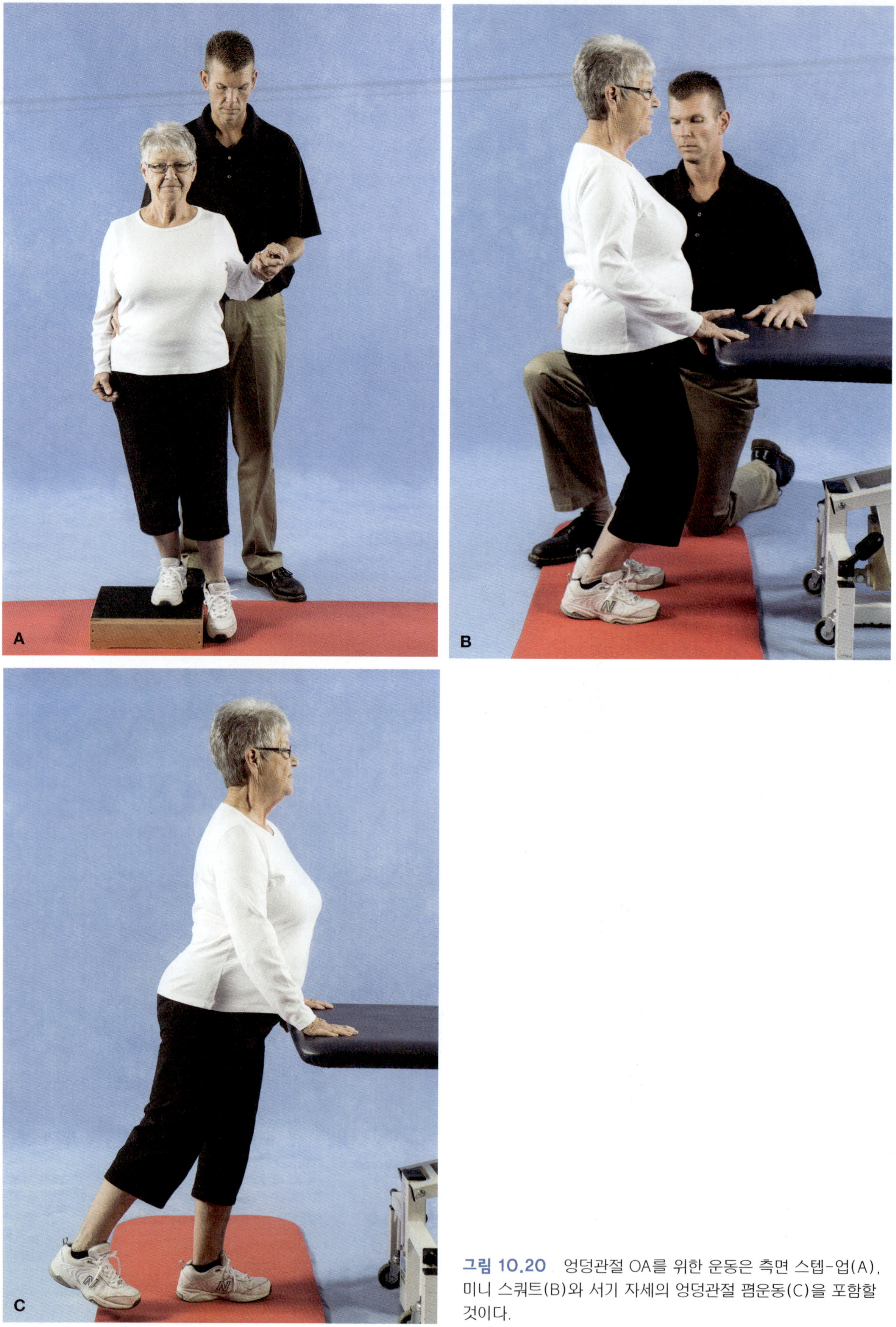

그림 10.20 엉덩관절 OA를 위한 운동은 측면 스텝-업(A), 미니 스쿼트(B)와 서기 자세의 엉덩관절 폄운동(C)을 포함할 것이다.

특히 엉덩관절의 굽힘근, 폄근, 벌림근과 모음근, 그리고 무릎관절의 폄근을 포함해 엉덩관절[40]과 무릎관절 주위의 모든 근육에 초점을 맞출 필요가 있다.[41] 이들 근육의 강화운동은 엉덩관절로부터 스트레스를 제거할 것이다. 초기의 최대하 등척성 운동은 관절 스트레스를 최소화하지만, 환자는 내성범위 내에서 동적 저항운동으로 진행해야 한다(그림 10.20A–C).[42]

등급 Ⅰ이나 등급 Ⅱ의 가동술은 엉덩관절의 통증을 줄이고 가동범위와 기능을 증가시키기 위해 수행될 수 있다.[35,43] 보조장비의 사용은 관절에 가해지는 하중을 줄이는데 도움이 될 것이다. 다리길이의 불일치가 있는 경우에는, 구두 리프트를 사용하여 교정하는 것이 유리할 수 있다. 물리치료사는 관절에 가해지는 하중을 감소시키기 위해 수중운동을 선택할 수 있다.[44]

만약 환자가 엉덩관절 통증이나 기능 소실을 통제하는데 성공하지 못하면, **완전 엉덩관절성형술**이 적절할 수 있다.

예방

활동적인 생활스타일을 유지하는 것은 다리의 움직임과 근력을 유지하고 OA의 진행을 늦추는데 도움이 될 것이다. 다리길이 불일치는 초기에 교정되어야 한다. 체중 감소나 좋은 체중의 유지는 관절 스트레스를 최소화시킨다.

엉덩관절 OA 환자에 대한 요점

설명과 원인	비만, 비정상의 생체역학, 정상적인 노화, 손상, 넙다리절구 충돌 및 절구테두리 열상 등으로 인한 엉덩관절의 퇴행.
검사	FABER 검사, 엉덩관절 문지르기 검사/사분원 검사
신장	모든 운동면의 운동, 특히 엉덩관절 굽힘과 안쪽돌림
근력강화	주변 근육, 특히, 엉덩관절의 굽힘근, 폄근, 벌림근, 모음근과 무릎관절의 폄근
훈련	NA
피해야 할 것	다리길이 불일치, 다리 근육의 약증, 과체중

수술 환자를 위한 중재

완전 엉덩관절성형술

만약 환자가 제한된 기능을 가지고 있다면, 심각한 엉덩관절 OA를 위한 몇가지 수술적 선택이 있다. 가장 흔한 수술적 치료는 완전 엉덩관절성형술(THA)이고, 이것은 넙다리뼈머리와 목을 **인공삽입물**로 대체되고, 또 절구도 금속과 플라스틱의 결합인 절구 성분으로 대체되는 것이다. 완전 엉덩관절성형술은 류마티스 관절염, 무혈성 괴사(상자 10-2), 골절, 악성 종양 등과 같은 다른 원인으로 인한 관절 악화에도 사용된다.

상자 10-2 엉덩관절의 무혈성 괴사

뼈의 생존을 유지하기 위해서는 혈액의 공급이 필요하다. 뼈의 무혈성 괴사는 혈액의 공급이 차단될 때 일어난다. 뼈 속의 뼈세포가 죽기 때문에, 뼈 형성이 중단되고, 뼈가 붕괴된다. 신체 중에서 넙다리뼈머리가 무혈성 괴사를 가장 쉽게 당할 수 있다. 엉덩관절로 가는 혈액은 넙다리뼈목을 지나 위로 올라가서 넙다리뼈머리로 들어가고, 탈구와 골절로 인해 혈액 공급이 차단될 수 있다. 또한 무혈성 괴사는 장기간의 스테로이드 복용과 과도한 알콜 섭취와도 관련될 수 있다.

수술 전에 환자를 치료하면, 근력, 기능,[46] 유산소 능력[45] 및 보행[47] 등의 증가를 이룰 수 있다. 수술 전의 중재는 수술 이후 재활시설보다는 가정으로의 퇴원 가능성을 증가시키는 것과 관련이 있다.[45,46]

수술 이전에, 외과의사와 환자는 시멘트 또는 비시멘트 인공삽입물을 사용할 것인지를 결정할 것이다. 시멘트 인공삽입물을 사용할 때는, 환자는 수술 직후부터 내성 범위 내에서 체중부하를 할 수 있다. 그러나 시간이 경과할 수 있도록 인공삽입물의 헐거워짐은 높아진다. 만약 비시멘트 인공삽입물 수술을 할 경우에는, 인공삽입물이 거친 결을 가지고 있기 때문에 뼈가 인공삽입물 안으로 성장할 수 있다(그림 10.21A와 B). 이런 형태의 고정은 더 오래 지속된다.

관리계획은 무엇인가? 이런 경우, 환자의 체중부하 활동은 뼈가 성장하는 몇 주 동안에 제한될 것이다.

수술

여러 가지 수술 방법이 있고, 각 방법들은 자기만의 장점과 단점을 가지고 있다. 가장 많이 사용되는 3가지 수술 방법은 뒤쪽(또는 뒤가쪽) 접근술, 앞가쪽 접근술 또는 앞쪽 접근술이다. 뒤쪽/뒤가쪽 접근술이 가장 전통적인 방법이

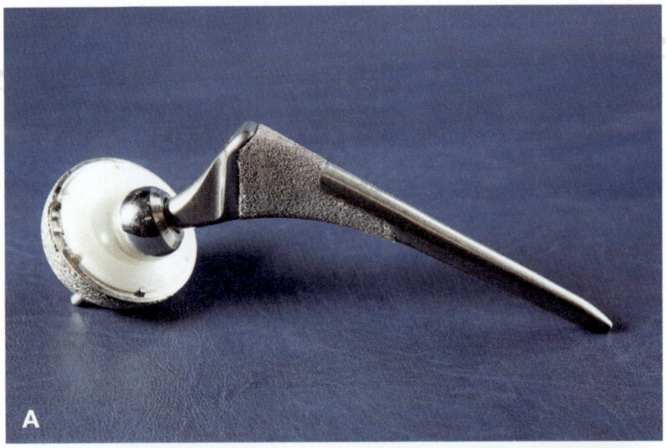

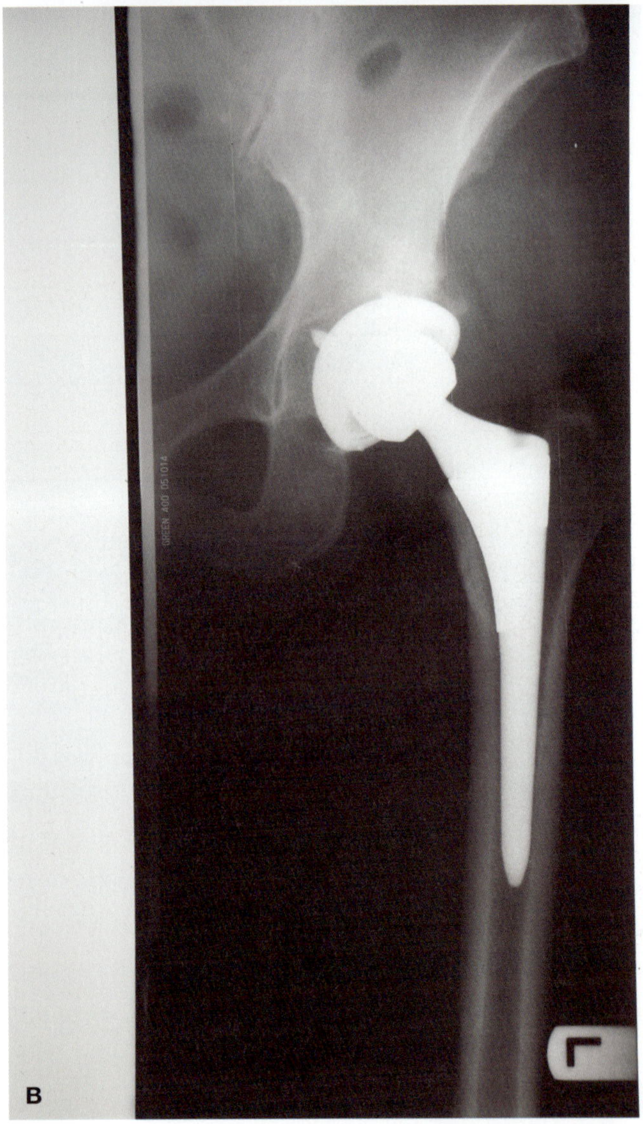

그림 10.21 완전 엉덩관절성형술은 넙다리뼈머리 성분과 절구 성분으로 구성된다. 여기의 인공삽입물은 금속 넙다리뼈머리를 가진 비시멘트 인공삽입물이다(A). 그림 B는 완전 엉덩관절 성형술 이후의 방사선 사진을 보여주고 있다.

다. 이 방법은 깊은 가쪽돌림근과 큰볼기근을 닿는곳으로부터 제거한 후, 인공삽입물을 삽입시킨 후 다시 재부착하는 수술이다. 이 방법은 탈구의 위험이 가장 높지만,[48] 앞쪽 접근법에 비해 수술 시간이 짧은 편이다.

앞가쪽 접근법은 더 안정되고 탈구의 위험이 적지만, 수술 시간이 더 긴 편이다. 이 접근법은 엉덩관절 벌림근을 부착점으로부터 떼어낸 후, 다시 재부착하는 것이다. 저항 엉덩관절 벌림은 수술 후 몇 주 동안 금기시되어야 한다. 이런 접근법은 수술 후 엉덩관절 벌림근의 약증을 초래하여 Trendelenburg 보행을 유발할 수도 있다. 비보상성 Trendelenburg 보행은 환측 다리가 입각기에 있을 때 골반이 건측 다리쪽으로 떨어지는 것이다. 보상성 Trendelenburg 보행은 환측 다리가 입각기에 있을 때 환측 다리쪽으로 몸을 기울이는 것이다.

임상 경고!

앞가쪽 THA 접근술을 받은 환자는 능동 또는 저항 엉덩관절 벌림을 몇 주 동안을 금지해야 한다.

앞쪽 접근법은 엉덩관절의 앞쪽 부위를 절개하는 것이다. 이 접근법은 가장 안정된 결과를 얻는다. 근육을 절개하지 않고, 넙다리빗근, 넙다리근막긴장근 및 넙다리곧은근을 비켜 나가면서 수술이 이루어진다. 수술 이후에 이들 근육에서 단축이 발생할 수 있다.

수술후 단계

THA 수술을 받은 환자는 최소 6주 동안 탈구 예방 조치를 준수하도록 교육을 받아야 한다. 일부 의사는 평생 동안 이런 주의사항을 환자들이 명심하길 원한다. 수술 이후의 물리치료 중재는 엉덩관절 탈구의 위험에 대한 환자 교육을 포함할 것이다. 환자들은 피해야 할 움직임을 나열할 수 있어야 하고, 그들 움직임은 이해와 준수를 위해 모니터링되어야 한다. 그림 10.22는 뒤쪽/뒤가쪽 접근술 이후의 탈구 주의사항을 보여주고 있고, 그림 10.23은 앞쪽 접근술과 앞가쪽 접근술 이후의 탈구 주의사항을 보여주고 있다.

임상 경고!

뒤쪽 접근술이나 뒤가쪽 접근술 이후의 탈구 주의사항은 엉덩관절을 90°이상 굽힘하거나, 정중선을 넘어서 엉덩관절을 모음하거나, 또는 엉덩관절을 중립위를 초과해서 안쪽돌림하는 것을 피하는 것이다. 앞쪽 접근술이나 앞가쪽 접근술 이후의 탈구는 흔하지 않지만, 가급적 엉덩관절의 가쪽돌림과 폄을 피하는 것이 중요하다.

임상 경고!

수술 후 첫 며칠 동안, **깊은정맥혈전증**(DVT)을 예방하기 위해 환자에게 "발목 펌프 운동"의 수행 방법을 가르치는 것이 중요하다. DVT의 위험은 피떡이 떨어져서 치명적인 폐색전을 초래하는 것이다. DVT의 징후는 다리의 부종, 통증 및 압통 등이 서거나 걸을 때 뚜렷해지고, 그 부위에 온감이 증가하고, 피부색이 붉게 되거나 변색되는 것이다.[49] Wells의 기준은 DVT의 가능성을 평가하는데 사용될 수 있는 임상 예측 규칙을 제공한다. Wells의 기준을 알고 싶으면 상자 10-3을 참고하기 바란다.

THA 후 재활 관리계획의 공통 요소로는, 엉덩관절의 능동보조운동(AAROM)과 능동운동(AROM), 탈구 주의사항을 위반하지 않은 엉덩관절 근육의 완만한 근력강화운동과 보행 훈련 등이다. 부가적으로, 건측 다리와 팔의 근력강화운동도 해야 한다. 환자가 진전됨에 따라, 보다 적극적인 근력강화운동을 처방할 수 있다. 운동을 할 때 저항을 제공할 수 있다. 일반적으로 치료의 목표는 질환 이전의 기능 수준으로 돌아가는 것이고, 가능하다면 완전 가동범위, 정상 근력, 그리고 정상적인 보행 패턴을 갖는 것이다. 그림 10.24는 일반적으로 완전 엉덩관절성형술 이후에 수행될 수 있는 운동들을 보여주고 있다.

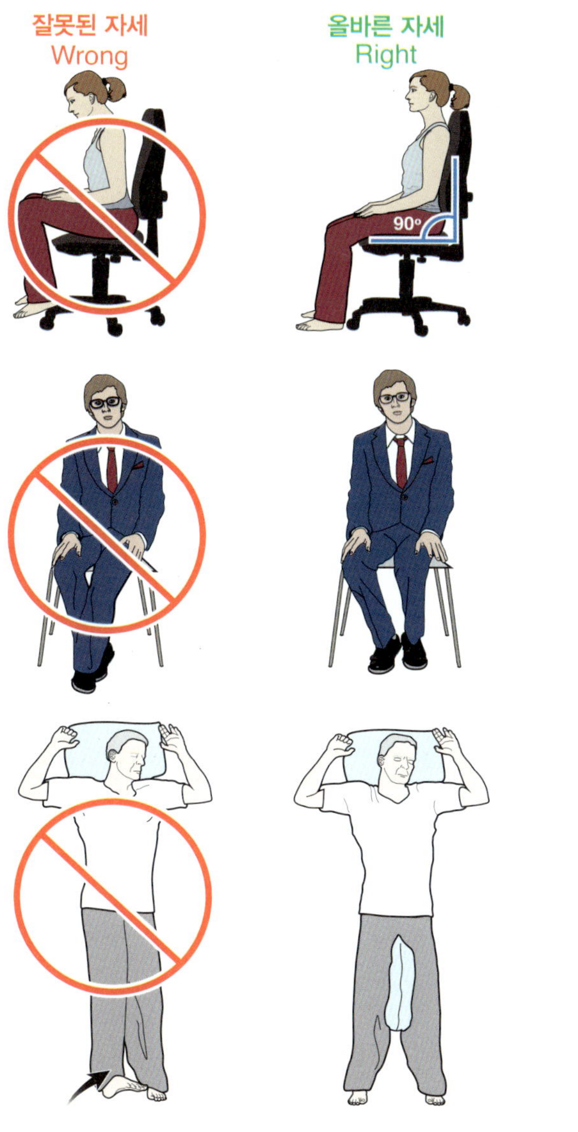

그림 10.22 뒤쪽 또는 뒤가쪽 THA 접근술을 받은 환자는 90° 이상 엉덩관절을 굽힘하거나, 정중선을 넘어가는 모음을 하거나, 또는 안쪽돌림을 하지 않는다.

엉덩관절 골절 Hip Fracture

엉덩관절 주변의 넙다리뼈 골절은 노인에게서 꽤 흔하게 일어난다. 엉덩관절 골절의 분류는 머리밑골절, **돌기사이골절**, 그리고 **돌기밑골절**이다. 머리밑골절은 넙다리뼈목을 통해 일어나고, 돌기사이골절은 일반적으로 큰뼈돌기와 작은

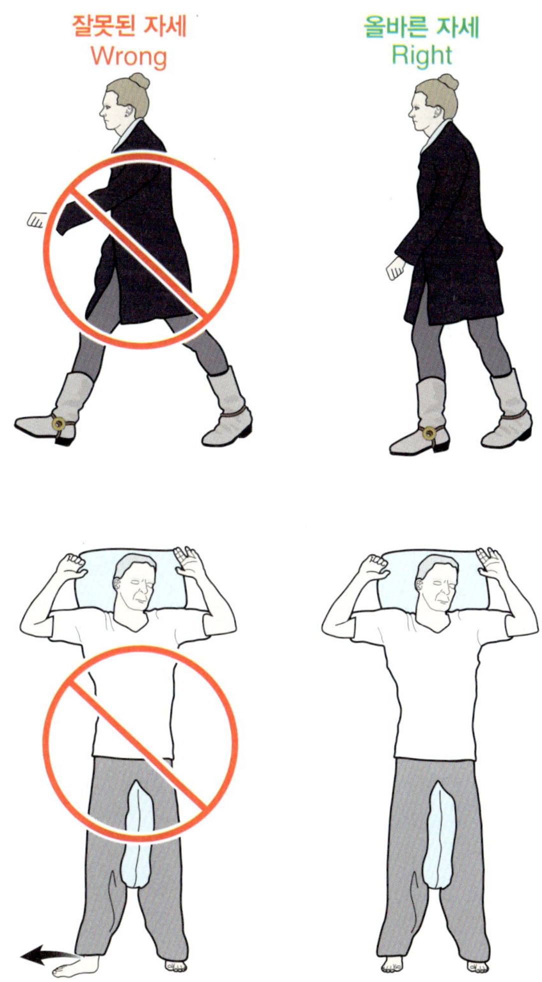

그림 10.23 앞쪽 THA 접근술이나 앞가쪽 접근술을 받은 환자는 엉덩관절을 가쪽돌림이나 젖힘하지 않는다.

상자 10-3 Wells의 깊은정맥혈전증의 위험 기준

Wells의 기준	점수
환자는 활동성 암을 앓고 있는가?	+1
환자는 3일 이상 침대에 누워 있었는가 아니면, 지난 4주 동안 중요한 수술을 받았는가?	+1
환자는 다른 다리에 비해 3㎝ 이상의 장딴지 부종을 가지고 있는가?	+1
환자는 측부 정맥, 비정맥성 정맥, 얕은 정맥을 가지고 있는가?	+1
다리 전체에 부종이 있는가?	+1
환자는 깊은 정맥을 따라 국소 압통을 가지고 있는가?	+1
함몰 부종이 있는가? 증상쪽 다리의 부종이 더 심한가?	+1
환자는 다리의 마비, 부전마비 또는 최근 고정을 가지고 있는가?	+1
환자는 과거에 깊은정맥혈전증(DVT) 병력을 가졌는가?	+1
깊은정맥혈전증에 대한 대체 진단의 가능성이 있거나 또는 더 높은 가능성이 있는가?	-2
총(- 2 to 9)	*

* 위 기준으로 −2점에서 9점까지의 점수를 얻을 수 있다. 깊은정맥혈전증의 위험은 2점 이상이면 높은 편이고, 1점이나 2점이면 중등도이고, 또 1점 미만이면 낮은 편이다. 출처: Wells PS 등[50]

뼈돌기 사이에 있는 선을 따라 일어나고, 돌기밑골절은 작은 뼈돌기밑에서 일어나는 골절을 포함한다(그림 10.25).

원인/기여요소

질환통제예방센터(Centers for Disease Control and Prevention)에 따르면, 엉덩관절 골절의 90%는 낙상에 의한 결과라고 한다. 이런 골절들은 악성종양이나 다른 외상으로 인한 병적 골절로도 초래될 수 있다. 이런 낙상 골절은 주로 백인 여성 노인층에서의 문제이고, 연령이 10년 증가될 때마다 발병률이 증가한다. 골다공증(뼈밀도 감소)과 노화에 따른 균형 능력 감소가 위험 요소에 기여하는 가장 큰 요인일 수 있다.

증상

엉덩관절 통증과 보행 불능도 엉덩관절 골절의 흔한 지표이다. 골절 시 다리는 가쪽돌림되거나 짧아질 수 있다(그림 10.26). 경우에 따라, 엉덩관절 골절은 X선으로 확인되지 않아서 진단이 장기간 동안 이루어지 않을 수도 있다. 이것을 드러나지 않는 골절이라고 부른다. 이런 경우, 환자는 보행을 할 수 있지만, 통증이 발생하고 환측 다리로 입각기를 할 때 입각기의 시간이 감소된다.

임상 징후

일반적으로 진단은 X-선으로 이루어진다. 물리치료사가 사용하는 특수검사는 없다.

일반적인 중재

골절을 안정화시키는 수술 중재는 진단 직후 곧 이루어질 것이다. 대개 물리치료는 수술 후 1일부터 시작될 것이다.

예방

엉덩관절 골절의 예방은 영양, 운동 및 약물 중재를 통한 골다공증의 예방과 관리를 포함한다. 균형을 향상시키는 운동도 유익하다. 이런 점에서 중국의 태극권이 효과적인 것을 알려져 있다. 하지의 근력과 가동범위의 유지도 낙상을 예방하는데 도움이 된다. 다른 낙상 예방 팁을 알고 싶으면, 상자 10-4를 참고하기 바란다.

수술 환자를 위한 중재

엉덩관절 골절은 넙다리뼈머리가 인공삽입물로 대체되

상자 10-4 낙상 예방 팁

낙상의 위험을 낮추는 교육은 다음과 같다:

1. 시각 능력을 최대화 한다 - 야간에는 조명을 사용하고, 안경을 청결하게 유지하고, 정기적으로 시력 검사를 한다.
2. 만약 환자가 혈약압을 복용하고 있다면, **기립성 저혈압**을 관리한다-혈압이 정상으로 돌아올 수 있도록 의자에서 일어나 걷기 전에 잠깐 동안 선 자세를 취하는 것을 권장한다.
3. 통로를 깨끗하게 유지하고, 장애물을 치우고, 어수선함을 최소화함으로써 가급적 가정에서의 "낙하 방지"를 유지한다.
4. 필요하다면, 보조장치를 사용한다.
5. 바닥에 대해 중등도의 견인을 가진 적당한 신발을 신는다.

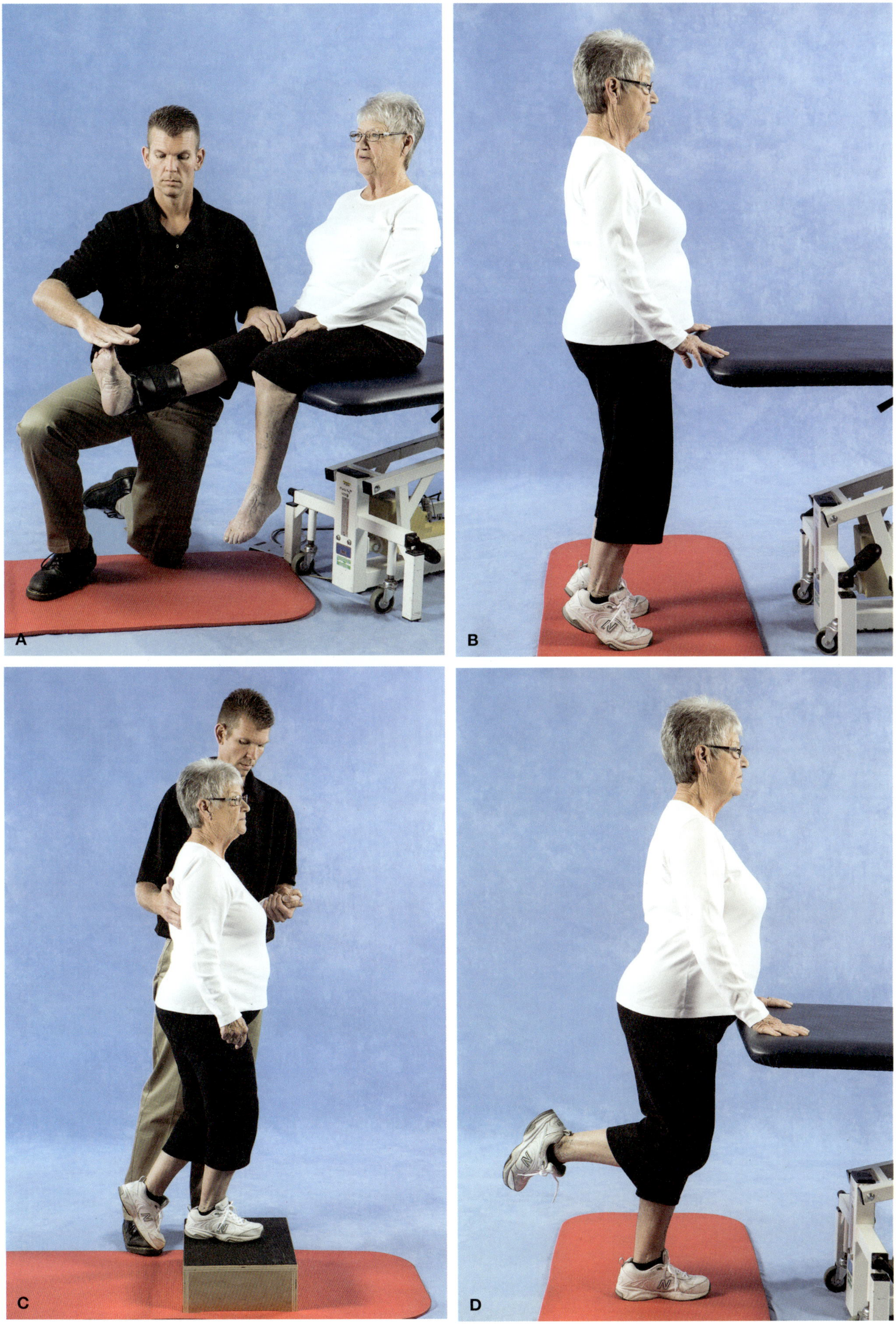

그림 10.24 완전 엉덩관절성형술 이후의 일반적인 운동으로는, 큰 원호를 그리는 넙다리네갈래근 근력강화운동(A), 장딴지 들어 올리기 운동(B), 스텝-업(C), 그리고 선 자세에서의 무릎 굽힘 운동(D) 등이 있다.

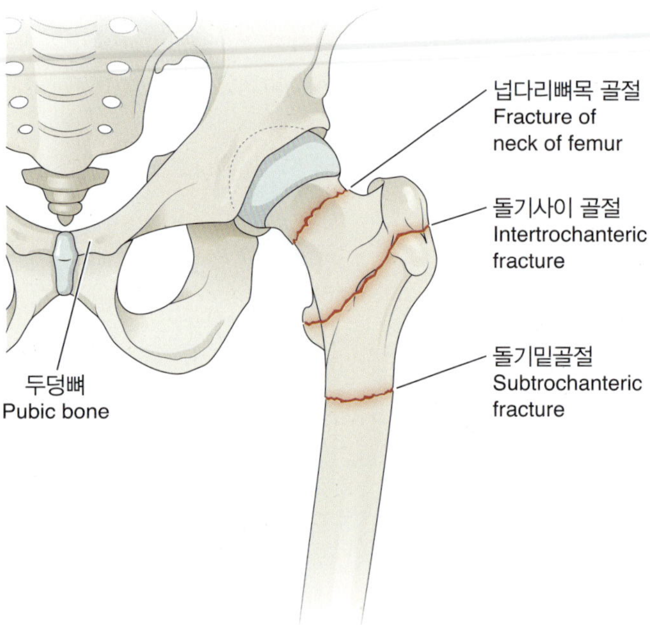

그림 10.25 넙다리뼈골절은 머리밑골절, 돌기사이골절, 또는 돌기밑골절처럼, 골절의 위치에 의해 분류될 수 있다.

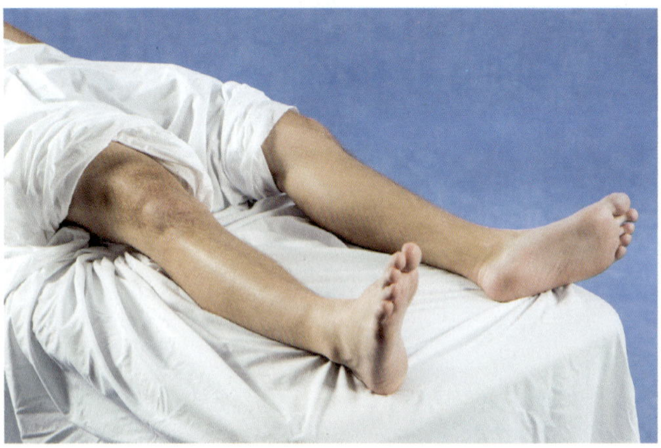

그림 10.26 엉덩관절 골절의 임상 징후는 환측 다리의 가쪽돌림과 짧아짐이다.

는 **절반 관절성형술**로 치료될 수 있다. 의사는 핀, 플레이트, 나사, 와이어 또는 못 등을 사용하여 환자의 골절을 정복할 수 있다. 이런 정복을 **개방 정복-내적 고정술(ORIF)**이라고 한다. 골절 영역은 넙다리뼈머리로 가는 혈액 공급에 대한 효과를 결정할 것이고, 수술 선택을 지정한다.

절반 관절성형술

넙다리뼈목을 통한 골절(머리밑골절)은 종종 넙다리뼈머리로 가는 혈액공급의 문제를 일으킬 것이다. 넙다리뼈머리로 가는 동맥이 넙다리뼈목 부위를 통해 주행한다는 것을 기억한다. 넙다리뼈머리로 가는 혈류 소실의 위험은 이 부위의 골절로 높아지고, 이것은 무혈성 괴사의 가능성을 증가시킨다. 머리밑골절이 있으면, 넙다리뼈머리를 대체하는 성형술이 권장되는 접근법이다. 이런 접근법의 경우, 엉덩관절의 절반(특히, 넙다리뼈)만이 대체된다. 이 수술은 환자의 절구를 그대로 남겨둔다. 넙다리뼈 성분은 완전 엉덩관절성

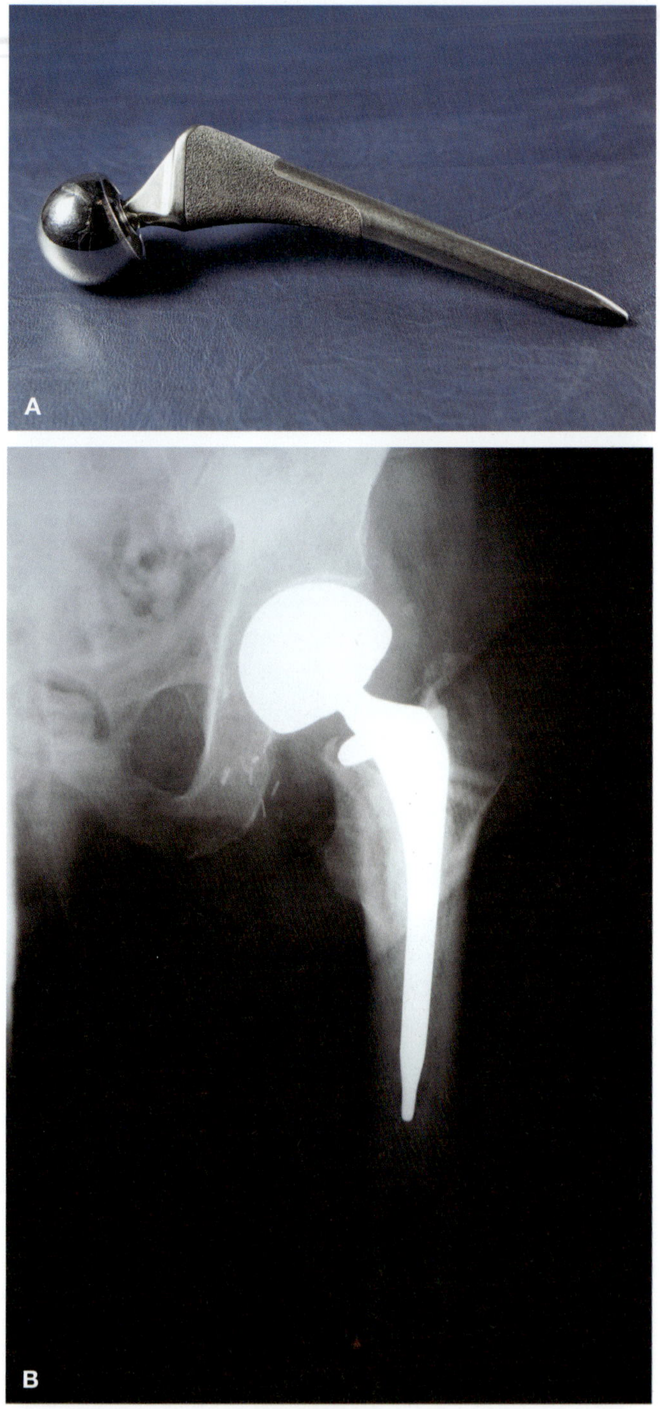

그림 10.27 절반 엉덩관절성형술(A)과 절반 관절성형술 이후의 X선 사진(B).

형술보다 더 커지는데, 그 이유는 환자의 절구를 수용해야 하기 때문이다. 그림 10.27은 인공삽입물과 절반 관절성형술 이후의 X선 사진을 보여주고 있다.

수술후 단계

절반 관절성형술 이후의 물리치료는 완전 엉덩관절성형술의 물리치료와 비슷하다. 환자는 엉덩관절 탈구의 주의사항에 대해 교육을 받아야 한다. 치료적 운동은 엉덩관절의 AAROM과 AROM, 최대하 등척성 엉덩관절 근력강화운동, 최대하 동적 엉덩관절 근력강화운동,[42,52] 그리고 건측 다리와 양쪽 팔의 근력강화운동 등을 포함할 수 있다. 환자는 대개 내성 범위 내에서 체중부하 활동을 할 것이고, 일반적으로 보행 훈련의 목적은 환자의 이전 기능 수준까지 회복시키는 것이다.

엉덩관절의 개방 정복–내적 고정술(ORIF)

돌기사이골절과 돌기밑골절은 대개 ORIF 수술로 정복되는데, 그 이유는 머리밑골절의 경우와 마찬가지로 넙다리뼈머리의 혈관화가 손상되지 않았기 때문이다. 골절 지점은 절개(개방)를 통해 정복되고, 골절은 핀, 플레이트, 나사, 와이어 및 못 등으로 고정(내적 고정)된다. 그림 10.28은 ORIF 이후의 엉덩관절 X선 사진을 보여주고 있다.

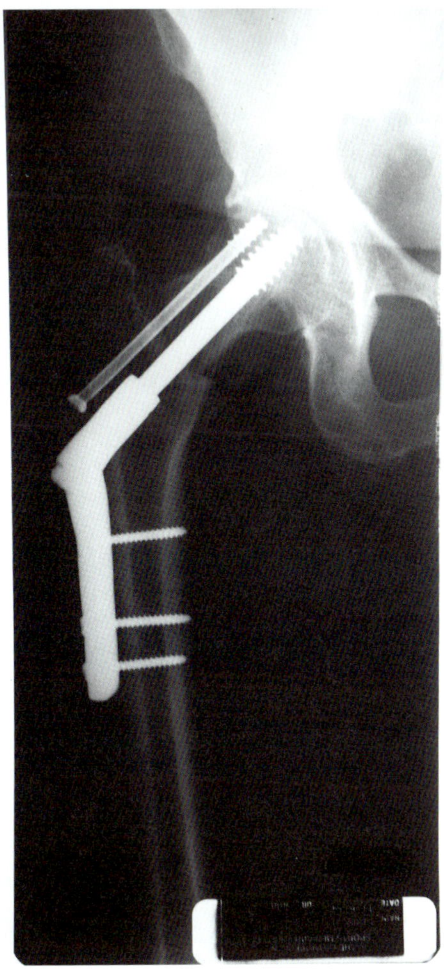

그림 10.28 골절로 인한 ORIF 수술 이후의 방사선 촬영.

수술후 단계

ORIF 이후의 물리치료는 DVT를 예방하기 위해 환자에게 발목 펌프 운동에 대한 교육을 포함한다. 치료적 운동, 가동성 활동 및 보행 훈련은 관리계획의 흔한 구성이다.

관리계획은 무엇인가? 체중부하 활동은 3–6주 동안 금지될 수 있다. 치료적 운동은 엉덩관절의 AAROM과 AROM, 그리고 부드러운 근력강화운동을 포함할 수 있다. 건측 다리와 양쪽 팔의 근력강화운동도 포함되어야 한다. 환자의 진전에 따라, 보다 적극적인 강화운동도 포함될 수 있다. 운동에 저항을 추가할 수 있다. 목표는 환자의 이전 기능 수준까지 회복시키는 것이고, 만약 가능하다면 완전한 엉덩관절 가동범위, 정상 근력, 그리고 정상적이고 대칭적인 보행으로 회복하는 것이다. 이런 골절 유형으로부터의 회복은 절반 관절성형술이나 완전 엉덩관절성형술로부터의 회복보다 일반적으로 느린 편인데, 그 이유는 뼈 치유에 대한 요구와 환자가 제한된 체중부하 활동을 가질 가능성 때문이다.

궁둥구멍근 증후군
Piriformis Syndrome

궁둥신경은 골반 안의 엉치신경얼기에서 빠져나와 둔부 영역에서 대개 궁둥구멍근 밑(때때로는 궁둥구멍을 통과하여)을 지나 주행한다. 궁둥신경은 둔부와 넙다리뼈 뒤쪽에 있는 큰뼈돌기과 궁둥뼈거친면 사이를 지나간다. 궁둥신경은 궁둥구멍에 의해 압박될 가능성을 가진다. 궁둥신경의 압박은 궁둥신경의 **염증**을 초래한다.

원인/기여요소

이런 압박의 원인은 궁둥구멍근의 단축이나 경련으로 주로 간주된다. 궁둥구멍근과 궁둥신경의 해부학적 배열 변화(특히, 궁둥신경이 궁둥구멍근의 밑을 통과하기 보다는 궁둥구멍근을 관통할 때)가 관련되는 것으로 오래전부터 알려져 왔다(그림 10.29). 그러나 이런 해부학적 형태는 일반사람보다 궁둥구멍근 이완술을 받은 사람에게서 더 높게 나타나지 않는 것처럼 보인다(양쪽 사람 그룹은 약 16%이다).[56] 최근의 한 사례연구에 따르면, 나쁜 운동제어를 가진 신장된 궁둥구멍이 기여요소로 작용하는 것으로 알려졌다.[57]

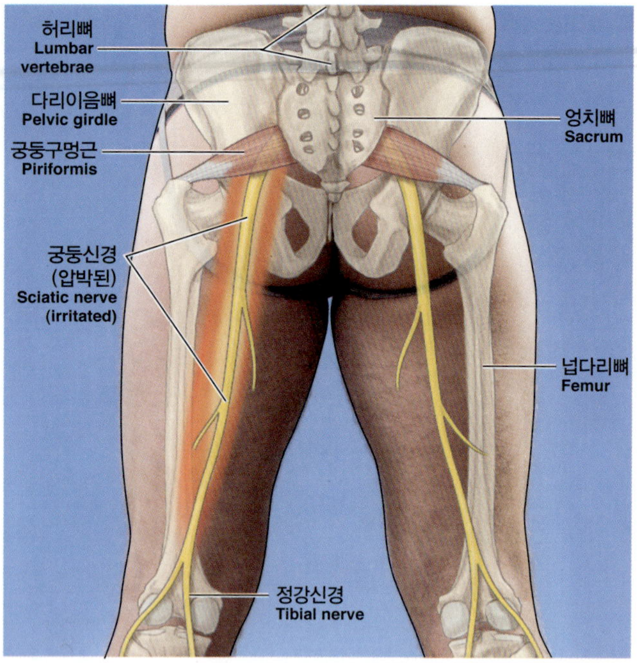

그림 10.29 궁둥구멍근 증후군의 한 기여요소는 궁둥구멍근과 궁둥신경 사이의 관계이다. 궁둥구멍근 증후군의 경우에는, 궁둥신경의 일부나 또는 모든 궁둥신경이 궁둥구멍근의 밑을 통과하지 않고 궁둥구멍근을 관통하여 주행하고 있다.

증상

궁둥신경의 압박은 둔부와 허벅지 뒤쪽의 통증을 일으키고, 이 통증은 앉을 때, 쭈그려 앉을 때, 그리고 궁둥구멍근의 깊은 촉진이나 장시간의 신장으로도 증가된다. 통증은 일반적으로 엉덩관절의 굽힘, 모음 및 안쪽돌림으로 증가한다.[53,55] 환자는 둔부와 허벅지 뒤쪽에서 둔감과 저림을 경험할 수도 있다.

임상 징후

환자는 종종 엉덩관절 안쪽돌림과 벌림의 가동범위 제한을 보인다. 다음 검사법들은 궁둥구멍근 증후군을 진단하는데 유용할 수 있다.

궁둥구멍근 증후군을 위한 FAIR 검사

FAIR 검사의 경우, 환자는 환측 다리를 위쪽으로 한 옆으로 누운 자세를 취한다. 환자의 엉덩관절은 90° 굽힘하고, 무릎도 굽힘한다. 그런 다음 환자는 엉덩관절을 끝범위까지 모음과 안쪽돌림한다. 만약 환자가 둔부에 통증을 가지거나 증상의 재현이 있으면, 그 검사는 양성으로 간주된다(그림 10.30 참고).[29,30,53,55]

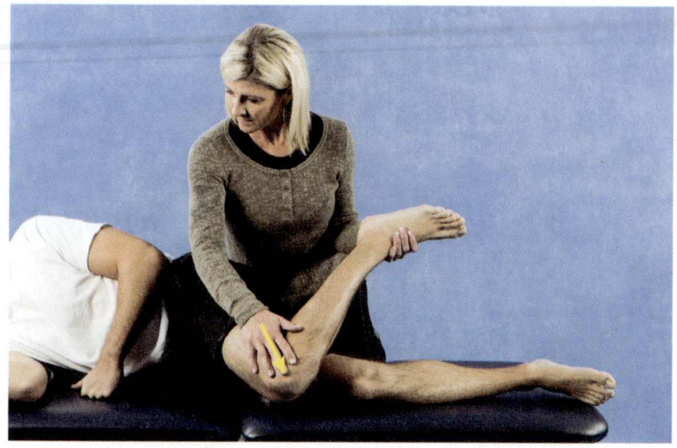

그림 10.30 궁둥구멍근 증후군을 위한 FAIR 검사.

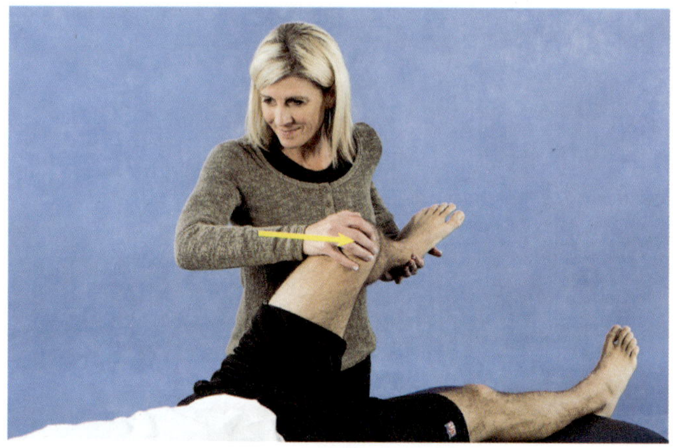

그림 10.31 궁둥구멍근 증후군을 위한 FADIR 검사. 이 검사는 앞쪽 엉덩관절 충돌 검사로도 불린다. 이 검사는 FAI과 절구테두리 열상의 진단에도 사용될 수 있다.

궁둥구멍근 증후군을 위한 FADIR 검사

FADIR 검사에서, 환자는 누운 자세를 취하고, 엉덩관절과 무릎관절을 90°로 굽힘한다. 이 검사는 FAIR 검사와 유사하며, 검사자는 수동적으로 엉덩관절을 굽힘, 모음 및 안쪽돌림으로 움직인다. 궁둥구멍근의 양성 징후는 둔부 통증이 증상의 재현이다. 이 검사는 앞쪽 엉덩관절 충돌 검사로 불린다. 이 검사는 궁둥구멍근 증후군 이외에, 넙다리절구 충돌(FAI) 증후군과 절구테두리 열상의 진단에도 이용될 수 있다(그림 10.31 참고).

일반적인 중재

궁둥구멍근 증후군의 치료는 궁둥신경 압박의 감소를 포함한다. 물리치료사는 자세적 요소, 엉치엉덩관절 기능장애, 근육의 긴장과 약증, 그리고 운동조절 등을 포함한 기여요소들을 평가한다. 치료는 일반적으로 궁둥구멍근의 신장

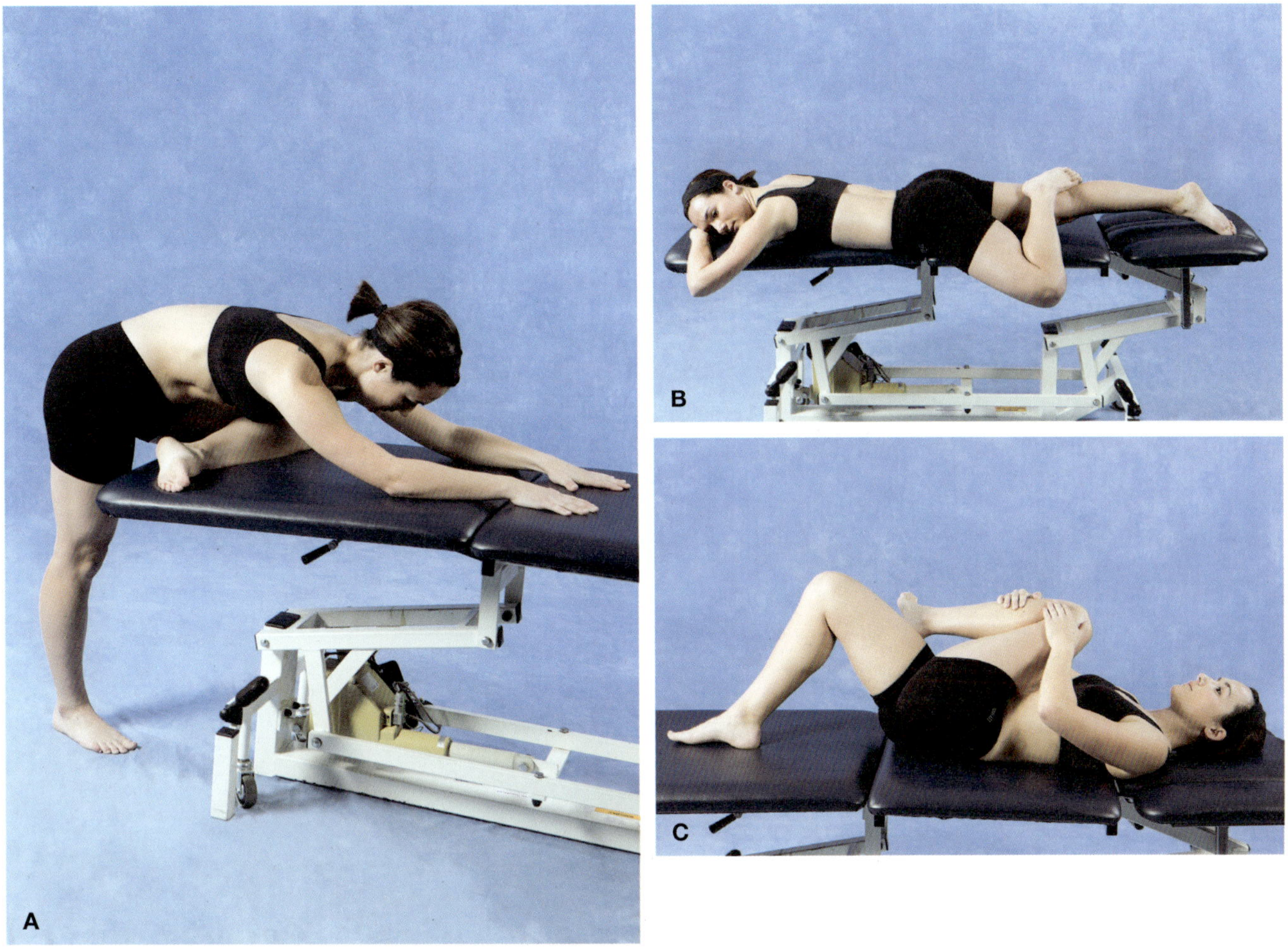

그림 10.32 궁둥구멍근을 신장하는데 사용되는 일반적인 운동으로는, 누운 자세에서 이루어지는 엉덩관절의 굽힘과 가쪽돌림 운동(A), 엎드린 자세에서 이루어지는 FABER 자세, 그리고 누운 자세에서 이루어지는 굽힘과 모음 운동(C) 등이 있다.

과 물렁조직 가동술을 포함한다. 엉덩관절 벌림근, 가쪽돌림근 및 폄근의 근력강화운동이 치료계획 안에 포함될 수 있고, 또 적절한 움직임 패턴에 대한 재교육도 포함될 수 있다. 관리계획안에 포함될 수 있는 전형적인 운동은 그림 10.32에 제시되어 있다.

주의…

궁둥구멍근을 신장하는 적절한 방법을 찾아본다. 비록 궁둥구멍근이 엉덩관절이 폄되었을 때 가쪽돌림근으로 작용하지만, 엉덩관절이 90° 이상 굽힘 되었을 때는 엉덩관절 안쪽돌림근으로 작용한다. 궁둥구멍근을 신장하는 운동은 이런 생체역학적 특성을 반영한다. 만약 엉덩관절 굽힘이 90° 미만일 때는 엉덩관절을 안쪽돌림시켜 신장하고, 엉덩관절이 90° 이상 굽힘되었을 때는 엉덩관절을 가쪽돌림시켜 신장한다.

궁둥구멍근 증후군 환자에 대한 요점

설명과 원인	궁둥구멍근과 궁둥신경의 관계나 궁둥구멍근 경련과 관련된 궁둥신경의 압박
검사	FAIR 검사, FADIR 검사, 엉덩관절 안쪽돌림 가동범위 감소
신장	엉덩관절을 폄한 상태로 안쪽돌림하거나, 90° 이상 굽힘한 상태로 가쪽돌림한다. 궁둥구멍근의 물렁조직 가동술
근력강화	엉덩관절 벌림근, 가쪽돌림근, 폄근
훈련	적절한 엉덩관절 움직임 패턴
피해야 할 것	NA

넙다리절구 충돌(FAI) 증후군 CPG
Femoroacetabular Impingement Syndrome

FAI(넙다리절구 충돌) 증후군은 넙다리뼈와 절구 가장자리 사이에서 일어나는 비정상의 접촉으로 인한 것이다. 이런 비정상의 접촉 원인은 넙다리뼈머리/목의 비정상적인 형태, 절구의 비정상적인 형태, 또는 양쪽 모두의 비정상적인 형태이다.

FAI에는 cam형, pincer형, 그리고 혼합형(cam+pincer)이 있다. cam형태는 넙다리뼈에서 일어나고, pincer 형태는 절구에서 일어난다. cam형의 경우, 넙다리뼈머리가 구형이 아니고, 넙다리뼈목도 더 커진다. 이것은 굽힘의 끝 범위에서 넙다리뼈와 절구를 접촉시킨다. pincer형은 절구가 넙다리뼈머리를 정상보다 더 많이 덮는 경우이다. 혼합형은 양쪽 모두의 비정상 형태가 있을 때 일어난다. FAI가 절구테두리와 OA를 초래할 수 있다고 생각된다.[22–26] 그림 10.33은 cam형, pincer형, 그리고 혼합형 FAI를 보여주고 있다.

원인/기여요소

cam형 충돌은 여성보다 남성이 2배 정도 더 많은 편이다. pincer형은 중년의 활동적인 여성에서 더 흔한 편이다.[58] 이들 뼈 이상에 대한 최근 연구에 따르면, 풋볼, 하키 및 축구 등과 같은 스포츠 선수들에게서 이런 뼈 이상이 더 많이 발생한다. 특히 cam형 기형은 넙다리뼈머리의 성장판이 닫히는 시기인 아동기나 청소년기 때의 과격한 스포츠 활동으로 발생하는 것 같다.[59–63]

연구들은 비관절염성 엉덩관절 통증/FAI와 엉덩관절 근육 약증, 비정상적인 움직임 패턴, 그리고 관절 과가동성 사이의 연결을 보여주고 있다. Harris-Hayes 등[64]은 엉덩관절 통증 환자들이 엉덩관절 벌림근과 돌림근의 약증을 가지는 것을 발견했다. Casartelli 등[65]도 비슷하게 FAI 환자들이 엉덩관절 굽힘근, 가쪽돌림근, 벌림근 및 모음근의 약증을 가지고 있음을 확인했다. 보행, 계단 보행, 그리고 앉은 자세에서 일어서기를 할 때 무릎이 밖굽이되는 비정상 움직임 패턴도 FAI 증후군을 의미한다(11장의 "동적 밖굽이" 참고).[15,66,67]

선천적 관절 가동성도 FAI의 원인이 될 수 있다.[68] 이것은 Beighton 점수를 통해 평가될 수 있다.[69] Beighton 점수는 아래팔 쪽으로의 엄지 벌림, 5번 MCP관절의 젖힘, 팔꿈치의 젖힘, 그리고 무릎의 젖힘 등을 통해 환자에게 부여된다. 무릎 굽힘 없이 손바닥을 바닥에 닿을 수 있으면 2점을 부여한다. 이것은 5장의 "어깨 불안정"단락에서 이미 다루었다.

증상

FAI의 가장 흔한 증상은 중등도 이상의 사타구니 통증이다. 이 통증은 둔부 통증에 의해 동반될 수 있다. 환자는 달리기, 앉기, 축회전하기, 걷기 등을 할 때 통증을 호소한다.[32] 일반적으로 통증은 휴식을 취하거나 자세를 바꾸면 완화된다.

임상 징후

FAI 증후군의 감별진단에 사용되는 가장 흔한 특수검사

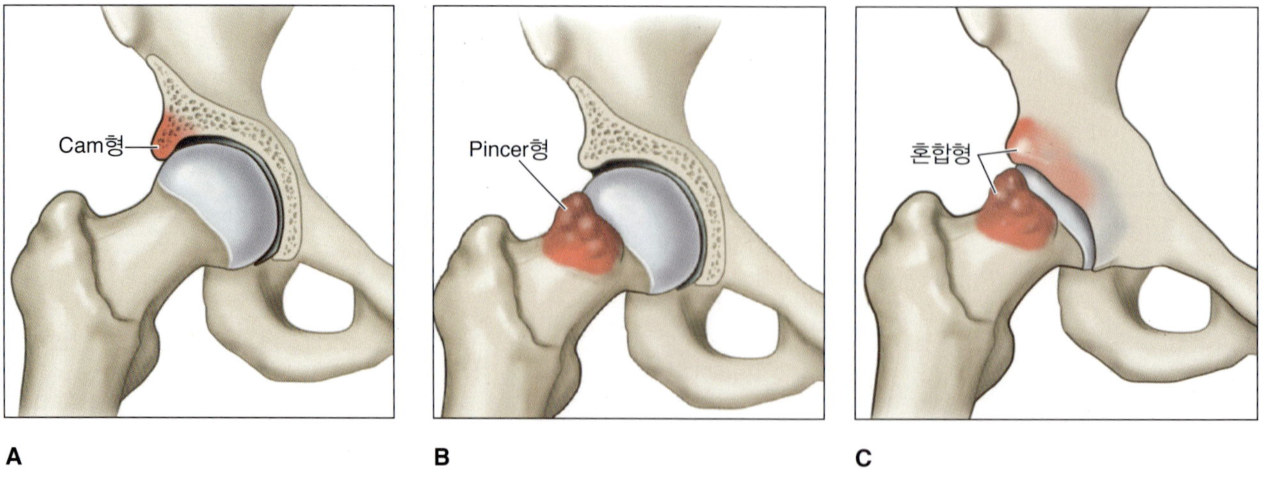

그림 10.33 넙다리절구 충돌은 절구의 길이 증가(A), 넙다리뼈목의 비후(B), 그리고 양쪽 모두(C)에 의해 일어난다.

는 FABER 검사, FADIR 검사와 및 저항 SRL 검사이다.

FAI를 위한 FABER 검사

FABER 검사는 FAI의 감별진단에 사용될 수 있다. 양성 징후는 굽힘된 다리쪽에서 발생하는 엉덩이, 둔부 또는 사타구니의 통증이다. FABER 검사에 대한 자세한 내용을 알고 싶으면, 엉덩관절의 *뼈관절염* 단락을 참고하기 바란다.

FAI를 위한 FADIR 검사

FADIR 검사도 FAI 진단에 사용될 수 있다. 양성 징후는 앞쪽 엉덩이와 사타구니의 통증이다. FADIR 검사에 대한 자세한 내용을 알고 싶으면, *궁둥구멍근 증후군* 단락을 참고하기 바란다.

FAI를 위한 저항 SLR 검사

저항 SRL 검사(Stinchfield 검사)는 환자의 누운 자세에서 수행된다. 환자는 무릎을 뻗은 상태에서 엉덩관절을 30° 굽힘한다. 검사자는 환자에게 다리 자세를 그대로 유지하도록 주문하고, 아래쪽 방향의 압박을 무릎에 가한다(그림 10.34). 양성 징후는 앞쪽 엉덩이나 사타구니의 통증이다.

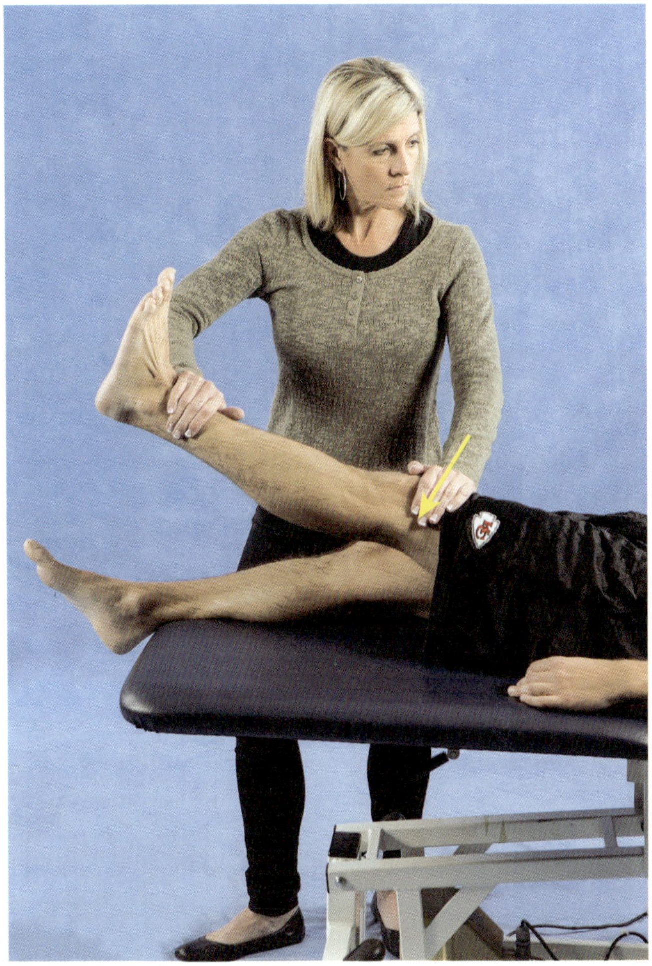

그림 10.34 FAI 증후군에 대한 저항 SRL 검사(Stinchfield 검사). 이 검사는 절구테두리 열상의 진단에도 사용될 수 있다.

일반적인 중재

수술 이전에 이루어지는 FAI 중재가 비교적 새로운 연구 분야이기 때문에, 수술 이전의 물리치료 효과에 대한 것은 거의 알려지지 않았다. 그러나 초기의 연구에 따르면, 엉덩관절의 벌림근과 가쪽돌림근을 강화시키는 것이 유익하다고 말한다. 과가동성을 가진 환자의 경우에는 깊은 돌림근의 강화에 초점을 맞추는 것이 유용할 수 있다. 움직임 패턴의 정상화도 유익한 결과를 가져오는 것 같다.

예방

FAI를 초래하는 cam형 뼈 이상은 과격한 스포츠 활동을 하는 청소년에게 더 많이 발생하는 것같다. 더 많은 데이터를 수집하는 한편, 이런 성장기 동안 스포츠 활동의 변화를 권장할 수도 있다.

FAI 증후군 환자에 대한 요점

설명과 원인	두 뼈의 충돌을 초래하는 넙다리뼈목의 비대와 절구 가장자리의 길이 증가. 과격한 스포츠 활동과 관련될 수 있다.
검사	FAIR 검사, FABER 검사, FADIR 검사, 저항 SLR 검사
신장	NA
근력강화	엉덩관절 가쪽돌림근과 벌림근, 엉덩관절을 고정하는 깊은 돌림근
훈련	정상적인 움직임 패턴, 무릎이 밖굽이 되는 것을 피함
피해야 할 것	고강도 스포츠 활동

수술 환자를 위한 중재

FAI를 위한 수술 방법에는 넙다리뼈머리, 넙다리뼈목, 절구 가장자리 등의 모양을 바꾸는 **뼈절제술**이나 **뼈성형술**이 있다. 이것은 새로운 연골 성장을 자극하는 관절연골의 **미세골절**이나 마모 등을 동반할 수 있다. 절구테두리도 수복되거나 성장될 수 있다.

FAI 수술 이후의 재활은 수술 절차의 종류와 초기 평가의 소견에 따라 달라진다.[70,71] 환자에게 미세골절 후 6–9주 동안이나 뼈성형술 후 3–4주 동안 체중부하 활동을 제한한다. 환자가 엉덩관절의 굽힘과 벌림을 제한하도록 환자에게 스플린트를 적용할 수 있다. 초기 모달리티 중재는 냉치료나 얼음–압박 기법을 사용한다.

임상 경고!

90°이상의 엉덩관절 굽힘, 중립위를 넘어서는 폄, 그리고 안쪽돌림은 일반적으로 엉덩관절의 앞쪽 관절주머니와 절구테두리의 염증을 피하기 위해 제한된다.[72] 앞쪽 엉덩이 구조물의 자극을 피할 수 있도록 환자에게 무릎을 엉덩이보다 더 높게 하는 앉은 자세, 양쪽 다리를 교차시키는 자세, 그리고 다리 위에 엉덩이를 붙이는 앉는 자세 등을 피하도록 교육시켜야 한다. 초기에는 장시간의 앉은 자세나 선 자세를 피해야 한다.

고정 자전거나 지속적 수동운동장비(CPM)를 이용함으로써 ROM을 유지할 수 있다. 수동 휘돌림도 효과적인 것으로 알려져 있다. 초기 재활단계 동안, 엉덩관절의 폄을 중립위까지 유지할 수 있도록 환자에게 하루에 2시간 동안 엎드린 자세를 취하도록 교육시켜야 한다.[70] 부드러운 신장운동도 수술 후 4주 쯤에 시작될 수 있다.[72]

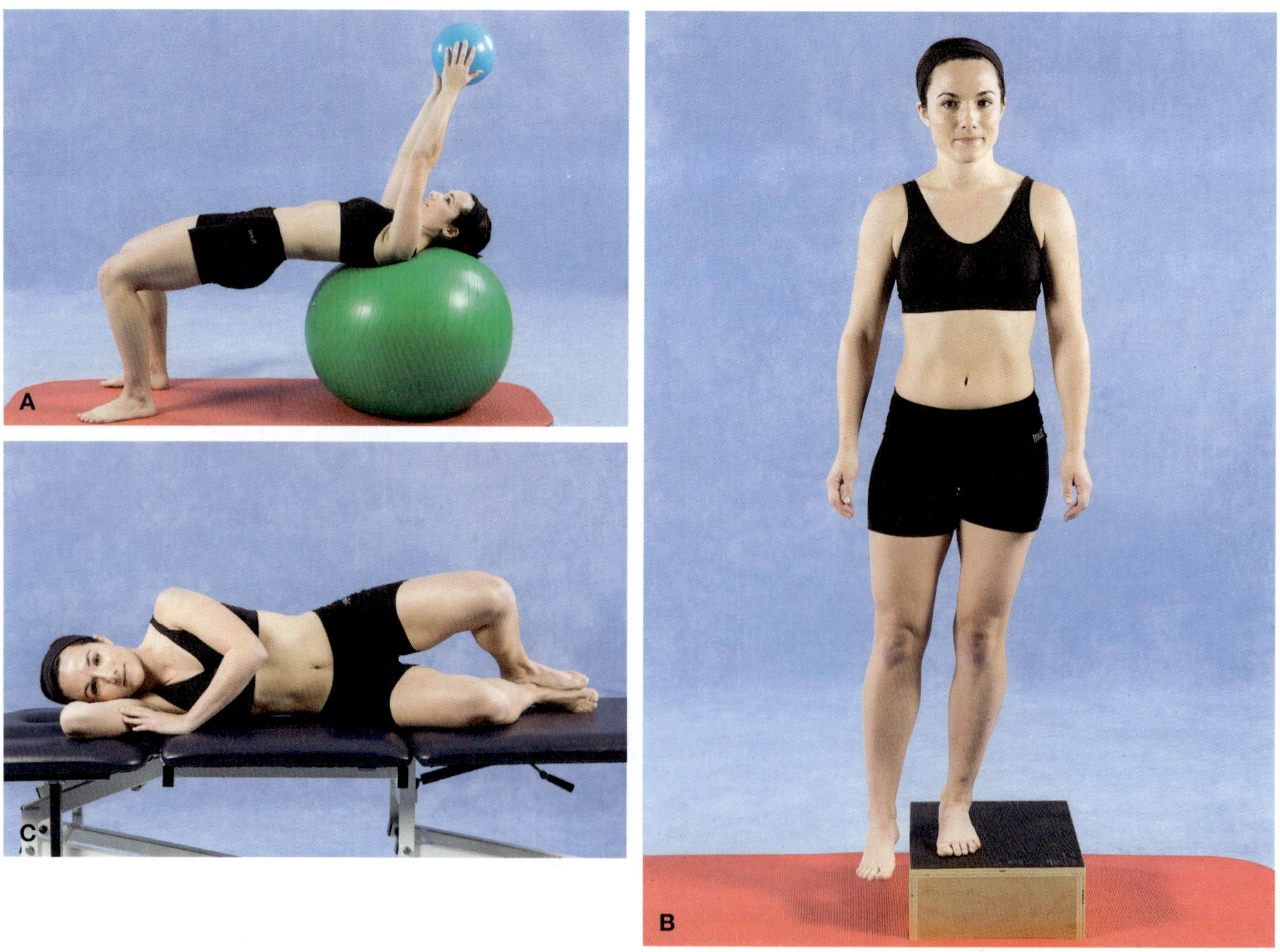

그림 10.35 FAI의 수술적 중재 이후 관리계획 안에 포함되는 운동은 다음과 같다: (A) 코어 근육 강화운동, (B) 중간볼기근 강화운동과 (C) 큰볼기근 강화운동. 환자는 중립위를 넘어가는 엉덩관절의 폄과 90°를 초과하는 엉덩관절의 굽힘을 피해야 한다

임상 경고!

넙다리네갈래근이나 엉덩관절 굽힘근을 강화하고 뒤넙다리를 신장하는 SLR은 초기 재활 단계 때 금기될 수 있다.[71]

근력강화운동은 최대하 등척성 운동과 부드러운 AROM으로 시작될 수 있다. 수술 후 4–6주의 관리계획은 넙다리네갈래근, 뒤넙다리근 큰볼기근, 중간볼기근 및 코어 근육의 강화운동을 포함한다. 일반적으로 FAI의 관리계획에 포함되는 운동을 알고 싶으면, 그림 10.35를 참고하기 바란다.

엉덩관절 관절테두리 열상 CPG
Hip Labral Tear

절구테두리는 충격을 흡수하고 엉덩관절을 안정화와 윤활 작용시키며, 엉덩관절의 압박을 분산시킨다.[3,4] 우리는 절구테두리가 쉽게 찢어지고, 통증의 원인임을 알고 있다.[4] 그림 10.36은 절구테두리의 열상을 보여주고 있다.

원인/기여요소

오늘날까지 확인된 절구테두리 열상의 5가지 원인은 다음과 같다: 외상, FAI, 엉덩관절주머니의 느슨함/과가동성, 발달성 엉덩관절 이형성증, 그리고 노화성 엉덩관절의 퇴행 등.[4,73] 외상의 원인으로는 자동차 사고, 엉덩관절 탈구, 그리고 가쪽돌림의 유무와 관계없이 비틀림, 과도한 벌림, 젖힘 등을 유발하는 스포츠 등이 있다.

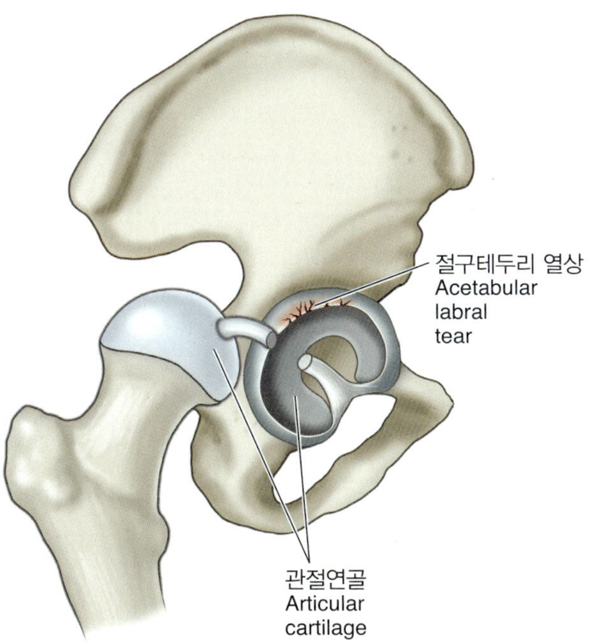

그림 10.36 절구테두리의 열상은 앞쪽 엉덩이나 둔부의 통증을 일으킬 수 있다.

증상

가장 흔한 증상은 앞쪽 엉덩이 통증과 사타구니 통증이다. 흔하지 않지만, 환자는 옆쪽 엉덩이나 둔부에서도 통증을 호소할 수 있다. 사타구니 통증은 앞쪽 테두리 열상과 관련되는 것 같고, 둔부 통증은 뒤쪽 절구테두리 열상과 관련되는 것 같다.

임상 징후

FAI의 병리와 마찬가지로, 엉덩관절 열상의 진단에 사용될 수 있는 몇 가지 검사법이 있다. FABER 검사, FADIR 검사, 그리고 저항 SRL 검사가 유용한 것으로 알려져 있다. 부가적으로, 뒤쪽 엉덩관절 충돌 검사도 양성 징후를 이끌어 낼 수 있다. 모든 경우, 양성 징후는 환자의 통증 발생이다.

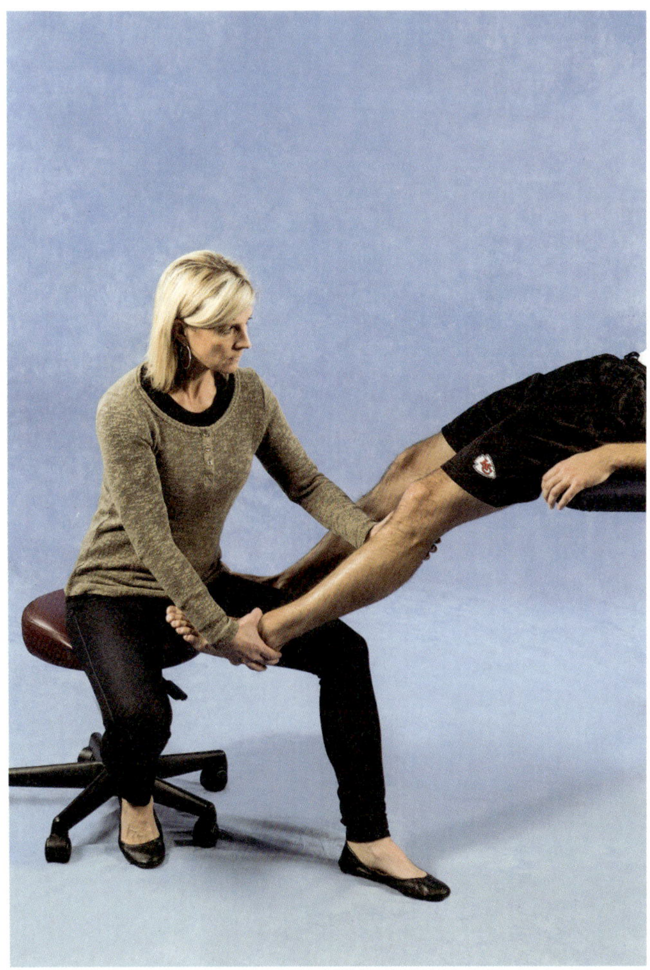

그림 10.37 절구테두리 열상을 위한 뒤쪽 엉덩관절 충돌 검사.

뒤쪽 엉덩관절 충돌 검사

뒤쪽 엉덩관절 충돌 검사는 엉덩관절과 무릎관절을 편한 누운 자세를 취한 환자에게서 수행된다. 건측 다리는 굽힘되거나 테이블 위에 놓여질 수도 있다. 검사자는 수동으로 환자의 엉덩관절을 폄과 가쪽돌림한 후, 테이블의 측면이나 가장자리 밖으로 내릴 수 있다. 양성 징후는 앞쪽 엉덩이 통증이나 뒤쪽 엉덩이 통증이 발생하는 것이다(그림 10.37).

일반적인 중재

초기의 절구테두리 열상 치료로서, 휴식, 항염증 약물, 엉덩관절의 하중을 감소시키는 보조장비의 사용, 그리고 물리치료 등이 있다. Lewis와 Sahrmann[74]에 따르면, 절구테두리 열상의 물리치료는 앞쪽 엉덩관절에 가해지는 직접적인 힘을 줄이고, 환측 다리의 축회전을 피하는데 초점을 맞춘다. 그들은 젖힘의 힘을 최소화하기 위해 비정상적인 움직임 패턴과 근육 동원의 교정을 권장했다. 엉덩허리근과 큰볼기근의 정상적인 활성화에 유의해야 한다.[75]

절구테두리 열상이 의심되는 4명의 환자를 연구했던 Yazbek에 따르면, 큰볼기근, 중간볼기근, 엉덩허리근의 강화에 초점을 맞춘 엉덩관절과 허리뼈의 안정화 운동과 근불균형을 교정하는 치료 프로그램이 효율적인 치료였다고 밝혔다.[76] 환자에게 무릎 밖굽이와 엉덩관절 모음을 동적으로 조절하는 것을 교육했다.

무릎을 엉덩관절보다 높게 앉는 자세, 양쪽 다리를 교차하여 앉는 자세, 그리고 다리 위에 엉덩이를 붙여 앉는 자세 등을 피하도록 환자에게 교육해야 한다. 환자에게 보행 시 엉덩관절의 젖힘을 피하도록 교육시켰다. Lewis와 Sahrmann은 넙다리네갈래근과 뒤넙다리근의 웨이트 트레이닝과 엉덩관절 젖힘 운동을 피하도록 권고했다.[74]

절구테두리 열상 환자에 대한 요점

설명과 원인	외상, FAI, 엉덩관절주머니의 과가동성, 발달성 엉덩관절 이형성증, 그리고 노화와 관련된 퇴행 등
검사	FABER 검사, FADIR 검사, 저항 SLR 검사, 뒤쪽 충돌 검사
신장	NA
근력강화	엉덩관절 굽힘근, 폄근 및 벌림근
훈련	동적 무릎 밖굽이의 신경근육 조절
피해야 할 것	엉덩관절 접힘, 과도한 굽힘, 축회전, 다리를 교차하는 자세, 그리고 엉덩이보다 무릎을 더 낮게 하는 앉은 자세 등

수술 환자를 위한 중재

관절테두리 박리술/정복술/절제술

관절테두리를 위한 수술 중재는 관절경 수술이나 개방절개 수술을 통해 이루어질 수 있다. 수술적 선택으로는, 절구테두리의 박리술, 정복술, 절개술 등이 있다. 절구테두리의 중요성에 대한 깊은 이해를 가지고, 절구테두리를 정복하는 노력이 더 일반적이다.

수술후 단계

박리술이나 정복술 이후, 환자는 대개 내성범위 내에서 체중부하를 하도록 허용될 것이다. 초기에, 환자는 엉덩관절 굽힘을 제외한 나머지 모든 움직임에 등척성 운동을 수행할 수 있다. 내성 범위 내에서 자전거 타기가 허용되지만, 과도한 엉덩관절 굽힘의 측면에서 볼 때 기대 누운 자세로 자전거 타기를 해서는 안된다.

임상 경고!

환자는 내성 범위 내에서 운동을 해야 하고, 일반적인 교육 내용으로서 엉덩관절의 폄(중립위를 넘어서는), 과도한 엉덩관절 굽힘, 그리고 엉덩관절 굽힘근의 활성화를 피하는 것이다. AROM은 수술 후 약 2주경에 시작할 수 있지만, 환자는 능동 SRL 활동을 피해야 한다. 엎드린 자세에서 이루어지는 엉덩관절의 폄이나 런지와 같이, 중립위를 초과하는 엉덩관절의 젖힘을 요구하는 운동을 피해야 한다.

일반적으로 수술 후 4–6주 동안의 환자 관리계획은 근력강화운동과 체중부하 활동을 포함할 것이다. 볼기 근육의 강화운동이 이 단계의 중요 요소이다. 환자에게 체중부하 상태에서 엉덩관절을 회전하지 않도록 교육해야 한다. 보행 결함(특히, 엉덩관절과 무릎관절의 젖힘)의 교정도 권장할 수 있다.

절구테두리 박리술과 정복술 이외에, 환자는 새로운 연골 성장을 유도하는 관절면 재건술, 뼈성형술 또는 뼈절제술을 받을 수 있다. 이들 경우의 회복 과정은 더 느린 편이다. 이들 환자에게 약 6주 동안의 체중부하 활동은 금기시된다.

관리계획은 무엇인가? 중력을 최소화한 자세에서의 능동운동과 능동보조운동은 이들 사례에서 일반적으로 수술 후 첫 6주 동안의 관리계획 안에 포함된다.

큰뼈돌기통증 증후군(GTPS)

Greater Trochanteric Pain Syndrome

이런 국소 통증 병리는 처음에는 큰뼈돌기 부근의 윤활주머니 염증에 의해 발생하는 것으로 생각되었다. 최근의 다음 연구에 따르면, 큰뼈돌기통증 증후군(GTPS)은 다음과 같은 많은 질환에 의해 발생하는 것 같다: 큰뼈돌기윤활주머니의 염증 뿐만 아니라, 볼기근 부착점의 힘줄병리, 볼기근육의 열상, 발음성 엉덩이(외적 스냅핑 힙) 등. 엉덩관절 주변에는 여러 개의 윤활주머니가 존재한다. 위치의 가변성과 함께 이것이 결합하면, 감별진단이 어려울 수 있다.

원인/기여요소

GTPS의 확인된 위험요소는 연령(대부분의 경우는 40–60대 사이에서 진단됨),[7] 성별(여성이 남성보다 4:1까지 많다), 엉덩정강띠의 단축, 다리길이 불일치, 무릎관절 OA, 허리 통증, 비만 등 여러 가지가 있다. 많은 기여요소는 변화된 하지 생체역학이 근본 원인임을 보여주고 있다.

외상과 과사용이 큰뼈돌기윤활주머니염 병리를 일으킬 수 있다는 것이 오랫동안 인지되어 왔지만, 증상을 보이는 환자의 상당수는 외상 사고를 기억하지 못한다. 볼기 근육(힘줄)이나 엉덩정강띠의 미세외상이 통증의 원인인 것으로 생각되고 있다. 이런 통증은 윤활주머니염의 유무와 관계없이 일어날 수 있다. GTPS를 가진 24명의 여성을 대상으로 Bird 등의 연구에서, 11명의 환자가 중간볼기근의 열상을 가지고 있었고, 15명의 환자가 중간볼기근 힘줄염을 가지고 있었고, 또 2명의 환자가 윤활주머니염의 징후를 가지고 있었다.[77] 중간볼기근 힘줄 열상의 유병률은 아직 밝혀지지 않았지만, 일부 연구진은 여성의 25%와 남성의 10%가 중년기 후반 쯤에 열상을 가질 수 있다고 믿는다.[8]

발음성 엉덩이(coxa saltans, 스냅핑 힙)도 GTPS에 기여할 수 있는 또 다른 질환이다. 외적 스냅핑 힙(external snapping hip)의 특징은 엉덩정강띠가 큰뼈돌기 위를 움직이는데, 엉덩관절을 폄할 때 엉덩정강띠가 뒤쪽으로 움직이고, 엉덩관절이 굽힘할 때 앞쪽으로 움직인다. 만약 스냅핑 힙이 자주 발생하면, 엉덩정강띠의 염증이 발생할 수 있고, 엉덩정강띠의 스냅핑으로 통증이 발생할 수 있다.

증상

GTPS 환자의 호소는 가쪽 허벅지에서 무릎으로 방사될 수 있는 가쪽 엉덩이의 통증이다. 이런 통증은 환측으로 누웠을 때, 앉은 자세에서 일어설 때, 장시간 서 있을 때, 환측 다리를 꼬고 앉았을 때, 계단 보행할 때, 그리고 달리기할 때 증가된다. 큰뼈돌기의 뒤쪽이나 가쪽을 만졌을 때 압통이 발생할 수도 있다. 환자는 특정 엉덩관절 움직임(특히, 가쪽돌림과 벌림)으로 통증이 증가한다고 호소한다.

임상 징후

환자는 큰뼈돌기나 큰뼈돌기의 뒤쪽을 만졌을 때 뚜렷한 압통을 호소한다. 저항에 대한 엉덩관절의 벌림도 종종 환자의 통증을 발생시킬 것이다. 환자는 양성 FABER 검사를 가질 수 있다.[8] 엉덩정강띠의 단축이 환자의 증상에 기여한다면, Ober 검사(타이트하거나, 단축되거나, 염증이 있는 엉덩정강띠를 평가하는 검사)도 양성일 수 있다. 연구에 따르면, 30초 동안 한발서기를 하면, 통증이 재현될 수 있다는 것이다.[78] 만약 환자가 중간볼기근이나 작은볼기근의 열상을 가지고 있다면, 엉덩관절 벌림근의 도수근력검사 시 약증이 나타날 수 있다. 아래의 특수검사도 환자의 평가에 이용될 수 있다.

Ober 검사

Ober 검사의 경우, 환자는 검사받을 다리를 위쪽으로 배치하고 옆으로 누운 자세를 취한다. 환자의 자세를 안정화시키기 위해 반대쪽(아래쪽) 다리의 엉덩관절을 45°로 굽힘하고, 무릎관절을 90°굽힘한다. 검사자는 엉덩뼈능선을 위쪽과 아래쪽으로 밀면서 환자의 골반 자세를 유지시킨다. 그런 다음, 검사자는 환자의 다리를 몸통과 일직선되게 유지하면서 수동으로 벌림한다. 환자의 무릎은 90°로 굽힘(Ober 검사)되거나 폄(수정 Ober 검사)된다. 검사자는 환자의 골반을 계속 안정화시키면서, 검사쪽 다리를 테이블 위에 내려놓도록 환자에게 이완을 주문한다. 검사자는 엉덩관절의 안쪽돌림이나 굽힘을 방지하기 위해 그쪽 다리를 지지해 준다(그림 10.38). 검사자는 검사쪽 다리가 정상 가동범위로 모

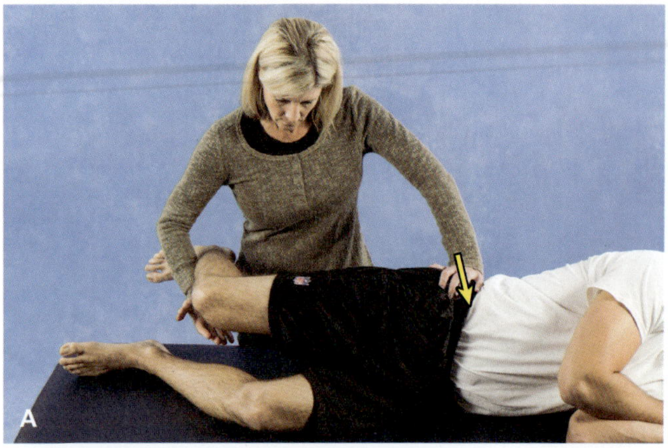

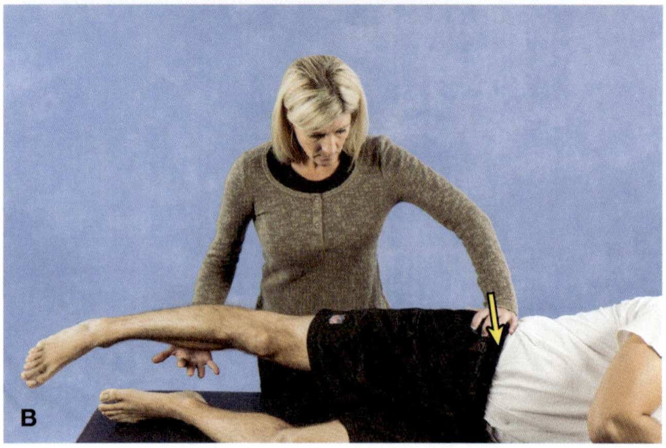

그림 10.38 Ober 검사(A)의 양성 징후는 GTPS의 원인이 될 수 있는 엉덩정강띠의 단축이나 염증을 의미한다. 수정된 Ober 검사(B)는 무릎을 편한 상태로 수행된다.

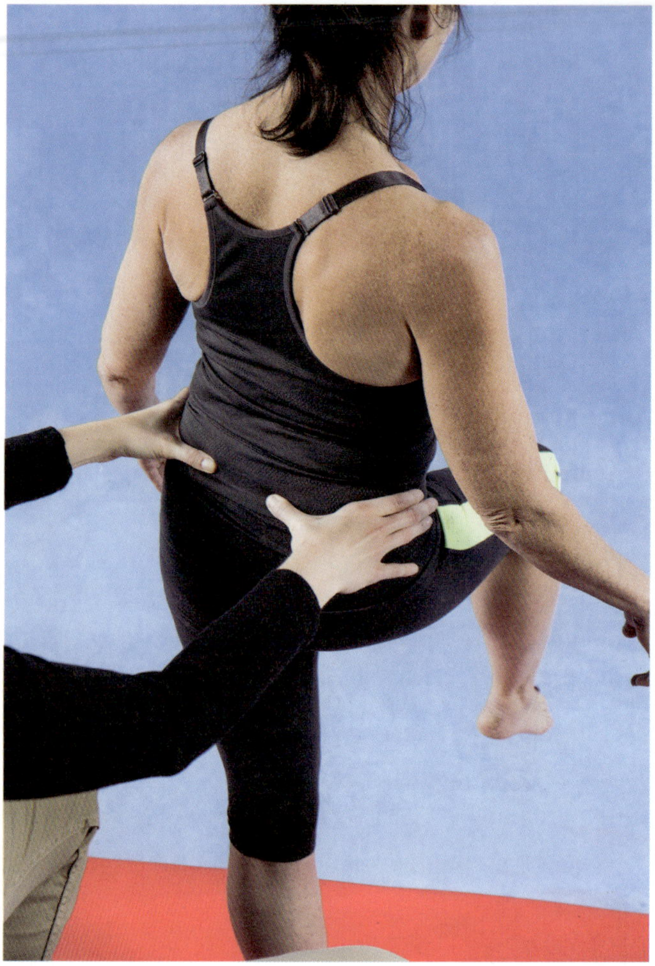

그림 10.39 Trendelenburg 징후는 GTPS 진단에 사용될 수 있다. 한발서기를 했을 때 반대쪽 골반의 떨어짐은 체중부하쪽 중간볼기근의 약증을 의미한다.

음할 수 있는지를 주관적으로 체크할 수 있거나, 또는 객관적 측정을 위해 경사계를 사용할 수도 있다.[79] Ober 검사와 수정된 Ober 검사는 상호교환할 수 없다. 초기에 수행된 검사법을 그대로 사용하여 재검사하는 것이 중요하다.

Trendelenburg 징후

검사자는 Trendelenburg 징후를 검사할 때 환자의 뒤쪽에 서서 실시한다. 환자에게 한발서기를 하도록 주문한다. 검사자는 비체중부하쪽 골반의 떨어짐 정도를 체크한다(그림 10.39). 이것은 반대쪽 다리로 서기 자세를 취한 결과와 비교된다. 비대칭은 양성 징후로 간주된다.

일반적인 중재

GTPS에 대한 연구는 GTPS 병리를 이해하는데 큰 도움이 되지만, 치료에 대한 연구는 거의 없다. 적어도 4개의 병리가 GTPS 진단을 이끌어낼 수 있다는 지식을 가지고, 우리는 조직치유의 원리를 적용하여 최선의 방법을 추론해야 한다.

만약 큰뼈돌기 윤활주머니에 염증이 있는 것처럼 보이면, 치료 계획은 엉덩정강띠를 포함한 가쪽 엉덩이 구조물의 신장운동을 포함할 수 있다. 환자에게 통증을 증가시키는 활동이나 환측 다리쪽으로 눕는 것을 피하도록 교육시켜야 한다. 중간볼기근 열상과 작은볼기근 열상 발병의 빈도 때문에, 이들 근육의 강화운동도 유익할 수 있다. 원심성 근력강화운동은 해당 근육과 힘줄을 강하게 만들 것이다. 발음성 엉덩이(coxa saltans)가 있으면, 스냅핑을 일으키는 움직임을 피하도록 환자를 교육하는 것이 중요하다. 엉덩정강띠의 신장은 스냅핑의 발병률을 감소시키는데 도움이 된다.[80] GTPS의 관리계획에서 흔히 볼 수 있는 운동을 알고 싶으면, 그림 10.40을 참조하기 바란다.

초음파, 음파영동법, 이온도입법 및 냉치료를 포함하는 항염증성 모달리티가 이 영역에 유익할 수 있다. 하지의 변

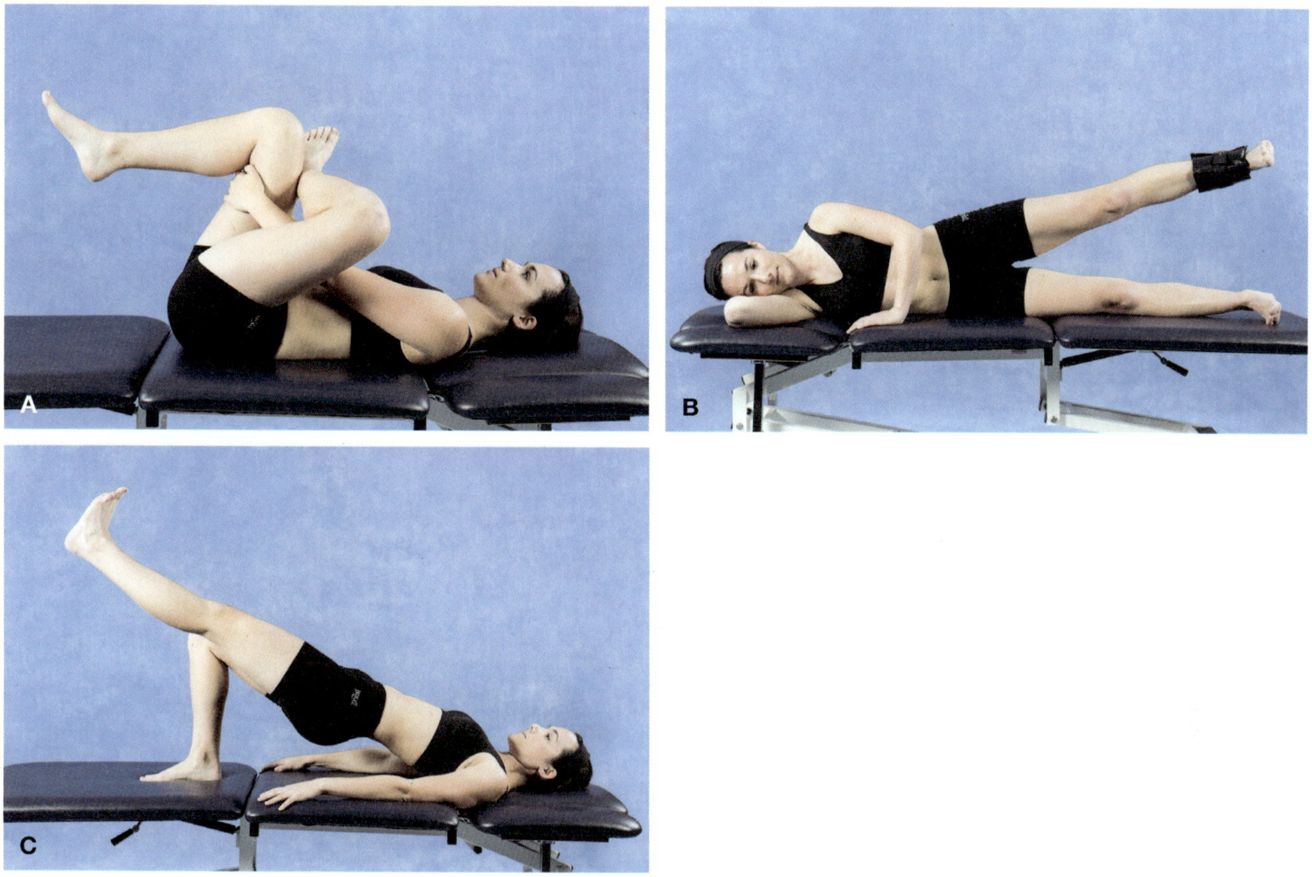

그림 10.40 GTPS의 관리계획 안에 포함되는 일반적인 운동은 다음과 같다: (A) 볼기 근육의 신장, (B) 엉덩관절 벌림근의 강화 운동과 (C) 엉덩관절 폄근의 강화 운동.

화된 생체역학 때문에, 관리계획은 원치 않는 움직임을 제한하기 위해 보행 수정, 등 근육과 나머지 하지 근육의 근력강화, 그리고 발 보조기나 신발에 착용하는 보조기 등을 포함할 수 있다.

예방

체중 감소, 다리길이 차이의 교정, 그리고 엉덩관절 근력과 가동범위의 유지는 GTPS의 원인을 제거하는 좋은 방법이다.

큰뼈돌기통증 증후군 환자에 대한 요점

설명과 원인	엉덩관절 근육의 약증과 생체역학의 변화와 관련된 볼기근 부착점 열상을 동반하는 큰뼈돌기윤활주머니염증.
검사	촉진 시 압통, 저항 엉덩관절 벌림 검사 시 통증, 엉덩관절 벌림근 약증, FABER 검사, Ober 검사, Trendelenburg 징후, 한발서기 검사
신장	ITB
근력강화	엉덩관절 벌림근
훈련	엉덩관절 원심성 운동
피해야 할 것	다리길이 차이, 과체중, 환측 다리로 눕기, 반복된 엉덩관절 굽힘과 폄

궁둥볼기윤활주머니염

Ischiogluteal Bursitis

궁둥볼기윤활주머니(Ischiogluteal bursa)는 궁둥뼈거친면 위에 위치하고, 궁둥뼈거친면과 뒤넙다리근과 큰볼기근 사이에서 쿠션 역할을 제공한다. 궁둥볼기윤활주머니염은 궁둥뼈거친면윤활주머니염, 또는 "weaver's bottom"으로 불린다.

원인/기여요소

궁둥볼기윤활주머니염은 외상, 특히 둔부로 떨어지는 외상에 의해 빈번하게 발생된다. 이것은 장시간 앉은 자세를 요하는 직업에 의해 발생될 수 있고, 특히 트럭이나 트랙터를 운전할 때 발생하는 진동에 의해 많이 발생할 수 있다.

증상

궁둥볼기윤활주머니염의 특징적인 징후는 둔부 통증이며, 허벅지 뒤쪽으로 방사될 수 있다. 궁둥볼기윤활주머니의 영역은 촉진 시 압통이 발생할 수 있다. 수동 엉덩관절 굽힘 가동범위운동은 통증 때문에 제한될 가능성이 있다. 통증은 앉은 자세를 취하거나 걸을 때 증가될 수 있다. 환자는 무릎을 폄한 상태로 엉덩관절의 폄에 저항을 가하면 통증이 증가된다고 호소할 것이다.

임상 징후

궁둥볼기윤활주머니염의 진단은 임상 소견에 의해 주로 결정된다. 둔부 징후 검사가 궁둥신경의 기여를 배제하기 위해 수행될 수 있다.[82]

둔부 징후 검사

둔부 징후 검사를 수행하기 위해, 환자는 누운 자세를 취하고, 검사자는 환자의 다리를 SRL 검사처럼 들어 올린다. 엉덩관절 굽힘이 제한되는 지점에서 환자의 무릎을 굽힘한 다음, 검사자는 엉덩관절의 굽힘 가동범위를 추가적으로 얻는 시도를 한다(그림 10.41). 만약 가동범위가 더 이상 증가될 수 없다면, 궁둥볼기윤활주머니염이나 둔부의 다른 문제를 의미한다. 만약 더 많은 엉덩관절 굽힘이 달성되면, 이 검사는 궁둥볼기윤활주머니염에 대해 음성으로 간주된다.

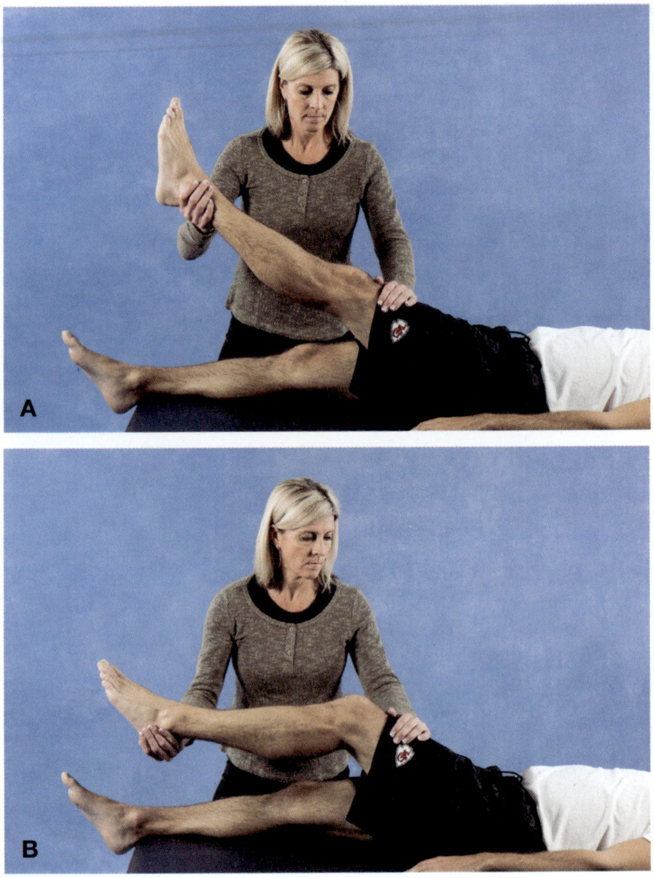

그림 10.41 궁둥볼기윤활주머니염을 위한 둔부 징후 검사. 검사자는 통증 지점(A)까지 SRL처럼 다리를 들어 올린 다음, 무릎을 굽힘한다(B). 무릎 굽힘 시 엉덩관절의 굽힘이 더 이상 일어나지 않으면, 양성 징후를 의미한다.

일반적인 중재

궁둥볼기윤활주머니염 환자를 위한 관리계획은 기여요소의 완화, 휴식 및 항염증성 모달리티 등을 포함할 수 있다. 뒤넙다리근 단축으로 인한 궁둥볼기윤활주머니의 압박을 감소시키기 위해 뒤넙다리근의 신장을 추천한다. 자세 교정도 골반 앞쪽경사를 감소시키기 위해 권장된다.

예방

궁둥볼기윤활주머니염을 예방하기 위해 장시간의 앉은 자세(특히, 진동과 결합된 앉은 자세)를 피해야 한다.

궁둥볼기윤활주머니염 환자에 대한 요점

설명과 원인	외상이나 장시간의 앉은 자세로 인한 궁둥뼈거친면에 있는 윤활주머니의 염증.
검사	둔부 징후 검사
신장	뒤넙다리근
근력강화	NA
훈련	골반 앞쪽경사를 피하는 자세
피해야 할 것	장시간의 앉은 자세

엉덩허리근 증후군(힘줄염/윤활주머니염)
Iliopsoas Syndrome (Tendonitis/Bursitis)

엉덩허리근은 강력한 엉덩관절 굽힘근이며, 두 개의 근육으로 구성된다: 엉덩근과 큰허리근. 엉덩허리근 증후군은 엉덩허리근 힘줄염(엉덩허리근 닿는곳 염증)과 엉덩허리근 윤활주머니염(엉덩허리근의 밑 부분과 엉덩관절의 앞쪽 부분에 위치하는 윤활주머니의 염증)을 포함하는, 앞쪽 엉덩이 부위의 국소 통증 증후군이다.

원인/기여요소

엉덩허리근 증후군은 직업이나 스포츠 관련 외상의 결과로 일어날 수 있는 과사용 증후군으로 간주된다. 이것은 반복적으로 엉덩관절의 굽힘 동작을 수행하는 체조선수, 댄서 및 달리기 선수 등에서 가장 많이 발생한다. 기여요소는 엉덩관절 근조직의 근력 문제와 유연성 문제, 그리고 근불균형이다.[83] 한 연구에 따르면, 엉덩허리근 증후군을 가진 모든 환자는 엉덩관절 굽힘근의 단축과 엉덩관절 돌림근의 약증을 가지고 있었다는 것이다.[83] 이 증후군은 급성 또는 만성 관절염과 결합되어 발생할 수 있다.[84]

증상

엉덩허리근 증후군의 기본 징후는 엉덩관절 굽힘에 저항을 가하거나 수동으로 엉덩관절을 펼할 때 앞쪽 엉덩이 부위의 통증이 증가된다는 것이다. 환자는 이 부위의 압통도 호소할 수 있다(그림 10.42). 통증은 엉덩관절 굽힘의 반복을 요구하는 활동에 의해 악화된다. 이것은 엉덩허리근 힘줄이 작은뼈돌기나 엉덩두덩융기(iliopectineal eminence) 위를 움직일 때 일어나는 앞쪽 엉덩이 부위의 스냅핑 감각과 관련될 수 있다. 이것은 가끔 발음성 엉덩이(coxa saltans) 또는 외적 스냅핑 힙과 반대로, 내적 스냅핑 힙으로 간주된다.

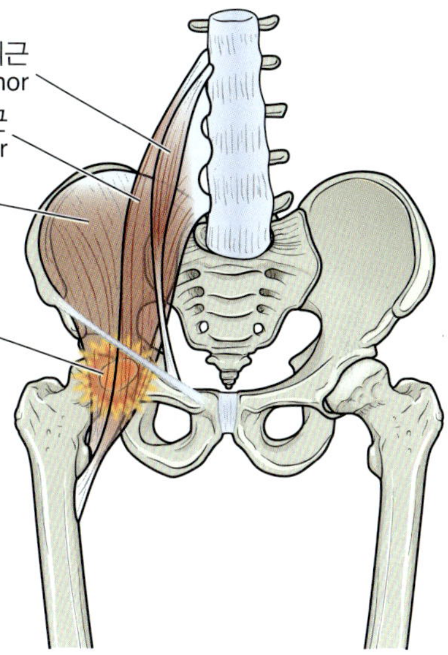

그림 10.42 엉덩허리근 증후군의 특징은 엉덩허리근의 닿는곳 근처인 앞쪽 엉덩이 부위의 통증과 압통이다.

임상 징후

Thomas 검사는 엉덩관절 굽힘근과 넙다리곧은근 길이를 위한 검사이지만, 이 검사가 엉덩허리근 힘줄을 신장하고 그 밑에 위치하는 윤활주머니를 압박하기 때문에, 통증, 단축 및 움직임 제한을 경험하는 엉덩허리근 증후군 환자에게 흔하게 많이 사용된다.

Thomas 검사

Thomas 검사를 수행하기 위해, 환자는 테이블 가장자리에 엉덩관절을 배치하고 누운 자세를 취한다. 엉덩관절과 무릎관절을 모두 가슴 쪽으로 굽힌다. 환자는 허리뼈 굽힘을 유지하기 위해 건측 다리를 굽힌 채, 환측 다리를 테이블 쪽으로 내리도록 주문받는다. 검사자는 환측 다리의 통증이 발생하는지 또는 엉덩관절의 폄 제한이 있는지를 살펴본다(그림 10.43).

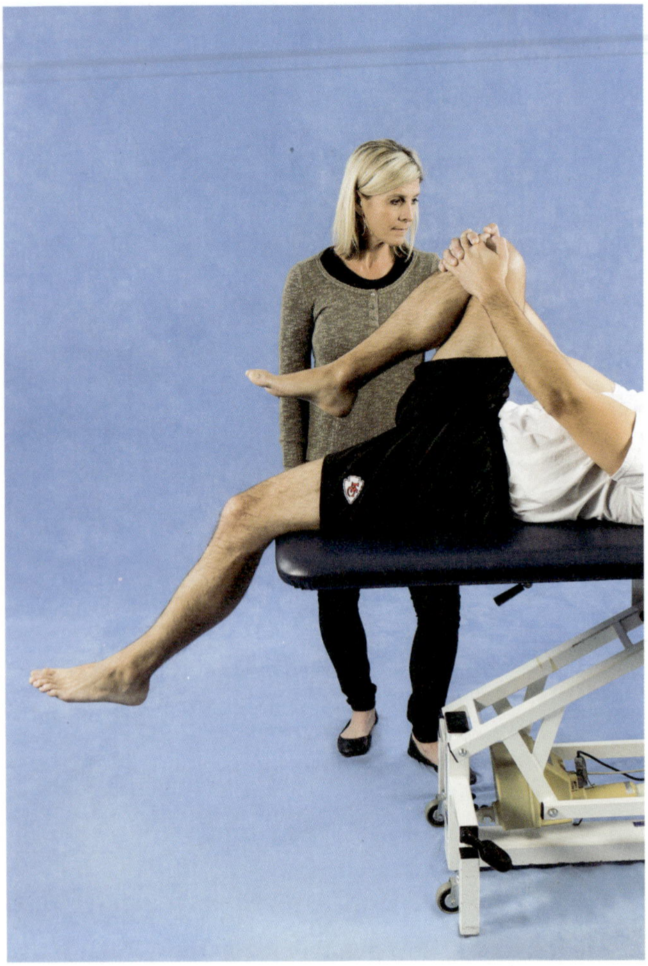

그림 10.43 엉덩관절 굽힘근 단축을 위한 Thomas 검사. 엉덩허리근 증후군은 움직임 제한이나 통증을 발생하는 양성 검사를 일으킬 수 있다.

일반적인 중재

이 환자를 위한 관리계획은 엉덩관절 굽힘근의 신장을 포함할 가능성 있다. 부가적으로, Johnston 등은 엉덩관절 가쪽돌림근, 넙다리네갈래근 및 뒤넙다리근의 신장이 효과적임을 밝혔다.[83] 같은 연구는 탄성밴드를 이용한 안쪽돌림과 가쪽돌림의 근력강화를 포함했던 운동 프로그램으로 환자가 향상되었음을 보여주었다. 환자는 진전으로써 탄성 밴드를 이용해 엉덩관절의 벌림과 가쪽돌림(클램 운동)을 수행하고, 또 환측 다리로 한발 미니-스쿼트를 수행한다(그림 10.44).

예방

엉덩관절 근육의 과사용 회피, 엉덩관절 근력과 가동범위의 유지, 그리고 근육 균형의 유지 등은 모두 기여요소를 없애는 좋은 방법이다. 이것은 반복된 엉덩관절 굽힘을 요구하는 스포츠 선수와 관절염 환자에게도 그러하다.

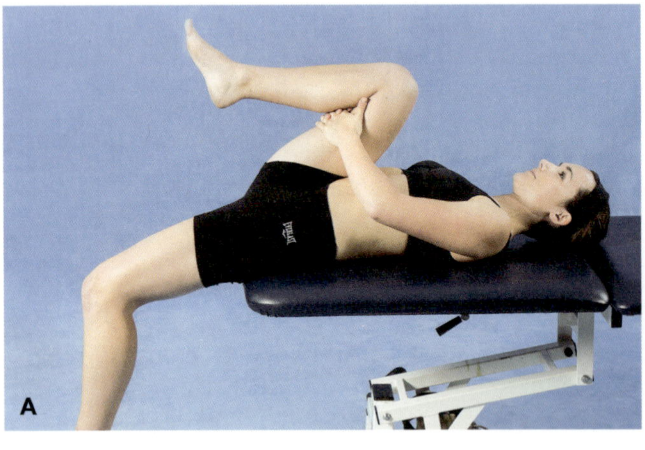

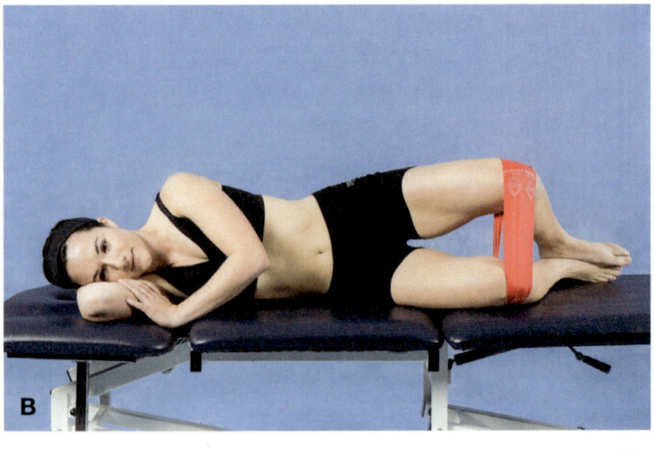

그림 10.44 엉덩허리근 증후군을 위한 관리계획에 일반적으로 포함되는 운동은 엉덩관절 굽힘근 운동(A), 클램운동(B), 엉덩관절 가쪽돌림근 근력강화운동 및 미니-스쿼트(D) 등을 포함한다.

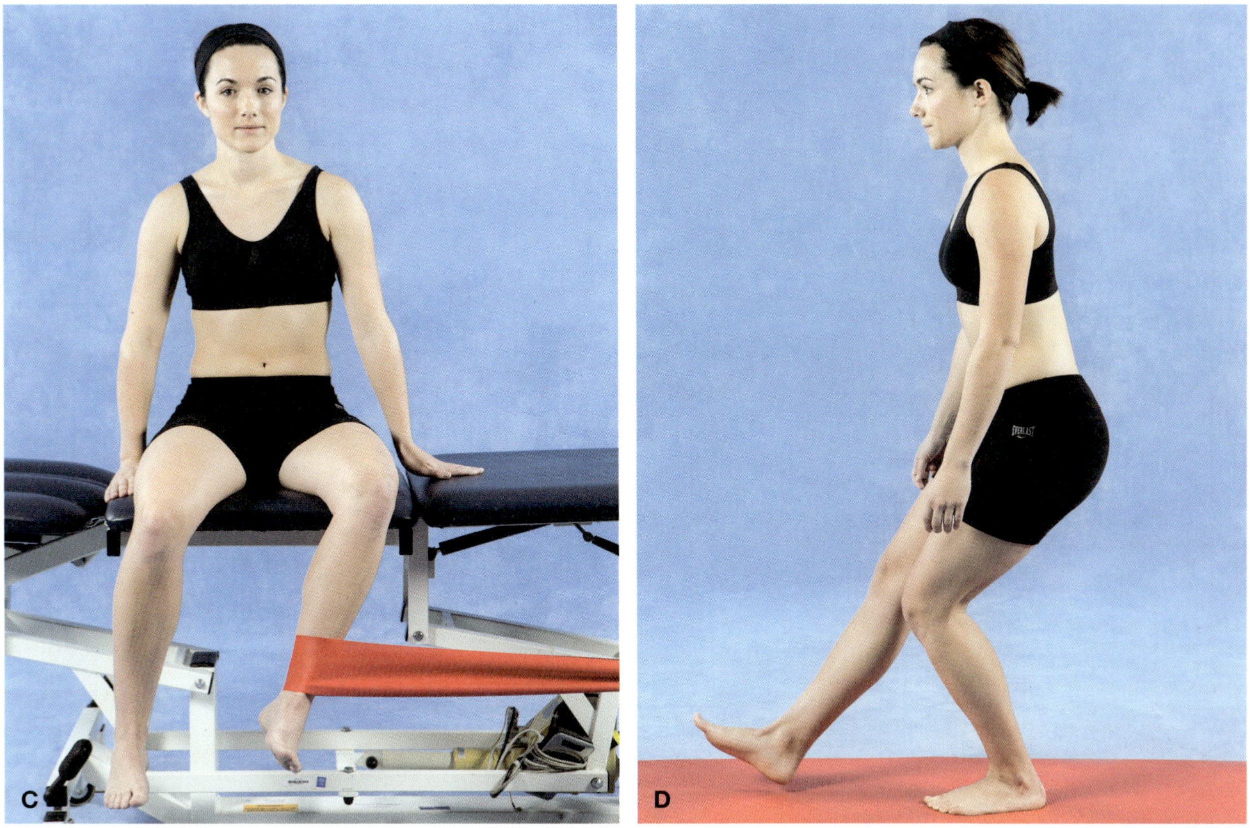

그림 10.44 계속

엉덩허리근 증후군 환자에 대한 요점

설명과 원인	엉덩관절 굽힘근의 약증이나 과사용으로 유발되는 앞쪽 엉덩이 통증을 가진 엉덩허리근윤활주머니염이나 힘줄병증
검사	Thomas 검사
신장	엉덩관절의 굽힘근과 가쪽돌림근, 넙다리네갈래근, 뒤넙다리근
근력강화	엉덩관절 돌림근, 벌림근 폄근
훈련	NA
피해야 할 것	엉덩관절 굽힘근의 과도한 사용

Legg-Calvé-Perthes 질환

Legg-Calvé-Perthes Disease

Lecg-Calvé-Perthes(LCP) 질환은 넙다리뼈머리의 무혈성 괴사이고, **특발성**을 발생한다. 여기에서 특발성은 원인을 알 수 없음을 의미한다. 이 질환은 4-10세의 남아(남아:여아 = 4:1)에게서 가장 많이 발생한다. 혈관 차단은 넙다리뼈머리의 골절이나 붕괴를 초래할 수 있다(그림 10.45). 이런 과정은 일반적으로 자기 제한적이며, 증상은 1-2년 내에 개선될 것이다. 넙다리뼈머리의 리모델링으로 완전 회복될 가능성이 있고, 어린 연령대에서 발생한 환자의 경우에는 예후가 좋아질 것이다.[85]

원인/기여요소

현재 시점에서는 원인이 밝혀지지 않았다. 이 질환은 원인대동맥을 통한 혈류가 손상된 결과로 생각된다. 아동기 때의 원인대동맥은 넙다리뼈머리의 순환에 영향을 주는 중요한 기여요소이다.

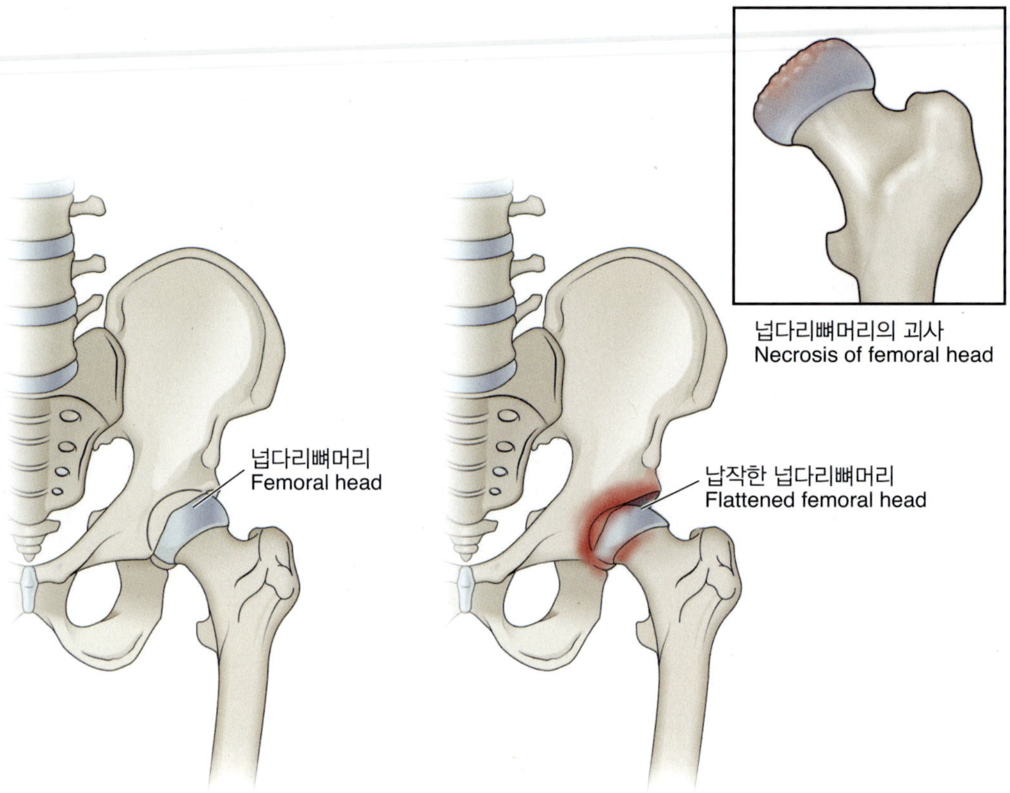

그림 10.45 Legg-Calvé-Perthes 질환은 넙다리뼈머리의 붕괴를 일으키는 무혈성 괴사이다.

증상

초기 증상은 무통증성 절뚝거림 보행이다. 발병 직후, 아동은 엉덩이, 무릎 및 사타쿠니에서 통증을 호소할 것이다. 통증은 엉덩관절의 움직임과 활동으로 증가된다. 대개 엉덩관절의 ROM이 제한된다. 환자는 다리가 짧아지고, 변화된 보행 패턴이나 통증성 보행을 할 것이다.

임상 징후

Lecg-Calvé-Perthes(LCP) 질환을 위한 특수검사는 없다. 의사는 일반적으로 X선 결과를 바탕으로 진단에 임한다.

일반적인 중재

Lecg-Calvé-Perthes(LCP) 질환의 주요 중재 목표는 정상적인 둥근 형태의 넙다리뼈머리를 촉진하는 것이다. 납작한 넙다리뼈머리의 모양이 지속되면, 생의 후반기때 OA가 발생할 가능성이 높아진다.[86] 비록 의학적 중재에 대한 필요성이 논란적이지만, 의학적 중재는 넙다리뼈머리를 재형성하기 위해 넙다리뼈머리를 절구 안에 유지시키는 스플린트나 석고 고정을 포함할 수 있다.[87] 12주 동안 1주일에 2회 적용되는 물리치료 중재는 ROM과 근력의 향상과 관절 기능장애의 감소라는 장점을 가지고 있다.[88] 치료의 구성은 다음과 같다:

- 엉덩관절의 신장
- 4주 동안의 엉덩관절 굽힘근, 폄근, 벌림근 및 모음근에 대한 등척성 근력강화운동, 그 다음 이들 근육의 동적 근력강화운동으로 진행한다.
- 안정된 지면 위에서 이루어지는 균형 훈련은 3주차때 시작하고, 그 다음에는 불안정한 표면 위에서 이루어지는 균형 훈련으로 진행한다.

Legg-Calvé-Perthes 질환 환자에 대한 요점	
설명과 원인	원인대동맥의 혈류 감소로 인해 주로 어린 남성에게서 일어나는 넙다리뼈머리의 무혈성 괴사
검사	NA
신장	모든 운동면에서 신장
근력강화	엉덩관절 굽힘근, 폄근, 벌림근 및 모음근
훈련	균형 훈련
피해야 할 것	NA

뒤넙다리근 좌상

Hamstring Muscle Strain

뒤넙다리근 좌상은 뒤넙다리근의 섬유가 열상된 것이다. 등급 Ⅰ 좌상은 근섬유의 최소 신장이나 가벼운 열상을 가진 가벼운 손상이다. 등급 Ⅱ 좌상은 약간 더 심한 경우이고 부분 열상을 가진 상태이다. 등급 Ⅲ 좌상은 근섬유의 완전 파열이다. 넙다리두갈래근 긴갈래가 생체역학적으로 가장 손상당하기 쉽다.[89] 뒤넙다리근은 궁둥뼈거친면에 있는 몸쪽 이는곳이나 근힘살의 중간 지점에서 손상될 수 있다(그림 10.46). 먼쪽 부착점의 손상은 흔하지 않다.

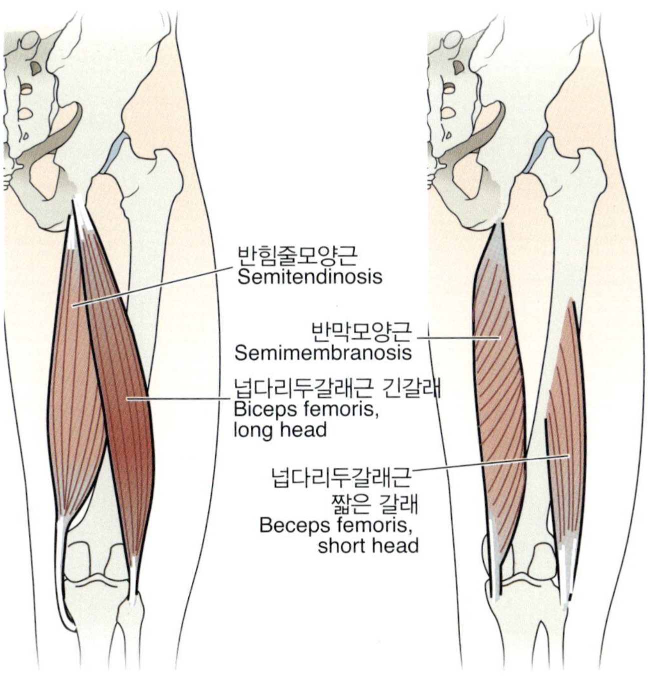

그림 10.46 뒤넙다리근 좌상은 종종 넙다리두갈래근 긴갈래에서 일어난다.

원인/기여요소

뒤넙다리근 좌상은 근육에서 발생되는 높은 장력 때문에 원심성 수축 때 주로 일어난다.[90,91] 이것은 빠른 속도의 과도한 근육 신장의 결과일 수 있거나, 또는 강력한 근수축의 결과로도 일어날 수 있다.

누구나 뒤넙다리근 좌상을 경험할 수 있지만, 운동선수에게서 가장 흔한 질환이다. 뒤넙다리근 좌상은 종종 재발된다; 뒤넙다리근 좌상의 가장 좋은 예측 변수는 과거의 병력이다.[92-96] 연구에 따르면, 과거에 부상당한 선수들은 다른 손상의 위험보다 2배 이상의 위험을 가진다고 했다.[93,97]

손상의 재발 위험이 높은 이유는 아직 밝혀지지 않았지만, 뒤넙다리근의 약증,[98-100] 뒤넙다리근과 넙다리네갈래근 사이의 비대칭, 그리고 양쪽 뒤넙다리근 사이의 비대칭이 위험 요소일 수 있다.[101-103] 한 연구는 넙다리두갈래근의 좌상이 있으면 정상 근육에 비해 근전도 활성이 감소됨을 확인했는데, 이것은 이전의 손상 근육에서 신경 기능의 변화가 있음을 의미한다.[99]

증상

허벅지 뒤쪽에서 국소 통증, 부종 및 타박상이 발생할 수 있다. 환자는 근육 손상의 3가지 징후를 호소할 수 있다: 촉진 시 통증, 신장 시 통증, 그리고 근수축 시 통증. 환측 다리의 온걸음 길이가 감소되거나 통증성 보행 등의 보행 변화가 일어날 수 있다. 등급 Ⅲ 좌상의 경우, 근력검사시 약증이 나타날 수 있다.

임상 징후

뒤넙다리근 좌상의 유발검사는 촉진, 수동신장 및 능동수축 등이다. 이들 3가지 징후는 환자의 통증을 유발시켜야 한다. 신발벗기 검사(TOST)를 포함해 이 질환의 검사에는

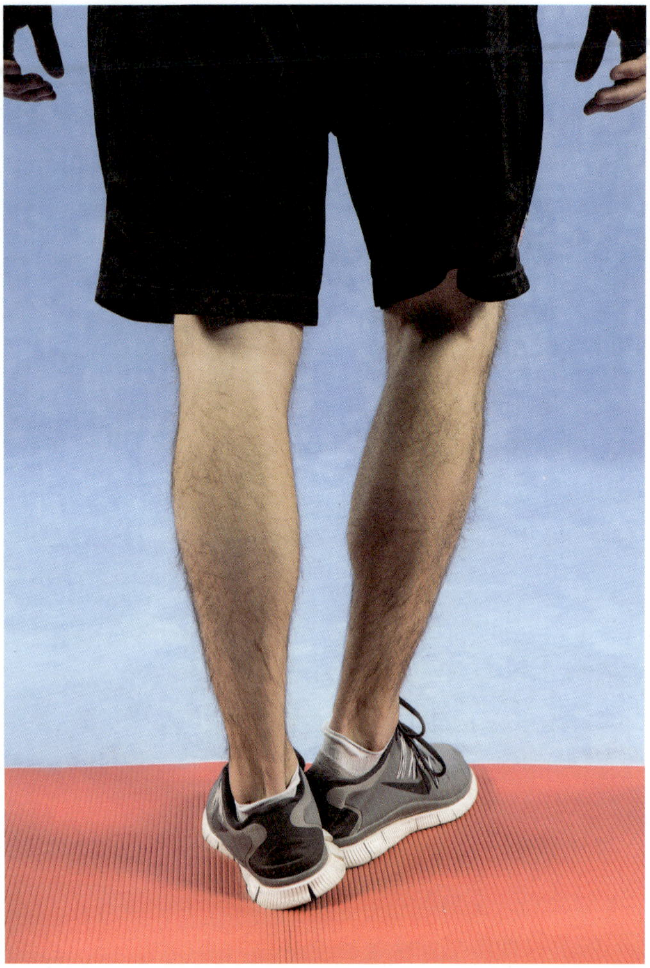

그림 10.47 넙다리두갈래근 좌상을 위한 신발벗기 검사.

여러 검사 버전이 있다.

신발벗기 검사(TOST)

TOST를 수행하기 위해, 환자는 신발을 신고 선 자세를 취한다. 환자에게 건측 다리의 도움을 받아서 환측 다리의 신발을 벗도록 지시한다. 이것을 하기 위해, 환측 다리의 엉덩관절은 약 90°까지 가쪽돌림을 해야 하고, 환자는 신발을 비틀기 위해 건측 다리의 발활을 이용해야 한다(그림 10.47). 넙다리두갈래근의 통증은 양성 징후를 의미한다.[82,104]

일반적인 중재

조직치유의 1단계에서 뒤넙다리근 좌상을 위한 보편적인 치료에는 염증 조절과 부드러운 PROM(0–4일)이 종종 포함된다. 이 단계 동안, 나머지 근육들은 목발의 사용에 관여할 것이다. 조직치유의 2단계에서 손상의 치료는 종종 유연성을 회복하고 콜라겐 섬유를 정렬하기 위해 무릎을 편한 채로 엉덩관절을 굽힘하는 신장운동을 포함한다.[90,105–107] 부드러운 뒤넙다리근의 근력강화운동도 대개 이 시기에 시작된다. 근력강화운동은 엉덩관절을 편한 채 무릎관절을 굽힘하는 최대하 등척성 근력강화운동과 부드러운 등장성 근력강화운동을 포함한다.[108] 관리계획은 자전거 타기를 포함할 수 있다.

조직치유의 3단계에서는, 뒤넙다리근의 원심성 근력강화운동을 포함해 조금 더 강력한 신장운동과 근력강화운동이 종종 첨가된다(그림 10.48).[90,94,98,99,105,106,108,109] 지구력 훈련도 관리계획의 일부로 구성될 수 있다.[90,105,106] 조직치유의 3단계 후반에는, 특정 스포츠 활동과 플라이오메트릭 활동도 첨가될 수 있다.

치료는 스포츠로 돌아가기 전에 근력의 불균형을 고려해야 한다.[86,101,103,107] 최근 연구는 민첩성과 몸통 안정화운동의 장점을 보여준다. 구부정한 앉은 자세 검사의 형태인 신경 신장운동은 교감신경의 활성을 감소시켜 다리로 가는 혈류를 증가시키는 것으로 알려져 있다. 이것은 등급 I의 좌상에 유익할 수 있다.[110]

예방

뒤넙다리근 좌상의 재발 측면에서 볼 때, 초기에 좌상을 예방하는 것이 가장 좋다. 비록 뒤넙다리근 좌상을 예방하는 최고의 방법에 대해 어느 정도 논란이 있지만, 운동이나 스포츠하기 전에 실시하는 신장운동, 적절한 워밍-업, 그리고 피로를 피하는 것이 가장 좋은 방법처럼 보인다. 뒤넙다리근의 좋은 유연성을 갖고 근력을 최대화하는 것이 좋은 방법처럼 보인다. 뒤넙다리근–넙다리네갈래근의 정상 관계일 때, 뒤넙다리근의 근력은 넙다리네갈래근 근력의 약 60–80% 정도 되어야 한다. 이것은 뒤넙다리근의 근력을 건측 뒤넙다리근과 균등하게 만드는 것보다 덜 중요할 수 있다.[101–103] 예방조치는 민첩성, 협응성 및 몸통의 안정성을 유지하는 것을 포함할 수 있다.[106,107,111]

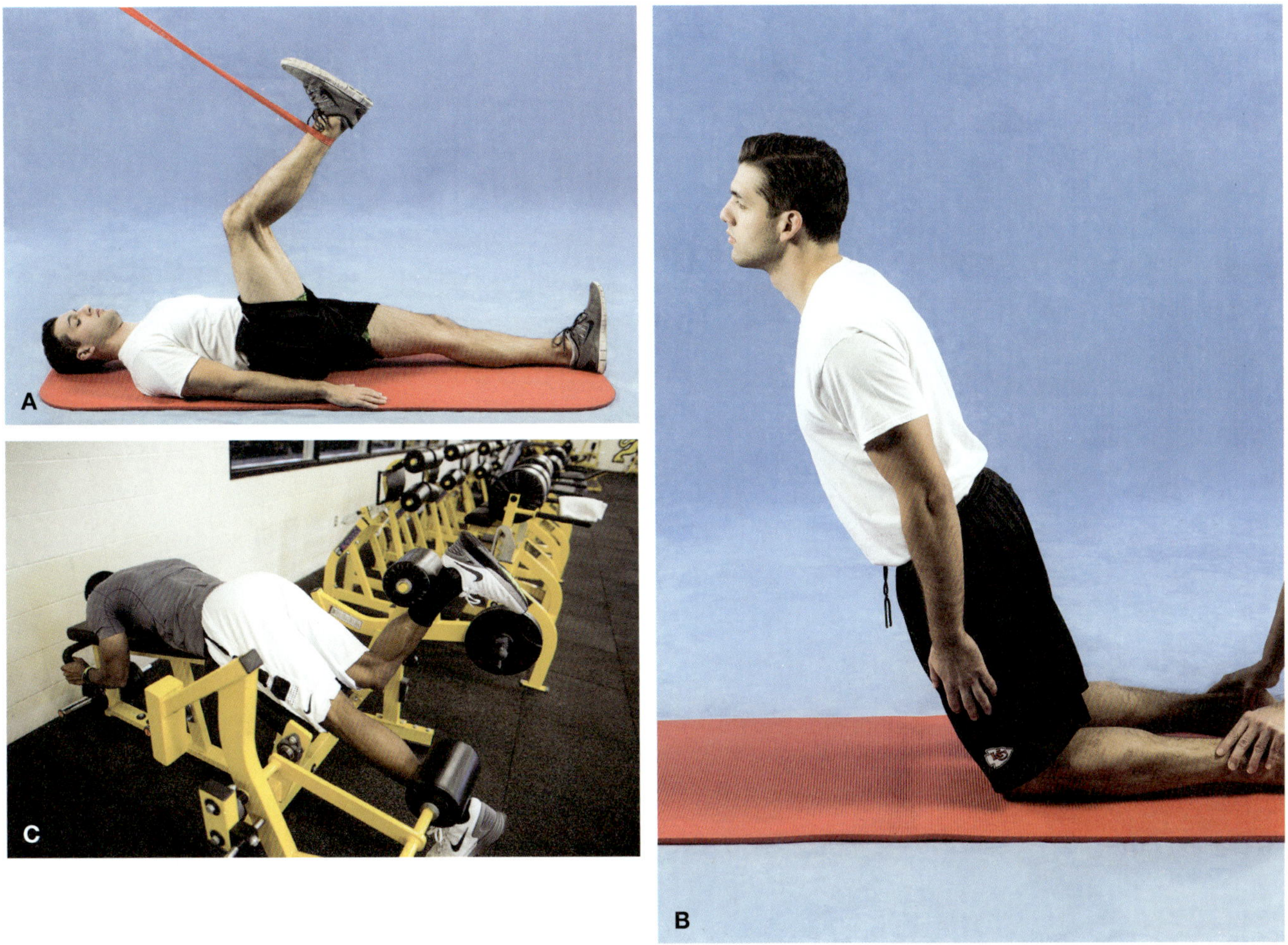

그림 10.48 뒤넙다리근 좌상을 위한 관리계획에 일반적으로 포함되는 운동들로는, 열린사슬의 원심성 근력강화운동(A), 닫힌사슬의 원심성 근력강화운동(B), 그리고 지구력 훈련(C) 등이 있다.

뒤넙다리근 좌상 환자에 대한 요점

설명과 원인	종종 스포츠 활동으로 인한 뒤넙다리근(대부분이 넙다리두갈래근)의 미세파열, 부분 파열 또는 완전 파열
검사	신발벗기 검사; 뒤넙다리근의 촉진, 신장 및 수축 시 통증
신장	뒤넙다리근, 궁둥신경
근력강화	뒤넙다리근(점차 원심성 운동으로 진행), 몸통 근육
훈련	민첩성, 스포츠 기술
피해야 할 것	신장운동이나 워밍-업 없이 이루어지는 스포츠 활동, 피로, 건측 다리와 동등한 근력을 가기 전에 스포츠 활동하는 경우

넙다리곧은근 좌상
Rectus Femoris Muscle Strain

넙다리곧은근 좌상은 넙다리곧은근의 근섬유 열상이며, 심각도에 따라 등급 Ⅰ에서 등급 Ⅲ으로 분류된다. 등급 Ⅰ은 근섬유의 **미세열상**을 가진다. 등급 Ⅱ는 더 심한 부분 열상을 가진다. 등급 Ⅲ은 완전 열상된 상태이다. 넙다리네갈래근의 4개 갈래 중에서, 넙다리곧은근이 가장 좌상을 당하기 쉬운데, 그 이유는 근육의 길이가 가장 길고, 2개의 관절을 지나가고, 힘을 생성할 가능성이 있기 때문이다. 좌상은 넙다리곧은근의 중심힘줄 주변이나 또는 몸쪽이나 먼쪽 힘줄에서 일어날 수 있다(그림 10.49). 중심힘줄의 손상은 치

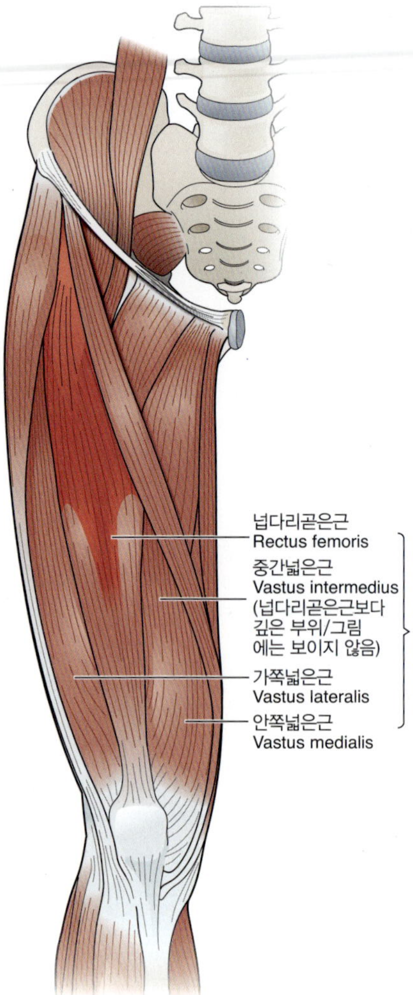

그림 10.49 넙다리곧은근의 좌상은 중심 힘줄이나 부착점 부위의 힘줄 근처에서 일어날 수 있다. 중심 힘줄의 손상이 가장 치유되기 어렵다.

유하는 데 오래 시간이 걸린다.[112]

원인/기여요소

넙다리곧은근은 공차기, 빨리 달리기, 그리고 점프 등의 활동을 할 때 가장 쉽게 손상된다. 손상은 뒤넙다리근-넙다리네갈래근의 비율이 정상보다 좋지 못하거나 다른 쪽 다리보다 약할 때를 포함한 유연성 상실, 근력 손실, 근육 불균형 등과 관련되는 것처럼 보인다.[101-103]

증상

국소 통증, 부종 및 타박상 등이 앞쪽 허벅지에서 일어날 수 있다. 환자는 근육 손상의 3가지 징후를 호소할 수 있다: 촉진 시 통증, 신장 시 통증, 그리고 근수축 시 통증. 환측 다리의 온걸음 길이가 감소되거나 통증성 보행 등의 보행 변화가 일어날 수 있다.

임상 징후

넙다리곧은근 좌상의 유발검사는 손상된 근육의 촉진, 수동신장 및 능동 수축 등이다. 이들 3가지 징후는 환자의 통증을 유발시켜야 한다. Thomas 검사는 양성일 수 있다. 넙다리곧은근이 제한 근육일 때, 환자는 Thomas 검사 동안 엉덩관절을 더욱 펌하려고 무릎을 펌할 것이다.

일반적인 중재

조직치유의 1단계에서 넙다리곧은근 좌상을 위한 보편적인 치료에는 염증 조절과 부드러운 PROM(0–4일)이 종종 포함된다. 이 단계 동안, 나머지 근육들은 목발의 사용에 관여할 것이다. 2단계의 아급성 손상 치료는 종종 유연성을 회복하고 콜라겐 섬유를 정렬하기 위해 엉덩관절을 폄한 채로 무릎관절을 굽힘하는 신장운동을 포함한다. 부드러운 넙다리곧은근의 근력강화운동도 대개 이 시기에 시작된다. 근력강화운동은 엉덩관절을 굽힘한 채 무릎관절을 폄하는 최대하 등척성 근력강화운동과 부드러운 등장성 근력강화운동을 포함한다. 관리계획은 자전거 타기를 포함할 수 있다.

조직치유의 3단계에서는, 넙다리곧은근의 원심성 근력강화운동을 포함해 조금 더 강력한 신장운동과 근력강화운동이 종종 첨가된다. 넙다리곧은근에 대한 연구가 부족하기 때문에, 우리는 뒤넙다리근의 변형과 조직치유의 지식을 포함하는 연구로부터 추론해야 한다. 지구력 훈련, 근육 균형, 몸통 안정화, 특정 스포츠 활동, 민첩성 및 플라이오메트릭 등에 초점을 맞춘 운동이 유익할 수 있다.

예방

예방 처치로서, 운동이나 스포츠하기 전에 실시하는 신장운동, 적절한 워밍-업, 그리고 피로를 피하는 것이 가장 좋은 방법처럼 보인다. 넙다리곧은근의 좋은 유연성을 갖고 근력을 최대화하는 것이 좋은 방법처럼 보인다. 뒤넙다리근-넙다리네갈래근의 정상 근력 관계에서, 넙다리네갈래근은 뒤넙다리근의 근력보다 약 1.3–1.5배 정도이어야 한다. 넙다리네갈래근 근력의 균등화는 민첩성, 협응력 및 몸통 안정화 활동처럼 좋은 조치 방법이다.

넙다리곧은근 좌상 환자에 대한 요점	
설명과 원인	스포츠 활동으로 인한 넙다리곧은근의 미세파열, 부분 파열 또는 완전 파열
검사	넙다리곧은근의 촉진, 신장 및 수축 시 통증
신장	넙다리곧은근
근력강화	넙다리곧은근(점차 원심성 운동으로 진행), 몸통 근육
훈련	민첩성, 스포츠 기술
피해야 할 것	신장운동이나 워밍-업 없이 이루어지는 스포츠 활동, 피로, 건측 다리와 동등한 근력을 가기 전에 스포츠 활동하는 경우

요약 SUMMARY

하지 운동사슬에서 가장 몸쪽 관절인 엉덩관절은 엄청난 힘에 노출된다. 그 결과, 엉덩관절의 안정성을 담당하는 구조물에서 엉덩관절의 병리가 흔하게 일어난다: 엉덩관절 자체, 절구테두리, 엉덩관절 주변의 근육과 윤활주머니. 부가적으로, 넙다리뼈머리로 가는 혈류의 공급은 손상되기 쉬워서, 무혈성 괴사와 관련된 병리를 초래한다. 엉덩관절의 변화된 생체역학은 엉덩관절의 병리 뿐만 아니라, 나머지 하지 관절의 병리를 초래할 수 있다.

복습 질문 REVIEW QUESTIONS

1. 파트너를 환자로 이용하여, 그 환자에게 뒤쪽 THA 탈구 주의사항을 교육시킨다. 기능적 활동의 측면에서 여러분의 교육을 제공해 본다.

2. 파트너를 환자로 이용하여, 그 환자에게 앞쪽 THA 탈구 주의사항을 교육시킨다. 기능적 활동의 측면에서 여러분의 교육을 제공해 본다.

3. 엉덩관절 골절의 위치와 이에 따른 결과가 엉덩관절의 혈류 공급에 어떤 영향을 주는지에 대해 토의해 본다. 어떤 병리가 엉덩관절의 혈류 감소를 초래하는가?

4. 보행 중 골반을 수평으로 유지하는 능력에 중간볼기근의 약증이 어떤 영향을 미치는가?

5. 비관절성 엉덩관절 통증에 대한 임상직무지침이 개발되었다. 이것이 여러분의 환자 교육이나 중재에 어떤 영향을 미치는가?

6. FAIR 검사와 FADIR 검사를 비교 대조해 본다.

7. FADIR 검사와 뒤쪽 엉덩관절 충돌 검사를 비교 대조해 본다.

8. 다음의 각 특수검사에 대해 양성 징후를 보이는 병리의 이름을 나열한다.
   a. FABER 검사
   b. FAIR 검사
   c. FADIR 검사
   d. 엉덩관절 문지르기 검사/사분원 검사
   e. Ober 검사
   f. 뒤쪽 엉덩관절 충돌 검사
   g. 저항 SRL(Stinchfield) 검사
   h. 둔부 징후 검사
   i. Thomas 검사
   j. TOST(신발벗기 검사)
   k. Trendelenburg 징후

9. FAI, 절구테두리, 그리고 엉덩관절 OA 사이의 관계에 대해 토론해 본다.

10. 뒤넙다리 좌상과 넙다리곧은근 좌상이 온걸음 길이에 미치는 효과를 비교해 본다.

환자 사례: 엉덩관절 퇴행성 관절 질환(OA)

물리치료 평가

환자 성명: XXXXXX XXXXXXXXX **연령:** 59 **BMI:** 26.6

진단/병력

의학적 진단: 엉덩관절 퇴행성 관절 질환(OA) **물리치료진단:** DID로 인한 오른쪽 엉덩관절 통증
진단 검사/결과: X선상 중등도의 엉덩관절 DID **관련 병력:** HTN, THAL(9년전), 뼈감소증M
사전 기능수준: 정상적으로 활동
환자의 목표: 통증 감소, 보조기 없는 보행
약물: 매일 Meloxicam 7.5mg, 매일 멀티 비타민 복용, 3일에 한번씩 칼슘보충제, 매일 비타민 D 복용 **주의사항:** 없음

사회적 지지/안전위험요소

환자의 생활환경/지지/위험: 혼자 살고 있음
환자의 직업환경/직업/레저활동: 고등학교 수학선생님, 여행이 취미하고, 손자들을 돌보는 것

활력 징후

휴식시 체온:98.4 BP: 130/76 HR: 72 호흡률: 14 산소포화도: 98

주관적 정보

환자는 여성이며, 18개월 동안 오른쪽 앞쪽 엉덩이와 사타구니 부위에 통증을 호소하고 있음. 그녀는 보행 이후와 앉은 자세에서 일어설 때 통증이 악화된다고 호소함. 최근에 디즈니 월드에 손자들과 놀려간다 온 후로, 통증이 심해졌음

신체 평가

지남력: 정상 **언어/시각/청각:** 안경 착용 **피부 온전성:** 온전함
ROM: 엉덩관절 안쪽돌림: 오른쪽 30°, 왼쪽 40° **엉덩관절 굽힘:** 오른쪽 107°, 왼쪽 115°
근력: 엉덩관절 벌림 B. 3+/5. 나머지 근육은 정상
근육 톤: 검사하지 않음 **균형/협응:** WNL **감각/고유수용성 감각:** 검사하지 않음
지구력: 검사하지 않음 **자세:** 정상 **부종:** 없음

통증

통증 점수와 위치: 가장 좋을 때 0/10, 가장 나쁠 때 6/10 **완화 요소:** 휴식
악화 요소: 보행, 일어설 때 **자극성:** 아침에 일어난 후 30분 동안 통증이 지속되고, 휴식을 취하면 빠르게 완화됨

기능 평가

환자는 기능적으로 독립적이다. 그녀는 계속 직장에 다니고 있음. 보조기 없이 오른쪽 Trendelenburg 보행을 하고 있음

특수검사

검사 이름: 엉덩관절 문지르기 검사 **결과:** 양성 **검사 이름:** **결과:**

평가

환자는 오른쪽 엉덩관절 DJD로 통증을 호소하고 있음

단기치료 목표

1. 환자는 오른쪽 엉덩관절 벌림근의 근력을 4/5까지 향상시킬 것이다.
2. 환자는 HEP에서 독립적일 것이다.
3. 환자는 엉덩관절 통증을 15% 감소시킬 것이다.

장기치료 목표

1. 환자는 엉덩관절 안쪽돌림 가동범위를 35°까지 향상시킬 것이다.
2. 환자는 엉덩관절 통증을 25% 감소시킬 것이다.

치료 계획

빈도/기간: 3주 동안 1주일에 3회. 2주 동안 1주일에 2회씩
구성: 모달리티, 치료적 운동, 신경재교육, 환자교육

환자 관리 질문

1. 이 환자의 엉덩관절 DJD에 기여하는 요소는 무엇인가?
2. 여러분이 이 환자를 처음 치료할 때 수집할 데이터는 무엇인가?
3. 만약 관리계획이 제공되지 않으면, 이 환자에게 여러분이 사용할 수 있는 모달리티는 어떤 것이 있는가? 그 이유는 무엇인가? 모달리티가 금기시 되는가?
4. 관리계획이 여러분에게 특별히 제공되지 않으면, 이 환자에게 필요한 4가지 치료적 운동을 기술한다. 여러분의 선택을 정당화한다.
5. 환자의 진전을 모니터링하기 위해, 여러분이 사용할 수 있는 다른 검사는 무엇인가?

참고문헌

1. Cleather, D. J., Goodwin, J. E., & Bull, A. M. J. (2013). Hip and knee joint loading during vertical jumping and push jerking. *Clinical Biomechanics. Bristol, Avon*, *28*, 98–103.
2. Daniel, M., Iglic, A., & Kralj-Iglic, V. (2005). The shape of acetabular cartilage optimizes hip contact stress distribution. *Journal of Anatomy*, *207*, 85–91.
3. Ferguson, S. J., Bryant, J. T., Ganz, R., & Ito, K. (2003). An in vitro investigation of the acetabular labral seal in hip joint mechanics. *Journal of Biomechanics*, *36*, 171–178.
4. Groh, M. M., & Herrera, J. (2009). A comprehensive review of hip labral tears. *Current Reviews in Musculoskeletal Medicine*, *2*, 105–117.
5. Rao, J., Zhou, Y. X., & Villar, R. N. (2001). Injury to the ligamentum teres. Mechanism, findings, and results of treatment. *Clinics in Sports Medicine*, *20*, 791–799, vii.
6. Byrd, J. W. T., & Jones, K. S. (2004). Traumatic rupture of the ligamentum teres as a source of hip pain. *Arthroscopy*, *20*, 385–391.
7. Shbeeb, M. I., & Matteson, E. L. (1996). Trochanteric bursitis (greater trochanter pain syndrome). *Mayo Clinic, Proceedings of the Mayo Clinic*. *71*, 565–569.
8. Strauss, E. J., Nho, S. J., & Kelly, B. T. (2010). Greater trochanteric pain syndrome. *Sports Medicine and Arthroscopy Review*, *18*, 113–119.
9. Williams, B. S., & Cohen, S. P. (2009). Greater trochanteric pain syndrome: A review of anatomy, diagnosis and treatment. *Anesthesia & Analgesia*, *108*, 1662–1670.
10. Tan, V., Seldes, R. M., Katz, M. A., Freedhand, A. M., Klimkiewicz, J. J., & Fitzgerald, R. H. Jr. (2001). Contribution of acetabular labrum to articulating surface area and femoral head coverage in adult hip joints: An anatomic study in cadavera. *American Journal of Orthopedics (Belle Mead, N.J.)*, *30*, 809–812.
11. Neumann, D. A. (2010). Kinesiology of the hip: A focus on muscular actions. *Journal of Orthopaedic and Sports Physical Therapy*, *40*, 82–94.
12. Sajko, S., & Stuber, K. (2009). Psoas Major: A case report and review of its anatomy, biomechanics, and clinical implications. *Journal of the Canadian Chiropractic Association*, *53*, 311–318.
13. Kumagai, M., Shiba, N., Higuchi, F., Nishimura, H., & Inoue, A. (1997). Functional evaluation of hip abductor muscles with use of magnetic resonance imaging. *Journal of Orthopaedic Research, Official Publication of the Orthopedic Research Society*, *15*, 888–893.
14. Ward, S. R., Winters, T. M., & Blemker, S. S. (2010). The architectural design of the gluteal muscle group: Implications for movement and rehabilitation. *Journal of Orthopaedic and Sports Physical Therapy*, *40*, 95–102.
15. Harris-Hayes, M., Czuppon, S., Van Dillen, L. R., Steger-May, K., Sahrmann, S., Schootman, M., Salsich, G. B., et al. (2016). Movement-pattern training to improve function in people with chronic hip joint pain: A feasibility randomized clinical trial. *Journal of Orthopaedic and Sports Physical Therapy*, *46*, 452–461.
16. Levangie, P. K., Norkin, C. C. & Levangie, P. K. (2011). *Joint structure and function: A comprehensive analysis*. Philadelphia, PA: F.A. Davis Co.
17. Offierski, C. M., & MacNab, I. (1983). Hip-spine syndrome. *Spine*, *8*, 316–321.
18. Ben-Galim, P., Ben-Galim, T., Rand, N., Haim, A., Hipp, J., Dekel, S., & Floman, Y. (2007). Hip-spine syndrome: The effect of total hip replacement surgery on low back pain in severe osteoarthritis of the hip. *Spine*, *32*, 2099–2102.
19. Cleland, J., Koppenhaver, S. (2010). *Orthopaedic clinical examination: An evidence based approach*. 2nd edition. Philadelphia, PA: Saunders.
20. Cooper, C., Inskip, H., Croft, P., Campbell, L., Smith, G., McLaren, M., & Coggon, D. (1998). Individual risk factors for hip osteoarthritis: Obesity, hip injury, and physical activity. *American Journal of Epidemiology*, *147*, 516–522.
21. Hertling, D., & Kessler, R. M. (2006). *Management of common musculoskeletal disorders: Physical therapy principles and methods*. Philadelphia, PA: Lippincott Williams & Wilkins.
22. Harris-Hayes, M., & Royer, N. K. (2011). Relationship of acetabular dysplasia and femoroacetabular impingement to hip osteoarthritis: A focused review. *PM&R: The Journal of Injury, Function, and Rehabilitation*, *3*, 1055–1067.e1.
23. Zebala, L. P., Schoenecker, P. L., & Clohisy, J. C. (2007). Anterior femoroacetabular impingement: A diverse disease with evolving treatment options. *Iowa Orthopaedic Journal*, *27*, 71–81.
24. Beck, M., Kalhor, M., Leunig, M., & Ganz, R. (2005). Hip morphology influences the pattern of damage to the acetabular cartilage: Femoroacetabular impingement as a cause of early osteoarthritis of the hip. *Journal of Bone and Joint Surgery, British Volume*, *87*, 1012–1018.

25. Tanzer, M., & Noiseux, N. (2004). Osseous abnormalities and early osteoarthritis: The role of hip impingement. *Clinical Orthopaedics and Related Research*, *429*, 170–177.
26. McCarthy, J. C., Noble, P. C., Schuck, M. R., Wright, J., & Lee, J. (2001). The Otto E. Aufranc Award: The role of labral lesions to development of early degenerative hip disease. *Clinical Orthopaedics and Related Research*, *393*, 25–37.
27. Altman, R., Alarcón, G., Appelrouth, D., Bloch, D., Borenstein, D., Brandt, K., Brown, C., et al. (1991). The American College of Rheumatology criteria for the classification and reporting of osteoarthritis of the hip. *Arthritis & Rheumatism*, *34*, 505–514.
28. Stratford, P. W., Kennedy, D. M., & Woodhouse, L. J. (2006). Performance measures provide assessments of pain and function in people with advanced osteoarthritis of the hip or knee. *Physical Therapy*, *86*, 1489–1496.
29. Cook, C., & Hegedus, E. J. (2013). *Orthopedic physical examination tests: An evidence-based approach*. New York, NY: Pearson.
30. Wong, M. S. (2009). *Pocket orthopaedics: Evidence-Based survival guide*. Burlington, MA: Jones & Bartlett Learning.
31. Mitchell, B., McCrory, P., Brukner, P., O'Donnell, J., Colson, E., & Howells, R. (2003). Hip joint pathology: Clinical presentation and correlation between magnetic resonance arthrography, ultrasound, and arthroscopic findings in 25 consecutive cases. *Clinical Journal of Sports Medicine*, *13*, 152–156.
32. Clohisy, J. C., Knaus, E. R., Hunt, D. M., Lesher, J. M., Harris-Hayes, M., & Prather, H. (2009). Clinical presentation of patients with symptomatic anterior hip impingement. *Clinical Orthopaedics and Related Research*, *467*, 638–644.
33. Broadhurst, N. A., & Bond, M. J. (1998). Pain provocation tests for the assessment of sacroiliac joint dysfunction. *Journal of Spinal Disorders*, *11*, 341–345.
34. Maitland, G. D. (1975). *The peripheral joints: Examination and recording guide*. Adelaide, Australia: Virgo Press.
35. Cliborne, A. V., Wainner, R. S., Rhon, D. I., Judd, C. D., Fee, T. T., Matekel, R. L., & Whitman, J. M. (2004). Clinical hip tests and a functional squat test in patients with knee osteoarthritis: Reliability, prevalence of positive test findings, and short-term response to hip mobilization. *Journal of Orthopaedic and Sports Physical Therapy*, *34*, 676–685.
36. Roddy, E., Zhang, W., Doherty, M., Arden, N. K., Barlow, J., Birrell, F., Carr, A., et al. (2005). Evidence-based recommendations for the role of exercise in the management of osteoarthritis of the hip or knee—The MOVE consensus. *Rheumatology (Oxford, England)*, *44*, 67–73.
37. Roddy, E., Zhang, W., & Doherty, M. (2005). Home based exercise for osteoarthritis. *Annals of the Rheumatic Diseases*, *64*, 170; author reply 170–171.
38. Zhang, W., Moskowitz, R. W., Nuki, G., Abramson, S., Altman, R. D., Arden, N., Bierma-Zeinstra, S., et al. (2008). OARSI recommendations for the management of hip and knee osteoarthritis, Part II: OARSI evidence-based, expert consensus guidelines. *Osteoarthritis and Cartilage*, *16*, 137–162.
39. Sutlive, T. G., Lopez, H. P., Schnitker, D. E., Yawn, S. E., Halle, R. J., Mansfield, L. T., Boyles, R. E., et al. (2008). Development of a clinical prediction rule for diagnosing hip osteoarthritis in individuals with unilateral hip pain. *Journal of Orthopaedic and Sports Physical Therapy*, *38*, 542–550.
40. Loureiro, A., Mills, P. M., & Barrett, R. S. (2013). Muscle weakness in hip osteoarthritis: A systematic review. *Arthritis Care and Research*, *65*, 340–352.
41. Rasch, A., Byström, A. H., Dalen, N., & Berg, H. E. (2007). Reduced muscle radiological density, cross-sectional area, and strength of major hip and knee muscles in 22 patients with hip osteoarthritis. *Acta Orthopaedica*, *78*, 505–510.
42. Kisner, C., & Colby, L. A. (2012). *Therapeutic exercise: Foundations and techniques*. Philadelphia, PA: F.A. Davis.
43. MacDonald, C. W., Whitman, J. M., Cleland, J. A., Smith, M., & Hoeksma, H. L. (2006). Clinical outcomes following manual physical therapy and exercise for hip osteoarthritis: A case series. *Journal of Orthopaedic and Sports Physical Therapy*, *36*, 588–599.
44. Hinman, R. S., Heywood, S. E., & Day, A. R. (2007). Aquatic physical therapy for hip and knee osteoarthritis: Results of a single-blind randomized controlled trial. *Physical Therapy*, *87*, 32–43.
45. Brander, V., & Stulberg, S. D. (2006). Rehabilitation after hip- and knee-joint replacement. An experience- and evidence-based approach to care. *American Journal of Physical Medicine & Rehabilitation*, *85*, S98–118.
46. Rooks, D. S., Huang, J., Bierbaum, B. E., Bolus, S. A., Rubano, J., Connolly, C. E., Alpert, S., et al. (2006). Effect of preoperative exercise on measures of functional status in men and women undergoing total hip and knee arthroplasty. *Arthritis and Rheumatism*, *55*, 700–708.
47. Wang, A. W., Gilbey, H. J., & Ackland, T. R. (2002). Perioperative exercise programs improve early return of ambulatory function after total hip arthroplasty: A randomized, controlled trial. *American Journal of Physical Medicine & Rehabilitation*, *81*, 801–806.
48. Jacobs, C. A., Christensen, C. P., & Berend, M. E. (2009). Sport activity after total hip arthroplasty: Changes in surgical technique, implant design, and rehabilitation. *Journal of Sport Rehabilitation*, *18*, 47–59.
49. National Heart, Lung, and Blood Institute, National Institutes of Health. What are the signs and symptoms of deep vein thrombosis? Retrieved from https://www.nhlbi.nih.gov/health/health-topics/topics/dvt/signs (accessed July 30, 2017).
50. Wells, P. S., Anderson, D. R., Rodger, M., Forgie, M., Kearon, C., Dreyer, J., Kovacs, G., et al. (2003). Evaluation of d-dimer in the diagnosis of suspected deep-vein thrombosis. *New England Journal of Medicine*, *349*, 1227–1235.
51. Hip Fractures Among Older Adults | Home and Recreational Safety | CDC Injury Center. Retrieved from https://www.cdc.gov/homeandrecreationalsafety/falls/adulthipfx.html (accessed July 30, 2017).
52. Givens-Heiss, D. L., Krebs, D. E., Riley, P. O., Strickland, E. M., Fares, M., Hodge, W. A., & Mann, R. W. (1992). In vivo acetabular contact pressures during rehabilitation, Part II: Postacute phase. *Physical Therapy*, *72*, 700–705; discussion 706–710.
53. Fishman, L. M., Dombi, G. W., Michaelsen, C., Ringel, S., Rozbruch, J., Rosner, B., & Weber, C. (2002). Piriformis syndrome: Diagnosis, treatment, and outcome—A 10-year study. *Archives of Physical Medicine and Rehabilitation*, *83*, 295–301.
54. Parziale, J. R., Hudgins, T. H., & Fishman, L. M. (1996). The piriformis syndrome. *American Journal of Orthopedics (Belle Mead, N.J.)*, *25*, 819–823.
55. Papadopoulos, E. C., & Khan, S. N. (2004). Piriformis syndrome and low back pain: A new classification and review of the literature. *Orthopedic Clinics of North America*, *35*, 65–71.
56. Smoll, N. R. (2010). Variations of the piriformis and sciatic nerve with clinical consequence: A review. *Clinical Anatomy*, *23*, 8–17.
57. Tonley, J. C., Yun, S. M., Kochevar, R. J., Dye, J. A., Farrokhi, S., & Powers, C. M. (2010). Treatment of an individual with piriformis syndrome focusing on hip muscle strengthening and movement reeducation: A case report. *Journal of Orthopaedic and Sports Physical Therapy*, *40*, 103–111.

58. Enseki, K., Harris-Hayes, M., White, D. M., Cibulka, M. T., Woehrle, J., Fagerson, T. L., Orthopaedic Section of the American Physical Therapy Association; (Clohisy, J. C., & 2014). Nonarthritic hip joint pain. *Journal of Orthopaedic and Sports Physical Therapy*, *44*, A1–32.
59. Carsen, S., Moroz, P. J., Rakhra, K., Ward, L. M., Dunlap, H., Hay, J. A., Willis, R. B., et al. (2014). The Otto Aufranc Award. On the etiology of the cam deformity: A cross-sectional pediatric MRI study. *Clinical Orthopaedics and Related Research*, *472*, 430–436.
60. Gerhardt, M. B., Romero, A. A., Silvers, H. J., Harris, D. J., Watanabe, D., & Mandelbaum, B. R. (2012). The prevalence of radiographic hip abnormalities in elite soccer players. *American Journal of Sports Medicine*, *40*, 584–588.
61. Kapron, A. L., Anderson, A. E., Aoki, S. K., Phillips, L. G., Petron, D. J., Toth, R., & Peters, C. L. (2011). Radiographic prevalence of femoroacetabular impingement in collegiate football players: AAOS exhibit selection. *Journal of Bone & Joint Surgery, American Volume*, *93*, e111 (1–10).
62. Siebenrock, K. A., Ferner, F., Noble, P. C., Santore, R. F., Werlen, S., & Mamisch, T. C. (2011). The cam-type deformity of the proximal femur arises in childhood in response to vigorous sporting activity. *Clinical Orthopaedics and Related Research*, *469*, 3229–3240.
63. Silvis, M. L., Mosher, T. J., Smetana, B. S., Chinchilli, V. M., Flemming, D. J., Walker, E. A., & Black, K. P. (2011). High prevalence of pelvic and hip magnetic resonance imaging findings in asymptomatic collegiate and professional hockey players. *American Journal of Sports Medicine*, *39*, 715–721.
64. Harris-Hayes, M., Mueller, M. J., Sahrmann, S. A., Bloom, N. J., Steger-May, K., Clohisy, J. C., & Salsich, G. B. (2014). Persons with chronic hip joint pain exhibit reduced hip muscle strength. *Journal of Orthopaedic and Sports Physical Therapy*, *44*, 890–898.
65. Casartelli, N. C., Maffiuletti, N. A., Item-Glatthorn, J. F., Staehli, S., Bizzini, M., Impellizzeri, F. M., & Leunig, M. (2011). Hip muscle weakness in patients with symptomatic femoroacetabular impingement. *Osteoarthritis and Cartilage*, *19*, 816–821.
66. Austin, A. B., Souza, R. B., Meyer, J. L., & Powers, C. M. (2008). Identification of abnormal hip motion associated with acetabular labral pathology. *Journal of Orthopaedic and Sports Physical Therapy*, *38*, 558–565.
67. Kumar, D., Dillon, A., Nardo, L., Link, T. M., Majumdar, S., & Souza, R. B. (2014). Differences in the association of hip cartilage lesions and cam-type femoroacetabular impingement with movement patterns: A preliminary study. *PM&R, the Journal of Injury, Function, and Rehabilitation*, *6*, 681–689.
68. Retchford, T. H., Crossley, K. M., Grimaldi, A., Kemp, J. L., & Cowan, S. M. (2013). Can local muscles augment stability in the hip? A narrative literature review. *Journal of Musculoskeletal and Neuronal Interactions*, *13*, 1–12.
69. Naal, F. D., Hatzung, G., Müller, A., Impellizzeri, F., & Leunig, M. (2014). Validation of a self-reported Beighton score to assess hypermobility in patients with femoroacetabular impingement. *International Orthopaedics*, *38*, 2245–2250.
70. Wahoff, M., & Ryan, M. (2011). Rehabilitation after hip femoroacetabular impingement arthroscopy. *Clinics in Sports Medicine*, *30*, 463–482.
71. Reider, B., Davies, G., & Provencher, M. T. (2014). *Orthopaedic rehabilitation of the athlete: Getting back in the game*. New York, NY: Elsevier Health Sciences.
72. Enseki, K. R., Martin, R., & Kelly, B. T. (2010). Rehabilitation after arthroscopic decompression for femoroacetabular impingement. *Clinical Sports Medicine Journal*, *29*, 247–255, viii.
73. Kelly, B. T., Weiland, D. E., Schenker, M. L., & Philippon, M. J. (2005). Arthroscopic labral repair in the hip: Surgical technique and review of the literature. *Arthroscopy, The Journal of Arthroscopy and Related Surgery*, *21*, 1496–1504.
74. Lewis, C. L., & Sahrmann, S. A. (2006). Acetabular labral tears. *Physical Therapy*, *86*, 110–121.
75. Lewis, C. L., Sahrmann, S. A., & Moran, D. W. (2007). Anterior hip joint force increases with hip extension, decreased gluteal force, or decreased iliopsoas force. *Journal of Biomechanics*, *40*, 3725–3731.
76. Yazbek, P. M., Ovanessian, V., Martin, R. L., & Fukuda, T. Y. (2011). Nonsurgical treatment of acetabular labrum tears: A case series. *Journal of Orthopaedic and Sports Physical Therapy*, *41*, 346–353.
77. Bird, P. A., Oakley, S. P., Shnier, R., & Kirkham, B. W. (2001). Prospective evaluation of magnetic resonance imaging and physical examination findings in patients with greater trochanteric pain syndrome. *Arthritis and Rheumatism*, *44*, 2138–2145.
78. Lequesne, M., Mathieu, P., Vuillemin-Bodaghi, V., Bard, H., & Djian, P. (2008). Gluteal tendinopathy in refractory greater trochanter pain syndrome: Diagnostic value of two clinical tests. *Arthritis and Rheumatism*, *59*, 241–246.
79. Reese, N. B., & Bandy, W. D. (2003). Use of an inclinometer to measure flexibility of the iliotibial band using the Ober test and the modified Ober test: Differences in magnitude and reliability of measurements. *Journal of Orthopaedic and Sports Physical Therapy*, *33*, 326–330.
80. Lewis, C. L. (2010). Extra-articular snapping hip: A literature review. *Sports Health*, *2*, 186–190.
81. Cho, K. H., Lee, S. M., Lee, Y. H., Suh, K. J., Kim, S. M., Shin, M. J., & Jang, H. W. (2004). Non-infectious ischiogluteal bursitis: MRI findings. *Korean Journal of Radiology*, *5*, 280–286.
82. Magee, D. J. (2013). *Orthopedic physical assessment*. New York, NY: Elsevier Health Sciences.
83. Johnston, C. A., Lindsay, D. M., & Wiley, J. P. (1999). Treatment of iliopsoas syndrome with a hip rotation strengthening program: A retrospective case series. *Journal of Orthopaedic and Sports Physical Therapy*, *29*, 218–224.
84. Murphy, C. L., Meaney, J. F., Rana, H., McCarthy, E. M., Howard, D., & Cunnane, G. (2010). Giant iliopsoas bursitis: A complication of chronic arthritis. *Journal of Clinical Rheumatology: Practical Reports of Rheumatic and Musculoskeletal Diseases*, *16*, 83–85.
85. Larson, A. N., Sucato, D. J., Herring, J. A., Adolfsen, S. E., Kelly, D. M., Martus, J. E., Lovejoy, J. F., et al. (2012). A prospective multicenter study of Legg-Calvé-Perthes disease: Functional and radiographic outcomes of nonoperative treatment at a mean follow-up of twenty years. *Journal of Bone and Joint Surgery, American Volume*, *94*, 584–592.
86. Mose, K. (1980). Methods of measuring in Legg-Calvé-Perthes disease with special regard to the prognosis. *Clinical Orthopaedics and Related Research*, *150*, 103–109.
87. Aksoy, M. C., Caglar, O., Yazici, M., & Alpaslan, A. M. (2004). Comparison between braced and non-braced Legg-Calvé-Perthes-disease patients: A radiological outcome study. *Journal of Pediatric Orthopedics, Part B*, *13*, 153–157.
88. Brech, G. C., & Guarnieiro, R. (2006). Evaluation of physiotherapy in the treatment of Legg-Calvé-Perthes disease. *Clinics, Sao Paulo Brazil*, *61*, 521–528.
89. Kumazaki, T., Ehara, Y., & Sakai, T. (2012). Anatomy and physiology of hamstring injury. *International Journal of Sports Medicine*, *33*, 950–954.
90. Agre, J. C. (1985). Hamstring injuries. Proposed aetiological factors, prevention, and treatment. *Sports Medicine, Auckland, NZ*, *2*, 21–33.

91. Schache, A. G., Wrigley, T. V., Baker, R., & Pandy, M. G. (2009). Biomechanical response to hamstring muscle strain injury. *Gait & Posture*, *29*, 332–338.
92. Bennell, K., Wajswelner, H., Lew, P., Schall-Riaucour, A., Leslie, S., Plant, D., & Cirone, J. (1998). Isokinetic strength testing does not predict hamstring injury in Australian Rules footballers. *British Journal of Sports Medicine*, *32*, 309–314.
93. Engebretsen, A. H., Myklebust, G., Holme, I., Engebretsen, L., & Bahr, R. (2010). Intrinsic risk factors for hamstring injuries among male soccer players: A prospective cohort study. *American Journal of Sports Medicine*, *38*, 1147–1153.
94. Orchard, J. W. (2001). Intrinsic and extrinsic risk factors for muscle strains in Australian football. *American Journal of Sports Medicine*, *29*, 300–303.
95. Verrall, G. M., Slavotinek, J. P., Barnes, P. G., Fon, G. T., & Spriggins, A. J. (2001). Clinical risk factors for hamstring muscle strain injury: A prospective study with correlation of injury by magnetic resonance imaging. *British Journal of Sports Medicine*, *35*, 435–439; discussion 440.
96. Woods, C., Hawkins, R. D., Maltby, S., Hulse, M., Thomas, A., Football Association Medical Research Programme. (Hodson, A., 2004). The Football Association Medical Research Programme: An audit of injuries in professional football—Analysis of hamstring injuries. *British Journal of Sports Medicine*, *38*, 36–41.
97. Jönhagen, S., Németh, G., & Eriksson, E. (1994). Hamstring injuries in sprinters. The role of concentric and eccentric hamstring muscle strength and flexibility. *American Journal of Sports Medicine*, *22*, 262–266.
98. Croisier, J. L., Forthomme, B., Namurois, M. H., Vanderthommen, M., & Crielaard, J. M. (2002). Hamstring muscle strain recurrence and strength performance disorders. *American Journal of Sports Medicine*, *30*, 199–203.
99. Opar, D. A., Williams, M. D., Timmins, R. G., Dear, N. M., & Shield, A. J. (2013). Knee flexor strength and bicep femoris electromyographical activity is lower in previously strained hamstrings. *Journal of Electromyography and Kinesiology, Official Journal of the International Society of Electrophysiology and Kinesiology*, *23*, 696–703.
100. Orchard, J., Marsden, J., Lord, S., & Garlick, D. (1997). Preseason hamstring muscle weakness associated with hamstring muscle injury in Australian footballers. *American Journal of Sports Medicine*, *25*, 81–85.
101. Fousekis, K., Tsepis, E., Poulmedis, P., Athanasopoulos, S., & Vagenas, G. (2011). Intrinsic risk factors of non-contact quadriceps and hamstring strains in soccer: A prospective study of 100 professional players. *British Journal of Sports Medicine*, *45*, 709–714.
102. Kannus, P., & Järvinen, M. (1990). Knee flexor/extensor strength ratio in follow-up of acute knee distortion injuries. *Archives of Physical Medicine and Rehabilitation*, *71*, 38–41.
103. Knapik, J. J., Bauman, C. L., Jones, B. H., Harris, J. M., & Vaughan, L. (1991). Preseason strength and flexibility imbalances associated with athletic injuries in female collegiate athletes. *American Journal of Sports Medicine*, *19*, 76–81.
104. Zeren, B., & Oztekin, H. H. (2006). A new self-diagnostic test for biceps femoris muscle strains. *Clinical Journal of Sport Medicine, Official Journal of the Canadian Academy of Sport Medicine*,*16*, 166–169.
105. Heiser, T. M., Weber, J., Sullivan, G., Clare, P., & Jacobs, R. R. (1984). Prophylaxis and management of hamstring muscle injuries in intercollegiate football players. *American Journal of Sports Medicine*, *12*, 368–370.
106. Reurink, G., Goudswaard, G. J., Tol, J. L., Verhaar, J. A., Weir, A., & Moen, M. H. (2012). Therapeutic interventions for acute hamstring injuries: A systematic review. *British Journal of Sports Medicine*, *46*, 103–109.
107. Sherry, M. A., & Best, T. M. (2004). A comparison of 2 rehabilitation programs in the treatment of acute hamstring strains. *Journal of Orthopaedic and Sports Physical Therapy*, *34*, 116–125.
108. Petersen, J., & Hölmich, P. (2005). Evidence based prevention of hamstring injuries in sport. *British Journal of Sports Medicine*, *39*, 319–323.
109. Schmitt, B., Tim, T., & McHugh, M. (2012). Hamstring injury rehabilitation and prevention of reinjury using lengthened state eccentric training: A new concept. *International Journal of Sports Physical Therapy*, *7*, 333–341.
110. Kornberg, C., & McCarthy, T. (1992). The effect of neural stretching technique on sympathetic outflow to the lower limbs. *Journal of Orthopaedic and Sports Physical Therapy*, *16*, 269–274.
111. Kujala, U. M., Orava, S., & Järvinen, M. (1997). Hamstring injuries. Current trends in treatment and prevention. *Sports Medicine, Auckland, NZ*, *23*, 397–404.
112. Cross, T. M., Gibbs, N., Houang, M. T., & Cameron, M. (2004). Acute quadriceps muscle strains: Magnetic resonance imaging features and prognosis. *American Journal of Sports Medicine*, *32*, 710–719.

제 11 장

무릎을 위한 정형물리치료

Orthopedic Interventions for the Knee

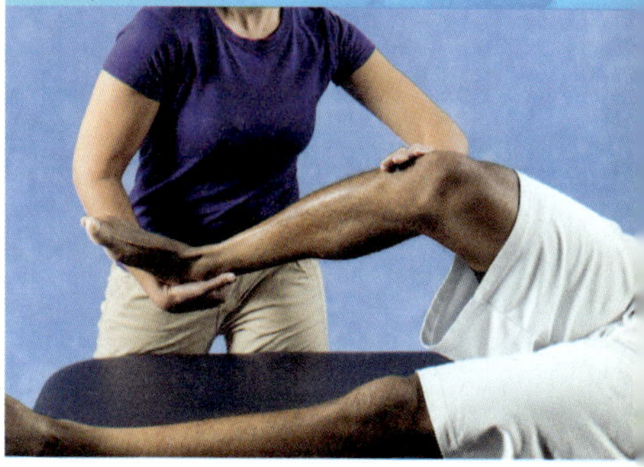

해부학과 생리학 Anatomy and Physiology

뼈와 관절의 해부학과 생리학
- 정강넙다리관절
- 무릎넙다리관절

물렁조직
- 반달연골
- 관절주머니와 인대
- 지지띠와 엉덩정강띠
- 윤활주머니와 지방패드
- 신경
- 근육

무릎 운동형상학
- 무릎넙다리관절
- 동적 밖굽이 각도와 동적 Q각
- 동적 무릎관절 하중
- 나사집기전

관절가동술
- 정강넙다리관절 가동술
- 무릎넙다리관절 가동술

흔한 병리 Common Pathologies

뼈관절염
- 원인/기여요소
- 증상
- 임상 징후
- 일반적인 중재
- 예방
- 수술 환자를 위한 중재

앞십자인대 손상
- 원인/기여요소
- 증상
- 임상 징후
- 일반적인 중재
- 예방
- 수술 환자를 위한 중재

뒤십자인대 손상
- 원인/기여요소
- 증상
- 임상 징후
- 일반적인 중재
- 수술 환자를 위한 중재

안쪽곁인대 손상
- 원인/기여요소
- 증상
- 임상 징후
- 일반적인 중재
- 수술 환자를 위한 중재

반달판 열상
- 원인/기여요소

증상
임상 징후
일반적인 중재
예방
수술 환자를 위한 중재
엉덩정강띠 증후군(ITBS)
원인/기여요소
증상
임상 징후
일반적인 중재
예방
무릎넙다리관절통증 증후군(PFPS)
원인/기여요소
증상
임상 징후
일반적인 중재
예방
수술 환자를 위한 중재
무릎뼈힘줄병증
원인/기여요소
증상
임상 징후
일반적인 중재
예방
무릎뼈힘줄 파열
원인/기여요소
증상
임상 징후
일반적인 중재
수술 환자를 위한 중재
정강뼈고원 골절
원인/기여요소
증상
임상 징후
일반적인 중재
수술 환자를 위한 중재
무릎뼈 골절
원인/기여요소
증상
임상 징후
일반적인 중재
수술 환자를 위한 중재
요약

학습 결과

이 장을 공부한 후, 학생들은 다음을 할 수 있을 것이다:

11.1 무릎의 해부학을 설명할 수 있다.
11.2 무릎의 정상 가동범위를 목록할 수 있다.
11.3 정강넙다리관절과 무릎넙다리관절의 정상 운동형상학을 기술할 수 있다.
11.4 정강넙다리관절의 앞쪽 활주와 뒤쪽 활주, 그리고 무릎넙다리관절의 활주 가동술의 역할과 목적을 기술할 수 있다.
11.5 흔한 무릎 병리와 그들의 특징을 설명할 수 있다.
11.6 다양한 무릎 병리에 기여하는 요소와 예방 조치를 논의할 수 있다.
11.7 물리치료사가 흔한 무릎 병리를 진단하는데 사용하는 임상 검사와 그 임상 검사의 수행 방법에 대해 설명할 수 있다.
11.8 무릎 병리에 대한 일반적인 치료 중재를 논의할 수 있다.
11.9 완전 무릎관절성형술, 앞십자인대 재건술, 그리고 정강뼈고원 골절과 무릎뼈 골절에 대한 개방 정복 내적 고정술(ORIF)을 포함한 수술적 중재를 기술할 수 있다.
11.10 무릎넙다리관절통증 증후군, 무릎뼈힘줄염, 무릎뼈힘줄 파열, 그리고 Osgood-Schlatter 질환 등을 포함하는 무릎 폄근 기전과 관련된 병리를 비교하고 대조할 수 있다.
11.11 무릎 뼈관절염, 앞십자인대 손상, 엉덩정강띠 증후군, 그리고 무릎넙다리관절통증 증후군 등을 포함해, 무릎 병리에 대한 엉덩관절의 영향을 기술할 수 있다.
11.12 무릎 병리에 대한 임상 경고를 설명할 수 있다.

핵심 단어

동족이식
관절경
자가이식
이중구획
임상예측법칙
지속적인 수동운동(CPM)
염발음
퇴행성 관절질환(DJD)
삼출
인대화
반달판절제술
괴사화
IRM
Osgood-Schlatter 질환
뼈관절염
뼈가시
뼈절제술
고위 무릎뼈
저위 무릎뼈
무릎뼈절제술
Q각
근감소증
경화증
나사집기전
삼중구획

해부학과 생리학 Anatomy and Physiology

무릎은 긴 하지 운동사슬의 중간 지점에 위치한다. 이것은 무릎이 강한 힘에 손상당하기 쉽고, 무릎이 쉽게 취약한 자세에 놓이는 것을 의미한다. 무릎의 뼈 구성은 엉덩이와 달리 본질적으로 안정적이지 못하다. 그러나 대신에 무릎의 안정성은 많은 물렁조직에 의해 이루어진다. 이들 요인 때문에 무릎관절과 물렁조직의 손상과 병리가 매우 흔한 편이다.

뼈와 관절의 해부학과 생리학 Bone and Joint Anatomy and Physiology

무릎 복합체는 2개의 관절로 이루어진다: 정강넙다리관절과 무릎넙다리관절. 융기관절로서 정강넙다리관절은 자유도 2를 가지고 있으며, 돌림 뿐만 아니라, 굽힘과 폄을 허용한다. 둥근 넙다리뼈융기는 납작한 정강뼈 관절면 위에서 구르기와 활주를 하여, 무릎의 넓은 가동범위를 제공한다. 무릎넙다리관절은 평면관절이며, 무릎 생체역학에서 중요한 기능을 제공한다. 그림 11.1은 뼈의 해부학을 보여주고 있다.

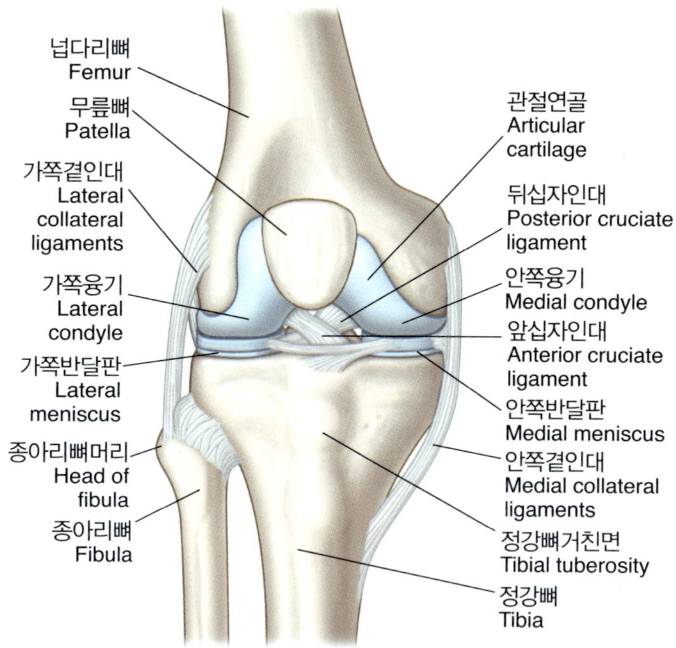

그림 11.1 무릎은 정강넙다리관절과 무릎넙다리관절을 포함한다. 무릎은 십자인대와 곁인대에 의해 고정된다.

정강넙다리관절 Tibiofemoral Joint

정강뼈와 종아리뼈 사이의 정상 이마면 각도는 5–10°의 밖굽이 각도이다. 이 각도가 10° 이상이면, 밖굽이무릎으로 간주되고, 안굽이 각도는 안굽이무릎으로 간주된다. 시상면에서의 무릎은 약 140° 굽힘과 약 10°의 폄을 가진다. 10° 이상의 무릎 폄은 젖힘 또는 젖힌무릎으로 간주된다. 이런 상태는 무릎관절의 뒤쪽 관절주머니를 과도하게 신장시킨다. 그림 11.2는 선 자세를 취할 때 넙다리뼈와 정강뼈의 관계를 보여주고 있다.

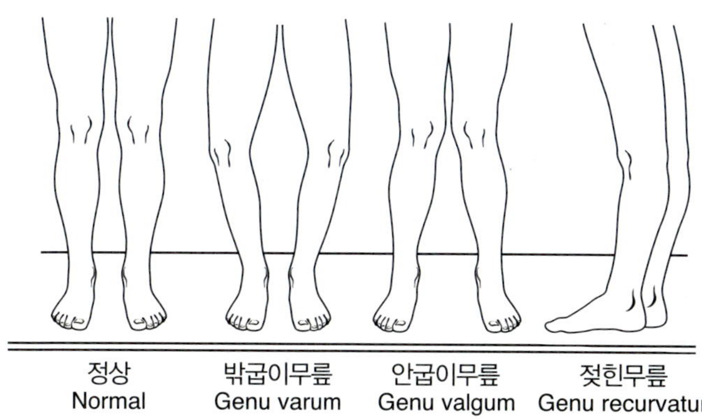

그림 11.2 넙다리뼈와 정강뼈 사이의 정상 관계는 이마면에서 볼 때 약간 밖굽이된 상태이고, 10° 미만의 젖힘된 상태이다. 과도한 밖굽이, 안굽이 및 젖힌 상태는 모두 비정상 소견이다.

표 11-1 뼈와 관절의 해부학과 생리학

무릎

관절	해부학	정상 ROM과 움직임	뼈표식점	임상적 고려사항
정강넙다리관절	융기관절로서 자유도 2를 가짐. 안쪽 돌림/가쪽돌림과 함께, 굽힘/폄을 허용한다.	굽힘: 0-140(145)° 폄: 0-10° 안쪽돌림: 0-15° 가쪽돌림: 0-20°	넙다리뼈의 안쪽융기와 가쪽융기, 그리고 위관절융기. 융기사이에 위치하는 융기사이고랑. 정강뼈고원은 넙다리뼈 융기와 관절을 이루는 관절면이다. 정강뼈거친면은 무릎뼈힘줄이 부착하는 지점이다.	DJD, 무릎뼈힘줄 병리, 반달판 열상, 정강뼈고원 골절 등을 포함한, 인대, 반달판, 뼈, 힘줄 등의 병리가 흔하게 일어나는 지점이다. 잠김자세: 정강뼈의 가쪽돌림과 무릎의 완전한 폄. 풀림자세: 약 25° 굽힘 관절주머니 패턴: 폄보다 무릎의 굽힘이 제한이 더 크다.
무릎넙다리관절	무릎뼈는 가장 큰 종자뼈이고, 넙다리네갈래근 힘줄 속에 위치한다. 그리고 무릎뼈는 넙다리뼈의 융기사이고랑 안에 위치한다.		무릎뼈의 아래쪽 끝지점, 정강넙다리관절 라인	무릎뼈는 무릎관절의 돌림축으로부터 넙다리네갈래근힘줄을 올림하고, 약 25%까지 넙다리네갈래근의 근력을 증가시킨다. 무릎넙다리관절의 통증증후군과 DJD가 이 부위에서 흔하게 발생한다.

굽힘과 폄 이외에도, 안쪽돌림과 가쪽돌림도 정강넙다리관절에서 일어난다.[2-4] 이것은 정상적인 무릎 굽힘과 폄의 구성 성분으로 일어난다. 이것은 무릎의 안정성을 증가시키는 무릎 잠김 기전에서 중요한 역할을 하며, 나사집 기전으로 불린다. 여기에 대해서는 본 장의 나중 단락에서 자세히 설명될 것이다.

무릎넙다리관절 Patellofemoral Joint

무릎뼈는 넙다리뼈의 앞쪽면에 있는 고랑 안에 안착되어 있다. 무릎뼈는 넙다리네갈래근의 부착점과 무릎뼈힘줄의 이는곳으로 작용한다. 무릎뼈힘줄은 정강뼈거친면에 부착한다. 무릎뼈의 아래쪽면은 관절연골로 덮여 있다. 무릎이 굽힘하는 동안, 무릎뼈의 접촉면은 점차 몸쪽으로 이동한다. 무릎넙다리관절의 압박력은 무릎의 굽힘 정도와 움직임이 닫힌사슬 아니면 열린사슬로 수행되는지에 따라 영향을 받는다.

표 11-1은 무릎의 관절들을 요약하고 있다.

물렁조직 Soft Tissues

반달연골 Meniscal Cartilage

무릎관절에는 2개의 섬유연골성 반달판이 존재한다: 안쪽반달판과 가쪽반달판. 이들 두 반달판은 둥근 넙다리뼈를 컵 모양으로 받쳐서 납작한 정강뼈고원 위에 넙다리뼈를 안정화시키는데 도움을 준다. 반달판은 관절의 일치성을 증가시킨다. 부가적으로, 반달판은 마찰을 줄여 윤활액을 관절연골로 분산시키는데도 도움을 준다. 그러나 반달판의 가장 중요한 역할은 무릎에서 발생하는 압박력을 흡수하는 것이다. 무릎은 체중의 몇 배나 되는 힘에 노출된다. 반달연골은 무릎에 가해지는 힘의 절반 정도를 분산시킨다.

안쪽반달판은 "C"자 모양이고, 가쪽반달판은 "O"자 모양이다. 반달판의 혈액공급은 관절주머니와 윤활막에서 나오고, 반달연골 가장자리의 가쪽 1/3에서 가장 큰 편이다. 반달판의 이 영역은 "red zone"으로 불린다. 중간 1/3지점("pink zone")은 최소한의 혈액 공급을 받는 지점이고, 안쪽 1/3은 "white zone"영역으로써 혈액 공급이 이루어지지 않는 부위이다(그림 11.3). 반달판의 영역은 반달판 열상 이후 연골을 정복할지 또는 제거할지를 결정하는 외과의사의 선택에 영향을 미친다.

반달판이 정강뼈와 다른 부위에 느슨하게 부착되기 때문에, 어느 정도 반달판의 움직임이 허용된다. 반달판에 연결된 근육의 부착점은 반달판에 동적 질을 제공하지만, 근육의 비활성은 반달판과 종종 관련되지 않는다.

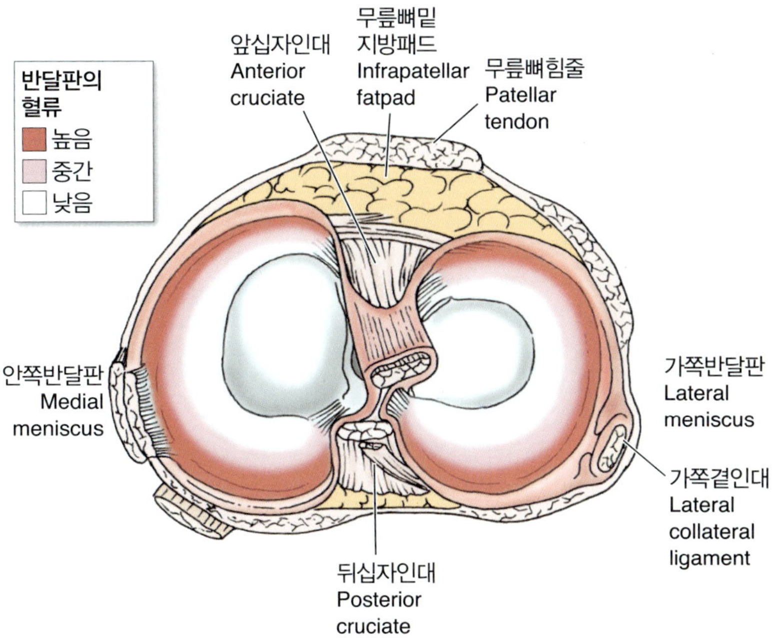

그림 11.3 안쪽반달판과 가쪽반달판은 정강뼈에 느슨하게 부착되어 있다. 반달판의 가쪽 1/3은 좋은 혈류 공급을 받아서 치유 능력이 좋은 편이다. 반달판의 안쪽 1/3은 혈류 공급이 나쁜 영역이다. 이 영역에 열상이 발생하면, 수복되지 않아서 대개 반달판을 제거하게 된다.

관절주머니와 인대 Capsule and Ligaments

무릎의 관절주머니는 정강넙다리관절과 무릎넙다리관절을 둘러싼다. 이것은 매우 크고 광범위한 관절주머니이고, 관절주머니의 안쪽면은 안쪽곁인대(MCL)에 의해 보강되고, 가쪽면은 가쪽곁인대(LCL)에 의해 보강된다. 이들 곁인대는 관절주머니 밖에 위치하는 바깥관절주머니인대(extracapsular ligamnet)이다. 곁인대는 이마면에서 밖굽이나 안굽이의 힘으로부터 무릎을 안정화시킨다. 특히, 안쪽곁인대는 밖굽이의 힘으로부터 무릎을 안정화시키고, 가쪽곁인대는 안굽이의 힘으로부터 무릎을 안정화시킨다.

관절주머니의 안에는 2개의 인대가 존재하며, 이들 인대는 무릎을 시상면으로 안정화시킨다: 앞십자인대(ACL)와 뒤십자인대(PCL). "*십자*"라는 단어는 십자 모양을 의미하며, 측면에서 봤을 때 인대의 모양이 "X" 모양을 띤다. ACL은 넙다리뼈에 대해 정강뼈의 앞쪽 병진을 막아주고, 반대로, 정강뼈에 대한 넙다리뼈의 뒤쪽 병진을 막아준다. PCL은 넙다리뼈에 대한 정강뼈의 뒤쪽 병진을 막아주고, 또 정강뼈에 대한 넙다리뼈의 앞쪽 병진을 막아준다. 무릎 인대는 그림 11.1을 참조하기 바란다.

관절주머니의 안쪽층은 윤활막이다. 윤활막의 목적은 윤활액을 분비하는 것이며, 이를 통해 관절에 가해지는 힘을 흡수하고, 마찰을 줄이고, 또 관절면에 영양분을 공급하는 것이다. 윤활막은 무릎주름(plicae)이라는 조직의 주름을 가진다. 무릎주름은 무릎 태아 발생의 흔적이다. 일반적으로 무릎주름은 쉽게 촉진되지 않지만, 무릎뼈의 안쪽에 있는 조직의 주름을 종종 느낄 수 있다.

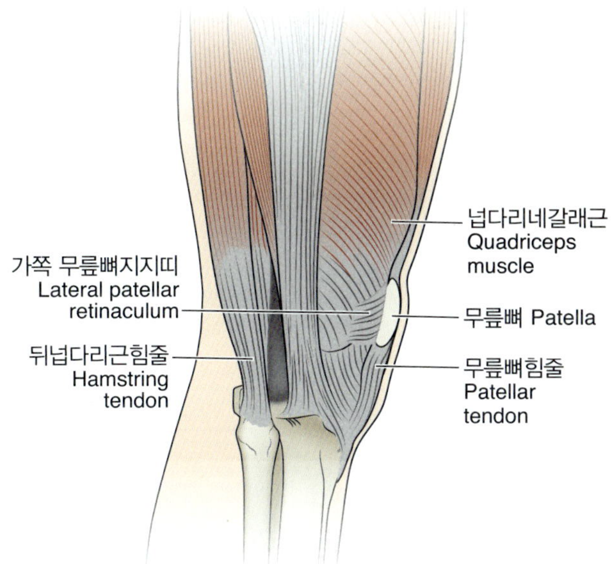

그림 11.4 엉덩정강띠(ITB)는 엉덩뼈능선에서 시작하고, 큰볼기근, 중간볼기근 및 넙다리근막긴장근의 부착점으로 작용한다. 이것은 가쪽 허벅지를 따라 아래로 주행한 후, 일부는 무릎뼈 높이에서 가쪽 무릎뼈지지띠와 결합한다. 엉덩정강띠의 나머지 부분은 몸쪽 정강뼈에 부착한다.

지지띠와 엉덩정강띠 Retinaculum and IT Band

관절주머니는 무릎뼈의 안쪽과 가쪽에 위치하는 지지띠

표 11-2 결합조직의 해부학과 생리학

무릎

구조	해부학	기능	임상적 고려사항
관절주머니	크고 광범위한 관절주머니이며, 안쪽 곁인대와 가쪽곁인대에 의해 보강된다. 관절주머니 안쪽에 윤활막이 존재한다. 안쪽지지띠와 가쪽지지띠에 의해서도 보강된다.	무릎관절 둘러싸고 안정화시킨다.	
인대	MCL은 무릎의 안쪽면에서 정강뼈와 넙다리뼈를 연결한다. LCL은 무릎의 가쪽면에서 종아리뼈와 넙다리뼈를 연결한다. ACL은 몸쪽 정강뼈의 앞쪽면에서 넙다리뼈의 뒤쪽으로 주행한다. PCL은 몸쪽 정강뼈의 뒤쪽면에서 먼쪽 넙다리뼈의 앞쪽으로 주행한다.	MCL: 밖굽이 힘에 저항하면서 무릎을 안정화시킨다. LCL: 안굽이 힘에 저항하면서 무릎을 안정화시킨다. ACL: 넙다리뼈에 대한 정강뼈의 앞쪽 변위를 막아주면서 정강뼈를 안정화시킨다. PCL: 넙다리뼈에 대한 정강뼈의 뒤쪽 변위를 막아주면서 정강뼈를 안정화시킨다.	인대 염좌와 열상은 무릎 부위에서 흔한 편이다.
지지띠	안쪽지지띠는 안쪽넓은근의 근막에서 시작한다. 가쪽지지띠는 가쪽넓은근의 근막과 엉덩정강띠의 일부에서 시작한다.	무릎뼈의 안정화에 도움을 준다.	가쪽지지띠의 긴장은 무릎넙다리 관절통증 증후군에 영향을 준다.
반달연골	안쪽반달판과 가쪽반달판은 정강뼈에 부착한다. 혈류 공급은 반달연골의 가쪽 1/3에서 가장 좋고, 안쪽 1/3에서 가장 나쁘다.	관절의 일치성을 증가시킨다. 윤활액을 분산하고 마찰을 줄이고, 압박력을 흡수하는데 도움을 준다.	반달연골의 열상은 흔한 편이다. 반달연골의 안쪽 부위의 열상은 혈액 공급이 안되기 때문에 치유가 거의 일어나지 않는다.
엉덩정강띠	엉덩뼈능선에서 시작하여 가쪽 허벅지를 따라 아래로 주행하여 무릎뼈와 정강뼈에 부착한다. 큰볼기근, 중간볼기근 및 넙다리근막긴장근에 부착한다.	무릎의 가쪽면에 안정성을 제공한다.	하지의 생체역학을 변화시킬 수 있다. 엉덩정강띠 마찰 증후군의 통증 원인이 될 수 있다.

에 의해서도 보강된다. 이들 섬유띠는 무릎뼈의 안정화에 도움을 준다. 안쪽지지띠는 안쪽넓은근의 근막에서 나온다. 가쪽지지띠는 가쪽넓은근의 근막과 엉덩정강띠의 섬유에서 나온다. 이들 두 지지띠는 무릎에 부착한다.

10장에서 설명되었듯이, 엉덩정강띠가 엉덩뼈능선에서 시작하고, 큰볼기근, 중간볼기근 및 넙다리근막긴장근에 부착한다는 것을 상기한다. 이들 섬유의 일부는 가쪽지지띠에 연결되어 무릎뼈에 부착한다. 나머지 엉덩정강띠의 일부는 가쪽넙다리뼈융기를 가로지른 후, 정강뼈의 앞가쪽면에 부착하여, 무릎관절의 가쪽면을 지지한다(그림 11.4).

표 11-2는 무릎의 물렁조직 구조물을 요약하고 있다.

윤활주머니와 지방패드 Bursae and Fat Pads

윤활주머니의 기능은 뼈와 물렁조직 사이에 완충작용을 제공하는 것이다. 예상하듯이, 무릎관절에는 많은 윤활주머니가 존재한다; 몇몇 자료는 14개 윤활주머니까지 보고하고 있다. 무릎의 앞쪽에는, 4개의 주요 윤활주머니가 있으며, 부종, 관절통증 및 뻣뻣함의 원인이 될 수 있다. 이들 윤활주머니는 (1) 무릎뼈위윤활주머니, (2) 무릎뼈앞윤활주머니, (3) 얕은무릎뼈아래윤활주머니와 (4) 깊은무릎뼈아래윤활주머니이다. 부가적으로, 무릎의 안쪽면에 있는 거위발(반힘줄모양근, 넙다리빗근 및 두덩정강근) 힘줄 밑에도, 그리고 무릎의 가쪽면인 엉덩정강띠 밑에도 윤활주머니가 존재한다. 무릎뼈 윤활주머니는 그림 11.5에 묘사되어 있고, 표 11-3에 요약되어 있다.

표 11-3 윤활주머니의 해부학과 생리학

무릎

구조	해부학	기능	임상적 고려사항
무릎뼈위윤활주머니	먼쪽 넙다리뼈인 넙다리네갈래근밑에 위치한다.	먼쪽 넙다리뼈와 넙다리네갈래근 사이를 완충한다.	무릎의 통증과 염증에 기여할 수 있다.
무릎뼈앞윤활주머니	무릎뼈 앞에 위치한다.	무릎뼈위를 피부가 활주하는데 도움을 준다.	무릎의 통증(가사도우미 무릎)과 염증에 기여할 수 있다.
얕은무릎뼈아래윤활주머니	무릎뼈힘줄과 피부사이에 위치한다.	무릎뼈힘줄 위를 피부가 활주하는데 도움을 준다.	무릎뼈힘줄염과 관련된 통증과 염증에 기여할 수 있다.
깊은무릎뼈아래윤활주머니	몸쪽 정강뼈와 무릎뼈힘줄 사이에 위치한다.	무릎뼈힘줄과 정강뼈 사이를 완충한다.	무릎뼈힘줄염과 관련된 통증과 염증에 기여할 수 있다.
거위발윤활주머니	안쪽정강뼈와 넙다리빗근, 두덩정강근 및 반힘줄모양근 사이에 위치한다.	거위발힘줄과 안쪽정강뼈고원 사이를 완충한다.	안쪽무릎의 통증과 염증에 기여할 수 있다.
엉덩정강띠윤활주머니	가쪽넙다리뼈융기 지점인 엉덩정강띠 밑에 위치한다.	엉덩정강띠와 가쪽넙다리뼈융기 사이를 완충한다.	엉덩정강띠 마찰증후군과 관련된 통증과 염증에 기여할 수 있다.

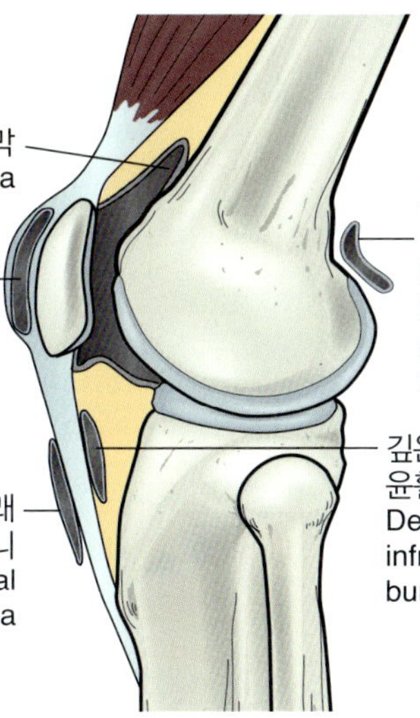

그림 11.5 무릎 주변에 위치하는 주요 4개의 윤활주머니는 무릎뼈위윤활주머니, 무릎뼈앞윤활주머니, 얕은무릎뼈아래윤활주머니, 그리고 깊은 무릎뼈아래윤활주머니이다.

종종 무릎의 윤활주머니는 지방패드를 동반한다. 이들 두 구조물은 마찰을 줄이는데 사용된다. 무릎뼈밑 지방패드는 무릎뼈힘줄의 깊은 곳에 위치하고, 무릎을 굽힘과 펴하는 동안 무릎에 윤활작용을 하는 윤활액의 분산에 도움을 준다. 이런 지방패드는 무릎뼈힘줄의 좌우 측면에서 무릎뼈보다 먼쪽에 위치하는 지점을 시진과 촉진함으로써 종종 확인된다.

신경 Nerves

궁둥신경은 허벅지 뒤쪽의 중간 지점을 따라 내려간다. 궁둥신경은 넙다리두갈래근 짧은 갈래를 제외한, 나머지 뒤 넙다리근을 신경지배한다. 궁둥신경은 무릎 바로 몸쪽 지점에서 2개의 가지로 갈라진다: 정강신경과 온종아리신경. 정강신경은 오금공간을 통과해 계속 아래쪽으로 주행하여 장딴지 뒤쪽으로 내려가서, 장딴지근을 포함해 얕은 장딴지 근육과 깊은 장딴지 근육을 신경지배한다. 온종아리신경은 넙다리두갈래근 짧은갈래를 신경지배한 후, 종아리뼈머리 근처에서 종아리의 앞쪽으로 감싸 돈 후, 종아리의 앞쪽면을 따라 내려간다. 종아리의 앞쪽면과 가쪽면에 있는 근육을 지배한다.

허벅지의 앞쪽면에 있는 넙다리신경은 두덩근과 넙다리빗근을 지배하고, 또 넙다리네갈래근군의 모든 근육을 신경지배한다. 허벅지의 안쪽면에 위치하는 폐쇄신경은 엉덩관절 모음근군과 두덩정강근을 신경지배한다. 그림 11.6은 무릎 주변에 있는 신경 해부학을 보여주고 있다. 표 11-4는 신경 해부학을 요약한다.

근육 Muscles

무릎 폄근

넙다리네갈래근군은 무릎 폄의 주요 작용근이다. 열린 사슬에서, 이들 4개의 근육은 넙다리뼈에 대해 정강뼈를 폄한다. 닫힌 사슬에서, 이들 근육은 정강뼈에 대해 넙다리뼈

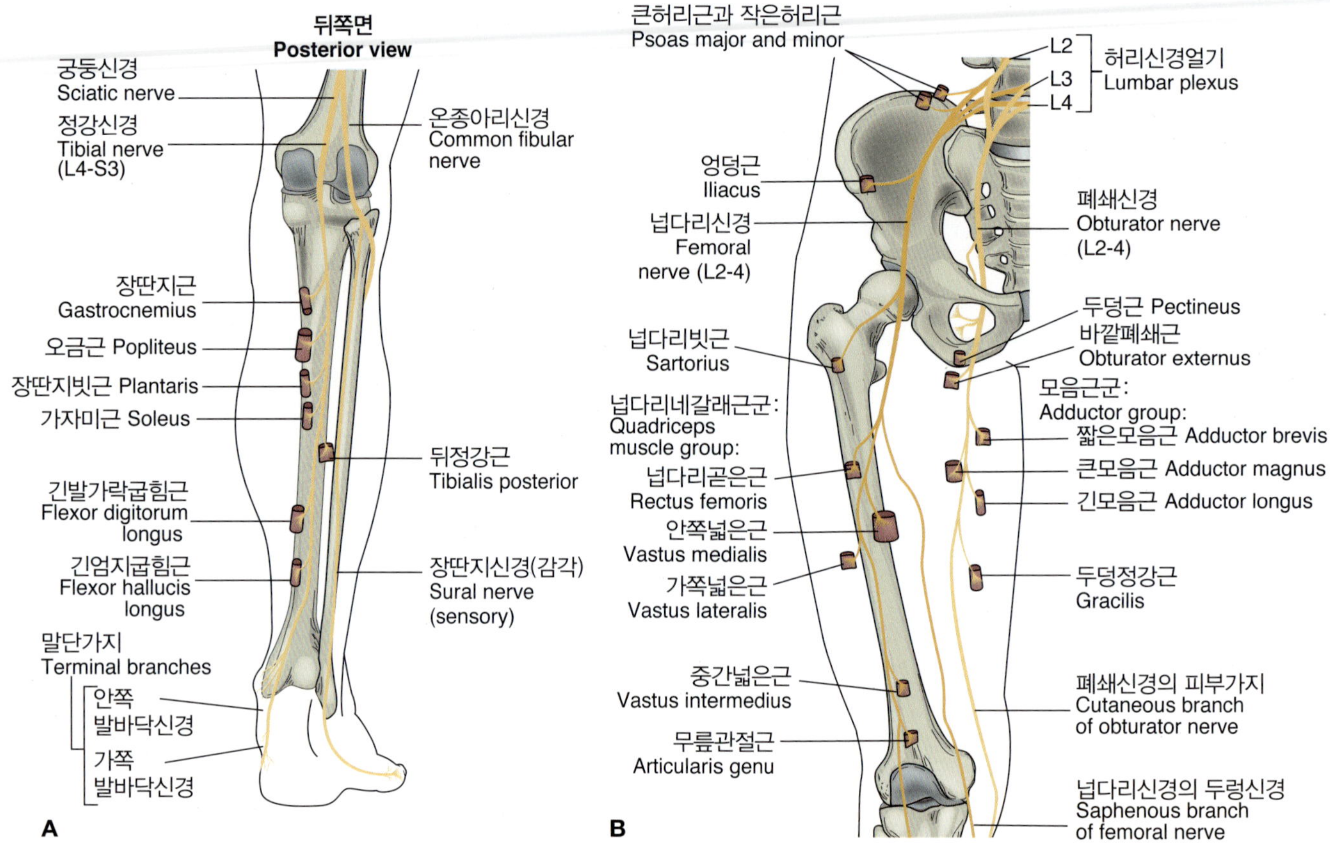

그림 11.6 궁둥신경은 무릎 위에서 정강신경과 온종아리신경으로 갈라진다(A). 정강신경은 종아리 뒤쪽에 위치하는 근육들을 지배하고, 온종아리신경은 종아리의 앞쪽면과 가쪽면에 위치하는 근육들을 지배한다. 폐쇄신경과 넙다리신경은 각각 허벅지의 안쪽 근육과 앞쪽 근육을 지배한다(B).

표 11-4 신경의 해부학과 생리학

무릎

구조	해부학	기능	임상적 고려사항
궁둥신경	L4-S3의 신경뿌리에서 나옴	대부분의 뒤넙다리근을 지배한다.	궁둥구멍근 증후군의 통증 원인이 될 수 있다.
정강신경	L4-S3의 신경뿌리에서 나옴	종아리의 뒤쪽 근육을 지배한다.	
온종아리신경	L4-S2의 신경뿌리에서 나옴	종아리의 앞쪽 근육을 지배한다.	종아리뼈머리를 감싸 돌아가기 때문에 손상에 취약하다.
넙다리신경	L2-L4의 신경뿌리에서 나옴	넙다리네갈래근, 두덩근 및 넙다리빗근을 지배한다.	
폐쇄신경	L2-L4의 신경뿌리에서 나옴	모음근군과 두덩정강근을 지배한다.	

를 펴한다. 이들 근육군은 넙다리곧은근(RF), 가쪽넓은근(VL), 중간넓은(VI) 및 안쪽넓은근(VM)을 포함한다. 넙다리네갈래근의 4개 갈래는 힘줄을 통해 무릎뼈에 부착하고, 다시 무릎뼈힘줄을 통해 정강뼈거친면에 부착한다. 이들 근육은 강력한 무릎관절의 폄 근육이다. 또한, 넙다리곧은근이 AIIS에서 시작하기 때문에, 엉덩관절의 굽힘근이다. 가쪽넓은근은 넙다리네갈래근 중에서 가장 크고 강한 근육이다. 중간넓은근은 넙다리곧은근 밑에 위치한다.

안쪽넓은근은 두 부분으로 나누어진다: 긴안쪽넓은근(VML)과 빗안쪽넓은근(VMO). 섬유의 방향이 점차 수평에 가까워지는 안쪽넓은근의 먼쪽 부분을 빗안쪽넓은근이라고 한다. 비록 빗안쪽넓은근(VMO)이 해부학적으로 명확하게 구분되지 않지만,[5-7] 그 섬유는 무릎뼈를 안쪽으로 당기는 능력에서 기능적으로 중요하게 구분된다. 이것은 본 장의 나중 단락에서 더 많이 다루어질 것이다. 넙다리네갈래근의 4개 갈래는 여러 타이밍으로 수축할 수 있고, 또 무릎뼈에 대한 영향을 어느 정도 변화시킬 수도 있다.

무릎 굽힘근

뒤넙다리근군은 무릎 굽힘의 작용근이다. 뒤넙다리근군은 반막모양근, 반힘줄모양근, 넙다리두갈래근 긴갈래와 넙다리두갈래근 짧은 갈래로 구성된다. 이들 근육은 모두 무릎을 굽힘하는 근육이다. 넙다리두갈래근 짧은갈래를 제외한 나머지 모든 근육은 엉덩관절을 펌하는 근육이다. 게다가, 이들 3개의 근육은 정강뼈를 회전시킬 수도 있다.

장딴지근은 무릎 굽힘을 위해 뒤넙다리근을 돕는 약한 보조근이다. 장딴지근은 넙다리뼈융기에서 시작하고 아킬레스힘줄을 통해 발꿈치뼈의 뒤쪽에 착지하는 얕은 2관절 근육이다. 장딴지근의 주된 작용은 발목의 발바닥굽힘이지만, 무릎 굽힘근으로도 작용한다. 장딴지근은 폄의 끝범위에서 ACL에 대항하는 근육으로도 작용한다.[8] 의외로 특정 상황의 닫힌 사슬에서 장딴지근은 무릎 폄근으로도 작용한다.[9]

두덩정강근과 넙다리빗근은 무릎 굽힘에서 뒤넙다리근의 협력근으로도 작용한다. 두덩정강근은 엉덩관절의 모음근이지만, 무릎 굽힘근과 안쪽 무릎의 고정근으로도 작용한다. 넙다리빗근은 엉덩관절에 어느 정도 작용하는 긴 띠모양의 2관절 근육이지만, 무릎의 굽힘근과 안쪽 무릎의 고정근으로도 작용한다. 정강뼈의 안쪽면에는, 넙다리빗근, 두덩정강근 및 반힘줄모양근이 함께 혼합되어 공동 닿는곳을 형성한다. 이들 3개 힘줄은 거위발처럼 생겼기 때문에 거위발 힘줄로 알려져 있다. 거위발 힘줄의 임상적 중요성은 안쪽곁인대를 도와서 동적 안쪽 무릎 고정근으로 작용하는 것이다(그림 11.7). 부가적으로, 이들 3개 힘줄 밑에 윤활주머니가 존재하는데, 이 윤활주머니는 염증으로 안쪽 무릎의 압통과 통증을 일으킬 수 있다.

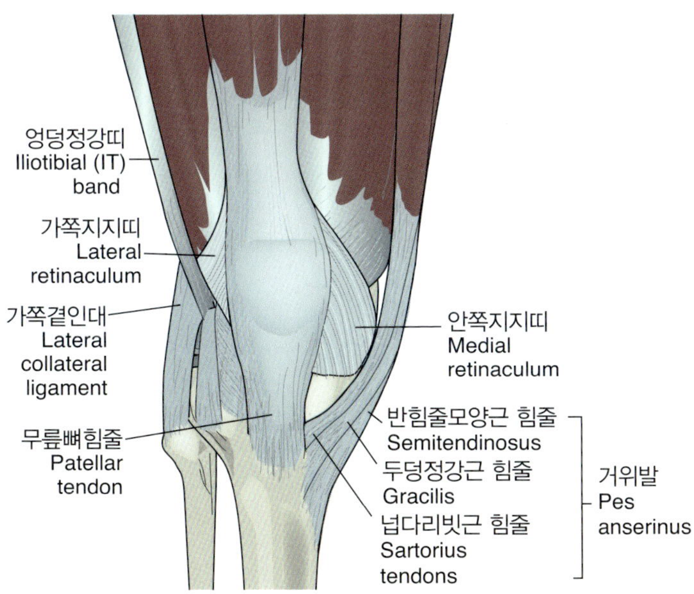

그림 11.7 거위발은 반힘줄모양근 힘줄, 두덩정강근 힘줄 및 넙다리빗근 힘줄로 구성된다. 거위발은 안쪽 무릎을 안정화시키는 안쪽곁인대를 돕는다.

무릎 돌림근

뒤넙다리근은 넙다리뼈에 대한 정강뼈의 돌림근이다. 반막모양근과 반힘줄모양근은 정강뼈의 안쪽면에 부착하여 정강뼈를 안쪽돌림한다. 넙다리두갈래근은 정강뼈의 가쪽면과 종아리뼈에 부착하여 정강뼈를 가쪽돌림시킨다. 정강뼈 돌림에 대한 이들 근육의 기능은 고삐를 당겨 말이 진행하는 방향으로 바꾸는 것과 비슷하다.

뒤넙다리근 이외에, 오금근이 무릎의 돌림에 중요한 역할을 한다. 무릎 뒤쪽에 있는 이런 작은 삼각형의 근육은 가쪽 넙다리뼈융기에서 시작하여 몸쪽-안쪽 정강뼈의 뒤쪽면에서 착지한다. 오금근은 열린사슬에서는 넙다리뼈에 대한 정강뼈의 안쪽돌림근이고, 닫힌사슬에서는 정강뼈에 대한 넙다리뼈의 가쪽돌림근이다. 오금근은 무릎의 나사집 기전을 해제하는 근육이다(본 장의 "나사집 기전" 참고).

표 11-5는 무릎 근육의 해부학을 요약하고 있다.

무릎 운동형상학
Kinematics of the Knee

무릎의 정상 정렬은 5-10°의 밖굽이 각도이고, 정상 밖굽이 각도와 비슷한 **Q각(넙다리네갈래근 각도)**도 존재한다. Q 각도는 넙다리네갈래근의 당김선과 거의 비슷한 값이다. 이 각도는 ASIS에서 무릎뼈의 중심을 이는 선과 무릎뼈 중심에서 정강뼈거친면 중심을 이는 선에 의해 형성된다(그림 11.8). 일반적으로 정적 Q각은 남성이 약 11-13°이고, 여성이 약 15-17°이다.[10-12]

무릎넙다리관절 Patellofemoral Joint

무릎넙다리관절의 정상 생체역학은 넙다리뼈 융기사이

표 11-5 근육의 해부학과 운동학

무릎

근육	이는곳	닿는곳	신경지배	주요 작용	임상적 고려사항
넙다리곧은근	AIIS	정강뼈거친면	넙다리신경	엉덩관절의 굽힘과 무릎의 폄	엉덩관절을 지나가는 유일한 넙다리네갈래근 중의 한 근육
가쪽넓은근	넙다리뼈의 앞쪽면	정강뼈거친면	넙다리신경	무릎의 폄	
안쪽넓은근	넙다리뼈의 앞쪽면	궁둥뼈거친면	넙다리신경	무릎의 폄	먼쪽 부분(VMO)은 무릎뼈를 안쪽으로 당긴다.
중간넓은근	넙다리뼈의 앞쪽면	궁둥뼈거친면	넙다리신경	무릎의 폄	
반막모양근	궁둥뼈거친면	정강뼈의 안쪽면	궁둥신경	엉덩관절의 폄, 무릎의 굽힘과 정강뼈의 안쪽돌림	
반힘줄모양근	궁둥뼈거친면	정강뼈의 안쪽면	궁둥신경	엉덩관절의 폄, 무릎의 굽힘과 정강뼈의 안쪽돌림	거위발을 형성하는 힘줄 중의 하나이다; 안쪽 무릎을 안정화시킨다.
넙다리두갈래근	짧은갈래: 넙다리뼈의 뒤쪽면 긴갈래: 궁둥뼈거친면	정강뼈의 가쪽면과 종아리뼈	짧은갈래: 온종아리신경 긴갈래: 궁둥신경	엉덩관절의 폄(긴갈래), 무릎의 굽힘과 정강뼈의 가쪽돌림	
장딴지근	넙다리뼈융기	발꿈치뼈의 뒤쪽면	정강신경	발목의 발바닥굽힘과 무릎의 굽힘	
두덩정강근	두덩뼈	정강뼈의 몸쪽-안쪽면	폐쇄신경	엉덩관절의 모음. 부가적으로, 이 근육은 약한 엉덩관절 굽힘과 무릎 굽힘을 수행하고, 안쪽 무릎 고정근으로 작용한다.	거위발을 형성하는 힘줄 중의 하나이다; 안쪽 무릎을 안정화시킨다.
넙다리빗근	ASIS	정강뼈의 몸쪽-안쪽면	넙다리신경	엉덩관절 굽힘, 벌림, 가쪽돌림 및 무릎관절의 굽힘	거위발을 형성하는 힘줄 중의 하나이다; 안쪽 무릎을 안정화시킨다.
오금근	가쪽 넙다리뼈융기	안쪽정강뼈의 뒤쪽면	정강신경	열린사슬에서 넙다리뼈에 대한 정강뼈의 안쪽돌림	나사집 기전의 해제

고랑에 TJ 일어나는 무릎뼈의 트래킹을 포함한다. 만약 무릎뼈에 작용한 힘이 안쪽보다 가쪽이 더 크다면, 무릎뼈는 비정상적으로 움직일 것이고, 융기사이고랑의 가쪽면 위로 올라가게 될 것이다. 이것은 무릎넙다리관절의 병리적 변화를 초래할 것이다.

Q각은 무릎넙다리관절에 가해지는 힘을 이해하는 것과 관련된다. 실(근육/힘줄)로 꿰매진 구슬(무릎뼈)처럼 넙다리네갈래근 힘줄 속에 묻혀 있는 무릎뼈를 생각하면 도움이 된다. 넙다리네갈래근의 힘은 무릎뼈를 위쪽과 가쪽으로 당긴다. 무릎뼈에 가해지는 이런 가쪽의 힘은 주로 넙다리네갈래근의 수축력과 Q각에 좌우된다. Q 각도가 클수록, 무릎뼈를 가쪽으로 당기는 힘이 더 커진다. 부가적으로, 빗안쪽넓은근(VMO)보다 가쪽넓은근(VL)의 강한 수축이 무릎뼈의 가쪽 변위를 증가시킬 것이다.

무릎뼈에 가해지는 가쪽 힘을 상쇄하는 힘으로써, 융기사이고랑 안에 무릎뼈를 유지시키려는 목적을 가진 여러 물렁조직과 뼈 억제장치가 존재한다. 이들 구조물은 안쪽 넙다리뼈융기, 안쪽지지띠 그리고 빗안쪽넓은근보다 더 높은 가

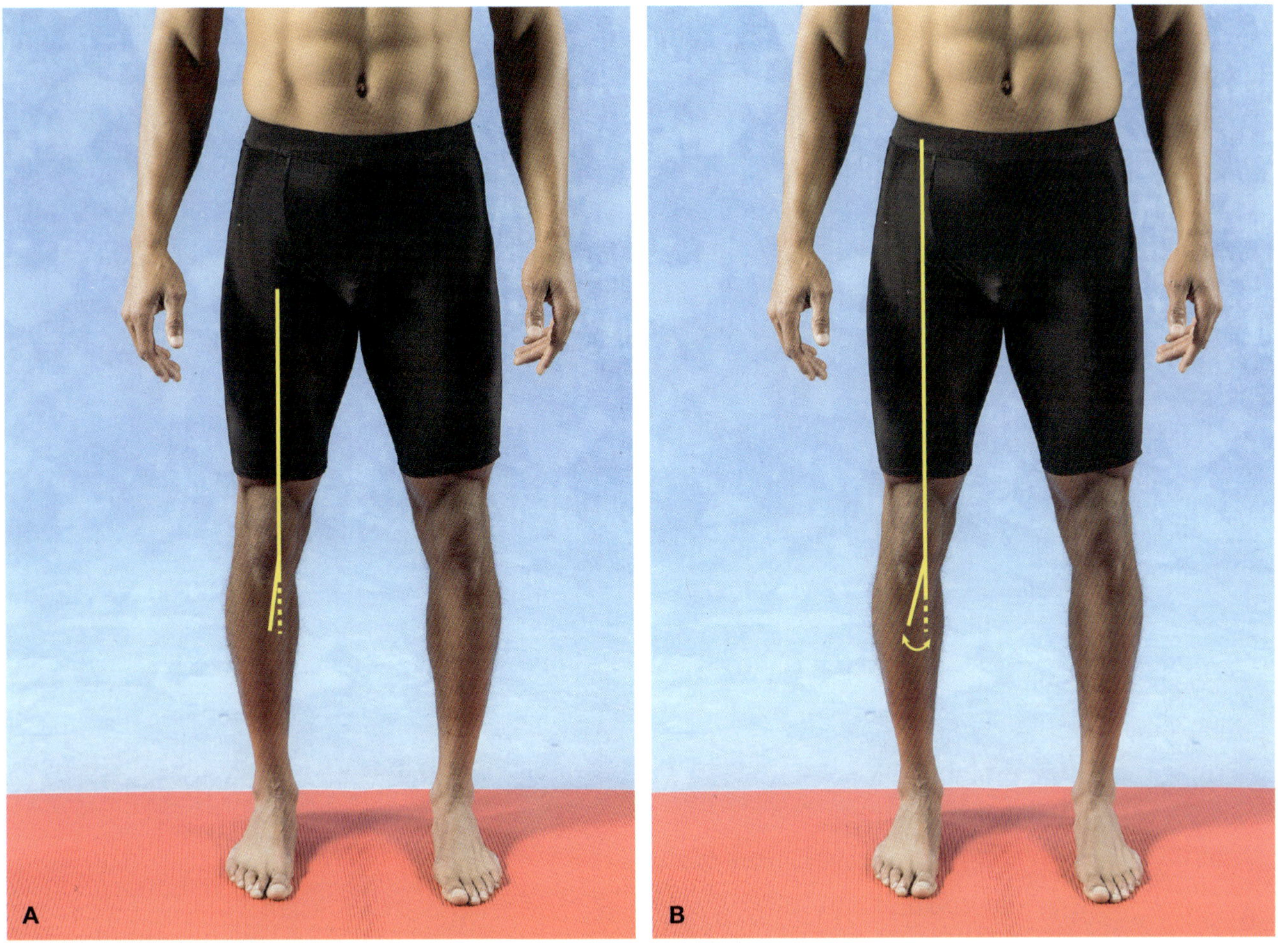

그림 11.8 무릎의 정상 정렬은 5-10°의 밖굽이 각도이다(A). 넙다리네갈래근 각도(Q각)는 ASIS에서 무릎뼈 중심을 이는 선과 무릎뼈 중심에서 정강뼈거친면의 중심을 이는 선이 형성하는 각도이다. 남성의 정상 각도는 11-13°이고, 여성의 Q각은 15-17°이다.

표 11-6 무릎뼈에 대한 안쪽 억제장치/가쪽 억제장치

	안쪽 억제장치	가쪽 억제장치
안쪽넓은근	√	
가쪽 넙다리뼈융기	√	
안쪽지지띠 긴장	√	
가쪽넓은근		√
엉덩정강띠 긴장		√
가쪽지지띠 긴장		√

쪽 넙다리뼈융기를 가지고 있다. 표 11-6은 무릎뼈에 있는 안쪽 억제장치와 가쪽 억제장치를 요약하고 있다.

무릎뼈를 가쪽으로 당기는 무릎뼈의 작용 힘 이외에, 무릎뼈와 넙다리뼈 사이의 압박력도 존재한다. 이런 압박력은 닫힌사슬의 쭈그려 앉기를 할 때 증가되고, 무릎 굽힘의 증가로 점차적으로 압박력이 증가된다.[13] 무릎넙다리관절의 병리가 있으면, 이런 압박력은 앞쪽 무릎 통증을 일으킬 수 있다. 무릎넙다리관절의 압박력 크기는 스쿼트 깊이와 넙다리네갈래근 수축력의 한 요소이다. 몸통을 앞쪽으로 숙이면서 스쿼트하면, 넙다리네갈래근의 힘이 감소하고, 큰볼기근의 사용을 증가시킬 것이다. 넙다리갈래근 약증이나 앞쪽 무릎 통증을 가진 환자는 넙다리네갈래근의 힘을 감소시키기 위해 이런 움직임 전략을 보일 것이다.

동적 밖굽이 각도와 동적 Q각

Dynamic Valgus and Dynamic Q-angle

밖굽이와 Q 각도는 종종 정적 자세의 기준으로 측정된다. 그러나 이마면에서의 정렬은 체중부하 활동 동안에 변할 수 있다. 보행의 입각기, 앉은 자세에서 일어설 때, 계단을 내려갈 때, 또는 점프 후 착지할 때, 동적 무릎 정렬이 무릎에 가해지는 순간의 힘 때문에 밖굽이의 증가를 보인다. 무릎의 이런 안쪽 붕괴는 무릎의 병리와 연결된다.[14-17] 이것은 여성에서 더 흔한 일이다.[18-20]

정적 Q 각도가 동적 Q 각도에 영향을 미치는 반면, 동적

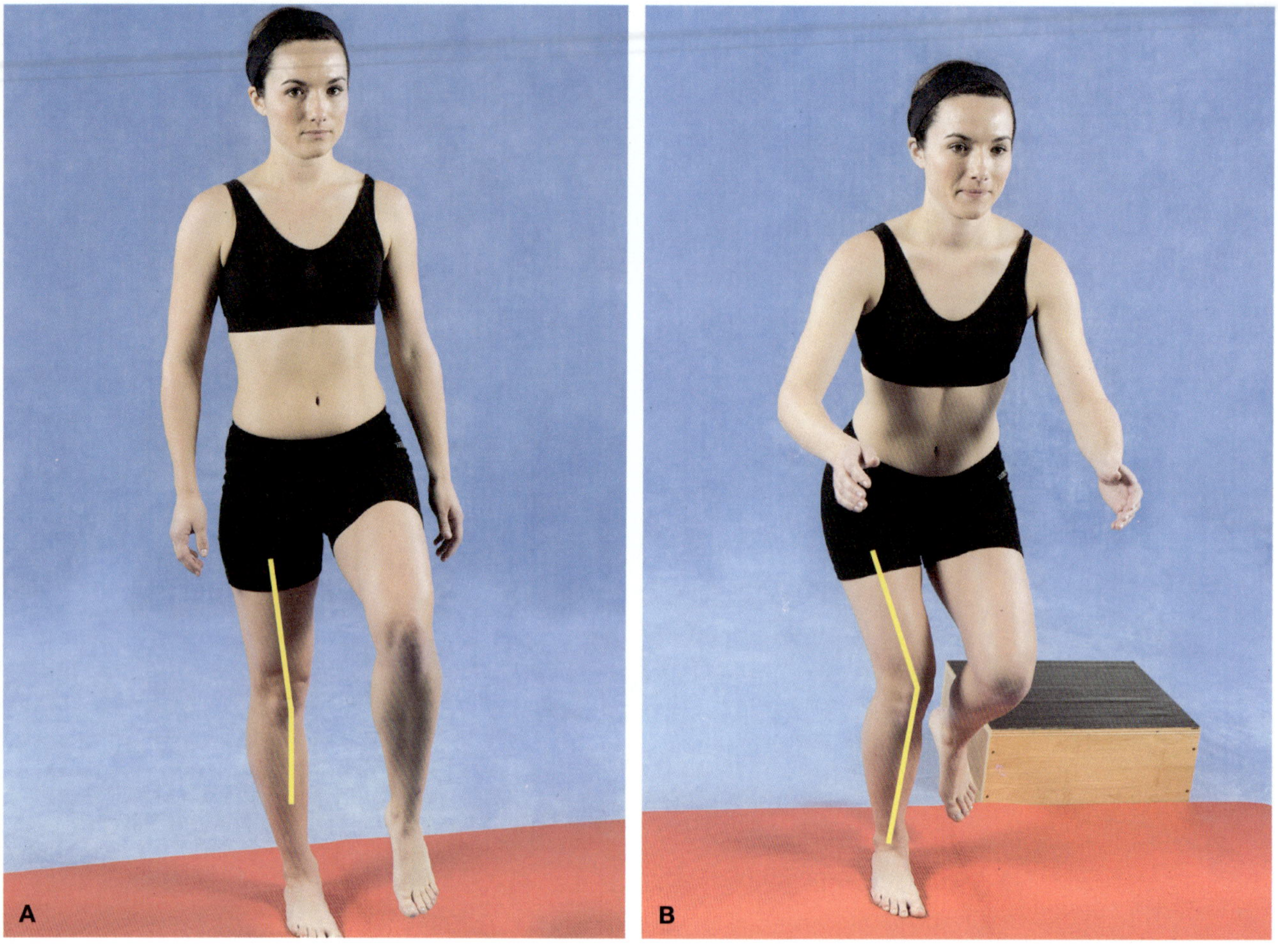

그림 11.9 정적 밖굽이 각도(A)와 동적 밖굽이 각도(B)의 비교. 무릎 밖굽이 각도와 Q 각도는 종종 보행을 가거나, 앉은 자세에서 일어설 때, 그리고 점프할 때 순간적으로 증가된다.

각도는 넙다리뼈의 안쪽돌림, 정강뼈의 가쪽돌림, 그리고 발의 엎침에 의해 더욱 증가된다.[15,21-23] 엉덩관절 가쪽돌림근의 약증은 체중부하에서 더 큰 동적 Q각과 연결된다. 그림 11.9는 정적 Q 각도와 동적 Q 각도의 차이를 보여주고 있다.

동적 무릎관절 하중 Dynamic Knee Joint Load

무릎관절은 체중의 몇 배에 해당하는 힘을 받는다. 이들 힘은 무릎관절 주변의 근육, 인대, 반달판, 그리고 기타 물렁조직에 의해 상쇄된다. 특히 이 기능의 주요 요소는 넙다리네갈래근이다. 넙다리네갈래근이 무릎에 가해지는 압박력을 흡수하는데 큰 역할을 하는 것으로 나타났으며,[24] 특히 넙다리네갈래근의 약증이 무릎 병리의 위험 증가와 관련되는 것으로 알려져 있다.

나사집 기전 Screw-Home Mechanism

무릎관절은 융기관절로서 돌림을 허용한다. 이런 돌림이 수의적 통제하에 있지 않지만, 돌림 움직임은 무릎의 완전 폄 시 넙다리뼈에 대한 정강뼈를 잠금하는 중요한 종속운동이다. 정강뼈 돌림의 크기에 대한 이견이 존재하지만, 돌림의 크기는 무릎이 90° 굽힘일 때 가장 크고, 무릎이 완전 폄되었을 때 가장 많이 제한된다는 것에 많은 연구들이 동의하고 있다. 일반적으로 무릎은 최대 15–20°의 정강뼈 안쪽돌림과 20–25°의 정강뼈 가쪽돌림을 허용한다.[2]

열린사슬 무릎 폄의 끝범위에서는, 정강뼈가 넙다리뼈에 대해 가쪽으로 돌림하고, 무릎 인대들이 타이트해지고, 또 정강뼈와 넙다리뼈들이 최대로 접촉한다. 이런 현상은 나사집 기전으로 알려져 있다. 닫힌사슬에서는, 넙다리뼈가 더 많이 움직이는 분절이고, 무릎이 폄할 때 넙다리뼈가 정강뼈에 대해 안쪽으로 돌림한다. 오금근은 정강뼈를 안쪽으로 돌림하거나 넙다리뼈를 가쪽으로 돌림함으로서 나사집 기전을 해제하는데 적극적으로 작용한다. 하나의 예로서, 선 자세에서 앉으려고 준비할 때, 넙다리뼈는 무릎의 잠김을 해제하기 위해 정강뼈에 대해 가쪽으로 돌림해야 한다. 오금근은 이런 움직임을 담당하며, 무릎의 잠김을 해제한 후 무릎을 굽힘시킨다.

관절가동술 Joint Mobilization

정강넙다리관절 가동술 Tibiofemoral Mobilization

통증을 감소하거나 가동범위를 증가시키는 관절가동술이 유용한 중재일 수 있다. 오목-볼록 법칙에 따르면, 볼록한 넙다리뼈융기에 대한 오목한 정강뼈의 움직임은 정강뼈의 각운동과 같은 방향으로 움직이는 정강뼈의 활주를 동반한다. 무릎의 풀림자세는 약간 굽힘, 즉 25°의 굽힘이다. 표 11-7은 무릎의 움직임과 가동범위를 증가시키는 활주 가동술을 목록하고 있다.

앞쪽 활주

정강넙다리관절의 앞쪽 활주는 무릎의 폄을 증가시키는데 사용된다. 환자는 엎드린 자세를 취한다. 환자의 무릎을 굽힘하여 검사자의 어깨 위에 올려놓는다. 타올을 먼쪽 넙다리뼈 밑에 배치한다. 그림 11.10처럼, 정강뼈를 앞쪽으로 활주하면서 움직인다.

표 11-7 가동범위를 증가시키는데 이용되는 활주의 방향

제한된 가동범위	활주 가동술의 방향
굽힘	정강넙다리관절의 뒤쪽 활주와 무릎넙다리관절의 아래쪽 활주
폄	정강넙다리관절의 앞쪽 활주와 무릎넙다리관절의 위쪽 활주

뒤쪽 활주

뒤쪽 활주는 무릎의 굽힘을 증가시키는데 사용된다. 환자는 무릎을 약간 굽힘한 채로 누운 자세를 취한다. 타올을 먼쪽 넙다리뼈 밑에 배치한다. 정강뼈를 테이블 쪽인 뒤쪽과 약간 위쪽으로 활주하면서 움직인다(그림 11.11).

무릎넙다리관절 가동술 Patellofemoral Mobilization

무릎넙다리관절은 완전 가동범위를 허용할 수 있도록 움직여야 한다. 그러므로, 무릎뼈의 가동술은 무릎의 가동범위를 증가시키거나 또는 가동범위의 소실을 방지하기 위해 처방될 수 있다. 정상적인 무릎뼈 트래킹을 허용하기 위해 무릎뼈의 물렁조직 억제장치를 신장하는 것도 유용할 수 있다. 가장 흔한 무릎뼈 가동술은 다음과 같다.

위쪽 활주

완전한 무릎의 폄을 허용하는 무릎뼈의 가동성을 증가시키기 위해 무릎뼈의 위쪽 활주가 사용된다. 위쪽 활주는 무릎뼈힘줄의 구축을 방지하는데도 사용된다. 환자는 무릎을 편한 상태로 누운 자세를 취하고, 넙다리네갈래근을 이완한다. 검사자는 엄지와 검지로 무릎뼈를 잡고, 위쪽으로 활주시킨다(그림 11.12).

아래쪽 활주

완전한 무릎의 굽힘을 허용하는 무릎뼈의 가동성을 증가시키기 위해 무릎뼈의 아래쪽 활주가 사용된다. 환자는 위에서 설명된 것과 동일한 자세를 취한다. 검사자는 엄지와 검지로 무릎뼈를 잡고, 아래쪽으로 활주시킨다(그림 11.13).

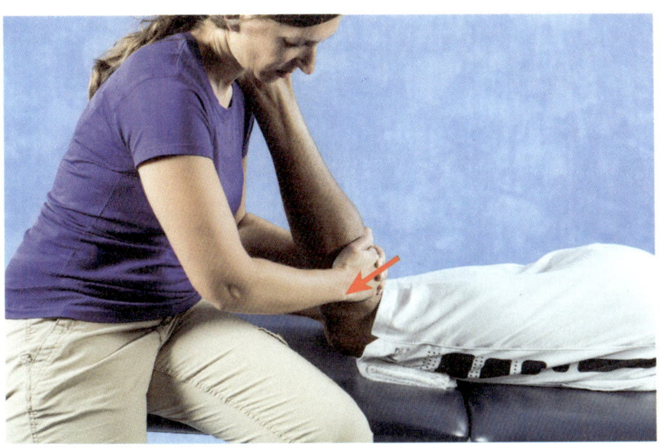

그림 11.10 넙다리뼈에 대한 정강뼈의 앞쪽 활주는 무릎의 폄을 증가시킨다.

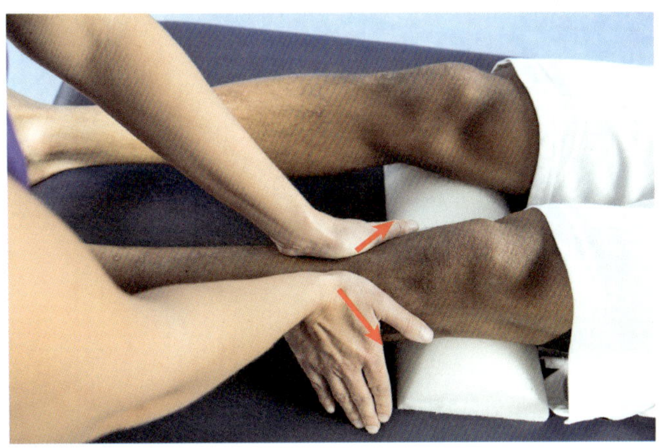

그림 11.11 넙다리뼈에 대한 정강뼈의 뒤쪽 활주는 무릎의 굽힘을 증가시킨다.

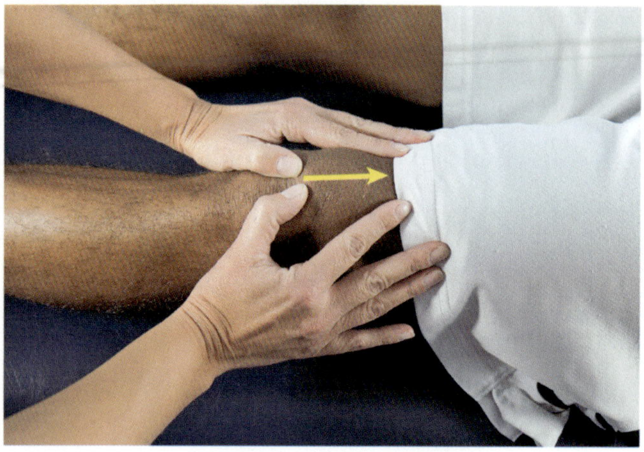

그림 11.12 넙다리뼈에 대한 무릎뼈의 위쪽 활주는 무릎의 폄을 증가시킨다.

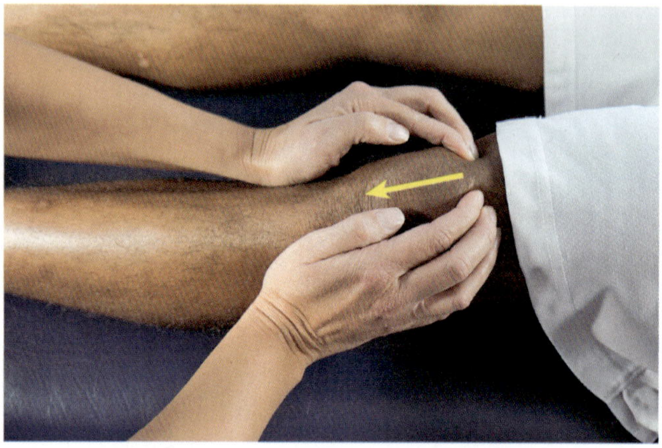

그림 11.13 넙다리뼈에 대한 무릎뼈의 아래쪽 활주는 무릎의 굽힘을 증가시킨다.

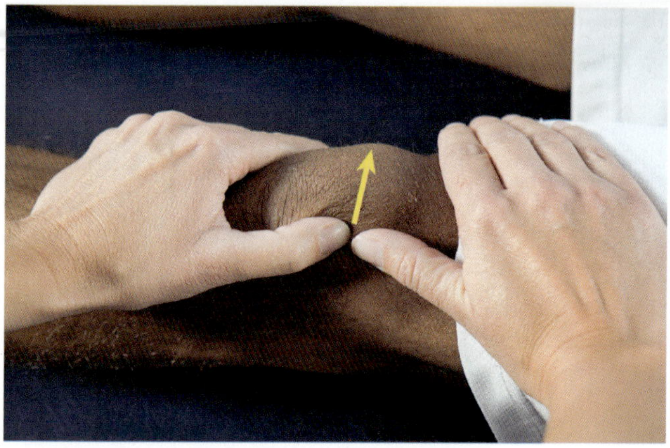

그림 11.14 넙다리뼈에 대한 무릎뼈의 안쪽 활주는 가쪽 지지띠를 신장시키는데 사용된다.

안쪽 활주

무릎뼈를 변위시키는 가쪽 구조물(엉덩정강띠, 가쪽지지띠)을 신장하기 위해 안쪽 활주를 사용한다. 환자는 위에서 설명된 것과 동일한 자세를 취한다. 검사자는 무릎뼈를 안쪽으로 활주한다(그림 11.14).

흔한 병리 Common Pathologies

뼈관절염
앞십자인대 손상
뒤십자인대 손상
안쪽 곁인대 손상
반달판 열상
엉덩정강띠(ITB) 증후군
무릎넙다리관절통증 증후군
무릎뼈힘줄병증
무릎뼈힘줄 파열
정강뼈고원 골절
무릎뼈 골절

두 개의 긴 뼈 중간에 위치한 무릎은 뼈의 안정성이 부족하고, 주변의 복잡한 물렁조직도 손상이나 병리에 노출되기 쉽다. 또한 하지의 변화된 생체역학도 통증, 약증, 염증 및 무릎관절의 손상을 초래할 수 있다. 우리는 본 단락에서 정강넙다리관절과 무릎넙다리관절에서 발생하는 일반적인 병리를 설명할 것이다. 수술 치료에 대한 기본 이해가 중요하기 때문에, 뼈관절염, 골절, 반달판 열상 및 인대 열상에 대한 적절한 수술적 치료가 설명될 것이다.

뼈관절염 Osteoarthritis

뼈관절염(OA)은 관절염 중에서 가장 흔한 유형이다. **퇴행성 관절 질환(DJD)**이라고도 알려져 있다. 뼈관절염은 전신 질환인 류마티스 관절염과 달리, 마모성 관절염이다. 엉덩관절에서처럼, 무릎관절의 OA도 관절통증, 뻣뻣함, 가동범위 상실 및 변형을 포함한다. 신체검진 시 인대 느슨함뿐만 아니라, 근위축(**근감소증**)도 나타날 수 있다. **관절공간** 감소, 뼈가시, 뼈밀도의 증가(**경화증**)도 종종 X-선으로 발견된다.

무릎은 3개의 구획으로 나누어진다: 안쪽정강넙다리관절과 안쪽반달판을 포함하는 안쪽 구획; 가쪽정강넙다리관절과 가쪽반달판을 포함하는 가쪽 구획; 그리고 넙다리뼈 앞쪽과 무릎뼈를 포함하는 무릎넙다리 구획. OA는 이들 모든 구획을 침범할 수 있다. OA가 안쪽 구획에서 주로 발견되면, 무릎에 안굽이 변형이 발생한다. 가쪽 구획에 OA가 침범되면, 밖굽이 변형이 나타날 수 있다. 만약 OA가 정강넙다리관절의 한쪽 측면과 무릎넙다리관절에서 발생하면, 이것은 **양쪽 구획** 병변으로 불린다. 만약 OA가 정강넙다리관절의 양쪽 측면과 무릎넙다리관절에서 발생하면, 이것은 **삼중 구획** 병변으로 간주된다. 그림 11.15는 OA가 심한 무릎의 방사선 사진을 포함하고 있다.

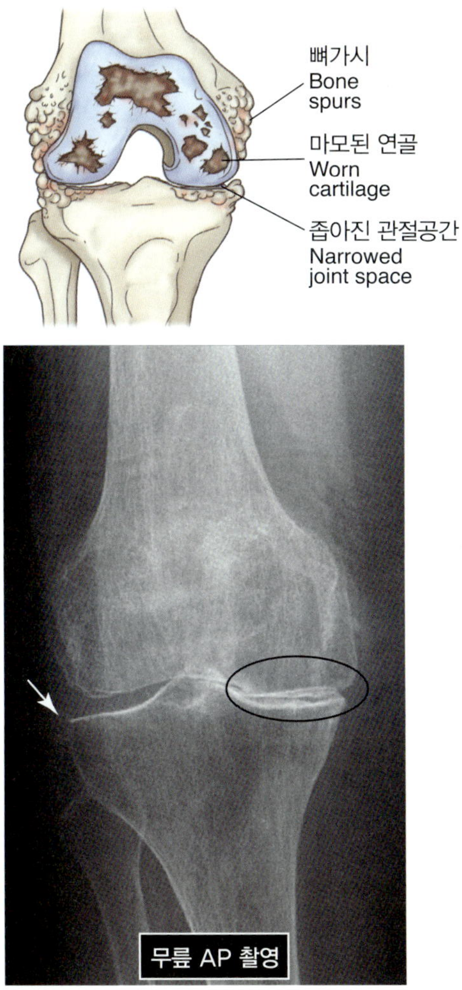

그림 11.15 감소된 관절공간, 뼈가시 및 경화증을 보여주는 무릎관절염의 그림과 전형적인 X선 소견.

원인/기여요소

무릎 OA의 위험 요소는 많은 것으로 보고되고 있다. 무릎 OA는 비만, 반달판이나 ACL의 과거 손상, 무릎꿇기와 쭈그려 앉기 등을 포함하는 작업 활동, 심한 운동으로 인한 과하중, 정상적인 노화과정, 변화된 생체역학(특히, 밖굽이 변형), 그리고 ROM 감소 등으로 인한 무릎관절의 스트레스 증가와 관련되어 왔다.[25-37]

증상

일반적으로 OA의 시작은 천천히 일어나며, 몇 년에 걸쳐 증상이 악화된다. 일반적인 증상은 무릎 통증(보행이나 계단보행 때 증가되는), 관절의 뻣뻣함, 부종, 무릎 불안정, 염발음 등이다. 염발음은 관절 움직임으로 발생하는 소리로 펑 터지는 소리나 탁탁거리는 소리이다. 아침 뻣뻣함은 일반적으로 1시간 미만으로 지속되며, OA의 징후이다.[38] 무릎넙다리 구획이 침범되면, 환자는 의자에서 일어서거나 의자에 앉을 때나 계단보행을 할 때 무릎 앞쪽 부위에서 통증의 증가를 느낄 것이다.

임상 징후

X선 소견과 환자 불만 사항 등을 포함한 많은 정보가 무릎 OA의 진단에 이용된다. 무릎 OA의 분류 기준은 50세 이상, 무릎 염발음의 유무, 촉진가능한 뼈 비대, 뼈 압통, 30분 미만의 아침 뻣뻣함, 관절의 온감 부재 등을 포함한다.[39] 무릎 OA에 대한 특별검사는 존재하지 않는다.

일반적인 중재

무릎 OA의 치료는 증상의 심각도에 좌우될 것이고, 물리치료, 약물치료 및 수술적 중재 등을 종종 포함한다. 병리, 진전, 기여요소에 관련된 환자교육도 중요하다. 환자 교육은 체중 소실에 대한 정보도 포함할 것이다. 중재에는 체중 감량에 대한 정보도 포함된다.

치료적 운동은 통증, 근력 및 기능의 관점에서 OA의 치료에 유익한 것으로 알려져 있다.[40-49] 관리계획은 관절가동범위운동, 근력강화운동, 고유수용성 훈련, 수중운동 및 유산소운동 등을 포함하는 치료적 운동과 도수치료를 포함할 것이다.

관절가동범위운동은 무릎의 굽힘과 폄을 유지하는데 초점을 맞추어야 한다. 엉덩관절의 가동범위운동도 관리계획에 포함될 수 있다. 부가적으로, 2 관절 근육인 뒤넙다리근과 넙다리곧은근의 신장도 종종 포함된다. 넙다리곧은근의 신장은 무릎넙다리관절 OA가 있을 때 매우 중요하다(그림 11.16).

근력강화운동은 무릎관절과 엉덩관절 주변의 모든 근육(특히, 무릎 폄근)에 적절하다(그림 11.17).[40,50,51,53] 무릎 OA 환자는 평균적으로, 건강한 사람에 비해 20% 감소된 넙다리네갈래근의 근력을 가진다.[51] 넙다리네갈래근과 무릎 OA 사이의 관계는 매우 관련성이 있지만, 일부 연구자들은 넙다리네갈래근의 약증이 무릎 OA의 결과보다는 기여요소일 수 있음에 의심을 가진다.[51,52]

엉덩관절 벌림근과 폄근도 무릎의 안굽이 힘이나 밖굽이 힘에 대항해 무릎을 안정시킬 수 있는 주요 근육이다.[54-56] 큰볼기근과 중간볼기근을 강화시킴으로써, 엉덩관절의 모음과 안쪽돌림, 그리고 무릎 밖굽이를 제어한다(그림 11.18). 부가적으로, 큰볼기근, 중간볼기근 및 넙다리근막긴장근도 엉덩정강띠의 부착점을 통해 무릎의 가쪽 지지를 제공할 수 있는데, 이들 근육은 무릎의 안굽이 힘에 대항해 무릎을 안정화시키는데 도움을 준다.

무릎 OA 환자들은 종종 무릎의 불안정을 보고하며,[57] 인대의 느슨함이 흔하게 발견된다. 고유수용성 훈련과 균형훈련도 가정 운동프로그램의 유익한 요소이다.[58-61] 무릎에 가해지는 체중부하의 힘을 감소시키는 수중 운동도 통증을 줄이는 유익한 운동으로 알려져 있다.[62,63]

스플린트와 보조장비도 무릎 OA 환자의 통증 완화와 기능 향상에 효율적인 것으로 알려져 있다. 가쪽 쐐기 깔창도 무릎에 가해지는 안굽이의 힘을 줄이는데 사용될 수 있다.[64,65] 밖굽이 스플린트는 안굽이 변형 환자의 통증과 기능을 호전시키는데 도움을 주는 것으로 알려져 있다.[66] 스플린

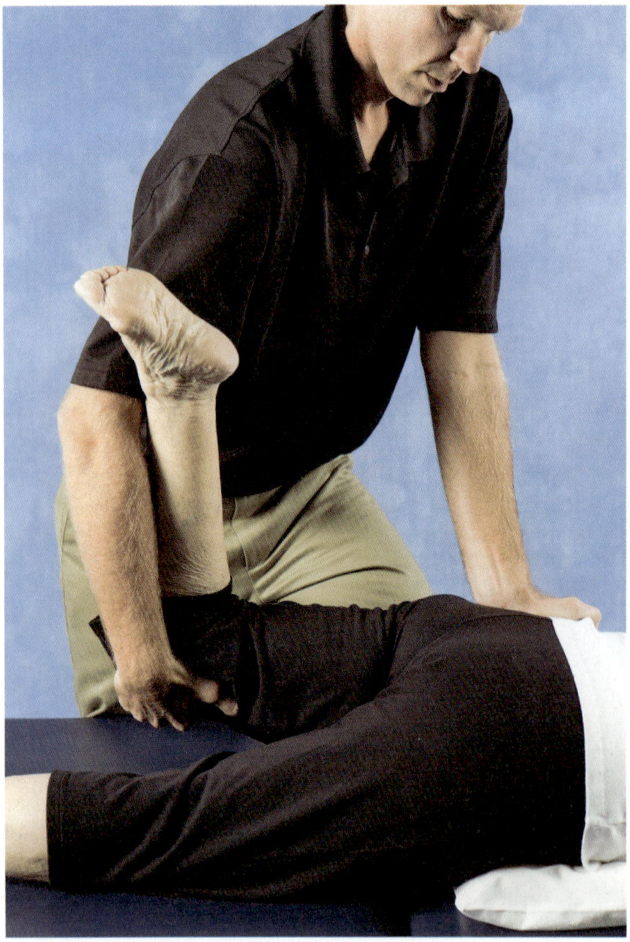

그림 11.16 넙다리곧은근의 신장은 무릎넙다리관절 OA 환자를 위한 치료계획의 일부가 될 수 있다.

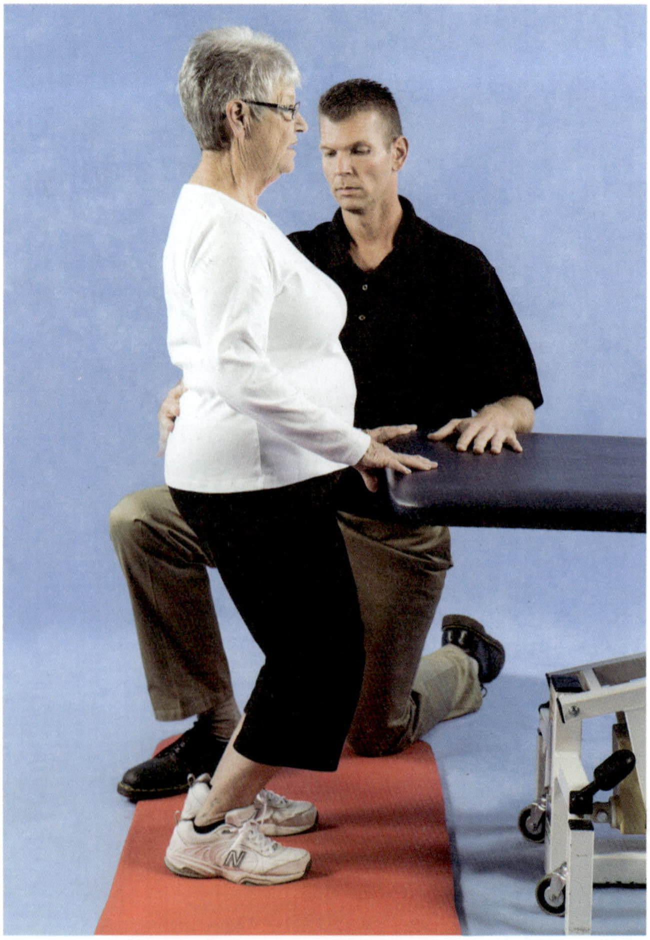

그림 11.17 넙다리네갈래근의 근력강화운동은 정강넙다리관절 OA의 관리계획 안에 종종 포함된다.

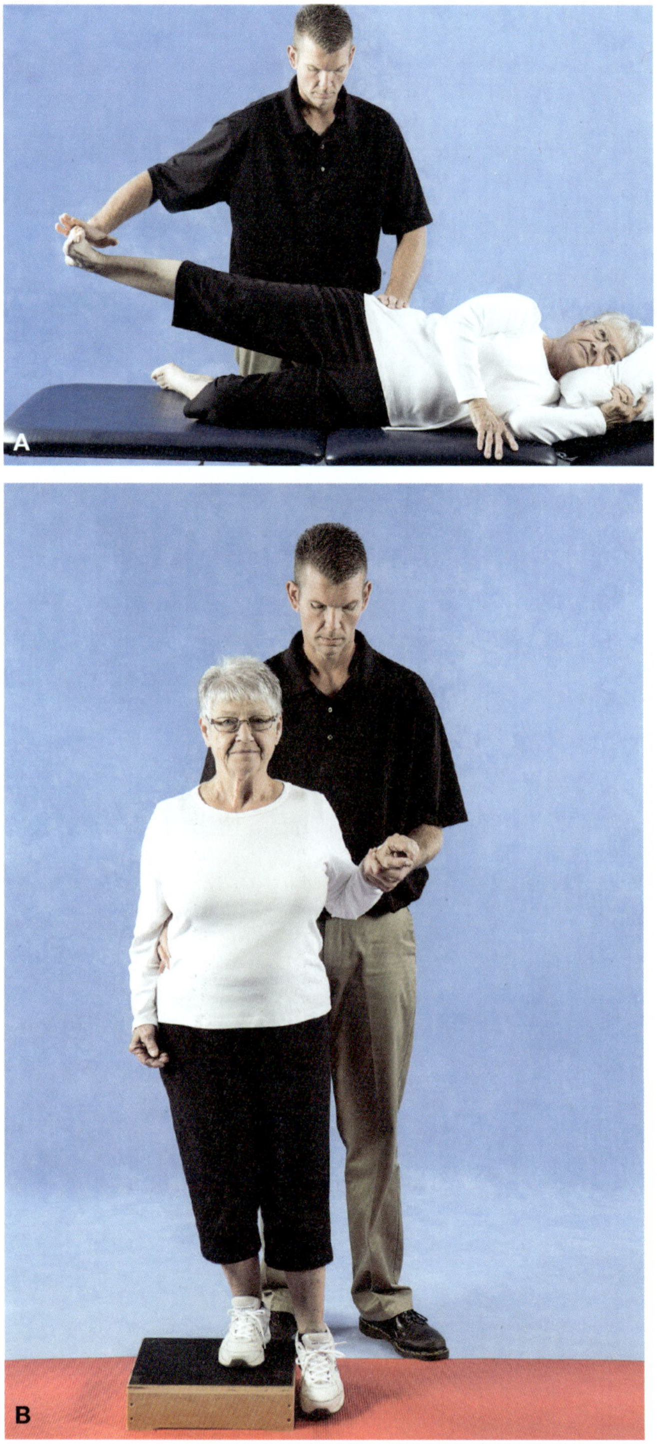

그림 11.18 열린사슬(A)이나 닫힌사슬(B)에서의 엉덩관절 벌림근 강화운동은 무릎의 이마면 안정성을 증가시키는데 도움을 준다.

트와 비슷하게, 무릎뼈를 재위치시키는 테이핑도 무릎넙다리관절 OA 환자의 통증을 줄이고 기능을 향상시킬 수 있다.[67] McConnell 테이핑이 본 장의 상자 11-2에서 설명될 것이다.

무릎의 하중을 감소시키는 보조장비를 이용한 보행 훈련도 종종 관리계획 안에 포함된다. 이런 보행 훈련은 통증을 감소시키고, 질병의 악화를 더디게 만들고, 환자가 보행을

관리계획은 무엇인가?

할 수 있도록 만든다. 일부 연구들은 환자의 보행 수정이 보행 동안에 발생하는 무릎 내의 힘을 이동시키는데 도움이 될 수 있다고 제안했다. 안쪽 구획 OA 환자에게 안장걸음 훈련이 도움될 수 있다.[68,69] 이와 마찬가지로, 가쪽 구획 OA 환자에게 팔자걸음의 훈련은 수술적 요구를 지연시킬 수 있다.

환자가 무릎의 통증과 기능 소실에 효과적인 결과를 얻지 못했다면, 수술이 적합한 방법일 수 있다. 무릎 OA 환자는 완전 무릎관절성형술, 단일구획 관절성형술, 또는 고위 **정강뼈절제술**의 수술을 받을 수 있다. 가장 많이 사용되는 수술 방법은 완전 무릎관절성형술이며, 이것은 먼쪽넙다리뼈, 몸쪽정강뼈, 그리고 무릎뼈를 인공삽입물로 대체하는 수술법이다. 만약 무릎 OA가 한쪽 구획에만 심해졌다면, 단일구획 인공삽입물이 사용될 수 있다. 관절성형술을 연기할 수 있고, 관절의 생체역학을 바꿀 수 있는 뼈절제술이 보다 젊은 환자에게 수행될 수 있다. 이들 3가지 수술 방법이 설명될 것이다.

예방

높은 수준의 신체 활동을 유지함으로써 OA의 위험을 감소시킨다. 체중을 줄이는 것을 초기 무릎 OA 환자에게 장려한다. 무릎 꿇기나 과도한 무릎 굽힘의 작업 활동을 피함으로써 무릎 OA의 위험을 감소시킨다.

무릎 뼈관절염 환자에 대한 요점

설명과 원인	무릎의 퇴행은 비만, 비정상적인 생체역학, 정상 노화, 반달판이나 ACL 손상, 무릎꿇기와 쭈그려 앉기의 작업활동, 또는 격렬한 운동으로 인한 과하중 등으로 초래된다.
검사	특수검사 없음
신장	넙다리곧은근과 뒤넙다리근에 초점을 맞춘 무릎의 굽힘과 폄
근력강화	특히, 넙다리네갈래근, 엉덩관절의 폄근과 벌림근, 뒤넙다리근
훈련	고유수용성 훈련, 균형 훈련
피해야 할 것	과도한 무릎꿇기와 쭈그려 앉기를 하는 직업과 과도한 과하중을 일으키는 스포츠/운동

수술 환자를 위한 중재

완전 무릎관절성형술

여러 연구들이 OA 환자에 대한 PT의 효과를 보여 주었다. 수술 이전의 물리치료는 근력, 기능, 고유수용성, 유산소 능력, 가동범위 등을 증가시키고, 통증을 완화하고, 재활시설보다는 가정으로의 퇴원 가능성을 증가시킨다.[42,53,70–72]

Mizner 등은 수술 성공의 가장 좋은 예측 변수가 수술 전 넙다리네갈래근의 근력이었음을 발견했다.[71] 수술 전 단계의 주요 요소는 넙다리네갈래근, 뒤넙다리근 및 엉덩관절 굽힘근을 강화하는 것이다. 이 시기 동안, 환자는 보조장비를 이용한 보행 훈련을 종종 받는다.

외과의사와 환자는 수술 전에 무릎을 얼마나 치환할 것인지, 십자인대를 어떻게 할 것인지, 또는 인공보형물이 시멘트 형식으로 고정될 것인지 등을 포함해 몇 가지 중요한 결정을 내린다. 전체 관절이나 한 구획만을 치환하는 것의 결정은 관절염의 심각도에 좌우된다. 관절염이 2개 정강넙다리 구획 중 한 구획에서만 발견되면, 환자는 부분 무릎관절성형술(본 장의 "단일구획 무릎관절성형술" 단락 참고)을 받을 수 있다. 수술 시 2개의 십자인대가 제거되거나 온전하게 유지될 수 있다. 십자인대가 제거되었다면, 인공보형물을 설계할 때 시상면의 안정성이 고려되어야 한다. 인공보형물은 시멘트형, 비시멘트형 또는 하이브리드형이 있다. 하이브리드 인공보형물은 대개 비시멘트의 넙다리뼈 인공보형물과 시멘트의 정강뼈와 무릎뼈 인공보형물을 포함한다. 만약 비시멘트 인공보형물이 사용되면, 환자는 짧은 기간 동안 체중 부하 활동을 하지 않을 것이다; 시멘트 인공보형물은 환자로 하여금 수술 직후 내성 범위 내에서 체중부하 활동을 가능하게 만든다.

관리계획은 무엇인가?

수술

완전 무릎관절성형술은 3개의 무릎 구획을 재배치하는 것이고, 또는 보다 정확하게 말하면 재표면화하는 것이다. 외과의사는 넙다리뼈의 먼쪽 부분을 제거한 후, 넙다리뼈 먼쪽 끝단을 덮기 위해 금속 인공보형물로 교체한다. 그리고 몸쪽 정강뼈를 제거한 후, 금속 트레이를 부착한다. 플라스틱 라이너를 금속 트레이 위에 연결한다. 종종 마지막으로, 무릎뼈의 저면을 플라스틱 버턴으로 대체한다. 그림 11.19는 완전 무릎관절 인공보형물의 구성요소와 삽입된 완전 무릎관절성형술의 방사선 사진을 보여주고 있다.

수술 후 단계

완전 무릎관절성형술 후에 시행되는 물리치료의 목적은 깊은정맥혈전증(DVT)의 위험을 최소화하고, 무릎관절의 가동범위를 회복하고, 엉덩관절과 무릎관절의 근력을 향상시키고, 기능을 향상하고 또 통증과 부종을 감소시키는 것이다.

임상 경고!

수술 후 첫 며칠 동안에는, 깊은정맥혈전증(DVT)을 예방하기 위해 "발목 펌프" 운동을 환자에게 교육하는 것이 중요하다. DVT의 위험은 피떡이 혈관으로부터 떨어져 나가 폐색전을 초래하는 것이다. DVT의 징후는 종아리의 부종, 통증 및 압통이고, 서거나 걸을 때 더욱 뚜렷해지고, 그 부위의 온감이 증가되고, 또 피떡이 있는 피부가 붉어지거나 변색된다(National Heart, Lung, and Blood Institute, National Institutes of Health, 2011). Wells 기준은 DVT의 가능성을 평가하는데 종종 사용되는 **임상 예측 규칙**을 제공한다. Well 기준을 알고 싶으면, 10장의 표 10-3을 참고하기 바란다.

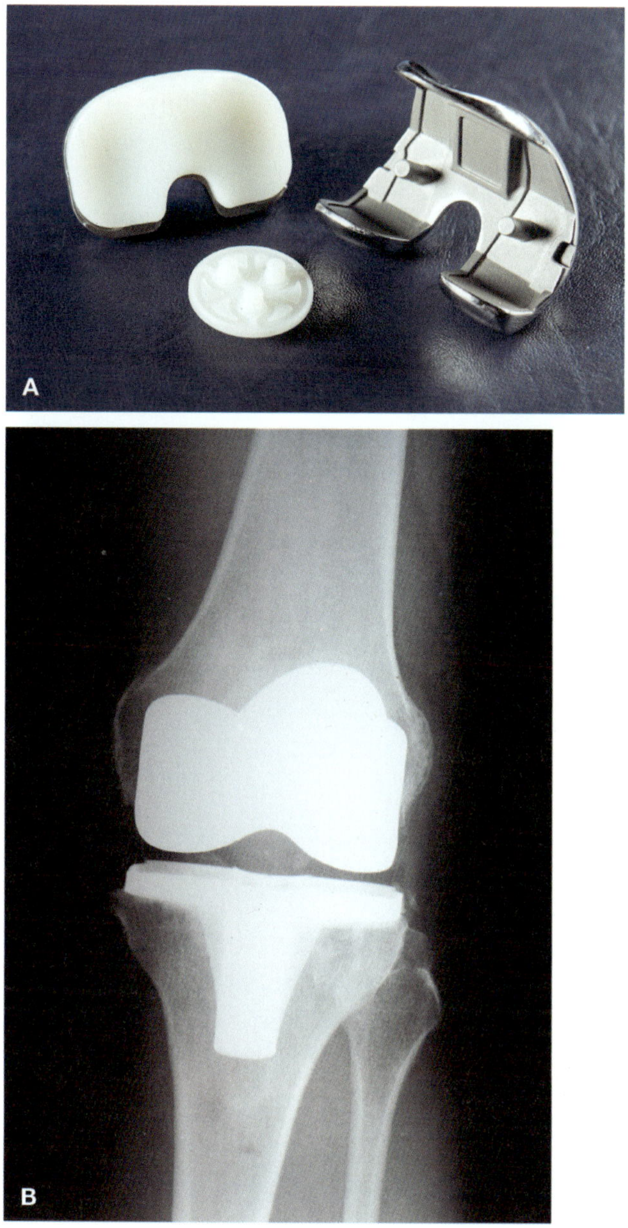

그림 11.19 완전 무릎관절 인공보형물은 넙다리뼈 요소, 정강뼈 요소 및 무릎뼈 요소로 구성된다(A). 그림 B는 완전 무릎관절 성형술을 받은 방사선 사진을 보여주고 있다.

많은 프로토콜이 수술 후 첫날(수술 후 1일 또는 POD1)의 치료적 운동을 수행하는 환자에게 이용될 수 있다. 이들 프로토콜은 넙다리네갈래근 근고정 운동, 뒤넙다리근 근고정 운동과 큰볼기근 근고정 운동 등을 포함할 수 있다. 수술 후 첫날 또는 이튿날에는, 누운 자세에서 이루어지는 무릎의 능동 굽힘과 폄(발꿈치 활주운동), 짧은 가동범위의 능동 무릎 폄(짧은 호의 넙다리네갈래근 운동), SLR 운동(다리 뻗은 채로 들어 올리기), 앉은 자세에서 이루어지는 무릎의 능동보조 굽힘신장 등을 포함한 무릎 재활 운동을 시작한다. 퇴원 시점에서는 일반적으로 굽힘 AAROM의 목적이 90°이다. 수술 후 첫 며칠 동안에는, 보조장비를 이용한 보행 훈련과 이동과 침대활동을 포함한 기능 활동에 치료가 집중될 것이다.

몇몇 경우에 있어서, 완전 무릎관절성형술 이후의 관리계획은 **지속적 수동운동(CPM)**을 포함할 것이다. CPM을 하지에 배치한 후, 엉덩관절과 무릎관절의 가동범위를 수행시키기 위해 속도, 가동범위 및 치료시간 등을 설정한다. 3개의 메타 분석에 따르면, CPM은 수동과 능동의 굽힘 가동범위를 증가시키고, 통증 약물 복용을 줄이고, 병원 입원 기간을 감소시키고, 운동 제한으로 인한 관절 교정술의 필요성을 감소시킨다고 한다.[73–75] 그러나 모든 영역에서의 이득은 매우 미미했다. 더욱이, 몇몇 연구들은 TKA 이후의 CPM 사용이 유의한 결과를 갖지 못한다고 했다.[76–80] 이런 결정은 주로 외과의사의 철학에 크게 좌우되지만, APTA의 현재 입장은 CPM을 사용하는 동안 장기간의 침상 휴식이 발생할 위험을 예상되는 이점의 제한과 비교 검토해야 한다는 것이다.[81]

퇴원 후, 환자는 요양 시설, 가정 건강 시설 또는 외래 시설 등에서 계속 물리치료를 받게 될 것이다. 점차 환자의 치료적 운동 프로토콜도 수동가동범위운동과 능동가동범위운동, 열린사슬과 닫힌사슬의 근력강화운동(넙다리네갈래근, 뒤넙다리근, 엉덩관절 폄근 및 벌림근을 포함하는) 등을 포함하는 운동 프로토콜로 진전될 것이다. 완전 가동범위나 완전 가동범위에 가까운 가동범위가 종종 목표가 된다. 원심성 운동과 고유수용성 훈련도 관리계획 안에 포함될 수 있다. 보행 훈련은 보조장비 없는 보행과 계단 보행으로 결국 진전될 것이다. 사이클링, 무릎뼈 가동술, 정강넙다리관절 가동술 및 모달리티(온열치료, 냉치료, NMES)가 이용될 수도 있다.

최근 관심은 TKA 이후에 발생하는 무릎 폄근의 지속적인 약증에 초점을 맞추고 있고, 다소 덜 하지만 무릎 굽힘근에도 초점을 맞추고 있다.[81–86] 수술 이전에도, 환측의 넙다리네갈래근 근력이 건측에 비해 종종 감소된다. 이런 결손은 수술 후 약 6개월까지 더 커진다. 수술 후 6개월이 지나면, 근력은 일반적으로 수술 전 단계보다 약간 더 좋아지지만, 정상 노화로 인해 예상보다 더 빠른 속도로 감소할 것이다. 넙다리네갈래근의 근력 결손은 건측에 비해 평균적으로 20% 감소되고, 또 같은 연령대의 건강한 사람에 비해 30–48% 감소된다.

물리치료사는 근력의 감소를 예방하는데 중요한 역할을

상자 11-1 1 RM의 70%에 해당하는 무게를 어떻게 계산하는가?

1 RM은 주어진 운동에서 오직 한 번만 들 수 있는 무게의 양이다. 만약 환자가 위팔두갈래근으로 오직 한 번만 10 lb의 무게를 들어 올릴 수 있다면, 10 lb가 환자가 이 시기에서 할 수 있는 운동의 1 RM이다. 만약 여러분이 환자가 1 RM의 70%에 해당하는 무게로 운동하는 것을 원한다면, 여러분은 환자에게 7lb의 무게로 위팔두갈래근을 운동하도록 지시할 것이다. 환자의 근력이 향상되면, 1 RM도 증가할 것이다.

노인이나 불편한 환자는 각 운동에 대한 1 RM을 결정하는 평가를 완수하기 어려울 수 있다. 그 대안으로서, 근피로 없이 환자가 10-15회만 반복할 수 있는 무게를 측정하는 방법이 일반적으로 수용되는데, 이 저항의 크기가 1 RM의 70%와 동등하다.

이런 기법은 탄성 저항으로도 이용될 수 있다. 만약 환자가 운동을 10~15회 반복할 수 있지만 그 이상의 반복횟수를 할 수 없다면, 그 탄성 밴드는 1 RM의 약 70%에 해당하는 저항을 제공하는 것이다.

한다. 권장할 사용은 재활 프로토콜이 1 RM의 70% 되는 무게로 10-15회 **반복**하는 넙다리네갈래근과 뒤넙다리근의 근력강화운동을 포함하는 것이다.[71,81-83] 원심성 근력강화는 근육의 근력과 횡단면을 증가시키는 능력을 가질 것이고, 관리계획 안에 종종 포함된다.[82] 특히 십자인대가 찢어졌다면, 고유수용성 훈련이 포함되어야 한다.[87] 1 RM의 %를 계산하는 방법을 알고 싶으면, 상자 11-1을 참고하기 바란다.

KA 이후에 발생하는 근력의 결손 만큼 파워 결손도 중요할 수 있다.[86] TKA 이후에는 넙다리네갈래근과 뒤넙다리근이 파워를 제대로 낼 수 없을 수 있다. 하지의 파워 비대칭은 낙상 위험 증가와 관련되는 것으로 알려져 왔다.[84,88]

관리계획은 무엇인가?

이런 이유 때문에, 파워 트레이닝이 환자의 관리계획 안에 포함될 수 있다.

단일구획 무릎관절성형술

수술

만약 OA가 정강넙다리관절 구획 중 한 구획에만 존재한다면, 환자는 단일구획 무릎관절성형술(UKA)을 받게 될 것이다. 이 용어가 무릎넙다리관절성형술에도 적용될 수 있지만, 일반적으로 이것은 정강넙다리관절 구획의 안쪽 구획이나 가쪽 구획을 설명하는데 이용된다.

단일구획 무릎관절성형술은 TKA보다 짧고 쉬운 수술이다. 인공보형물은 무릎의 절반을 대체하는 넙다리뼈 성분과 정강뼈 성분을 가진다. 이들 성분은 작은 절개 부분을 허용하는 작은 보형물이다. 양쪽 십자인대는 온전하게 유지된다. 이 수술은 외래환자나 병원에서 하루만 머무르는 환자에게 적용될 수 있다. 회복은 TKA보다 빠른 편이다. 그림 11.20은 전형적인 단일구획 보형물과 UKA 수술 이후의 방사선 사진을 보여주고 있다.

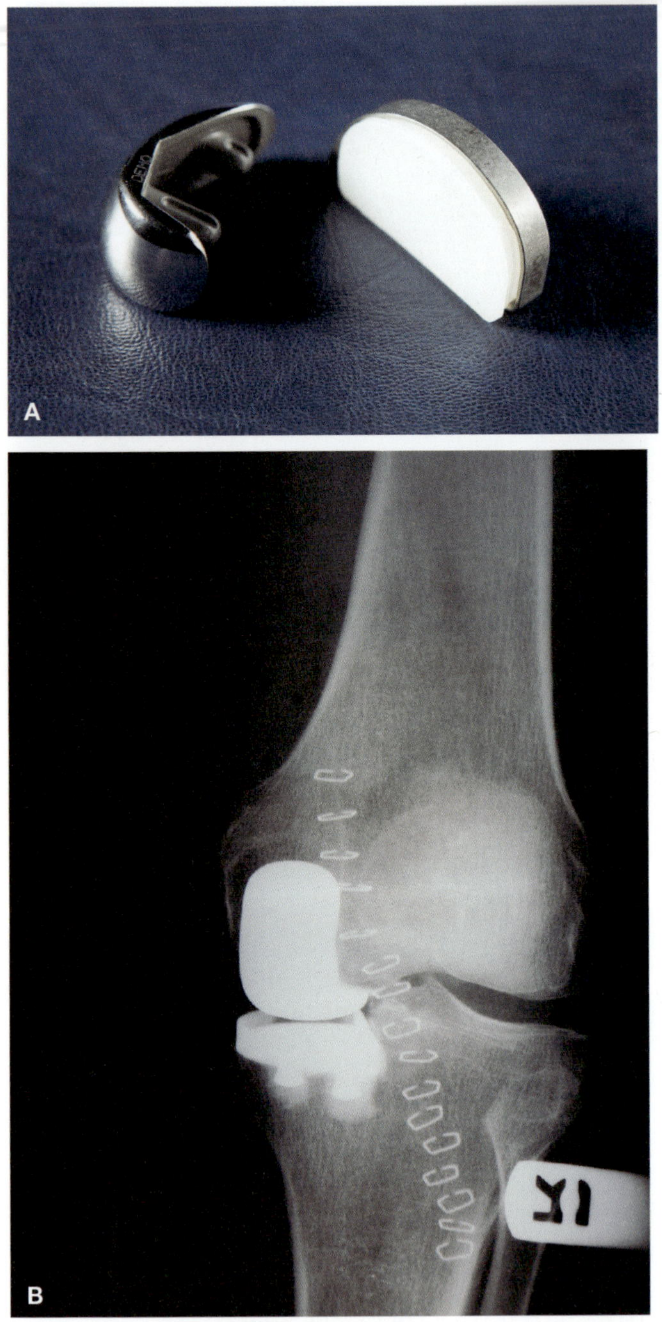

그림 11.20 무릎 단일구획 인공보형물은 정강넙다리관절 중의 절반(A)만 대체되는 넙다리뼈 성분과 정강뼈 성분으로 구성된다. 그림 B는 단일구획 무릎관절성형술을 보여주는 방사선 사진이다.

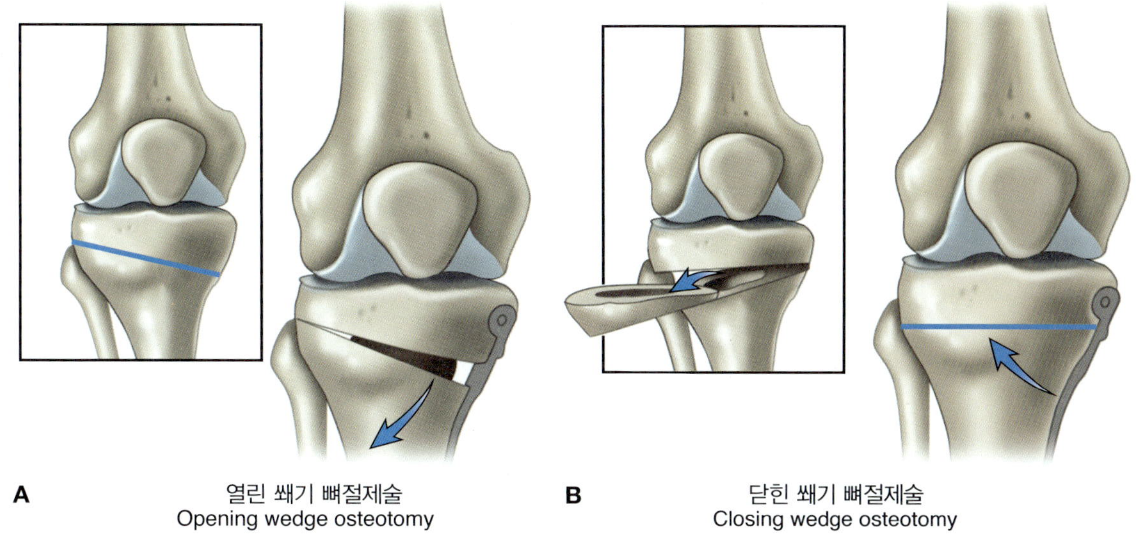

그림 11.21 뼈절제술이 TKA를 받게 될 젊은 사람을 위한 일시적인 해결책이다. 열린 쐐기 뼈절제술(A)이나 닫힌 쐐기 뼈절제술(B)은 여기에서 보여지듯이 안굽이 기형을 교정시킬 것이다.

수술 후 단계

UKA 이후의 물리치료는 TKA 이후의 물리치료와 비슷하지만, 회복시간은 더 짧은 편이다. UKA 환자들은 통증과 부종을 덜 경험하게 된다. 보행과 가동범위의 진전이 더 빠른 편이다.

고위정강뼈절제술

수술

만약 젊은 환자가 OA를 가지고 있다면, 뼈절제술을 통해 TKA에 대한 시간을 더 벌 수 있다. 뼈절제술의 목적은 덜 손상된 영역으로 체중부하의 표면을 이동시켜 관절의 정렬을 바꾸는 것이다. 평균적으로, 환자는 뼈절제술 후 약 10년 이후에 TKA를 받게 된다.[89]

안쪽 구획 OA의 경우, 뼈 쐐기 조각은 몸쪽 정강뼈의 가쪽면에서 축출될 것이고, 가쪽 구획에 더 많은 스트레스가 가해지는 감소된 안굽이 자세로 무릎이 정렬될 것이다. 이런 경우, 뼈 쐐기 조각이 제거된 후 관절을 재정렬하기 위해 뼈 표면들이 함께 모이게 된다. 이것은 닫힌 쐐기 뼈절제술로 불린다. 반대로, 열린 쐐기 뼈절제술이 안쪽 정강뼈에서 적용될 수 있고, 동일한 결과를 얻기 위해 플레이트나 스크류에 의해 열린 쐐기 뼈절제술이 이루어질 것이다. 그림 11.21은 안굽이 기형을 위한 열린 쐐기 뼈절제술과 닫힌 쐐기 뼈절제술을 보여주고 있다.

수술 후 단계

관리계획은 무엇인가? 뼈절제술이 열린 쐐기 뼈절제술인지 아니면 닫힌 쐐기 뼈절제술인지에 따라, 그리고 어떤 종류의 고정술이 사용되었는지에 따라, 환자는 2–8주 동안 체중부하 활동을 제한하게 될 것이다. 환자는 폄 자세로 잠김되는 경첩형 무릎 스플린트를 사용할 것이고, 첫 4주 동안 운동을 할 때만 스플린트를 탈착할 것이다. 결국에는 환자는 잠김되지 않은 스플린트로 보행을 하게 될 것이다. 전기자극과 냉치료가 초기 관리계획 안에 포함될 수 있다.

첫 4주 동안 전형적인 근력강화운동은 발꿈치 활주운동(0–90°), 넙다리네갈래근 근고정 운동, 발목 펌핑 운동, 짧은 원호의 넙다리네갈래근 강화운동, 발등굽힘과 발바닥굽힘의 저항 발목 운동, 그리고 완전 폄 자세로 잠김된 스플린트를 착용하고 4면 SLR 운동 등을 포함할 것이다(그림 11.22). 종종 신장운동은 비체중부하 상태에서 이루어지는 장딴지근, 뒤넙다리근, 엉덩정강띠 및 넙다리네갈래근 등의 운동을 포함할 것이다.

4–6주경에, 환자는 무릎을 폄시키는 스플린트 없이도 SLR 운동을 수행할 것이다. 고정용 자전거를 사용할 수도 있다. 일반적으로, 수술 후 6–7주까지는 어떤 닫힌사슬운동도 허용되지 않는다. 7–8주경에는, 열린사슬과 닫힌사슬에서 수행되는 제한된 가동범위의 넙다리네갈래근 강화운동이 첨가될 수 있다.[90,91]

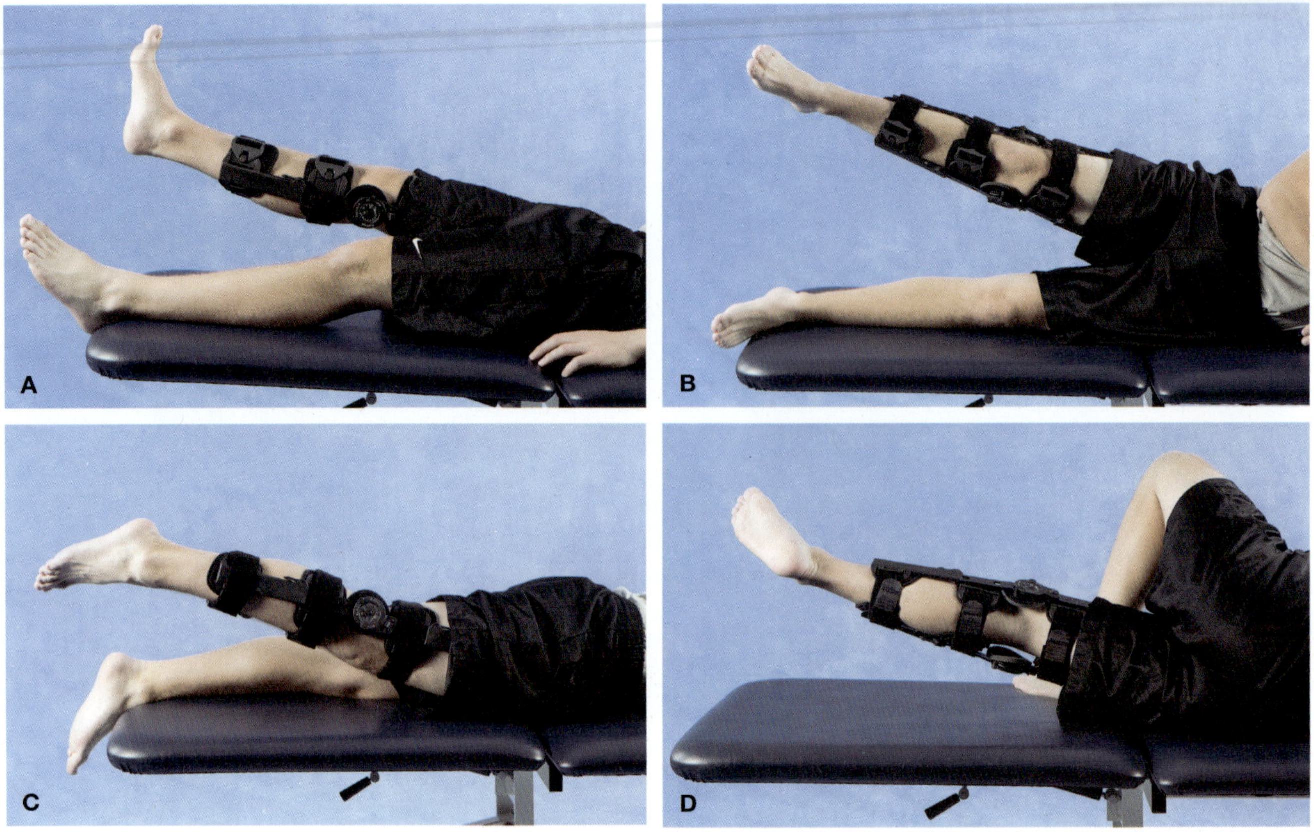

그림 11.22 쐐기 뼈절제술 이후, 완전 폄 상태로 잠김된 스플린트를 가지고 수행되는 4면의 SLR 운동이 적합될 수 있다.

앞십자인대 손상 CPG
Anterior Cruciate Ligament Injury

앞십자인대(ACL)는 넙다리뼈에 대한 정강뼈의 앞쪽 움직임을 방지한다. ACL의 손상은 관절 불안정이 없는 Ⅰ등급의 염좌, 약간의 관절 불안정이 있는 Ⅱ등급의 염좌(앞십자인대 결손 무릎), 그리고 ACL가 파열이나 열상된 Ⅲ등급의 염좌 등을 포함한다. Ⅰ등급 염좌는 사고가 없다면 대개 치유된다. Ⅱ등급 염좌는 약간의 단기간 활동/스포츠 활동 수정을 필요로 하고, Ⅲ등급 염좌는 활동적인 사람에게 있어서는 대개 수술적 정복을 필요로 한다.

원인/기여요소

대부분의 ACL 손상(65~95%)은 비접촉성 손상이다.[92–95] 손상의 가장 흔한 기전은 무릎이 밖굽이 자세로 발이 지면에 고정된 상태에서 감속 동안 넙다리뼈가 안쪽돌림하고 정강뼈가 가쪽돌림했을 때 일어난다(그림 11.23). 앞십자인대 손상은 스포츠 활동 시 발을 지면에 붙이고 가쪽으로 피벗 활동을 시도할 때 종종 일어난다. 비록 가능성은 적지만, 접촉성 손상으로도 ACL이 손상될 수 있으며, 대개

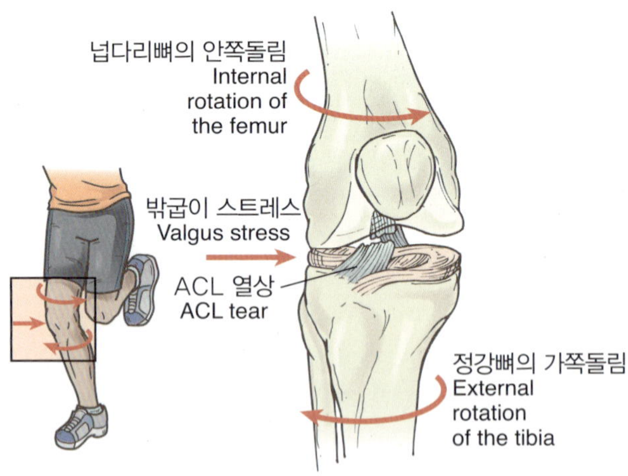

그림 11.23 발이 지면에 고정된 상태에서 무릎에 밖굽이 스트레스가 가해지고, 넙다리뼈가 안쪽돌림되고, 정강뼈가 가쪽돌림될 때, ACL이 가장 많이 파열된다.

넙다리뼈가 앞쪽에서 타격을 받아 무릎이 젖힘될 때 일어난다.[95–97]

ACL 파열을 이끄는 기여요소에 대한 이해는 수년 동안 연구의 원동력이 되어 왔다. 해부학적, 호르몬적, 생체역학적, 신경근육적 요소들이 확인되어 왔다. 이들은 여성, 넙다

리융기사이패임의 크기 감소, 얕은 정강뼈고원, 무릎관절의 느슨함, 넙다리네갈래근에 대한 뒤넙다리근의 상대적 약증, 코어/하지의 고유수용성 감소, 그리고 동적 무릎 밖굽이를 초래하는 엉덩관절과 무릎관절의 신경근육 조절 약화 등을 포함한다.[96,98,99] 여성은 배란 전 단계에 해당하는 10-14일 동안이 가장 위험하다.[96,100-103]

증상

손상 시 무릎에서 펑하거나 딸깍거리는 소리가 날 수 있다. ACL 손상 직후, 환자는 종종 심각한 부종과 통증을 보고한다. 넙다리네갈래근의 근력 감소와 함께, 무릎의 가동범위가 종종 심하게 제한된다. ACL이 완전히 파열되면, 마치 꺾이거나 힘이 빠지듯이 무릎이 불안정해질 수 있다. ACL 손상 직후, 대개 보행을 할 수 없게 된다.

임상 징후

ACL이 넙다리뼈에 대한 정강뼈의 앞쪽 병진운동을 막는 역할을 하기 때문에, 대부분의 진단 검사는 정강뼈에 전방의 힘을 가한 후 정강뼈의 앞쪽 움직임을 확인하는 것이다. 진단을 지지하는 3종류의 ACL 열상 검사가 존재한다. 이들 3검사의 신뢰도와 타당도에 대해 논란이 있기 때문에, 종종 두 개 이상의 검사가 함께 사용되고 있다.[104,105]

Lachman 검사

환자는 누운 자세에서 무릎을 30° 굽힌한 자세를 취한다. 검사자는 한 손으로 넙다리뼈를 고정한다. 다른 손으로 정강뼈를 잡은 상태에서 그 손의 엄지를 정강뼈거친면에 대고, 몸쪽 정강뼈에 전방의 힘을 가한다(그림 11.24). 양성 징후는 건측에 비해 정강뼈의 앞쪽 움직임이 과도하게 일어나는 것이다. 몇몇 다른 자료에 따르면, 반대쪽으로 3mm 이상의 움직임이나 총 10mm의 병진운동이 일어나면, ACL의 열상을 의심할 수 있다는 것이다.

앞쪽 서랍 검사

환자는 누운 자세에서 발을 테이블 위에 붙이고 무릎을 90° 굽힌한다. 검사자는 다리를 고정하기 위해 환자의 발 위에 앉는다. 검사자는 양쪽 엄지를 정강넙다리관절의 안쪽면과 가쪽면에 배치하고, 나머지 손가락으로 정강뼈의 뒤쪽면을 잡는다. 검사자는 환자에게 긴장을 풀도록 지시한다; 검사자는 검사하는 동안 이완되었는지를 확인하기 위해 뒤넙다리근의 힘줄을 촉진한다. 검사자는 동시에 몸쪽 정강뼈를

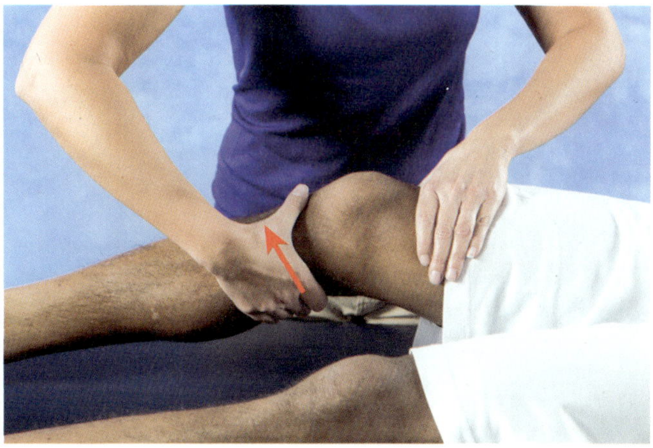

그림 11.24 ACL 열상을 위한 Lachman 검사.

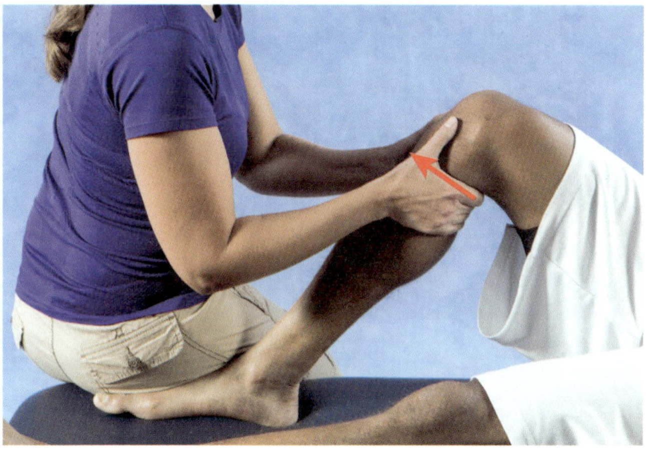

그림 11.25 ACL 열상에 대한 앞쪽 서랍 검사.

앞쪽으로 당겨, 앞쪽 병진운동의 크기를 확인한다(그림 11.25). 양성 징후는 건측에 비해 정강뼈의 앞쪽 병진운동이 과하게 일어나는 것이다. 움직임이 반대쪽으로 3mm 이상 움직이거나 총 10mm의 병진운동이 일어나면, ACL의 열상을 의심할 수 있다.

피벗 이동 검사

환자는 환측 다리 쪽으로 옆으로 누운 후, 엉덩관절을 약간 굽힘하고 무릎관절을 폄한다. 검사자는 한 손을 발꿈치에 대고 종아리를 안고, 다른 손을 무릎의 먼쪽에 배치한다. 검사자는 정강뼈를 안쪽으로 돌림하고 밖굽이의 힘을 적용한 후, 무릎을 굽힘시킨다. ACL이 느슨하거나 찢어지면, 정강뼈가 넙다리뼈에 대해 앞쪽으로 위치하게 될 것이지만, 무릎이 굽힘되면 엉덩정강띠가 정강뼈를 뒤쪽으로 정복할 것이고, 둔탁한 소리가 무릎의 앞쪽에서 감지될 수 있다(그림 11.26).

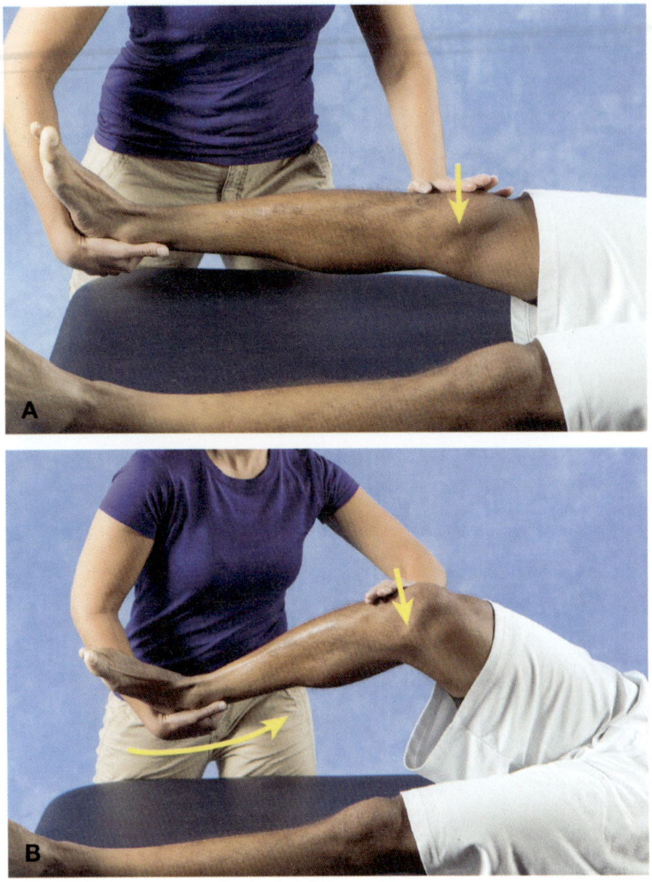

그림 11.26 ACL 열상의 피벗 이동 검사. 검사자는 밖굽이의 힘(A)을 적용하면서 동시에 무릎을 굽힌다(B).

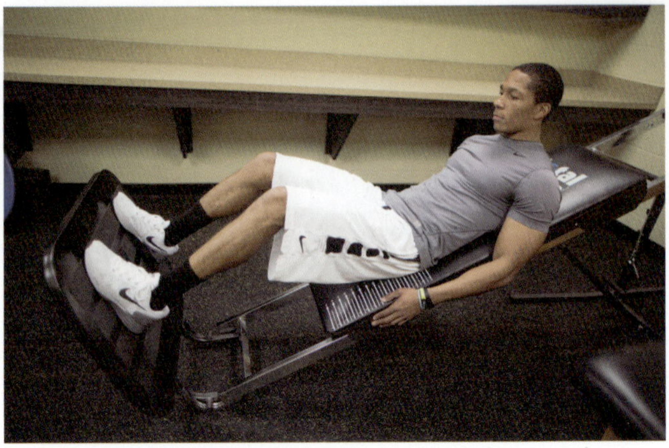

그림 11.27 0–45°의 짧은 범위에서 일어나는 넙다리네갈래근 강화운동이 ACL 열상 이후의 관리계획 안에 포함될 수 있다.

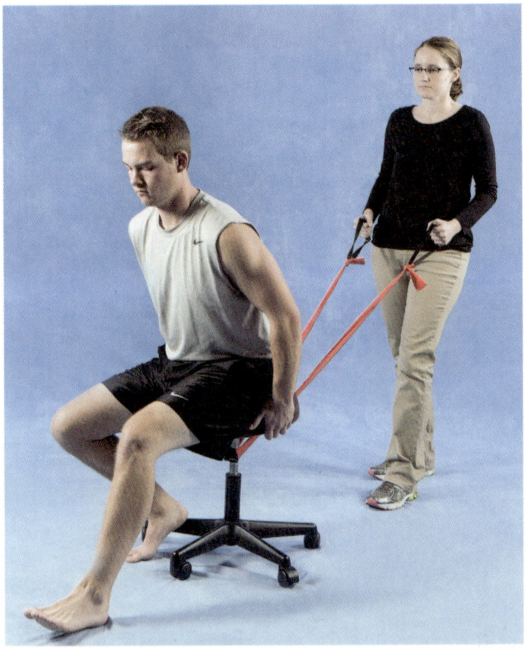

그림 11.28 뒤넙다리근의 닫힌사슬 근력강화운동이 ACL 결손 무릎 환자에게 유익하다.

일반적인 중재

ACL 결손 무릎 환자의 관리계획은 특히, 넙다리네갈래근과 뒤넙다리근을 포함한 근력강화운동, 신장운동, 심혈관 지구력, 그리고 신경근육 훈련 등에 초점을 맞출 것이다. 높은 수준의 스포츠 활동으로 복귀하려는 대부분의 환자는 궁극적으로 ACL 재건술을 받게 될 것이지만, 일부 환자들은 약간의 활동 수정을 가진 무릎의 기능에 만족할 것이다.[106–109] 재활 이전에는 재건술 없이도 성공적인 결과가 일어날 것인지를 결정하기가 어렵다.[110] 그러나 환자가 수술을 진행한다 할지라도, 수술 이전의 재활이 수술 이후의 결과를 향상시키는 것으로 알려져 있다.1[11–113]

넙다리네갈래근의 근력강화운동이 기능 회복의 예측 지표가 되기 때문에 매우 중요한 것으로 알려져 있다.[114] 열린사슬운동과 닫힌사슬운동 모두가 관리계획 안에 포함될 수 있다; 이들 두 종류의 운동이 결합하면, 하나의 운동을 할 때보다 더 큰 근력과 기능적 이득을 초래한다.[92,115,116] 닫힌사슬운동의 경우, ACL과 무릎넙다리관절에 가해지는 스트레스를 최소화하기 위해 환자에게 0–45° 범위에서 스쿼트 운동이나 레그 프레스 운동을 하도록 지시할 수 있다(그림 11.27).[117]

뒤넙다리근의 근력강화운동도 매우 중요한데, 그 이유는 뒤넙다리근이 정강뼈의 앞쪽 움직임을 방지하기 위해 ACL를 보조하기 때문이다. 이런 근육의 근력강화운동은 무릎의 안정성을 향상시킬 수 있다.[118,119] 이들 운동은 열린사슬과 닫힌사슬에서 수행될 수 있다(그림 11.28).

신경근육 훈련은 민첩성, 고유수용성, 플라이오메트릭,

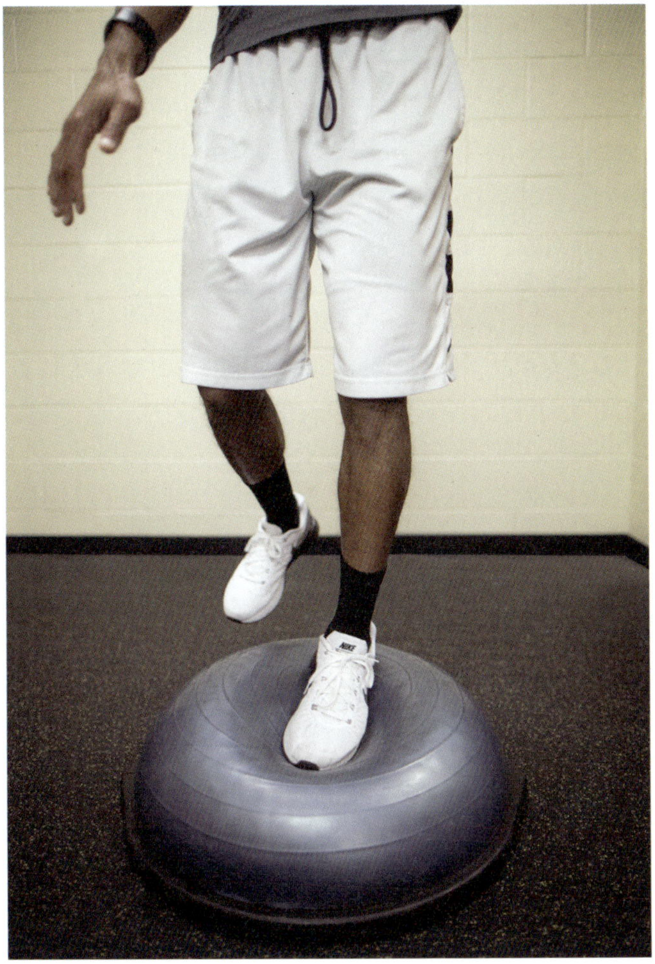

그림 11.29 신경근육 훈련은 종종 ACL 열상 이후의 관리계획 안에 포함된다.

그리고 요동 훈련 등을 포함한다. 최근의 한 연구는 신경근육 훈련이 ACL 결손 환자의 재활에 중요한 역할을 한다는 것을 보여주었다.[112,113,117,120-123] 초기의 신경근육 훈련은 환측 다리를 이용한 한발 서기나 하프-돔 볼이나 밸런스 보드를 이용한 훈련 등을 포함할 수 있다(그림 11.29). 스포츠 활동을 원하는 환자를 위해, 신경근육 활동은 플라이오메트릭 훈련과 민첩성 운동으로 진전된다.

예방

사춘기 이전의 아동과 사춘기 아동의 중재로 ACL 열상의 위험이 줄어들 수 있다. 플라이오메트릭, 균형 훈련, 그리고 피벗팅과 점프 착지의 기법에 대한 피드백 등을 포함하는 신경근육 훈련이 유익한 것으로 알려져 있다.

앞십자인대 손상 환자에 대한 요점

설명과 원인	발이 지면에 고정된 상태에서 무릎의 밖굽이 힘, 넙다리뼈의 안쪽돌림, 그리고 정강뼈의 가쪽돌림을 일으키는 비접촉성 손상이 ACL을 열상시킨다.
검사	Lachman 검사, 앞쪽 서랍 검사, 피벗 이동 검사
신장	무릎 ROM 회복
근력강화	열린사슬과 닫힌사슬에서의 넙다리네갈래근과 뒤넙다리근(0–45°)
훈련	고유수용성, 플라이오메트릭, 균형 훈련 및 피드백 기법 등을 포함한 신경근육 훈련[98,122,123]
피해야 할 것	점프 후 착지와 회전 시 밖굽이로의 붕괴

수술 환자를 위한 중재

ACL 결손 무릎 환자가 인대의 느슨함이나 열상에 의한 무릎 불안정을 가지고 있다면, 그 환자는 ALC 재건술을 필요로 할 것이다. 새로운 ACL을 만드는데 사용되는 이식 물질은 환자의 몸(**자가이식**)에서 채취하거나 사체(**동종이식**)에서 채취할 수 있다. 무릎뼈힘줄이나 반힘줄모양근-두덩정강근에서 축출된 자가이식이 가장 흔하게 이용된다. 이식 부위가 수술 후 재활 프로그램에 영향을 미치기 때문에, 2종류의 수술 기법과 수술 후 재활을 분리하여 설명할 것이다.

ACL 재건술/무릎뼈힘줄 이식

수술 전 단계

많은 연구들이 ACL 열상에 대한 수술 전 물리치료의 이점을 보여주었다. 이 단계 동안, 교육, 신장운동, 근력강화운동, 신경근육 훈련 등이 그들의 손상을 기능적으로 관리하도록 환자에게 능력을 제공할 수 있다. 환자가 재건술을 받기로 선택하면, 수술 전 운동에 의해 수술의 결과가 향상될 것이다. 관리계획은 종종 재건술을 원하지 않는 환자들이 사용하는 운동과 비슷한 운동을 포함한다.

수술 이전의 넙다리네갈래근 근력은 ACL 재건술 이후의 기능적 결과에 대한 매우 좋은 지표가 된다.[111,112,114,124,125] 일부 연구자들에 따르면, 수술 이전의 환측 넙다리네갈래근 근력이 적어도 건측 넙다리네갈래근 근력의 90%에 해당한다고 한다. 부가적으로, 환자가 완전한 무릎 폄 가동범위를 가지고 있고, SLR 동안 폄 지체가 없고, 삼출물이 없거나 매우 적다면, 회복에 유익할 것이다.[114]

수술

무릎뼈힘줄의 중간 1/3이 일반적으로 ACL 재건술에 사용된다. 무릎뼈힘줄 재건술의 경우, 이식은 무릎 중심으로 내려가는 절개를 통해 축출된다. 아래쪽 무릎뼈로부터의 뼈 조각과 정강뼈거친면으로부터의 뼈 조각이 축출되어 뼈–무릎뼈힘줄–뼈(BPTB) 이식을 만든다(그림 11.30). 이식의 끝단은 ACL의 실제 위치와 비슷하게 앞쪽 정강뼈와 뒤쪽 넙다리뼈에 고정된다.

무릎뼈힘줄 수술의 장점은 다른 이식 유형보다 실패할 가능성이 적은 편이다. 가장 큰 합병증은 특히 무릎꿇기 시 앞쪽 무릎의 통증이다. 환자들은 수년 동안 지속된 무릎꿇기나 무릎걸음 시 통증을 경험하게 될 것이다.

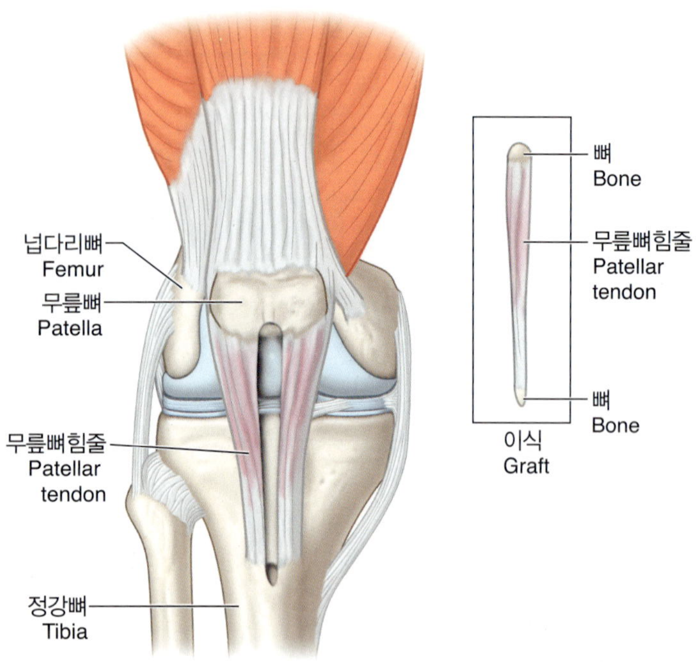

그림 11.30 무릎뼈힘줄의 중간 1/3이 ACL 이식에 사용될 수 있다. 무릎뼈와 정강뼈거친면의 뼈조각이 이식되는데 사용된다.

> **임상 경고!**
>
> 이식 부위로 가는 혈액공급이 차단되면, 이식 부위가 사멸하기 시작할 것이다. 이런 과정은 이식의 **괴사**로 불린다. 이와 동시에, 새로운 세포들이 이식 부위로 이동하기 시작하고, 시간이 경과하면 자연스런 ACL의 콜라겐과 비슷해진다(**인대화**). 이런 과정이 일어나면, 수술 후 약 6-8주경에 이식이 가장 취약할 것이다. 이식은 12-24개월에 걸쳐 계속 근력을 얻어갈 것이다. 중요한 것은 물리치료사가 ACL 재건술 이후 초기 몇 개월의 재활에 이런 치유 과정을 집중하는 것이다. 그림 11.31의 그래프는 이식 치유의 과정을 묘사하고 있다.

수술 후 단계

ACL–무릎뼈힘줄 이식 후, 관리계획의 일반적인 구성요소는 다음과 같다:

- 무릎뼈가 아래쪽으로 당겨지는 저위 **무릎뼈**를 방지하기 위한 위쪽 활주에 초점을 맞추는 무릎뼈 가동술
- 통증과 삼출물의 제어
- 엉덩관절 근육(특히 볼기 근육), 넙다리네갈래근, 뒤넙다리근 및 장딴지근–가자미근 등의 등척성, 구심성, 원심성 및 열린사슬과 닫힌사슬의 운동을 이용한 근력강화운동
- 수술 후 2주까지 110°의 굽힘과 완전 폄/젖힘을 목표로,

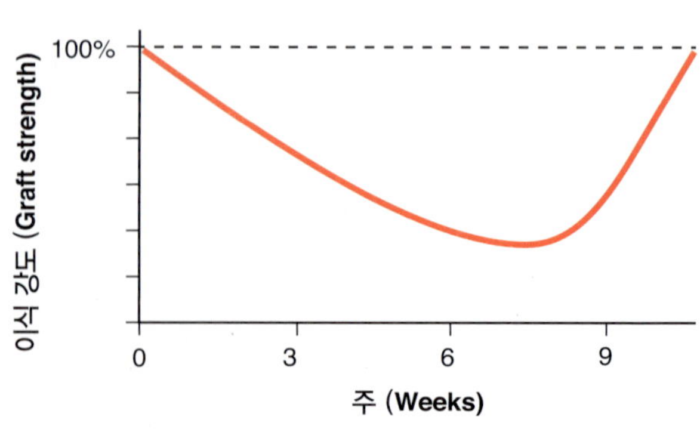

그림 11.31 무릎뼈힘줄 이식은 수술 후 6–8주 사이에 가장 취약하다.

뒤넙다리근, 장딴지-가자미근과 무릎 뒤쪽 부분을 신장한다.[114]

- 넙다리네갈래근에 적용된 NMES
- 사이클링
- 한발 서기와 같은 요동 활동[129,130]

임상 경고!

일반적으로 이식의 손상을 막기 위해 열린사슬 넙다리네갈래근 근력강화운동을 90-45° 가동범위까지만 대개 권장한다. 무릎넙다리관절과 이식 부위에 대한 스트레스를 최소화하기 위해 닫힌사슬 넙다리네갈래근 활동도 제한된 가동범위, 대개 0-60° 내에서 허용된다.

환자는 종종 경첩의 장족 보조기나 밤낮으로 착용하는 고정장치를 착용할 것이다. 환자의 무릎 폄 통제가 향상됨에 따라, 보조장치를 풀거나 중단할 수 있다. 환자가 통증없이 안전하게 보행할 수 있을 때까지 목발을 사용할 수 있다.

최근 연구는 재건술의 유무에 관계없이 ACL 손상 이후 넙다리네갈래근의 약증이 가장 흔한 문제 중의 하나라고 했다. 연구들에 따르면, 수술 후 2년까지 건측 부위에 비해 환측 넙다리네갈래근의 근력이 지속적인 결손을 나타냈다고 했다. 이런 결손은 평균적으로 20%이다.[124] 신경근육 훈련과 원심성 운동을 포함하는 적극적인 넙다리네갈래근의 근력강화운동도 현재 권장되고 있다.[114,131-133]

관리계획은 무엇인가? 만약 환자가 ACL 재건술을 받았을 때 수술적으로 치료되는 반달판이나 연골손상을 가지고 있다면, 관리계획은 더욱 보존적인 방법으로 이루어질 것이다.

ACL 재건술/뒤넙다리근 이식

수술

반힘줄모양근 ± 두덩정강근의 힘줄은 ACL 재건술에 대한 자가이식으로써 이용될 수 있다. 이런 자가이식의 장점은 앞쪽 무릎의 통증과 무릎꿇기 시의 통증이 거의 일어나지 않는다. 단점은 시간이 경과할수록 이식이 실패되기 쉬워진다. 이런 수술 절차에서, 외과의사는 주로 반힘줄모양근 힘줄을 축출하고, 경우에 따라서는 두덩정강근을 축출한다. 이들 힘줄은 이식을 위해 일반적으로 이중으로 축출된다(그림 11.32). 이식은 ACL의 위치와 비슷하게 무릎 부위에 삽입된다.

수술 후 단계

ACL-뒤넙다리근힘줄 이식 후, 관리계획의 일반적인 구성요소는 다음과 같다:

- 통증과 삼출물의 제어
- 엉덩관절 근육(특히 볼기 근육), 넙다리네갈래근, 뒤넙다리근 및 장딴지근-가자미근 등의 등척성, 구심성, 원심성 및 열린사슬과 닫힌사슬의 운동 등의 결합을 이용한 근력강화운동
- 수술 후 2주까지 110°의 굽힘과 완전 폄/젖힘을 목표로, 장딴지-가자미근과 무릎 뒤쪽 부분을 신장한다.[114]
- 넙다리네갈래근에 적용된 NMES
- 사이클링
- 한발 서기와 같은 요동 활동[129,130]

임상 경고!

공여 지점의 손상을 피하기 위해 뒤넙다리근의 신장운동과 근력강화운동을 실시할 때 주의해야 한다. 일반적으로, 가벼운 뒤넙다리근의 신장운동이 수술 1주일 이후에 수행될 수 있지만, 수술 후 12주까지 열린사슬 뒤넙다리근 저항운동을 시작해서는 안된다.

무릎뼈힘줄 이식으로 이루어진 ACL 정복술의 경우에서처럼, 뒤넙다리근 이식을 받은 환자도 이식의 손상을 막기 위해 90-45° 가동범위의 열린사슬 넙다리네갈래근 근력강화를 초기에 제한하는 것이 일반적으로 권장된다. 무릎넙다리관절과 이식 부위에 대한 스트레스를 최소화하기 위해 가동범위의 닫힌사슬 넙다리네갈래근 활동도 제한된 가동범위(대개 0-60°) 내에서 허용된다. 환자는 종종 경첩의 장족 보조기나 밤낮으로 착용하는 고정장치를 착용할 것이다. 환자의 무릎 폄 통제가 향상됨에 따라, 보조장치를 풀거나 중단할 수 있다. 환자가 통증없이 안전하게 보행할 수 있을 때까지 목발을 사용할 수 있다.

몇몇 연구들에 따르면, 뒤넙다리근의 약증이 뒤넙다리근 이식으로 이루어진 ACL 재건술 이후의 더 큰 문제이다. 수술 후 후반기 재활의 주의사항은 건측에 비해 환측 뒤넙다리근의 근력에 집중하는 것이다. 다시 말해, 환자가 ACL 재건술을 받을 때 반달판이나 연골의 손상이 수술적으로 치료 받아야 한다면, 관리계획은 보존적인 치료 방법으로 이루어질 것이다.

관리계획은 무엇인가?

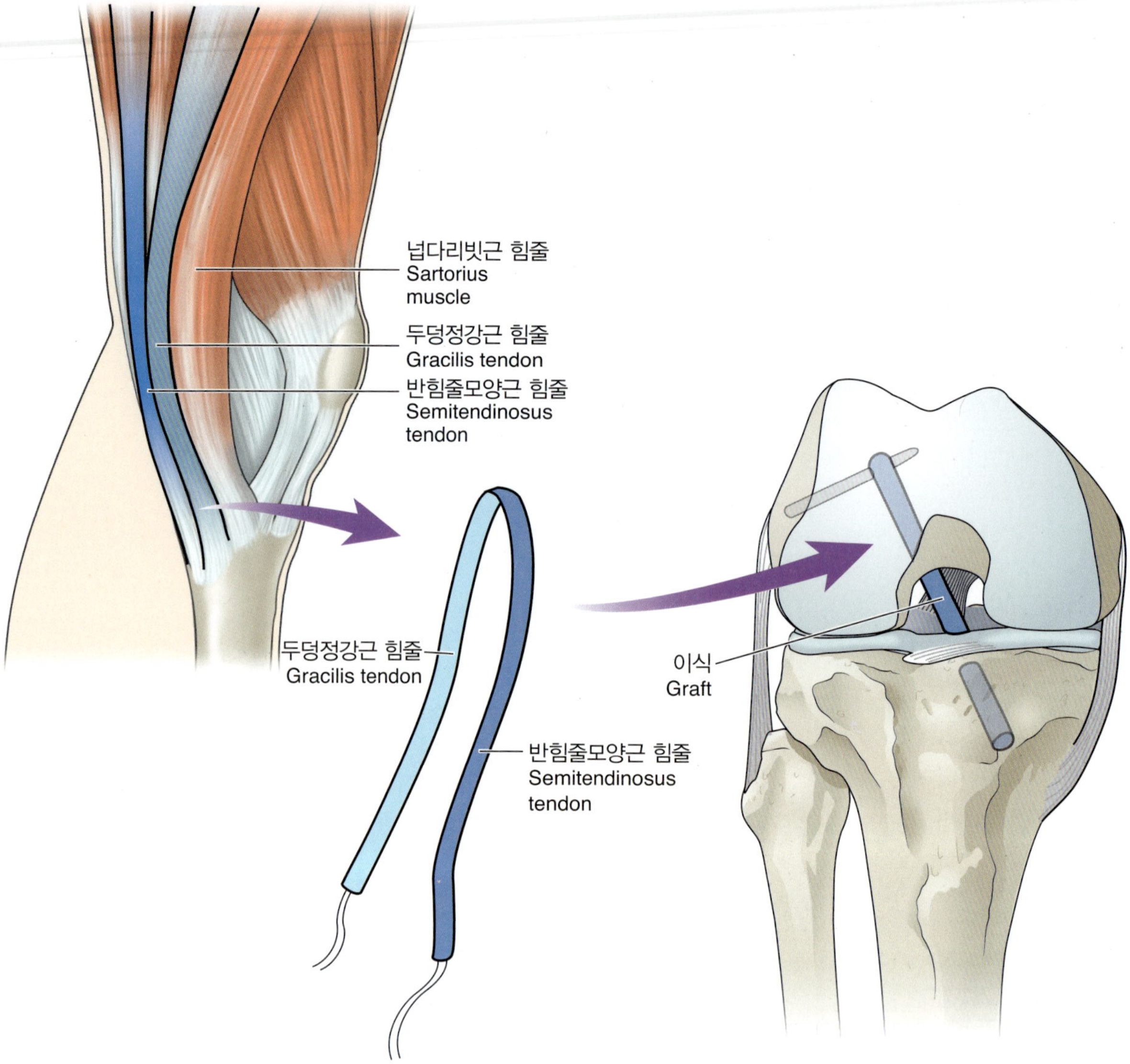

그림 11.32 반힘줄모양근과 두덩정강근의 힘줄이 ACL 복구를 위한 이식 물질로 이용될 수 있다. 이들 힘줄을 제거하고, 접어서, ACL을 재건하는데 이용된다.

뒤십자인대 손상 CPG

Posterior Cruciate Ligament Injury

뒤십자인대(PCL)는 ACL보다 강하고 튼튼하고 크기 때문에, 손상의 가능성이 적은 편이다. PCL은 넙다리뼈에 대한 정강뼈의 뒤쪽 병진운동을 방지한다. PCL 손상은 관절의 불안정이 없는 Ⅰ등급 염좌, 일부 불안정이 있는 Ⅱ등급 염좌(뒤십자인대-결손), 그리고 PCL의 파열이나 열상을 가진 Ⅲ등급 염좌를 포함한다. Ⅰ등급 염좌는 사고가 다시 일어나지 않는다면, 대개 치유가 된다. Ⅱ등급 염좌는 약간의 단기간 활동/스포츠 활동 수정을 필요로 하고, Ⅲ등급 염좌는 활동적인 사람의 경우에는 대개 수술적 정복을 필요로 한다.

원인/기여요소

PCL 손상은 정강뼈 앞쪽의 직접 타격("대시보드 손상")이 있을 때, 발목이 발바닥굽힘되고 무릎이 굽힌된 상태로 낙상을 할 때, 또는 갑작스럽고 강한 무릎의 젖힘이 발생했을 때 가장 빈번하게 일어난다. 특히 축구와 관련된 손상과 오토바이 손상이 PCL 외상의 대부분을 차지한다.[92,134]

증상

손상 시 일반적인 증상은 무릎의 통증, 부종 및 압통 등을 포함한다. 환자는 불안정이나 무너지는 느낌을 호소할 수 있다. 증상은 계단보행이나 달리기를 할 때 증가될 가능성이 높아진다. ACL 열상 이후의 증상과 비슷하지만, PCL 열상의 증상은 일반적으로 더 모호하여, 진단하는데 실패가 빈번하게 발생한다.

임상 징후

PCL 열상의 진단은 종종 다양한 검사에 좌우된다. 환자 병력, 불만사항, MRI 결과, 특수검사 등이 모두 유용하다. 물리치료사는 임상 진단을 할 때 다음과 같은 특수검사 중의 하나를 이용할 수 있다.

뒤쪽 서랍 검사

환자는 누운 자세에서 무릎을 90°로 굽힘하고 발을 테이블 위에 놓는다. 검사자는 양쪽 엄지를 정강넙다리관절의 안쪽면과 가쪽면에 배치한 후, 몸쪽 정강뼈를 뒤쪽으로 밀고 뒤쪽 병진운동의 정도를 파악한다(그림 11.33). 양성 징후는 건측에 비해 정강뼈의 뒤쪽 병진운동이 너무 과도하게 일어나는 것이다.

뒤쪽 처짐 검사

환자는 누운 자세에서 엉덩관절과 무릎관절을 90°로 굽힘하고, 검사자는 발꿈치를 지지한다. 검사자는 환자에게 긴장을 풀도록 지시하고, 무릎관절의 형태를 관찰한다(그림 11.34). 건측과 비교할 때 정강뼈가 아래쪽으로 처지면, 그것은 PCL 열상의 징후이다.

역 피벗 이동 검사

환자는 누운 자세에서 환측 엉덩관절을 굽힘하고, 무릎관절을 약 70° 굽힘한다. 검사자는 한 손으로 발꿈치를 잡고 종아리를 안는다. 다른 손으로 무릎의 먼쪽 부위를 배치한다. 검사자는 정강뼈를 가쪽돌림하면서 밖굽이의 힘을 가한 다음, 무릎을 폄한다(그림 11.35). PCL이 느슨하거나 찢어지면, 정강뼈는 넙다리뼈에 대해 뒤쪽에 위치하지만, 무릎을 폄하면 엉덩정강띠가 정강뼈를 앞쪽으로 정복시킬 것이고, 무릎의 안쪽면에서 감지될 것이다.

일반적인 중재

PCL 손상 환자는 ACL 손상 환자보다 외과적 중재 없이 회복될 가능성이 높은 편이다. 많은 연구들에 따르면, Ⅰ등급 염좌 또는 Ⅱ등급 염좌 환자는 종종 이전의 스포츠나 활동 수준으로 회복될 수 있다; 이것은 Ⅲ등급 염좌의 경우에서도 가능할 수 있다.[135-139]

일반적으로 PCL 손상 이후의 재활은 ACL 손상 이후의 재활보다 더 느리고 더 보존적인 방법일 수 있다.[140] 환자는 무릎 굽힘을 제한하는 경첩형 무릎 보조장치를 착용할 수 있다. 무릎 가동 범위의 회복은 CPM 사용의 유무와 관계없이 흔하게 설정되는 목표이다.

관리계획은 무엇인가? PCL에 대한 스트레스가 무릎 굽힘의 끝범위에서 증가하기 때문에, 물리치료사는 허용되는 무릎의 굽힘을 제한해야 할 것이다. 무릎뼈 가동술도 관리계획

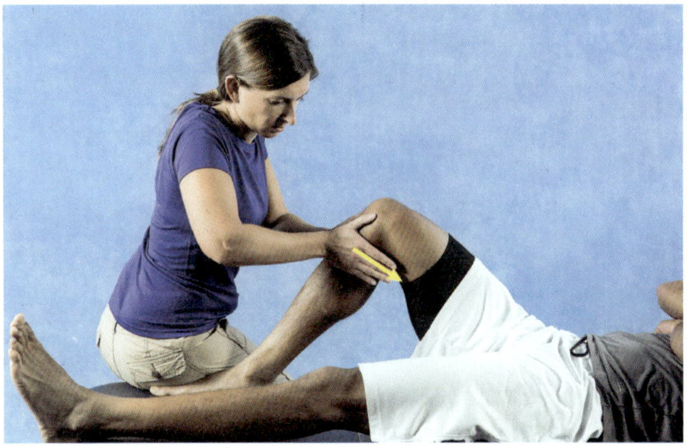

그림 11.33 PCL 열상에 대한 뒤쪽 서랍 검사.

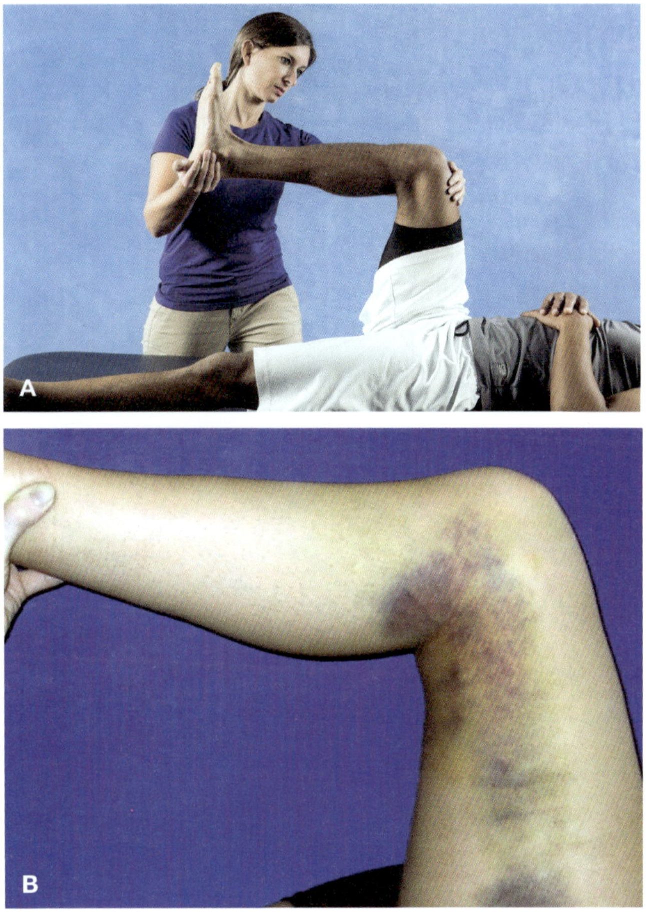

그림 11.34 PCL 열상의 뒤쪽 처짐 검사(A). 양성 처짐 징후는 정강뼈의 뒤쪽 병진운동이다(B).

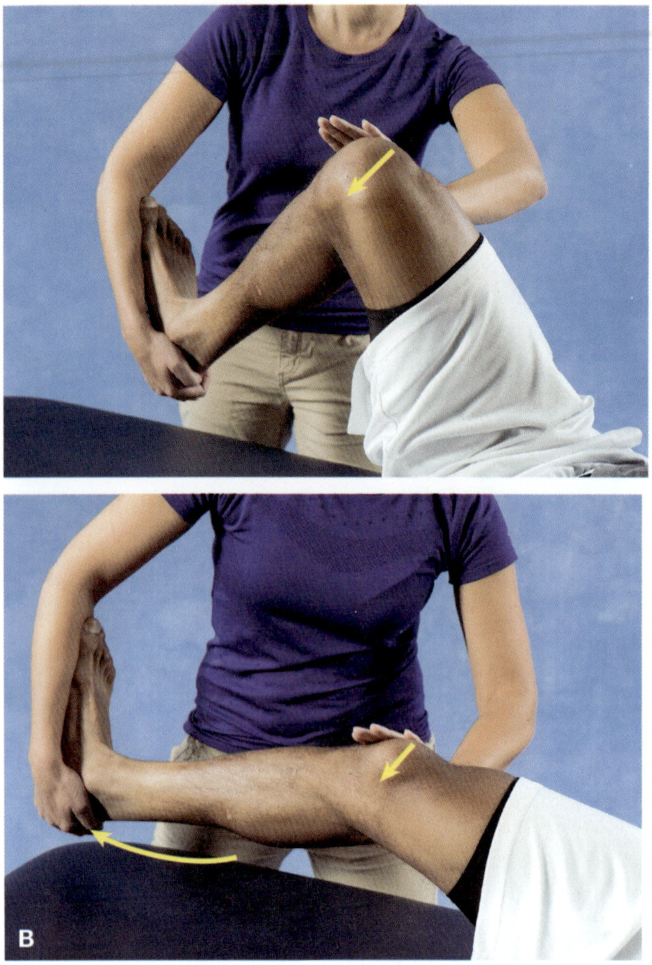

그림 11.35 PCL 열상의 역 피벗 이동 검사. 검사자는 밖굽이의 힘을 적용(A)하는 동시에 무릎을 폄시킨다(B).

안에 포함될 수 있다.

근력강화운동은 넙다리네갈래근에 초점을 맞추어야 하

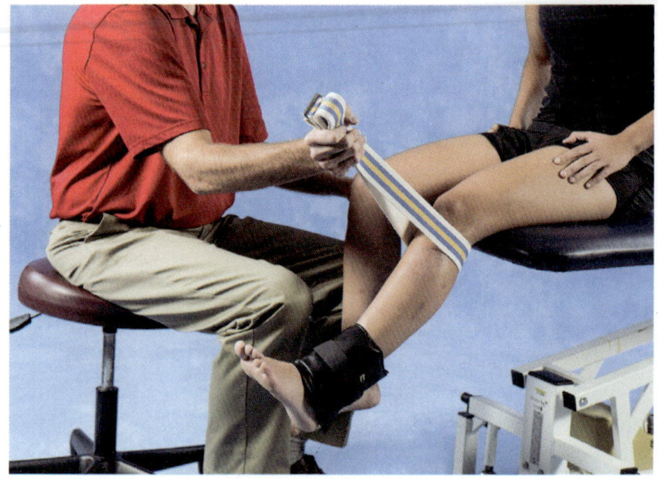

그림 11.36 PCL의 스트레스를 피할 수 있는 근력강화운동 동안, 보행 벨트나 베개가 지지를 위해 사용될 수 있다.

며, 정강뼈의 뒤쪽 움직임을 방지할 때 넙다리네갈래근이 PCL를 돕는다. 무릅넙다리관절과 PCL에 가해지는 힘을 최소화하기 위해 0–45°의 닫힌사슬 넙다리네갈래근 운동이 선호하게 될 것이다. 원심성 운동이 효과적인 것으로 알려졌다.[141] 신경근육 훈련, 코어 안정화 및 요동 활동 등이 관리 계획 안에 포함될 수 있다.

임상 경고!

PCL 열상 환자나 수술받은 환자를 근력강화할 때, 정강뼈가 뒤쪽으로 활주하는 것을 방지하기 위해 정강뼈를 지지해 주어야 한다. 그림 11.36은 몸쪽 정강뼈를 지지해 주는 보행 벨트의 사용을 보여주고 있다.

뒤십자인대 손상 환자에 대한 요점

설명과 원인	무릎이 굽힘되고 발목이 발바닥굽힘된 상태로 넘어지거나 정강뼈의 뒤쪽 타격에 의해 PCL가 열상된다.
검사	뒤쪽 서랍 검사, 뒤쪽 처짐 검사, 역 피벗 이동 검사
신장	가동범위 회복, 무릎 굽힘의 끝범위를 피한다.
근력강화	닫힌사슬에서의 무릎 폄근(0–45°), 원심성 수축
훈련	고유수용성 훈련
피해야 할 것	무릎 굽힘의 끝범위, 정강뼈 뒤쪽 처짐

수술 환자를 위한 중재

PCL 재건술

수술 이전, 환자는 가동범위를 정상화하고 근력을 강화하고 또 기능을 최적화하는 목표를 가지고 치료를 받게 될 것이다. 관리계획은 종종 가동범위운동, 넙다리네갈래근 강화운동, 뒤넙다리근 강화운동, 무릎뼈 가동술, 모든 운동면에서 이루어지는 SLR 운동, 그리고 요동 훈련 등을 포함한다.[142]

수술

비록 PCL을 외과적으로 정복할 수 있지만, 재건술이 가장 흔한 접근 방법이다. ACL 재건술과 비슷하게, 외과적 재건술도 종종 이식술을 포함한다. 무릎뼈 힘줄의 중간 1/3이나 반힘줄모양근 힘줄이 일반적으로 사용된다.

수술 후 단계

PCL 재건술 이후의 관리계획은 일반적으로 신장운동, 근력강화운동, 보행 훈련, 고정용 자전거 운동 등을 포함할 것이다. 무릎 폄의 가동범위는 가능하면 곧바로 완전 범위로 회복되어야 한다. 이 관절의 가동성을 유지하기 위해 무릎뼈 가동술이 권장된다.

> **임상 경고!**
>
> 수동 신장운동은 적어도 2주 동안 90°의 무릎 굽힘으로 제한될 것이고, 이런 신장운동은 6-12주경에 무릎의 완전 굽힘 가동범위를 목표로 한다.

수술 이후의 초기 근력강화운동은 등척성 넙다리네갈래근 운동, SLR 운동, 엉덩관절의 굽힘/벌림/모음 운동, 그리고 저항밴드를 이용한 장딴지근 근력강화운동을 포함한다. 제한된 범위(0−60°)에서 이루어지는 등장성 넙다리네갈래근 운동도 수술 후 2−4주경에 시작된다. 뒤넙다리근의 능동 근력강화운동과 저항 근력강화운동은 일반적으로 수술 후 18주까지는 허용되지 않는다. PCL 재건술 이후, 환자는 2−4주 동안 체중부하운동을 제한할 것이다.

관리계획은 무엇인가?

안쪽곁인대 손상 CPG

Medial Collateral Ligament Injury

무릎에서 가장 많이 손상되는 인대는 안쪽곁인대(MCL)이다. MCL은 넙다리뼈의 안쪽 위관절융기에서 정강뼈 안쪽 융기까지 주행하고, 밖굽이를 방지하기 위해 안쪽 무릎에 안정성을 제공한다. 안쪽곁인대의 손상은 Ⅰ등급, Ⅱ등급 및 Ⅲ등급 염좌로 분류될 수 있다.

원인/기여요소

MCL 염좌는 대개 발이 지면에 접촉된 상태에서 가쪽의 힘이 무릎에 가해졌을 때 일어난다. 이런 밖굽이의 힘은 MCL을 신장하거나 찢을 수 있다. 이것은 종종 운동 손상이다. MCL 염좌가 흔하게 발생하는 스포츠로는 풋볼, 알파인스키, 아이스하키, 축구, 럭비, 농구, 야구 등이 있다.

> **주의…**
>
> MCL 염좌 환자는 다른 인대 손상을 입지 않도록 **주의해야 한다.** MCL의 단독 염좌는 드문 편이고, 십자인대 손상과 함께 발생하는 경우가 많다.

증상

MCL 손상 직후, 일반적으로 무릎에 부종과 통증이 발생한다. 환자는 무릎의 안쪽면에 압통을 호소할 수도 있다. 불안정하고 밖굽이되는 느낌이 무릎에서 발생할 수 있다.

임상 징후

밖굽이 스트레스 검사

환자는 누운 자세를 취하고, 무릎을 20°로 굽힌다. 무릎 20°의 굽힘 자세에서, MCL은 밖굽이 움직임에 대한 주요 억제 장치이다. 검사자는 종아리를 지지하면서 안쪽 관절선을 촉진한다. 밖굽이의 힘을 무릎에 적용한다(그림 11.37). 약간의 간격은 정상이지만, 안쪽 무릎의 과도한 간격(틈새)은 양성 징후로 간주된다. 그런 다음, 무릎을 완전

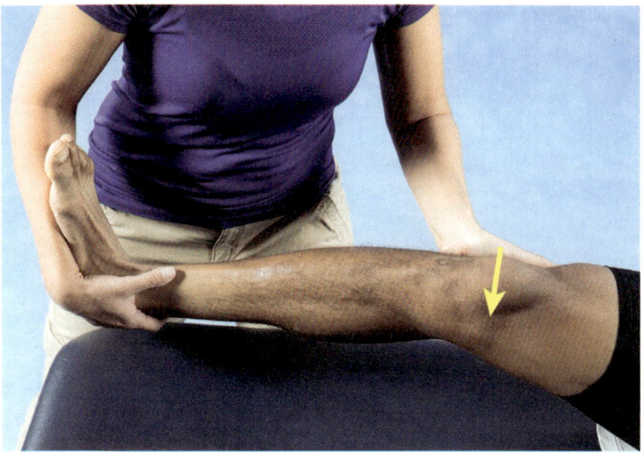

그림 11.37 MCL 손상을 위한 밖굽이 스트레스 검사.

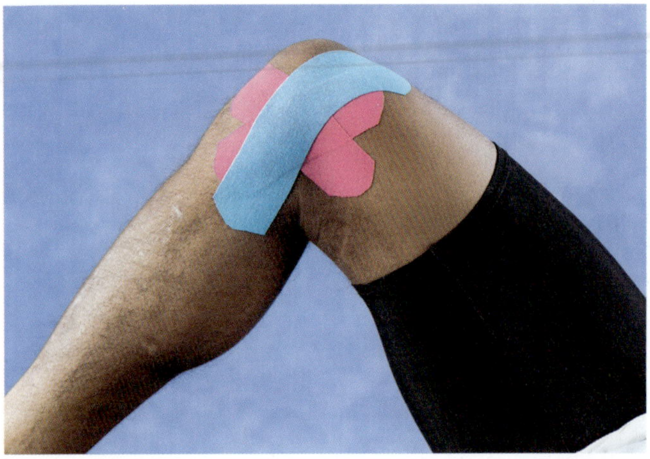

그림 11.38 안쪽 무릎의 테이핑은 고유수용성 피드백을 제공하고 안쪽 무릎 안정성을 증가시키기 때문에 MCL 염좌에 유용할 수 있다.

히 폄한 상태에서도 검사를 반복한다. 폄 자세에서는 안쪽 무릎의 간격이 관찰되어서는 안된다.

일반적인 중재

MCL은 십자인대보다 치유 능력이 더 좋은 편이다.[143,144] 대부분의 학자들은 Ⅰ등급 MCL 염좌 환자나 Ⅱ등급 염좌 환자는 재건술이나 정복술 없이 스스로 치유된다는 것에 동의하고 있고, 또 많은 연구자들은 Ⅲ등급 염좌에서도 기능적 결과와 스포츠 복귀율이 높다는 것을 발견했다.[145]

MCL 단독 염좌 환자의 재활에는 넙다리네갈래근 강화 운동, 정상 가동범위 복귀, 초기 체중부하 활동 및 고정용 자전거 사용 등이 종종 포함된다. 테이핑은 안쪽 무릎의 고유수용성 피드백과 안정성을 증가시키기 위해 사용될 수도 있다(그림 11.38).

임상 경고!

MCL이 치유될 수 있도록 밖굽이 스트레스를 3-4주 동안 피해야 한다. 환자가 20°밖굽이 스트레스 검사 시 무릎 안정성을 보인다면, 보다 적극적인 좌우 측면 활동을 치료 프로그램에 첨가할 수 있다.

안쪽곁인대 손상 환자에 대한 요점

설명과 원인	발이 지면에 붙어 있을 때 타격이 무릎 가쪽에 가해지면, MCL 열상이 초래된다.
검사	밖굽이 스트레스 검사
신장	정상 무릎 ROM 회복
근력강화	넙다네갈래근
훈련	고유수용성 훈련
피해야 할 것	무릎에 가해지는 밖굽이 스트레스

수술 환자를 위한 중재

MCL 정복술/재건술

환자가 이마면 안정성의 지속적인 문제를 가지고 있다면, MCL의 정복술이나 재건술이 필요할 것이다. 정복술은 인대의 양쪽 끝단을 다시 봉합하는 것이다. 재건술의 경우, 반힘줄모양근 힘줄의 이식이 MCL을 재건하는데 이용될 수 있다.

수술 후 단계

수술 후 첫 2주 동안, 관리계획은 무릎넙다리관절의 가동술, 제한된 범위(0–90°)에서 이루어지는 넙다리네갈래근과 뒤넙다리근의 근력강화운동, 같은 제한 범위 내의 가동범위운동과 SLR 운동 등을 포함할 수 있다. 밖굽이의 힘과 정강뼈의 회전을 피해야 한다. 환자는 완전 폄 상태에서 잠금되는 경첩형 무릎 보조장치를 착용할 수 있다. 비체중부하 보행이 일반적이다.

관리계획은 무엇인가?

2주 후, 환자는 굽힘 가동범위를 증가시키고, 엉덩관절 강화운동을 추가하고, 선 자세에서 이루어지는 햄스트링 컬 운동을 시작할 수 있다. 만약 환자가 좋은 넙다리네갈래근 제어 능력을 가지고 있지 못하면, 약간의 굽힘을 허용하는 경첩형 무릎 보조장치가 장착될 수 있다. 이 단계에서는, 고정용 자전거 사용이 프로토콜에 추가될 수 있다. 6–8주경에, 70°까지의 양쪽 스쿼트와 고유수용성 훈련이 첨가될 수 있다.

반달판 열상 Meniscal Tear CPG

무릎의 반달판 연골은 쉽게 찢어질 수 있다. 반달판 열상의 치유 능력은 몇 가지 요소에 의해 결정된다: 반달판 열상이 일어난 부위, 열상의 원인, 그리고 열상이 얼마나 크게 발생했는지 등. 이에 따라 치료 선택이 결정된다.

본 장의 앞부분에서 우리는 반달연골로 가는 혈액공급에 대해 설명했다. 혈류는 치유에 필수적이다. 만약 열상이 가쪽 1/3 지점("red zone")에서 일어났다면, 연골의 안쪽 2/3 지점 손상보다 치유의 가능성이 높아질 것이다. 만약 열상이 급성 외상이라면, 퇴행성 변화보다 치유의 가능성이 높아질 것이다. 만약 반달판 열상이 광범위한 연골 손상과 함께 여러 층에서 발생했다면, 치유의 가능성이 낮아질 것이다. 그림 11.39는 반달판에서 볼 수 있는 흔한 열상을 그림으로 설명하고 있다.

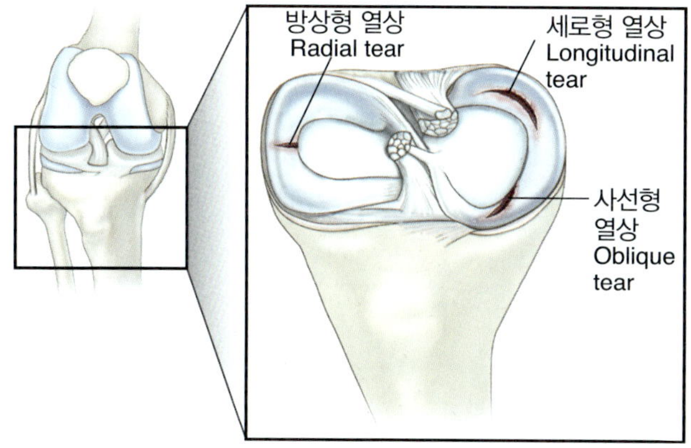

그림 11.39 반달판의 흔한 열상은 사선형 열상, 방사형 열상, 그리고 세로형 열상 등이 있다.

원인/기여요소

일반적으로 반달판 연골의 열상은 급성 외상, 만성 퇴행성 변화, 또는 무릎 관절 느슨함 등으로 일어난다. 급성 열상은 접촉 스포츠와 커팅과 피벗팅이 일어나는 스포츠에서 흔하게 발생된다. 급성 열상이 가장 흔하게 발생하는 경우는 무릎을 약간 굽힘한 상태에서 다리를 피벗팅할 때 일어난다. 만성 퇴행성 열상은 나이가 들수록 더 자주 발생하고, 60세 이상의 남성 노인이 일과 관련된 무릎꿇기, 쭈그려 앉기, 계단 오르기 등을 할 때 위험이 높아진다.

증상

반달판 열상 환자는 관절선을 촉진했을 때 압통을 느낄 수 있다. 굽힘의 끝범위 뿐만 아니라 폄의 끝범위에서도 통증과 가동범위의 제한이 나타날 수 있다. 환자는 무릎이 잠김되고, 염발음이 발생하고, 무너지는 느낌을 호소할 수 있다.

임상 징후

반달판 열상을 검사하는 여러 방법들이 존재한다. 이런 검사의 민감도와 특이도가 의문스럽기 때문에, 물리치료사는 반달판 열상을 의심하거나 배제하기 위해 이들 검사들을 혼합하여 사용할 수 있다. 관절선 압통이 특수검사가 아닐지라도, 임상 징후로 사용된다.

McMurray 검사

환자는 누운 자세를 취한다. 검사자는 환자의 엉덩관절을 굽힘하고 무릎관절을 완전하게 굽힘한 상태로 지지한다. 안쪽 관절선을 촉진하면서, 검사자는 정강뼈를 가쪽으로 돌림하고 폄을 폄한다. 그리고 안쪽 반달판을 평가하기 위해

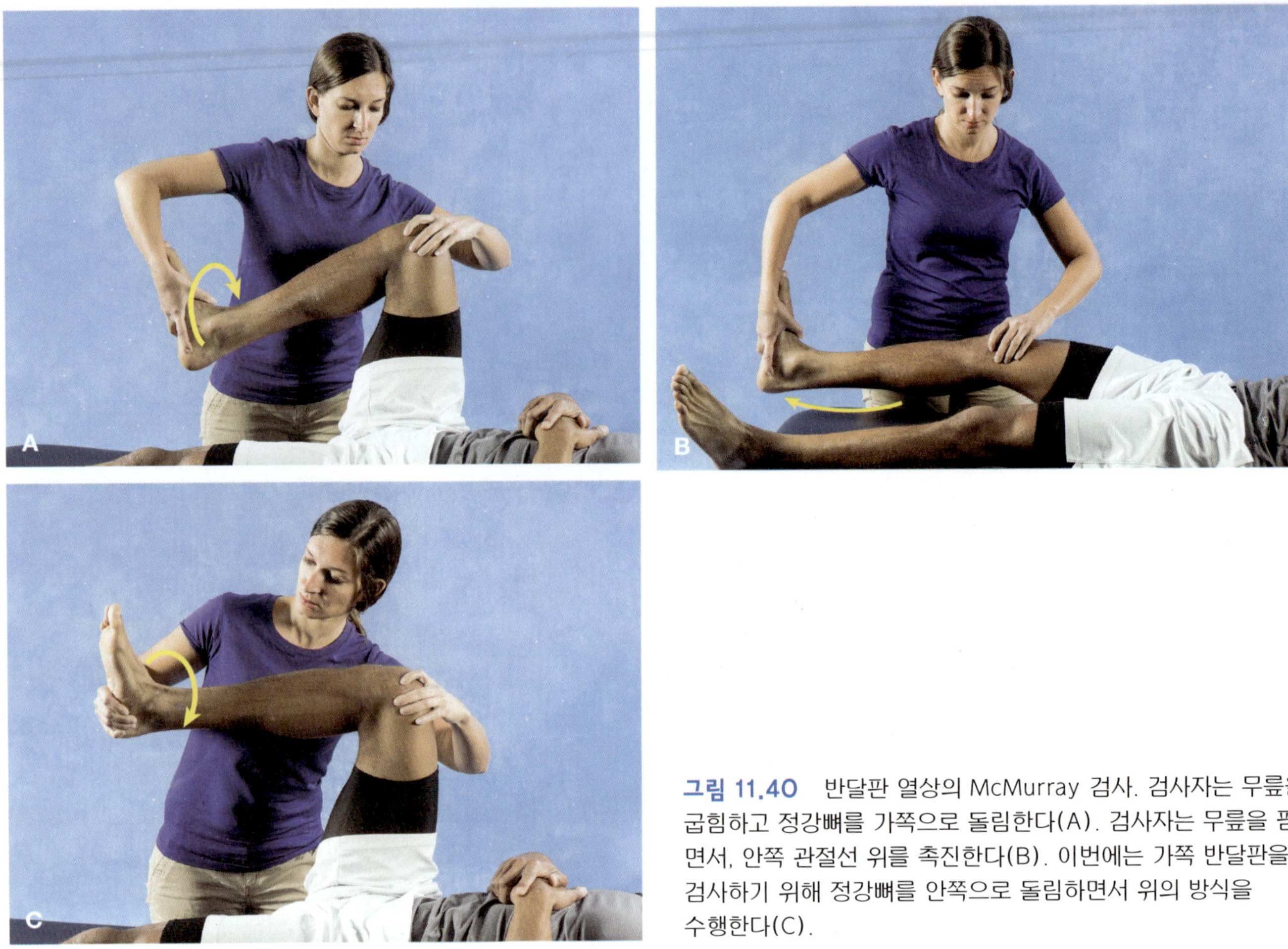

그림 11.40 반달판 열상의 McMurray 검사. 검사자는 무릎을 굽힘하고 정강뼈를 가쪽으로 돌림한다(A). 검사자는 무릎을 펴하면서, 안쪽 관절선 위를 촉진한다(B). 이번에는 가쪽 반달판을 검사하기 위해 정강뼈를 안쪽으로 돌림하면서 위의 방식을 수행한다(C).

염발음을 느끼고 듣는다. 그리고 검사는 정강뼈를 안쪽으로 돌림하고, 가쪽 반달판을 검사하기 위해 가쪽 관절선을 촉진한다(그림 11.40). 양성 징후는 환자의 증상이 재발하거나 염발음이 나타나는 것이다.

Apley 검사

환자는 엎드린 자세에서 무릎을 90°로 굽힘한다. 검사자는 자신의 한쪽 무릎을 환자의 허벅지에 올려 놓고 다리를 고정시킨다. 검사자는 환자의 발목을 잡고 위쪽으로 당겨 무릎관절을 견인한 다음, 정강뼈를 안쪽과 가쪽으로 돌림한다. 반달판 열상의 근거로써, Apley 검사의 이 부분은 환자의 통증을 유발해서는 안된다. 그런 다음, 검사자는 정강뼈를 통해 아래쪽으로 힘을 가해 관절을 압박한 다음, 정강뼈를 안쪽과 가쪽으로 돌림시킨다(그림 11.41). 양성 징후는 검사의 이 부분에서 환자의 통증이 재발하는 것이다.

Thessaly 검사

Thessaly 검사는 5°와 20°의 무릎 굽힘에서 수행된다. 환자는 지지를 위해 검사자를 붙들고, 한쪽 다리로 선 자세를 취한다. 환자에게 무릎을 굽힘하도록 지시한 후, 왼쪽과 오른쪽으로 다리를 비트는 동작을 하도록 지시한다. 동작은 각 방향으로 3번 정도 반복한다(그림 11.42). 양성 징후는 환자의 증상이 재현하는 것이다.[147]

Ege 검사

환자는 양발을 12-15인치 간격으로 벌리고 선 자세를 취한다. 환자가 양쪽 다리를 최대로 가쪽돌림하면서 스쿼트 한 후, 다시 천천히 일어선다. 안쪽 반달판 열상의 양성 징후는 환자가 통증이나 염발음을 느끼는 것이다. 환자는 양쪽 다리를 최대로 안쪽돌림하면서 쭈그려 앉은 후, 다시 천천히 일어서는 동작을 반복한다(그림 11.43). 통증이나 염발음이 일어나면, 가쪽 반달판 열상을 의미할 수 있다.[148]

일반적인 중재

반달판 이후의 관리계획은 일반적으로 가동범위를 정상화하고, 근력을 증가시키고, 무릎의 신경근육 제어를 개선

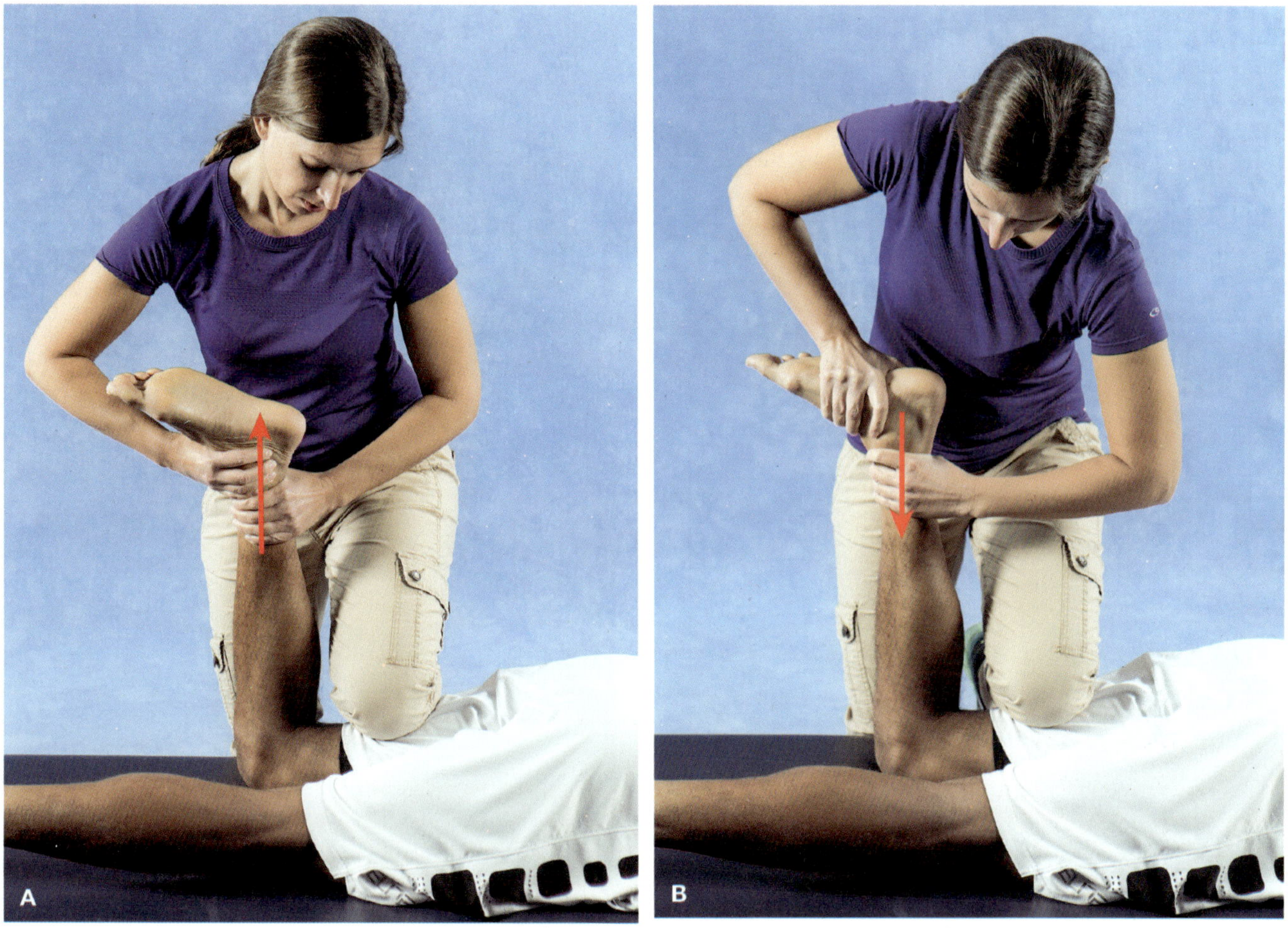

그림 11.41 반달판 열상의 Apley 견인 검사(A)와 압박 검사(B).

하는 목적으로 이루어질 것이다.[149] NMES를 포함한 모달리티가 통증이나 삼출물의 제어에 포함될 수 있다.[150]

근력강화운동 프로그램은 넙다리네갈래근, 뒤넙다리근, 장딴지가자미근의 운동을 포함할 수 있다. 부분 스쿼트, 큰 원호 넙다리네갈래근 운동, 선 자세에서 이루어지는 발가락 들기, 그리고 햄스트링 컬 등이 사용될 수 있다. 신경근육 운동이 무릎 자세의 동적 조절에 포함될 수 있고, 불안정한 표면의 사용을 할 수 있다(그림 11.44).

예방

과도한 무릎꿇기, 쭈그려 앉기, 계단 오르기, 하루에 2시간 이상의 걷기, 무거운 물건 운반 하기 등을 포함한 작업 활동을 피하는 것이 반달판 열상의 위험을 감소시킬 것이다. 반달판 열상의 위험을 가진 환자에게는 체중을 감소하도록 교육해야 한다. 만약 환자가 ACL 결손 무릎을 가지고 있다면, 수술을 연기하기 위해 반달판 열상의 위험 증가에 대해 의사의 진료를 받도록 권고해야 한다.

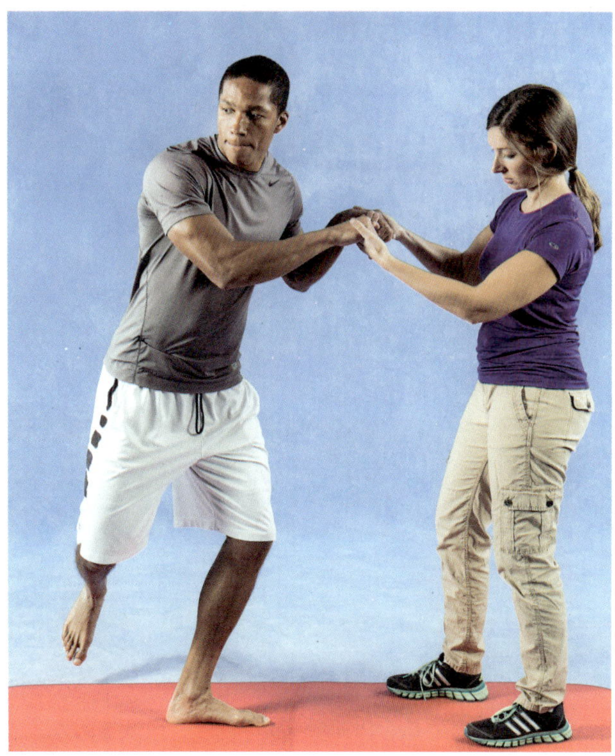

그림 11.42 반달판 열상의 Thessaly 검사.

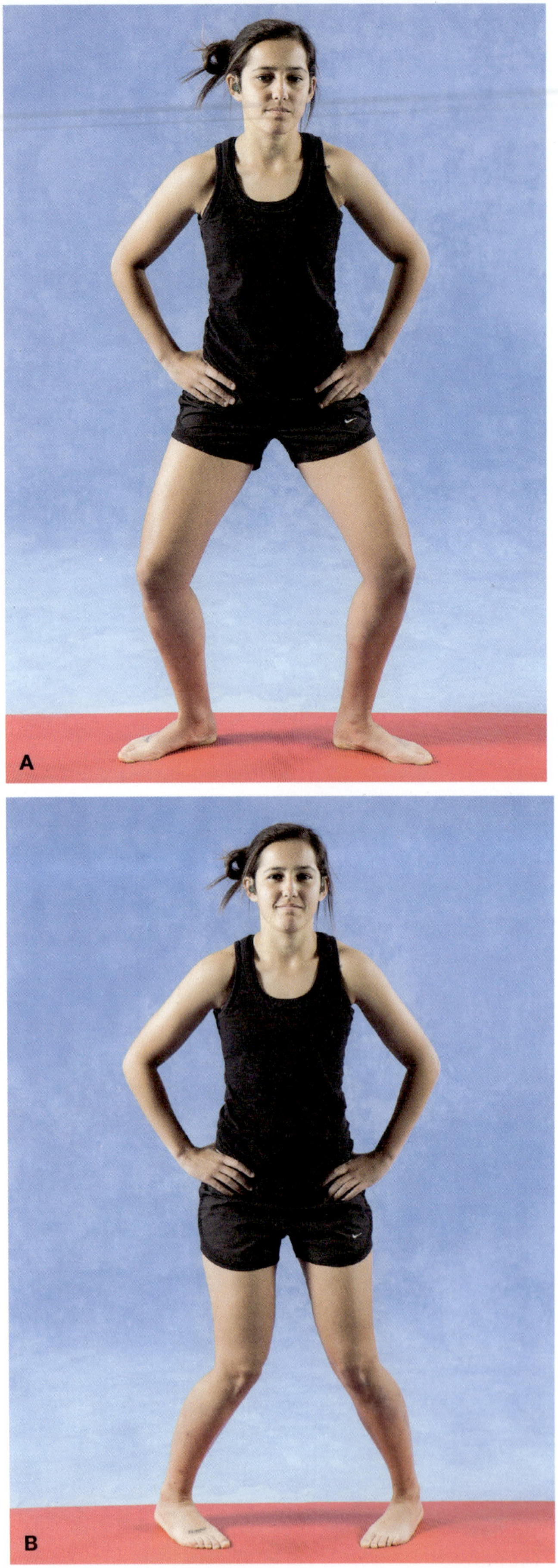

그림 11.43 반달판 열상의 Ege 검사. 환자는 다리를 가쪽돌림하면서 쭈그려 앉고(A), 그 다음 안쪽돌림하면서 쭈그려 앉는다(B).

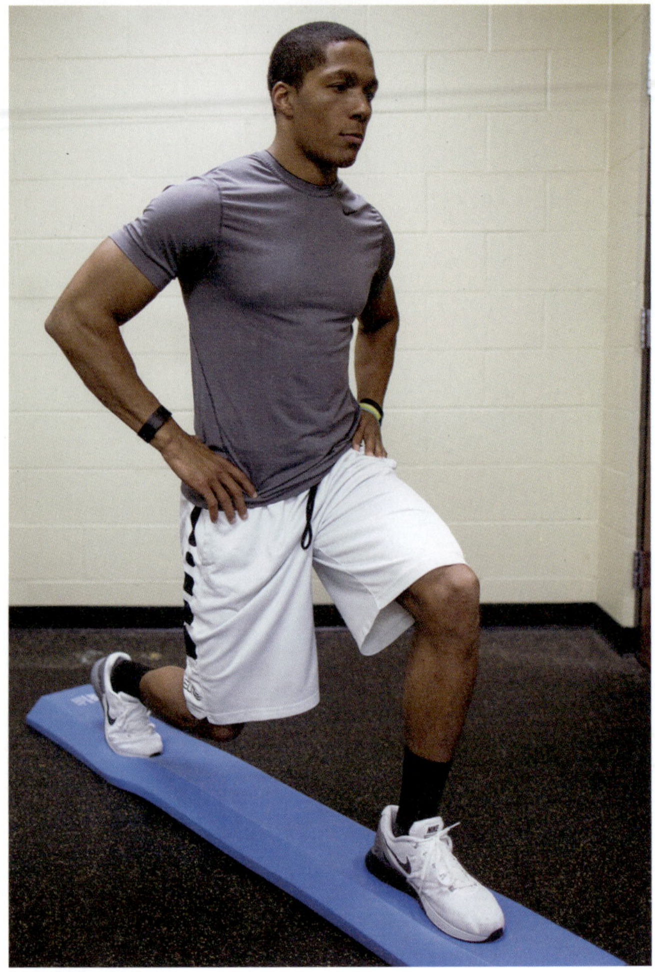

그림 11.44 신경근육 운동은 무릎 제어를 향상시키기 위해 폼 밸런스 빔의 사용을 포함할 수 있다.

반달판 열상 환자에 대한 요점

설명과 원인	외상이나 퇴행성 변화의 결과로써 일어난 반달판의 열상. 급성 외상은 무릎을 약간 굽힘한 상태에서 그 다리를 피벗팅할 때 종종 일어난다.
검사	McMurray 검사, Apley 검사, Thessaly 검사, Ege 검사
신장	무릎 ROM의 회복
근력강화	넙다리네갈래근, 뒤넙다리근, 장딴지가자미근
훈련	고유수용성 훈련
피해야 할 것	과도한 무릎꿇기, 쭈그려 앉기, 계단 오르기, 보행 또는 무거운 물건 들기 등을 포함한 작업 활동

수술 환자를 위한 중재

반달판 열상의 수술적 처치는 정복술, 제거술(**반달판 절제술**), 또는 사체의 동종이식을 이용한 반달판 이식술을 포함한다. 반달판의 가쪽 1/3에 찢어진 부분이 있으면 정복술이 종종 이루어진다. 만약 찢어진 부분이 안쪽의 2/3 지점이라면, 부분적인 반달판 절제술이 일반적이다. 정복술 이후의 재활과 이식술 이후의 재활이 동일하기 때문에, 이를 함께 제시할 것이다.

반달판 절제술

반달판 조직의 제거는 반달판 절제술이다. 부분 반달판 절제술은 열상 부근의 조직을 제거하는 것이다. 완전 반달판 절제술은 반달판 전반을 제거하는 것이다. 부분 반달판 절제술은 완전 반달판 절제술보다 선호되는데, 그 이유는 반달판이 무릎의 힘을 분산하기 때문이다. 연구에 따르면, 반달판 제거 이후에 무릎의 퇴행성 변화가 가속되었다고 한다.[31]

수술 후 단계

반달판 절제술 이후, 환자는 부종과 통증을 개선하기 위해, 가동범위의 회복을 위해, 근력을 향상하기 위해, 그리고 보행을 정상화하기 위해 물리치료를 받을 것이다. 냉치료와 전기자극을 포함한 모달리티가 이용될 수 있다.

운동 프로그램은 일반적으로 엉덩관절 근육, 넙다리네갈래근, 뒤넙다리근 및 장딴지가자미근 등의 근력강화운동을 포함할 것이다.[150] 넙다리네갈래근의 근력강화운동은 넙다리네갈래근 약증을 치료하는데 필수적이고, 일반적으로 6개월 동안 또는 반달판 절제술 이후까지 지속된다.[151,152] 넙다리네갈래근의 근력강화운동은 동적 관절 하중[24]을 감소시킬 수 있고, 반달판 연골의 건강을 향상시킬 것이다.[153]

반달판 정복술/이식술

혈관이 있는 반달판 열상의 경우에는, 반달판 정복술이 수행될 수 있다. 정복술은 **관절경**을 통해 이루어진다. 외과의사는 열상 부위를 정복하기 위해 봉합이나 앵커를 사용할 것이다(그림 11.45).

만약 환자가 전체 반달판 절제술을 받았고 정강넙다리관절 통증을 가진 젊은 사람(50세 미만)이라면, 반달판 이식술이 유리할 수 있다. 이런 경우, 사체의 동종이식이 무릎 안에 삽입된다. 동종이식은 전체 반달판 연골과 정강뼈 상단에 스크류가 장착되는 뼈 브릿지를 구성한다.

수술 후 단계

반달판 정복술이나 이식술 이후의 물리치료 목적은 가동범위, 근력, 보행 및 통증을 개선하는 것이다. 이식 후의 재활은 반달판 절제술 이후의 재활보다 덜 적극적이고 천천히 진행될 것이다.

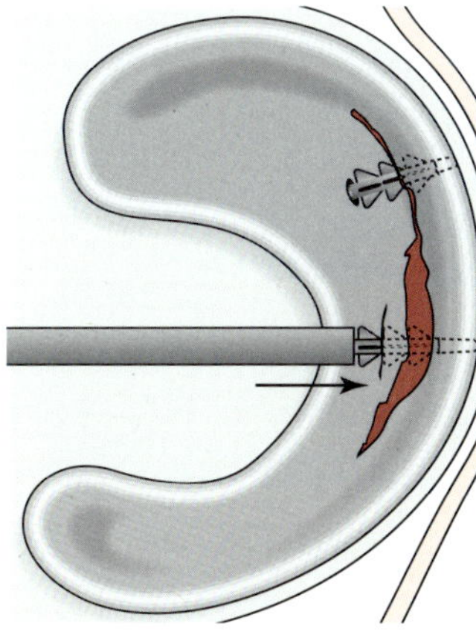

그림 11.45 반달판 정복술은 반달판의 가쪽 1/3이 찢어졌을 때 수행될 수 있다.

임상 경고!

정복술 이후, 가동범위는 2주 동안 0-90°로 제한될 것이고, 6주 이후에 완전 가동범위로 허용된다. 환자들은 대개 6주 동안 비체중부하 활동을 한다.

환자는 경첩형 장족 보조기를 착용할 수 있고, 이것은 초기에 완전 폄으로 잠금된다. 초기의 목표는 완전 무릎 폄을 유지하는 것이다. 무릎뼈 가동술, 무릎 굽힘을 90°까지 신장하는 것이 일반적이다.

초기의 근력강화운동은 등척성 넙다리네갈래근 근고정 운동과 SLR 운동을 포함할 것이다. 제한된 원호의 넙다리네갈래근 운동(90–30°)과 벌림, 폄 및 굽힘으로 이루어지는 다면적 엉덩관절 운동 뿐만 아니라, 선 자세에서 이루어지는 햄스트링 컬 운동도 6주경에 추가될 수 있다. 닫힌사슬 넙다리네갈래근 운동도 수술 후 6~9주경에 추가될 수 있다. 밸런스 보드를 이용하거나 체중을 이동하는 초기의 고유수용성 훈련도 2~3주경에 포함될 수 있고, 9~12주 이후에 신경근육 훈련으로 진전될 수 있다.

엉덩정강띠 증후군(ITBS)
Iliotibial (IT) Band Syndrome

엉덩정강띠 증후군 또는 엉덩정강띠 마찰증후군은 무릎의 가쪽면을 통과하는 엉덩정강띠의 좌상이나 염증을 가진 질환이다(그림 11.46). 엉덩정강띠(IT 밴드)는 골반에서 먼쪽 넙다리뼈와 가쪽 정강뼈까지 주행하는 넙다리근막의 비후된 영역임을 기억한다. 염증은 가쪽 넙다리뼈융기를 지나가는 IT 밴드의 일부에서 일어난다. ITBS는 "러너의 무릎"으로도 불린다.

원인/기여요소

ITBS는 무릎을 굽힘과 폄할 때 IT 밴드가 가쪽 넙다리뼈융기 위에서 마찰되어 일어나는 것으로 오래전부터 알려져 왔다.[154] 무릎이 폄할 때, IT 밴드는 가쪽 넙다리뼈융기보다 앞쪽에 위치하게 되지만, 30° 이상 굽힘할 때는 IT 밴드는 가쪽 넙다리뼈융기보다 뒤쪽으로 이동하게 된다. 이런 질환은 주로 달리기 선수와 사이클 선수에게서 일어나는 것으로 관찰되는데, 그 이유는 이들 두 스포츠가 무릎의 굽힘과 폄을 반복적으로 수행하기 때문이다. 최근 Fairclough 등에 따르면, 무릎의 30° 굽힘에서 IT 밴드가 압박되기 때문에

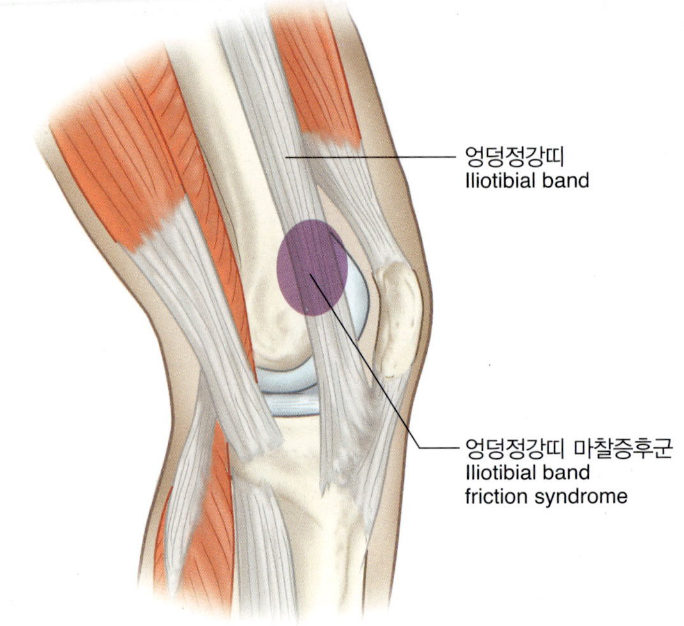

그림 11.46 엉덩정강띠 증후군은 정강넙다리관절의 라인보다 약 1인치 위의 가쪽 무릎 통증을 일으킨다.

ITBS로 인한 통증의 원인으로서 IT 밴드 밑에 있는 지방 패드가 예민해질 수 있다는 것이다.[153]

하지 운동형상학의 이상은 ITBS와 관련된다. ITBS를 가진 달리기 선수들은 이마면과 가로면에서 일어나는 운동형상학의 변화를 보인다. ITBS를 가진 사람들은 특히 증가된 엉덩관절 모음과 정강뼈 안쪽돌림을 보인다. 이런 자세는 IT 밴드에 가해지는 스트레스를 증가시키는데, 이것은 반복적인 굽힘/폄의 좌상과 염증에 기여한다.[156,157]

IT 밴드의 타이트함과 엉덩관절 벌림근의 약증은 ITBS의 가능성을 증가시킬 수 있다. 안굽이무릎은 IT 밴드에 가해지는 스트레스를 증가시킴으로서 기여할 수 있다. 언덕을 내려가거나 언덕허리를 달리는 것은 무릎의 보상적 생체역학으로 인해 위험을 증가시킨다. 발가락을 안쪽으로 회전한 자세로 자전거를 타는 것도 ITBS에 기여할 수 있다. 그리고 다리 길이의 차이도 ITBS의 위험을 증가시킬 수 있다.

증상

대부분 환자는 달리기나 자전거 타기를 한 이후에 가쪽 무릎관절통증이 더 심해진다고 호소할 것이다. 그들은 무릎관절의 가쪽 관절선보다 몸쪽으로 1인치 되는 지점을 촉진할 때 압통을 호소할 것이다. 특징적인 징후는 무릎을 30° 굽힘한 상태로 체중부하를 했을 때 가쪽 무릎에서 통증이 발생하는 것이다.

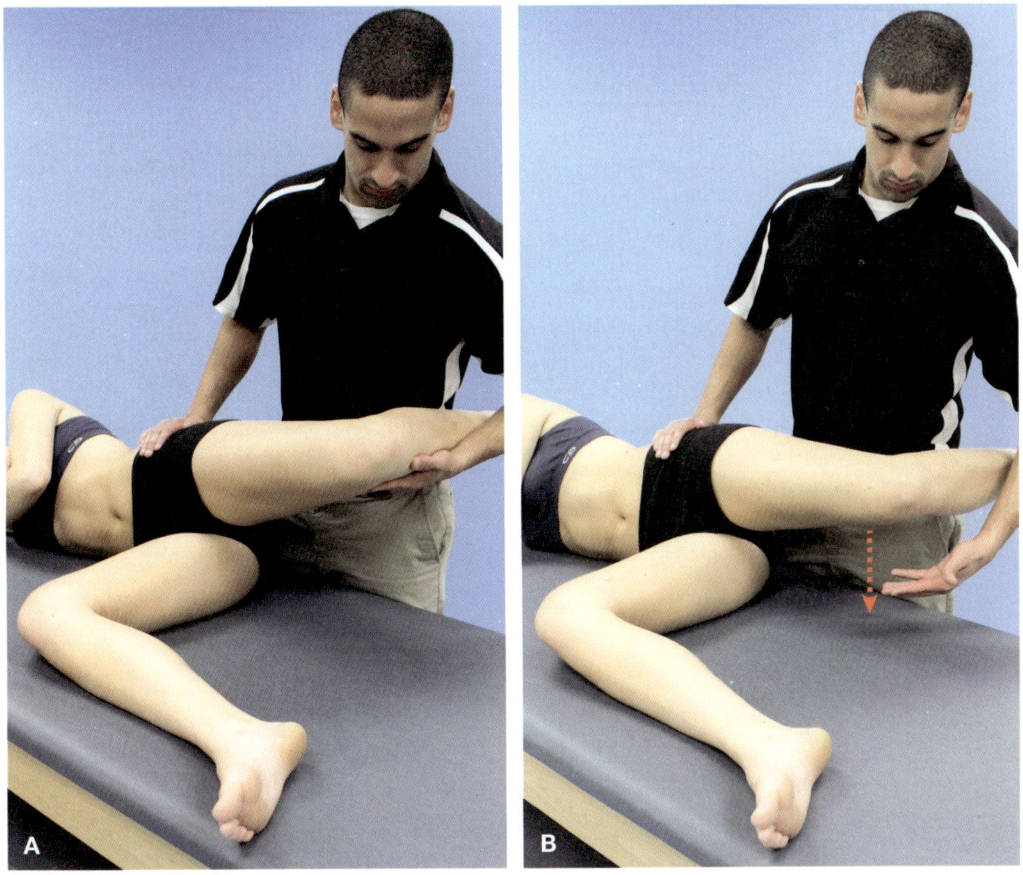

그림 11.47 IT 밴드 긴장을 위한 Ober 검사. 검사자는 무릎이 굽힘된 다리를 벌림하고 골반을 고정시킨다(A). 그런 다음, 그 다리의 엉덩관절을 폄한 후 모음시킨다(B).

임상 징후

ITBS의 임상 징후로는 무릎 부위의 IT 밴드에서 압통이 발생하고, 타이트한 IT 밴드와 같은 기여요소가 존재한다. Noble 압박 검사는 그 부위의 압통을 평가하는 것이다. 물리치료사는 IT 밴드의 길이를 평가하기 위해 Ober 검사나 수정 Ober 검사를 사용해 왔다.

주의…

Ober 검사를 이용한 재평가에 주의한다. 데이터를 수집할 때 동일한 검사를 사용하는 것이 중요하다(Ober 검사와 수정 Ober 검사); 이들 두 검사는 상호교환하여 사용될 수 없다.[158]

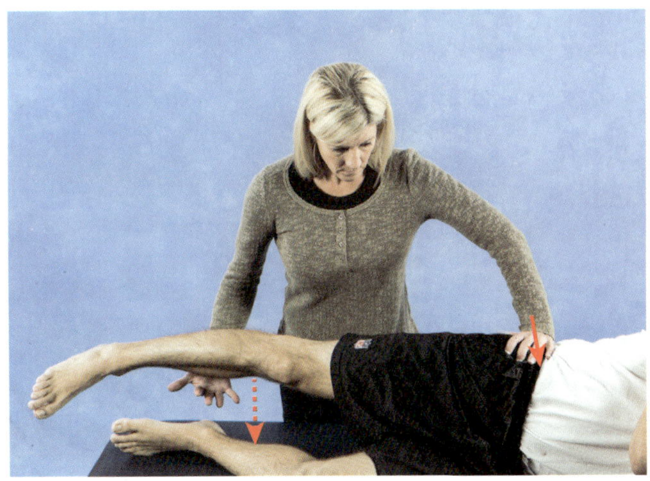

그림 11.48 IT 밴드 긴장의 수정 Ober 검사. 이 검사는 무릎을 폄한 상태로 이루어진다.

Ober 검사

환자는 검사쪽 다리를 위쪽으로 하여 옆으로 누운 자세를 취한다. 그리고 안정성을 위해 반대쪽(아래쪽) 다리의 엉덩관절과 무릎관절을 약간 굽힘한다. 검사자는 한 손으로 환자의 다리를 들어 올린 후, 엉덩뼈능선 높이에서 그쪽 골반을 고정시킨다. 검사자는 환자의 무릎을 90°로 굽힘한 후, 엉덩관절을 폄 자세로 만들고 그 다리를 테이블 쪽으로 모음시킨다. Ober에 따르면, 정상 가동범위는 다리가 테이블 위에 닿는다고 했다(그림 11.47). 양성 징후는 건측과 비교할 때 가동성이 소실되거나 비대칭이 발생하는 것이다.

수정 Ober 검사

수정 Ober 검사는 무릎을 완전히 편한 상태에서 위의 Ober 검사를 수행하는 것이다. 다시 말해, 정상 가동범위는 다리가 테이블 위로 떨어져야 하는 것이다(그림 11.48). 양성 징후는 건측과 비교해 볼 때 가동성의 소실이나 비대칭이 나타나는 것이다.

Noble 압박 검사

환자는 누운 자세를 취한다. 검사자는 환자의 엉덩관절과 무릎관절을 수동으로 90°까지 굽힘시킨다. 그런 다음, 검사자는 환자의 다리를 수동으로 펌하면서 가쪽 넙다리뼈융기의 바로 몸쪽에서 IT 밴드에 압박을 가한다(그림 11.49). 양성 징후는 무릎의 30° 굽힘에서 통증이 발생하는 것이다.

일반적인 중재

ITBS를 위한 관리계획에는 모달리티, 신장운동, 근력강화운동, 그리고 하지 운동형상학에 대한 환자교육 등을 포함할 것이다. 냉치료, 초음파 및 전기자극등이 염증이나 통증을 줄이기 위해 사용될 수 있다.

IT 밴드의 신장을 완전하게 이루는 것은 어려운 일이다.[159] IT 밴드의 효과적인 신장은 엉덩뼈능선의 고정과는 관계없이, 옆으로 누운 자세에서 환측 다리를 건측 다리 뒤쪽으로 교차시킴으로써 이루어진다(그림 11.50A–C). 환자는 폼 롤러 위에 옆으로 누운 자세를 취한 후, 마사지의 효과를 얻거나 IT 밴드를 신장하기 위해 몸을 위아래로

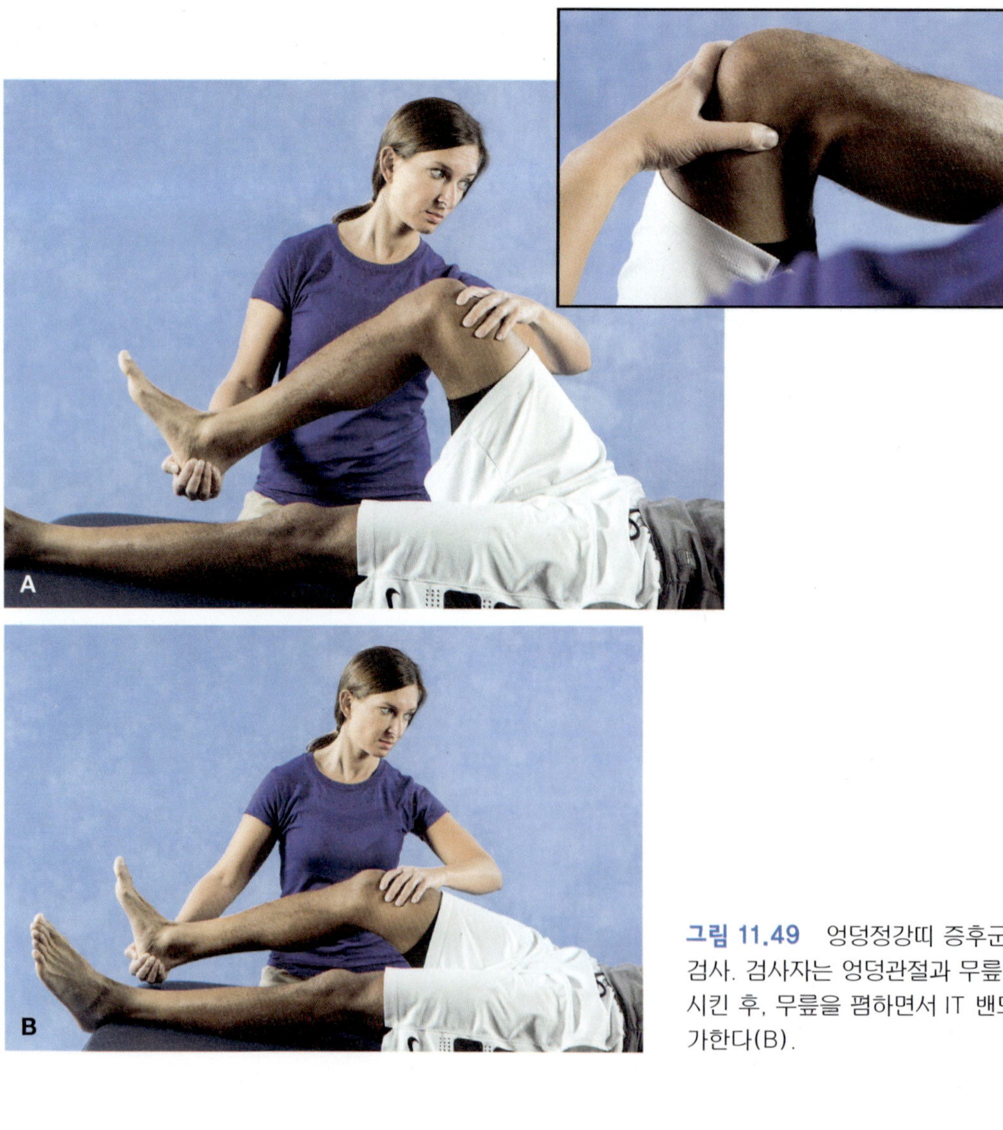

그림 11.49 엉덩정강띠 증후군의 Noble 압박 검사. 검사자는 엉덩관절과 무릎관절을 굽힘(A)시킨 후, 무릎을 펌하면서 IT 밴드에 압박을 가한다(B).

움직임으로서 IT 밴드를 신장한다.

근력강화운동은 ITBS 치료의 핵심 요소이다. 건측과 비교하거나 정상인과 비교했을 때, ITBS 환자의 엉덩관절 벌림 근력이 감소되어 있는 것으로 알려져 있다.[156] 엉덩관절 벌림근의 강화는 비정상 운동형상학을 교정하고 ITBS의 통증을 줄이는데 필수적이다.[156,157,160-162] 궁극적으로, 달리기, 걷기 또는 자전거 타기의 운동형상학을 다룰 필요가 있다.[163,164]

예방

몇몇 요소들이 ITBS의 위험 증가와 관련되어 왔다. ITBS의 위험에 처한 환자는 과도한 훈련, 사이드 힐 달리기, 또는 다운 힐 달리기 등을 피해야 한다. 만약 사이드 힐을 피할 수 없다면, 그 다리로 다운 힐하도록 한다. 적절한 달리기용 신발은 발을 중립위로 유지시키는데 좋은 지지를 제공한다. IT 밴드의 유연성과 강한 엉덩관절 벌림근의 유지가 매우 중요하다. 사이클리스트는 양쪽 발가락을 안쪽으로 회전하는 자세를 피해야 한다.

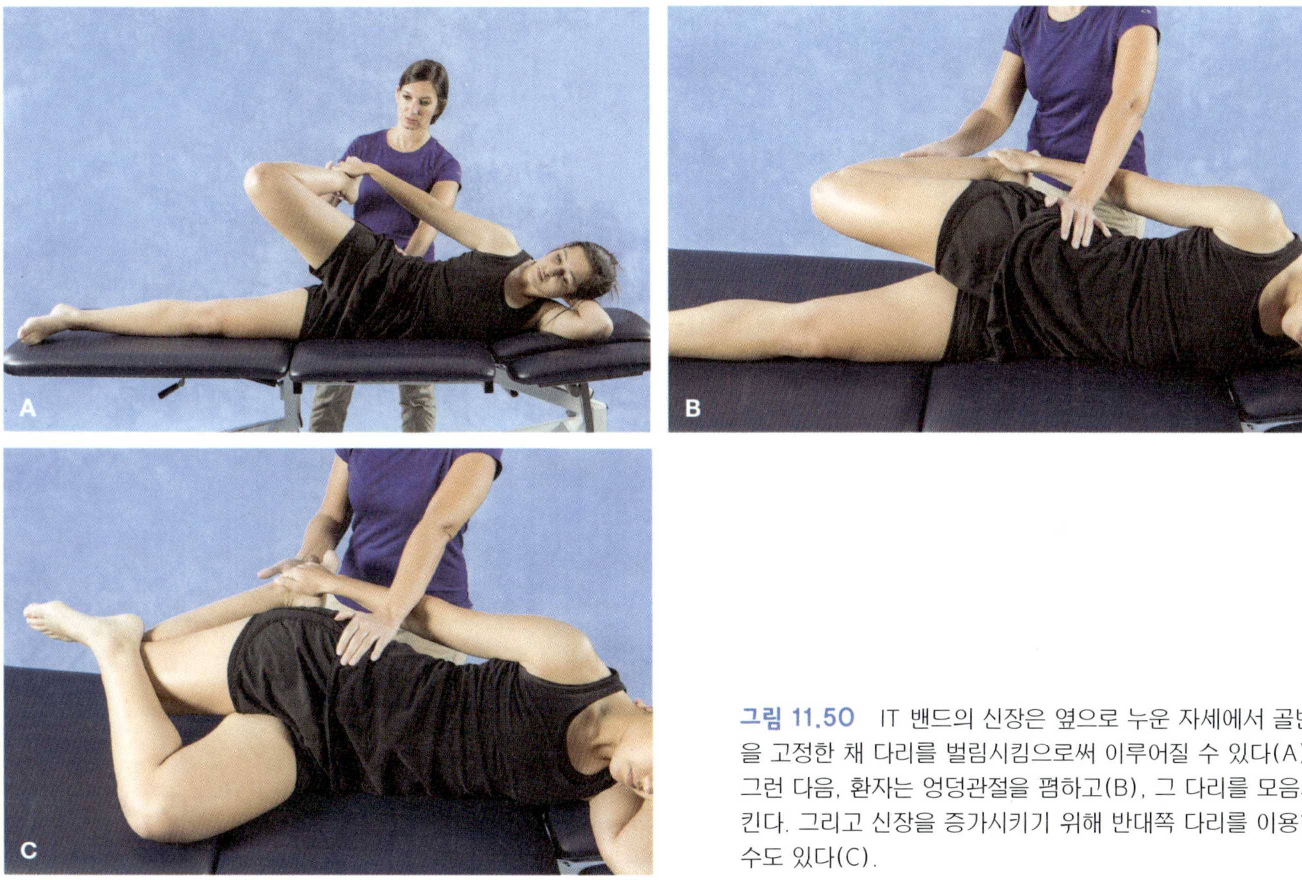

그림 11.50 IT 밴드의 신장은 옆으로 누운 자세에서 골반을 고정한 채 다리를 벌림시킴으로써 이루어질 수 있다(A). 그런 다음, 환자는 엉덩관절을 펴하고(B), 그 다리를 모음시킨다. 그리고 신장을 증가시키기 위해 반대쪽 다리를 이용할 수도 있다(C).

엉덩정강띠 증후군 환자에 대한 요점

설명과 원인	엉덩정강띠가 가쪽 넙다리뼈융기를 통과하기 때문에, IT 밴드의 염증은 타이트한 IT 밴드와 달리기와 사이클링과 같은 무릎의 반복적인 굽힘과 폄과 관련된다.
검사	Noble 압박 검사, Ober 검사, 수정 Ober 검사
신장	IT 밴드
근력강화	엉덩관절 벌림
훈련	안쪽 무릎의 붕괴를 피하기 위해
피해야 할 것	과도한 훈련, 언덕 위를 달리기, 발가락을 안쪽으로 돌림하고 자전거 타기

무릎넙다리관절통증 증후군(PFPS)

Patellofemoral Pain Syndrome

무릎넙다리관절통증 증후군(PFPS)은 하지에서 가장 흔하게 발생하는 과사용 손상이다.[165] 이 증후군은 장시간 앉아 있거나(영화관람자 징후), 쪼그려 있기, 무릎꿇기, 계단 보행을 할 때 악화되는 앞쪽 무릎의 통증이다. 이 증후군은 여성, 달리기 선수와 군대 신병들에게서 흔하게 발생한다. PFPS 환자들은 노인이 되었을 때 무릎넙다리관절 뼈관절염으로 발전하기 쉽다.[31,165]

우리는 무릎넙다리관절이 체중을 초과하는 스트레스에 쉽게 노출됨을 알고 있다. 쪼그려 앉거나 의자에서 일어서거나 다시 앉을 때 무릎넙다리관절에 가해지는 압박의 힘은 체중의 7배로 추정된다. 관절연골을 포함해 무릎뼈 밑의 구조물도 PFPS의 통증에 기여하는 것으로 추정된다.

원인/기여요소

이 질환은 장기간 무릎뼈의 비정상 트래킹 때문에 일어나는 것으로 알려져 왔다. 우리는 PFPS에 대한 원인이나 기여요소가 많고, 무릎의 "국소적" 요소 뿐만 아니라, 엉덩관절과 발/발목의 생체역학도 관련된다는 점을 높게 평가해 왔다. 부가적으로, 중추 통증 신경로의 기여가 있다.[166] 우리는 엉덩관절, 무릎관절과 발/발목 등의 기여요소를 분리하여 설명하고자 한다.

엉덩관절 기여요소

무릎보다 몸쪽에서 PFPS에 기여하는 많은 요소들이 최근에 많은 주목의 대상이 되었다. PFPS 환자는 정상인에 비해 하지의 운동형상학 변화를 겪게 될 가능성이 높고, 특히 달리기, 한발 점프, 그리고 한발 쭈그려 앉기 등과 같은 과제를 수행할 때 더욱 그러하다. PFPS 환자들은 특히, 엉덩관절의 모음과 안쪽돌림의 증가를 보일 가능성 높다. 이것은 여성에서 더욱 그러하다.

이들 소견과 일치하는 사실은, PFPS를 가진 많은 사람들이 엉덩관절 폄근, 벌림근 및 가쪽돌림근의 약증을 보인다는 것이다. PFPS 환자는 정상인에 비해 15–25% 정도 큰볼기근과 중간볼기근의 약증을 반복적으로 보인다는 것이다.[22,167–173]

무릎의 안쪽 붕괴는 넙다리뼈를 무릎뼈 밑에서 안쪽으로 돌림시킨다. 이것은 무릎뼈의 가쪽면과 넙다리뼈융기의 가쪽면 사이의 접촉을 증가시켜, 무릎넙다리관절의 마모를 증가시킨다. 엉덩관절 기여요소에 요약은 표 11–8에서 확인될 수 있다.

표 11-8 무릎넙다리관절의 기여요소

엉덩관절	엉덩관절 모음의 증가 엉덩관절 안쪽돌림의 증가 중간볼기근(벌림)의 약증 큰볼기근(폄과 가쪽돌림)의 약증
무릎관절	뼈의 기하학(얕은 도르래고랑) 큰 Q각 VMO와 VL의 상대적 약증 VMO와 VL의 지연된 활성 타이밍 IT 밴드, 가쪽지지띠의 긴장
발/발목	엎침/가쪽번짐의 증가 뒤침의 증가

무릎관절 기여요소

무릎에 있는 많은 다양한 요소들이 PFPS에 영향을 미치는 것으로 보인다. 무릎관절 기여요소들은 무릎뼈의 트래킹, Q–각, 가쪽넓은근에 대한 빗안쪽넓은근(VMO)의 근력, 가쪽구조물의 긴장, 가쪽넓은근과 안쪽넓은근의 수축 타이밍 등을 포함한다. 몇몇 연구에 따르면, PFPS 환자들이 무릎뼈의 가쪽 트래킹을 보인다는 것이다. 무릎뼈의 가쪽 트래킹(가쪽 이동)은 뼈의 기하학과 관련되는 것으로 보이고, 가쪽 트래킹의 정도는 정적 Q각이 커짐에 따라 증가한다. Q 각도는 무릎뼈를 가쪽으로 당기는 경향을 정량화하는 측정값이다.[11,21,165] 여성의 Q각이 남성의 것보다 커서, 여성이 PFPS를 경험하는 경향이 더 많은 편이다.

무릎뼈에 대한 동적 영향은 안쪽 무릎뼈에 거의 수평 당김선을 가지는 빗안쪽넓은근(VMO)을 포함하는데, 이것은 무릎뼈의 가쪽에 부착하는 가쪽넓은근에 의해 상쇄된다. PFPS의 한 가지 요소는 가쪽넓은근(VL)에 대한 빗안쪽넓은근(VMO)의 상대적 약증처럼 보인다. 몇몇 연구들은 가쪽넓은근과 비교해 VMO가 지연된 활성화를 보인다고 했는데, 이것은 *근력*보다는 수축 *타이밍*이 더 중요하다는 의미를 가진다.

도르래고랑 안에서 무릎뼈의 움직임을 억제하는 다른 하나의 장치가 무릎뼈를 가쪽으로 당김할 수 있다. IT 밴드과 무릎뼈 가쪽지지띠의 긴장도 가쪽 변위를 증가시킬 수 있다. 그림 11.51은 무릎뼈에 작용하는 많은 힘들을 보여주고 있다. PFPS에 대한 무릎관절 기여요소의 요약은 표 11–8에서 확인될 수 있다.

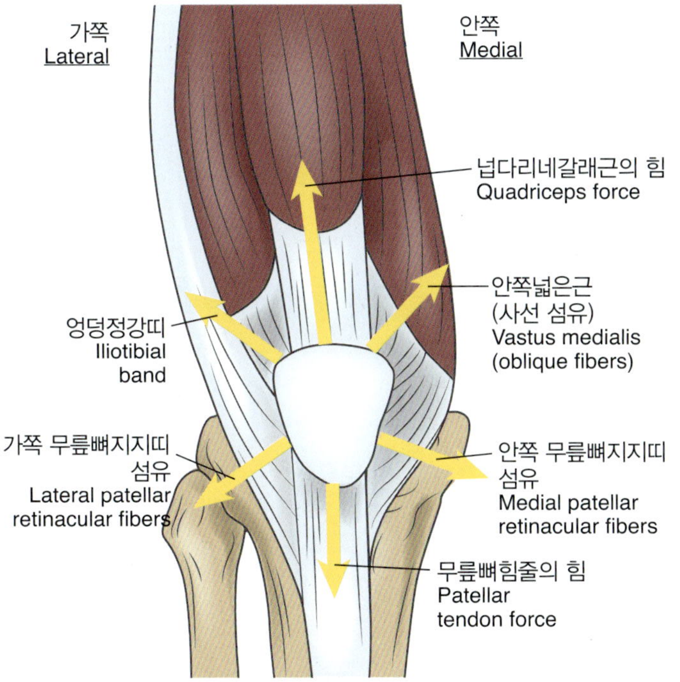

그림 11.51 무릎뼈에 작용하는 여러 가지의 힘들. PFPS의 경우, 가쪽의 힘이 무릎뼈를 안쪽으로 당기는 힘보다 클 수 있다.

발/발목 기여요소

PFPS와 발의 기여요소에 대한 의견 일치성은 다소 떨어지는 편이다. 문헌 보고에 따르면, PFPS 환자는 종종 엎침된 발과 낮은 발활을 가진다는 것이다.[174] 발의 엎침은 무릎에 밖굽이의 힘을 증가시켜 Q 각도를 증가시키는 경향을 띤다. 그러나 Thijet 등에 따르면, PFPS 환자는 정상인에 비해 엎침이 감소되어 발의 가쪽면으로 체중부하하는 경향을 띤다고 했다.[175] 이 연구의 대상자는 대부분이 남성이어서, 상반된 소견을 보일 수 있다. 과도한 엎침이나 뒤침과 같이, 변화된 발의 생체역학이 PFPS에 기여할 수 있음을 보인다. 발과 발목의 기여요소에 대한 요약은 표 11-8에서 확인될 수 있다.

증상

PFPS의 가장 흔한 증상은 앞쪽 무릎의 통증이고, 이들 통증은 장시간 굽힘된 무릎 자세를 취하거나 장시간 쭈그려 앉거나, 계단 보행을 하거나, 달리기를 하거나 또는 무릎 꿇기를 할 때 증가된다. 환자들은 쭈그려 앉거나 의자에서 일어설 때 염발음을 보일 수 있다. 환자들은 장시간의 무릎 굽힘 이후에 뻣뻣함을 호소할 수도 있다.

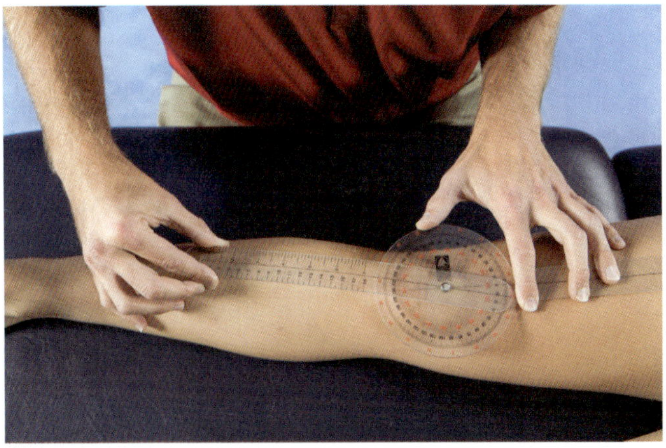

그림 11.52 ASIS, 무릎뼈의 중심 및 정강뼈거친면을 표식점으로 이용하는 Q각의 측정.

임상 징후

PFPS의 임상 징후는 환자 병력, 구조물에 기여하는 긴장이나 약증의 소견, 무릎뼈의 비정상 트래킹, 염발음 소견, 그리고 관절 압박, 쭈그려 앉기 또는 계단 보행 등으로 인한 환자의 증상 재현 등에 의해 주로 좌우된다. 다음의 검사법과 측정이 데이터 수집에 유용하다.

Q각 측정

Q 각도는 무릎을 굽힘한 자세나 폄한 자세에서, 누운 자세나 선 자세에서, 또는 넙다리네갈래근을 수축하거나 이완한 상태에서 측정될 수 있다. 그러나 표준 Q각 측정은 누운 자세에서 무릎을 폄하고 넙다리네갈래근을 이완한 상태로 수행된다. 각도계는 회전축인 무릎뼈 중심에 배치된다. 각도계의 몸쪽 팔은 ASIS에 배치되고, 먼쪽 팔은 정강뼈거친면을 이등분한다(그림 11.52). 이런 측정은 무릎뼈에 대한 넙다리네갈래근의 당김선과 정강뼈에 대한 무릎뼈힘줄의 당김선을 나타낸다. 이것은 도르래고랑의 가쪽으로 무릎뼈를 이동시키는 무릎뼈에 작용하는 힘의 상대적 개념을 제공한다. 남성의 정상 Q각은 약 11-13°이고, 여성의 정상 Q각은 약 15-17°이다.[10-12]

Ely 검사

Ely 검사는 넙다리곧은근의 길이를 평가한다. 환자는 엎드린 자세를 취한다. 검사자는 골반의 앞쪽경사나 허리뼈의 폄을 일으키지 않는 범위 내에서 환자의 무릎을 수동으로 굽힌다(그림 11.53). 정상 가동범위는 135°이다. 정상 가동범위보다 작은 범위는 넙다리곧은근의 긴장이 PFPS에 기여할 수 있음을 의미한다.

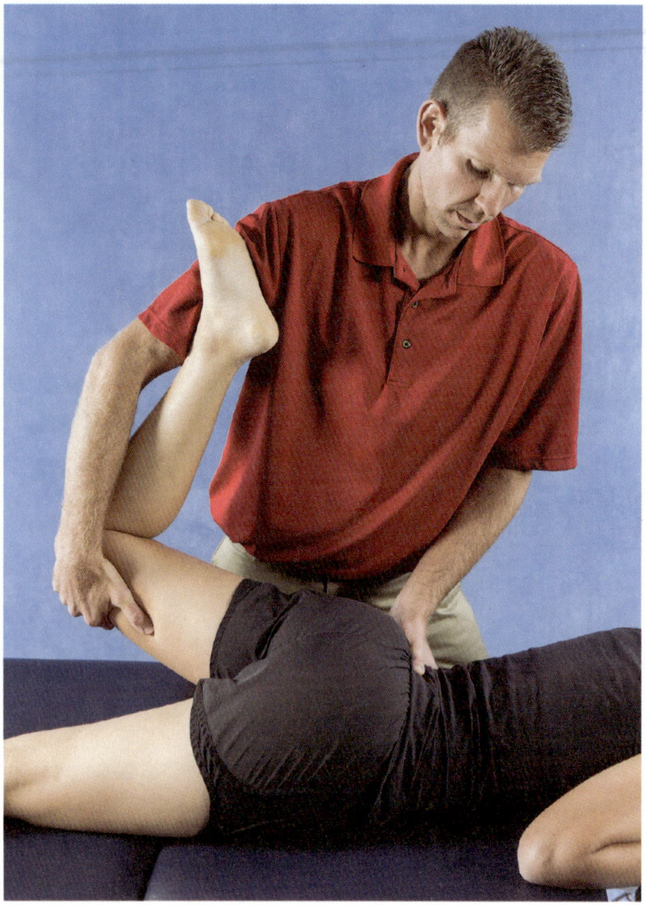

그림 11.53 넙다리네갈래근 길이를 평가하는 Ely 검사.

기능활동 검사

환자는 쭈그려 앉기, 스텝 업, 스텝 다운, 무릎 꿇기 등을 포함하는 다양한 기능활동 검사를 수행한다. 양성 징후는 환자의 통증이 재현하는 것이다. 환자의 통증을 재현시키는 가장 흔한 기능 활동은 스텝-다운 활동과 쭈그려 앉기 활동이다.

압박 검사

무릎뼈를 도르래고랑 안으로 압박하는 여러 검사법들이 존재한다. 환자는 무릎을 폄한 상태로 누운 자세를 취한다. 검사자는 무릎뼈를 도르래고랑 안으로 압박하기 위해 무릎뼈를 아랫방향으로 압박하거나(1), 무릎뼈를 아랫방향으로 활주한 후(2), 환자에게 넙다리네갈래근의 등척성 수축을 하도록 주문한다(그림 11.54). 양쪽 압박 검사에 대한 양성 징후는 통증의 발생이다.

지지띠 긴장 검사

안쪽지지띠나 가쪽지지띠의 긴장은 PFPS의 지표로써 평가될 수 있다. 지지띠 긴장의 지표로써, 환자는 무릎을 폄

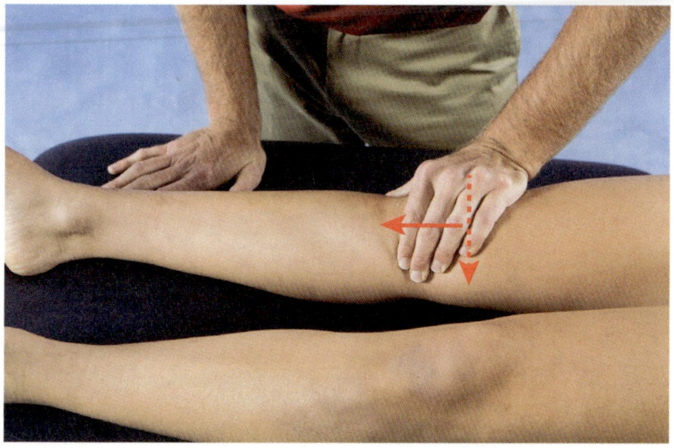

그림 11.54 PFPS의 압박검사. 검사자는 무릎뼈를 아래쪽으로 할 때 압박하고, 넙다리네갈래근 근고정 운동을 할 때 위쪽 활주를 막는다.

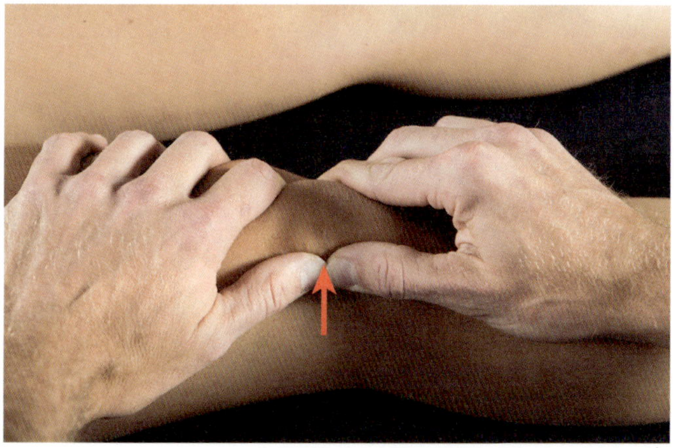

그림 11.55 PFPS에 대한 지지띠 긴장 검사.

한 자세로 누운 후 이완한다. 검사자는 무릎뼈를 안쪽과 가쪽으로 활주한다. 무릎뼈 움직임의 정상 범위는 무릎뼈 폭의 1/4 이상이다.

또한 환자에게 무릎을 폄한 상태로 눕게 한 후 이완하도록 주문하고, 가쪽지지띠를 평가할 수 있다. 검사자는 무릎뼈의 가쪽 경계를 위쪽으로 들어 올리도록 시도한다(그림 11.55). 양성 징후는 수평면보다 무릎뼈의 가쪽 경계를 올림할 수 없는 것이다.[176]

무릎뼈 트래킹 검사

환자는 무릎을 폄한 상태로 누운 자세를 취하고, 이완한다. 검사자는 무릎뼈가 움직이는 방향을 관찰할 수 있도록 충분한 힘으로 무릎뼈를 안쪽으로 가볍게 촉진하지만, 움직임을 방해하거나 변화시킬 만큼 강한 힘을 적용하지 않는다. 검사자는 환자에게 등척성 넙다리근네갈래근을 수행하도록

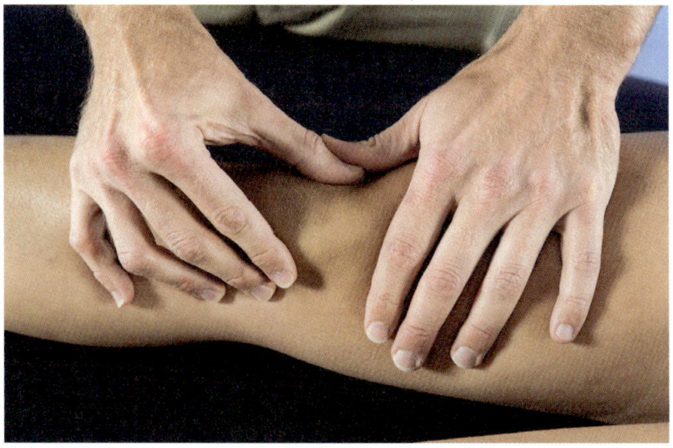

그림 11.56 PFPS에 대한 무릎뼈 트래킹 검사.

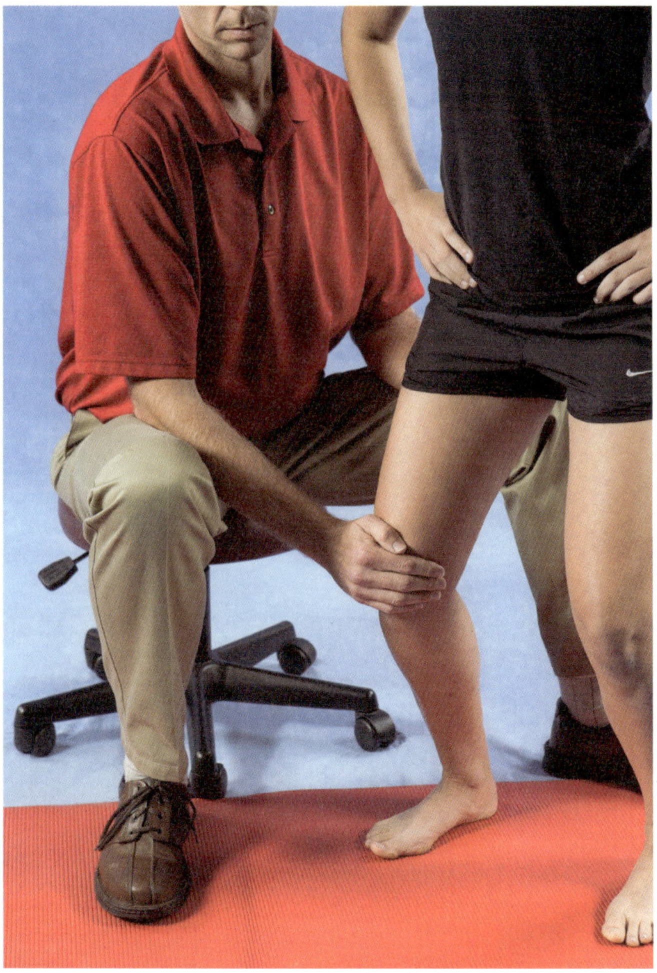

그림 11.57 PFPS에 대한 염발음 촉진 검사.

지시한다(그림 11.56). 무릎뼈의 비정상 트래킹은 위쪽 방향의 움직임보다는 가쪽 움직임이 더 많이 일어나는 것이다.

염발음 촉진 검사

환자는 누운 자세를 취하거나 선 자세를 취한다. 검사자는 가벼운 압박을 주기 위해 환자의 무릎 앞쪽면에 손끔치를 배치한다. 환자가 무릎을 굽힘하거나 쭈그려 앉기를 수행할 때, 검사자는 염발음을 촉진한다(그림 11.57). 염발음은 비정상 소견이다.

일반적인 중재

무릎넙다리관절통증 증후군에 기여하는 많은 요소들을 알고 있으면, 엉덩관절, 무릎관절 및 발목 등을 포함하는 중재가 놀라운 일이 아니다. 신장운동, 근력강화운동, 신경근육 재교육 등도 하지의 운동형상학을 향상시키는데 흔히 사용된다. 통증과 부종을 완화시키는 모달리티도 필요할 수 있다. 보조장치, 테이프 및 스플린트 등의 사용도 중재 안에 포함될 수 있다.

엉덩관절 중재

오늘날의 연구는 PFPS에 주요 기여요소로서 엉덩관절의 약증이나 신경근육 제어 능력의 소실에 초점을 맞추고 있다. 이런 결손의 해결은 PFPS 환자의 통증을 줄이는 데 효과적이다. 엉덩관절의 벌림근, 폄근 및 가쪽돌림근에 대한 근력강화운동도 관리계획 안에 흔하게 포함된다.[165,177-181] 걷기, 달리기, 쭈그려 앉기 및 점프 동안 하지의 운동형상학을 정상화시키는 신경근육 제어도 관리계획 안에 포함될 수 있다.

무릎관절 중재

PFPS를 위한 물리치료는 종종 넙다리네갈래근의 강화운동을 포함할 것이다. 가쪽 움직임의 동적 억제장치로서 VMO의 작용 능력 때문에, 선택된 운동들은 VMO을 목표로 한다.

임상 경고!

물리치료사의 역할은 무릎 폄근을 강화하는 것이지만, 무릎넙다리관절에 대한 스트레스 때문에 통증의 증가를 피할 수 없다. 일반적으로, PFPS 환자는 열린사슬에서의 폄보다 닫힌사슬에서의 폄을 더 잘 견디는 경향이 있다. 닫힌사슬의 경우, 무릎넙다리관절에 대한 스트레스는 0-40° 범위에서 가장 낮다(그림 11.58A 참조). 열린사슬의 경우, 무릎넙다리관절에 가해지는 스트레스는 60-90° 범위에서 가장 낮다(그림 11.58B 참조).[182]

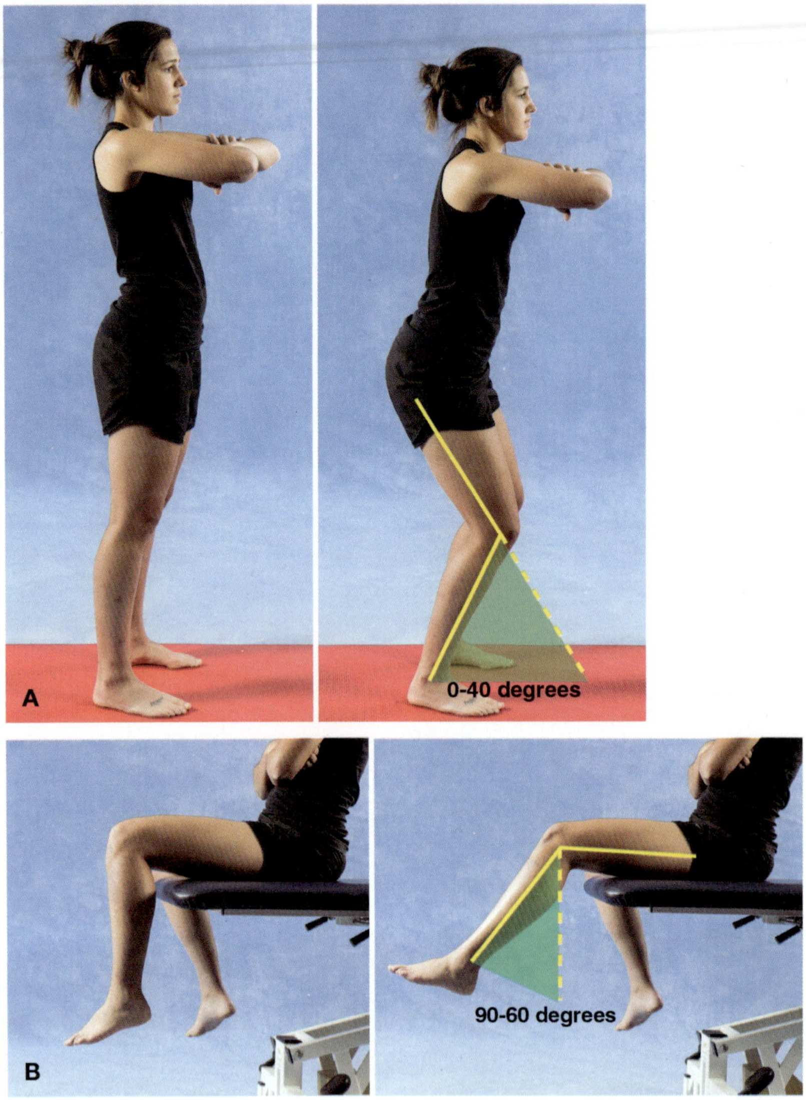

그림 11.58 무릎넙다리관절의 압박은 0-40°의 닫힌사슬과 90-60°의 열린사슬 범위에서 최소였다.

초기에 환자는 등척성 넙다리네갈래근 운동을 수행할 수 있다. 넙다리네갈래근 근고정 운동, SLR 운동, 그리고 엉덩관절 가쪽돌림 상태에서의 SLR 운동 등이 일반적으로 사용된다.[183,184] 운동의 진전으로서, 부분 스쿼트, 벽 스쿼트 및 레그 프레스 등과 같은 닫힌사슬 운동(0-40°)도 추가될 수 있다. VMO를 촉진하기 위해, 환자는 공을 압박하면서 스쿼트를 수행할 수 있다(그림 11.59). 열린사슬의 무릎 폄 운동(60-90°)도 사용될 수 있다. VMO와 VL의 타이밍이 바이오 피드백으로 해결될 수 있다.[185]

타이트한 구조물의 신장도 관리계획 안에 포함될 수 있다. 이것은 IT 밴드와 가쪽지지띠의 신장운동 뿐만 아니라, 넙다리근막긴장근, 넙다리네갈래근 및 뒤넙다리근 등의 신장을 포함한다.[176,186] 가쪽지지띠를 자가신장하기 위해, 환자에게 무릎을 편한 상태에서 무릎뼈를 안쪽으로 활주하도록 지시한다. 이것은 환측 무릎뼈를 위쪽으로 하여 옆으로 누운 자세를 취하게 하고 수행할 때 가장 효율적이다(그림 11.60).

스트랩 테이프를 이용한 무릎뼈 테이핑이나 탄성 치료적 테이핑도 관리계획 안에 포함될 수 있다. Jenny McConnell[187]이 무릎뼈의 정렬과 트래킹을 향상시키기 위해 최초로 무릎뼈 테이핑을 제안했다.[190,191] 연구에 의하면 McConnell 기법이 통증을 감소시키는데 효율적임을 보였다. 그리고 많은 종류의 무릎뼈 테이핑 기법이 존재한다. 상자 11-2는 PFPS에 대한 McConnell 기법을 자세히 설명하고 있다.

발/발목 중재

무릎에 대한 발의 엎침이나 뒤침의 효과를 최소화하기 위해, 관리계획 안에 장딴지근과 가자미근의 신장이 포함될 수 있다. 환자는 발의 제어 능력을 향상시키는 신발 보조기를 착용할 수도 있다.

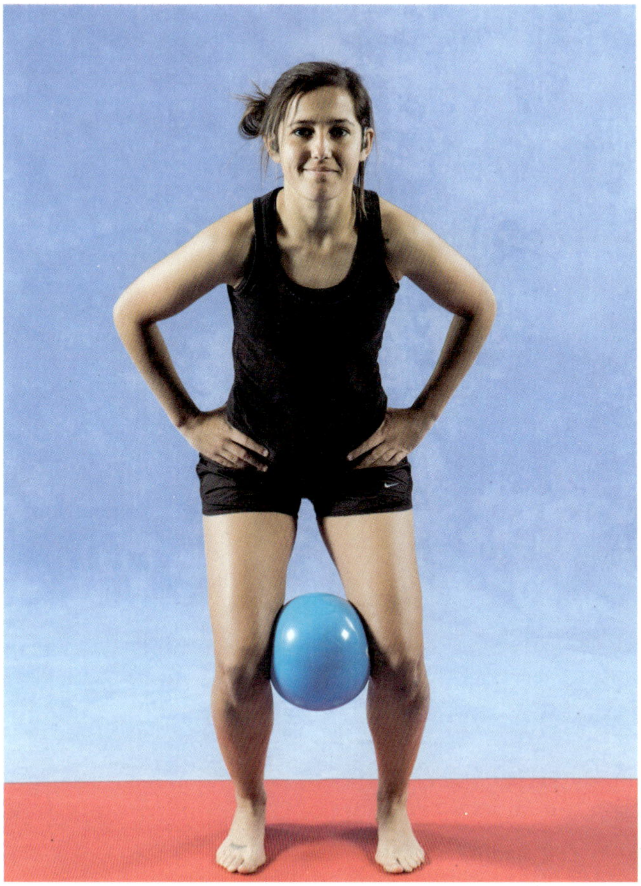

그림 11.59 등척성 엉덩관절 모음으로 이루어진 스쿼트 운동이 VMO를 강화하는데 사용될 수 있다.

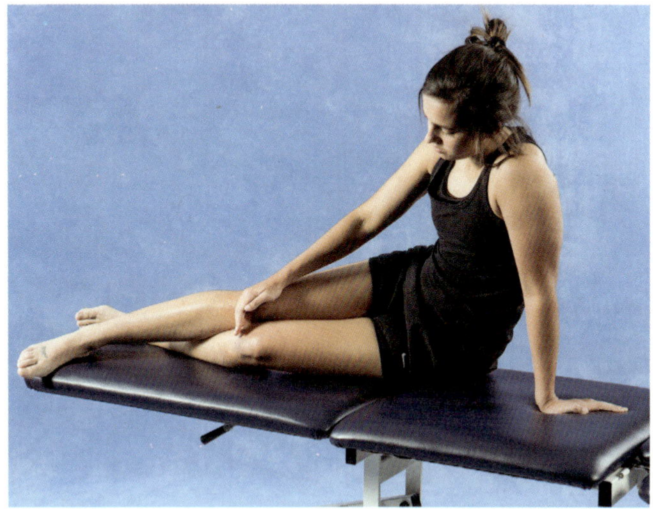

그림 11.60 무릎뼈를 안쪽으로 활주시킴으로써 가쪽지지띠를 자가 신장하는 방법을 환자에게 가르쳐 준다.

예방

PFPS의 위험은 엉덩관절의 폄근, 가쪽돌림근 및 벌림근 등을 강화시킴으로써 감소될 수 있다. 신장운동은 넙다리곧은근, 뒤넙다리근 및 장딴지-가자미근의 유연성을 유지하는데 초점을 맞추어야 한다. 환자는 발의 역학을 교정하는 신발 보조기의 사용으로 도움을 얻을 수 있다.

상자 11-2 McConnell 테이핑

정렬 평가

무릎뼈 정렬은 활주, 안쪽-가쪽 경사, 돌림, 그리고 위-아래 경사를 위해 평가된다. 환자는 무릎을 폄한 상태로 누운 자세를 취한다.

활주

검사자는 무릎뼈의 위치를 평가하고 움직임을 방해하지 않고 촉진하기 위해 무릎뼈의 한쪽면에 엄지와 검지를 가볍게 배치한다. 환자에게 넙다리네갈래근을 등척성 수축하도록 지시한다. 검사자는 무릎뼈가 도르래고랑 안에서 트래킹하는지 또는 무릎뼈가 안쪽이나 가쪽으로 트래킹하는지를 확인한다. 일반적으로 PFPS 환자는 가쪽 방향으로 트래킹한다.

안쪽-가쪽 경사

검사자는 무릎뼈가 수평을 이루는지를 확인하기 위해 엄지와 검지로 무릎뼈의 안쪽 경계면과 가쪽 경계면을 촉진한다. 한쪽이 더 낮다면, 환자는 경사진 무릎뼈를 가진 것이다. PFPS 환자는 일반적으로 더 낮은 가쪽 경계면을 가지고 있는데, 이것은 가쪽 구조물이 긴장되었음을 의미한다.

위쪽-아래쪽 경사

검사자는 무릎뼈의 위쪽과 아래쪽이 수평을 이루는지를 확인하기 위해, 엄지와 검지를 이용해 무릎뼈의 위쪽 끝과 아래쪽 끝을 촉진한다. PFPS 환자는 일반적으로 낮은 아래쪽 끝을 가지고 있는데, 이것은 무릎뼈의 먼쪽에 위치하는 지방패드의 자극에 영향을 줄 수 있다.

돌림

검사자는 무릎뼈가 넙다리뼈의 긴축과 일직선으로 놓여 있는지를 확인하기 위해 무릎뼈의 위쪽 끝과 아래쪽 끝을 촉진한다. 만약 그들이 일직선으로 정렬되지 않으면, 환자는 돌림된 무릎뼈를 가진 것이다. PFPS 환자는 일반적으로 가쪽으로 돌림된 무릎뼈의 아래쪽 끝을 가진다.

테이핑 중재

활주의 요소를 제일 먼저 교정한다. 검사자는 무릎뼈의 가쪽면에서 안쪽 무릎으로 제공을 적용하면서, 무릎뼈를 안쪽으로 활주한다(그림 A). 테이핑의 효과를 알기 위해, 환자에게 통증을 유발하는 움직임을 수행하도록 요구한다. 테이핑이 효과적이지 않으면, 테이프를 제거한다.

계속

상자 11-2 McConnell 테이핑 — 계속

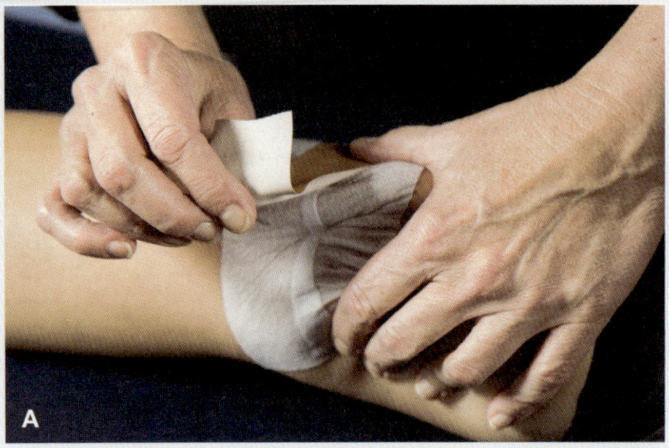

두 번째, 이상이 발견되면, 안쪽 경사 요소를 교정한다. 환자가 높은 안쪽 무릎뼈를 가지고 있다면, 무릎뼈의 수직 정중선에서 시작하여 두 번째 테이프를 첫 번째 테이프 위에 적용한다(그림 B). 그리고 이 테이프의 효과를 알기 위해, 통증을 유발시키는 동작을 수행하도록 환자에게 주문한다. 만약 테이프가 효과적이지 않으면, 그 테이프를 제거한다.

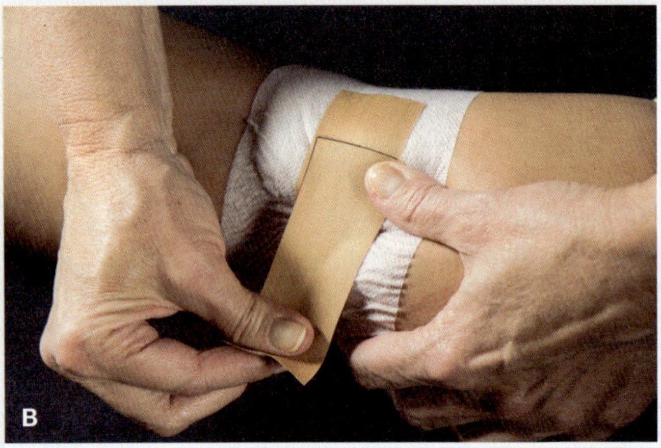

또 이상이 발견되면, 위-아래 경사 요소를 교정한다. 무릎뼈의 가쪽 경계면에서 시작하여 테이프의 스트립을 첫 번째 테이프 위에 배치한다. 이 테이프는 높은 쪽에 있는 무릎뼈의 위쪽 절반이나 아래쪽 절반을 덮는다(그림 C). 가장 일반적으로, PFPS 환자는 무릎뼈의 아래쪽 끝을 지방패드로부터 들어 올리기 위해 무릎뼈의 위쪽 절반에 테이프를 적용한다. 그리고, 이 테이프의 효과를 결정하기 위해, 통증을 유발시키는 동작을 수행하도록 환자에게 주문한다. 만약 테이프가 효과적이지 않으면, 그 테이프를 제거한다.

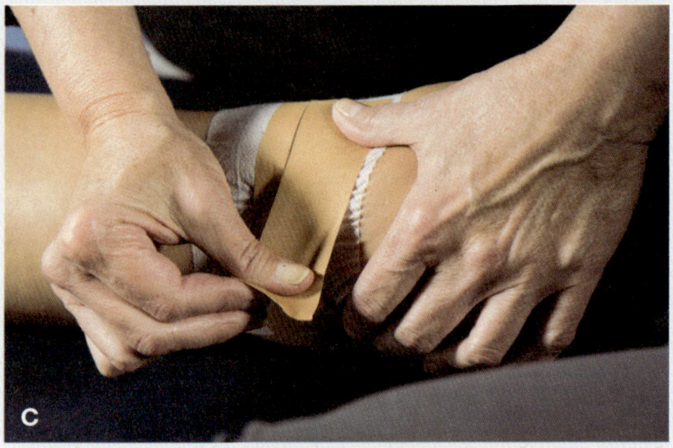

끝으로, 이상이 발견되면 회전 요소를 교정한다. 만약 환자가 가쪽으로 돌림된 무릎뼈의 아래쪽 끝을 가지고 있다면, 무릎뼈 아래쪽 끝의 중간지점에서 시작하여 무릎뼈를 정렬하도록 회전하면서 위쪽과 안쪽으로 테이프를 적용한다(그림 D). 이전과 마찬가지로 테이프가 효과적이지 않으면 그 테이프를 제거한다.

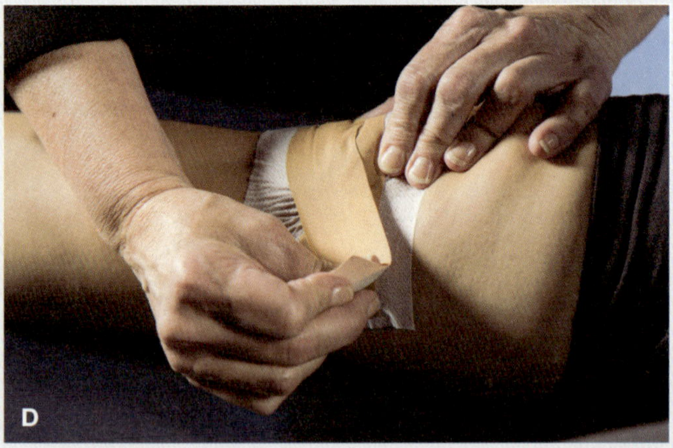

무릎넙다리관절통증 증후군 환자에 대한 요점

설명과 원인	엉덩관절, 무릎관절, 발/발목 등에서 기인한 여러 요소에 의한 무릎넙다리관절의 자극
검사	Q각 측정, Ely 검사, 기능활동 검사, 압박 검사, 지지띠 긴장 검사, 무릎뼈 트래킹 검사, 염발음 촉진검사
신장	가쪽지지띠, IT 밴드, 넙다리곧은근, 뒤넙다리근 및 장딴지근
근력강화	엉덩관절 벌림근, 엉덩관절 폄근, 엉덩관절 가쪽돌림, VMO
훈련	닫힌사슬 0-40°, 열린사슬 60°-90°, 신경근육 제어, VMO와 VL의 타이밍 훈련
피해야 할 것	엎침

수술 환자를 위한 중재

무릎뼈의 불안정성이 심한 편이고, 보존적 치료로도 좋은 결과를 얻을 수 없다면, 수술이 요구될 수도 있다. 수술 방법으로는, 타이트한 가쪽지지띠의 이완술, 신장된 안쪽지지띠의 긴장술, 도르래고랑의 재건술, 안쪽 위치로의 정강뼈거친면 이동술 및 정강뼈와 넙다리뼈의 뼈절개술 등이 포함될 수 있다.

무릎뼈힘줄병증 Patellar Tendinopathy

무릎뼈힘줄병증은 무릎뼈힘줄의 염증(힘줄염)에서 만성 퇴행성 질환(힘줄증)까지 넓은 범위의 질환을 의미한다. 이 질환은 일반적으로 "점퍼 무릎"으로도 알려져 있다. 만약 무릎뼈힘줄병증이 만성이면, 환자는 부분 또는 완전 파열될 수도 있다. 가장 흔하게 침범되는 무릎뼈힘줄의 부분은 무릎뼈의 아래쪽 끝이다.

뼈가 미성숙한 어린 운동선수의 경우, 무릎뼈힘줄의 스트레스는 **Osgood-Schlatter 질환**으로 불리는 정강뼈거친면 아래의 성장판에 염증을 초래할 수 있다. 이것은 넙다리네갈래근의 과사용에 의한 반복 외상 때문이다. 넙다리곧은근의 긴장은 Osgood-Schlatter 질환의 가능성을 증가시킨다. 이것은 정강뼈거친면에서의 뼈 성장을 초래한다(그림 11.61).

원인/기여요소

무릎뼈힘줄병증은 무릎뼈힘줄의 원심성 과하중/과사용의 결과로 인한 것처럼 보인다. 점프와 달리기를 많이 하는 스포츠 선수인, 농구 선수와 배구 선수들이 가장 높은 위험을 가진다. 점프와 착지의 운동형상학이 요인일 수 있다; 무릎뼈힘줄병증 환자는 정상인에 비해 무릎 폄근에 강한 스트레스가 가해지기 때문에 곧은 자세로 착지하는 패턴을 보인다. 그림 11.62는 이런 차이를 설명하고 있다.

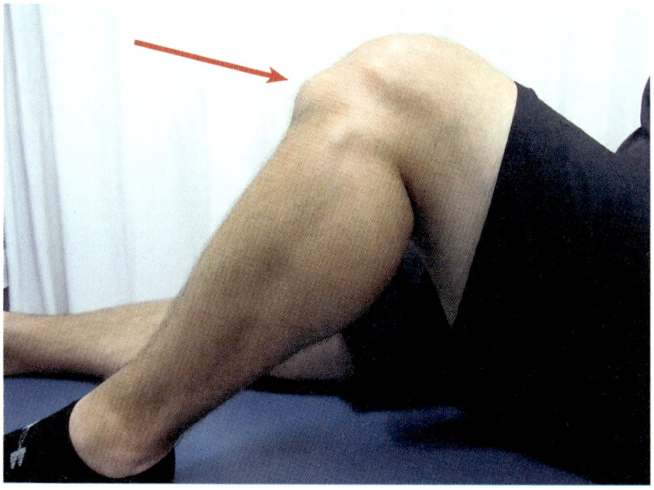

그림 11.61 Osgood-Schlatter 질환은 정강뼈거친면 밑에 있는 뼈끝단판 염증의 결과로서, 정강뼈거친면이 커지게 된다.

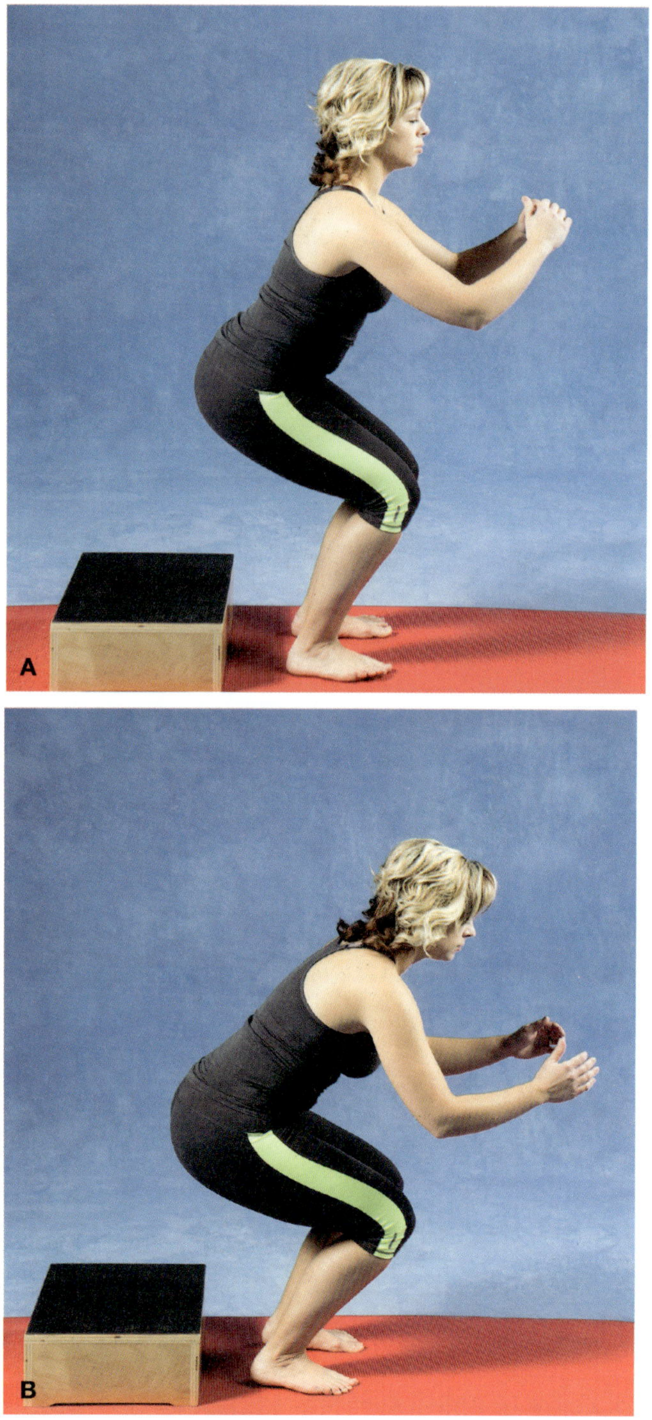

그림 11.62 점프 선수의 착지 패턴이 무릎뼈힘줄병증의 위험과 관련된다. 곧은 자세의 착지(A)는 넙다리네갈래근과 무릎뼈힘줄에 스트레스를 증가시킨다. 스쿼트 착지(B)는 큰볼기근의 사용을 증가시킨다.

넙다리네갈래근과 뒤넙다리근의 길이 제한도 무릎뼈힘줄병증에 영향을 줄 수 있다. 발목 발등굽힘 가동범위의 제한도 하나의 기여요소로 작용할 수 있다. 발등굽힘이 제한된 경우에는, 발목이 점프 착지에 의한 충격을 효율적으로 흡수하지 못해서, 무릎 폄근 기전에 더 많은 힘이 가해진다.

증상

무릎뼈힘줄병증 환자는 점프, 달리기 및 스쿼트를 할 때 무릎뼈힘줄 부위에서의 통증을 호소할 것이다. 증상은 점진적으로 시작한다. 통증은 스포츠 활동 참여 이후에 나타나지만, 염증 과정으로서 지속적으로 발생할 수 있다.

임상 징후

무릎뼈힘줄병증의 임상 징후는 수축성 조직의 병리와 일치한다; 신장, 수축 및 촉진할 때 통증이 발생한다. 무릎뼈힘줄병증은 촉진 시 압통을 발생시키고, 대개 힘줄의 이는곳인 무릎뼈의 아래쪽 끝에서 발생한다. 이것을 평가하기 위해, 환자가 누운 자세에서 무릎을 폄한 후, 넙다리네갈래근을 이완할 때 무릎뼈힘줄을 촉진한다. 무릎 폄에 저항을 가했을 때 통증이 발생하는 것은 무릎뼈힘줄병증의 2번째 임상 징후이다. 이것은 열린사슬이나 닫힌사슬에서도 나타날 수 있다. 끝으로, 환자는 가동범위의 끝지점에서 무릎을 수동으로 굽힘했을 때 통증의 증가를 호소할 것이다.

부가적으로, 다음의 검사들이 무릎뼈힘줄병증의 진단을 위해 사용될 수 있다.[195] 무릎뼈힘줄의 염증이 대개 깊은 섬유에서 일어나기 때문에, 힘줄의 긴장이 촉진 시 통증을 감소시키는 보호성 장벽을 형성한다. 이들 두 가지 검사는 힘줄이 이완된 상태에서의 압통과 긴장 상태에서의 압통을 비교함으로써 이루어진다.

수동 굽힘-폄 검사

환자는 무릎을 폄하고 누운 자세를 취한 후, 넙다리네갈래근을 이완시킨다. 검사자는 최대 압통지점을 촉진한다. 그런 다음, 환자에게 무릎을 90°로 굽힘하도록 지시한 후, 검사자는 그 지점에+ 다시 압박을 가한다(그림 11.63). 양성 징후는 무릎을 굽힘한 자세에서의 압통이 적은 경우이다.

선 자세에서 이루어지는 능동 넙다리네갈래근 검사

환자는 무릎을 폄하고 넙다리네갈래근을 이완한 상태로 선 자세를 취한다. 검사자는 최대 압통 지점을 촉진한다. 그런 다음, 환자에게 검사쪽 다리로만 선 자세를 취하도록 주문한 후, 무릎을 30°정도 굽힘하도록 지시한다. 이 지점을 다시 촉진하고, 양쪽 자세에서의 압통을 비교한다(그림 11.64). 넙다리네갈래근이 수축될 때 압통이 감소되면 양성 징후로 확신할 수 있다.

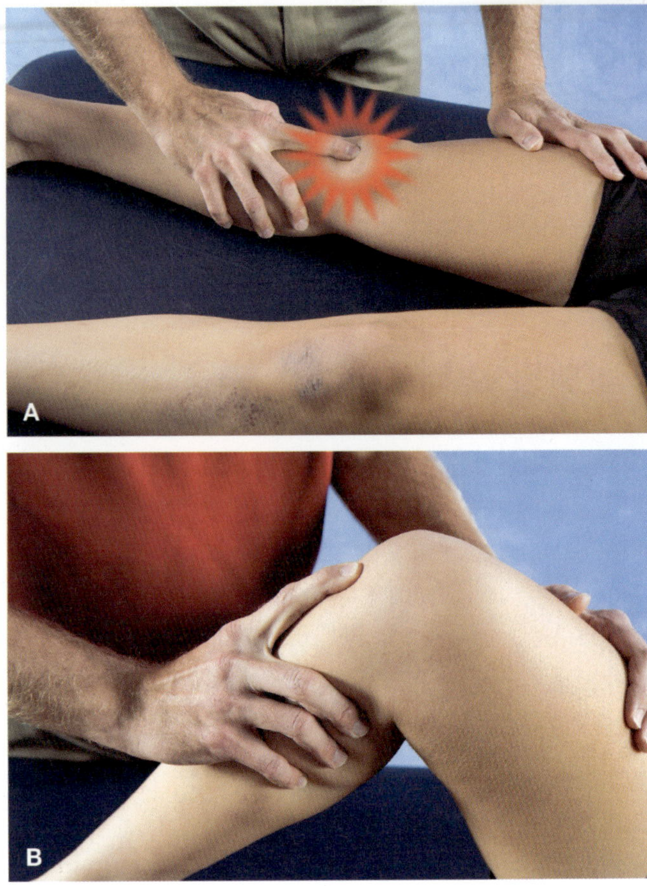

그림 11.63 무릎뼈힘줄병증을 위한 수동 굽힘-폄 검사. 무릎을 폄하고 넙다리네갈래근을 이완한 상태(A)에서는, 무릎뼈힘줄을 촉진하면 통증이 발생한다. 무릎을 굽힘하여 무릎뼈힘줄의 얕은섬유가 긴장되면(B), 압통이 감소된다.

일반적인 중재

무릎뼈힘줄병증의 관리계획은 모달리티, 신장운동, 근력강화운동, 신경근육 훈련 등을 포함한다. 초기에는, 냉치료를 포함한 항염증 모달리티가 통증과 부종을 조절하는데 도움이 될 수 있다. 넙다리곧은근, 뒤넙다리근, 장딴지-가자미근의 신장운동도 효율적인 치료 계획이다.

큰볼기근, 넙다리네갈래근 및 장딴지-가자미근의 근력강화운동도 매우 중요하다. 큰볼기근은 점프 착지나 스쿼트 시 시상면 제어에 중요한 역할을 하고, 또 넙다리네갈래근과 무릎뼈힘줄에 가해지는 스트레스를 줄이는데도 좋은 역할을 한다. 넙다리네갈래근 강화운동은 구심성이나 원심성으로

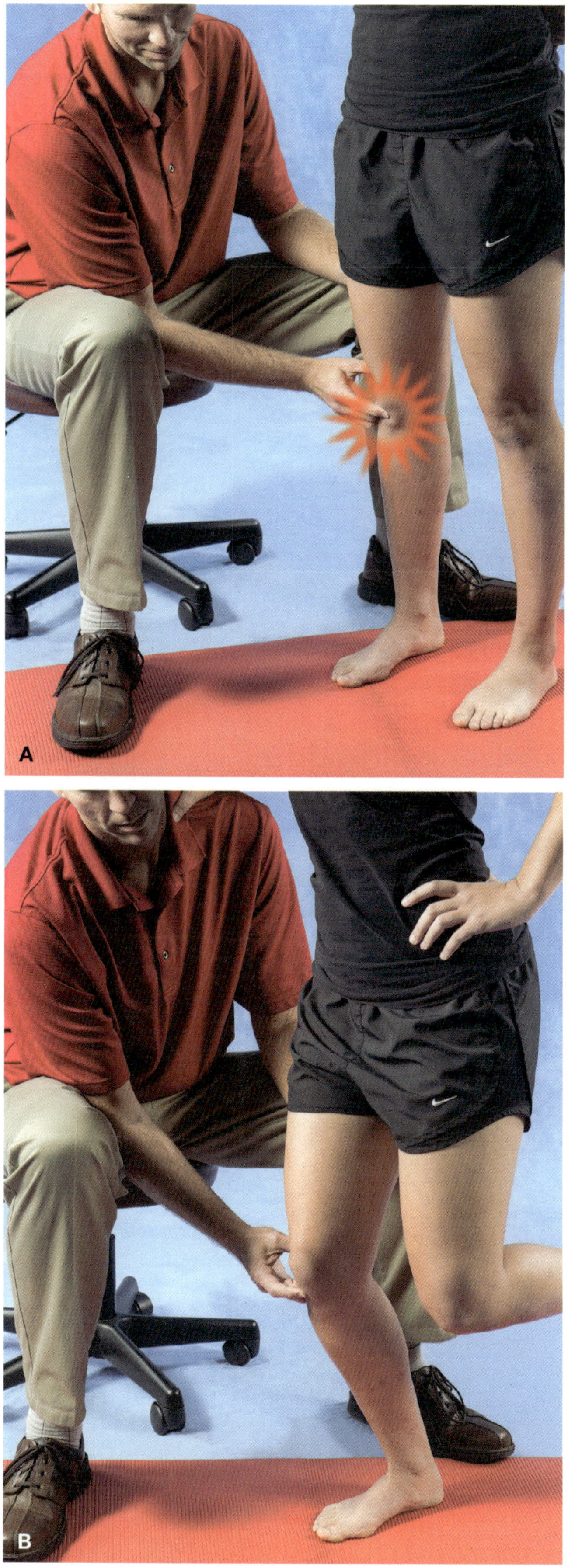

그림 11.64 무릎뼈힘줄병증을 위한 선 자세에서 이루어지는 능동 넙다리네갈래근 검사. 수동 굽힘-폄 검사와 비슷하게, 무릎을 폄한 상태에서 넙다리네갈래근을 이완한 후(A), 무릎뼈힘줄의 촉진이 통증을 유발한다. 무릎을 굽힘한 상태에서 무릎뼈힘줄의 얕은섬유가 긴장되면(B), 촉진 시 통증은 감소한다.

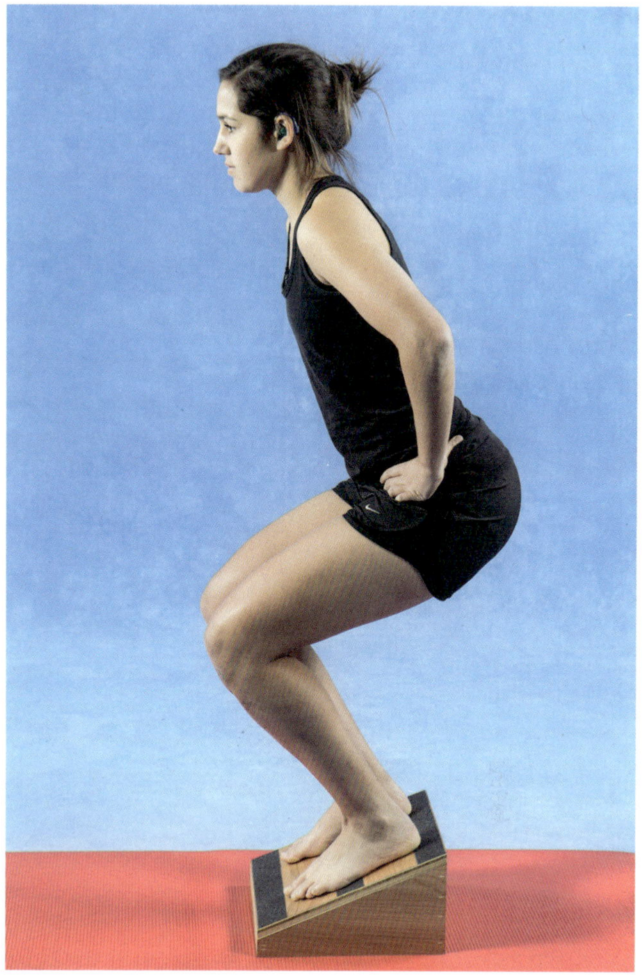

그림 11.65 경사판 위에서 수행되는 스쿼트도 무릎뼈힘줄병증을 위한 관리계획 안에 포함될 수 있다.

수행될 수 있지만, 원심성 운동이 가장 효과적이다.[196-109] 경사 보드에서 수행되는 스쿼트 운동도 평지에서의 스쿼트 운동보다 무릎뼈힘줄병증을 치료하는데 더 효과적이다(그림 11.65).[199,200] 열린사슬이나 닫힌사슬에서의 장딴지-가자미근 강화운동도 무릎뼈힘줄병증을 치료하는데 매우 중요한 요소이다.[201]

예방

가능하다면, 환자에게 체중을 줄일 수 있도록 권장해야 한다. 넙다리곧은근, 뒤넙다리근, 장딴지-가자미근의 유연성 유지와 넙다리네갈래근과 큰볼기근의 근력 유지가 매우 중요하다. 발 역학의 교정을 위해 발 보조기의 착용을 환자에게 권장할 수도 있다. 운동선수에게 뻣뻣한 곧은 자세의 점프 착지를 하지 않도록 교육해야 한다.

무릎뼈힘줄병증 환자에 대한 요점

설명과 원인	무릎뼈힘줄의 염증은 점프 운동선수의 큰볼기근 약증, 타이트한 넙다리네갈래근과 장딴지-가자미근과 관련된다.
검사	수동 굽힘-폄 검사, 선 자세에서 이루어지는 능동 넙다리네갈래근 검사
신장	넙다리네갈래근, 뒤넙다리근, 장딴지-가자미근
근력강화	큰볼기근, 넙다리네갈래근, 장딴지-가자미근
훈련	점프 운동선수의 착지 패턴, 넙다리네갈래근의 원심성 운동
피해야 할 것	곧은 자세로 착지하는 것

무릎뼈힘줄 파열
Patellar Tendon Rupture

무릎뼈힘줄 파열은 드물지만 무릎뼈힘줄병증으로 인해 발생할 수 있는 매우 심한 상태이다. 무릎뼈힘줄은 부분 파열 또는 완전 파열로 일어날 수 있다. 무릎뼈힘줄 파열은 무릎뼈의 아래쪽 끝인 무릎뼈힘줄의 이는곳에서 종종 발생한다.

원인/기여요소

파열의 원인은 점프 착지로 인한 무릎 굽힘의 외상이나 굽힘된 상태로 넘어졌을 때 종종 일어난다. 무릎뼈힘줄은 매우 굵고 강하기 때문에, 파열은 그리 흔한 편이 아니다. 힘줄의 파열은 만성 무릎뼈힘줄병증, 무릎뼈힘줄을 이식한 ACL 재건술 이력, 또는 무릎뼈힘줄의 스테로이드 주사 등과 같은 요인이 있을 때 대개 발생한다. 무릎뼈힘줄 파열과 관련된 다른 질환들로는, 당뇨병, 전신 홍반, 비만, 만성 콩팥질환, 류머티스성 관절염 및 부갑상선 기능항진증 등이 있다.

증상

완전 무릎뼈힘줄 파열의 가장 대표적인 증상은 무릎을 능동으로 폄할 수 없는 것이다. 환자들은 통증과 보행의 어려움을 호소할 것이다. 환자들은 보행을 제대로 할 수 없거나 보상작용으로서 입각기 때 무릎을 젖힘하는 현상을 보일 수 있다. 부종과 멍이 발생할 수 있다.

임상 징후

무릎뼈는 먼쪽 부착점의 부족으로 인해 위쪽으로 당김될 것이다. 이런 소견은 고위무릎뼈로 불리고, 촉진이나 X선 사진으로 발견될 것이다. 무릎뼈힘줄의 촉진은 부종에 의해 방해받을 수도 있지만, 종종 힘줄 파열을 확인할 수 있다. 무릎뼈힘줄 파열에 대한 특수검사는 없다.

일반적인 중재

무릎뼈힘줄의 정복술은 물리치료를 시작하기 전에 수행될 것이다.

수술 환자를 위한 중재

무릎뼈힘줄의 정복술/재건술

무릎뼈힘줄 파열 수술은 무릎뼈힘줄을 증가시키기 위해 힘줄의 끝을 함께 봉합한 후 그 힘줄 끝을 뼈에 다시 부착하거나, 또는 뒤넙다리근을 이용한 자가이식이나 사체를 이용한 동종이식(종종 아킬레스힘줄)을 수행할 수 있다. 그림 11.66A는 봉합에 의한 무릎뼈힘줄 파열의 정복술이고, 그림 11.66B는 반힘줄모양근의 자가이식을 이용한 재건술을 보여주고 있다.

수술 후 단계

무릎뼈힘줄 정복술 이후의 치료는 환자의 연령과 전신 건강 뿐만 아니라, 정복술의 형태에 따라 크게 좌우된다. 일반적으로 간단한 정복술 이후에는, 환자는 목발을 짚고 체중을 부하하면서 보행을 할 것이다. 종종 경첩형 무릎 스플린트는 완전 폄 상태에서 잠김된다.

임상 경고!

스플린트는 환자가 운동을 수행하지 않는 한, 항상 착용되어야 한다. 스플린트의 가동범위는 0-30°까지 제한될 수 있다.

환자는 넙다리네갈래근, 뒤넙다리근, 큰볼기근의 등척성 운동으로 시작할 수 있다. 무릎뼈 가동술도 관리계획 안에 포함될 수 있다. 뒤넙다리근과 장딴지근의 부드러운 신장운

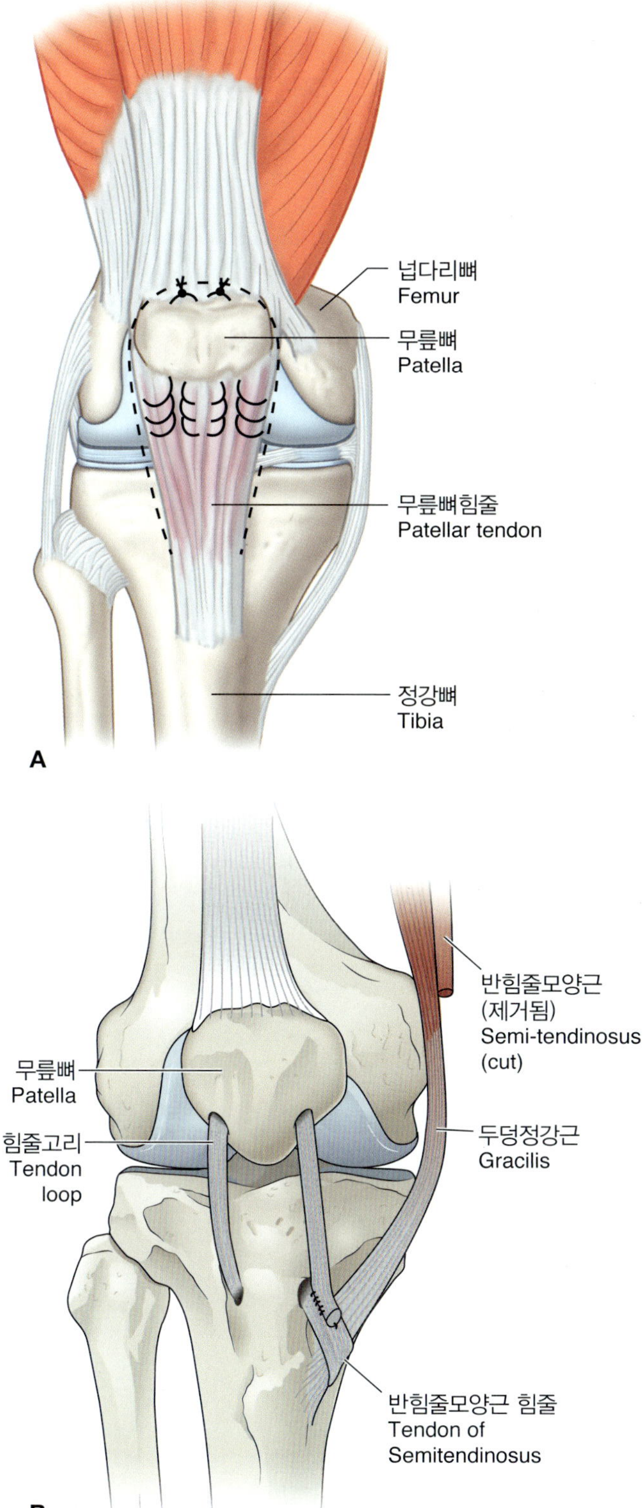

그림 11.66 무릎뼈힘줄 파열은 힘줄의 양쪽 끝을 함께 봉합하는 정복술(A)이나 이식(B)을 이용한 재건술로 복구될 수 있다. 만약 반힘줄모양근의 힘줄을 사용한다면, 그림에서처럼 그 부착점에 부착하고, 무릎뼈와 정강뼈거친면에 구멍을 뚫어서 연결한다.

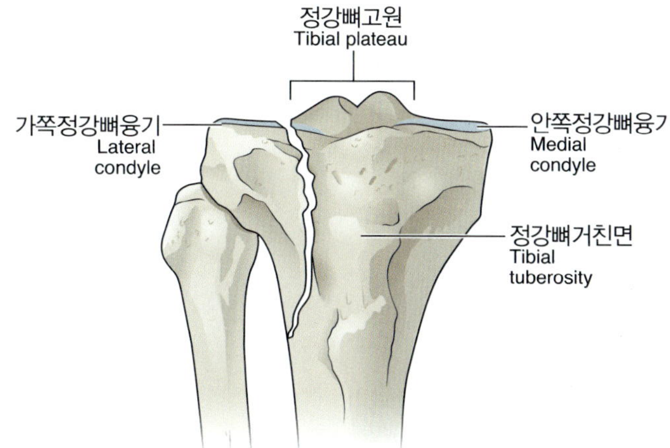

그림 11.67 가쪽 정강뼈고원 골절.

동도 포함될 수 있다. 냉치료와 전기자극과 같은 모달리티의 사용도 종종 통증과 부종을 제어하기 위해 사용된다.

3주 후, 환자는 수동으로 무릎을 90°까지 굽힘하는 허용 **관리계획은 무엇인가?** 하는 것으로 진전될 수 있다. 수동 젖힘 뿐만 아니라, 능동 무릎 폄도 여전히 제한될 것이다. 환자는 내성 범위 내의 보행과 같은 체중부하활동, 발꿈치 활주, 그리고 스플린트를 폄 자세로 잠금한 후 모든 운동면에서 이루어지는 SLR 운동을 시작할 수 있다. 수술 후 7-10주경에, 환자는 능동으로 넙다리네갈래근에 수축하고 제한된 범위 내에서 미니-스쿼트를 시작할 수 있다.

정강뼈고원 골절
Tibial Plateau Fracture

몸쪽 정강뼈를 포함하고, 정강뼈의 체중부하 관절면을 파괴를 가진 골절은 정강뼈고원 골절로 불린다. 이들 골절은 안쪽 정강뼈고원이나 가쪽 정강뼈고원, 또는 중앙 영역의 골절을 포함할 수 있다. 정강뼈고원 골절은 정강뼈의 양쪽 융기나 한쪽 융기를 포함할 것이다. 강한 충격 외상의 경우, 정강뼈는 가로골절을 당하게 되어, 뼈몸통과 뼈끝이 분리될 수 있다. 그림 11.67은 전형적인 가쪽 정강뼈고원 골절을 보여주고 있다.

원인/기여요소

일반적으로 이런 골절은 자동차 사고, 낙상, 또는 무릎에 압박력이 가해지는 스포츠 손상 등으로 발생한다. 가쪽 정강뼈고원 골절이 안쪽 정강뼈고원 골절보다 더 흔하게 발생한다.

증상

환자는 외상 이력을 가질 것이고, 무릎의 통증과 부종을 호소할 것이고, 체중부하를 할 수 없을 것이다. 만약 곁인대나 십자인대가 손상되면, 불안정이 주호소일 것이다.

임상 징후

정강뼈고원 골절에 대한 특수검사는 없다. 환자의 증상과 이력은 대개 X선 소견으로 이어질 수 있다.

일반적인 중재

정강뼈고원 골절이 비성형술이면, 환자는 정복술을 필요로 하지 않을 것이다. 이런 경우, 환자는 대개 경첩형 무릎 스플린트를 완전 폄 자세로 배치해야 할 것이고, 3개월까지 비체중부하 활동을 수행하지 않아야 한다. 골절의 유형과 기타 물렁조직의 손상에 따라, 환자는 몇 주 동안 가동범위 운동과 근력강화운동을 수행할 수 없을 것이다.

수술 환자를 위한 중재

정강뼈고원의 ORIF

골절이 성형술이거나 반달판 손상이나 인대성 손상이 있으면, 그 환자는 ORIF의 외과적 정복술을 받게 될 것이다. 이것은 일반적으로 나사 또는 플레이트-나사를 이용한 고정술이다(그림 11.68).

수술 후 단계

임상 경고!

ORIF 이후, 환자는 6주 동안 완전 폄된 자세로 경첩형 무릎 스플린트를 착용해야 할 것이다. 스플린트는 치료를 할 때만 탈착되어야 한다. 보행은 대개 12주 동안 비체중부하 상태로 이루어져야 한다. AAROM 운동은 절개부위의 치유가 허용될 때 제한되지만, 일반적으로 급성 단계 때 0-70°까지 가능하다. 일반적으로 수술 후 4주까지 설정을 90°의 굽힘으로 한다.

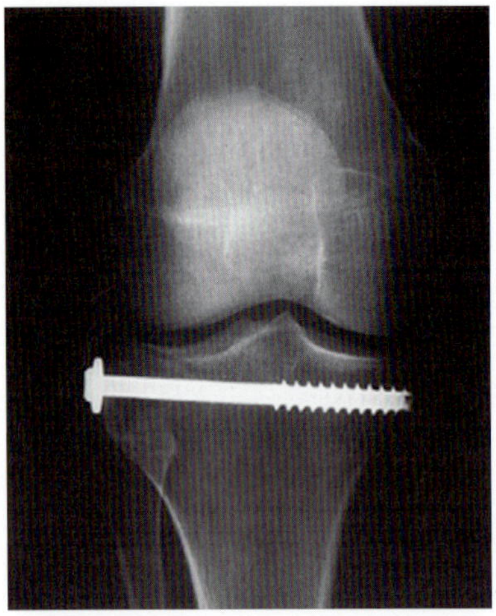

그림 11.68 정강뼈고원 골절의 ORIF 나사 고정.

초기의 근력강화운동은 모든 운동면에서의 SLR 운동과 VMO에 초점을 맞춘 넙다리네갈래근 근고정 운동을 포함한다. 발목의 근력강화운동, 건측 하지의 근력강화운동, 그리고 무릎뼈 가동술도 종종 관리계획 안에 포함된다. 닫힌사슬의 근력강화운동은 체중부하 상태의 제한으로 인해 지연된다(6-12주). 체중부하의 제한이 해제될 때 고유수용성 재교육도 관리계획 안에 포함될 수 있다.

무릎뼈 골절 Patellar Fracture

무릎뼈는 골절되기 쉽다. 여기에서 발생할 수 있는 골절의 유형으로는, 가로 변위, 극 변위(아래쪽 끝 또는 위쪽 끝), 수직 변위 또는 분쇄 변위 등이 있으며, 변위성 골절이나 비변위성 골절로 분류될 수 있다(그림 11.69).

원인/기여요소

무릎뼈 골절의 가장 흔한 원인은 낙상과 자동차 사고에 의한 직접적인 타격이다. 그들은 넙다리네갈래근의 강한 수축으로 인한 박리골절의 형태도 발생할 수 있다. 무릎뼈힘줄 이식을 이용한 ACL 재건술 이후에 무릎뼈 골절이 발생할 수 있는데, 이것은 이식으로 인한 무릎뼈의 파편 때문일 수 있다.

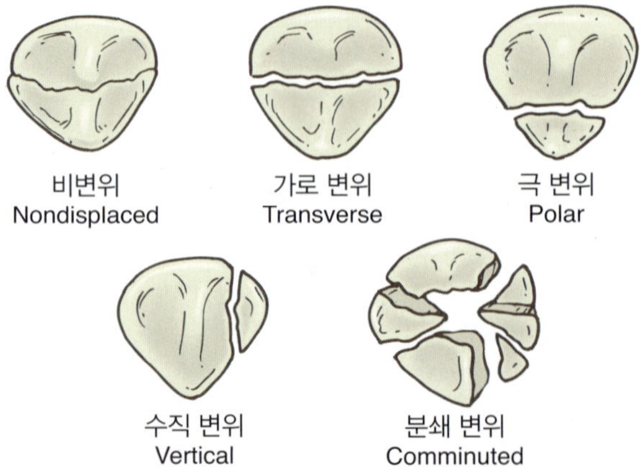

그림 11.69 무릎뼈 골절의 유형은 비변위, 가로변위, 극 변위, 수직 변위 및 분쇄 변위 등이 있다.

증상

환자는 무릎의 앞쪽 부위에 통증과 부종을 호소할 것이다. 무릎을 굽힘하거나 폄할 때 통증이 발생할 수 있고, 보행을 할 때 대개 통증이 발생한다.

임상 징후

무릎뼈 골절에 대한 특수검사는 존재하지 않는다. 환자의 이력과 증상은 대개 X선 소견으로 이어진다.

일반적인 중재

만약 골절이 비변위성이라면, 수술적 중재 없이도 치유가 일어날 수 있다. 이런 경우, 대개 환자들은 무릎의 완전폄 상태에서 스플린트를 잠금시킬 것이고, 약 6주동안 부분체중부하나 비체중부하 상태를 유지할 것이다. 이런 고정 기간 이후에는, 환자는 가동범위와 근력을 위해 종종 물리치료를 받게 될 것이다. 환자들은 고정된 상태에서, 모든 운동면에서의 SLR 운동을 통해 엉덩관절의 기능을 유지하고, 신장운동과 근력강화운동을 통해 발목관절의 기능을 유지할 수 있다.

고정기간 이후의 관리계획에는 대개 부드러운 신장운동과 근력강화운동이 포함될 것이다. 이들 운동은 뼈가 치유되는 몇 주 동안에는 시작되지 않아야 할 것이다. 일반적으로 부드러운 PROM은 손상 후 6주경에 시작될 것이며, 초기에는 90° 이상 굽힘을 피해야 한다. 부드러운 능동 넙다리네갈래근 수축은 대개 손상 후 6–8주경에 시작되며, 골절 지점에 스트레스가 가해져서는 안된다. 손상 후 9–12주경에, 일반적으로 환자는 넙다리네갈래근의 저항운동을 시작한다. 관리계획은 손상 후 12주까지 가동범위를 정상화하는 목표를 설정한다.

수술 환자를 위한 중재

무릎뼈의 ORIF

만약 골절이 변위성이라면, 환자는 무릎뼈 ORIF를 받게 될 가능성이 높아진다. 이것은 핀, 와이어, 나사 등으로도 수행될 수 있지만, 골절의 파편수와 위치에 따라 달라진다. 경우에 따라서는, 분쇄된 작은 골절 파편을 제거할 필요도 있을 것이다. 무릎뼈를 완전히 제거하는 경우는 매우 드문데, 그 이유는 **무릎뼈절제술**이 역학적 지렛대 소실로 인한 넙다리네갈래근의 약증을 오랫동안 초래할 수 있기 때문이다. 그림 11.70은 변위성 가로골절에 사용된 무릎뼈의 장력

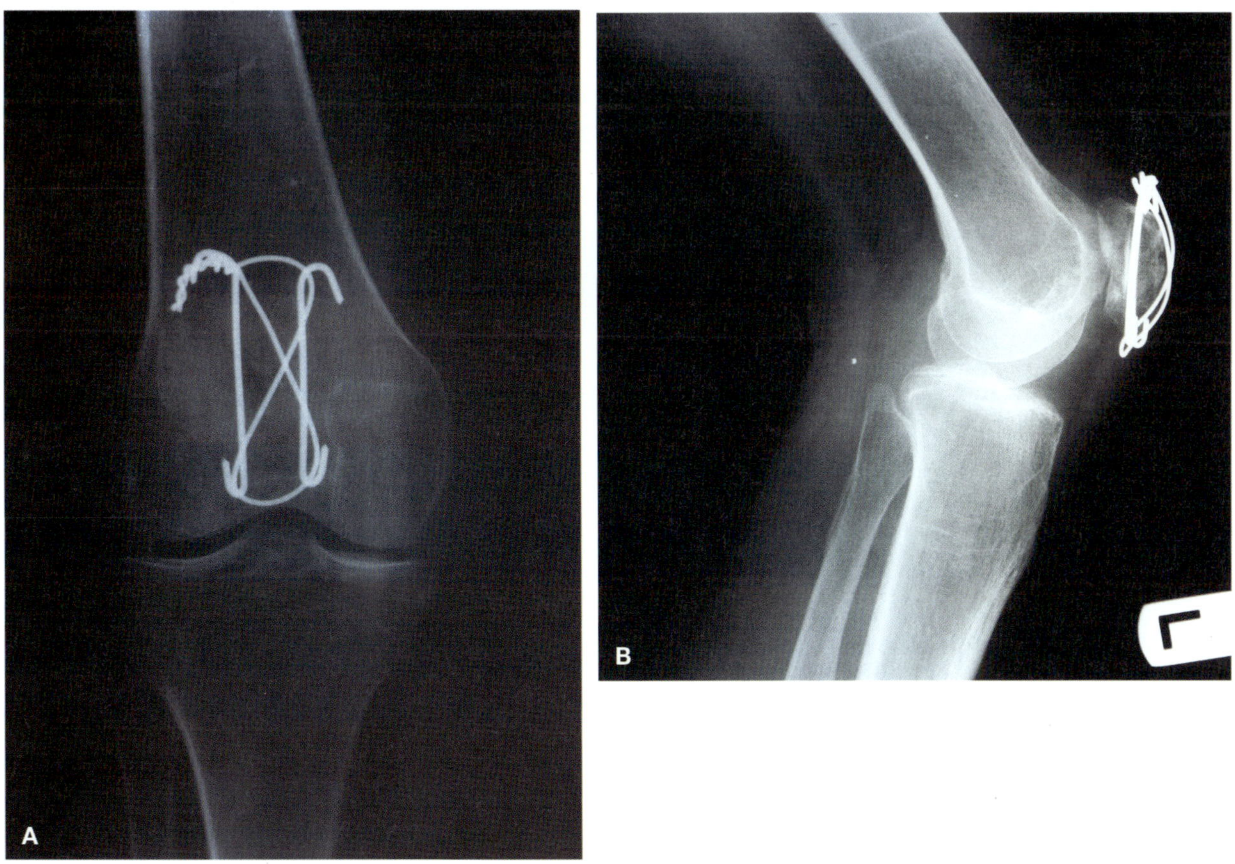

그림 11.70 가로무릎뼈 골절을 위한 무릎뼈의 ORIF는 장력 밴드 와이선을 사용한다.

밴드 와이어를 보여주고 있다.

수술 후 단계

수술 후의 재활 계획은 골절의 유형과 사용된 고정 방법에 따라 달라질 수 있다. 환자는 완전 무릎 폄이나 거의 완전 폄 상태에서 경첩형 무릎 스플린트를 착용할 것이다. 환자는 6주 동안 비접촉식 또는 접촉식 체중부하 보행으로 제한되거나 또는 초기에는 내성범위 내에서 체중부하를 허용할 것이다. 굽힘과 폄의 능동보조 가동범위운동이 수술 후 1주 내에 시작될 수 있다.

임상 경고!

환자는 수술 후 6주까지 무릎 굽힘을 90°로 제한하는 경우가 종종 있지만, 일반적인 목표는 6주까지 90°굽힘을 달성하는 것이다.

초기의 근력강화운동은 등척성의 넙다리네갈래근 운동과 뒤넙다리근 운동, 엉덩관절 벌림과 모음의 근고정 운동, 그리고 탄력밴드를 이용한 발목 운동을 포함할 것이다. 수술 후 2주의 프로토콜은 SLR 운동을 포함할 수 있다. 수술 후 6–10주경에, 환자는 고정용 자전거, 스텝퍼와 낮은 하중 저항 운동을 이용할 수 있다.

요약 SUMMARY

무릎관절은 뼈의 안정성을 거의 가지고 있지 않고, 노출되는 힘을 조절하는 인대와 반달판의 억제장치에 주로 의존한다. 엉덩관절과 발 뿐만 아니라, 무릎 자체의 변화된 생체역학이 무릎 병리에 가장 큰 영향을 미친다. 무릎 기능을 회복하려면 PT–PTA 팀이 하지 운동 사슬 전체를 고려하는 것이 중요하다. 무릎의 기능을 회복시키려고 할 때, 물리치료사는 하지 전체의 운동사슬을 고려하는 것이 중요하다.

복습 질문 REVIEW QUESTIONS

1. 무릎넙다리관절은 무릎 가동범위의 여러 지점에서 압박을 거의 받지 않는다. 열린사슬일 때 압박이 가장 적게 일어나는 가동범위의 지점은 어디인가? 닫힌사슬일 때 압박이 가장 적게 일어나는 가동범위의 지점은 어디인가? 이것이 여러분의 치료에 어떤 영향을 미치는가?

2. 무릎넙다리관절통증 증후군은 엉덩관절과 발의 변화된 생체역학으로부터 일어난 무릎에서 발생하는 힘의 좋은 예이다. 무릎넙다리관절통증 증후군에서 엉덩관절이 무릎에 어떤 영향을 주는지에 대해 파트너와 토의해 본다. 엉덩관절의 생체역학에 의해 영향을 받는 무릎의 병리에는 무엇이 있는가?

3. 반달연골로 가는 혈액 공급에 대해 토의해 본다.

4. 무릎 인대염좌와 연골병변을 위한 임상직무지침이 개발되었다. 이것이 여러분의 환자 교육이나 중재에 어떤 영향을 미치는가?

5. 무릎넙다리관절통증 증후군, 무릎뼈힘줄병증, 무릎뼈힘줄 파열, Osgood–Schlatter 질환 등을 포함해, 관련된 무릎 폄근 기전의 병리들을 비교 대조해 본다.

6. 아래의 각 특수검사를 위해, 양성 징후를 일으키는 병리의 이름을 나열한다:

a. 앞쪽 서랍 검사

b. Apley 검사

c. 염발음 촉진 검사

d. Ege 검사

e. Ely 검사

f. Lachman 검사

g. McMurray 검사

h. Noble 압박 검사

i. Ober 검사

j. 수동 굽힘–폄 검사

k. 피벗 이동 검사

l. 뒤쪽 서랍 검사

m. 뒤쪽 처짐 검사

n. Q각 측정

o. 지지띠 긴장 검사

p. 역 피벗 이동 검사

q. 선 자세 능동 넙다리네갈래근 검사

r. Thessaly 검사

s. 박굽이 스트레스 검사

환자 사례: 엉덩정강띠 증후군

물리치료 평가

환자 성명: XXXXXX XXXXXXXXX **연령:** 33 **BMI:** 22.4

진단/병력

의학적 진단: 엉덩정강띠 증후군
물리치료진단: 엉덩정강띠로 인한 오른쪽 무릎의 가쪽 통증
진단 검사/결과: X-선 음성
관련 병력: 뚜렷하지 않음
사전 기능수준: 매우 활동적이고, 매일 달리기를 한다.
환자의 목표: 통증 감소, 스포츠 활동으로 복귀
약물: 3일에 한번씩 ibuprofen 800㎎
주의사항: 없음

사회적 지지/안전위험요소

환자의 생활환경/지지/위험: 혼자 살고 있음
환자의 직업환경/직업/레저활동: 너싱홈 직원, 달리기선수

활력 징후

휴식시 체온:97.8 BP: 126/68 HR: 58 호흡률: 12 산소포화도: 99

주관적 정보

환자는 남성이며, 오른쪽 무릎 통증을 2-3개월 가지고 있다. 그는 뚜렷한 이유 없이 통증이 발생했고, 달리기를 한 후에 악화되었다고 말한다. 그는 1주일에 적어도 4일을 최소 45분 동안 달리기를 한다고 말한다.

신체 평가

지남력: 정상
언어/시각/청각: 정상
피부 온전성: 온전함
ROM: 전반적으로 엉덩관절 B는 WNL
근력: 중간볼기근 약증 - 오른쪽 4/5, 왼쪽 L5/5
촉진: 가쪽 허벅지에 압통 발생
근육 톤: 검사하지 않음
균형/협응: 검사하지 않음
감각/고유수용성 감각: 검사하지 않음
지구력: 정상
자세: 이마면의 정적 정렬 5°안굽이 B.
부종: 없음

통증

통증 점수와 위치: 가장 좋을 때 0/10, 가장 나쁠 때 7/10
완화 요소: 휴식, 냉치료, ibuprofen
악화 요소: 달리기, 다리 교차
자극성: 환자는 달리기를 한 후, 약 1시간 동안 무릎이 아팠다고 말한다. 달리기 거리와 빈도가 감소되었다.

기능 평가

환자는 기능적으로 독립적이다.

특수검사

검사 이름: 수정 Ober 검사 **결과:** 양성
검사 이름: Noble 압박 검사 **결과:** 양성

평가

환자는 엉덩정강띠 증후군(달리기선수의 무릎)을 지속적으로 가진다.

단기치료 목표

1. 환자는 통증이 20% 정도 감소했다고 말할 것이다.
2. 환자는 운동 내성의 근거로서 증가된 중간볼기근의 근력을 가질 것이다.
3. 환자는 HEP에서 독립적일 것이다.

장기치료 목표

1. 환자는 근력 5/5의 중간볼기근을 가질 것이다.
2. 환자는 통증이 50% 감소했다고 말할 것이다.
3. 환자는 동적 밖굽이 조절에 대한 자각을 보일 것이다.

치료 계획

빈도/기간: 6주 동안 1주일에 2회
구성: 모달리티, 치료적 운동, 신경재교육, 환자교육

계속

환자 관리 질문

1. 환자의 엉덩정강띠 증후군에 기여하는 요소는 무엇인가?
2. 피하거나 축소해야 할 특정 활동에 대해 환자에게 어떻게 설명할 것인가?
3. 여러분이 환자를 처음 치료할 때 수집해야 할 데이터는 무엇인가?
4. 만약 관리계획이 여러분에게 제공되지 않으면, 이 환자에게 여러분이 사용할 수 있는 모달리티는 어떤 것이 있는가? 그 이유는 무엇인가? 모달리티가 금기시 되는가?
5. 관리계획이 여러분에게 특별히 제공되지 않으면, 이 환자에게 적절한 3가지 치료적 운동을 기술한다. 여러분의 선택을 정당화한다.

참고문헌

1. Reese, N. B., & Bandy, W. D. (2010). *Joint range of motion and muscle length testing*. New York: Elsevier Health Sciences.
2. Almquist, P. O., Arnbjörnsson, A., Zätterström, R., Ryd, L., Ekdahl, C., & Fridén, T. (2002). Evaluation of an external device measuring knee joint rotation: An in vivo study with simultaneous Roentgen stereometric analysis. *Journal of Orthopaedic Research, Official Publication of the Orthopaedic Research Society*, *20*, 427–432.
3. Hill, P. F., Vedi, V., Williams, A., Iwaki, H., Pinskerova, V., & Freeman, M. A. (2000). Tibiofemoral movement 2: The loaded and unloaded living knee studied by MRI. *Journal of Bone and Joint Surgery (British volume)*, *82–B*, 1196–1198.
4. Patel, V. V., Hall, K., Ries, M., Lotz, J., Ozhinsky, E., Lindsey, C., Lu, Y., & Majumdar, S. (2004). A three-dimensional MRI analysis of knee kinematics. *Journal of Orthopaedic Research, Official Publication of the Orthopaedic Research Society*, *22*, 283–292.
5. Hubbard, J. K., Sampson, H. W., & Elledge, J. R. (1997). Prevalence and morphology of the vastus medialis oblique muscle in human cadavers. *The Anatomical Record*, *249*, 135–142.
6. Smith, T. O., Nichols, R., Harle, D., & Donell, S. T. (2009). Do the vastus medialis obliquus and vastus medialis longus really exist? A systematic review. *Clinical Anatomy*, *22*, 183–199.
7. Waligora, A. C., Johanson, N. A., & Hirsch, B. E. (2009). Clinical anatomy of the quadriceps femoris and extensor apparatus of the knee. *Clinical Orthopaedics and Related Research*, *467*, 3297–3306.
8. Fleming, B. C. Renstrom, P. A., Ohlen, G., Johnson, R. J., Peura, G. D., Beynnon, B. D., & Badger, G. J. (2001). The gastrocnemius muscle is an antagonist of the anterior cruciate ligament. *Journal of Orthopaedic Research, Official Publication of the Orthopaedic Research Society*, *19*, 1178–1184.
9. Neptune, R. R., Kautz, S. A., & Zajac, F. E. (2001). Contributions of the individual ankle plantar flexors to support, forward progression and swing initiation during walking. *Journal of Biomechanics*, *34*, 1387–1398.
10. Horton, M. G., & Hall, T. L. (1989). Quadriceps femoris muscle angle: Normal values and relationships with gender and selected skeletal measures. *Physical Therapy*, *69*, 897–901.
11. Livingston, L. A. (1998). The quadriceps angle: A review of the literature. *Journal of Orthopaedic and Sports Physical Therapy*, *28*, 105–109.
12. Woodland, L. H., & Francis, R. S. (1992). Parameters and comparisons of the quadriceps angle of college-aged men and women in the supine and standing positions. *American Journal of Sports Medicine*, *20*, 208–211.
13. Escamilla, R. F., Zheng, N., Macleod, T. D., Edwards, W. B., Imamura, R., Hreljac, A., Fleisig, G. S., et al. (2009). Patellofemoral joint force and stress during the wall squat and one-leg squat. *Medicine and Science in Sports and Exercise*, *41*, 879–888.
14. Voskanian, N. (2013). ACL Injury prevention in female athletes: Review of the literature and practical considerations in implementing an ACL prevention program. *Current Reviews in Musculoskeletal Medicine*, *6*, 158–163.
15. Powers, C. M. (2003). The influence of altered lower-extremity kinematics on patellofemoral joint dysfunction: A theoretical perspective. *Journal of Orthopaedic and Sports Physical Therapy*, *33*, 639–646.
16. Powers, C. M. (2010). The influence of abnormal hip mechanics on knee injury: A biomechanical perspective. *Journal of Orthopaedic and Sports Physical Therapy*, *40*, 42–51.
17. Ramskov, D., Barton, C., Nielsen, R. O., & Rasmussen, S. (2015). High eccentric hip abduction strength reduces the risk of developing patellofemoral pain among novice runners initiating a self-structured running program: A 1-year observational study. *Journal of Orthopaedic and Sports Physical Therapy*, *45*, 153–161.
18. Chappell, J. D., Yu, B., Kirkendall, D. T., & Garrett, W. E. (2002). A comparison of knee kinetics between male and female recreational athletes in stop-jump tasks. *American Journal of Sports Medicine*, *30*, 261–267.
19. Malinzak, R. A., Colby, S. M., Kirkendall, D. T., Yu, B., & Garrett, W. E. (2001). A comparison of knee joint motion patterns between men and women in selected athletic tasks. *Clinical Biomechanics (Bristol Avon)*, *16*, 438–445.
20. Shimokochi, Y., & Shultz, S. J. (2008). Mechanisms of noncontact anterior cruciate ligament injury. *Journal of Athletic Training*, *43*, 396–408.
21. Lathinghouse, L. H., & Trimble, M. H. (2000). Effects of isometric quadriceps activation on the Q-angle in women before and after quadriceps exercise. *Journal of Orthopaedic and Sports Physical Therapy*, *30*, 211–216.

22. Nakagawa, T. H., Moriya, E. T. U., Maciel, C. D., & Serrão, F. V. (2012). Trunk, pelvis, hip, and knee kinematics, hip strength, and gluteal muscle activation during a single-leg squat in males and females with and without patellofemoral pain syndrome. *Journal of Orthopaedic and Sports Physical Therapy*, *42*, 491–501.
23. Souza, R. B., Draper, C. E., Fredericson, M., & Powers, C. M. (2010). Femur rotation and patellofemoral joint kinematics: A weight-bearing magnetic resonance imaging analysis. *Journal of Orthopaedic and Sports Physical Therapy*, *40*, 277–285.
24. Mikesky, A. E., Meyer, A., & Thompson, K. L. (2000). Relationship between quadriceps strength and rate of loading during gait in women. *Journal of Orthopaedic Research, Official Publication of the Orthopaedic Research Society*, *18*, 171–175.
25. Badlani, J. T., Borrero, C., Golla, S., Harner, C. D., & Irrgang, J. J. (2013). The effects of meniscus injury on the development of knee osteoarthritis: Data from the osteoarthritis initiative. *American Journal of Sports Medicine*, *41*, 1238–1244.
26. Egloff, C., Hügle, T., & Valderrabano, V. (2012). Biomechanics and pathomechanisms of osteoarthritis. *Swiss Medical Weekly*, *142*, w13583.
27. Felson, D. T., Zhang, Y., Hannan, M. T., Naimark, A., Weissman, B., Aliabadi, P., & Levy, D. (1997). Risk factors for incident radiographic knee osteoarthritis in the elderly: The Framingham Study. *Arthritis & Rheumatism*, *40*, 728–733.
28. Felson, D. T., Niu, J., Gross, K. D., Englund, M., Sharma, L., Cooke, T. D., Guermazi, A., et al. (2013). Valgus malalignment is a risk factor for lateral knee osteoarthritis incidence and progression: Findings from the Multicenter Osteoarthritis Study and the Osteoarthritis Initiative. *Arthritis & Rheumatism*, *65*, 355–362.
29. Gunardi, A. J., Brennan, S. L., Wang, Y., Cicuttini, F. M., Pasco, J. A., Kotowicz, M. A., Nicholson, G. C., et al. (2013). Associations between measures of adiposity over 10 years and patella cartilage in population-based asymptomatic women. *International Journal of Obesity, 2005*, *37*, 1586–1589.
30. Hashikawa, T., Osaki, M., Ye, Z., Tomita, M., Abe, Y., Honda, S., Takamura, N., et al. (2011). Factors associated with radiographic osteoarthritis of the knee among community-dwelling Japanese women: The Hizen-Oshima Study. *Journal of Orthopaedic Science, Official Journal of the Japanese Orthopaedic Association*, *16*, 51–55.
31. Kim, Y. M., & Joo, Y. B. (2012). Patellofemoral osteoarthritis. *Knee Surgery & Related Research*, *24*, 193–200.
32. Kujala, U. M., Kaprio, J., & Sarna, S. (1994). Osteoarthritis of weight bearing joints of lower limbs in former élite male athletes. *The BMJ*, *308*, 231–234.
33. Maetzel, A., Mäkelä, M., Hawker, G., & Bombardier, C. (1997). Osteoarthritis of the hip and knee and mechanical occupational exposure—A systematic overview of the evidence. *Journal of Rheumatology*, *24*, 1599–1607.
34. Molloy, M. G., & Molloy, C. B. (2011). Contact sport and osteoarthritis. *British Journal of Sports Medicine*, *45*, 275–277.
35. Muthuri, S. G., Hui, M., Doherty, M., & Zhang, W. (2011). What if we prevent obesity? Risk reduction in knee osteoarthritis estimated through a meta-analysis of observational studies. *Arthritis Care & Research*, *63*, 982–990.
36. Richmond, S. A., Fukuchi, R. K., Ezzat, A., Schneider, K., Schneider, G., & Emery, C. A. (2013). Are joint injury, sport activity, physical activity, obesity, or occupational activities predictors for osteoarthritis? A systematic review. *Journal of Orthopaedic and Sports Physical Therapy*, *43*, 515–524.
37. Shelbourne, K. D., Urch, S. E., Gray, T., & Freeman, H. (2012). Loss of normal knee motion after anterior cruciate ligament reconstruction is associated with radiographic arthritic changes after surgery. *American Journal of Sports Medicine*, *40*, 108–113.
38. Stratford, P. W., Kennedy, D. M., & Woodhouse, L. J. (2006). Performance measures provide assessments of pain and function in people with advanced osteoarthritis of the hip or knee. *Physical Therapy*, *86*, 1489–1496.
39. Altman, R., Asch, E., Bloch, D., Bole, G., Borenstein, D., Brandt, K., Christy, W., et al. (1986). Development of criteria for the classification and reporting of osteoarthritis. Classification of osteoarthritis of the knee. Diagnostic and Therapeutic Criteria Committee of the American Rheumatism Association. *Arthritis and Rheumatism*, *29*, 1039–1049.
40. Alnahdi, A. H., Zeni, J. A., & Snyder-Mackler, L. (2012). Muscle impairments in patients with knee osteoarthritis. *Sports Health*, *4*, 284–292.
41. Brakke, R., Singh, J., & Sullivan, W. (2012). Physical therapy in persons with osteoarthritis. *PM&R: The Journal of Injury, Function, and Rehabilitation*, *4*, S53–58.
42. Ettinger, W. H., Jr., Burns, R., Messier, S. P., Applegate, W., Rejeski, W. J., Morgan, T., Shumaker, S., et al. (1997). A randomized trial comparing aerobic exercise and resistance exercise with a health education program in older adults with knee osteoarthritis. The Fitness Arthritis and Seniors Trial (FAST). *Journal of the American Medical Association*, *277*, 25–31.
43. Felson, D. T., Lawrence, R. C., Hochberg, M. C., McAlindon, T., Dieppe, P. A., Minor, M. A., Blair, S. N., et al. (2000). Osteoarthritis: New insights. Part 2: Treatment approaches. *Annals of Internal Medicine*, *133*, 726–737.
44. Iwamoto, J., Sato, Y., Takeda, T., & Matsumoto, H. (2011). Effectiveness of exercise for osteoarthritis of the knee: A review of the literature. *World Journal of Orthopedics*, *2*, 37–42.
45. Smith, T. O., King, J. J., & Hing, C. B. (2012). The effectiveness of proprioceptive-based exercise for osteoarthritis of the knee: A systematic review and meta-analysis. *Rheumatology International*, *32*, 3339–3351.
46. Tanaka, R., Ozawa, J., Kito, N., & Moriyama, H. (2013). Efficacy of strengthening or aerobic exercise on pain relief in people with knee osteoarthritis: A systematic review and meta-analysis of randomized controlled trials. *Clinical Rehabilitation*, *27*, 1059–1071.
47. van Baar, M. E., Assendelft, W. J., Dekker, J., Oostendorp, R. A., & Bijlsma, J. W. (1999). Effectiveness of exercise therapy in patients with osteoarthritis of the hip or knee: A systematic review of randomized clinical trials. *Arthritis and Rheumatism*, *42*, 1361–1369.
48. Wang, S. Y., Olson-Kellogg, B., Shamliyan, T. A., Choi, J. Y., Ramakrishnan, R., & Kane, R. L. (2012). Physical therapy interventions for knee pain secondary to osteoarthritis: A systematic review. *Annals of Internal Medicine*, *157*, 632–644.
49. Péloquin, L., Bravo, G., Gauthier, P., Lacombe, G., & Billiard, J. S. (1999). Effects of a cross-training exercise program in persons with osteoarthritis of the knee: A randomized controlled trial. *Journal of Clinical Rheumatology: Practical Reports on Rheumatic and Musculoskeletal Diseases*, *5*, 126–136.
50. Brandt, K. D., Heilman, D. K., Slemenda, C., Katz, B. P., Mazzuca, S. A., Braunstein, E. M., & Byrd, D. (1999). Quadriceps strength in women with radiographically progressive osteoarthritis of the knee and those with stable radiographic changes. *The Journal of Rheumatology*, *26*, 2431–2437.
51. Slemenda, C., Brandt, K. D., Heilman, D. K., Mazzuca, S., Braunstein, E. M., Katz, B. P., & Wolinsky, F. D. (1997).

Quadriceps weakness and osteoarthritis of the knee. *Annals of Internal Medicine*, *127*, 97–104.
52. Slemenda, C., Heilman, D. K., Brandt, K. D., Katz, B. P., Mazzuca, S. A., Braunstein, E. M., & Byrd, D. (1998) Reduced quadriceps strength relative to body weight: A risk factor for knee osteoarthritis in women? *Arthritis and Rheumatism*, *41*, 1951–1959.
53. Tan, J., Balci, N., Sepici, V., & Gener, F. A. (1995). Isokinetic and isometric strength in osteoarthrosis of the knee. A comparative study with healthy women. *American Journal of Physical Medicine & Rehabilitation*, *74*, 364–369.
54. Bennell, K. L., Hunt, M. A., Wrigley, T. V., Hunter, D. J., McManus, F. J., Hodges, P. W., Li, L., & Hinman, R. S. (2010). Hip strengthening reduces symptoms but not knee load in people with medial knee osteoarthritis and varus malalignment: A randomised controlled trial. *Osteoarthritis and Cartilage*, *18*, 621–628.
55. Gadikota, H. R., Kikuta, S., Qi, W., Nolan, D., Gill, T. J., & Li, G. (2013). Effect of increased iliotibial band load on tibiofemoral kinematics and force distributions: A direct measurement in cadaveric knees. *Journal of Orthopaedic and Sports Physical Therapy*, *43*, 478–485.
56. Sled, E. A., Khoja, L., Deluzio, K. J., Olney, S. J., & Culham, E. G. (2010). Effect of a home program of hip abductor exercises on knee joint loading, strength, function, and pain in people with knee osteoarthritis: A clinical trial. *Physical Therapy*, *90*, 895–904.
57. Fitzgerald, G. K., Piva, S. R., & Irrgang, J. J. (2004). Reports of joint instability in knee osteoarthritis: Its prevalence and relationship to physical function. *Arthritis and Rheumatism*, *51*, 941–946.
58. Fitzgerald, G. K., Childs, J. D., Ridge, T. M., & Irrgang, J. J. (2002). Agility and perturbation training for a physically active individual with knee osteoarthritis. *Physical Therapy*, *82*, 372–382.
59. Lin, D. H., Lin, Y. F., Chai, H. M., Han, Y. C., & Jan, M. H. (2007). Comparison of proprioceptive functions between computerized proprioception facilitation exercise and closed kinetic chain exercise in patients with knee osteoarthritis. *Clinical Rheumatology*, *26*, 520–528.
60. Lin, D. H., Lin, C. H. J., Lin, Y. F., & Jan, M. H. (2009). Efficacy of 2 non-weight-bearing interventions, proprioception training versus strength training, for patients with knee osteoarthritis: A randomized clinical trial. *Journal of Orthopaedic and Sports Physical Therapy*, *39*, 450–457.
61. Wegener, L., Kisner, C., & Nichols, D. (1997). Static and dynamic balance responses in persons with bilateral knee osteoarthritis. *Journal of Orthopaedic and Sports Physical Therapy*, *25*, 13–18.
62. Hinman, R. S., Heywood, S. E., & Day, A. R. (2007). Aquatic physical therapy for hip and knee osteoarthritis: Results of a single-blind randomized controlled trial. *Physical Therapy*, *87*, 32–43.
63. Wyatt, F. B., Milam, S., Manske, R. C., & Deere, R. (2001). The effects of aquatic and traditional exercise programs on persons with knee osteoarthritis. *Journal of Strength and Conditioning Research*, *15*, 337–340.
64. Keating, E. M., Faris, P. M., Ritter, M. A., & Kane, J. (1993). Use of lateral heel and sole wedges in the treatment of medial osteoarthritis of the knee. *Orthopaedic Review*, *22*, 921–924.
65. Sasaki, T., & Yasuda, K. (1987). Clinical evaluation of the treatment of osteoarthritic knees using a newly designed wedged insole. *Clinical Orthopaedics and Related Research*, *221*, 181–187.
66. Gaasbeek, R. D. A., Groen, B. E., Hampsink, B., van Heerwaarden, R. J., & Duysens, J. (2007). Valgus bracing in patients with medial compartment osteoarthritis of the knee. A gait analysis study of a new brace. *Gait & Posture*, *26*, 3–10.
67. Cushnaghan, J., McCarthy, C., & Dieppe, P. (1994). Taping the patella medially: A new treatment for osteoarthritis of the knee joint? *The BMJ*, *308*, 753–755.
68. Shull, P. B., Shultz, R., Silder, A., Dragoo, J. L., Besier, T. F., Cutkosky, M. R., & Delp, S. L. (2013). Toe-in gait reduces the first peak knee adduction moment in patients with medial compartment knee osteoarthritis. *Journal of Biomechanics*, *46*, 122–128.
69. Vincent, K. R., Conrad, B. P., Fregly, B. J., & Vincent, H. K. (2012). The pathophysiology of osteoarthritis: A mechanical perspective on the knee joint. *PM&R: The Journal of Injury, Function, and Rehabilitation*, *4*, S3–9.
70. Brander, V., & Stulberg, S. D. (2006). Rehabilitation after hip- and knee-joint replacement. An experience- and evidence-based approach to care. *American Journal of Physical Medicine & Rehabilitation*, *85*, S98-118; quiz S119-123.
71. Mizner, R. L., Petterson, S. C., Stevens, J. E., Axe, M. J., & Snyder-Mackler, L. (2005). Preoperative quadriceps strength predicts functional ability one year after total knee arthroplasty. *The Journal of Rheumatology*, *32*, 1533–1539.
72. Rooks, D. S., Huang, J., Bierbaum, B. E., Bolus, S. A., Rubano, J., Connolly, C. E., Alpert, S., et al. (2006). Effect of preoperative exercise on measures of functional status in men and women undergoing total hip and knee arthroplasty. *Arthritis and Rheumatism*, *55*, 700–708.
73. Brosseau, L., Milne, S., Wells, G., Tugwell, P., Robinson, V., Casimiro, L., Pelland, L., et al. (2004). Efficacy of continuous passive motion following total knee arthroplasty: A metaanalysis. *Journal of Rheumatology*, *31*, 2251–2264.
74. Harvey, L. A., Brosseau, L., & Herbert, R. D. (2010). Continuous passive motion following total knee arthroplasty in people with arthritis. *Cochrane Database of Systematic Reviews*, CD004260. doi: 10.1002/14651858.CD004260.pub2.
75. Milne, S., Brosseau, L., Robinson, V., Noel, M. J., Davis, J., Drouin, H., Wells, G., et al. (2003). Continuous passive motion following total knee arthroplasty. *Cochrane Database of Systematic Reviews*, CD004260. doi: 10.1002/14651858.CD004260.
76. Beaupré, L. A., Davies, D. M., Jones, C. A., & Cinats, J. G. (2001). Exercise combined with continuous passive motion or slider board therapy compared with exercise only: A randomized controlled trial of patients following total knee arthroplasty. *Physical Therapy*, *81*, 1029–1037.
77. Chiarello, C. M., Gundersen, L., & O'Halloran, T. (1997). The effect of continuous passive motion duration and increment on range of motion in total knee arthroplasty patients. *Journal of Orthopaedic and Sports Physical Therapy*, *25*, 119–127.
78. Denis, M., Moffet, H., Caron, F., Ouellet, D., Paquet, J., & Nolet, L. (2006). Effectiveness of continuous passive motion and conventional physical therapy after total knee arthroplasty: A randomized clinical trial. *Physical Therapy*, *86*, 174–185.
79. MacDonald, S. J., Bourne, R. B., Rorabeck, C. H., McCalden, R. W., Kramer, J., & Vaz, M. (2000). Prospective randomized clinical trial of continuous passive motion after total knee arthroplasty. *Clinical Orthopaedics and Related Research*, *30–35*.
80. Maniar, R. N., Baviskar, J. V., Singhi, T., & Rathi, S. S. (2012). To use or not to use continuous passive motion post-total knee arthroplasty: Presenting functional assessment results in early recovery. *Journal of Arthroplasty*, *27*, 193–200.e1.
81. Bade, M. J., & Stevens-Lapsley, J. E. (2011). Early high-intensity rehabilitation following total knee arthroplasty improves outcomes. *Journal of Orthopaedic and Sports Physical Therapy*, *41*, 932–941.

82. LaStayo, P. C., Meier, W., Marcus, R. L., Mizner, R., Dibble, L., & Peters, C. (2009). Reversing muscle and mobility deficits 1 to 4 years after TKA: A pilot study. *Clinical Orthopaedics and Related Research*, *467*, 1493–1500.
83. Meier, W., Mizner, R. L., Marcus, R. L., Dibble, L. E., Peters, C., & LaStayo, P. C. (2008). Total knee arthroplasty: muscle impairments, functional limitations, and recommended rehabilitation approaches. *Journal of Orthopaedic and Sports Physical Therapy*, *38*, 246–256.
84. Portegijs, E., Sipilä, S., Pajala, S., Lamb, S. E., Alen, M., Kaprio, J., Kosekenvuo, M., et al. (2006). Asymmetrical lower extremity power deficit as a risk factor for injurious falls in healthy older women. *Journal of the American Geriatrics Society*, *54*, 551–553.
85. Silva, M., Shepherd, E. F., Jackson, W. O., Pratt, J. A., McClung, C. D., & Schmalzried, T. P. (2003). Knee strength after total knee arthroplasty. *Journal of Arthroplasty*, *18*, 605–611.
86. Valtonen, A., Pöyhönen, T., Heinonen, A., & Sipilä, S. (2009). Muscle deficits persist after unilateral knee replacement and have implications for rehabilitation. *Physical Therapy*, *89*, 1072–1079.
87. Fuchs, S., Thorwesten, L., & Niewerth, S. (1999). Proprioceptive function in knees with and without total knee arthroplasty. *American Journal of Physical Medicine & Rehabilitation*, *78*, 39–45.
88. Skelton, D. A., Kennedy, J., & Rutherford, O. M. (2002). Explosive power and asymmetry in leg muscle function in frequent fallers and non-fallers aged over 65. *Age and Ageing*, *31*, 119–125.
89. Aglietti, P., Buzzi, R., Vena, L. M., Baldini, A., & Mondaini, A. (2003). High tibial valgus osteotomy for medial gonarthrosis: A 10- to 21-year study. *Journal of Knee Surgery*, *16*, 21–26.
90. Aalderink, K. J., Shaffer, M., & Amendola, A. (2010). Rehabilitation following high tibial osteotomy. *Clinics in Sports Medicine*, *29*, 291–301, ix.
91. Noyes, F. R., Mayfield, W., Barber-Westin, S. D., Albright, J. C., & Heckmann, T. P. (2006). Opening wedge high tibial osteotomy: An operative technique and rehabilitation program to decrease complications and promote early union and function. *American Journal of Sports Medicine*, *34*, 1262–1273.
92. Logerstedt, D. S., Scalzitti, D., Risberg, M. A., Engebretsen, L., Webster, K. E., Feller, J., Snyder-Mackler, L., et al. (2017). Knee stability and movement coordination impairments: Knee ligament sprain revision 2017. *Journal of Orthopaedic and Sports Physical Therapy*, *47*, A1–A47.
93. Boden, B. P., Breit, I., & Sheehan, F. T. (2009). Tibiofemoral alignment: Contributing factors to noncontact anterior cruciate ligament injury. *The Journal of Bone and Joint Surgery (American)*, *91*, 2381–2389.
94. Dai, B., Herman, D., Liu, H., Garrett, W. E., & Yu, B. (2012). Prevention of ACL injury, Part I: Injury characteristics, risk factors, and loading mechanism. *Research in Sports Medicine*, *20*, 180–197.
95. Krosshaug, T., Nakamae, A., Boden, B. P., Engebretsen, L., Smith, G., Slauterbeck, J. R., Hewett, T. E., et al. (2007). Mechanisms of anterior cruciate ligament injury in basketball: Video analysis of 39 cases. *American Journal of Sports Medicine*, *35*, 359–367.
96. Alentorn-Geli, E, Myer, G. D., Silvers, H. J., Samitier, G., Romero, D., Lázaro-Haro, C., & Cugat, R. (2009). Prevention of non-contact anterior cruciate ligament injuries in soccer players. Part 1: Mechanisms of injury and underlying risk factors. *Knee Surgery, Sports Traumatology, Arthroscopy: Official Journal of ESSKA*, *17*, 705–729.
97. Koga, H., Nakamae, A., Shima, Y., Iwasa, J., Myklebust, G., Engebretsen, L., Bahr, R., et al. (2010). Mechanisms for noncontact anterior cruciate ligament injuries: Knee joint kinematics in 10 injury situations from female team handball and basketball. *American Journal of Sports Medicine*, *38*, 2218–2225.
98. Hewett, T. E., Myer, G. D., Ford, K. R., Paterno, M. V., & Quatman, C. E. (2012). The 2012 ABJS Nicolas Andry Award: The sequence of prevention: A systematic approach to prevent anterior cruciate ligament injury. *Clinical Orthopaedics and Related Research*, *470*, 2930–2940.
99. Smith, H. C., Vacek, P., Johnson, R. J., Slauterbeck, J. R., Hashemi, J., Shultz, S., & Beynnon, B. D. (2012). Risk factors for anterior cruciate ligament injury: A review of the literature—Part 1: Neuromuscular and anatomic risk. *Sports Health*, *4*, 69–78.
100. Arendt, E. A., Bershadsky, B., & Agel, J. (2002). Periodicity of noncontact anterior cruciate ligament injuries during the menstrual cycle. *Journal of Gender-Specific Medicine, Official Journal of the Partnership in Women's Health at Columbia*, *5*, 19–26.
101. Hewett, T. E. (2000). Neuromuscular and hormonal factors associated with knee injuries in female athletes. Strategies for intervention. *Sports Medicine (Auckland, NZ)*, *29*, 313–327.
102. Hewett, T. E., Zazulak, B. T., & Myer, G. D. (2007). Effects of the menstrual cycle on anterior cruciate ligament injury risk: A systematic review. *American Journal of Sports Medicine*, *35*, 659–668.
103. Zazulak, B. T., Paterno, M., Myer, G. D., Romani, W. A., & Hewett, T. E. (2006). The effects of the menstrual cycle on anterior knee laxity: A systematic review. *Sports Medicine (Auckland, NZ)*, *36*, 847–862.
104. Cooperman, J. M., Riddle, D. L., & Rothstein, J. M. (1990). Reliability and validity of judgments of the integrity of the anterior cruciate ligament of the knee using the Lachman's test. *Physical Therapy*, *70*, 225–233.
105. Katz, J. W., & Fingeroth, R. J. (1986). The diagnostic accuracy of ruptures of the anterior cruciate ligament comparing the Lachman test, the anterior drawer sign, and the pivot shift test in acute and chronic knee injuries. *American Journal of Sports Medicine*, *14*, 88–91.
106. Buss, D. D., Min, R., Skyhar, M., Galinat, B., Warren, R. F., & Wickiewicz, T. L. (1995). Nonoperative treatment of acute anterior cruciate ligament injuries in a selected group of patients. *American Journal of Sports Medicine*, *23*, 160–165.
107. Button, K., van Deursen, R., & Price, P. (2006). Classification of functional recovery of anterior cruciate ligament copers, non-copers, and adapters. *British Journal of Sports Medicine*, *40*, 853–859.
108. Ciccotti, M. G., Lombardo, S. J., Nonweiler, B., & Pink, M. (1994). Non-operative treatment of ruptures of the anterior cruciate ligament in middle-aged patients. Results after long-term follow-up. *The Journal of Bone & Joint Surgery (America)*, *76*, 1315–1321.
109. Fridén, T., Zätterström, R., Lindstrand, A., & Moritz, U. (1991). Anterior-cruciate-insufficient knees treated with physiotherapy. A three-year follow-up study of patients with late diagnosis. *Clinical Orthopaedics and Related Research*, *263*, 190–199.
110. Moksnes, H., Snyder-Mackler, L., & Risberg, M. A. (2008). Individuals with an anterior cruciate ligament-deficient knee classified as noncopers may be candidates for nonsurgical rehabilitation. *Journal of Orthopaedic and Sports Physical Therapy*, *38*, 586–595.
111. Eitzen, I., Holm, I., & Risberg, M. A. (2009). Preoperative quadriceps strength is a significant predictor of knee function two years after anterior cruciate ligament reconstruction. *British Journal of Sports Medicine*, *43*, 371–376.
112. Eitzen, I., Moksnes, H., Snyder-Mackler, L., & Risberg, M. A. (2010). A progressive 5-week exercise therapy program leads to significant improvement in knee function early after anterior cruciate ligament injury. *Journal of Orthopaedic and Sports Physical Therapy*, *40*, 705–721.

113. Hartigan, E., Axe, M. J., & Snyder-Mackler, L. (2009). Perturbation training prior to ACL reconstruction improves gait asymmetries in non-copers. *Journal of Orthopaedic Research: Official Publication of the Orthopaedic Research Society*, *27*, 724–729.
114. Adams, D., Logerstedt, D. S., Hunter-Giordano, A., Axe, M. J., & Snyder-Mackler, L. (2012). Current concepts for anterior cruciate ligament reconstruction: A criterion-based rehabilitation progression. *Journal of Orthopaedic and Sports Physical Therapy*, *42*, 601–614.
115. Mikkelsen, C., Werner, S., & Eriksson, E. (2000). Closed kinetic chain alone compared to combined open and closed kinetic chain exercises for quadriceps strengthening after anterior cruciate ligament reconstruction with respect to return to sports: A prospective matched follow-up study. *Knee Surgery, Sports Traumatology, Arthroscopy: Official Journal of ESSKA*, *8*, 337–342.
116. Tagesson, S., Oberg, B., Good, L., & Kvist, J. (2008). A comprehensive rehabilitation program with quadriceps strengthening in closed versus open kinetic chain exercise in patients with anterior cruciate ligament deficiency: A randomized clinical trial evaluating dynamic tibial translation and muscle function. *American Journal of Sports Medicine*, *36*, 298–307.
117. Fitzgerald, G. K., Axe, M. J., & Snyder-Mackler, L. (2000). Proposed practice guidelines for nonoperative anterior cruciate ligament rehabilitation of physically active individuals. *Journal of Orthopaedic and Sports Physical Therapy*, *30*, 194–203.
118. Kålund, S., Sinkjaer, T., Arendt-Nielsen, L., & Simonsen, O. (1990). Altered timing of hamstring muscle action in anterior cruciate ligament deficient patients. *American Journal of Sports Medicine*, *18*, 245–248.
119. Solomonow, M., Baratta, R., Zhou, B. H., Shoji, H., Bose, W., Beck, C., & D'Ambrosia, R. (1987). The synergistic action of the anterior cruciate ligament and thigh muscles in maintaining joint stability. *American Journal of Sports Medicine*, *15*, 207–213.
120. Beard, D. J., Dodd, C. A., Trundle, H. R., & Simpson, A. H. (1994). Proprioception enhancement for anterior cruciate ligament deficiency. A prospective randomised trial of two physiotherapy regimes. *The Journal of Bone and Joint Surgery (British)*, *76*, 654–659.
121. Fitzgerald, G. K., Axe, M. J., & Snyder-Mackler, L. (2000). The efficacy of perturbation training in nonoperative anterior cruciate ligament rehabilitation programs for physically active individuals. *Physical Therapy*, *80*, 128–140.
122. Powers, C. M., & Fisher, B. (2010). Mechanisms underlying ACL injury-prevention training: The brain-behavior relationship. *Journal of Athletic Training*, *45*, 513–515.
123. Yoo, J. H., Lim, B. O., Ha, M., Lee, S. W., Oh, S. J., Lee, Y. S., & Kim, J. G. (2010). A meta-analysis of the effect of neuromuscular training on the prevention of the anterior cruciate ligament injury in female athletes. *Knee Surgery, Sports Traumatology, Arthroscopy: Official Journal of ESSKA*, *18*, 824–830.
124. de Jong, S. N., van Caspel, D. R., van Haeff, M. J., & Saris, D. B. F. (2007). Functional assessment and muscle strength before and after reconstruction of chronic anterior cruciate ligament lesions. *Arthroscopy: The Journal of Arthroscopy & Related Surgery*, *23*, 21–28, 28.e1–3.
125. Keays, S. L., Bullock-Saxton, J. E., Newcombe, P., & Keays, A. C. (2003). The relationship between knee strength and functional stability before and after anterior cruciate ligament reconstruction. *Journal of Orthopaedic Research: Official Publication of the Orthopaedic Research Society*, *21*, 231–237.
126. Prodromos, C. (2018). *The anterior cruciate ligament: Reconstruction and basic science*. 2nd edition. Philadelphia, PA: Elsevier.
127. Kondo, E., Yasuda, K., Katsura, T., Hayashi, R., Kotani, Y., & Tohyama, H. (2012). Biomechanical and histological evaluations of the doubled semitendinosus tendon autograft after anterior cruciate ligament reconstruction in sheep. *American Journal of Sports Medicine*, *40*, 315–324.
128. Marumo, K., Saito, M., Yamagishi, T., & Fujii, K. (2005). The 'ligamentization' process in human anterior cruciate ligament reconstruction with autogenous patellar and hamstring tendons: A biochemical study. *American Journal of Sports Medicine*, *33*, 1166–1173.
129. Risberg, M. A., Holm, I., Myklebust, G., & Engebretsen, L. (2007). Neuromuscular training versus strength training during first 6 months after anterior cruciate ligament reconstruction: A randomized clinical trial. *Physical Therapy*, *87*, 737–750.
130. White, K., Di Stasi, S. L., Smith, A. H., & Snyder-Mackler, L. (2013). Anterior cruciate ligament-specialized post-operative return-to-sports (ACL-SPORTS) training: A randomized control trial. *BMC Musculoskeletal Disorders*, *14*, 108.
131. Gerber, J. P., Marcus, R. L., Leland, E. D., & LaStayo, P. C. (2009). The use of eccentrically biased resistance exercise to mitigate muscle impairments following anterior cruciate ligament reconstruction: A short review. *Sports Health*, *1*, 31–38.
132. Gerber, J. P., Marcus, R. L., Dibble, L. E., Greis, P. E., Burks, R. T., & LaStayo, P. C. (2007). Safety, feasibility, and efficacy of negative work exercise via eccentric muscle activity following anterior cruciate ligament reconstruction. *Journal of Orthopaedic and Sports Physical Therapy*, *37*, 10–18.
133. Gerber, J. P., Marcus, R. L., Dibble, L. E., Greis, P. E., Burks, R. T., & LaStayo, P. C. (2009). Effects of early progressive eccentric exercise on muscle size and function after anterior cruciate ligament reconstruction: A 1-year follow-up study of a randomized clinical trial. *Physical Therapy*, *89*, 51–59.
134. Schulz, M. S., Russe, K., Weiler, A., Eichhorn, H. J., & Strobel, M. J. (2003). Epidemiology of posterior cruciate ligament injuries. *Archives of Orthopaedic and Trauma Surgery*, *123*, 186–191.
135. Grassmayr, M. J., Parker, D. A., Coolican, M. R. J., & Vanwanseele, B. (2008). Posterior cruciate ligament deficiency: Biomechanical and biological consequences and the outcomes of conservative treatment. A systematic review. *Journal of Science and Medicine in Sport*, *11*, 433–443.
136. Patel, D. V., Allen, A. A., Warren, R. F., Wickiewicz, T. L., & Simonian, P. T. (2007). The nonoperative treatment of acute, isolated (partial or complete) posterior cruciate ligament-deficient knees: An intermediate-term follow-up study. *HSS Journal: The Musculoskeletal Journal of Hospital for Special Surgery*, *3*, 137–146.
137. Shelbourne, K. D., Davis, T. J., & Patel, D. V. (1999). The natural history of acute, isolated, nonoperatively treated posterior cruciate ligament injuries. A prospective study. *American Journal of Sports Medicine*, *27*, 276–283.
138. Shelbourne, K. D., & Muthukaruppan, Y. (2005). Subjective results of nonoperatively treated, acute, isolated posterior cruciate ligament injuries. *Arthroscopy: The Journal of Arthroscopic & Related Surgery*, *21*, 457–461.
139. Toritsuka, Y., Horibe, S., Hiro-Oka, A., Mitsuoka, T., & Nakamura, N. (2004). Conservative treatment for rugby football players with an acute isolated posterior cruciate ligament injury. *Knee Surgery, Sports Traumatology, Arthroscopy: Official Journal of ESSKA*, *12*, 110–114.
140. Lee, B. K., & Nam, S. W. (2011). Rupture of posterior cruciate ligament: Diagnosis and treatment principles. *Knee Surgery & Related Research*, *23*, 135–141.
141. MacLean, C. L., Taunton, J. E., Clement, D. B., Regan, W. D., & Stanish, W. D. (1999). Eccentric kinetic chain exercise as a conservative means of functionally rehabilitating chronic isolated insufficiency of the posterior cruciate ligament.

Clinical Journal of Sports Medicine: Official Journal of the Canadian Academy of Sport Medicine, *9*, 142–150.
142. Beecher, M., Garrison, J. C., & Wyland, D. (2010). Rehabilitation following a minimally invasive procedure for the repair of a combined anterior cruciate and posterior cruciate ligament partial rupture in a 15-year-old athlete. *Journal of Orthopaedic and Sports Physical Therapy*, *40*, 297–309.
143. Indelicato, P. A. (1995). Isolated medial collateral ligament injuries in the knee. *Journal of the American Academy of Orthopaedic Surgeons*, *3*, 9–14.
144. Woo, S. L., Vogrin, T. M., & Abramowitch, S. D. (2000). Healing and repair of ligament injuries in the knee. *Journal of the American Academy of Orthopaedic Surgeons*, *8*, 364–372.
145. Laprade, R. F., & Wijdicks, C. A. (2012). The management of injuries to the medial side of the knee. *Journal of Orthopaedic and Sports Physical Therapy*, *42*, 221–233.
146. Snoeker, B. A. M., Bakker, E. W. P., Kegel, C. A. T., & Lucas, C. (2013). Risk factors for meniscal tears: A systematic review including meta-analysis. *Journal of Orthopaedic and Sports Physical Therapy*, *43*, 352–367.
147. Karachalios, T., Hantes, M., Zibis, A. H., Zachos, V., Karantanas, A. H., & Malizos, K. N. (2005). Diagnostic accuracy of a new clinical test (the Thessaly test) for early detection of meniscal tears. *Journal of Bone & Joint Surgery (American)*, *87*, 955–962.
148. Akseki, D., Ozcan, O., Boya, H., & Pinar, H. (2004). A new weight-bearing meniscal test and a comparison with McMurray's test and joint line tenderness. *Arthroscopy: The Journal of Arthroscopic and Related Surgery*, *20*, 951–958.
149. Stensrud, S., Roos, E. M., & Risberg, M. A. (2012). A 12-week exercise therapy program in middle-aged patients with degenerative meniscus tears: A case series with 1 year follow up. *Journal of Orthopaedic and Sports Physical Therapy*, *42*, 919–931.
150. Logerstedt, D. S., Scalzitti, D. A., Bennell, K. L., Hinman, R. S., Silvers-Granelli, H., Ebert, J., Hambly, K., et al. (2018). Knee pain and mobility impairments: Meniscal and articular cartilage lesions revision 2018. *Journal of Orthopaedic and Sports Physical Therapy*, *48*, A1–A50.
151. Glatthorn, J. F., Berendts, A. M., Bizzini, M., Munzinger, U., & Maffiuletti, N. A. (2010). Neuromuscular function after arthroscopic partial meniscectomy. *Clinical Orthopaedics and Related Research*, *468*, 1336–1343.
152. McLeod, M. M., Gribble, P., Pfile, K. R., & Pietrosimone, B. G. (2012). Effects of arthroscopic partial meniscectomy on quadriceps strength: A systematic review. *Journal of Sport Rehabilitation*, *21*, 285–295.
153. Roos, E. M., & Dahlberg, L. (2005). Positive effects of moderate exercise on glycosaminoglycan content in knee cartilage: A four-month, randomized, controlled trial in patients at risk of osteoarthritis. *Arthritis and Rheumatism*, *52*, 3507–3514.
154. Jelsing, E. J., Finnoff, J. T., Cheville, A. L., Levy, B. A., & Smith, J. (2013). Sonographic evaluation of the iliotibial band at the lateral femoral epicondyle: Does the iliotibial band move? *Journal of Ultrasound in Medicine: Official Journal of the American Institute of Ultrasound in Medicine*, *32*, 1199–1206.
155. Fairclough, J., Hayashi, K., Toumi, H., Lyons, K., Bydder, G., Phillips, N., Best, T. M., et al. (2006). The functional anatomy of the iliotibial band during flexion and extension of the knee: Implications for understanding iliotibial band syndrome. *Journal of Anatomy*, *208*, 309–316.
156. Fredericson, M., Cookingham, C. L., Chaudhari, A. M., Dowdell, B. C., Oestreicher, N., & Sahrmann, S. A. (2000). Hip abductor weakness in distance runners with iliotibial band syndrome. *Clinical Journal of Sport Medicine: Official Journal of the Canadian Academy of Sport Medicine*, *10*, 169–175.
157. Noehren, B., Davis, I., & Hamill, J. (2007). ASB clinical biomechanics award winner 2006 prospective study of the biomechanical factors associated with iliotibial band syndrome. *Clinical Biomechanics (Bristol Avon)*, *22*, 951–956.
158. Reese, N. B., & Bandy, W. D. (2003). Use of an inclinometer to measure flexibility of the iliotibial band using the Ober test and the modified Ober test: Differences in magnitude and reliability of measurements. *Journal of Orthopaedic and Sports Physical Therapy*, *33*, 326–330.
159. Falvey, E. C., Clark, R. A., Franklyn-Miller, A., Bryant, A. L., Briggs, C., & McCrory, P. R. (2010). Iliotibial band syndrome: An examination of the evidence behind a number of treatment options. *Scandinavian Journal of Medicine & Science in Sports*, *20*, 580–587.
160. Baker, R. L., Souza, R. B., & Fredericson, M. (2011). Iliotibial band syndrome: Soft tissue and biomechanical factors in evaluation and treatment. *PM&R: The Journal of Injury, Function, and Rehabilitation*, *3*, 550–561.
161. Beers, A., Ryan, M., Kasubuchi, Z., Fraser, S., & Taunton, J. E. (2008). Effects of multi-modal physiotherapy, including hip abductor strengthening, in patients with iliotibial band friction syndrome. *Physiotherapy Canada*, *60*, 180–188.
162. Fredericson, M., & Wolf, C. (2005). Iliotibial band syndrome in runners: Innovations in treatment. *Sports Medicine (Auckland, NZ)*, *35*, 451–459.
163. Ferber, R., Noehren, B., Hamill, J., & Davis, I. S. (2010). Competitive female runners with a history of iliotibial band syndrome demonstrate atypical hip and knee kinematics. *Journal of Orthopaedic and Sports Physical Therapy*, *40*, 52–58.
164. van der Worp, M. P., van der Horst, N., de Wijer, A., Backx, F. J. G., & Nijhuis-van der Sanden, M. W. G. (2012). Iliotibial band syndrome in runners: A systematic review. *Sports Medicine (Auckland, NZ)*, *42*, 969–992.
165. Davis, I. S., & Powers, C. M (2010). Patellofemoral pain syndrome: proximal, distal, and local factors. An International Retreat, April 30–May 2, 2009, Fells Point, Baltimore, MD. *Journal of Orthopaedic and Sports Physical Therapy*, *40*, A1-16.
166. Rathleff, M. S., Roos, E. M., Olesen, J. L., Rasmussen, S., & Arendt-Nielsen, L. (2013). Lower mechanical pressure pain thresholds in female adolescents with patellofemoral pain syndrome. *Journal of Orthopaedic and Sports Physical Therapy*, *43*, 414–421.
167. Bolgla, L. A., Malone, T. R., Umberger, B. R., & Uhl, T. L. (2008). Hip strength and hip and knee kinematics during stair descent in females with and without patellofemoral pain syndrome. *Journal of Orthopaedic and Sports Physical Therapy*, *38*, 12–18.
168. Cichanowski, H. R., Schmitt, J. S., Johnson, R. J., & Niemuth, P. E. (2007). Hip strength in collegiate female athletes with patellofemoral pain. *Medicine and Science in Sports and Exercise*, *39*, 1227–1232.
169. Ireland, M. L., Willson, J. D., Ballantyne, B. T., & Davis, I. M. (2003). Hip strength in females with and without patellofemoral pain. *Journal of Orthopaedic and Sports Physical Therapy*, *33*, 671–676.
170. Prins, M. R., & van der Wurff, P. (2009). Females with patellofemoral pain syndrome have weak hip muscles: A systematic review. *Australian Journal of Physiotherapy*, *55*, 9–15.
171. Robinson, R. L., & Nee, R. J. (2007). Analysis of hip strength in females seeking physical therapy treatment for unilateral patellofemoral pain syndrome. *Journal of Orthopaedic and Sports Physical Therapy*, *37*, 232–238.
172. Souza, R. B., & Powers, C. M. (2009). Differences in hip kinematics, muscle strength, and muscle activation between

subjects with and without patellofemoral pain. *Journal of Orthopaedic and Sports Physical Therapy*, *39*, 12–19.

173. Willson, J. D., & Davis, I. S. (2009). Lower extremity strength and mechanics during jumping in women with patellofemoral pain. *Journal of Sport Rehabilitation*, *18*, 76–90.

174. Barton, C. J., Bonanno, D., Levinger, P., & Menz, H. B. (2010). Foot and ankle characteristics in patellofemoral pain syndrome: A case-control and reliability study. *Journal of Orthopaedic and Sports Physical Therapy*, *40*, 286-96.

175. Thijs, Y., Van Tiggelen, D., Roosen, P., De Clercq, D., & Witvrouw, E. (2007). A prospective study on gait-related intrinsic risk factors for patellofemoral pain. *Clinical Journal of Sport Medicine: Official Journal of the Canadian Academy of Sport Medicine*, *17*, 437–445.

176. Piva, S. R., Fitzgerald, K., Irrgang, J. J., Jones, S., Hando, B. R., Browder, D. A., & Childs, J. D. (2006). Reliability of measures of impairments associated with patellofemoral pain syndrome. *BMC: Musculoskeletal Disorders*, *7*, 33.

177. Boling, M., Padua, D., Marshall, S., Guskiewicz, K., Pyne, S., & Beutler, A. (2010). Gender differences in the incidence and prevalence of patellofemoral pain syndrome. *Scandinavian Journal of Medicine & Science in Sports*, *20*, 725–730.

178. Dolak, K. L., Silkman, C., Medina McKeon, J., Hosey, R. G., Lattermann, C., & Uhl, T. L. (2011). Hip strengthening prior to functional exercises reduces pain sooner than quadriceps strengthening in females with patellofemoral pain syndrome: A randomized clinical trial. *Journal of Orthopaedic and Sports Physical Therapy*, *41*, 560–570.

179. Fukuda, T. Y., Melo, W. P., Zaffalon, B. M., Rossetto, F. M., Magalhães, E., Bryk, F. F., & Martin, R. L. (2012). Hip posterolateral musculature strengthening in sedentary women with patellofemoral pain syndrome: A randomized controlled clinical trial with 1-year follow-up. *Journal of Orthopaedic and Sports Physical Therapy*, *42*, 823–830.

180. Mascal, C. L., Landel, R., & Powers, C. (2003). Management of patellofemoral pain targeting hip, pelvis, and trunk muscle function: 2 case reports. *Journal of Orthopaedic and Sports Physical Therapy*, *33*, 647–660.

181. Nakagawa, T. H., Muniz, T. B., Baldon Rde, M., Dias Maciel, C., de Menezes Reiff, R. B., & Serrão, F. V. (2008). The effect of additional strengthening of hip abductor and lateral rotator muscles in patellofemoral pain syndrome: A randomized controlled pilot study. *Clinical Rehabilitation*, *22*, 1051–1060.

182. Steinkamp, L. A., Dillingham, M. F., Markel, M. D., Hill, J. A., & Kaufman, K. R. (1993). Biomechanical considerations in patellofemoral joint rehabilitation. *American Journal of Sports Medicine*, *21*, 438–444.

183. Kaya, D., Doral, M. N., & Callaghan, M. (2012). How can we strengthen the quadriceps femoris in patients with patellofemoral pain syndrome? *Muscles, Ligaments and Tendons Journal*, *2*, 25–32.

184. Roush, M. B., Sevier, T. L., Wilson, J. K., Jenkinson, D. M., Helfst, R. H., Gehlsen, G. M., & Basey, A. L. (2000). Anterior knee pain: a clinical comparison of rehabilitation methods. *Clinical Journal of Sport Medicine: Official Journal of the Canadian Academy of Sport Medicine*, *10*, 22–28.

185. Ng, G. Y. F., Zhang, A. Q., & Li, C. K. (2008). Biofeedback exercise improved the EMG activity ratio of the medial and lateral vasti muscles in subjects with patellofemoral pain syndrome. *Journal of Electromyography and Kinesiology: Official Journal of the International Society of Electrophysiology and Kinesiology*, *18*, 128–133.

186. Puniello, M. S. (1993). Iliotibial band tightness and medial patellar glide in patients with patellofemoral dysfunction. *Journal of Orthopaedic and Sports Physical Therapy*, *17*, 144–148.

187. McConnell, J. (1986). The management of chondromalacia patellae: A long term solution. *Australian Journal of Physiotherapy*, *32*, 215–223.

188. Warden, S. J., Hinman, R. S., Watson, M. A., Jr, Avin, K. G., Bialocerkowski, A. E., & Crossley, K. M. (2008). Patellar taping and bracing for the treatment of chronic knee pain: A systematic review and meta-analysis. *Arthritis and Rheumatism*, *59*, 73–83.

189. Whittingham, M., Palmer, S., & Macmillan, F. (2004). Effects of taping on pain and function in patellofemoral pain syndrome: A randomized controlled trial. *Journal of Orthopaedic and Sports Physical Therapy*, *34*, 504–510.

190. Bisseling, R. W., Hof, A. L., Bredeweg, S. W., Zwerver, J., & Mulder, T. (2008). Are the take-off and landing phase dynamics of the volleyball spike jump related to patellar tendinopathy? *British Journal of Sports Medicine*, *42*, 483–489.

191. Bisseling, R. W., Hof, A. L., Bredeweg, S. W., Zwerver, J., & Mulder, T. (2007). Relationship between landing strategy and patellar tendinopathy in volleyball. *British Journal of Sports Medicine*, *41*, e8.

192. Witvrouw, E., Bellemans, J., Lysens, R., Danneels, L., & Cambier, D. (2001). Intrinsic risk factors for the development of patellar tendinitis in an athletic population. A two-year prospective study. *American Journal of Sports Medicine*, *29*, 190–195.

193. Backman, L. J., & Danielson, P. (2011). Low range of ankle dorsiflexion predisposes for patellar tendinopathy in junior elite basketball players: A 1-year prospective study. *American Journal of Sports Medicine*, *39*, 2626–2633.

194. Malliaras, P., Cook, J. L., & Kent, P. (2006). Reduced ankle dorsiflexion range may increase the risk of patellar tendon injury among volleyball players. *Journal of Science and Medicine in Sport*, *9*, 304–309.

195. Rath, E., Schwarzkopf, R., & Richmond, J. C. (2010). Clinical signs and anatomical correlation of patellar tendinitis. *Indian Journal of Orthopaedics*, *44*, 435–437.

196. Jonsson, P., & Alfredson, H. (2005). Superior results with eccentric compared to concentric quadriceps training in patients with jumper's knee: A prospective randomised study. *British Journal of Sports Medicine*, *39*, 847–850.

197. Larsson, M. E. H., Käll, I., & Nilsson-Helander, K. (2012). Treatment of patellar tendinopathy—A systematic review of randomized controlled trials. *Knee Surgery, Sports Traumatology, Arthroscopy: Official Journal of ESSKA*, *20*, 1632–1646.

198. Saithna, A., Gogna, R., Baraza, N., Modi, C., & Spencer, S. (2012). Eccentric exercise protocols for patella tendinopathy: Should we really be withdrawing athletes from sport? A systematic review. *Open Orthopaedics Journal*, *6*, 553–557.

199. Purdam, C. R., Jonsson, P., Alfredson, H., Lorentzon, R., Cook, J. L., & Khan, K. M. (2004). A pilot study of the eccentric decline squat in the management of painful chronic patellar tendinopathy. *British Journal of Sports Medicine*, *38*, 395–397.

200. Young, M. A., Cook, J. L., Purdam, C. R., Kiss, Z. S., & Alfredson, H. (2005). Eccentric decline squat protocol offers superior results at 12 months compared with traditional eccentric protocol for patellar tendinopathy in volleyball players. *British Journal of Sports Medicine*, *39*, 102–105.

201. Janssen, I., Steele, J. R., Munro, B. J., & Brown, N. A. (2013). Predicting the patellar tendon force generated when landing from a jump. *Medicine and Science in Sports and Exercise*, *45*, 927–934.

제 12 장

발목과 발을 위한 정형물리치료

Orthopedic Interventions for the Ankle and Foot

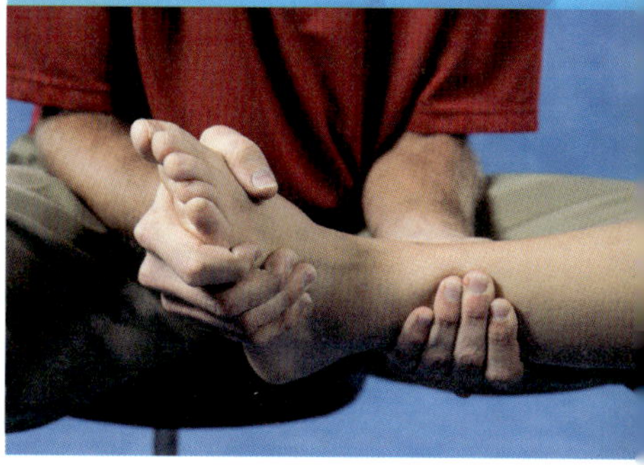

해부학과 생리학 Anatomy and Physiology

뼈와 관절의 해부학과 생리학
- 먼쪽 정강종아리관절
- 정강목말관절(목말다리관절)
- 목말밑관절
- 목말발배관절
- 가로발목관절

물렁조직
- 인대
- 발바닥근막
- 굽힘근지지띠
- 발목굴
- 윤활주머니
- 발목과 발 근육
- 신경

발목과 발의 운동형상학
- 정적 정렬
- 동적 정렬
- 보행 시 발의 정상 생체역학
- 보행 시 과도한 뒤침이나 엎침의 결과
- 하향식 접근법과 상향식 접근법

관절가동술
- 먼쪽 정강종아리관절 가동술
- 정강목말관절 가동술
- 목말밑관절 가동술
- 발목뼈사이관절 가동술
- 발허리발가락관절과 마디뼈사이관절 가동술

흔한 병리 Common Pathologies

가쪽 발목 염좌
- 원인/기여요소
- 증상
- 임상 징후
- 일반적인 중재
- 예방

인대결합성 염좌(고위 발목 염좌)
- 원인/기여요소
- 증상
- 임상 징후
- 일반적인 중재
- 수술 환자를 위한 중재

발바닥근막염
- 원인/기여요소
- 증상
- 임상 징후
- 일반적인 중재
- 예방

아킬레스힘줄병증
- 원인/기여요소
- 증상
- 임상 징후
- 일반적인 중재
- 예방

수술 환자를 위한 중재
뒤정강근힘줄 기능장애
원인/기여요소
증상
임상 징후
일반적인 중재
안쪽 정강뼈 스트레스 증후군(MTSS)
원인/기여요소
증상
임상 징후
일반적인 중재
예방
구획 증후군
원인/기여요소
증상
임상 징후
일반적인 중재
발목굴 증후군
원인/기여요소
증상
임상 징후
일반적인 중재
발목과 발꿈치뼈 골절
원인/기여요소
증상
임상 징후
일반적인 중재
스트레스 골절
원인/기여요소
증상
임상 징후
일반적인 중재
예방
발가락 기형
박굽이엄지
갈퀴발가락과 망치발가락
요약

학습 결과

이 장을 공부한 후, 학생들은 다음을 할 수 있을 것이다:

12.1 발목과 발의 해부학을 설명할 수 있다.
12.2 발목과 발의 정상 가동범위를 목록할 수 있다.
12.3 보행 시 발이 유연한 순응체에서 딱딱한 추진체로 어떻게 변화하는지를 포함해, 발목과 발의 정상 운동형상학을 기술할 수 있다.
12.4 하지 조절의 하향식 접근과 상향식 접근을 기술할 수 있다.
12.5 발목과 발 관절에 적용되는 앞쪽 활주, 뒤쪽 활주, 안쪽 활주, 가쪽 활주 및 견인 가동술의 역학과 그들의 목적을 기술할 수 있다.
12.6 흔한 발목과 발의 병리와 그들의 전형적인 특징을 기술할 수 있다.
12.7 다양한 발목과 발의 병리에 기여하는 요소를 기술할 수 있고, 또 예방 처치를 기술할 수 있다.
12.8 흔한 발목과 발의 병리를 진단하는데 사용되는 임상 검사와 그 임상 검사의 수행 방법에 대해 설명할 수 있다.
12.9 발목과 발의 병리에 대한 일반적인 치료 중재를 논의할 수 있다.
12.10 발목 ORIF와 아킬레스힘줄 정복술을 포함하는 발목과 발에 대한 수술적 중재와 수술후 고려사항을 기술할 수 있다.
12.11 발바닥근염, 뒤정강근힘줄 기능장애, 안쪽 정강뼈 스트레스 증후군 및 발목굴 증후군 등에 대한 과도하거나 장기간 뒤침의 결과를 설명할 수 있다.
12.12 발목과 발의 병리에 대한 임상 경고를 기술할 수 있다.

핵심 단어

양쪽 복사뼈 골절
뼈끝분리
근막절개술
발앞부
발중간부
장부구멍
뼈막염
레이(ray)
발뒤부
곧은근
스트레스 골절
목말밑관절 중립위
인대결합
발목굴
삼중복사뼈 골절
윈들러스(권양기) 기전

해부학과 생리학 Anatomy and Physiology

발목과 발은 하지 운동사슬의 가장 먼쪽 구성 요소로서, 강한 회전 스트레스와 체중부하 스트레스에 잘 노출된다. 발이 지면에 접촉해 있을 때, 발은 초기접지기 때 힘을 흡수하고 분산시키고, 또 고르지 못한 지면에 잘 적응할 수 있을 만큼 충분히 유연해야 한다. 그러나 발은 신체를 위한 기저면을 제공하고, 또 보행주기의 밀기 단계 때 힘을 제대로 전달할 만큼 충분히 안정되어야 한다. 또한 발은 1초도 안되는 시간 안에 유연한 구조에서 딱딱한 구조물로 변할 수 있어야 한다. 다소 상반된 발의 기능은 발의 해부학적 구조에 의해 주로 달성되며, 본 장에서 이를 설명할 것이다.

뼈와 관절의 해부학과 생리학
Bone and Joint Anatomy and Physiology

손과 마찬가지로, 발목과 발도 구조적으로나 기능적으로 매우 복잡하다. 발목과 발은 28개의 뼈와 30개의 관절로 이루어져 있다. 발목과 발은 먼쪽의 정강뼈와 종아리뼈, 발목뼈(목말뼈, 발꿈치뼈, 발배뼈, 입방뼈, 3개의 쐐기뼈), 발허리뼈 및 마디뼈로 구성된다.

발과 발목의 관절은 먼쪽 정강종아리관절, 다리(종아리)뼈와 목말뼈사이의 발목관절, 목말뼈와 발꿈치뼈사이의 목말밑관절, 발뒤부와 발중간부 사이의 목말발배관절과 **발꿈치입방관절**, 그리고 **발중간부**와 **발앞부** 사이의 관절들로 구성되어 있다.

안쪽면과 가쪽면에서 봤을 때, 발은 발꿈치뼈에서 발허리뼈머리까지 이어지는 아치 형태의 발활을 가지고 있다. 이들 발활은 안쪽 세로발활과 가쪽 세로발활이다. 그리고 발은 안쪽에서 가쪽으로 이어지는 가로발활도 가진다.

발과 발목의 뼈들은 그림 12.1에서 설명되고, 표 12-1에 요약되어 있다. 발의 영역은 상자 12-1에 요약되어 있다. 용어들이 다양하고 종종 혼동되기 때문에, 발의 움직임

상자 12-1 발은 기능적으로 3 영역으로 나누어진다: 발앞부, 발중간부, 발뒤부

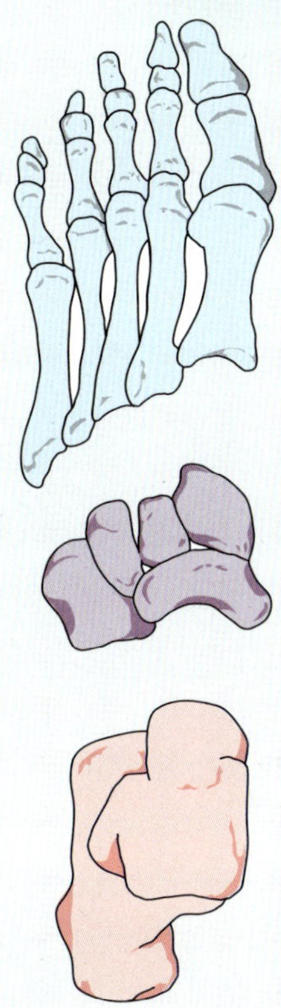

발앞부 Forefoot — 발앞부 – 발허리뼈와 마디뼈로 구성된다. 발가락의 폄은 보행 시 유연한 롤-오버(roll-over)를 허용한다. 전유각기때 지렛대로 작용한다.

발중간부 Midfoot — 발중간부 – 발배뼈, 입방뼈 및 3개의 쐐기뼈로 구성된다. 발중간부는 발이 딱딱한 추진체에서 유연한 순응체로 바뀔 수 있도록 만든다.

발뒤부 Rearfoot — 발뒤부 – 가장 큰 발목뼈인 목말뼈와 발꿈치뼈로 구성된다. 주된 기능은 충격을 흡수하는 것이다.

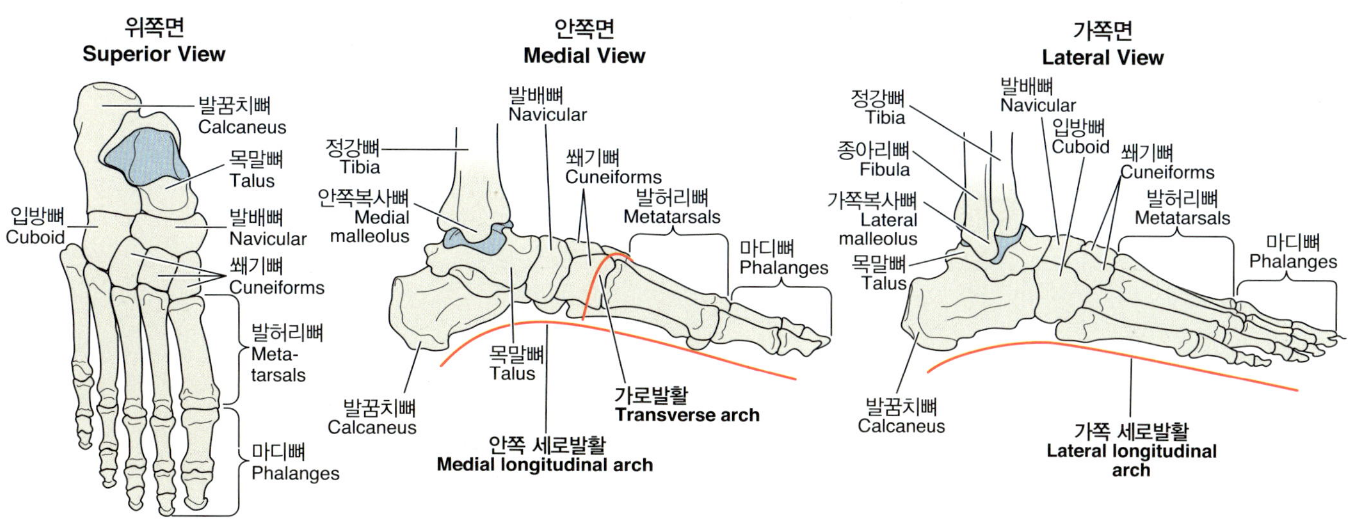

그림 12.1 발목과 발의 영역은 먼쪽의 정강뼈와 종아리뼈와 26개의 뼈로 구성되어 있다.

표 12-1 뼈와 관절의 해부학과 생리학

발목과 발

관절	해부학	정상 ROM과 움직임	뼈표식점	임상적 고려사항
먼쪽 정강종아리관절	2개의 다리 뼈 사이에 있는 인대결합이고, 관절주머니, 앞정강종아리인대와 뒤정강종아리인대, 그리고 뼈사이인대에 의해 고정된다.	여기에서는 움직임이 거의 일어나지 않는다. 발등굽힘은 두 뼈 사이의 간격을 넓게 만든다.		고위 발목 염좌가 이 관절과 관련이 있다.
정강목말관절 (목말다리관절)	정강뼈, 종아리뼈 및 목말뼈 돔 사이의 경첩관절. 여러 개의 작은 인대에 의해 가쪽으로 고정되고, 강한 세모인대에 의해 안쪽으로 고정된다.	발등굽힘: 20° 발바닥굽힘: 50°		발등굽힘의 제한은 발바닥 근막염, 발가락 기형, 아킬레스힘줄병증, 보행 편위 등에 영향을 미친다. 풀림자세: 10°의 발바닥굽힘과 안쪽번짐/가쪽번짐의 중립위이다.
목말밑관절	목말뼈와 발꿈치뼈사이의 관절이고, 여러 개의 관절면을 가지고 있다. 목말 발꿈치인대에 의해 고정된다.	뒤침(비체중부하: 발꿈치뼈의 안쪽번짐, 발바닥굽힘 및 모음) 엎침(발꿈치뼈의 비체중부하: 가쪽번짐, 발등굽힘 및 벌림)		발꿈치뼈에 대한 목말뼈의 움직임은 보행 통해 일어난다. 목말밑관절은 초기접지기때 뒤침되고, 중간입각기때 엎침되고, 말기입각기 때 뒤침된다.
가로발목관절	이 관절은 다음의 관절들로 구성된다: • 목말발배관절 • 발꿈치입방관절			뒤침 때 발이 강직되고 엎침 때 발이 유연해지며, 이들 관절은 2개의 운동축을 가진다.
발목발허리관절 (TMT)	최소의 활주 움직임을 가진 평면관절		5번 발허리뼈바닥은 발의 가쪽면에서 촉진된다. 이것은 5번 발목발허리관절의 바로 먼쪽에 위치한다.	
발허리발가락관절 (MTP)	자유도 2를 가진 융기관절이며, 곁인대에 의해 고정된다.	굽힘과 폄 벌림과 모음		엄지의 폄 제한은 발바닥 근막염과 밖굽이엄지를 초래할 수 있다.
마디뼈사이관절	자유도 1을 가진 경첩관절	굽힘과 폄		

을 명확하게 규정하는 것이 이 영역의 관절을 이해하는데 필수적이다. 움직임과 자세의 용어를 다시 공부하고 싶으면 상자 12-2를 참고하기 바란다.

먼쪽 정강종아리관절

Distal Tibiofi bular Joint

먼쪽 정강종아리관절은 발목관절의 몸쪽 부분을 형성하고, 정강종아리인대에 의해 고정된다. 이 관절은 윤활관절이 아니고, **인대결합성** 관절이다. 관절을 이루는 뼈들은 여

상자 12-2 발목과 발의 움직임과 자세에 대한 용어 복습

발등굽힘/발바닥굽힘

발등굽힘과 발바닥굽힘은 정강목말관절의 이마축(안가축)을 중심으로 시상면 상에서 주로 일어난다. 발등굽힘과 발바닥굽힘은 다음의 그림에서 설명되고 있다.

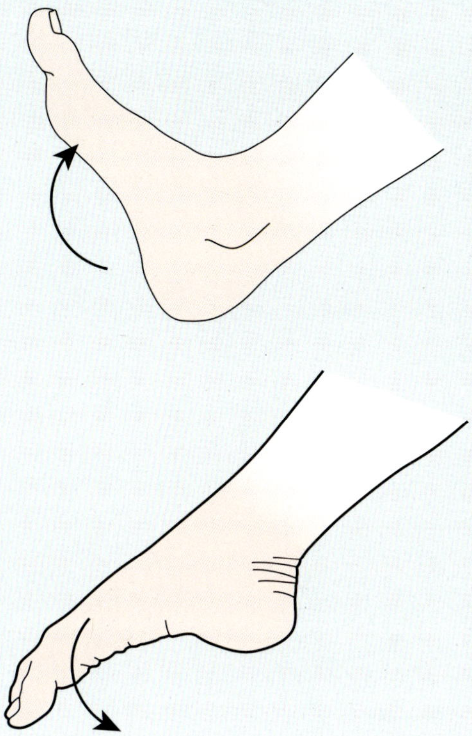

안쪽번짐/가쪽번짐

안쪽번짐과 가쪽번짐은 목말밑관절과 발중간부 관절에서 일어나는 움직임으로써, 시상축(앞뒤축)을 중심으로 이마면에서 일어난다. 발의 안쪽번짐은 발바닥이 안쪽으로 향하는 것이고, 가쪽번짐은 발바닥이 가쪽으로 향하는 것이다. 이들 움직임은 대개 다른 움직임과 함께 결합되어 일어난다.

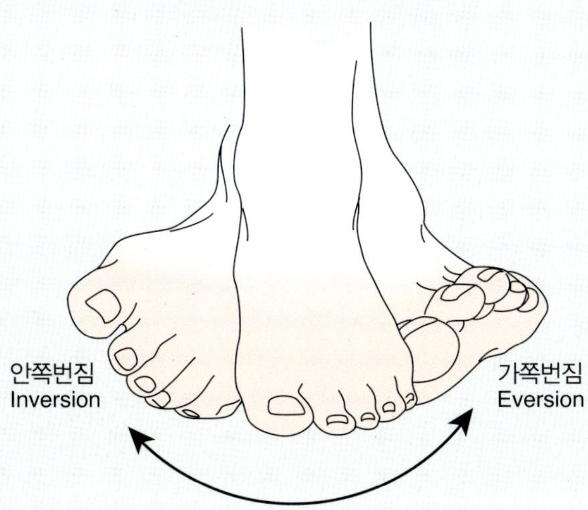

안쪽번짐과 가쪽번짐은 발꿈치뼈의 자세이기도 하다. 안쪽번짐된 발꿈치뼈는 모음된 발꿈치뼈로 불리고, 가쪽번짐된 발꿈치뼈는 벌림된 발꿈치뼈로 불린다.

벌림/모음

*벌림*과 *모음*의 용어는 엄지, 발앞부, 목말뼈, 또는 발꿈치뼈의 움직임이나 자세를 설명하는데 이용될 수 있다. 엄지의 벌림/모음은 1번 발허리발가락관절에서 일어난다. 발앞부의 벌림/모음은 발목발허리관절을 포함한 이 관절보다 먼쪽에 위치한 모든 관절에서 일어난다. 다음 그림은 엄지와 발앞부의 벌림과 모음을 보여주고 있다.

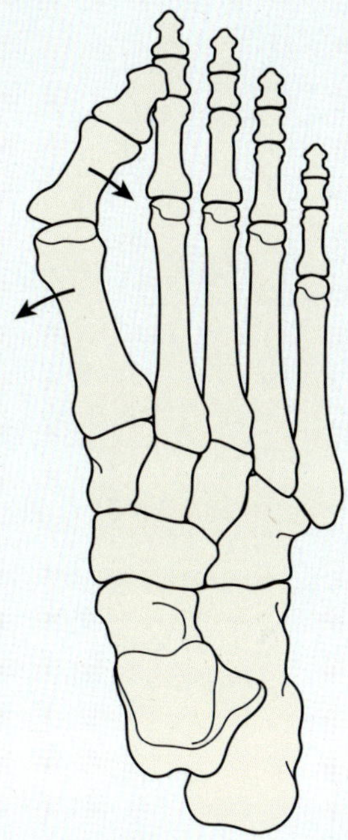

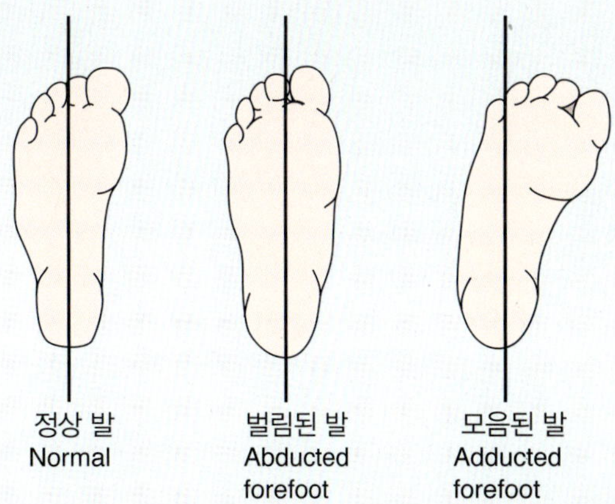

발앞부의 벌림과 모음 이외에, 발꿈치뼈도 목말뼈에 대해 벌림이나 모음을 할 수 있다. 이들 용어는 열린사슬운동을 설명할 때 가장 일관되게 사용된다. 발꿈치뼈의 벌림은 발꿈치뼈의 가쪽번짐을 동반한다. 목말밑관절에서 닫힌사슬운동을 설명할 때, 발꿈치뼈가 아니라, 목말뼈가 가동 분절로 간주된다. 닫힌

계속

상자 12-2 발목과 발의 움직임과 자세에 대한 용어 복습 — 계속

사슬에서의 엎침 시, 목말뼈는 발꿈치뼈에 대해 모음한다; 닫힌사슬의 뒤침 시에는, 목말뼈가 발꿈치뼈에 대해 벌림한다. 이것은 목말밑관절의 역학 단락에서 설명될 것이다.

안굽이/밖굽이

*안굽이*와 *밖굽이*는 관절에 의해 분리된 두 분절의 위치를 설명할 때 사용되는 용어이다. 안굽이(Varus)는 몸쪽 분절을 기준으로 먼쪽 분절이 정중선 쪽으로 정렬된 것을 의미한다. 밖굽이(Valgus)는 몸쪽 분절에 대해 먼쪽 분절이 정중선으로부터 멀어진 위치에 있는 것을 의미한다. 발에서의 이런 용어는 일반적으로 목말뼈와 종아리를 기준으로 발꿈치뼈의 위치를 설명할 때 사용된다. 이 그림은 이들 두 영역의 안굽이와 밖굽이를 설명하고 있다.

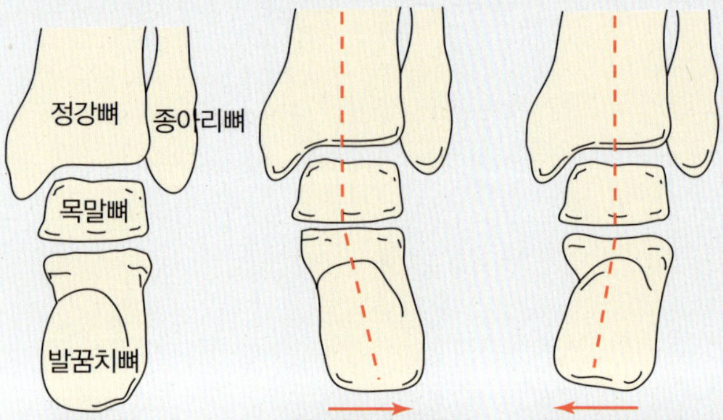

중립위 **Neutral** | 발꿈치뼈의 밖굽이 **Calcaneal valgus** | 발꿈치뼈의 안굽이 **Calcaneal varus**

뒤쪽면 **Posterior View**

발앞부의 안굽이 **Forefoot varus** | 중립위 **Neutral** | 발앞부의 밖굽이 **Forefoot valgus**

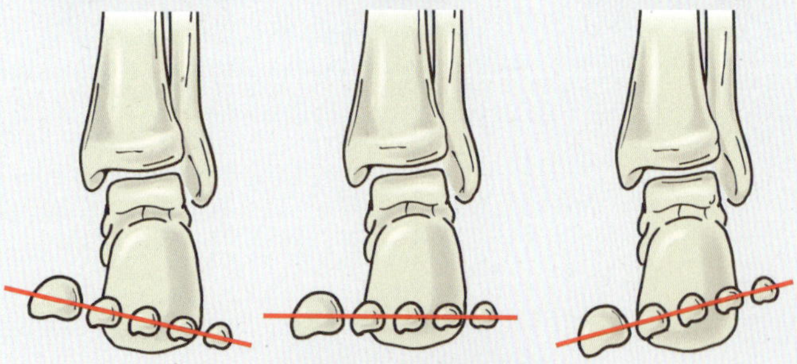

오른쪽 다리의 뒤쪽면
Right leg, posterior view

엎침/뒤침

*엎침*과 *뒤침*은 목말밑관절과 가로발목관절에서 일어나는 복합 움직임이다. 비체중부하 시 엎침은 발꿈치뼈의 발등굽힘, 가쪽번짐 및 벌림의 자세이다. 체중부하 시 엎침은 발꿈치뼈의 가쪽번짐과 발활이 내려간 상태에서 이루어지는 위와 동일한 정렬이다. 목말뼈는 발꿈치뼈에 대해 모음된다.

비체중부하 시 뒤침은 발꿈치뼈의 발바닥굽힘, 안쪽번짐 및 모음으로 구성된다. 체중부하 시 뒤침은 위와 동일한 정렬이고, 높은 발활과 안쪽번짐된 발꿈치뼈를 가진다. 목말뼈는 발꿈치뼈에 대해 벌림된다. 이 그림은 비체중부하 상태와 체중부하 상태의 엎침과 뒤침을 보여주고 있다.

오른쪽 발의 뒤쪽면
Posterior view, right foot

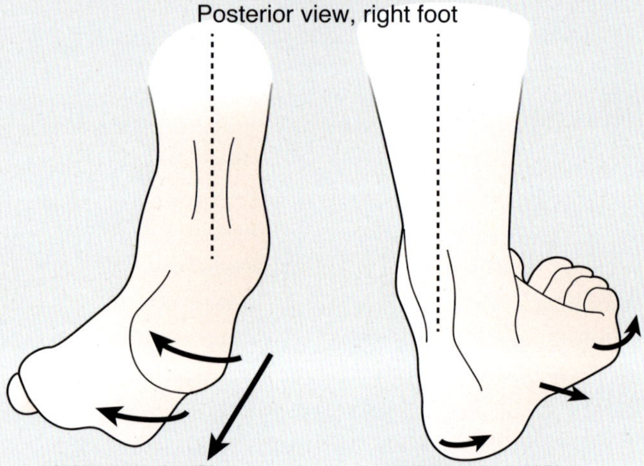

비체중부하 시 뒤침 Off-weight supination | 비체중부하 시 엎침 Off-weight pronation

오른쪽 발의 뒤쪽면
Posterior view, right foot

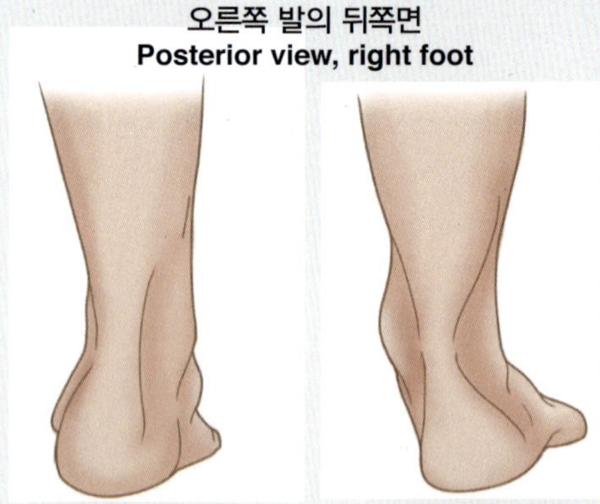

체중부하 시 뒤침 On-weight supination | 체중부하 시 엎침 On-weight pronation

러 인대들에 의해 고정되어 있다. 움직임의 제한이 이 관절에서 일어나고, 이 관절의 안정성은 발목관절의 기능을 보존하는데 중요한 역할을 한다. 목말뼈의 앞쪽 부분이 쐐기로써 작용하기 때문에, 이들 뼈의 간격은 발목이 발등굽힘할 때 넓어진다.

고위 발목 염좌는 먼쪽 정강종아리관절에 문제를 일으킨다. 우리는 나중에 이 병리에 대해 설명할 것이고, 그림 12.2는 이 관절의 모양을 보여주고 있다.

정강목말관절(목말다리관절) Tibiotalar (Talocrural) Joint

목말뼈와 먼쪽 정강종아리 사이의 관절은 정강목말관절(목말다리관절) 또는 발목관절로 불린다. 이 관절은 발목관절의 먼쪽 부분을 형성하고, 주로 시상면의 움직임을 허용하는 경첩관절이다. 발목-발 복합체의 발등굽힘과 발바닥굽힘의 대부분이 여기에서 일어난다. 정강목말관절은 종종 장부구멍관절로도 간주된다. **장부구멍**은 맞물림 조각을 수용하는 고랑이나 홈을 가진 구조물이다. 먼쪽의 정강뼈와 종아리뼈는 그림 12-2에서 보여지듯이, 목말뼈의 위쪽면과 맞물리는 장부구멍을 형성한다. 이런 상호연결 관절은 발목-발 복합체의 안정성을 증가시킨다.

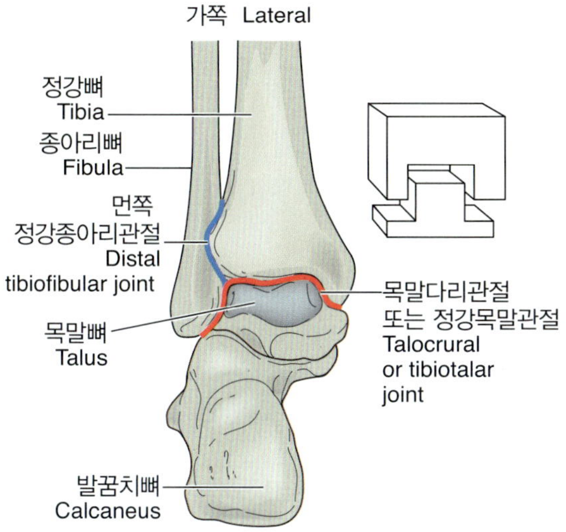

그림 12.2 먼쪽 정강종아리관절과 정강목말관절은 발목을 구성하는 두 개의 관절이다. 정강목말관절은 발목의 장부구멍으로 불린다.

목말밑관절 Subtalar Joint

목말뼈와 발꿈치뼈 사이의 관절은 목말발꿈치관절 또는 목말밑관절로 불린다. 이 관절은 발의 3개 주요 관절 중 첫 번째 관절이다. 목말뼈는 발꿈치뼈 상단에 직접 놓이지 않고, 안쪽으로 치우쳐져 있다. 엎침 동안, 목말뼈는 발꿈치뼈 위에서 아래쪽과 안쪽으로 활주하고, 발꿈치뼈는 경사되어 밖굽이된다. 뒤침 시, 목말뼈는 발꿈치뼈 위에서 위쪽과 가쪽으로 활주하고, 발꿈치뼈는 경사져 안굽이된다. 이런 움직임은 체중을 수용할 때 종아리로부터 오는 회전력을 목말밑관절이 완충하게끔 만든다. 종아리의 안쪽돌림은 목말뼈를 안쪽으로 활주시켜 발을 엎침시킨다. 종아리가 가쪽돌림하면, 발은 뒤침된다. 그림 12.3은 엎침과 뒤침 동안 발꿈치뼈에 대한 목말뼈의 움직임을 보여주고 있다.

목말발배관절 Talonavicular Joint

목말발배관절은 발의 3개 주요 관절 중에서 두 번째 관절이다. 종아리가 안쪽돌림하고 목말뼈가 아래쪽과 안쪽으로 활주하면, 발배뼈는 목말뼈를 따라 아래쪽으로 당김되어 발의 안쪽세로발활이 내려간다. 종아리가 가쪽돌림하고 목말뼈가 위쪽과 가쪽으로 활주하면, 발배뼈는 목말뼈를 따라 위쪽으로 당김되어 발의 안쪽세로발활이 올라간다. 그림

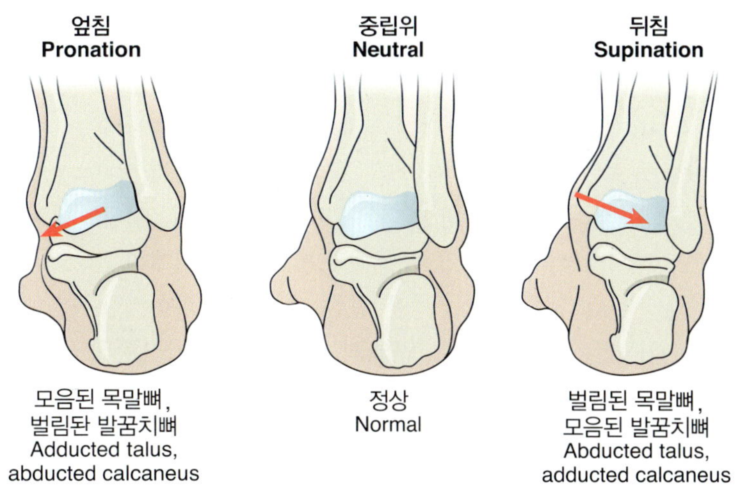

그림 12.3 목말밑관절은 발의 3개 주요 관절 중 첫 번째 관절이다. 발이 엎침될 때, 목말뼈는 발꿈치뼈 위에서 아래쪽과 안쪽으로 활주하고, 발꿈치뼈는 가쪽번짐한다. 뒤침 시, 목말뼈는 발꿈치뼈 위에서 위쪽과 가쪽으로 활주하고, 발꿈치뼈는 안쪽번짐한다.

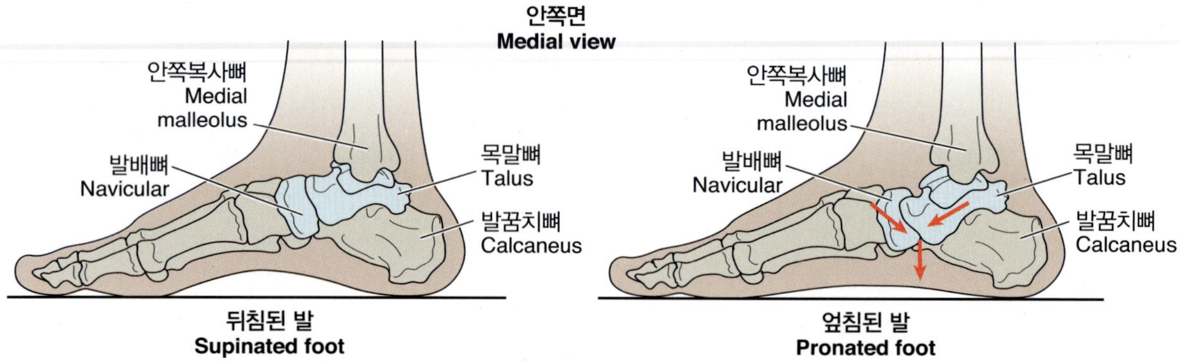

그림 12.4 목말발배관절은 발의 3개 주요 관절 중에서 두 번째 관절이다. 발이 뒤침할 때, 목말뼈는 발꿈치뼈의 높은 곳에 놓이게 되고, 발배뼈가 뒤따라 움직인다. 이것은 안쪽세로발활을 올림한다(A). 엎침 시, 목말뼈는 아래쪽으로 활주하고 발배뼈가 목말뼈를 따라 움직인다. 그것은 엎침된 발에서 체중을 부하하는 지점이 된다(B).

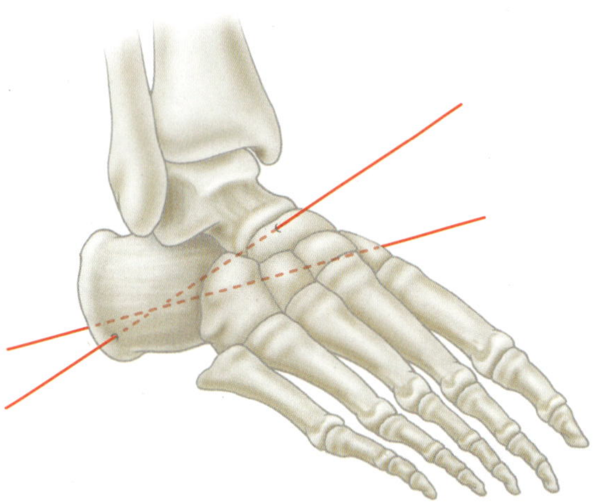

그림 12.5 발중간부의 가로발목관절은 2개의 운동축을 가지고 있다. 발이 엎침되면, 이들 축은 교차하지 않고, 발을 유연하게 만든다. 그러나 뒤침 시에는 이들 축이 교차하여 발을 딱딱한 구조물로 전환시킨다.

12.4는 발배뼈에 대한 엎침과 뒤침의 결과를 보여주고 있다. 이런 관계는 나중에 설명될 *발배뼈 처짐 검사*에서 나타날 수 있다.

가로발목관절 Transverse Tarsal Joint

가로발목관절은 발의 3개 주요 관절 중에서 3번째에 해당하는 관절이고, 몸쪽의 목말뼈와 발꿈치뼈와 먼쪽의 발배뼈와 입방뼈들이 이루는 관절이며, S자 형태를 띤다. 이 관절은 그림 12.5에서 보듯이, 세로축과 빗축이라는 2개의 운동축을 가지고 있다.[1] 이들 축은 뒤침 때 서로 교차하지만, 엎침 때는 교차하지 않는다. 축들이 교차되면, 발중간부의 발목뼈들이 서로 잠김되어 발이 딱딱해진다. 축들이 교차하지 않으면, 발이 유연해진다. 이 관절은 보행 시 발의 안정성과 밀기(추진)를 위해 딱딱해지는 경향이 있지만, 고르지 못한 지면에 잘 적응하고 회전력을 감쇄하기 위해 유연해지기도 한다. 우리는 운동형상학 단락에서 이것에 대해 더 자세히 논의할 것이다.

발목발허리관절

발목발허리관절(TMT)은 먼쪽의 발허리뼈와 몸쪽의 발목뼈 사이에서 형성되는 관절이다. 발목뼈와 1번–5번 발허리뼈를 연결하는 구조물을 설명하기 위해 **레이**(ray)라는 용어가 사용되기도 한다. 예를 들어, 첫 번째 레이는 1번 쐐기뼈와 1번 발허리뼈를 의미한다. 5번 레이는 입방뼈와 5번 발허리뼈를 의미한다. 발목발허리관절은 모든 운동면의 움직임을 허용한다. 그림 12.6은 발목발허리관절, 첫 번째 레이와 다섯 번째 레이를 보여주고 있다.

발허리발가락관절

발허리뼈의 볼록한 먼쪽 끝단은 발허리발가락관절(MTP)에서 각 발가락의 오목한 몸쪽마디뼈와 관절을 이룬다. 이들 관절은 자유도 2를 가진다. 손과는 달리, 발의 MTP 관절은 굽힘보다는 폄을 더 많이 허용한다. MTP 관절의 폄은 보행의 마지막 입각기 때 지면과 발가락의 접촉을 유지하면서 발꿈치를 올림하도록 만든다.

물렁조직 Soft Tissues

인대 Ligaments

먼쪽 정강종아리관절의 인대로는, 앞정강종아리인대와 뒤정강종아리인대가 있다. 또한, 뼈사이막도 뼈사이인대로서 정강뼈와 종아리뼈를 연결하고 있다. 발목 발등굽힘 시, 장부구멍의 폭이 약간 넓어져서 목말뼈의 넓은 부분을 수용

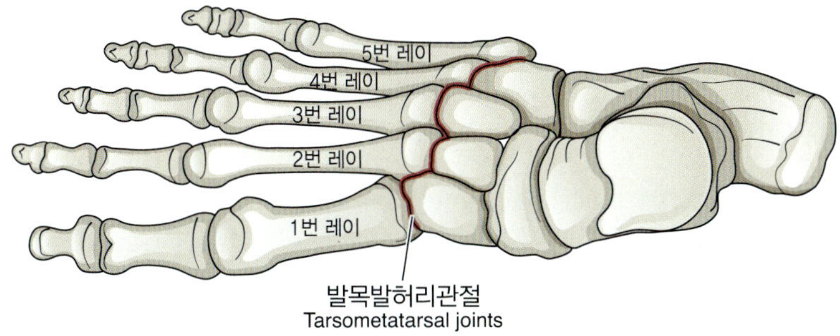

그림 12.6 발목발허리관절은 빨간선으로 표기되어 있다. 발목뼈와 발허리뼈는 관절을 이루어 레이를 형성한다. 1번 레이는 쐐기뼈와 1번 발허리뼈로 구성되고, 5번 레이는 입방뼈와 5번 발허리뼈로 구성된다.

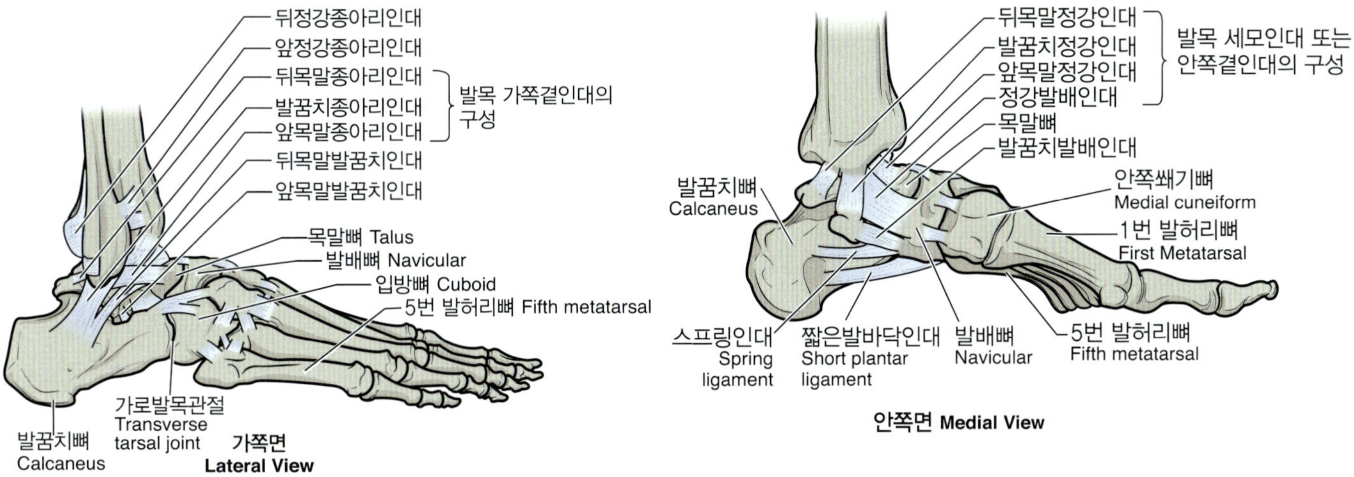

그림 12.7 발목의 안쪽 인대와 가쪽 인대.

할 수 있게 된다. 정강종아리관절의 인대들은 관절의 안정성을 유지하는 한편, 이런 움직임(장부구멍이 넓어지는)이 일어나도록 허용한다.

발목관절은 안쪽면의 강한 인대 시스템과 가쪽면의 작은 3개 인대에 의해 안정화된다. 안쪽면에 있는 인대 복합체는 세모인대 또는 안쪽곁인대로 불린다. 이런 부채꼴 인대는 정강뼈의 안쪽복사뼈와 발배뼈, 목말뼈 및 발꿈치뼈를 잇는 얕은층 영역과 깊은층 영역으로 구성된다. 세모인대는 가쪽번짐이나 밖굽이 힘에 대항하여 안쪽 발목에 강한 안정성을 제공한다.

가쪽면에 있는 3개의 인대는 가쪽곁인대를 구성한다. 이들 인대는 앞목말종아리인대, 뒤목말종아리인대, 그리고 발꿈치종아리인대이다. 이들 3개 인대는 세모인대만큼 강하지 않지만, 안쪽번짐 또는 안굽이의 힘을 제어하는데 도움을 준다.

발바닥에 있는 많은 인들들은 세로발활을 지지하는데 도움을 준다. 이들 인대 중 2개의 주요 인대는 스프링인대(바닥쪽 발꿈치발배인대)와 긴발바닥인대이다. 스프링인대는 안쪽세로발활을 지지한다. 긴발바닥인대는 발의 가쪽면에 지지를 제공한다. 그들은 발바닥근막에 의해 보강된다. 그림 12.7은 발목과 발의 인대를 보여주고 있다.

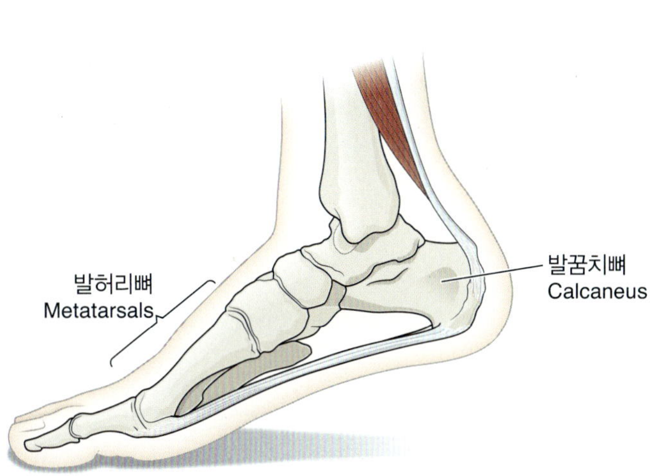

그림 12.8 발바닥근막은 발의 생체역학에 중요한 역할을 하고, 발에 가해지는 하중의 14%를 담당한다.

발바닥근막 Plantar Fascia

발바닥널힘줄로 불리는 발바닥근막은 두꺼운 결합조직의 띠로서 발꿈치뼈 하단에서 몸쪽마디뼈까지 주행한다(그림 12.8). 발바닥널힘줄은 발목-발 복합체의 체중부하 능력 중 14%까지 담당한다.[2] 발바닥근막은 세로발활을 안정화하는 얇은 인대로서 작용한다. 이 구조물은 *발바닥근막염* 병리 단락에서 자세히 설명될 것이다.

표 12-2 결합조직의 해부학과 생리학

발목과 발

구조	해부학	기능	임상적 고려사항
관절주머니	정강종아리관절에 걸쳐 있다. 앞쪽과 뒤쪽으로 두껍게 보강된다. 강한 인대들이 관절주머니의 안쪽과 가쪽으로 보강하고 있다.		관절주머니의 앞쪽면은 발바닥굽힘 손상 시에 손상될 수 있다.
먼쪽 정강종아리관절	3개의 인대가 먼쪽 정강종아리 인대를 고정한다: • 앞정강종아리인대 • 뒤정강종아리인대 • 정강종아리의 뼈사이인대	먼쪽 정강종아리관절을 고정한다. 발등굽힘 시 장부구멍을 넓히고, 발바닥굽힘 시 장부구멍을 좁게 만든다.	발바닥굽힘과 발등굽힘 시 먼쪽 정강종아리관절을 고정한다. 고위 발목 염좌 시 손상될 수 있다.
안쪽 발목인대 (세모인대)	층으로된 삼각형 모양의 발목 인대. 인대는 안쪽복사뼈에서 목말뼈, 발꿈치뼈 및 발배뼈로 주행한다.	안쪽면에 있는 정강종아리관절을 지지한다.	발목의 안쪽곁인대로 불린다. 가쪽번짐에 대항해 발목을 고정한다. 손상이 잘 일어나지 않는 매우 넓고 두꺼운 인대 구조물이다.
가쪽 발목인대	가쪽면에 있는 3개의 인대: • 앞목말종아리인대 • 뒤목말종아리인대 • 발꿈치종아리인대	먼쪽 정강종아리관절의 가쪽면을 지지한다.	발목의 가쪽곁인대로 간주된다. 안쪽번짐에 대항해 발목을 고정시킨다. 앞목말종아리인대는 발목 인대중에서 가장 빈번하게 손상되는 인대이다.
바닥쪽발꿈치발배인대 (스프링인대)	발바닥에 위치하고, 발꿈치뼈와 발배뼈를 주행한다.	안쪽세로발활과 목말뼈머리를 지지한다.	인대 파열은 평발을 초래한다.
긴발바닥인대	발바닥의 가쪽면에 있는 인대이며, 발꿈치뼈의 중간지점에서 입방뼈와 3–5번 발허리뼈까지 주행한다.	가쪽세로발활을 지지한다.	
발바닥근막	발바닥에 있는 구조물이며, 발꿈치뼈에서 MTP 관절과 몸쪽마디뼈까지 주행한다.	발의 세로발활을 지지한다. 윈들러스 기전을 통해 엄지 폄 시 발활의 높이를 증가시킨다.	발바닥근막염은 흔한 병리이다.
굽힘근지지띠	안쪽복사뼈에서 발꿈치뼈의 안쪽면까지 주행한다.	발의 뒤쪽 외재근 힘줄을 제자리에 고정시킨다.	발목굴의 지붕을 형성한다. 이 부위의 부종은 발목굴 증후군을 초래할 수 있다.

굽힘근지지띠 Flexor Retinaculum

넓은 결합조직 띠인 굽힘근지지띠(flexor retinaculum)는 안쪽복사뼈에서 발꿈치뼈의 안쪽면으로 주행한다. 굽힘근지지띠는 발 외재근 힘줄을 제자리에 고정시키는 역할을 한다. 굽힘근지지띠는 발목굴의 지붕을 형성한다.

표 12-2는 발과 발목의 인대를 요약하고 있다.

발목굴 Tarsal Tunnel

발목굴은 발목 안쪽면을 얕게 주행하는 굽힘근지지띠에 의해 형성된 구조물이며, 굽힘근지지띠는 발목굴의 지붕을 형성한다. 발목굴의 바닥은 안쪽복사뼈, 목말뼈, 발꿈치뼈에 의해 이루어진다. 발목굴을 통과하는 구조물은 뒤정강근 힘줄, 긴발가락굽힘근 힘줄, 긴엄지굽힘근 힘줄, 그리고 정강동맥과 정강신경이다(그림. 12.9). 발목굴의 뼈성 바닥과 인대성 지붕은 상대적으로 고정된 발목굴의 크기를 만들고, 이로 인해 정강신경이 발목굴 안에서 압박될 수 있다.

윤활주머니 Bursae

발꿈치뼈의 뒤쪽에 2개의 윤활주머니가 존재한다: 커다란 피부밑발꿈치 윤활주머니와 뒤발꿈치 윤활주머니. 피부

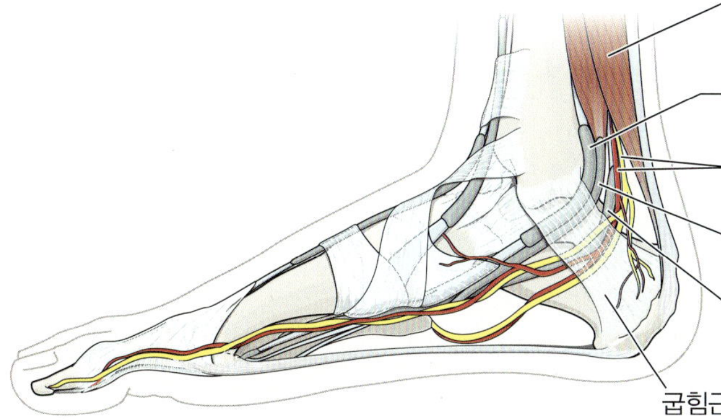

그림 12.9 발목굴은 안쪽복사뼈와 발꿈치뼈를 잇는 굽힘근지지띠에 의해 형성된다. 정강신경이 발목굴을 통과하고, 이 부위에서 정강신경이 압박될 수 있다.

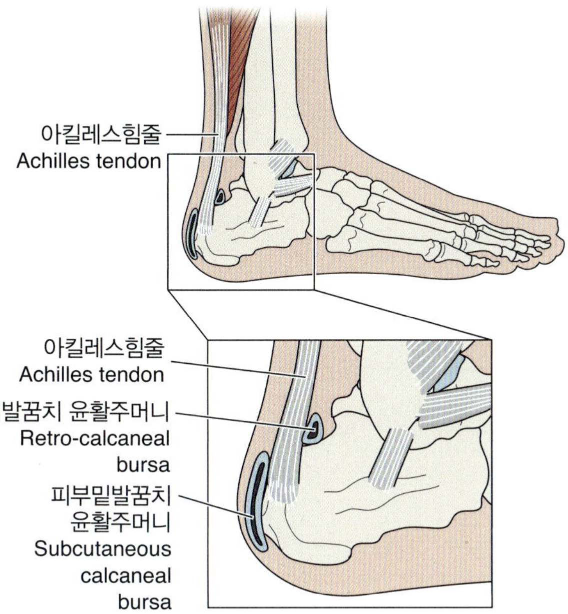

그림 12.10 2개의 발꿈치뼈 윤활주머니(피부밑발꿈치 윤활주머니와 뒤발꿈치 윤활주머니)가 뒤쪽 발꿈치 통증의 원인이 될 수 있다.

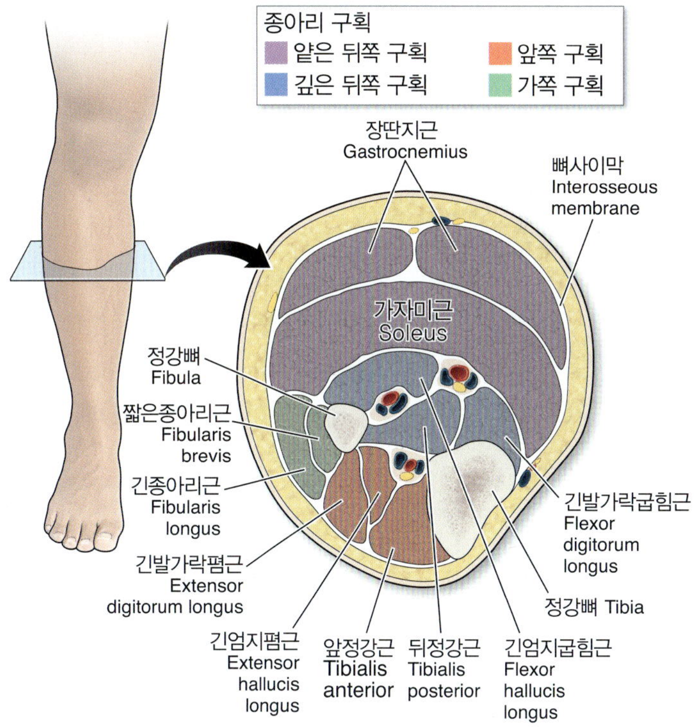

그림 12.11 종아리의 단면은 종아리 근육을 보여주고 있다. 종아리 근육들은 4개의 그룹으로 구성되며, 각 그룹은 3개의 근육을 가지고 있고, 이들 그룹은 두꺼운 근막에 의해 서로 분리되어 있다. 이 단면에서는 제3종아리근을 볼 수 없는데, 그 이유는 제3종아리근이 단면의 아래쪽에서 시작하기 때문이다.

밑발꿈치 윤활주머니는 아킬레스힘줄보다 얕은층에 유치한다. 뒤발꿈치 윤활주머니는 아킬레스힘줄과 발꿈치뼈 사이에 위치하고, 힘줄 닿는곳보다 몸쪽에 위치한다. 이들 윤활주머니는 염증이 발생하여 발꿈치 뒤쪽 통증을 초래할 수 있다. 그림 12.10은 윤활주머니를 보여주고 있다.

발목과 발 근육 Ankle and Foot Muscles

발목 근육과 발 외재근은 종아리에 위치한다. 이들 근육은 12개이며, 4개의 그룹으로 나누어 공부하면 쉽게 이해할 수 있다. 종아리 앞쪽에 3개의 근육이 존재한다. 종아리 뒤쪽에는 각각 3개의 근육으로 구성된 얕은층 근육과 깊은층 근육이 존재한다. 깊은층 근육은 앞쪽 근육군과 비슷하며, 반대 작용을 한다. 마지막 3개의 근육은 종아리 가쪽면에 위치한다. 이들 4그룹의 각 근육군들은 근막에 의해 서로 분리되어 있다. 그림 12.11은 이들 근육군을 보여주는 종아리의 단면을 묘사하고 있다.

발목과 발의 근육은 종종 그들의 작용, 착지점이나 위치에 따라 빈번하게 이름이 명명된다. 손목과 손에서처럼, "굽힘근"이나 "폄근"을 포함한 근육의 이름은 그들의 작용을 예측할 것이다. 발가락을 의미하는 "digiti"나 "digitorum"의 근육 이름은 발가락 근육이고, "hallucis"의 이름을 가진 근육은 엄지의 근육이다. 이름에 정강뼈(tibialis)가 있는 근육은 종아리와 발의 안쪽면을 주행하는 근육이고, 이름에 종아리뼈(fibularis)가 있는 근육은 종아리와 발의 가쪽면을 주행할 것이다.

근육, 이는곳, 닿는곳, 신경지배 및 작용 등이 표 12-3에 요약되어 있다.

종아리 앞쪽 근육

"Tom, Dick, Harry"의 이름은 이들 근육을 잘 기억하기 위해 사용하는 이름이다: 앞정강근, 긴발가락폄근과 긴엄지폄근. 이들 3근육은 모두 발목의 앞쪽면을 지나가기 때문에, 발목을 발등굽힘할 수 있다. 부가적으로, 앞정강근은 발을 안쪽번짐시킨다. 긴발가락폄근은 2번-5번 발가락을 펴하고, 긴엄지폄근은 엄지를 폄한다.

종아리 가쪽 근육

이들 3개 근육은 발목의 가쪽번짐근이다: 긴종아리근, 짧은종아리근 및 제3종아리근. 발목의 가쪽번짐 이외에, 이들 근육은 가쪽복사뼈의 앞쪽이나 뒤쪽을 지나감으로써, 각각 발목을 발등굽힘하거나 발바닥굽힘을 도울 수 있다.

종아리 뒤쪽 근육 - 얕은 그룹

뒤쪽 근육 - 장딴지근, 가자미근 및 장딴지빗근-은 발목의 발바닥굽힘근이다. 이들 근육은 장딴지근의 형태를 만드는 근육이다. 흔히, 장딴지근과 가자미근은 그들의 공동 힘줄 닿는곳 때문에 장딴지-가자미근으로 간주된다.

종아리 뒤쪽 근육 - 깊은 그룹

깊은 뒤쪽 근육은 종아리 앞쪽 근육과 반대되는 작용을 한다. 또다시, "**T**om, **D**ick과 **H**arry"의 이름이 이들 근육을 기억하기 위해 사용될 수도 있다: 뒤정강근, 긴발가락굽힘근과 긴엄지굽힘근. 이들 3근육 모두는 안쪽복사뼈의 뒤쪽을 돌아 발 안으로 들어가기 때문에 발목을 발바닥굽힘과 안쪽번짐을 할 수 있다. 부가적으로, 긴발가락굽힘근은 2번-5번 발가락을 굽힘하고, 긴엄지굽힘근은 엄지를 굽힘한다.

발 내재근

발 안에서 시작하고 끝나는 근육은 내재근으로 불린다. 이들 근육은 벌레근, 등쪽뼈사이근, 바닥쪽뼈사이근 및 발바닥네모근을 포함한다.

표 12-3 근육의 해부학과 생리학

발목과 발

근육	이는곳	닿는곳	신경지배	주요 작용	임상적 고려사항
앞정강근	몸쪽 정강뼈	1번 발허리뼈와 2번 쐐기뼈	온종아리신경	발목의 발등굽힘과 안쪽번짐	
긴발가락폄근	몸쪽정강뼈, 몸쪽 종아리뼈 및 뼈사이막	2-5번 발가락의 중간마디뼈와 먼쪽마디뼈	온종아리신경	2-5번 발가락의 폄, 발목 발등굽힘의 약한 도움	
긴엄지폄근	종아리의 중간 1/3과 뼈사이막	엄지의 먼쪽마디뼈	온종아리신경	엄지의 폄, 발목의 발등굽힘과 안쪽번짐의 약한 도움	
긴종아리근	종아리뼈의 몸쪽 1/2	1번 발허리뼈바닥과 첫 번째 쐐기뼈	온종아리신경	발목의 가쪽번짐과 발바닥굽힘. 부가적으로, 가로발활의 동적 지지장치로서의 기능.	
짧은종아리근	종아리뼈의 먼쪽 1/2	5번 발허리뼈바닥	온종아리신경	발목의 가쪽번짐과 발바닥굽힘	
제3종아리근	종아리뼈의 앞쪽면	5번 발허리뼈바닥	온종아리신경	발목의 가쪽번짐과 발등굽힘	

표 12-3 근육의 해부학과 생리학 — 계속

발목과 발

근육	이는곳	닿는곳	신경지배	주요 작용	임상적 고려사항
장딴지근	넙다리뼈융기	발꿈치뼈의 뒤쪽면	정강신경	발목의 발바닥굽힘과 무릎 굽힘	아킬레스힘줄을 형성하기 위해 가자미근과 장딴지빗근과 결합한다.
가자미근	정강뼈와 종아리뼈의 뒤쪽면	발꿈치뼈의 뒤쪽면	정강신경	발목의 발바닥굽힘	무릎을 굽힌 상태(제한 요소가 되는 장딴지근을 신장하지 않고)에서 가자미근만 신장한다.
장딴지빗근	넙다리뼈의 가쪽위융기	발꿈치뼈의 뒤쪽면	정강신경	약한 발목 발바닥굽힘근과 무릎 굽힘근. 고유수용성 기능을 주로 한다.	아래팔에 있는 긴손바닥근과 비슷하고, 전체 인구의 7-20%는 이 근육이 없다. 이 근육의 힘줄은 발바닥굽힘근의 근력 문제없이 힘줄이식을 위해 채취될 수 있다.
뒤정강근	몸쪽정강뼈의 뒤쪽면	3개의 밴드로 나누어짐. 닿는곳은 넓다: 발배뼈, 중간쐐기뼈와 가쪽쐐기뼈, 입방뼈, 2-4번 발허리뼈바닥	정강신경	발목의 발바닥굽힘과 안쪽번짐	안쪽 발목과 발의 주요 고정장치. 힘줄 기능부전은 안쪽세로발활에 나쁜 영향을 준다.
긴발가락굽힘근	정강뼈 뒤쪽면	2-5번 발가락의 먼쪽마디뼈	정강신경	2-5번 발가락의 굽힘과 발목의 발바닥굽힘. 약한 안쪽번짐	
긴엄지굽힘근	종아리뼈 뒤쪽면	엄지의 먼쪽마디뼈	정강신경	엄지의 굽힘과 발목의 발바닥굽힘. 약한 안쪽번짐	
벌레근	발가락의 폄근팽창	긴발가락굽힘근 힘줄	정강신경	MTP 관절의 굽힘. PIP 관절과 DIP 관절의 폄	
바닥쪽과 등쪽 뼈사이근	발허리뼈사이	등쪽뼈사이근: 2-4번 발가락의 몸쪽마디뼈바닥바닥쪽뼈사이근: 3-5번 발가락의 몸쪽마디뼈바닥	정강신경	발가락의 벌림과 모음. 세로발활의 지지	
발바닥네모근	발꿈치뼈의 바닥쪽면	긴엄지굽힘근 힘줄	정강신경	긴발가락굽힘근의 당김을 일자로 만들어 발가락의 굽힘을 돕는다.	

신경 Nerves

궁둥신경의 가지신경들은 무릎보다 먼쪽에 있는 근육들을 신경지배한다. 궁둥신경은 무릎보다 몸쪽 부위(뒤쪽면)에서 2개의 신경으로 분리된다: 정강신경과 온종아리신경.

정강신경은 종아리 뒤쪽으로 계속 진행되고, 종아리 뒤쪽 근육을 지배한다: 장딴지근, 가자미근, 뒤정강근, 긴발가락굽힘근, 긴엄지굽힘근. 정강신경은 발목굴을 통과해 발바닥으로 들어가서, 벌레근과 뼈사이근을 포함하는 발 내재근을 지배한다. 그림 12.12A는 정강신경을 나타낸다.

온종아리근신경은 종아리뼈머리를 감아서 돈 후, 종아리의 앞쪽면을 따라 주행한다. 이 신경은 앞정강근, 긴발가락폄근, 긴엄지폄근 등을 지배하고, 또 3개의 종아리근(긴종아리근, 짧은종아리근 및 제3종아리근)을 지배한다. 그림 12.12B는 일반적인 온종아리근신경을 묘사한다. 신경 해부학은 표 12-4에 요약되어 있다.

발목과 발의 운동형상학
Kinematics of the Ankle and Foot

정적 정렬 Static Alignment

정적 발 정렬은 **목말밑관절** 중립위로 알려진 자세를 발이 취할 때 발꿈치뼈와 발앞부의 자세를 의미한다. 이 자세에서, 정상 정렬은 종아리와 일직선되게 발꿈치뼈가 정렬되는 것이다. 발은 안쪽번짐되거나 가쪽번짐되어서는 안된다. 이 자세는 **곧은** 발꿈치뼈(calcaneal rectus)로 불린다. 중립위에서 일어날 수 있는 정상 가동범위는 20°의 발꿈치뼈 안쪽번짐과 10°의 발꿈치뼈 가쪽번짐이다. 발뒤부를 기준으로 발앞부가 안쪽으로 돌림되면 안굽이발앞부라고 한다. 만약

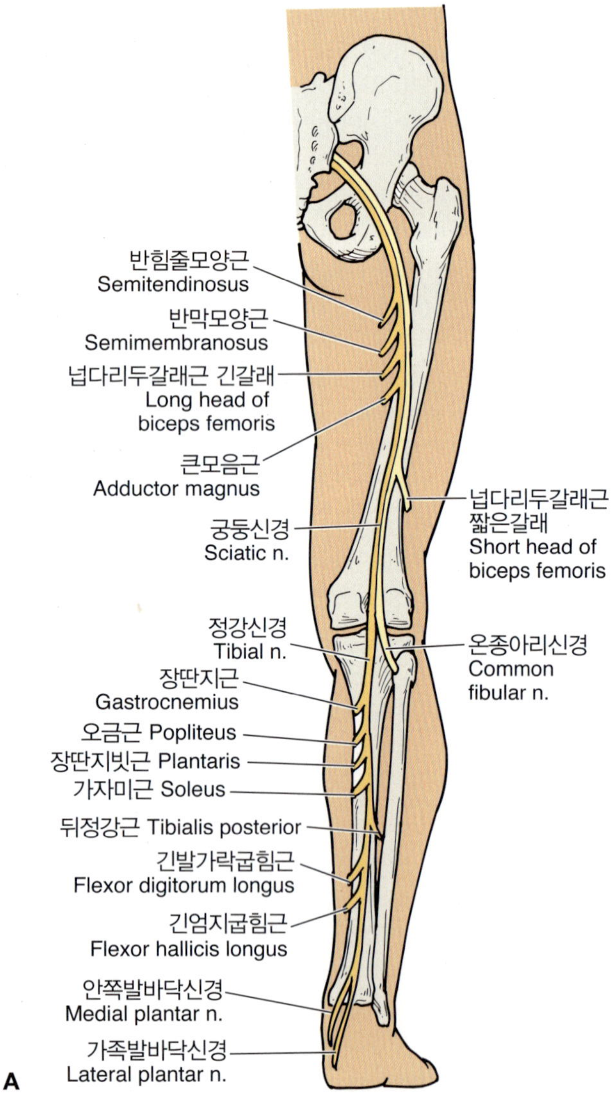

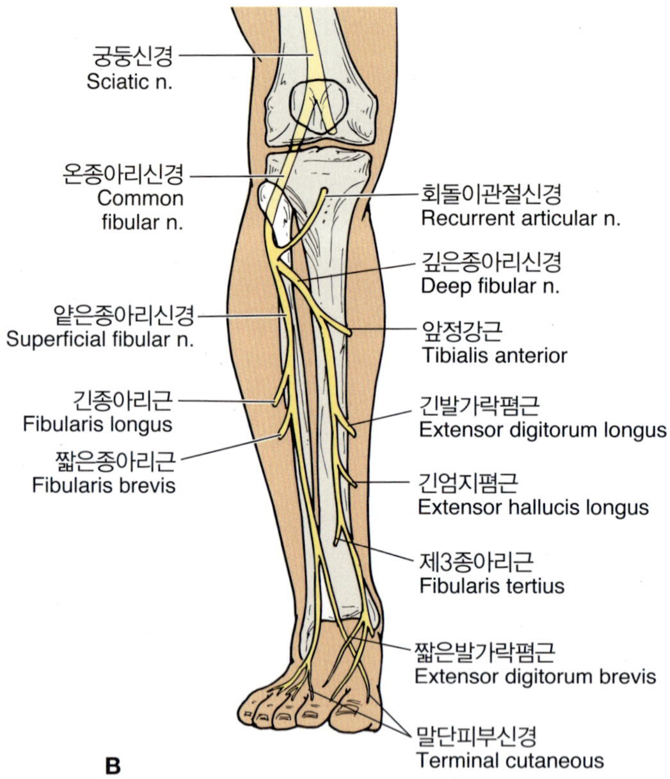

그림 12.12 정강신경(A)과 온종아리신경(B)이 종아리와 발의 근육을 지배한다.

표 12-4 신경의 해부학과 생리학

종아리

구조	해부학	기능	임상적 고려사항
정강신경	궁둥신경의 가지신경이며, 종아리의 뒤쪽면을 따라 주행한 후 발바닥 안으로 들어간다.	종아리 뒤쪽 근육과 발 내재근을 지배한다.	발목굴 증후군은 발목의 안쪽면에서 정강신경의 압박으로 일어난다.
온종아리신경	궁둥신경의 가지신경이며, 종아리뼈머리를 가로지른 후, 종아리의 앞쪽면을 따라 아래로 주행한다.	종아리의 앞쪽 근육군과 가쪽 근육군을 지배한다.	

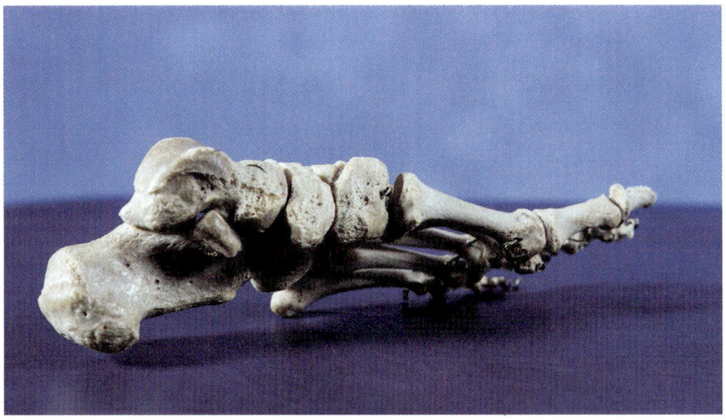

그림 12.13 발 정렬은 안굽이발앞부를 보여주고 있다. 발꿈치뼈는 바닥과 수직을 이루고 있다. 발앞부의 안쪽번짐을 확인한다.

가쪽으로 돌림되면, 발앞부는 밖굽이되는 것이다. 그림 12.13은 안굽이발앞부를 가진 발의 뼈대를 보여주고 있다.

동적 정렬 Dynamic Alignment

정적 정렬은 보행 시의 동적 정렬에 영향을 미친다. 비체중부하 시, 만약 환자가 안굽이발꿈치/안굽이발앞부의 정적 정렬을 보이면, 체중부하 시 환자는 보상작용으로 과도하게 엎침할 것이다. 반대로, 만약 비체중부하 시 환자가 밖굽이발꿈치/밖굽이발앞부를 가지면, 체중부하 시 환자는 대개 보상작용으로써 뒤침할 것이다. 비체중부하 시 뒤침되는 것으로 보이는 발은 체중부하 시 엎침될 것이고, 비체중부하 시 엎침되는 것으로 보이는 발은 체중부하 시 뒤침될 것이다.

주의…

발의 엎침과 뒤침에 대한 체중부하의 효과를 살펴본다. 비체중부하 시 과도하게 안쪽번짐이나 뒤침되는 것으로 보이는 발은 1번 레이를 바닥쪽으로 가져가기 위해 보상작용으로서 엎침을 일으킬 것이다.

정적 정렬에 의해 영향을 받는 동적 정렬 이외에, 근력과 수축의 타이밍도 동적 정렬에 중요한 역할을 한다. 발의 동적 정렬을 유지하는 중요한 3개의 근육은 뒤정강근, 긴종아리근 및 장딴지근이다.

- 뒤정강근은 가장 강력한 발목의 안쪽번짐근이다. 발꿈치가 초기접지기 시 지면을 때릴 때, 체중을 수용하기 때문에 발은 엎침한다. 뒤정강근은 원심성 수축으로 발 엎침을 천천히 일으키고, 안쪽 발활의 붕괴를 제어한다. 중간입각기 때, 뒤정강근은 종말입각기와 전유각기를 위해 발을 뒤침 자세로 다시 만드는 구심성 수축을 한다. 이런 방식으로, 뒤정강근은 보행 시 엎침과 뒤침을 제어하는 중요한 역할을 한다.
- 긴종아리근은 동적 가로발활을 지지하는데, 그 이유는 긴종아리근이 발바닥의 가쪽면에서 안쪽면으로 주행하기 때문이다. 긴종아리근이 첫 번째 발허리뼈와 첫 번째 쐐기뼈에 부착하기 때문에, 전유각기 때 발의 안쪽면과 엄지발가락으로 체중으로 전이시킬 수 있도록 발을 가쪽번짐할 수 있다. 긴종아리근과 뒤정강근의 그림과 어떤 방식으로 이들 근육이 발의 동적 정렬에 영향을 주는지는 그림 12.14에서 확인될 수 있다.
- 정상 보행은 종말입각기 때 무릎을 폄한 상태에서 약 10°의 발등굽힘을 필요로 한다. 장딴지근은 이런 가동범위를 허용할 만큼 충분히 길어야 한다. 만약 장딴지근이 발등굽힘을 제한하면, 환자는 발중간부와 세로발활을 낮춤으로써 필요한 가동범위를 얻을 수 있다(그림 12.15). 이것은 보행 시 과도한 엎침을 초래하고, 발과 발목의 병리도 초래할 수 있다.

보행 시 발의 정상 생체역학

Normal Biomechanics of the Foot in Gait

보행 주기 중 초기접지기에서 중간입각기까지 일어나는 발의 엎침은 발의 중요한 2개 기능을 수행한다. 이것은 종아리로부터 오는 안쪽돌림을 분산시킬 것이고, 딱딱한 발에서 유연한 발로 전환시킨다.

발목관절의 운동축이 이마면쪽으로 더욱 기울어지지만, 그 축은 안쪽에서 가쪽으로 뒤쪽과 아래쪽 방향으로 비스듬하게 향할 것이다. 기본적으로 발은 종아리에 대해 가쪽으로 돌림된다. 이것은 초기접지기에서 발의 안쪽돌림을 일으킨다. 이런 회전력은 발을 엎침시키는 발꿈치뼈에 대한 목말뼈의 아래쪽과 안쪽 활주에 의해 주로 흡수된다.

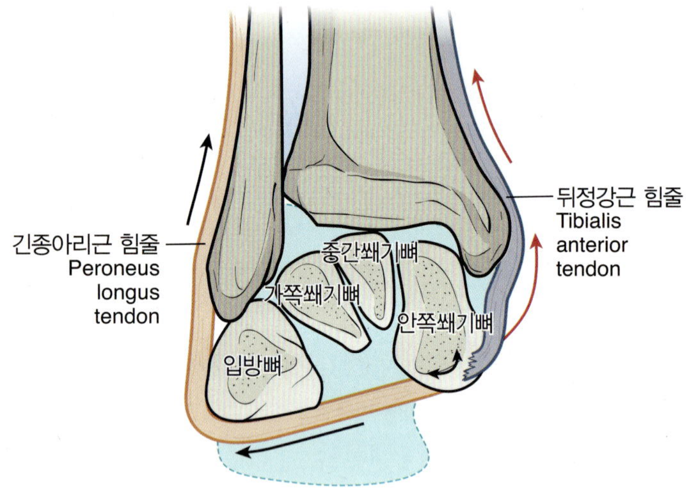

그림 12.14 뒤정강근과 긴종아리근은 안쪽세로발활과 가로발활의 중요한 안정장치이다. 그들은 함께 작용하여 발활의 슬링을 형성한다.

발의 엎침은 초기접지기 시 종아리의 회전력을 흡수하는 것 이외에, 운동축들을 교차시키지 않음으로써 가로발목관절을 잠김 상태에서 풀림상태로 만든다. 이 관절의 풀림은 발을 순간적으로 유연하게 만들어 고르지 못한 지면에 순응하도록 만든다.

중간입각기에서 전유각기까지는, 발의 뒤침이 일어나야 한다. 이것은 발을 다시 딱딱한 발로 전환시켜 신체를 앞쪽으로 추진하는데 필요한 발바닥굽힘을 일으킨다. 만약 발이 느슨한 상태로 남아있거나 유연해지면, 장딴지근의 기능이 저하될 것이다. 그림 12.16은 보행의 입각기 동안 발에서 일어나는 엎침과 뒤침의 변화를 보여주고 있다.

발바닥근막의 윈들러스 기전

입각기 말기 때 발을 뒤침시키는데 도움을 주는 하나의 기전은 **윈들러스 기전**으로 불린다. 발바닥근막이 발꿈치뼈에서 몸쪽마디뼈까지 뻗어 있음을 상기한다. 윈들러스 효과는 엄지에 붙어 있는 발바닥근막의 신장에 의해 세로발활이 올림되는 것을 의미한다(그림 12.17).

전유각기 때의 차축 지점은 엄지의 MTP 관절이다. 종말입각기에서 전유각기까지, 엄지 MTP 관절의 폄은 약 80°까지 빠르게 증가한다. 이런 폄은 MTP 관절에서 발바닥근막을 길게 신장할 것이고, 이것에 의해 발바닥근막은 발꿈치뼈와 발허리뼈머리 사이에서 단축되어 세로발활을 올림한다. 발활의 올림은 발을 뒤침시키고, 밀기(추진)를 위해 발을 딱딱하게 만든다.

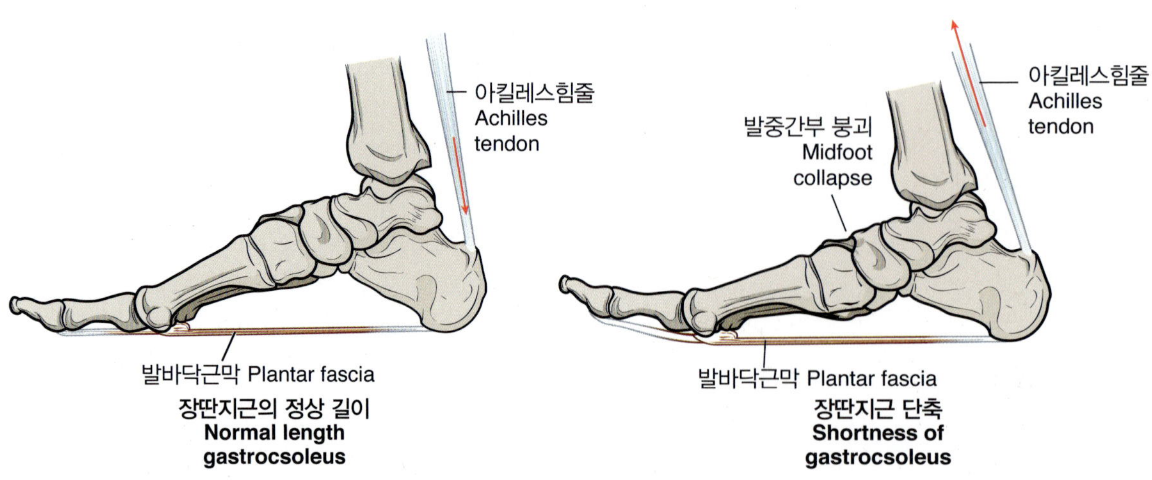

그림 12.15 장딴지근의 정상 길이는 보행에 필요한 무릎 폄 시 10°의 발등굽힘을 허용한다. 만약 장딴지근이 단축되면, 발중간부를 붕괴하고 안쪽세로발활을 낮추는 보상이 일어난다.

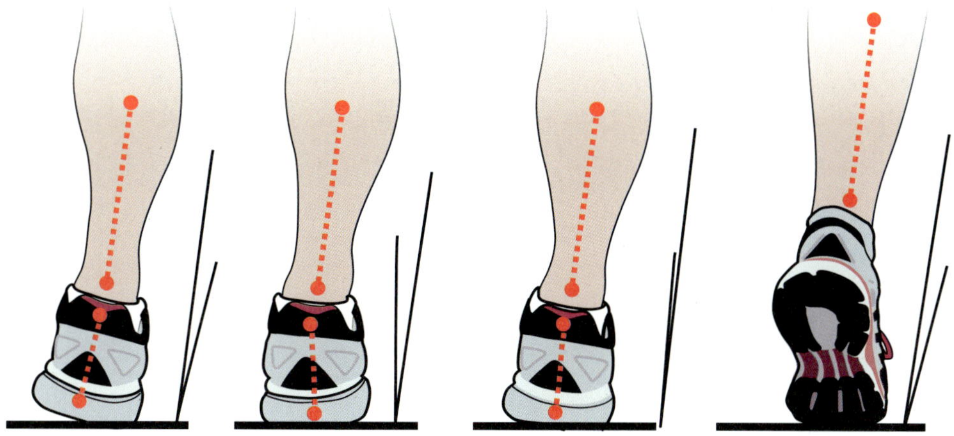

그림 12.16 발은 초기접지기에서 중간입각기까지 엎침하고, 그 다음 뒤침을 시작한다. 엎침은 회전력을 흡수하고, 뒤침은 발을 딱딱한 지렛대로 다시 만든다.

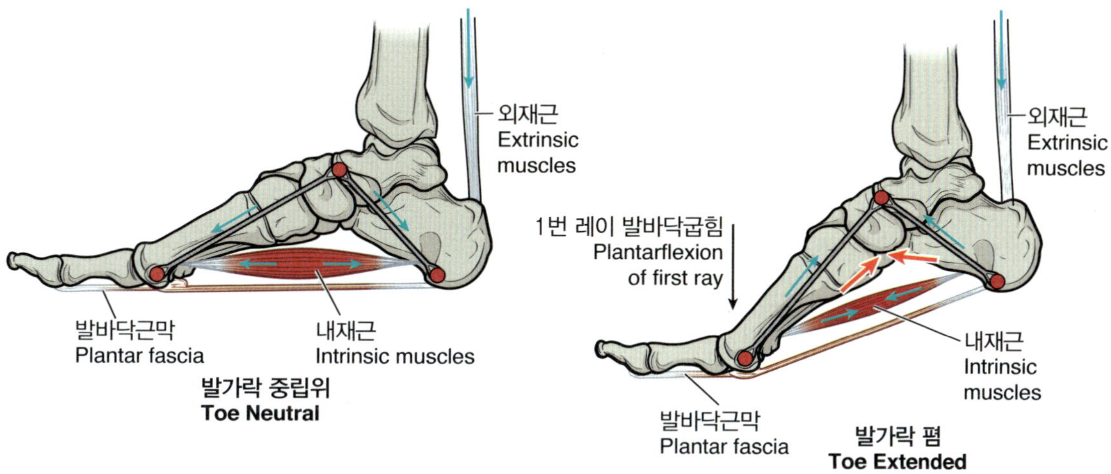

그림 12.17 첫 번째 MTP 관절 위에서 발바닥근막이 신장되면 발꿈치뼈와 발허리뼈머리 사이의 발바닥근막이 단축되어 세로발활을 올림시킨다.

보행 시 과도한 뒤침이나 엎침의 결과

Effect of Excessive Pronation or Supination in Gait

일반적으로, 우리는 보행 시 과도한 엎침이나 뒤침과 관련된 비정상을 관찰한다. 과도한 엎침을 가진 환자는 밀기단계(push−off) 전에 발을 뒤침 자세로 만들 수 없을 것이다. 장딴지근에 의해 발생된 힘은 부드러운 발로 신체를 추진할 때만큼 효과적이지 못할 것이다. 환자는 엄지발가락으로 밀지 못하고, 발의 안쪽면을 바닥에 닿는다.

과도한 뒤침을 가진 환자는 고르지 못한 지면과 정강뼈의 회전력에 순응하지 못할 것이다. 정강뼈의 회전력은 발 전체로 퍼져 나갈 것이고, 이것에 의해 퇴행성 변화가 초래될 것이다. 이런 환자들은 발의 상대적 경직성 때문에 발목 염좌에 노출될 위험성이 크다.

하향식 접근법과 상향식 접근법

Top-down or Bottom-up Approach

발목과 발 복합체의 정적 정렬은 골반, 엉덩관절과 무릎관절을 포함한 위쪽 분절의 정렬에 의해 영향을 받거나 그들 분절에 영향을 줄 수 있다. 발이 하지의 상향식 제어에 있어서 무릎과 엉덩관절의 자세를 제어하는 것으로 알려져 있다. 연구자들은 발이 무릎관절과 엉덩관절의 문제에 영향을 줄 수 있는 요소라고 했고, 이런 믿음을 지지하는 근거들을 제시했다.[11]

그러나 최근 연구가들은 발의 자세에 대한 몸쪽 분절의 영향(하향식 제어)을 이해하기 시작했다. 예를 들어, 엉덩관절 가쪽돌림근과 벌림근의 약증을 가진 환자는 무릎을 제어하는데 어려움을 갖는다. 동적 밖굽이무릎이 달리기와 점핑 동안 이들 환자에서 증가될 수 있다. 이런 증가된 밖굽이는 체중부하 상태의 과도한 발 엎침에 기여할 수 있다.

오늘날의 증거가 양쪽 접근법을 모두 지지하기 때문에, 환자를 재활할 때 발이 몸쪽 관절에 의해 영향을 받고 또 몸쪽 관절에 영향을 줄 수 있다고 생각한다. 하향식 접근법과 상향식 접근법 모두를 염두에 둔다.

관절가동술 Joint Mobilization

발목과 발의 관절가동술은 가동범위를 증가시키고, 통증을 감소시키기 위해 사용될 수 있다. 발목의 풀림자세는 10°의 발바닥굽힘과 안쪽번짐/가쪽번짐의 중립위이다. 표 12-5는 발목과 발의 주요 움직임과 가동범위를 증가시킬 수 있는 먼쪽 분절의 활주 방향을 나열하고 있다.

먼쪽 정강종아리관절 가동술 Distal Tibiofi bular Joint

앞쪽 활주/뒤쪽 활주

정강뼈에 대한 종아리뼈의 앞쪽 활주나 뒤쪽 활주는 발등굽힘의 가동범위를 증가시키기 위해 사용된다. 그 이유는 먼쪽 정강종아리관절이 발등굽힘 동안 약간 분리되어야 하기 때문이다. 환자는 누운 자세를 취한다. 검사자는 한 손으로 발바닥을 고정하고, 다른 손으로 앞쪽이나 뒤쪽의 힘을 종아리뼈에 적용한다(그림 12.18).

정강목말관절 가동술 Tibiotalar Joint

앞쪽 활주

오목한 정강뼈와 종아리뼈에 대한 볼록한 목말뼈의 앞쪽 활주는 발바닥굽힘의 가동범위를 증가시키는데 사용된다. 환자는 종아리 밑에 타올을 감아서 배치하고, 그 위에 누운 자세를 취한다. 검사자는 한 손으로 종아리를 고정하고, 다른 손으로 발꿈치뼈를 컵모양으로 잡고, 목말뼈를 앞쪽으로 활주하기 위해 위쪽 방향의 힘을 적용한다(그림 12.19).

뒤쪽 활주

정강뼈와 종아리뼈에 대한 목말뼈의 뒤쪽 활주는 발등굽힘의 가동범위를 증가하기 위해 사용된다. 환자는 종아리 밑에 타올을 감아서 배치하고, 그 위에 누운 자세를 취한다. 검사자는 관절의 앞쪽에 위치한 손으로 관절선을 촉진하고, 다른 손의 갈퀴 부위로 뒤쪽 방향의 힘을 목말뼈에 적용한다(그림 12.20).

표 12-5 가동범위를 증가시키는데 이용되는 활주의 방향

제한된 가동범위	가동술의 활주 방향
발목 발등굽힘	정강종아리관절의 앞쪽 활주/뒤쪽 활주 정강목말관절의 뒤쪽 활주
발목 발바닥굽힘	정강목말관절의 앞쪽 활주
발꿈치뼈 안쪽번짐	목말밑관절의 가쪽 활주
발꿈치뼈 가쪽번짐	목말밑관절의 안쪽 활주
전반적인 발목 움직임	정강목말관절의 견인

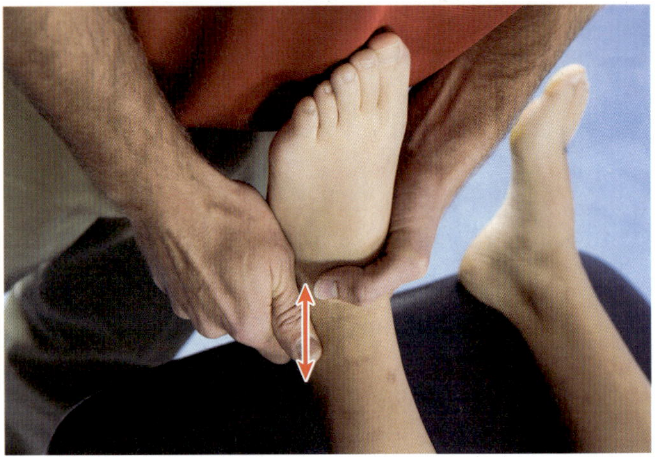

그림 12.18 발목의 발등굽힘을 증가시키는 정강종아리관절의 앞쪽 활주/뒤쪽 활주.

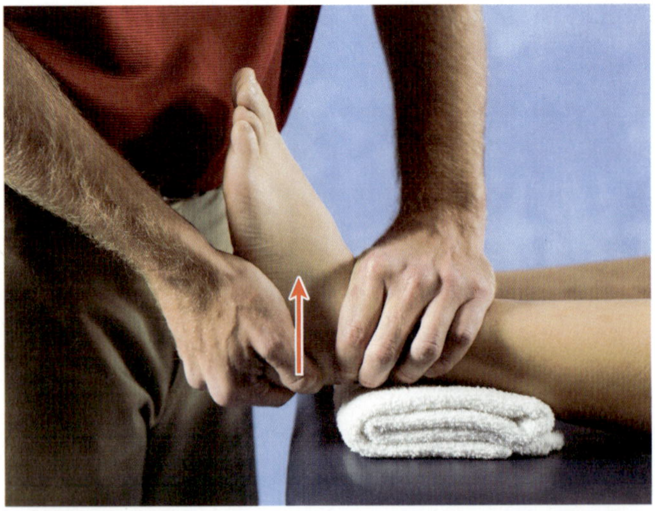

그림 12.19 발바닥굽힘을 위한 정강목말관절의 앞쪽 활주.

견인

목말뼈는 전반적인 관절 제한에 사용되며, 정강뼈와 종아리뼈로부터 견인된다. 환자는 앉은 자세나 누운 자세를 취

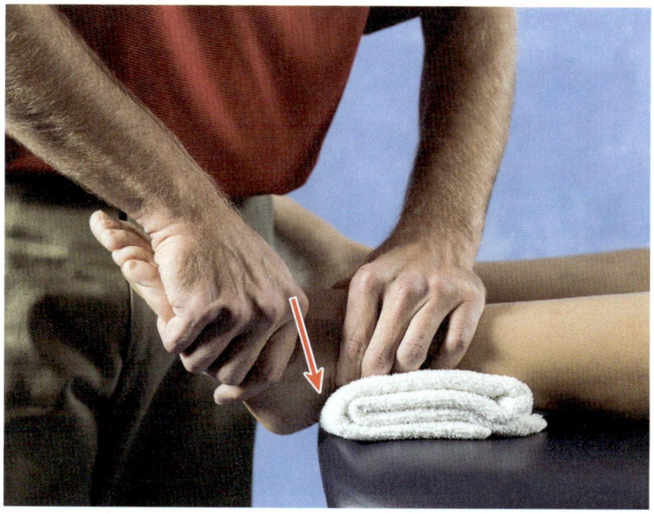

그림 12.20 발목 발등굽힘을 위한 정강목말관절의 뒤쪽 활주.

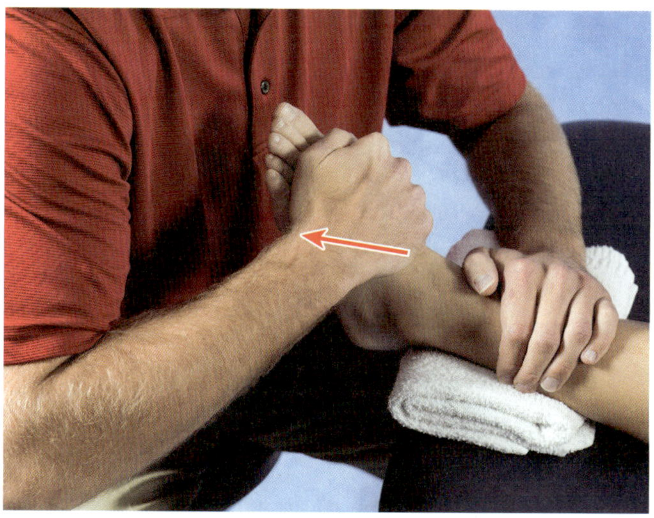

그림 12.21 전반적인 관절 제한을 위한 정강목말관절의 견인.

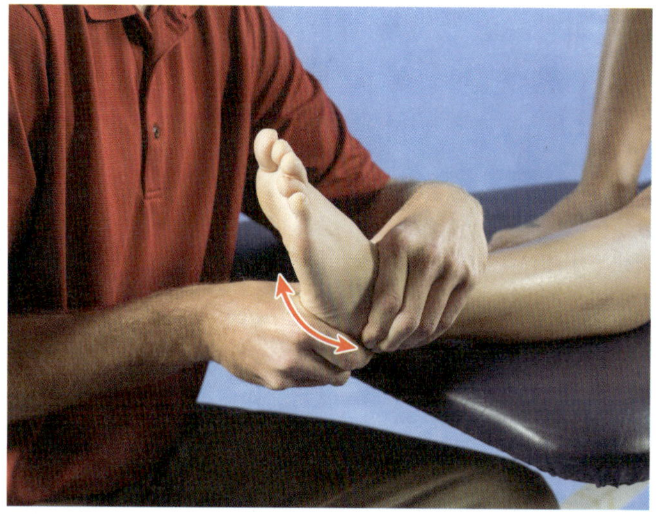

그림 12.22 가쪽번짐/안쪽번짐을 증가시키는 목말밑관절의 안쪽 활주/가쪽 활주.

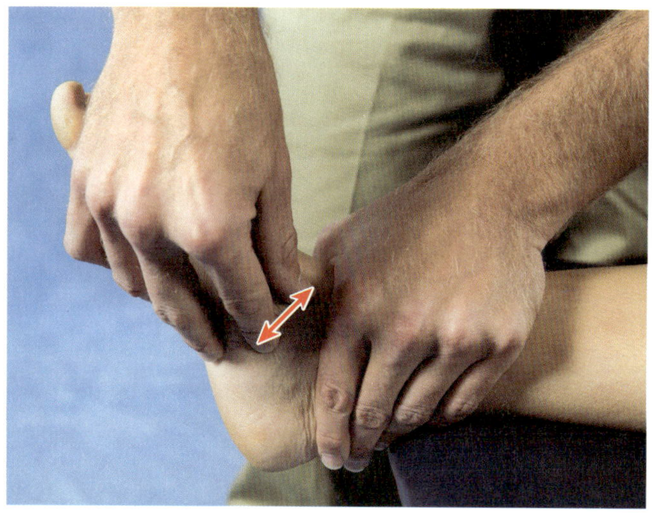

그림 12.23 발중간부의 제한을 위한 목말뼈에 대한 발배뼈의 앞쪽 활주/뒤쪽 활주.

할 수 있다. 검사자는 한 손으로 먼쪽 정강뼈를 고정하고, 다른 손을 이용해 목말뼈를 가로 잡은 후, 먼쪽으로 견인한다(그림 12.21). 다른 방법으로서, 검사자는 양손을 깍지 껴서 목말뼈 위에 배치한 후, 먼쪽으로 당긴다.

목말밑관절 가동술 Subtalar Joint

안쪽/가쪽 활주

안쪽번짐과 가쪽번짐을 증가시키기 위해 목말뼈에 대해 발꿈치뼈를 가동시킬 수 있다. 환자는 테이블 밖으로 발을 내어 놓고 누운 자세를 취하거나 앉은 자세를 취할 수 있다. 검사자는 한 손으로 목말뼈를 고정하고, 다른 한 손으로 발꿈치뼈를 잡는다. 안쪽 활주나 가쪽 활주를 할 때 약간의 견인력을 추가한다(그림 12.22). 안쪽 활주는 가쪽번짐을 증가시킬 것이고, 가쪽 활주는 안쪽번짐을 증가시킬 것이다.

발목뼈사이관절 가동술 Tarsal Joints

발목뼈사이관절은 앞쪽–뒤쪽 활주를 이용해 가동될 수 있다. 검사자는 한 손의 엄지와 검지를 이용하여 발목뼈를 고정하고, 다른 손의 엄지와 검지를 이용해 이웃한 발목뼈를 앞쪽과 뒤쪽으로 활주한다. 발목발허리관절도 앞쪽–뒤쪽 활주로 가동될 수 있다. 이들 가동술은 발중간부의 제한을 해결하는데 이용된다. 그림 12.23은 목말뼈에 대한 발배뼈의 가동술을 보여주고 있다.

발허리발가락관절과 마디뼈사이관절 가동술
Metatarsophalangeal and Interphalangeal Joints

오목-볼록 법칙을 이용해 MTP 관절과 IP 관절을 가동시킬 수 있다. 이들 관절의 몸쪽 분절은 볼록하고, 먼쪽 분절은 오목하다.

흔한 병리 Common Pathologies

가쪽 발목 염좌
인대결합성 염좌(고위 발목 염좌)
발바닥근막염
아킬레스힘줄병증
뒤정강근힘줄 기능장애
안쪽 정강뼈 스트레스 증후군
구획 증후군
발목굴 증후군
발목과 발꿈치 골절
스트레스 골절
발가락 기형

우리는 초기 입각기때 발이 유연해지고 후기 입각기 때 딱딱해질 필요가 있음에 대해 공부했다. 이런 기전은 가로 발목관절의 엎침과 뒤침을 통해 이루어진다. 정상 보행은 하루에 수천 번씩 매 걸음마다 발목과 발을 엎침과 뒤침시킨다. 부가적으로, 발은 안쪽돌림의 힘과 압박력(체중의 몇 배에 이르는)을 흡수해야 한다. 비정상 생체역학, 과사용 또는 부상에 기인한 병리가 흔한 문제임을 쉽게 이해할 수 있다. 본 단락에서, 우리는 물리치료로 치료될 수 있는 발목과 발의 흔한 병리를 다룰 것이다.

가쪽 발목 염좌 Lateral Ankle Sprain CPG
Lateral Ankle Sprain

가쪽 발목의 안정성은 주로 뼈관절 일치성, 종아리근군, 그리고 3개의 인대에서 나온다. 가쪽 발목을 안정시키는 인대는 앞목말종아리인대, 발꿈치종아리인대 및 뒤목말종아리인대이다. 가쪽 발목 염좌 시, 이들 인대 중 1개 이상의 인대가 손상되거나 찢어진다. 가쪽 발목 염좌의 약 75%는 앞목말종아리인대의 단독 손상으로 발생한다. 그림 12.24는 가쪽 발목 염좌를 설명하고 있다.

발목 염좌는 심각도에 따라 등급이 매겨진다. Ⅰ등급 발목 염좌는 발목 인대가 늘어난 결과이고, Ⅱ등급 염좌는 부분 열상의 결과이고, Ⅲ등급 염좌는 1개 이상의 인대가 완전히 찢어진 결과이다.

원인/기여요소

발바닥굽힘과 안쪽번짐은 손상의 가장 흔한 기전으로서, 점프 후 발의 가쪽면으로 착지하거나 구멍을 밟았을 때 일어난다. 이들 손상의 절반은 스포츠 활동과 관련된다. 가장 큰 위험은 야구, 풋볼 및 축구 등과 같은 달리기와 점프 활동의 스포츠이다.

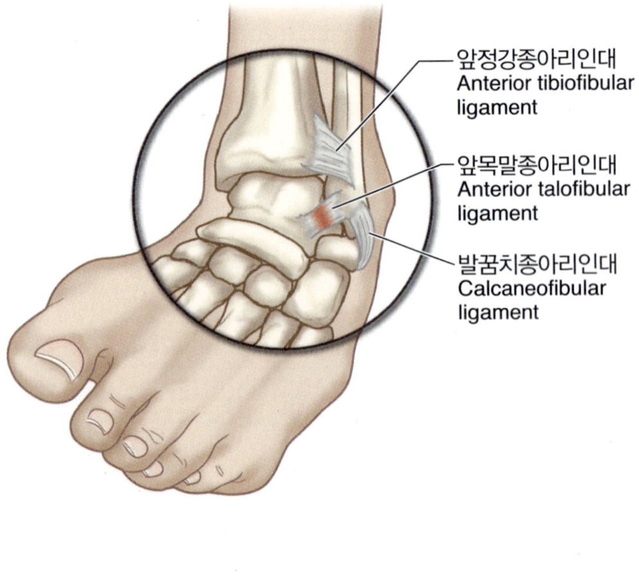

그림 12.24 가쪽 발목 염좌는 가장 일반적으로 앞목말종아리인대에 영향을 주고, 발바닥굽힘과 안쪽번짐의 손상으로 일어난다.

증상

가쪽 발목 염좌 후, 환자는 가쪽복사뼈 바로 먼쪽 부위인 가쪽 발목에서 통증을 호소할 것이다. 통증은 체중을 부하할 때 증가된다. 부종과 멍이 이 부위에서 종종 발생한다. 환자는 발목 불안정을 느끼게 될 것이다.

임상 징후

발목 염좌 후, 압통, 부종 및 통증이 환자 평가의 주요 요소이다. 또한 아래 검사들 이후에, 인대 느슨함이나 통증 발생이 손상 정도와 회복을 알려주는 지표가 될 수 있다.

앞쪽 서랍 검사

이 검사는 앞목말종아리인대의 손상 유무를 평가하는데 사용된다. 환자는 앉은 자세에서 발을 바닥에서 뗀다. 검사자는 한 손으로 발목 바로 위쪽 지점인 종아리 앞쪽면을 잡는다. 검사자는 환자의 발을 약간 발바닥굽힘시킨 채, 다른 손으로 발꿈치뼈를 감싸 잡고 그 관절을 견인한다. 검사자는 발꿈치뼈의 견인을 유지하면서, 발꿈치뼈와 목말뼈에 앞쪽 방향의 힘을 적용한다(그림 12.25). 양성 징후는 환자의 증상이 앞목말종아리인대 위에서 재현되거나 발이 5mm 이상 앞쪽으로 변위되는 것이다.

주의…

앞쪽 서랍 검사를 실시할 때 여러분의 기록에 주의해야 한다. 앞쪽 서랍 검사는 어깨, 무릎 및 발목 등을 포함해 많은 관절에서 수행될 수 있다. 검사를 수행한 관절을 기록해야 한다. 예를 들어, "발목의 앞쪽 서랍 검사"라고 기록해야 한다.

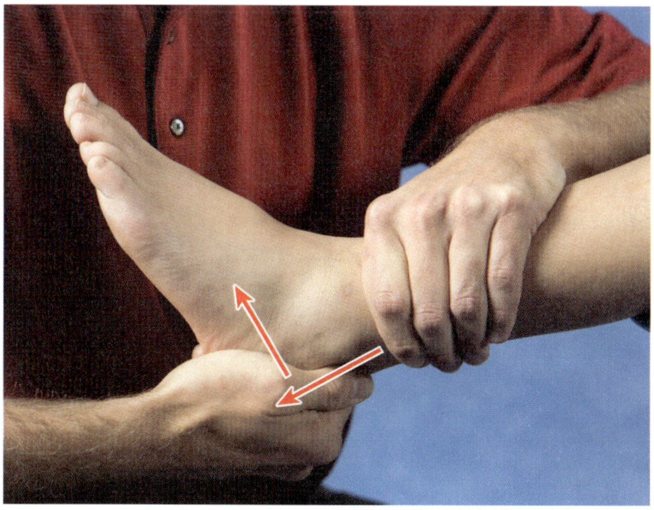

그림 12.25 앞쪽 발목 불안정을 위한 앞쪽 서랍 검사. 이 검사는 가쪽 발목 염좌에서 양성일 수 있다.

목말뼈 안쪽 경사 스트레스 검사

이 검사는 가쪽 발목 인대의 손상 유무를 평가하는데 사용된다. 환자는 앉은 자세에서 발을 바닥에서 뗀다. 검사자는 한 손으로 발목 위의 종아리 안쪽면을 고정한다. 환자의 발을 완전 발바닥굽힘시킨 후, 검사자는 다른 손으로 발꿈치뼈를 감싸 잡고 그 관절을 견인한다. 발꿈치뼈의 견인을 유지하면서, 검사자는 발꿈치뼈와 목말뼈에 안쪽 방향의 힘을 적용하여 발을 안쪽번짐시킨다. 이 기법은 앞목말종아리인대를 평가한다. 이번에는 발꿈치종아리인대를 평가하기 위해 환자의 발을 중립위로 배치시킨 후 이 검사를 실시하고, 또 뒤목말종아리인대를 평가하기 위해 환자의 발을 발등굽힘시킨 후 이 검사를 실시한다(그림 12.26). 양성 징후는 환자의 증상이 가쪽 발목 인대 위에서 발생하는 것이다.

일반적인 중재

보호 단계

손상 직후, 환자의 발목은 조직 치유의 급성 단계 동안 보호되어야 할 것이다. 이 시기 동안, 환자는 스플린트나 캐스트로 고정될 필요성이 있다. 이 단계에서 점진적인 체중부하가 유익한 것으로 알려져 있다. 냉치료, 투열치료, 전기자극 등을 포함한 모달리티가 부종, 통증 및 염증을 조절하기 위해 사용될 수 있다.

보호 단계 동안 통증이 없는 범위 내에서 림프 배액치료, 물렁조직 가동술, 등급 Ⅰ와 Ⅱ의 관절가동술 등을 포함한 도수치료가 유익한 것으로 알려져 있다. 유익한 것으로 알려진 관절가동술로는, 목말뼈의 앞-뒤 활주와 먼쪽 정강종아리관절의 앞-뒤 활주이다. 환자는 발바닥굽힘과 발등굽힘의 능동 가동범위운동을 시작할 수 있다. 이 시기 동안, 발 내재근 운동을 포함한 부드러운 저항운동도 시작할 수 있다.[12]

임상 경고!

이 시기에는 발바닥굽힘과 안쪽번짐의 끝범위를 피해야 하는데, 그 이유는 치유되는 가쪽 인대에 스트레스를 줄 수 있기 때문이다.

훈련 단계

두 번째 단계의 목표는 통증 감소, 가동범위 정상화, 근력, 고유수용성 및 협응 등을 포함한다. 도수치료는 긴축 견인, 목말뼈 활주, 그리고 운동병용 가동술(MWM) 등을 포함할 수 있다.[12] 가쪽 발목 염좌를 위한 운동병용 가동술은 목말뼈의 뒤쪽 가동술을 포함한다. 이것은 닫힌사슬 상태에

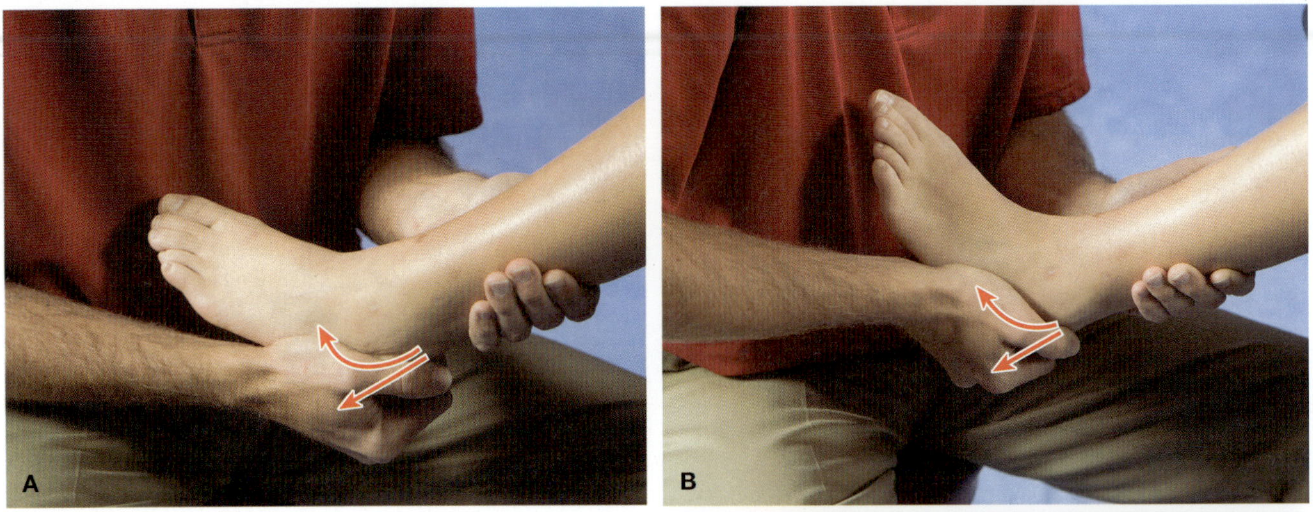

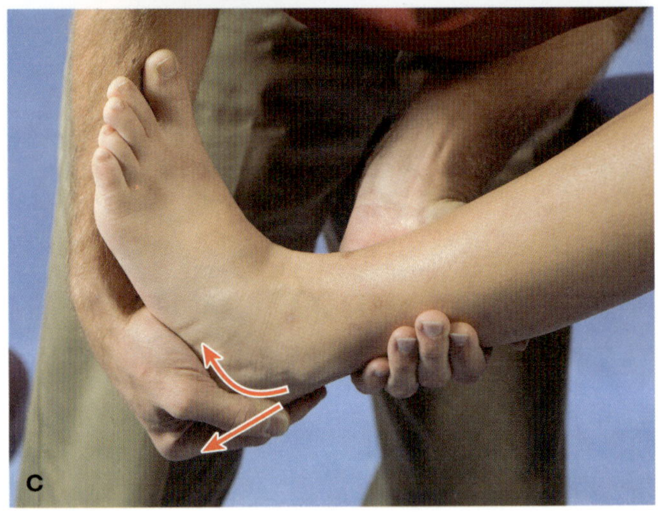

그림 12.26 염좌 후 가쪽 발목 불안정을 위한 목말뼈 안쪽 경사 스트레스 검사. 앞목말종아리인대를 검사하기 위해 환자의 발을 발바닥굽힘시키고(A), 발꿈치종아리인대를 검사하기 위해 환자의 발을 중립위로 유지하고(B), 또 뒤목말종아리인대를 검사하기 위해 환자의 발을 발등굽힘시킨다(C). 각 자세에서, 환자의 발목을 견인하고 안쪽 방향의 힘을 적용한다.

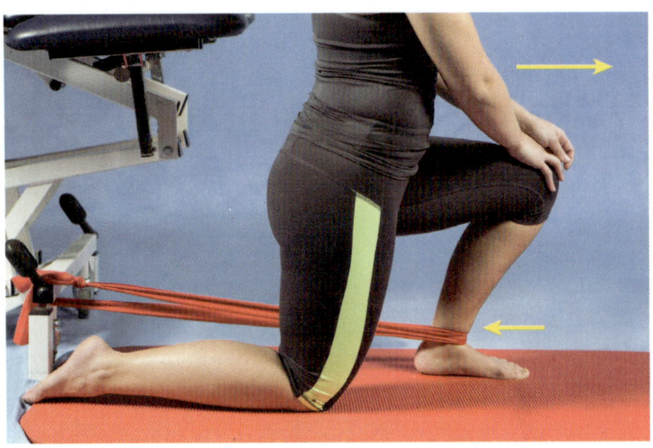

그림 12.27 발을 발등굽힘으로 움직이면서 수행하는 목발뼈의 뒤쪽 가동술.

서 환자가 발목을 발등굽힘으로 움직이면서 목말뼈에 뒤쪽 방향의 힘을 적용하는 것이다. 이때 적용되는 힘은 저항밴드나 도수에 의해 제공될 수 있다(그림 12.27).

가동범위운동은 수동이나 능동으로 수행될 수 있다. 그림 12.28에서 보듯이, 정상 범위를 촉진하기 위해 앉은 자세에서 자신의 발을 균형판 위에 올려놓는다. 저항밴드나 웨이트를 이용한 발목의 발바닥굽힘, 발등굽힘, 안쪽번짐과 가쪽번짐의 근력강화운동을 첨가할 수 있다. 발목의 안쪽번짐과 가쪽번짐에 중점을 두어야 한다.

재발의 가능성을 최소화하기 위해 고유수용성 훈련으로 진전하는 것이 이 단계 때 매우 중요하다.[13–16] 재손상의 위험은 매우 높다; 연구에 따르면, 몇몇 스포츠의 경우 재손상의 위험이 73%까지 올라간다고 했다. 사실, 이전의 손상이 발목 염좌를 일으키는 가장 위험한 요소라는 것은 일치된 의견이다. 물리치료사는 고유수용성 훈련을 포함한 중재를 통해 재발의 위험을 낮출 수 있다. 스텝-업과 스텝 다운, 발꿈치와 발가락 들어 올리기, 불안정한 표면 위에 서기, 그리고 그림 12.29에서 알 수 있듯이 선 자세의 요동 운동과 같은 체중부하 상태의 기능적 운동이 이용될 수 있다. 안정성을 높이기 위해 환자에게 브레이스나 테이프의 적용을 권장하는 것도 재손상의 위험을 낮출 수 있다.

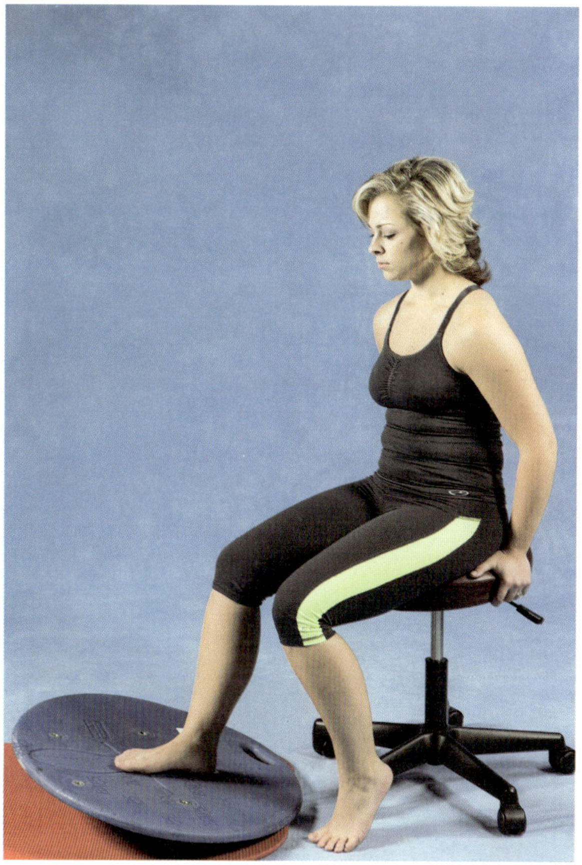

그림 12.28 균형판을 사용할 수 있다. 발목 재활의 초기 단계 때 환자는 발목 가동범위를 촉진하기 위해 앉은 자세를 취하고 자신의 발을 균형판 위에 배치할 수 있다.

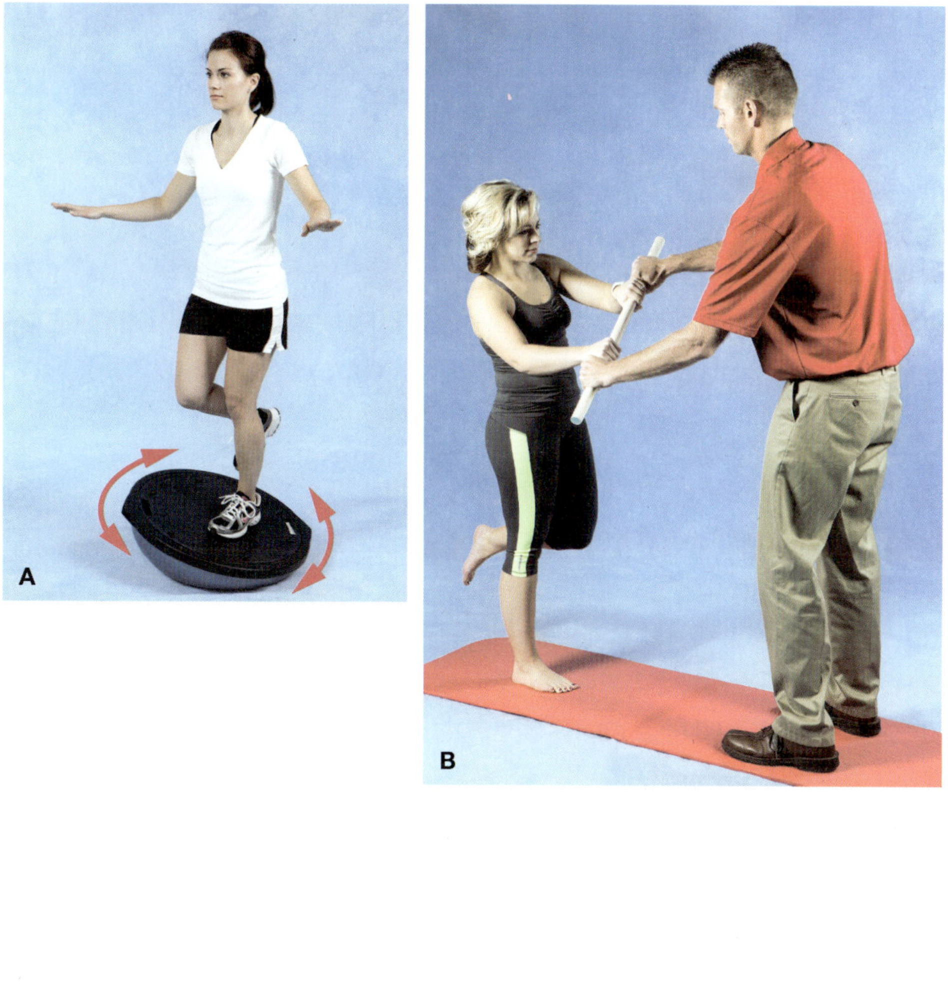

그림 12.29 재발의 위험을 감소시킬 수 있는 고유수용성 훈련을 위한 선 자세의 요동 운동은 발목 염좌를 위한 관리계획의 중요한 요소이다. 환자는 불안정한 표면(A)이나 외적 힘의 적용(B)이 있을 때 더 많은 어려움을 느낄 것이다.

예방

발목 염좌의 재발 위험이 매우 높기 때문에, 예방이 매우 중요하다. 고위험 스포츠에서, 환자는 끈이 달린 브레이스를 신거나 또는 발목에 테이핑을 함으로써 위험을 줄일 수 있다.[17–19] 고유수용성 훈련을 포함한 활동을 하기 전에 워밍-업 운동에 참여하는 것이 위험을 낮출 수 있다.[20,21]

가쪽 발목 염좌 환자에 대한 요점

설명과 원인	발목의 안쪽번짐에 의한 가쪽 발목 인대 손상(앞목말종아리인대가 가장 흔하게 손상됨)
검사	앞쪽 서랍 검사, 목말뼈 안쪽 경사 스트레스 검사
신장	통증이 없는 범위 내에서
근력강화	모든 발목 움직임(안쪽번짐과 가쪽번짐에 초점을 맞춘)
훈련	고유수용성 훈련
피해야 할 것	초기의 발바닥굽힘과 안쪽번짐

인대결합성 염좌(고위 발목 염좌)
Syndesmotic Sprain (High Ankle Sprain)

발목의 인대결합성 염좌는 고위 발목 염좌로 간주된다. 이 손상은 발의 가쪽면에 있는 인대들의 염좌라기보다는, 먼쪽 정강종아리관절의 인대들이 손상된 것이다(그림 12.30). 발목 장부구멍의 안정성은 염좌의 심각도에 따라 악화될 것이다.

먼쪽 정강종아리관절은 섬유성 인대결합이다. 정강뼈와 종아리뼈는 매우 근접된 위치에서 고정되어서, 볼트를 잡는 렌치처럼 이들 두 뼈도 목말뼈를 잡을 수 있다. 이 관절의 인대 파열은 분리로 불리는 장부구멍의 폭을 넓게 만든다. 이것이 일어날 때, 발목관절의 안정성이 상실된다. 인대결합성 손상은 가쪽 발목 염좌보다 더 큰 통증을 일으키고, 회복하는데 2배 이상의 시간이 걸린다.

이런 형태의 발목 염좌는 가쪽 발목 염좌보다 흔하지 않다. 문헌에 따르면, 발목 염좌의 1–18%는 인대결합성 손상이라고 한다. 그러나 이 손상은 다소 진단하는데 어려움이 많고, 가벼운 인대결합의 손상은 잘 발견되지 않는다.

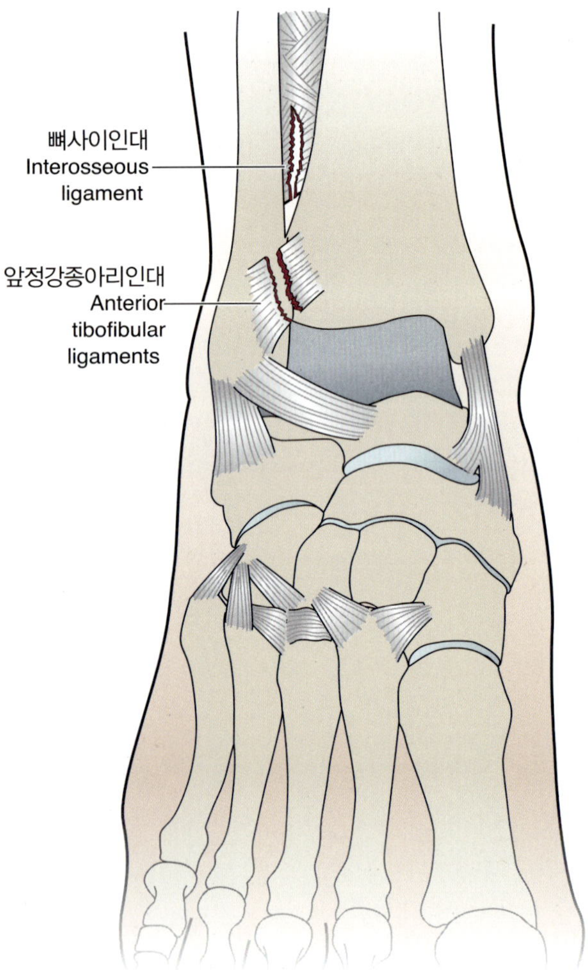

그림 12.30 인대결합성 발목 염좌(또는 고위 발목 염좌)는 먼쪽 정강종아리관절(대개 뼈사이막)과 관련된다.

원인/기여요소

가쪽 발목 염좌의 안쪽번짐 기전과는 달리, 고위 발목 염좌는 정강뼈에 대한 발의 가쪽돌림으로 인해 가장 많이 발생된다. 이것은 장부구멍 내에서의 극단적인 발등굽힘이나 목말뼈의 갑작스런 가쪽번짐 때문에 일어날 수 있다. 이들 기전은 먼쪽 정강뼈와 먼쪽 종아리뼈를 분리시켜, 먼쪽 정강종아리관절을 고정시키는 인대를 손상시킨다. 인대결합성 손상은 풋볼과 축구와 같은 격렬한 스포츠와, 그리고 스키와 하키와 같이 부츠 안에 발을 넣는 스포츠와 일반적으로 관련된다.

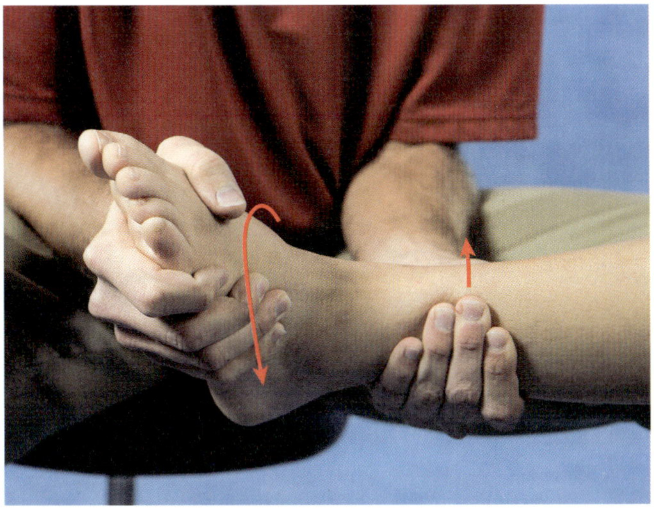

그림 12.31 고위 발목 염좌를 위한 가쪽돌림 검사.

증상

고위 발목 염좌 환자의 대부분은 먼쪽 정강종아리관절의 앞쪽면에서 통증과 압통을 호소할 것이다. 그들은 발을 가쪽돌림하거나 발목을 발등굽힘할 때 통증이 증가된다고 말한다. 통증은 종아리 위쪽으로 뻗어나갈 수 있다. 만약 가쪽 발목 염좌 환자가 지속적인 증상을 가지고 있으면, 고위 발목 염좌로 간주되어야 한다.

임상 징후

발목을 발등굽힘하거나 발을 가쪽돌림할 때 발생하는 앞쪽 발목 통증은 고위 발목 염좌의 중요한 지표이다. 부가적으로, 아래의 검사로 발생하는 통증도 고위 발목 염좌의 진단에 이용될 수 있다.

가쪽돌림 검사

가쪽돌림 검사는 환자의 앉은 자세나 누운 자세에서 수행된다. 검사자는 환자의 무릎을 90°로 굽힘하고 발목을 중립위로 배치한다. 검사자는 환자의 발을 정강뼈에 대해 가쪽으로 돌림시킨다(그림 12.31). 양성 징후는 인대결합 영역 위에서 통증이 발생하는 것이다.

스퀴즈 검사(Squeeze Test)

스퀴즈 검사는 환자의 앉은 자세나 누운 자세에서 수행된다. 검사자는 장딴지의 중간지점에서 종아리뼈를 정강뼈 쪽으로 압박한다(그림 12.32). 이것은 먼쪽 정강종아리관절에서 이들 두 뼈를 분리시킨다. 양성 징후는 인대결합 영역 위에서 통증이 발생하는 것이다. 양성 징후 환자는 회복

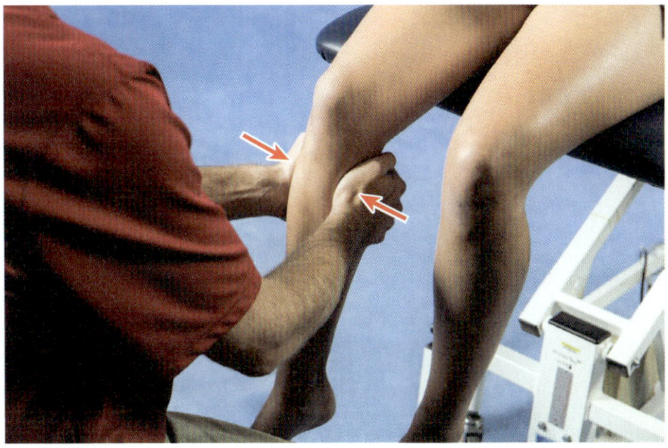

그림 12.32 고위 발목 염좌를 위한 스퀴즈 검사.

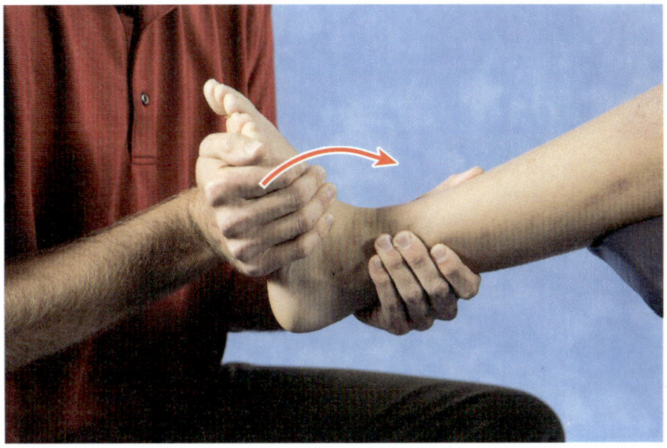

그림 12.33 고위 발목 염좌를 위한 발등굽힘 검사.

되는데 더 많은 시간을 소요하고, 스포츠 활동으로 복귀하는 것도 더 느려진다.[22,24]

발등굽힘 검사

발등굽힘 검사는 환자의 앉은 자세에서 수행된다. 검사자는 한 손으로 환자의 종아리를 고정하고, 다른 손으로 환자의 발목을 수동으로 발등굽힘시킨다(그림 12.33). 양성 징후는 인대결합 영역 위에서 통증이 발생하는 것이다.

발등굽힘 압박 검사

이 검사는 발등굽힘 검사의 다른 버전이다. 환자는 선 자세에서 발목을 발등굽힘으로 가져가기 위해 양쪽 무릎을 굽힌다. 환자는 발등굽힘 시의 통증 수준을 말하고, 검사자는 이용할 수 있는 발등굽힘의 각도를 기록한다. 그런 다음, 검사자는 장부구멍을 유지하기 위해 양쪽 복사뼈 부위를 도수로 압박하면서 위의 검사를 반복한다(그림 12.34). 양성 징후는 압박으로 인해 통증이 개선되는 것이다. 환자는 압박

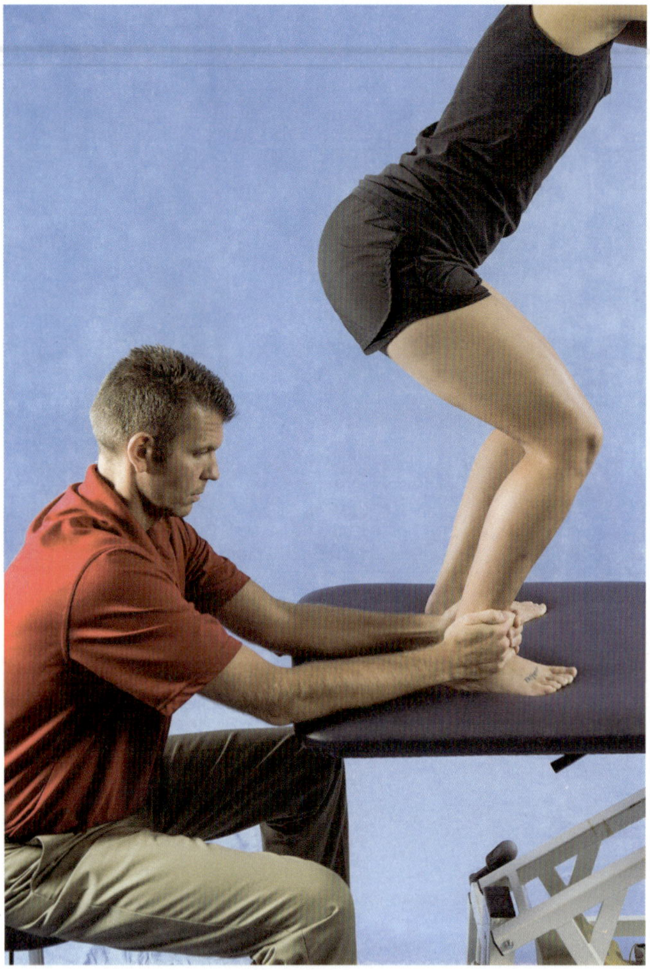

그림 12.34 고위 발목 염좌를 위한 발등굽힘 압박 검사.

으로 통증이 감소하고 가동범위가 증가되는 것을 보고할 것이다.

일반적인 중재

보호 단계

환자는 초기에 추가적인 인대 손상을 막기 위해 비체중부하 상태의 보호 단계에 있어야 할 것이다. 냉치료나 전기자극이 부종, 통증 및 염증을 제어하기 위해 이용될 수 있다. 환자는 손상의 정도에 따라 캐스트나 스플린트로 고정될 수도 있을 것이다.

임상 경고!

종아리 위쪽 부위에 적용된 타이트한 스플린트는 먼쪽 정강뼈와 먼쪽 종아리뼈를 분리시킬 수 있기 때문에 피하는 것이 좋다. 통증이 없는 범위에서의 능동 가동범위운동도 관리계획 안에 포함될 수 있지만, 발목 발등굽힘의 끝범위에서 **주의해야 한다.**

훈련 단계

관리계획은 무엇인가? 통증과 부종이 가라앉으면, 환자는 부분 체중부하 보행을 시작할 수 있다. 보행 동안의 발꿈치 들어 올리기도 과도한 발등굽힘을 막기 위해 이용될 수 있다. 양쪽 다리로 이루어지는 낮은 수준의 균형 훈련과 발목 근육의 부드러운 근력강화운동도 시작할 수 있다. 근력강화운동은 종아리근군과 장딴지근에 중점을 두어야 한다. 사이클링과 수중 운동도 이 단계 때 포함될 수 있다.

환자가 체중부하를 더 많이 할 수 있으면, 관리계획 안에 한발 체중부하 근력강화운동, 양쪽 발꿈치 들어 올리기와 한쪽 발꿈치 들어 올리기, 그리고 한발 균형 훈련 등을 포함한 적극적이고 강한 운동이 포함될 수 있다. 스포츠로 복귀하기 전에, 달리기, 점프 및 컷팅 등을 포함한 스포츠 특화 기술을 포함할 수 있다.

고위 발목 염좌 환자에 대한 요점

설명과 원인	지면에 고정된 발에 가해진 가쪽돌림, 가쪽번짐, 또는 극단적인 발등굽힘 때문에, 발목 장부구멍의 소실을 초래하는 먼쪽 정강종아리관절의 손상.
검사	가쪽돌림 검사, 스퀴즈 검사, 발등굽힘 검사, 발등굽힘 압박 검사
신장	통증이 없는 범위 내에서 발등 ROM을 다시 얻기 위해
근력강화	종아리근군, 장딴지근
훈련	고유수용성 훈련
피해야 할 것	발등굽힘의 끝범위

수술 환자를 위한 중재

만약 보존적 처치가 발목 장부구멍의 분리로 인해 성공적이지 못하면, 고정술이 필요할 수 있다. 종종 수술을 요구하는 환자들은 인대결합성 염좌 이외에, 종아리뼈 골절이나 세모인대의 파열을 가진다.

나사 고정술(ORIF)

인대가 치유될 때까지 정강뼈와 종아리뼈를 함께 고정하기 위해 1개 또는 2개의 나사가 종아리뼈를 통해 정강뼈 안에 박힌다. 이들 나사는 치유가 일어나는 동안 9–16주간 그대로 유지된다. 의사는 ORIF를 하기 전에 먼쪽 정강종아리관절을 관절경으로 절개할 수 있다. 세모인대는 수술 동안 정복되거나 재건될 수 있다.

수술후 단계

수술 후, 환자는 6–8주 이상 비체중부하를 유지하거나 체중부하를 유지한다. 일부 의사는 나사가 제거될 때까지 환자를 비체중부하 상태로 유지하는 것을 권장한다.

나사를 제거한 후, 환자는 나사구멍이 채워질 때까지 제한된 체중부하를 가진 캐스트 부츠를 착용할 수 있다. 초기 목표는 부종과 통증의 감소이다. 관리계획은 대개 통증이 없는 범위 내에서 수술 후 약 2–4주쯤에 시작하는 능동 발목 가동범위운동을 포함할 것이다. 사이클링과 수중운동도 관리계획 안에 포함될 수 있다.

약 6–8주쯤, 부드러운 근력강화운동을 시작할 수 있다. 선 자세에서 이루어지는 고유수용성 훈련을 시작할 수 있다. 수술 후 약 12–16주쯤에, 달리기와 점핑의 활동으로 진전하는 것이 관리계획 안에 포함될 수 있다.

발바닥근막염 CPG
Plantar Fasciitis

발바닥근막의 얇은층은 발꿈치뼈에서 몸쪽마디뼈까지 발바닥 밑을 주행한다. 발바닥근막염은 발꿈치 통증을 일으키는 근막 이는곳의 염증과 퇴행을 가진 질환이다(그림 12.35). 이 질환은 발바닥근막병증으로도 불린다. 발바닥근막은 종종 비후되고 타이트해진다. 발바닥근막의 염증과 퇴행은 발바닥근막에 가해지는 비정상 스트레스(미세파열과 흉터조직을 만드는)에 기인하는 것으로 생각된다.

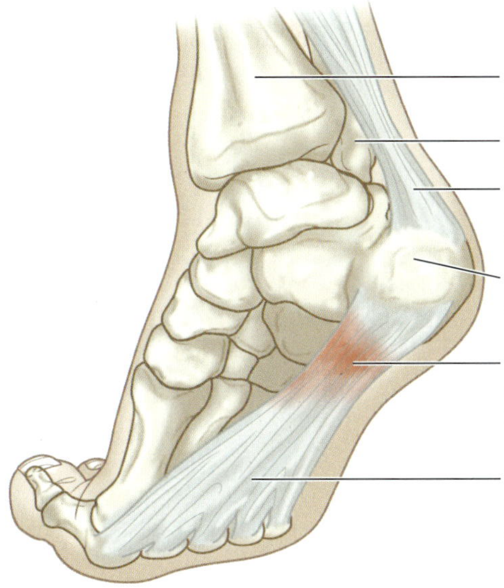

그림 12.35 발바닥근막의 염증인 발바닥근막염은 발꿈치의 바닥쪽에 통증을 일으킨다.

원인/기여요소

발바닥근막염의 원인이 아직 완전히 밝혀지지 않았지만, 이것은 발의 비정상적인 생체역학,[27] 비만, 제한된 발등굽힘,[28] 그리고 엄지의 폄 제한 등과 관련된다. 일반적으로, 발바닥근막염은 과도한 엎침[27,29,30]이나 뒤침[31]을 가진 사람에게서 발병된다. 운동선수들의 경우, 특히 과도한 뒤침을 가진 달리기 선수에게서 발바닥근막염이 많이 발생한다. 딱딱한 지면 위에서 선 자세를 취하거나 걷는 직업의 사람들도 발바닥근막염에 걸리기 쉽다.

문헌은 발바닥근막염과 발목의 발등굽힘 제한이나 엄지의 폄 제한 사이의 관계를 지지한다. 과도한 뒤침과 엎침이 발바닥근막염을 초래한다는 근거가 있다. 우리는 이들 원인에 대해 조금 더 자세하게 살펴볼 것이다.

발목의 발등굽힘 제한

발바닥근막염의 기여요소는 발목의 발등굽힘 제한이다. 보행 주기의 발꿈치 들기(heel rises) 직전, 정강뼈가 목말뼈 위를 지나가서 발등굽힘을 일으킨다. 정상 보행을 하기 위해서는, 무릎을 폄한 상태에서 10°의 발등굽힘이 일어나야 한다. 만약 장딴지근이 단축되어 이런 가동범위를 허용하지 못하면, 그림 12.15에서 알 수 있듯이 목말뼈의 처짐과 안쪽세로발활의 하강을 통해 10°의 발등굽힘 가동범위를 얻게 될 것이다. 세로발활의 하강은 발바닥근막을 신장시켜 염증을 초래할 수 있다.

엄지의 폄 제한

다른 기여요소는 엄지의 폄 제한이다. 종말입각기 때, 엄지 MTP 관절이 차축으로 작용하여 신체가 발 위를 지나가게 된다. 엄지가 폄하면, 엄지 MTP 관절이 발꿈치뼈와 발허리뼈머리 사이의 발바닥근막을 단축하게 만드는 윈치(winch)가 된다. 이것은 세로발활을 들어 올리는 윈들러스 기전을 활성화시킨다. 만약 엄지 MTP 관절의 폄이 엄지 강직증이나 뼈관절염으로 인해 제한되면, 발의 차축이 발중간부 쪽으로 이동하게 되어 발바닥근막을 신장시킨다(그림 12.36).

과도한 엎침과 뒤침

발목의 발등굽힘 제한이나 엄지의 폄 제한이 위에서 설명했듯이 과도한 엎침을 초래하고 발바닥근막에 스트레스를 가한다. 그러나, 원인에 관계없이, 과도한 엎침은 발바닥근막을 신장시켜, 스트레스, 염증 및 퇴행을 초래할 것이다. 과도한 뒤침도 발바닥근막에 스트레스를 가한다. 뒤침된 자세의 경우에는, 발 엎침 시 정상적으로 분산되던 체중이 전체 발 구조물로 전이된다. 발바닥근막이 이런 과도한 힘을 흡수하는 하나의 구조물이다. 부가적으로, 과도한 엎침과 뒤침의 경우에서는, 발바닥근막은 발뒤부에서 발앞부까지 일직선으로 주행하는 것이 아니라, 행주를 비틀 때처럼 약간 꼬이게 된다.

증상

발바닥근막염 환자는 안쪽 발꿈치의 바닥쪽에서 통증을 호소할 것이다. 이 부위는 촉진에 매우 민감할 것이다. 장시간의 비활동 후, 체중을 부하할 때 통증이 더 심해진다. 일반적으로 아침에 일어나 침대를 벗어날 때 통증이 발생한다. 예를 들어, 장시간 선 자세를 취할 때처럼, 장시간 체중을 부하할 때도 통증이 증가된다.

임상 징후

진단은 주로 환자의 증상과 임상 징후를 기반으로 이루어진다. 발바닥근막이 시작되는 안쪽 발꿈치의 바닥쪽을 촉진했을 때 압통이 일어난다. 발바닥근막이 비후되고 타이트해진다. 발등굽힘의 가동범위가 제한될 것이다. 그림 12.37

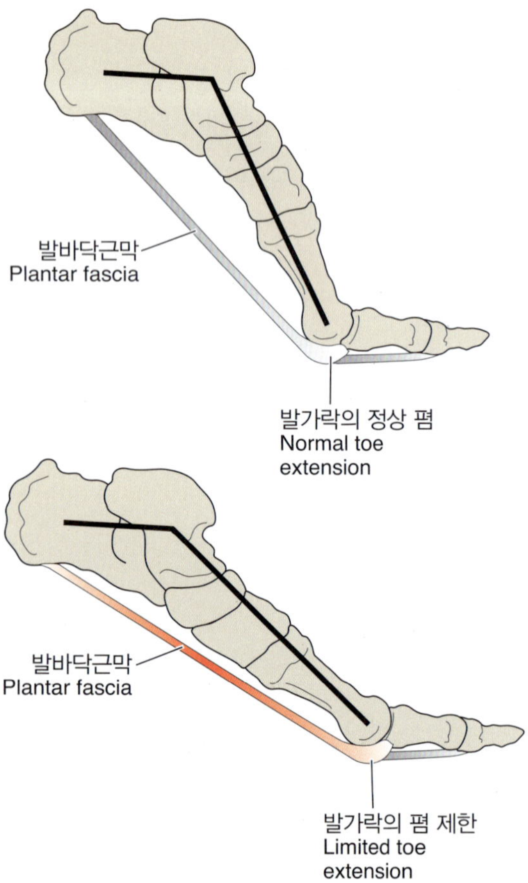

그림 12.36 엄지의 정상 폄은 입각기 말기 때 세로발활을 들어 올리고 발을 뒤침시키는데 도움을 준다. 만약 엄지의 폄이 제한되면, 이것에 의해 발바닥근막의 염증이 발생할 수 있다.

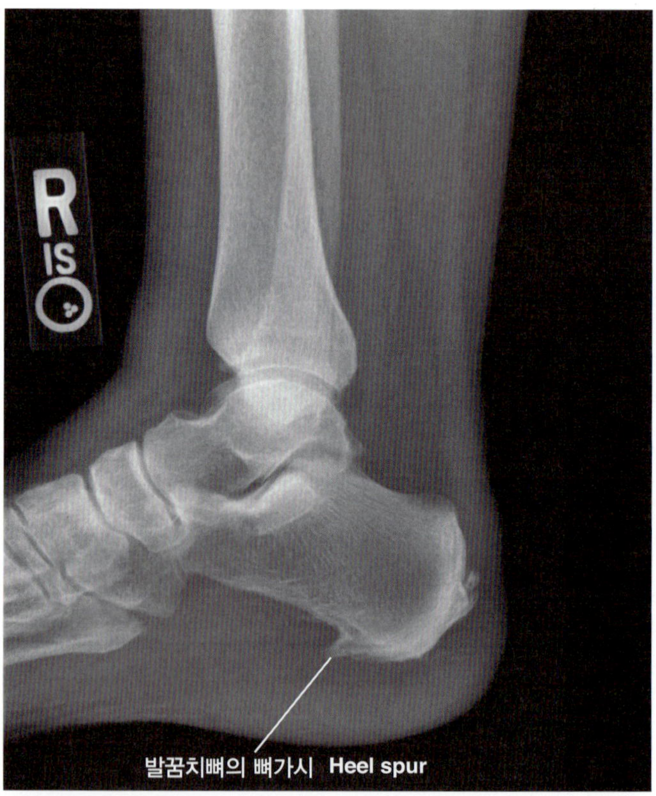

그림 12.37 발의 시상면 X선 사진. 발꿈치뼈는 발바닥근막에서 성장하는 뼈가시를 가지고 있고, 이것은 발바닥근막염의 존재를 알려준다.

에서 알 수 있듯이, X선 상으로 환자는 발바닥근막에서 성장하는 뼈가시를 보일 수 있다.

윈들러스 검사

환자는 이 검사를 위해 선 자세나 앉은 자세를 취할 수 있지만, 체중을 부하했을 때 이 검사의 민감도가 더 높아진다. 환자는 선 자세를 취한 후, 검사쪽 발을 스툴 위에 올려놓고 발허리뼈머리를 축으로 하여 발가락을 들어 올린다. 검사자는 환자에게 양쪽 발에 체중이 균등하게 가해지도록 주문한다. 검사자는 엄지 IP 관절의 굽힘을 허용하면서, 수동으로 엄지 MTP 관절을 폄한다. 양성 징후는 환자의 통증이 발생하는 것이다. 이 검사의 결과를 객관화하기 위해, 통증이 발생하는 지점의 엄지 폄의 가동범위를 평가한다(그림 12.38).

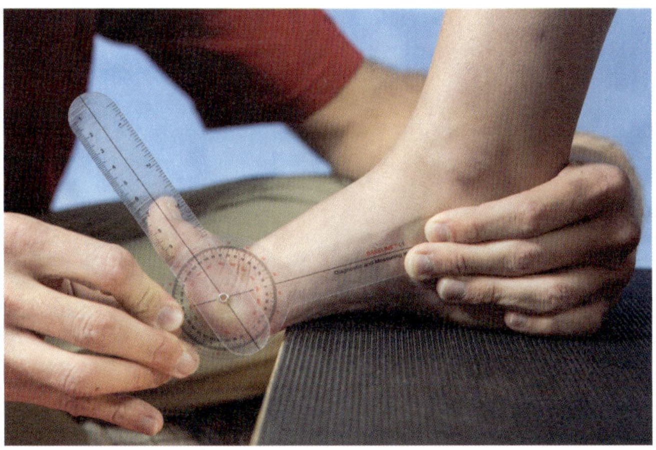

그림 12.38 발바닥근막염을 위한 윈들러스 검사.

발배뼈 처짐 검사

이 검사는 발바닥근막염의 진단에 사용되기보다는, 엎침을 일으키는 기여요소에 대한 정보를 알기 위해 사용된다. 환자는 선 자세를 취한다. 검사자는 환자를 목말밑관절의 중립위(STJN)로 배치한다. 발의 안쪽면에서 발배뼈거친면을 촉진한다. 발배뼈거친면과 지면 사이의 거리를 측정한다. 그런 다음, 환자에게 이완된 서기 자세를 취하도록 주문하고, 다시 거리를 측정한다(그림 12.39). 과도한 엎침을 가진 환자의 경우, 발배뼈거친면이 지면쪽으로 떨어지게 된다. 양성 징후로 간주되는 발배뼈 처짐의 정도에 이견이 있을 수 있지만, 일반적으로 10mm 이상 아래로 처지면 양성으로 간주된다.[34]

일반적인 중재

대부분의 환자들은 활동수정, 신발 교정, 물리치료 및 체중 감소 등을 포함한 보존적 처치로 회복될 것이다. 초기의 물리치료 관리계획은 도수치료, 신장운동과 근력강화운동, 테이핑, 스플린트 사용 및 교육 등을 포함할 것이다.

물렁조직 가동술과 관절가동술을 포함한 도수치료는 발바닥근막염의 증상을 해결하는데 효율적이다.[35-37] 특히, 장딴지-가자미근의 물렁조직 가동술은 장딴지의 가동성을 증가시키는데 이용될 수 있다. 하지의 가동범위는 관절가동술을 통해 정상화될 수 있다.

장딴지-가자미근과 발바닥근막의 신장운동도 효율적이다.[38-40] 장딴지-가자미근을 신장할 때, 발의 딱딱함을 유지하는 것은 발중간부의 하강 없이 장딴지 근육들이 최대로 신장되는 것을 보장한다. 이것은 체중부하 신장을 수행하는 동

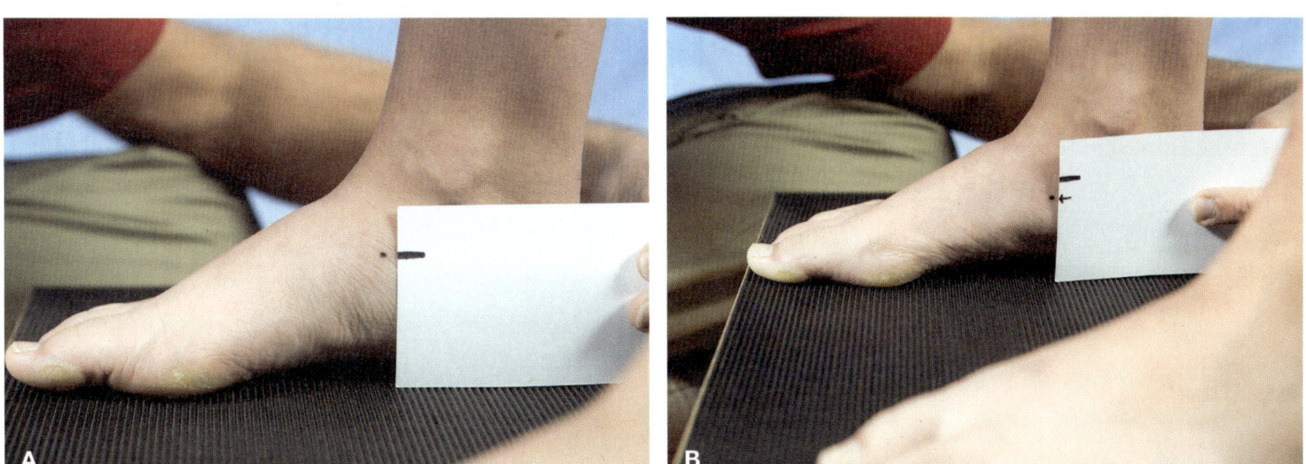

그림 12.39 발 엎침을 위한 발배뼈 처짐 검사. 발배뼈거친면과 지면 사이의 거리는 목말밑관절 중립위(A)와 이완된 서기 자세(B)에서 측정된다. 발배뼈의 처짐이 10mm이면, 과도한 엎침으로 간주된다.

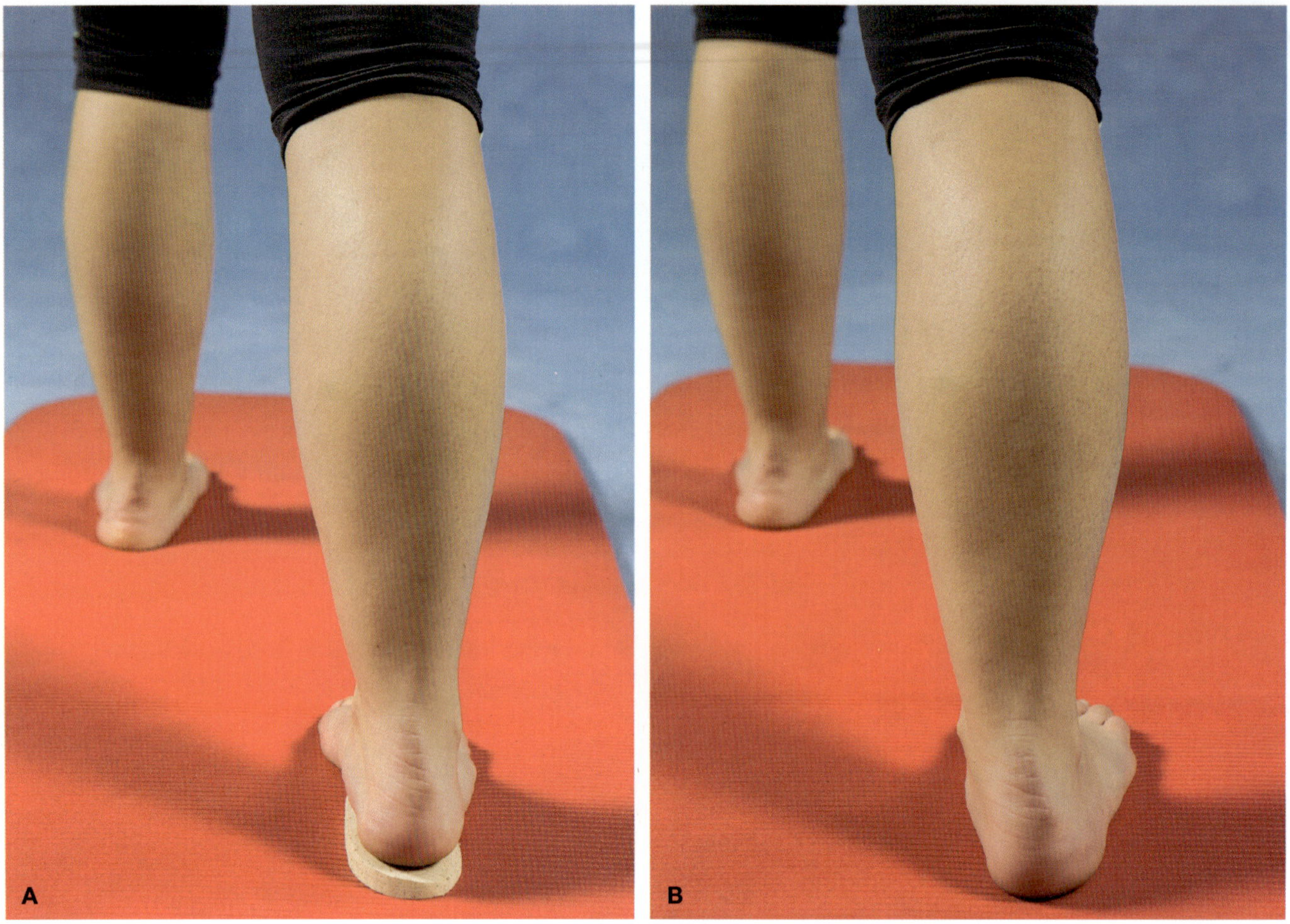

그림 12.40 안쪽발활을 지지하면서 이루어지는 장딴지근의 신장은 발을 뒤침시켜 발중간부를 잠금한다(A). 이것은 장딴지 근육의 신장을 최대로 만들고, 발중간부의 붕괴를 방지한다(B).

안, 환자의 발 밑에 안쪽세로발활의 지지를 적용함으로써 이루어질 수 있다(그림 12.40).[41]

발바닥근막의 신장은 신장 감각이 느껴질 때까지 엄지를 폄함으로써 이루어진다. 이것은 더 많은 신장을 제공하기 위해 발바닥근막을 위쪽인 발활 안으로 이루어지는 마사지와 동반될 수 있다. 발바닥근막을 신장하는데 이용되는 공통된 기법은 발을 다월 막대 위에서 굴리는 것이다. 그림 12.41은 발바닥바닥 신장 기법을 보여주고 있다.

근력강화운동도 관리계획 안에 포함될 수 있다. 근력강화운동의 초점은 일반적으로 발 내재근과 뒤정강근이다. 타올 둥글게 말기, 한발 서기, 그리고 안쪽번짐 저항 운동이 관리계획 안에 포함될 수 있다. 그림 12.42는 발 내재근 운동을 묘사하고 있다.

테이핑,[39,42,43] 보조기,[44-48] 야간 스플린트[49-51]가 발의 자세를 조절하는데 이용될 수 있다. 이들 모두가 효율적이라는 근거들이 있다. low-Dye 또는 high-Dye로 불리는 엎침 제어 테이핑이 관리계획 안에 포함될 수 있다. 이들 기법은 처음 제시한 족부의사인 Dr. Ralph Dye으로부터 명명되었다. 검사자는 low-Dye 테이핑 기법을 이용하여 발목 아래 부분에 테이핑을 적용한다; high-Dye 기법은 종아리의 아래쪽 1/3 지점에서 적용되는 테이핑 기법이다. 이들 두 기법은 엎침을 제어하지만, high-Dye 테이핑은 발뒤부를 조절하는데 더 효과적인 것으로 알려졌다.[52] 상자 12-3은 low-Dye 기법을 설명하고 있다.

냉치료, 이온도입법, 음파영동법 등을 포함한, 모달리티가 관리계획 안에 포함될 수 있다. 이들 모달리티의 효과에 대한 근거는 약하지만, 일부 연구는 그들의 사용을 통해 개선을 보여주었다.

발꿈치뼈의 뼈가시에 대한 교육도 종종 유익하다. 환자들은 뼈가시가 통증의 원인이라고 가정하고, 뼈가시가 제거될 때까지 통증이 가라앉지 않을 것이라고 생각한다. 뼈가시는 원인이 아니라 발바닥근막염의 증상이라는 것을 아는 것

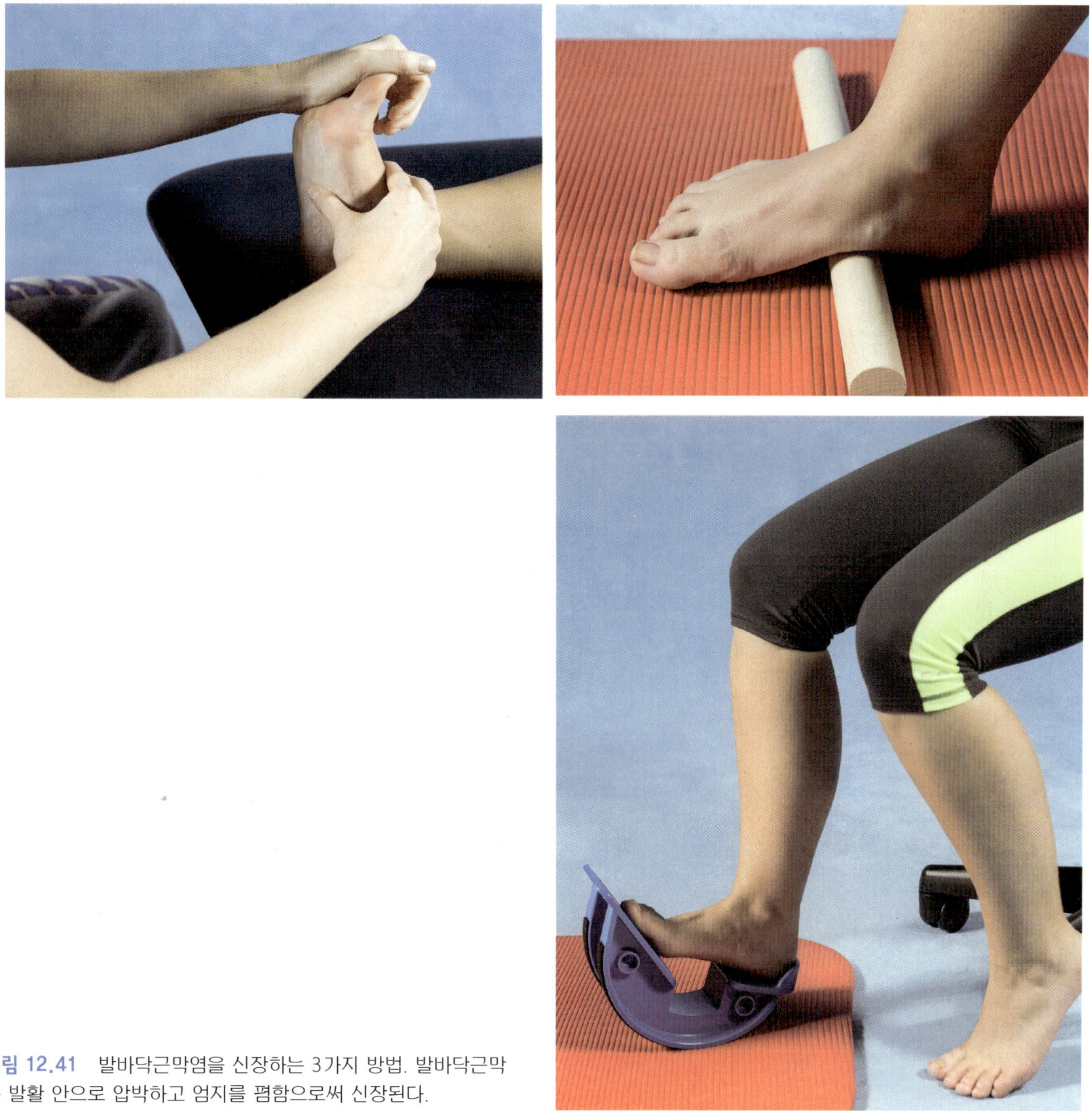

그림 12.41 발바닥근막염을 신장하는 3가지 방법. 발바닥근막은 발활 안으로 압박하고 엄지를 폄함으로써 신장된다.

이 중요하다. 발바닥근막이 비후되고 타이트해지면, 이것이 발꿈치뼈를 당겨 발바닥근막 안으로 뼈를 성장시킨다. 환자가 경험하는 통증은 뼈가시가 아니라, 발바닥근막염 자체이다. 게다가 발바닥근막이 치료되고 증상이 해결되면, 뼈가시는 재흡수되어 사라질 것이다.

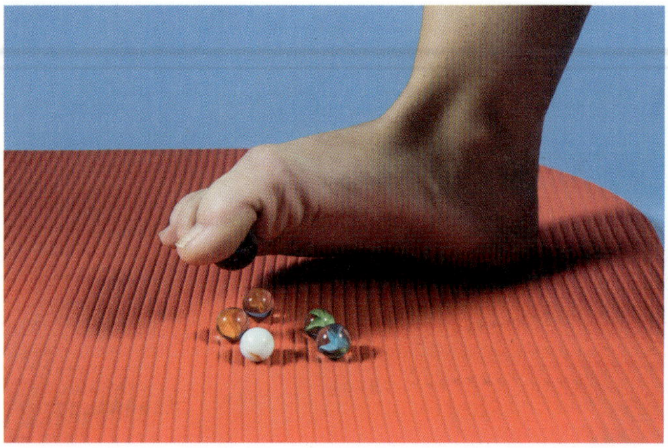

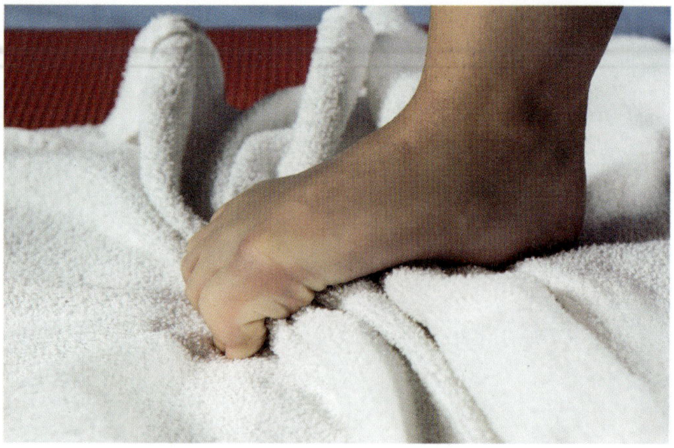

그림 12.42 발 내재근 근력강화운동은 발바닥근막을 안정화시키는데 도움을 주는 발바닥근막염의 관리계획 안에 종종 포함된다. 일반적인 방법은 발가락으로 구슬을 집어 들어 올리거나 타올을 둥글게 만드는 것이다.

상자 12-3 발바닥근막염을 위한 low-Dye 테이핑

발바닥근막염을 위한 테이핑 방법은 여러 종류가 있다. 테이프가 복사뼈 밑에 위치하면, 이것은 일반적으로 low-Dye 테이핑으로 간주된다. 다음은 하나의 방법을 설명한다.

일반적인 지시사항:

1. 폭이 1-1 1/2인치되는, rigid strapping tape나 athletic tape를 사용한다.
2. 피부를 깨끗하게 하고 건조시켜야 한다.
3. 중립위의 발에서 시작한다.
4. 여러분이 테이프를 적용할 때, 테이프의 주름을 없애야 한다.
5. 둔감, 통증 또는 손톱의 변색이 있으면, 테이프를 제거하도록 환자를 교육한다.

단계 1. 5번 발허리뼈 바로 밑에 테이프의 스트립을 적용한 후, 발꿈치를 둘러 감싸고 1번 발허리뼈바닥까지 가져간다 (그림 A).

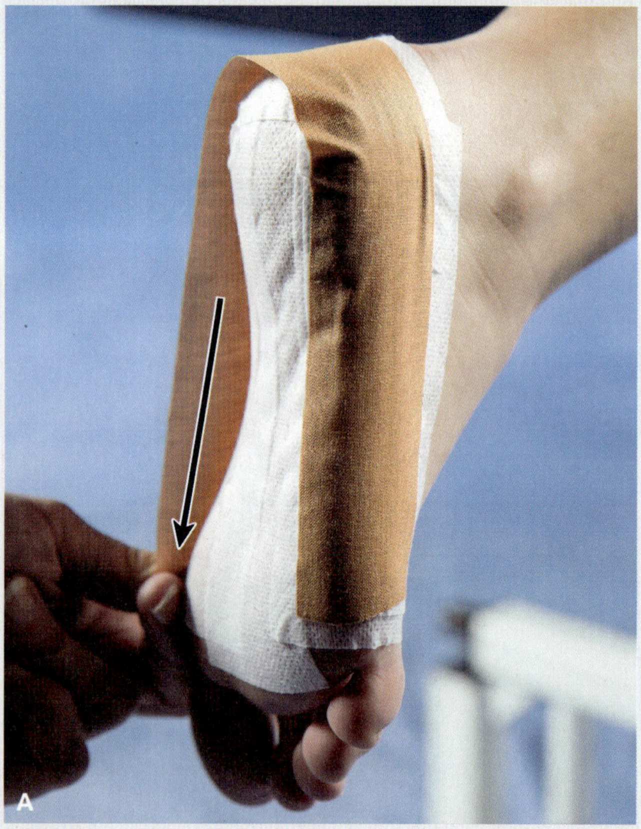

상자 12-3 발바닥근막염을 위한 low-Dye 테이핑 — 계속

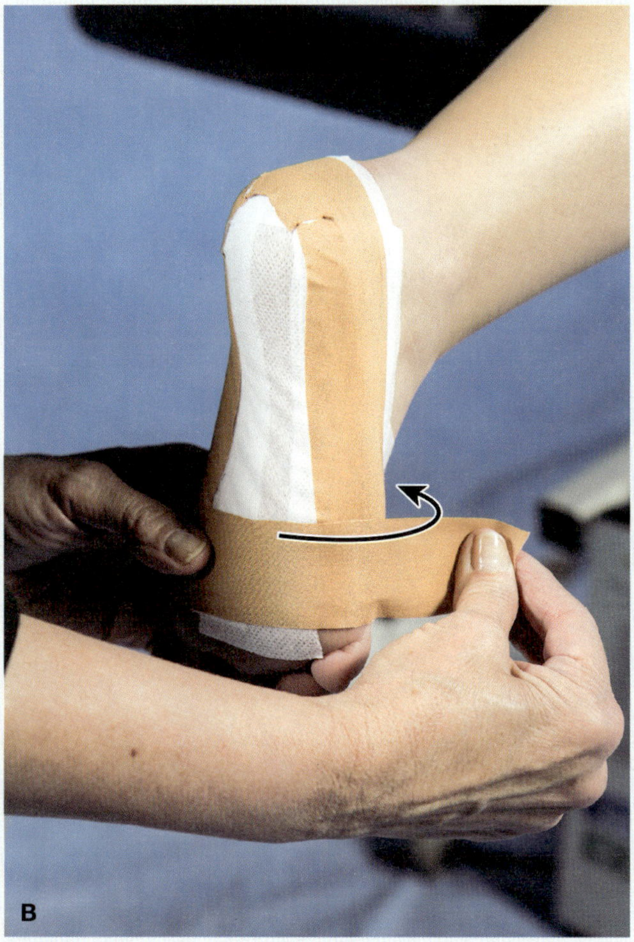

단계 2. 발을 둘러 감싸고 발허리뼈머리를 가로질러 스트립을 적용한다. 테이프의 양쪽 끝단은 발의 상단에 위치해야 한다 (그림 B).

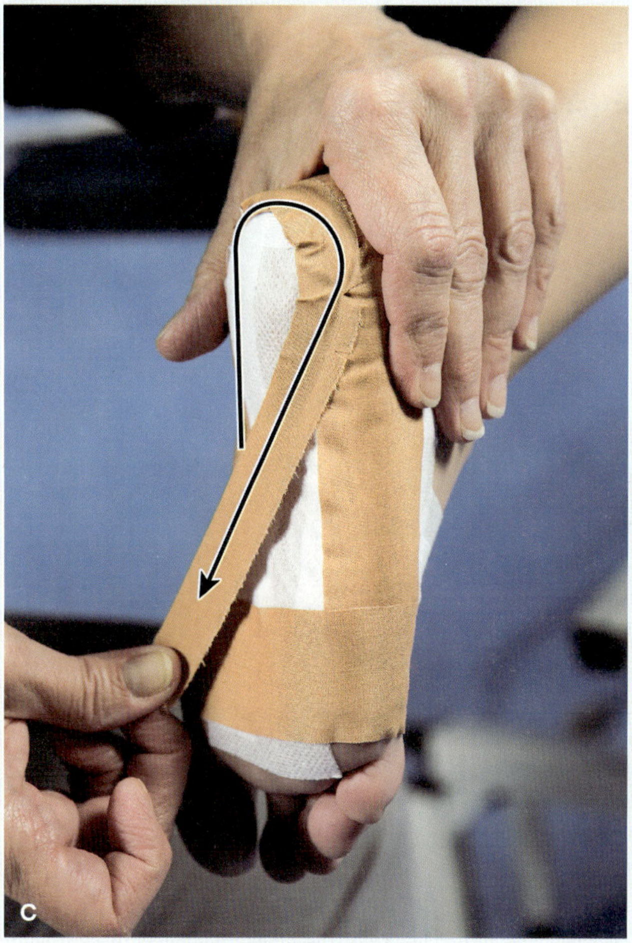

단계 3. 완전 폭 테이프를 절반으로 길게 찢어서, 폭이 3/4인치 되도록 만든다. 1번 발허리뼈머리에서 시작하여 발꿈치를 둘러 감싼 후 발을 가로질러 다시 시작지점으로 돌아온다 (그림 C).

계속

상자 12-3 발바닥근막염을 위한 low-Dye 테이핑 — 계속

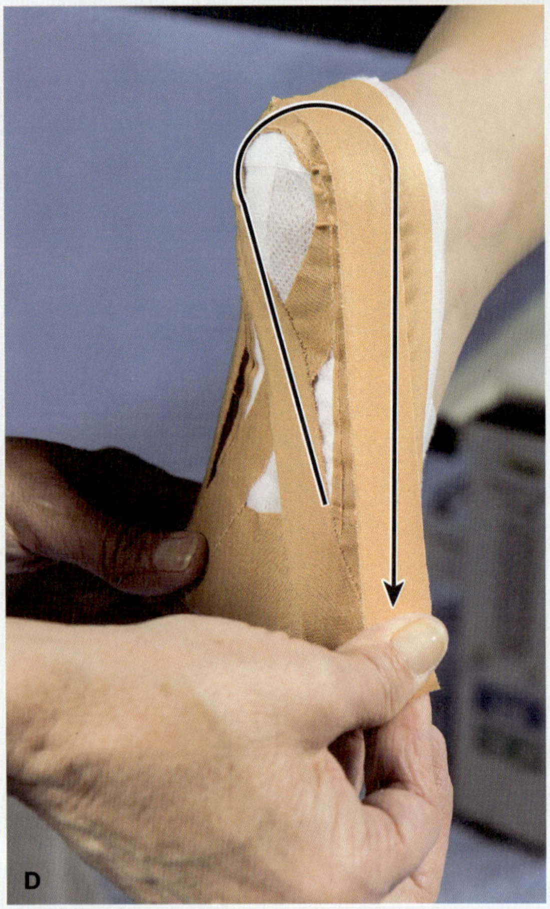

단계 4. 위처럼 폭이 좁은 테이프를 사용하여, 5번 발허리뼈 머리에서 시작해 발을 가로지른 후 발꿈치를 둘러 감싸고 다시 시작지점으로 돌아간다. 테이프는 발바닥을 가로지르는 X자 형태를 띤다(그림 D).

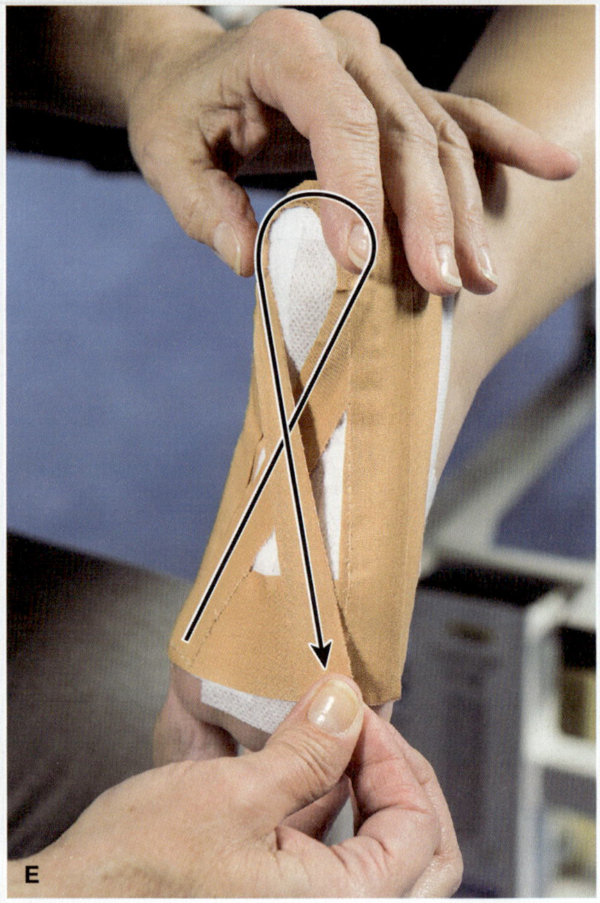

단계 5. 위처럼 폭이 좁은 테이프를 사용하여, 1번 발허리뼈 머리에서 시작해 발을 가로지른 후 발꿈치를 둘러 감싸고 5번 발허리뼈머리에서 끝낸다(그림 E).

상자 12-3 발바닥근막염을 위한 low-Dye 테이핑 — 계속

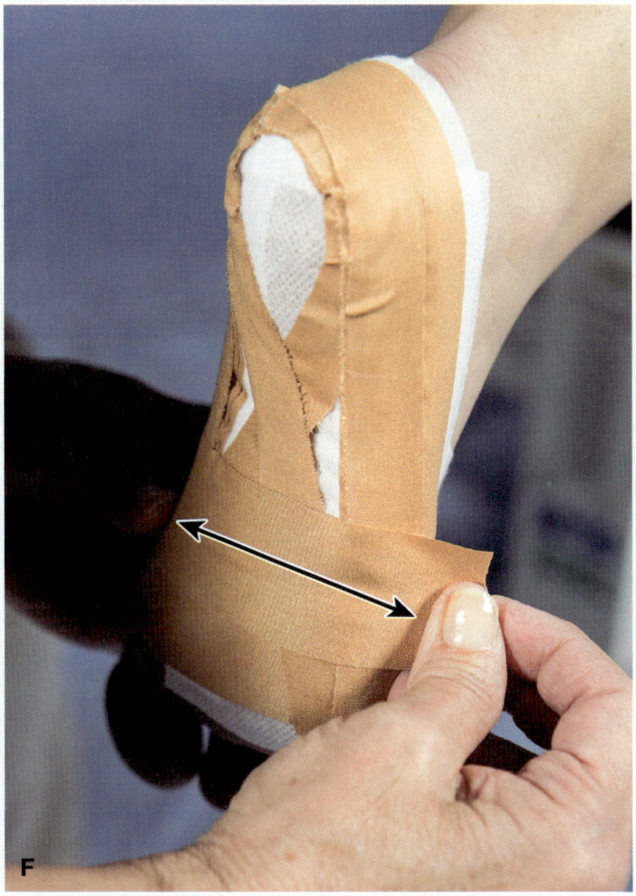
F

단계 6. 완전 폭 테이프를 사용하여, 단계 2의 테이프 조각보다 약 1/2인치 몸쪽에서 발을 가로지른 후, 단계 1의 테이프 조각에 있는 발의 양쪽 측면에서 시작하고 끝낸다(그림. F).

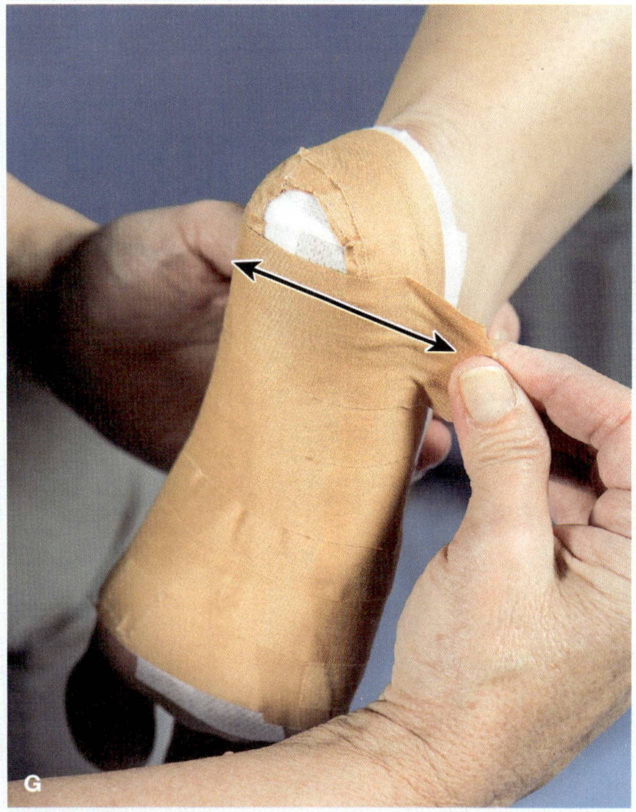
G

단계 7. 50% 중첩되게 발을 가로질러 스트립을 계속 적용하여, 발바닥에서 끝낸다. (그림 G)에서처럼 발꿈치를 개방한 상태로 남겨둔다.

계속

상자 12-3 발바닥근막염을 위한 low-Dye 테이핑 — 계속

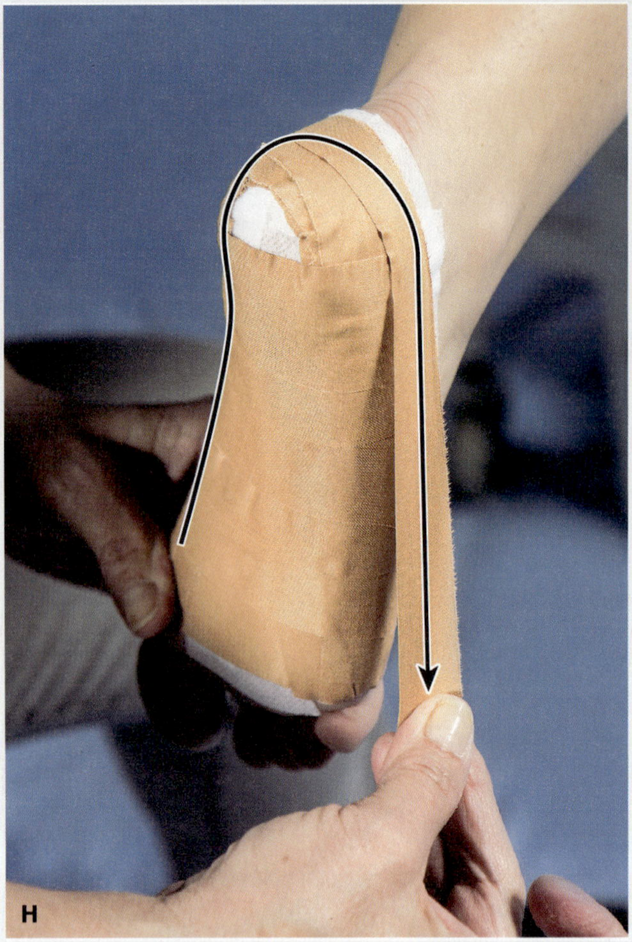

단계 8. 단계 1처럼, 완전 폭 스트립을 발을 둘러서 적용하고, 스트립의 끝단을 커버한다(그림 H).

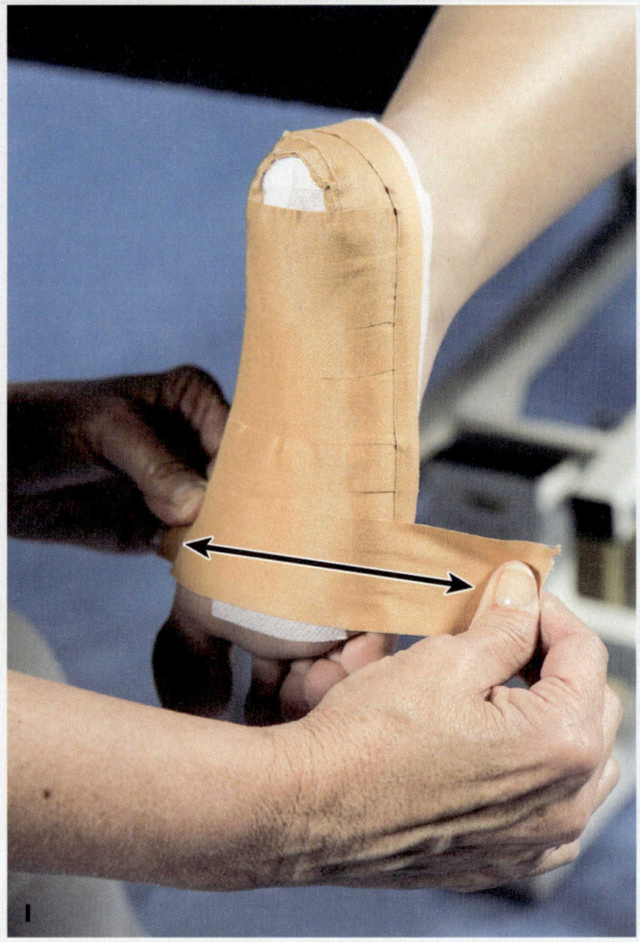

단계 9. 단계 2에서처럼(그림 I), 완전 폭 스트립을 발허리뼈 머리를 가로질러 적용한다.

단계 10. 환자에게 그 발로 체중부하하여 서도록 주문하고, 너무 타이트하지 않도록 발의 상단을 가로질러 그 스트립을 다시 감는다.

예방

발바닥근막염은 발의 비정상 생체역학, 비만 그리고 장시간의 서기나 걷기와 관련된 직업 등과 관련되는 것으로 알려져 있다. 예방적 노력으로는 체중 감소, 근력강화운동, 그리고 충격 흡수를 제공하는 신발 착용 등이 있다. 그림 12.43에서 보여지듯이, 로커 바톰 슈즈(Rocker bottom shoes)는 발바닥근막에 가해지는 스트레스를 줄일 수 있다.
53

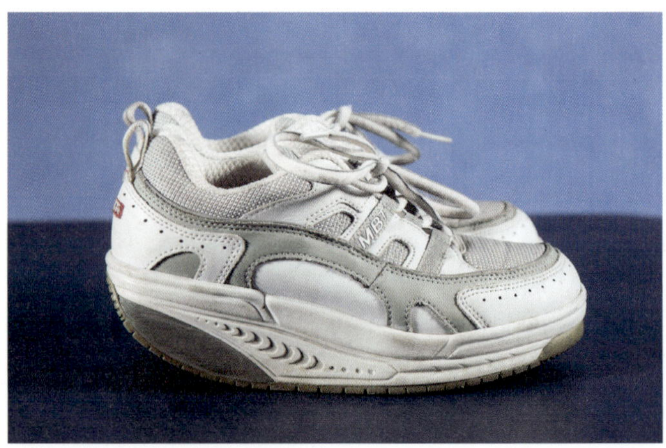

그림 12.43 로커 바톰 슈즈는 발바닥근막에 가해지는 스트레스를 감소시킨다.

발바닥근막염 환자에 대한 요점

설명과 원인	발바닥근막의 염증은 발의 비정상 생체역학, 비만, 발목의 발등굽힘 제한과 엄지의 폄 제한 등과 관련된다.
검사	윈들러스 검사, 발배뼈 처짐 검사
신장	장딴지근, 발바닥근막
근력강화	발 내재근, 뒤정강근
훈련	NA
피해야 할 것	환자의 발꿈치뼈 뼈가시에 대한 걱정

아킬레스힘줄병증 CPG
Achilles Tendinopathy

아킬레스힘줄은 인체에서 가장 크고 강한 힘줄이다. 장딴지근과 가자미근의 공동 힘줄은 발꿈치뼈의 뒤쪽면에 착지한다. 아킬레스힘줄병증은 아킬레스힘줄의 급성 염증(힘줄염)과 만성 퇴행성 변화를 포함하고 있다.

아킬레스힘줄염은 과사용으로 인해 초래되는 것으로 생각된다. 이 질환은 달리기 스포츠 선수들에게서 가장 흔하게 발견되지만, 다른 운동선수와 비운동선수들도 이 질환을 경험할 수 있다. 퇴행성 힘줄병증으로서, 이 질환은 과사용의 이력과 노화로 인해 힘줄에서 일어나는 구조적 변화의 결과로 생각된다. 그림 12.44는 아킬레스힘줄병증을 묘사하고 있다.

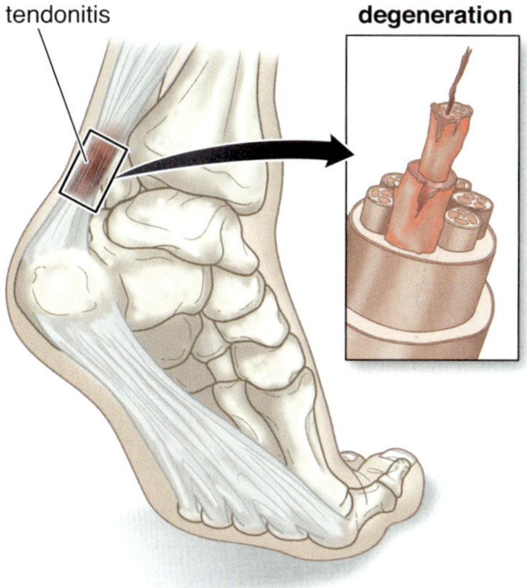

그림 12.44 아킬레스힘줄병증은 장딴지근힘줄의 퇴행과 염증이다.

원인/기여요소

아킬레스힘줄병증을 발생시키는 기여요소는 많다. 예를 들어, 기여요소는 발등굽힘의 감소, 목말밑관절의 비정상 움직임, 장딴지근의 약증, 과도한 엎침, 좋지 못한 신발, 달리기 횟수와 속도의 증가 및 비만 등이 있다.

발등굽힘 제한(무릎을 폄한 상태에서 12°미만의 발등굽힘)을 가진 사람들은 큰 발생 위험에 처한 것이다.[55] 비정상의 목말밑관절 가동범위(과도한 안쪽번짐이나[55] 총 25°미만의[56] 목말밑관절 가동범위)도 발생 위험의 증가를 초래한다. 그리고 발바닥굽힘근 근력이나 지구력의 약증도 아킬레스힘줄병증의 가능성을 증가시킨다.[57,58] 보행 시 과도한 엎침을 보이는 사람도 아킬레스힘줄병증의 위험 증가를 가진다.[56,58] 갑작스럽게 달리기 페이스와 주행거리를 증가시키거나 또는 힐 훈련을 증가시키는 달리기 선수와 아킬레스힘줄병증의 발달 사이에 연관성이 존재한다.

이런 병리가 염증이 아니라 아킬레스힘줄의 만성 퇴행 때문에 빈번하게 일어난다는 근거로서, 비정상의 아킬레스힘줄 구조물이 증상보다는 아킬레스힘줄병증에 기여할 수 있다. 아킬레스힘줄병증과 관련된 의학적 위험 요소로는, 비만, 고혈압, 고지혈증, 당뇨병 등이 있다.

증상

이런 질환을 가진 환자는 종종 아킬레스힘줄 주변의 통증과 뻣뻣함을 호소할 것이다. 가장 흔한 통증은 아킬레스힘줄의 중간 1/3 지점에서 발꿈치뼈인 닿는곳까지 발생한다. 특히 아침에 침대를 벗어날 때처럼 비활동 이후의 체중부하가 증상을 증가시킬 수 있다. 일부 활동들이 증상을 줄일 수 있기 때문에, 환자들은 늦은 아침때 가장 좋은 느낌을 갖는다. 그러나, 장시간의 서기, 걷기 또는 달리기도 통증을 증가시킬 수 있다.

임상 징후

아킬레스힘줄병증의 임상 징후로는 신장, 수축 및 촉진

시 통증이 발생하는 것이다. 통증과 발등굽힘의 제한이 흔한 징후이다. 환자들은 대개 한쪽 발꿈치 들기에서의 약증, 지구력 감소 및 통증을 보일 것이다. 아킬레스힘줄 위를 촉진할 때 통증이 발생할 수 있다. 국소 부종 영역이 촉진될 수 있다.

아킬레스힘줄병증 환자를 평가할 때 3가지의 특수검사가 유용할 수 있다. 첫 두 가지 검사는 촉진 검사로서 함께 결합되었을 때 강력한 검사로 작용한다. 세 번째 검사는 아킬레스힘줄이 파열되었는지를 확인하는데 유용할 수 있다.

원호 징후(Arc Sign)

환자는 엎드린 자세를 취하고, 발목을 이완시켜 테이블 밖으로 내어놓는 자세를 취한다. 검사자는 국소 부종 부위를 위해 아킬레스힘줄을 촉진한다. 이 부위를 가볍게 계속 촉진하면서, 환자에게 능동으로 발목을 발등굽힘과 발바닥굽힘하도록 지시한다(그림 12.45). 양성 징후는 발바닥굽힘과 발등굽힘 동안 부종 부위가 움직이는 것이다.

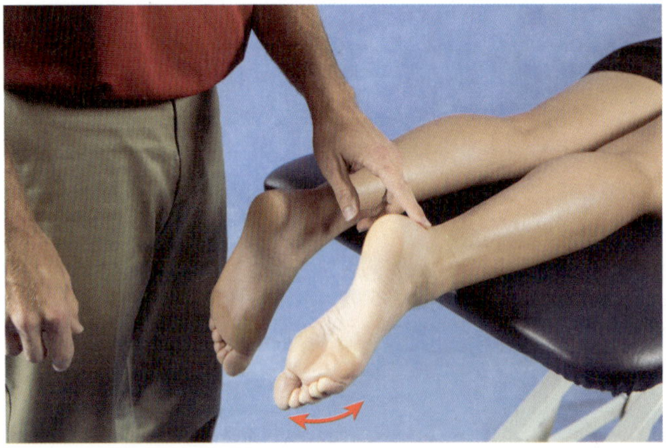

그림 12.45 아킬레스힘줄병증을 위한 원호 징후.

Royal London Hospital 검사

환자는 엎드린 자세를 취하고, 발목을 이완시켜 테이블 밖으로 내어 놓은 자세를 취한다. 검사자는 최대의 압통 부위를 위해 아킬레스힘줄을 촉진한다. 환자에게 능동 발등굽힘하도록 지시한다. 환자가 최대로 발등굽힘했을 때 검사자는 다시 그 부위를 촉진한다(그림 12.46). 양성 징후는 발등굽힘 시 아킬레스힘줄이 신장될 때 압통이 감소하거나 사라지는 것이다.

Thompson 검사

환자는 엎드린 자세를 취하고 무릎을 90° 굽힌다. 검사자는 한 손으로 발목 주변을 움켜쥐고 종아리를 고정한다. 검사자는 다른 손으로, 환자의 장딴지를 압착한다(그림 12.47). 정상 소견은 장딴지를 압착했을 때 발이 발바닥굽힘하는 것이다. 양성 징후는 발의 반응이 감소되는 것이고, 이것은 아킬레스힘줄의 파열을 의미하는 것이다.

일반적인 중재

물리치료는 아킬레스힘줄병증 치료에 매우 효과적이다. 초기의 관리계획은 휴식과 항염증성 모달리티의 적용이고, 점차 신장운동과 근력강화운동으로 진행한다. 보조기, 힐 리프트(heel lift) 또는 엎침 완화 테이핑이 도움을 줄 수 있다.

급성 단계

아킬레스힘줄을 위한 휴식은 보조장비의 사용을 포함할 수 있다. 힐 리프트(heel lift)가 아킬레스힘줄에 가해지는

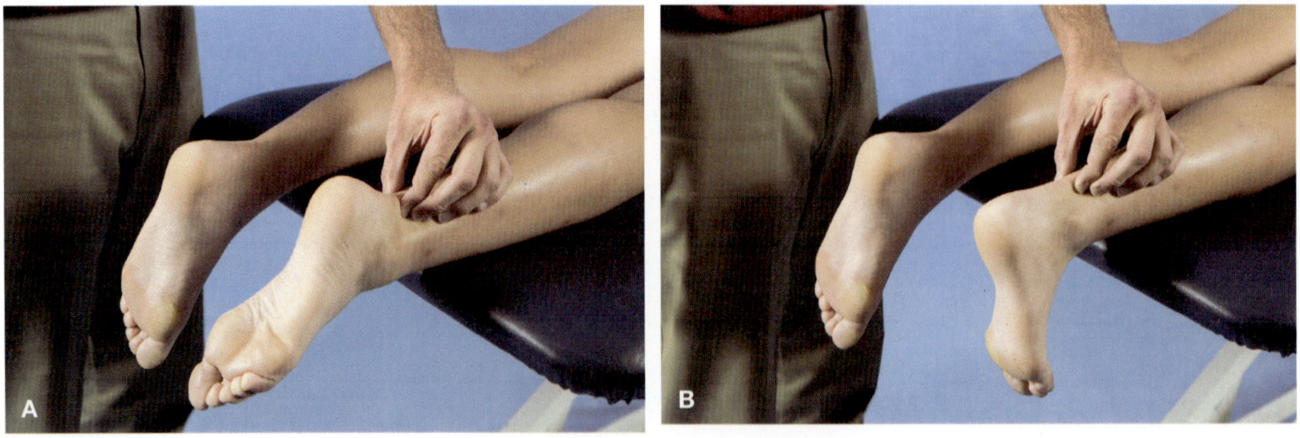

그림 12.46 아킬레스힘줄병증을 위한 Royal London Hospital 검사. 검사자는 이완된 발목의 아킬레스힘줄을 촉진한다(A). 이때의 압통과 발목을 발등굽힘했을 때(B)의 압통을 비교한다.

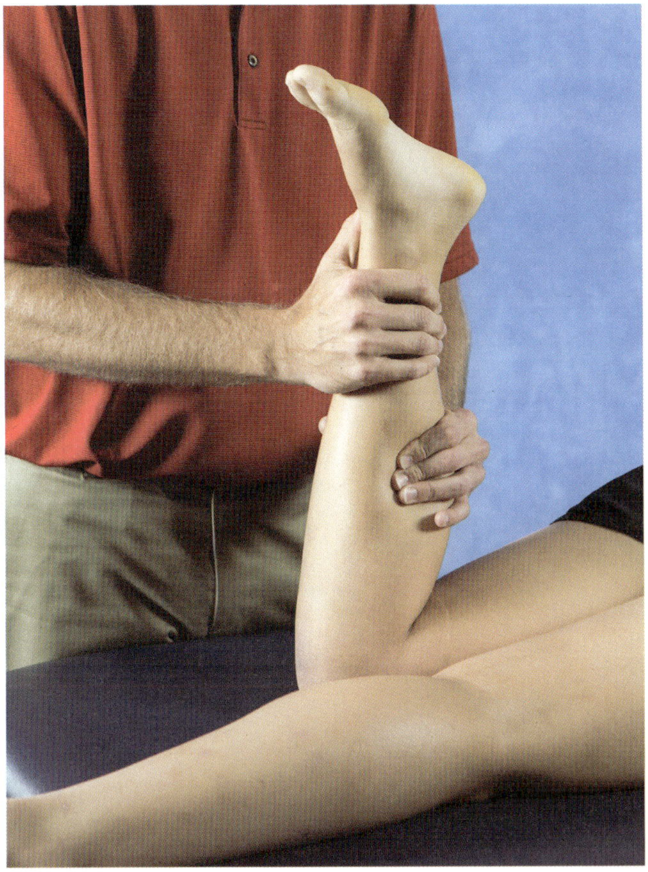

그림 12.47 아킬레스힘줄 파열을 위한 Thompson 검사. 장딴지를 압박했을 때 발이 발바닥굽힘되지 않으면, 아킬레스힘줄이 파열된 것이다.

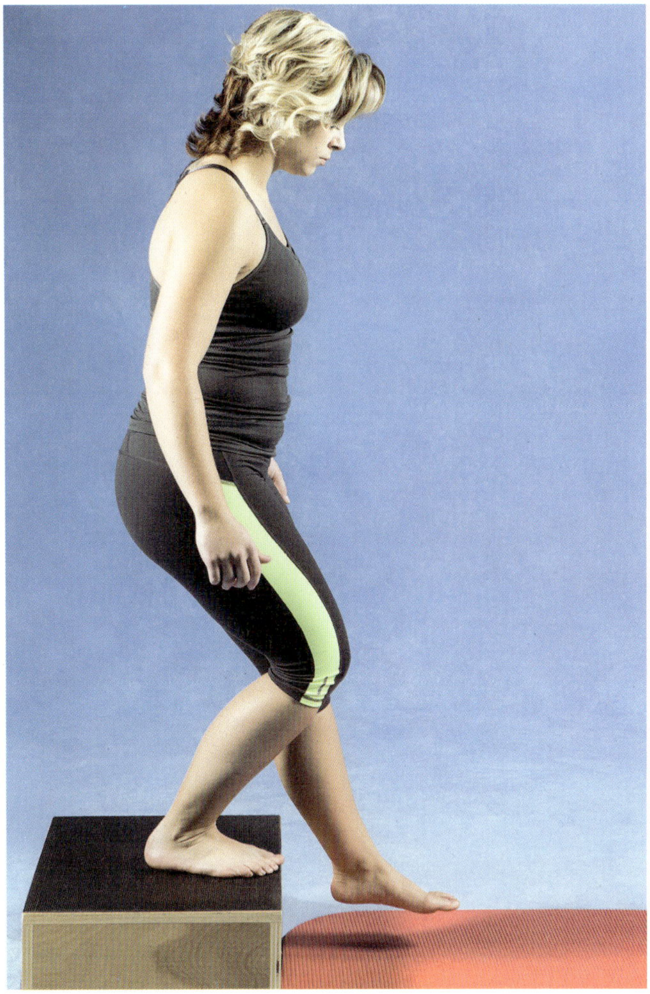

그림 12.48 장딴지근을 위한 원심성 운동. 스텝의 높이를 증가시킴으로써 환자를 진전시킬 수 있다.

스트레스를 줄이는데 유용할 수 있다. 언덕 위를 걷거나 맨발 걷기를 하지 않도록 하는 환자 교육도 아킬레스힘줄의 스트레스를 최소화하는데 유용할 수 있다. 항염증 모달리티에는 냉치료, 이온도입법 또는 저출력 레이저 등이 포함될 수 있다. 신장운동도 발등굽힘과 목말밑관절의 움직임을 회복하는데 유용하다. 물렁조직 가동술과 관절가동술도 도움이 될 수 있다.

아급성 단계

환자가 진전됨에 따라, 아킬레스힘줄의 원심성 하중에 초점을 맞추는 근력강화운동이 유용하다. 원심성 근력강화운동은 중간 1/3 지점 아킬레스힘줄 통증을 가진 환자에게 가장 효과적이고, 닿는곳 지점의 통증을 가진 환자에게는 그 효과가 가장 떨어진다.

장딴지근과 가자미근의 원심성 근력강화를 위해, 환자는 스텝의 가장자리에서 아래로 내려가는 조절된 원심성 운동을 수행해야 할 것이다(그림 12.48).[66] 장딴지근의 원심성 근력강화운동은 저항밴드를 이용한 오프-웨이트(off-weight)로 수행될 수 있다.

만약 보존적 치료가 성공되지 못하면, 환자는 아킬레스힘줄 박리술을 받게 될 수도 있다. 그러나, 아킬레스힘줄병증 환자가 수술을 받게 되는 가장 일반적인 이유는 힘줄의 파열이다. 힘줄병증은 힘줄 파열을 초래할 수 있는 힘줄 퇴행을 초래한다. 이것은 아래의 수술적 중재에서 설명될 것이다.

예방

아킬레스힘줄병증은 달리기 선수에게 가장 흔한 편이기 때문에, 달리기 속도나 거리를 증가시킬 때, 힐 훈련을 추가할 때, 그리고 휴식 후 스포츠로의 복귀할 때의 교육이 이것을 예방하는데 매우 중요하다. 적절한 신발 착용도 아킬레스힘줄병증을 예방할 수 있다.

아킬레스힘줄병증 환자에 대한 요점	
설명과 원인	발등굽힘 ROM 감소, 비정상 생체역학, 장딴지근 약증, 좋지 못한 신발, 달리기 거리 및 비만 등과 관련된 장딴지근힘줄의 염증이나 퇴행
검사	원호 징후, Royal London Hospital 검사, Thompson 검사
신장	장딴지근, 목말밑관절
근력강화	장딴지근
훈련	원심성 운동
피해야 할 것	달리기 페이스나 거리를 갑자기 증가시키는 것

수술 환자를 위한 중재

아킬레스힘줄 파열 정복술

정복술은 한번의 개방 절개술이나 여러 번의 작은 피부 절개술을 통해 이루어질 것이다. 아킬레스힘줄의 양쪽 끝단은 봉합실로 꿰매어지게 된다. 캐스트나 스플린트로 단기간 동안 고정될 것이다. 만약 의사가 힘줄 끝단을 꿰매는 것이 어렵게 되면, 환자는 첫 몇 주 동안 발바닥굽힘 자세로 고정될 수도 있다.

수술 후 단계

초기에 환자는 환측 다리로 체중부하를 하지 않아야 한다. 2-3주 후, 환자는 대개 내성 범위 내에서 체중부하를 할 수 있다. 발등굽힘의 가동범위를 점진적으로 증가시킨다. 약 6주경의 관리계획은 발등굽힘과 발바닥굽힘의 가동범위 운동, 저항밴드를 이용한 근력강화운동, 그리고 양측 발꿈치 들기 등을 포함할 수 있다. 재활의 전 과정은 6-12개월이 소요될 것이다.

뒤정강근힘줄 기능장애
Posterior Tibialis Tendon Dysfunction

뒤정강근은 장딴지근 밑에 있는 깊은 뒤쪽 근육 중의 하나이다. 뒤정강근은 안쪽복사뼈의 뒤쪽으로 주행하고, 발의 안쪽면과 바닥쪽면에서 넓게 착지한다. 발의 정상 생체역학에서, 뒤정강근은 안쪽세로발활의 주요 동적 고정장치이다. 뒤정강근이 수축할 때, 발은 발바닥굽힘과 안쪽번짐하여 안쪽세로발활을 들어 올린다. 이런 뒤침 자세에서는, 중간발목관절이 잠김되어 발이 딱딱해진다. 발이 유연한 상태에서 딱딱한 상태로 전환되는 기전은 주로 뒤정강근에 의해 이루어진다.

뒤정강근힘줄 기능장애(PTTD)의 경우, 이런 중요한 생체역학이 뒤정강근의 기능장애에 의해 변화된다. 뒤정강근힘줄 기능장애는 Ⅰ단계에서 Ⅳ단계로 구분된다. Ⅰ단계의 경우, 뒤정강근힘줄은 온전하고 기능적이지만, 염증이나 퇴행의 과정이 시작하는 것이다(그림 12.49). 환자는 보행 시 Ⅰ단계의 과도한 엎침과 관련된 변화를 보이기 시작할 수 있다.[67]

퇴행이 진전됨에 따라, 뒤정강근힘줄은 신장되고 기능부전으로 바뀌게 된다. 발은 Ⅲ단계에서 크게 하강한다. 결국, 정강목말관절도 관여하게 된다(그림 12.50). 상자 12-4는 PTTD의 단계에 대해 요약하고 있다.

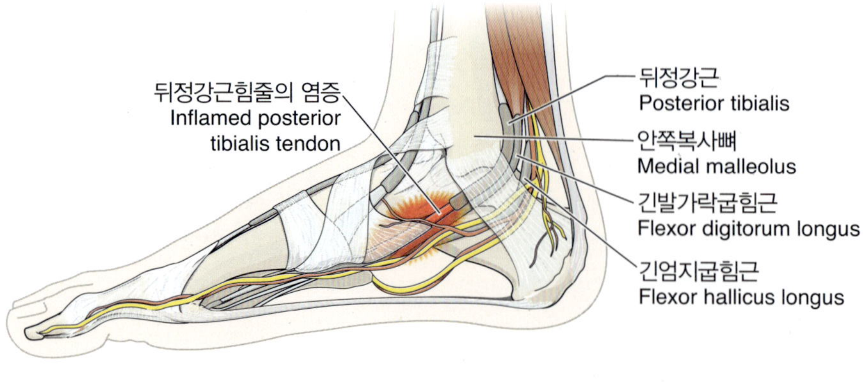

그림 12.49 뒤정강근힘줄 기능장애는 힘줄의 염증이나 퇴행으로 시작한다.

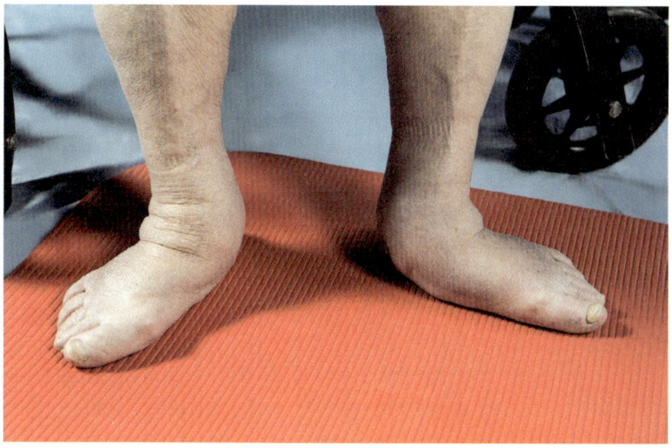

그림 12.50 후천성 평발은 II단계의 뒤정강근힘줄 기능장애와 관련된다.

상자 12-4 뒤정강근힘줄 기능장애(PTTD)의 단계

I 단계: 촉진 시 염증이나 퇴행된 힘줄은 약간의 불편을 느끼게 된다. 안쪽세로발활은 유지된다. 보행 시의 과도한 엎침이 관찰될 수 있다.

II 단계: 뒤정강근힘줄은 신장되고 기능장애가 일어난다. 안쪽세로발활이 하강하게 된다. 환자는 후천성 평발로 진단받게 될 것이다. 이런 변형은 수동으로 교정될 수 있다.

III 단계: 평발 기형이 굳게 된다. X선 사진상으로 목말밑관절의 퇴행이 보여질 수 있다.

IV 단계: III 단계의 변화들이 그대로 남게 되고, X선 사진상으로 정강목말관절의 퇴행성 변화가 나타날 수 있다.

원인/기여요소

PTTD의 원인은 완전히 파악되지 않았지만, 비정상의 발활 구조, 안쪽번짐근의 약증, 그리고 보행 시의 생체역학 변화 등과 관련이 있는 것으로 보인다. PTTD는 중년 여성에게서 가장 흔히 발생하지만, I 단계 기능장애는 젊은 달리기 선수에서도 관찰된다. PTTD는 과도한 엎침을 가진 사람에게서도 흔하게 일어난다.[68,69] 또한 PTTD는 고혈압, 당뇨병, 그리고 아킬레스힘줄 근처의 스테로이드 주사 이력을 가진 사람에서도 흔하게 일어난다.

발활 붕괴의 원인이나 결과를 초래할 수 있는 PTTD와 관련된 일관된 소견이 존재한다. 예를 들어, PTTD 환자는 안쪽번짐 근력의 감소를 가지고 있다.[70,71] II 단계 PTTD 환자의 경우, 뚜렷한 변화가 스프링인대에서 나타난다.[72] PTTD 여성 환자는 PTTD가 없는 여성에 비해 엉덩관절 폄근과 벌림근의 약증을 가진다.[73]

증상

PTTD의 초기 증상은 안쪽복사뼈 뒤쪽의 통증/부종이고, 이 증상이 안쪽세로발활을 따라 일어난다. 환자는 평발 양상을 보인다. 이 두 징후는 PTTD의 뚜렷한 지표이다. 부가적으로, 환자는 보행과 균형 능력의 감소를 보일 수 있다.

임상 징후

PTTD의 진단은 주로 환자의 병력과 증상을 기반으로 이루어진다. 다음의 2가지 검사가 초기 평가때 수행되어 왔다.

편측 발꿈치 들어 올리기 검사

환자는 지지를 하지 않고 선 자세를 취한다. 검사자는 환자에게 먼저 건측 다리의 발꿈치를 들어 올리도록 주문하고, 그 다음 환측 다리의 발꿈치를 들어 올리도록 주문한다. 검사자는 발꿈치 들어 올리기의 능력을 체크한다. 부가적으로, 검사자는 발꿈치 들어 올리기의 *질*을 위해 안쪽과 가쪽에서 관찰한다(그림 12.51). 양성 징후는 지지 없이는 한쪽 다리의 발꿈치를 들어 올릴 수 없는 것이고, 이것은 II 단계

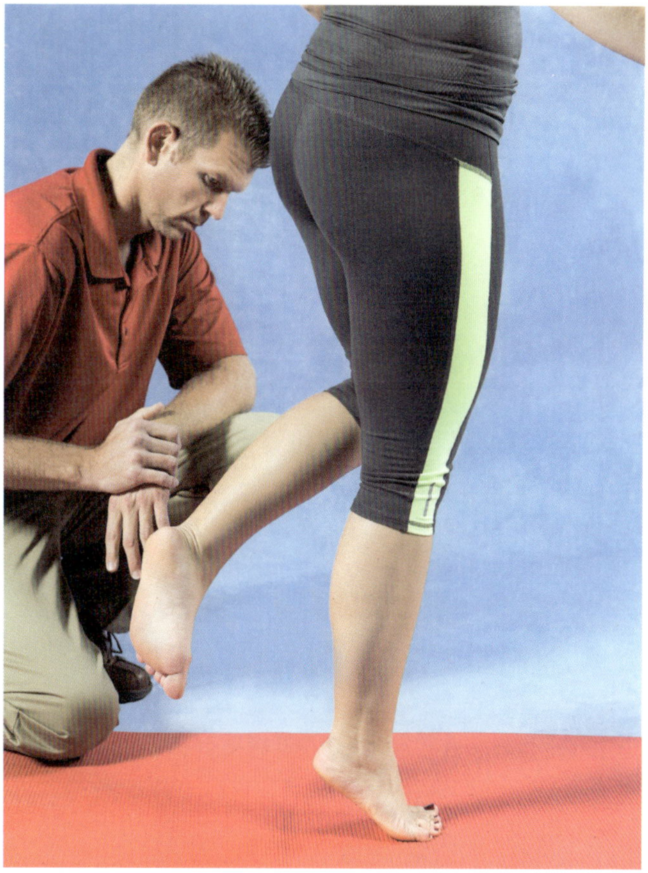

그림 12.51 뒤정강근힘줄 기능장애를 위한 편측 발꿈치 들어 올리기 검사.

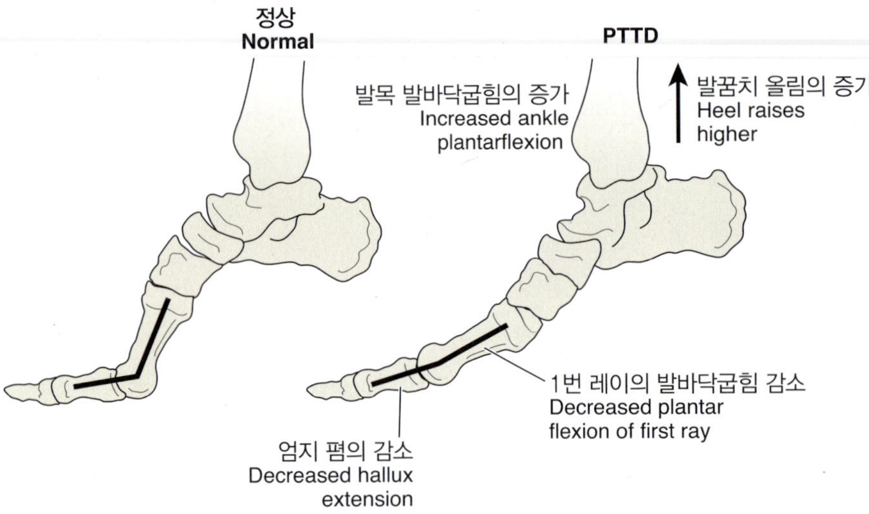

그림 12.52 PTTD 환자는 발꿈치 들어 올리기를 할 때 변화된 움직임을 보이는데, 엄지 폄의 감소와 발허리뼈 발바닥굽힘의 감소가 나타난다. 발목의 발바닥굽힘을 증가시킴으로써 보상작용이 일어난다.

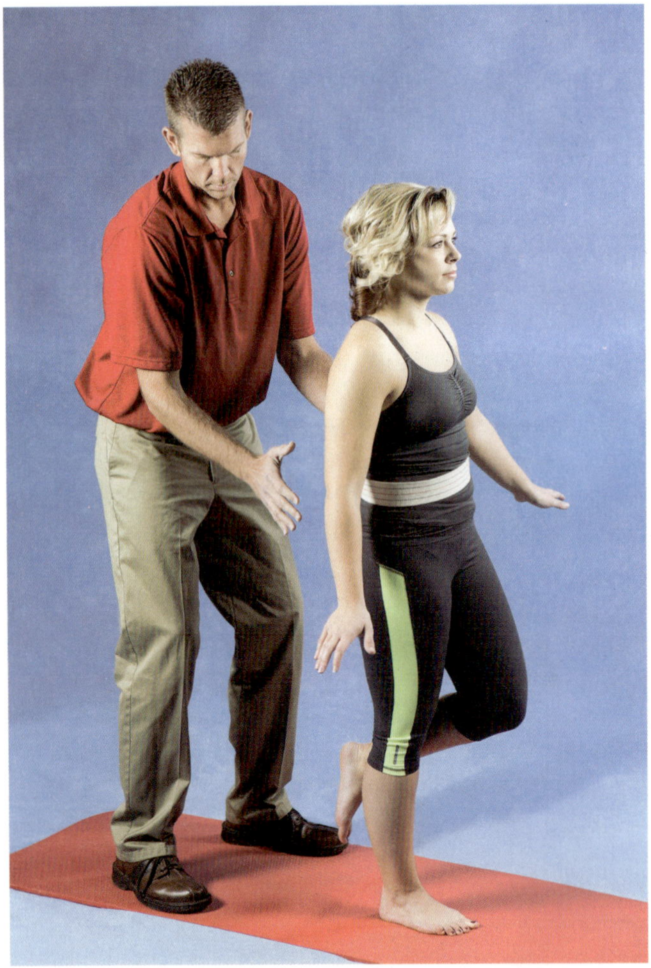

그림 12.53 뒤정강근힘줄 기능장애를 위한 한발서기 균형 검사. 이 검사는 발꿈치 들어 올리기 검사의 대체용으로서 사용될 수 있다.

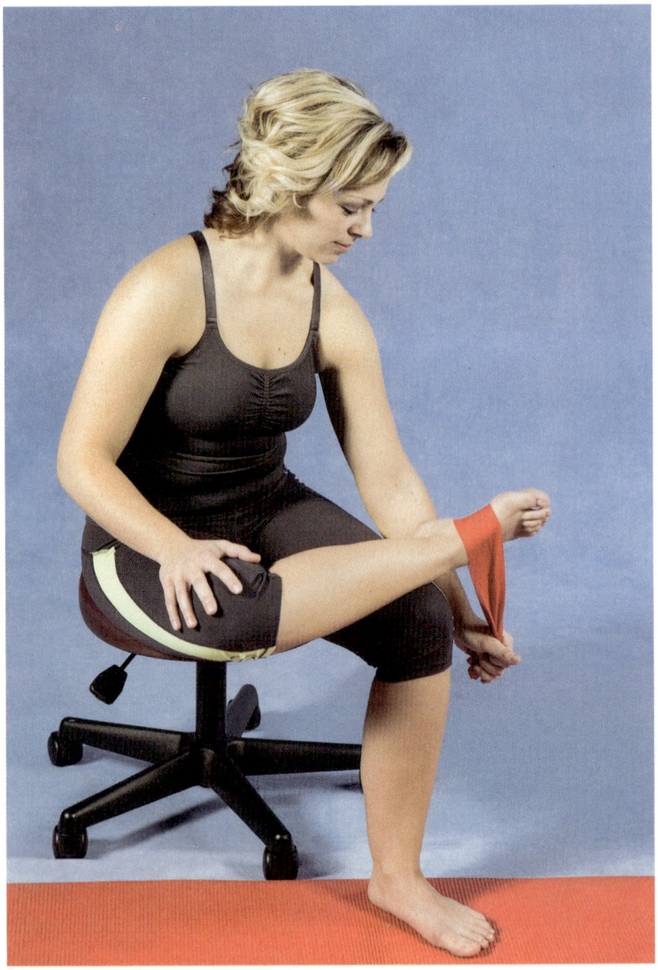

그림 12.54 환자는 뒤정강근을 근력강화하기 위해 탄성 저항을 이용하여 발바닥굽힘 자세에서 발을 모음할 수 있다. 원심성 운동에 대한 강조도 PTTD에 중요하다.

에서 Ⅳ단계의 PTTD를 의미한다. 아킬레스힘줄병증 진전의 초기 단계에서, 환자는 발꿈치 들기를 수행할 수 있지만, 그림 12.52에서처럼 움직임 패턴의 변화가 나타난다.[71,74]

한발서기 균형 검사

만약 환자가 발꿈치를 들어 올릴 수 없다면, 이 검사로 대체될 수 있다. 환자는 선 자세를 취한다.[75] 검사자는 환자에게 한쪽 발로만 서도록 주문한다. 필요하다면, 검사자는 지지를 도울 수 있다(그림 12.53). 양성 징후는 손의 지지 없이 10초 동안 환측 다리로 한발 서기를 할 수 없는 것이다.

일반적인 중재

Ⅰ단계의 PTTD를 인식하는 것이 효율적인 치료에 꼭 필요하다. Ⅱ단계의 경우에는, 발활 붕괴가 일어난다. Ⅰ단계 PTTD 환자의 운동은 통증을 감소시키고 기능을 향상시키데 효율적인 것으로 알려져 있다.[70,76,77] 안쪽세로발활을 지지하는 보조기도 유익할 수 있다.[76]

효율적인 운동으로는, 장딴지근과 가자미근의 신장운동과 뒤정강근, 앞정강근, 장딴지근 및 종아리근의 근력강화 운동이 포함된다.[70,77] 발바닥굽힘 자세에서 이루어지는 발의 모음이 뒤정강근을 활성화시키는데 가장 효율적인 운동이었음이 밝혀졌다.[78] Kulig이 수행한 한 연구에 따르면, 통증을 줄이고 기능을 향상시키는데 보조기를 이용한 원심성 운동이 보조기를 이용한 구심성 운동보다 효율적이었음을 밝혀냈다.[76] 그림 12.54에서, 환자는 원심성 운동에 집중하는 뒤정강근힘줄의 운동을 수행하고 있다.

발목과 발의 근육을 신장하고 강화하는 것 이외에, 관리계획은 엉덩관절의 폄근, 벌림근 및 가쪽돌림근의 근력강화를 포함할 수 있다. 코어 강화와 골반과 엉덩관절의 제어도 PTTD의 치료에 유익할 수 있다.[73]

뒤정강근힘줄 기능장애 환자에 대한 요점

설명과 원인	과도한 엎침, 발 안쪽번짐근 약증, 그리고 엉덩관절 벌림근과 폄근의 약증과 관련된 뒤정강근힘줄의 염증과 퇴행
검사	편측 발꿈치 들어 올리기 검사, 한발서기 균형 검사
신장	장딴지근, 가자미근의 신장
근력강화	뒤정강근, 앞정강근, 장딴지근, 종아리 근육, 그리고 엉덩관절의 벌림근, 폄근 및 가쪽돌리근
훈련	뒤정강근의 원심성 운동
피해야 할 것	무릎의 안쪽 붕괴

안쪽 정강뼈 스트레스 증후군(MTSS)
Medial Tibial Stress Syndrome

MTSS는 정강뼈나 뒤정강근과 가자미근의 이는곳의 과사용 손상이다. 이 질환은 일반적으로 "shin splints(정강뼈 안쪽 통증)"으로 불린다. 이 질환은 원래 뼈막의 염증(**뼈막염**)에 의해 일어나는 것으로 생각되었다. 그러나 새로운 근거는 통증이 정강뼈를 따라 뼈의 재흡수, 뼈 스트레스, 그리고 근육 이는곳의 힘줄병증 등과 관련될 수 있음을 보여주고 있다.[79,80]

원인/기여요소

몇몇 요소는 MTSS 발생의 위험 증가와 관련된다. 이것은 달리기 선수에게 흔하고, 여성에게도 흔하게 발생하는 질환이다.[81,82] 과도한 엎침을 가진 달리기 선수도 MTSS를 경험할 가능성이 높다.[81,83-85] MTSS는 매일 장거리를 달리고, 또 언덕이나 울퉁불퉁한 지형을 달리는 과도한 훈련을 받는 사람에게서 흔하게 발생한다.[86] 이것은 높은 신체질량지수(BMI)와도 관련되는 것처럼 보인다.[82,87,88]

하지 근육의 긴장이나 불균형도 MTSS에 기여할 수 있다. 특히, 장딴지근과 가자미근의 긴장과 제한된 발등굽힘도 기여요소일 수 있다.[89-91]

증상

MTSS 환자들의 주호소는 정강뼈의 안쪽에서 발생하는 종아리의 통증이다. 통증은 달리기 직후에 더욱 심해지고, 휴식 때 일반적으로 좋아진다. 환자는 안쪽 정강뼈를 따라 압통을 가질 수 있다. 부종도 나타날 수 있다.

임상 징후

MTSS의 진단은 먼쪽 정강뼈 1/3을 따라 동반되는 압통을 가진 운동 유발성 통증이 나타내는 임상 징후와 증상에 의해 이루어진다(그림 12.55). 물리치료사는 이런 진단을 내릴 때 정강뼈 **스트레스 골절**과 구획 증후군을 포함한 다른

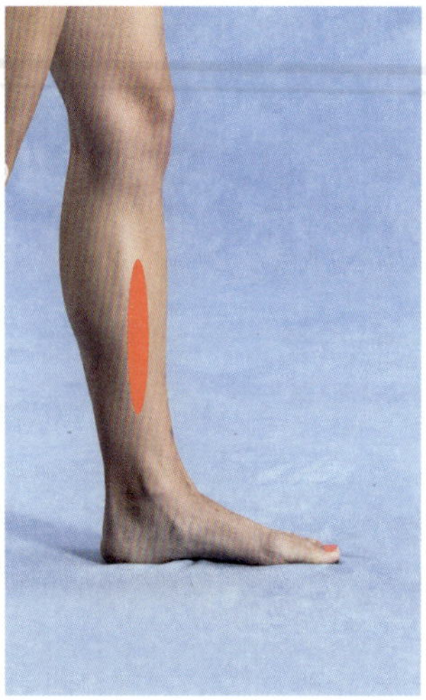

그림 12.55 안쪽 정강뼈 스트레스 증후군의 압통과 통증 부위.

질환들을 배제할 것이다. MTSS를 확인하는데 사용되는 특수검사는 없다.

일반적인 중재

보호 단계

휴식, 냉치료 및 거상은 초기에 MTSS의 증상을 완화하는데 흔히 사용된다. 증상이 가라앉을 때까지 달리기 선수는 달리기를 줄이거나 멈추는 것이 매우 중요하다. 이온도입법, 음파영동법 그리고 초음파도 효율적일 수 있다.[92]

관리계획에는 하지의 신장운동과 근력강화운동이 포함될 수 있다. 장딴지근과 가자미근의 신장운동도 효율적인 것으로 알려져 왔다.[89-91,93,94] 이 단계 동안 사이클링이나 수중치료의 사용이 피트니스를 유지하는데 이용될 수 있다. 엉덩관절 폄근, 벌림 및 가쪽돌림 등의 근력강화운동도 달리기의 비정상 생체역학을 해결하는 관리계획 안에 포함될 수 있다.

아급성 단계

증상이 가라앉으면, 환자는 앞정강근, 뒤정강근 및 장딴지근의 근력강화운동을 시작할 수 있다. 이들 근육의 원심성 운동도 치료에 효율적일 수 있다.[95] 달리기 선수가 스포츠로 복귀하기 전에, 신발에 대한 문제도 해결되어야 한다. 충격 흡수 인솔[96]이나 엎침[94]을 제어하는 보조기도 치료에 유용할 수 있다.

예방

달리기 선수들에게 그들이 달리는 거리를 바꾸거나, 격일마다 긴 거리나 짧은 거리를 달리도록 지시해야 한다. 그들은 언덕이나 거친 지형을 달리지 않아야 한다.[86] 달리기 선수에게 매주 달리는 거리를 조금씩 천천히 증가시키도록 지시해야 한다. 즉, 달리는 거리를 매주 30% 미만으로 증가시키도록 교육해야 한다.[34] 과도한 엎침을 가진 사람에게는 보조기를 권장해야 한다.

안쪽 정강뼈 스트레스 증후군 환자에 대한 요점

설명과 원인	정강뼈나 뒤정강근과 가자미근의 이는곳에서의 스트레스는 과도한 엎침을 가진 달리기 선수에서 흔한 편이다.
검사	없음
신장	장딴지-가자미근
근력강화	장딴지근, 앞정강근, 뒤정강근, 그리고 엉덩관절의 벌림근, 폄근 및 가쪽돌림근
훈련	앞정강근, 뒤정강근 및 장딴지-가자미근의 원심성 운동
피해야 할 것	무릎의 안쪽 붕괴, 과훈련

구획 증후군 Compartment Syndrome

본 장의 앞부분에서 언급한 바와 같이, 종아리 근육은 3개의 앞쪽 근육, 3개의 가쪽 근육, 그리고 각각 얕은층과 깊은층으로 된 3개의 뒤쪽 근육군으로 구성된다. 이들 그룹의 각각은 근막조직층에 의해 구분된다. 근막은 탄성이 거의 없어서 잘 팽창되지 않는다. 구획 증후군은 통증이 심한 질환이고, 구획 내의 압박이 증가하여 구획 내의 근육과 신경으로 가는 혈류를 감소시킨다. 구획 증후군은 종아리이나 팔에서 가장 흔하게 일어난다.

구획 증후군의 두 가지 주요 유형은 급성과 만성이다. 급성 구획 증후군은 조직의 영구적 손상을 초래할 수 있는 응급 질환이다. 근육과 신경으로 가는 혈류의 부족은 마비를 초래할 수 있다. 만성 구획 증후군은 구획 내의 압박을 일시적으로 증가시키는 반복 활동과 관련된다. 이런 문제는 대개 활동을 중단시킴으로써 해결될 수 있다.

원인/기여요소

급성 구획 증후군은 조직의 출혈과 부종을 초래하는 외상에 의해 발생된다. 이것은 종종 골절, 압착 손상, 또는 너무 타이트한 캐스트 등과 관련된다. 만성 구획 증후군은 일반적으로 운동이나 활동과 관련된다. 이 질환은 사이클링이나 달리기와 같이, 반복 활동을 수반하는 스포츠에서 흔하게 일어난다.

증상

급성 구획 증후군의 경우, 증상은 손상 후 몇 시간 내에 시작된다. 깊은 통증이 주된 증상이다. 환자는 핀과 바늘로 찌르는 듯한 감각과 하지를 강하게 조이는 느낌을 보고할 수 있다. 부종과 멍도 일반적인 증상이다(그림 12.56).

만성 구획 증후군의 증상, 또는 운동성 구획 증후군도 동일하다. 그러나 이것은 운동과 관련되고, 다른 점은 휴식을 취하면 증상이 감소되는 것이다.

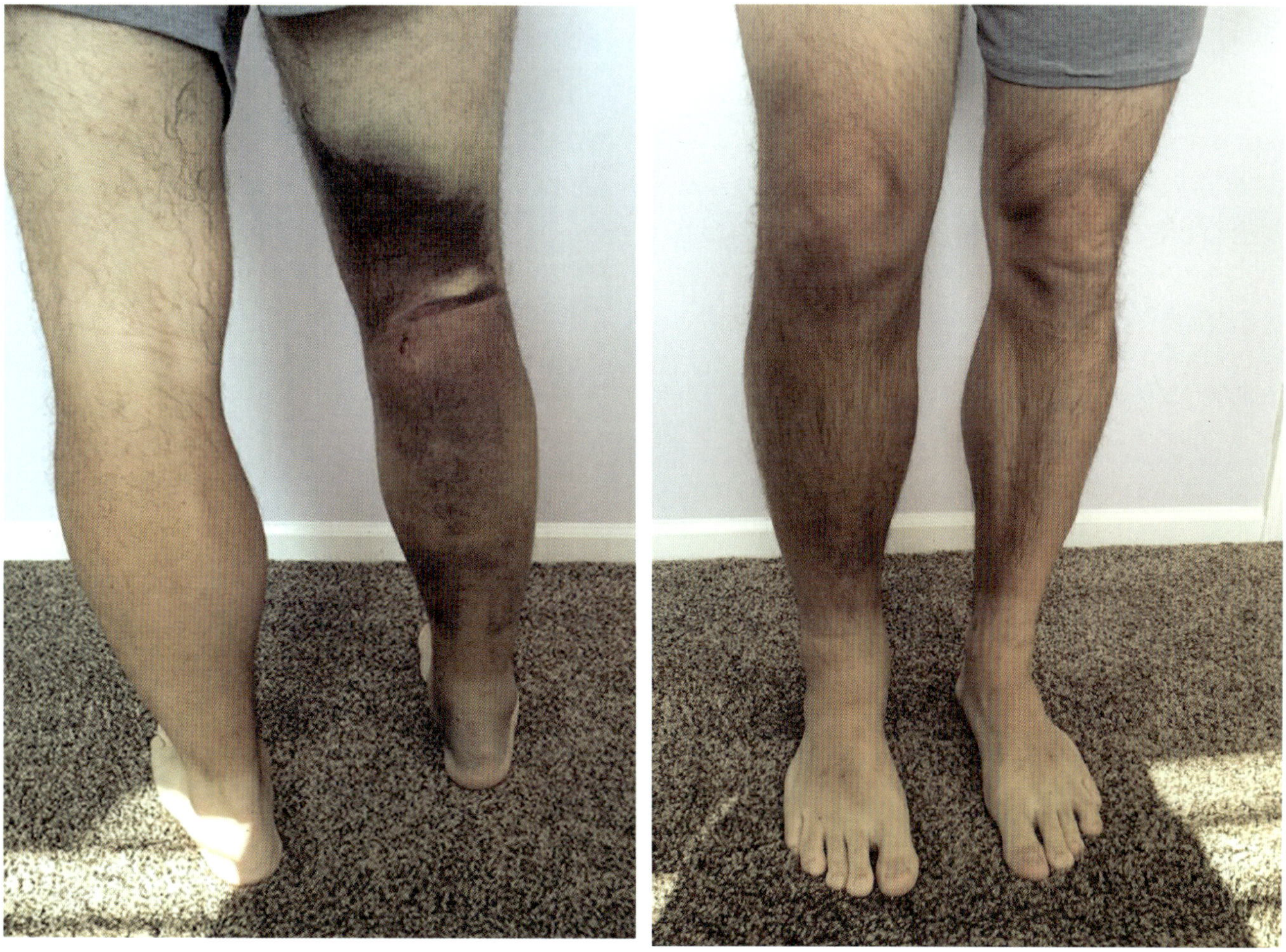

그림 12.56 외상 이후의 급성 구획 증후군은 종종 부종과 멍을 가진다.

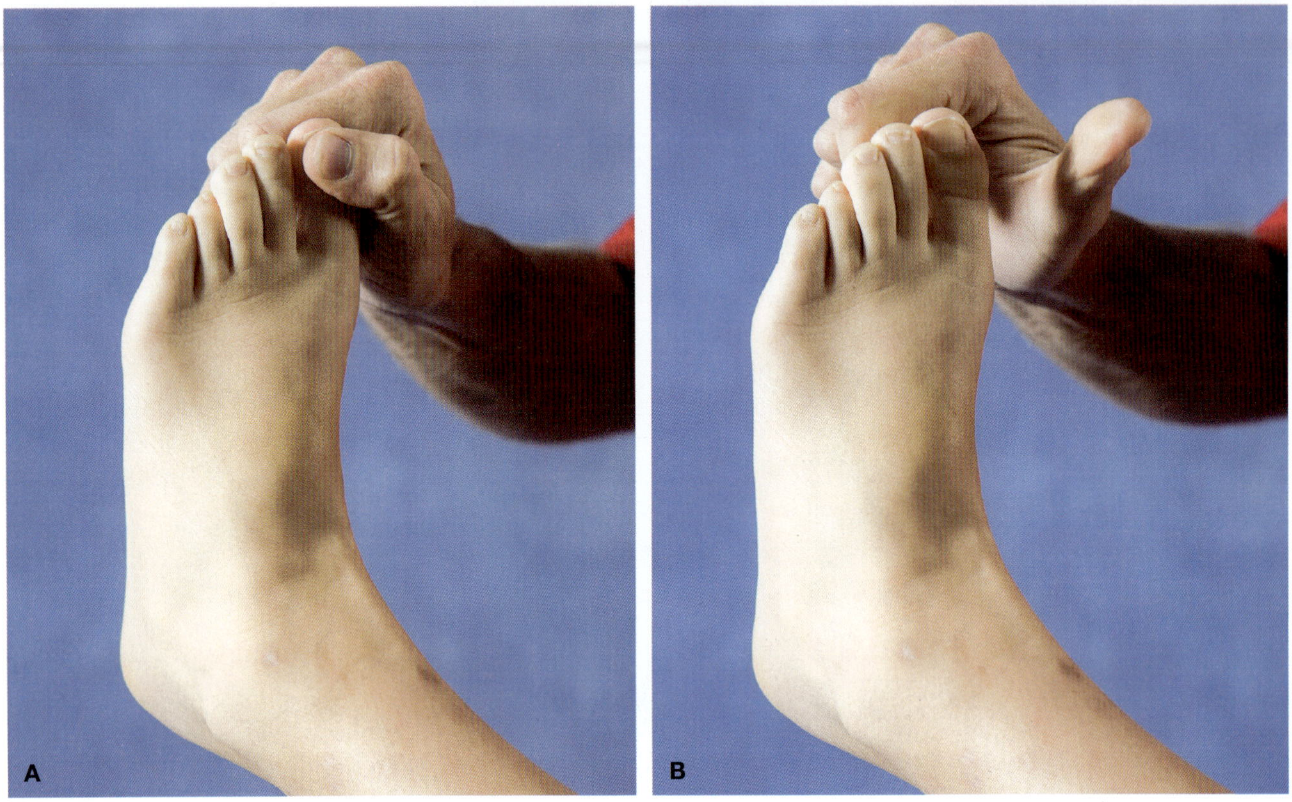

그림 12.57 구획 증후군을 위한 모세혈관 재충족 검사. 검사자는 발가락 끝에 압박을 가한다(A). 압박을 해제할 때(B), 검사자는 혈류가 다시 공급되는 것을 의미하는, 발가락이 다시 핑크색을 띠는데 얼마나 걸리는지를 체크한다. 2초 미만이면, 정상적인 재충족 시간이다.

임상 징후

구획 증후군의 증상은 대개 환자가 의학적 치료를 받도록 이끌기에 충분하다. 만약 구획 증후군이 의심되면, 임상 징후는 근수축이나 신장 시 통증이 증가되는 것이다. 환자는 모세혈관의 재충전이 오래 걸리는 현상을 보일 것이다.

모세혈관 재충족 검사(Capillary Refill Test)

환자는 누운 자세를 취한다. 검사자는 신체 분절을 심장보다 위쪽에 유지하고, 혈류공급을 차단하기 위해 발가락끝에 압박을 가한다. 압박을 멈출 때, 검사자는 압박된 부위가 다시 핑크색을 띠는데 얼마나 걸리는지를 체크한다(그림 12.57). 양성 징후는 모세혈관이 채중족되는데 2초 이상 걸리는 것이다.

일반적인 중재

급성 구획 증후군의 경우, 환자는 즉시 의학적 도움을 받아야 한다. **근막절개술**로 불리는 구획의 개방술이 꼭 필요할 수 있다. 만성 구획 증후군의 증상을 가진 환자들은 물리치료사에게 자신의 증상을 먼저 보고할 수도 있다. 물리치료사의 증상 인지는 적절한 치료를 이끌어낼 수 있다. 이들 환자를 위한 물리치료 중재는 물렁조직 가동술, 신장, 그리고 운동 수정에 대한 환자 교육 등을 포함할 것이다.

임상 경고!

캐스트로 고정되거나 압박붕대로 감겨진 환자에게 있어서, 급성 구획 증후군의 초기 징후를 인지하는 것이 물리치료사에게 있어 중요한 사항이다.

발목굴 증후군 Tarsal Tunnel Syndrome

안쪽 발목과 발에 있는 발목굴 안으로 깊은 뒤쪽 근육들의 힘줄과 정강신경이 지나간다. 발목굴 증후군은 굽힘근지지띠 밑을 통과하는 정강신경이나 그들의 가지신경인 발바닥신경이 압박이나 충돌되어 발생하는 신경병증이다.

정강신경이 발목굴을 통과한 후, 3개의 가지신경으로 나누어진다: 발꿈치신경, 안쪽발바닥신경과 가쪽발바닥신경(그림 12.58). 신경병증은 이들 신경의 일부나 전부의 문제를 포함할 것이다.

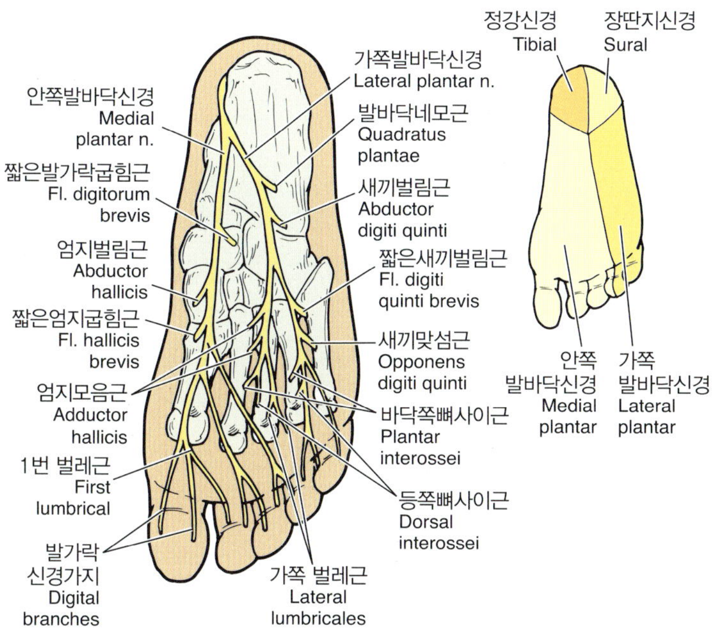

그림 12.58 정강신경은 발바닥의 감각을 제공하는 3개의 가지 신경을 가진다. 발목굴 증후군의 경우, 환자는 안쪽 발바닥이나 전체 발바닥의 작열감이나 둔감을 호소할 것이다.

원인/기여요소

발목굴 증후근은 정강신경의 압박을 초래하는 것으로부터 발생될 수 있다. 발목굴 증후군은 과도한 엎침을 가진 사람에게서 일반적으로 가장 많이 발견된다. 목말뼈가 아래쪽과 안쪽으로 활주되고, 발꿈치뼈가 가쪽번짐되면, 정강신경과 발목굴을 통과하는 근육들의 힘줄이 신장되거나 굽힘근지지띠와 발목뼈사이에서 압박될 수 있다. 종양, 정맥류, 관절성 뼈가시 및 낭종 등과 같이 공간을 점유하는 비정상 구조물을 가진 환자에게서도 발목굴 증후군이 일어날 수 있다. 만약 발목굴을 통과하는 구조물들이 염증이나 손상으로 부풀어 오르면, 발목굴 증후군이 발생할 수 있다.

증상

환자들은 발바닥에서 통증, 둔감, 저림, 작열감, 또는 저린 감각을 호소할 것이다. 이것은 발바닥의 안쪽면으로 제한되거나 발바닥 전체에서 느껴질 수 있다. 통증은 선 자세나 보행을 할 때 증가되고, 체중부하를 하지 않을 때 완화된다. 환자들은 발 근육의 약증도 가질 것이다.

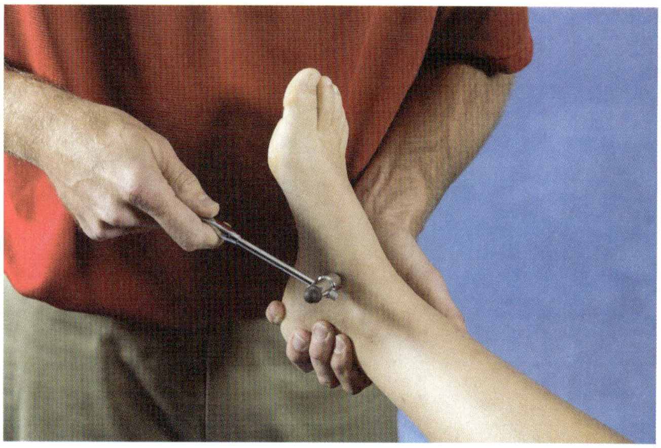

그림 12.59 발목굴 증후군을 위한 Tinel 징후. 발목의 안쪽면에 있는 정강신경을 두드리는 것이다.

임상 징후

발목굴 증후군은 발 내재근의 약증을 일으킬 수 있다. 환자는 정강신경의 압통을 느낄 수 있다. 발바닥의 감각 소실은 모노필라멘트 검사로 확인될 수 있다.

Tinel 징후

Tinel 징후는 여러 지점의 정강신경을 두드림으로써 신경 자극을 감지하는데 사용된다. 이런 병증을 위해, Tinel 징후는 손가락이나 반사망치를 이용해 안쪽 발목의 정강신경을 두드림으로써 수행된다(그림 12.59). 양성의 징후는 정강신경 분포를 따라 발바닥에서 핀이나 바늘로 찌르는 듯한 감각이 발생하는 것이다.

일반적인 중재

신장, 근력강화 및 스플린팅 등 정강신경을 압박하는 원인의 해제가 관리계획 안에 일반적으로 포함된다. 장딴지근의 단축은 보행에 필요한 움직임을 얻기 위해 발중간부를 하강함으로써 이런 병리에 기여할 수 있다. 뒤정강근의 근력강화도 엎침의 제어를 향상시키고, 또 발목굴에 가해지는 스트레스를 최소화하는데 도움을 준다. 발 내재근의 근력강화도 중요한데, 그 이유는 약증이 흔한 증상이기 때문이다. 환자는 엎침을 제어하기 위해 보조기를 맞출 필요가 있다. 다른 방법으로서, 항-엎침 테이핑도 유익할 수 있다.

발목굴 증후군 환자에 대한 요점

설명과 원인	과도한 엎침, 뒤정강근의 약증 및 발등굽힙 ROM 제한과 관련된 발목굴에서의 정강신경의 압박
검사	안쪽 발목에서의 Tinel 징후
신장	장딴지근
근력강화	뒤정강근, 발 내재근
훈련	NA
피해야 할 것	고도한 엎침

발목과 발꿈치뼈 골절
Ankle and Calcaneal Fractures

발목과 발의 골절은 매우 흔한 편이다. 골절은 종아리, 발목, 발의 어떤 뼈에서도 발생할 수 있지만, 일반적인 완전 골절은 정강뼈, 종아리뼈 및 발꿈치뼈를 포함한다.

발목의 골절은 대개 먼쪽 정강뼈/종아리뼈를 포함한다. 이것은 낙상이나 자동차 사고로 빈번하게 발생한다. 만약 정강뼈와 종아리뼈의 먼쪽 끝단이 모두 골절되면, 이를 **이중 복사뼈 골절**이라고 부른다. 만약 정강뼈의 뒤쪽 복사뼈도 함께 골절되면, **삼중 복사뼈 골절**로 분류된다. 그림 12.60은 삼중 복사뼈 골절을 보여주는 X선 사진이다.

발의 흔한 골절 지점은 발꿈치뼈이다. 발꿈치뼈 골절은 사다리와 같은 높은 곳에서 떨어질 때 일어난다. 발꿈치뼈 골절은 높은 질환의 비율과 관련되고, 장기간 통증과 결국에는 관절염을 초래할 수 있다.

원인/기여요소

발목과 발의 골절은 낙상, 자동차 사고 또는 스포츠 관련 손상에 의해 빈번하게 일어난다.

증상

통증은 골절의 가장 유의한 지표이다. 환자는 가동범위의 제한, 보행의 어려움, 그리고 기형을 호소할 것이다. 부종도 나타날 수 있다.

임상 징후

외상 이력과 움직임으로 인한 통증, 기형, 및 보행의 어려움 등이 있으면, 골절을 의심할 수 있다. X선이 골절의 진단을 확진하는데 이용된다.

일반적인 중재

일반적으로, 골절 후 환자는 스플린트, 캐스트, 내적 고정 또는 외적 고정 등으로 고정될 수 있다. 부종을 최소화하기 위해 환자에게 팔다리를 거상하도록 교육해야 한다. 냉치료가 첫 며칠 동안 이용될 수 있다. 골절 지점을 손상하지 않고 건측 관절의 가동성을 유지하는 것이 중요하다.

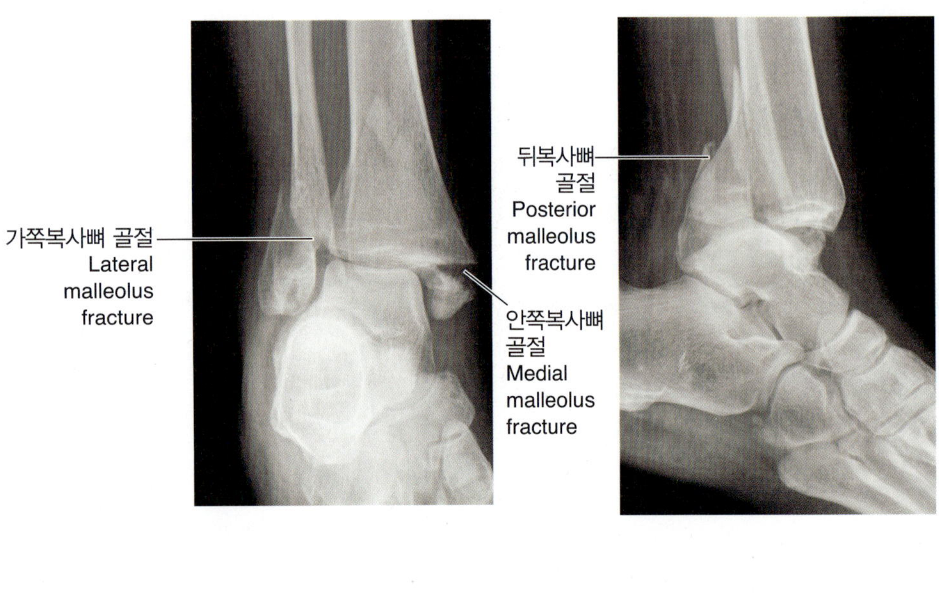

그림 12.60 발목의 삼중 복사뼈 골절은 안쪽복사뼈와 가쪽복사뼈 뿐만 아니라, 정강뼈의 뒤쪽에 있는 뒤쪽 복사뼈를 포함한다.

먼쪽 정강뼈/종아리뼈 골절

만약 먼쪽 정강뼈나 종아리뼈의 골절이 안정되고 좋게 정렬되어 있다면, 환자에게 단순 캐스트를 적용할 수 있다. 만약 불안정한 이중 복사뼈 골절이나 삼중 복사뼈 골절이 있으면, 환자에게 개방 정복, 내적 고정(ORIF)을 적용해야 한다(그림 12.61).

초기 관리계획은 캐스트 고정에서 제한된 운동면의 초기 고정까지 수술 후 단계에 따라 다양하다. 초기 고정은 깊은 정맥 혈전증을 감소시키지만, 수술 부위의 감염과 고정 실패의 위험을 증가시킬 수 있다.[97] 건측 관절의 움직임과 근력도 유지되어야 한다.

대개 캐스트나 브레이스가 수술 후 6–8주경에 제거된다. 이 시기때, 환자는 보행 부츠나 에어 스플린트에 의해 고정될 수 있다. 능동가동범위운동과 능동보조가동범위운동이 대개 이 시기 때 시작되며, 발등굽힘과 발바닥굽힘으로 시작하고, 안쪽번짐과 가쪽번짐으로 진전한다. 고정용 자전거도 이용될 수 있다. 체중부하는 8주까지 내성 범위 내에서 대개 증가된다.

관리계획은 무엇인가?

발바닥굽힘, 발등굽힘, 안쪽번짐 및 가쪽번짐 등의 근력강화도 손상 후 약 2개월 경에 관리계획 안에 포함된다. 부가적으로, 환자는 전체 하지 근력과 고유수용성 훈련으로부터 혜택을 받을 수 있다.

발꿈치뼈 골절

발꿈치뼈 골절 이후의 재활은 더 느린 편이다. 비수술적 치료를 받았던 또는 ORIF 수술을 받았던 간에 초기에 환자는 캐스트로 고정될 것이다. 이 단계에서는 체중부하가 허용되지 않는다. 환자는 건측 관절의 움직임과 근력을 유지하는 운동과 에르고메터를 이용한 심혈관 능력을 유지하는 운동을 찾게 될 것이다.

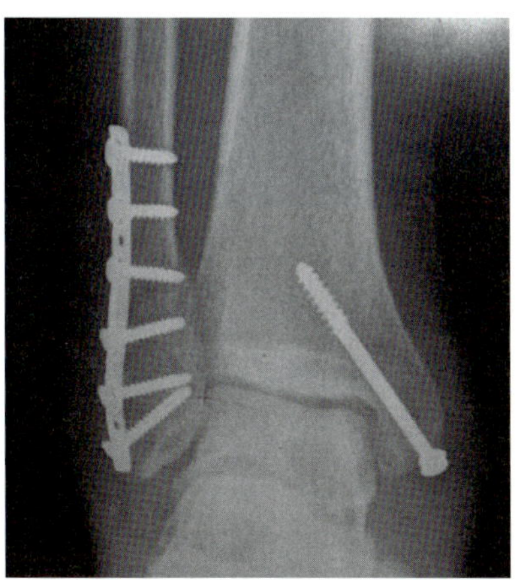

그림 12.61 발목의 이중 복사뼈 골절을 위한 ORIF.

수술이나 손상 후 6–8주경에, 종종 환자는 환측 다리의 체중부하를 시작한다. 발목과 발 관절의 가동범위가 이 시기의 관리계획 안에 포함될 수 있다. 건측 관절의 운동과 심혈관 운동도 계속된다.

수술이나 손상 후 9–12주경에, 체중부하가 내성 범위에서 완전하게 진전된다. 정강목말관절과 목말밑관절의 관절가동술도 관리계획 안에 포함될 수 있다. 장딴지–가자미근과 발바닥근막의 물렁조직 가동술도 유익할 수 있다. 장딴지–가자미근을 포함한 발목의 등척성 근력강화운동에서 등장성 근력강화운동으로 진전하는 것이 시작될 수 있다.

스트레스 골절 Stress Fracture

스트레스 골절은 실금과 같은 뼈의 작은 형태이고, 정강뼈, 발배뼈 및 발허리뼈 등 종아리와 발에서 가장 흔하게 발생한다.

원인/기여요소

뼈가 충분히 치유되지 않고 반복된 스트레스에 노출될 때, 스트레스 골절이 일어난다. 종아리와 발의 스트레스 골절은 달리기 선수의 과사용 손상으로 가장 흔하게 발생한다. 스트레스 골절의 발달은 정적 정렬, 근육의 근력과 지구력, 뼈질량 및 훈련 등과 연결된다.

스트레스 골절은 높은 발활,[98] 엉덩관절의 가쪽돌림 증가,[99] 다리길이 불일치,[99,100] 그리고 평발[101] 등을 가진 사람에게서 흔한 편이다. 스트레스 골절은 보행 시의 과도한 엎침과 달리기에 연관된다.[102–104]

정상 근육의 근력, 타이밍 및 지구력이 스트레스 골절을 예방하는데 중요한 역할을 한다. 근육은 충격의 힘을 분산시키는데 도움을 준다. 근육이 약해지거나 쉽게 피로해지거나 비정상 타이밍을 갖게 되면, 그들은 충격을 완화하는 능력이 떨어지게 된다. 또한 피로도 달리기의 생체역학을 변화시켜, 스트레스 골절의 위험을 더욱 증가시킬 것이다. 스트레스 골절은 근육의 근력과 크기에 관련된다; 더 작은 근육 질량은 스트레스 골절의 위험을 증가시킨다.[89,100,105,106]

뼈의 강도도 중요하다. 스트레스 골절이 작은 질량과 밀도를 가진 뼈에서 일어난다. 이것이 여성에게서 더 흔한 이유 중의 하나일 것이다. 골다공증도 스트레스 골절의 위험을 증가시킨다.

연구들은 스트레스 골절의 기여요소로서 훈련 표면을 살

펴보았다. 표면의 딱딱함은 표면의 변화만큼 큰 기여요소는 아니다. 만약 달리기 선수가 딱딱한 표면 위에서 훈련을 받았다면, 부드러운 표면(풀, 모래)으로의 변화가 스트레스 골절의 위험을 증가시킨다. 부드러운 표면에서 딱딱한 표면으로의 변화도 스트레스 골절의 위험을 증가시킨다.

증상

스트레스 골절은 달리기 이후 악화되는 통증의 점진적 시작으로 나타난다. 부종과 압통도 나타날 수 있다.

임상 징후

스트레스 골절은 환자 병력을 통해 초기에 의심되어야 한다. X선 사진은 급성 스트레스 골절의 진단에 도움을 주지 못한다; 뼈 스캔이나 MRI가 더 유익할 수 있다.

일반적인 중재

스트레스 골절의 진단 이후에, 그 부위를 쉬게 하는 것이 중요하다. 이것에는 달리기의 수정, 목발 사용, 그리고 골절 지점을 보호하는 스플린트나 신발의 쿠션이 포함된다. 체중부하의 힘을 최소화하면서, 피트니스를 유지하는데 수중치료가 유용할 수 있다.

통증이 가라앉으면, 점진적인 체중부하를 장려한다. 환자는 보조장비 없이 보행을 하고, 통증이 허용하는 한 보행을 빠르고 길게 한다. 예를 들어, 한 프로그램은 1주일 동안 통증이 없을 때까지 달리기 선수의 스포츠 복귀를 제한한다. 이 시점에서, 환자는 2주 동안 격일로 달리기를 할 수 있지만, 절반쯤에 달리기 페이스와 거리를 제한한다.[107] 스트레스 골절 환자를 위해, 물리치료사는 진전을 위한 기준을 가지고 스포츠 복귀를 위해 특별한 프로토콜을 제공하는 것이 도움이 된다.

예방

스트레스 골절은 달리는 거리를 너무 빠르게 증가시키거나, 맞지 않는 신발, 그리고 비만 등과 관련된 것으로 알려져 있다. 달리기 프로그램을 시작하기 전에 근육 질량이 적은 여성 달리기 선수에게 스트레스 골절의 위험을 알려주어야 한다.

스트레스 골절 환자에 대한 요점	
설명과 원인	높은 발활, 증가된 엉덩관절 가쪽돌림, 다리길이 불일치, 뼈질량의 감소 및 평발 등과 관련된 실금 같은 뼈의 작은 골절
검사	NA
신장	단축된 종아리와 발의 근육
근력강화	약화된 종아리와 발의 근육
훈련	점진적으로 거리를 증가시키는 달리기 프로토콜
피해야 할 것	달리기 지면 바꾸기, 피로

발가락 기형 Toe Deformities

밖굽이엄지 Hallux Valgus

밖굽이엄지는 흔히 건막류(bunion)로 알려진 발의 기형이다. 이런 기형의 경우, 엄지는 벌림되어, 1번 MTP 관절이 돌출되는 양상을 초래한다(그림 12.62). 이 상태는 고통스럽고, 편안한 신발 착용을 어렵게 만든다.

밖굽이엄지를 초래하는 요소는 완전하게 밝혀지지 않았지만, 평발이나 인대 느슨함의 결과일 수 있다. 좁은 신발의 볼이 밖굽이엄지의 기형을 증가시킬 수 있다. 기형이 악화됨에 따라, 2번째 발가락이 엄지 위로 올라가거나 엄지 아래로 들어갈 수 있다. 일반적으로 이런 기형은 외과적 교정술을 필요로 하지 않지만, 만약 건막류에 의한 통증과 제한이 뚜렷하면, 엄지를 재정렬하고 과도한 뼈를 제거하기 위해 뼈절제술이 수행될 수 있다.

갈퀴발가락과 망치발가락 Claw Toe and Hammer Toe

갈퀴발가락 기형은 발가락의 MTP 관절이 폄되고 PIP 관절과 DIP 관절이 굽힘되는 특징을 보인다. 갈퀴발가락은 2번–5번 발가락에서 발생할 수 있다; 갈퀴발가락은 건막류가 엄지에 있을 때 종종 2번째 발가락에서 발생한다. 이런

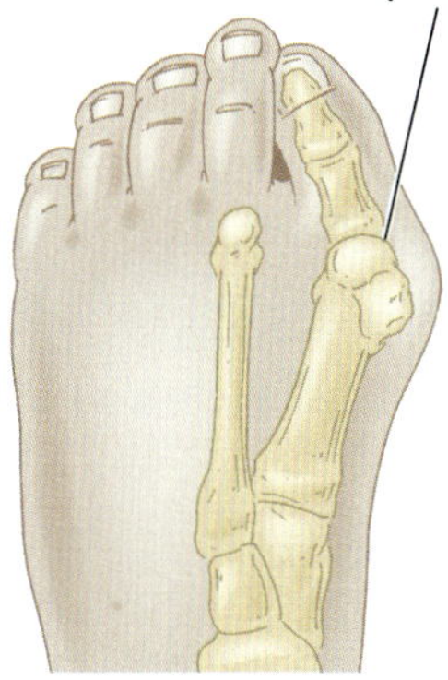

그림 12.62 밖굽이엄지 또는 건막류 기형. 엄지는 벌림되고, 1번 MTP 관절이 돌출되고, 부종과 통증이 발생한다.

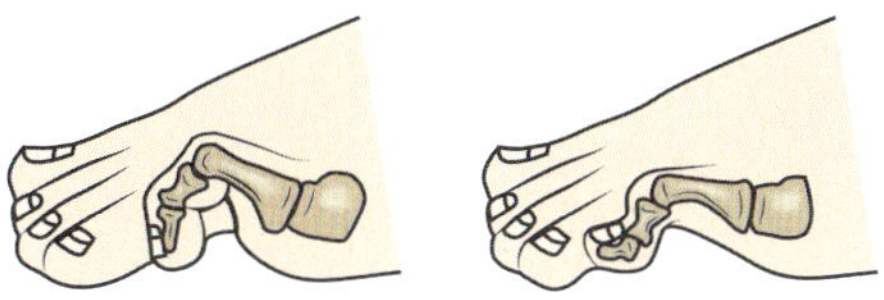

그림 12.63 갈퀴발가락과 망치발가락.

기형은 류마티스 관절염에 영향을 줄 수 있다.

망치발가락은 갈퀴발가락과 비슷하게 MTP 관절이 폄되고, PIP이 굽힘되는 특징을 보인다. 망치발가락도 2번-5번 발가락에서 일어날 수 있다. 그림 12.63은 갈퀴발가락과 망치발가락의 기형을 보여주고 있다.

요약 SUMMARY

하지 운동사슬의 변화된 생체역학은 발목과 발에 영향을 주어 병리를 초래할 수 있다. 역으로, 발목의 변화된 생체역학도 하지의 운동사슬에 영향을 줄 수 있다. 하지의 생체역학에 대한 지식 뿐만 아니라, 발목과 발의 해부학과 병리학도 이 부위의 문제를 효율적으로 치료하고 예방하는데 꼭 필요하다.

복습 질문 REVIEW QUESTIONS

1. 중요한 것은 발이 유연한 상태에서 딱딱한 상태로 변할 수 있다는 것이다. 이것이 발에서 어떻게 달성될 수 있는가? 보행주기에서 어느 시점이 발이 유연해지는 것을 필요로 하는가? 언제 발의 딱딱한 상태를 필요로 하는가?

2. 발의 많은 병리는 기여요소로서 과도한 엎침을 가진다. 이들 4가지 병리를 나열한다. 하향식 접근법을 이용해 관리계획이 이것을 어떻게 해결하는가? 상향식 접근법으로 이것을 어떻게 해결하는가?

3. PTTD와 MTSS의 병리를 비교하고 대조한다.

4. 많은 병리는 기여요소로서 장딴지근의 단축을 가지고 있다. 4가지 병리를 나열한다. 여러분의 파트너와 함께, 병리를 초래하는 발중간부에 대한 발등굽힘의 제한이 갖는 의미를 설명한다.

5. 아킬레스힘줄병증, 발목 염좌 및 발바닥근막염에 대한 임상직무지침이 만들어졌다. 이것이 여러분의 환자교육이나 중재에 어떤 영향을 주는가?

6. 아래의 각 특수검사를 위해, 양성 징후를 일으키는 병리의 이름을 나열한다:

a. 앞쪽 서랍 검사
b. 원호 징후
c. 모세혈관 재충족 검사
d. 발등굽힘 검사
e. 가쪽돌림 검사
f. 목말뼈 안쪽 경사 스트레스 검사
g. 발배뼈 처짐 검사
h. Royal London Hospital 검사
i. 스퀴즈 검사
j. Thompson 검사
k. Tinel 징후
l. 편측 발꿈치 들어 올리기 검사
m. 윈들러스 검사

환자 사례: 발바닥근막염

물리치료 평가

환자 성명: XXXXXX XXXXXXXXX **연령:** 48 **BMI:** 29.4

진단/병력

의학적 진단: 발바닥근막염
물리치료진단: 발바닥근막염으로 인한 왼쪽 발꿈치의 통증
진단 검사/결과: X선 사진상 발꿈치뼈 뼈가시
관련 병력: 이상지질혈증, COPD, OA, 림프부종
사전 기능수준: 최소한의 활동
환자의 목표: 통증 감소, 통증없이 일하기
약물: 매일 Crestor 20mg, 3일에 한번 ibuprofen 800mg
주의사항: 없음

사회적 지지/안전위험요소

환자의 생활환경/지지/위험: 혼자 살고 있음
환자의 직업환경/직업/레저활동: 풀타임 캐셔. TV 시청, 친구 방문, 요리

활력 징후

휴식 시 체온:98.4 BP: 140/88 HR: 82 호흡률: 14 산소포화도: 95

주관적 정보

환자는 여성이며, 2-3개월 동안 왼쪽 발꿈치 통증을 가지고 있었다. 그녀는 뚜렷한 원인 없이 통증이 시작되었다고 말한다. 그녀는 아침 침대에서 벗어날 때 통증이 매우 심하고, 또 점심 휴식 후 캐서로 활동할 때 통증이 매우 심하다고 말한다. 그녀는 몇 분동안 몇 걸음을 걸을 수 없다고 호소한다.

신체 평가

지남력: 정상
언어/시각/청각: 정상
피부 온전성: 온전함
ROM: 양쪽 다리 무릎을 편한 채 발등굽힘이 10°까지 제한됨. 엄지의 폄이 OA로 인해 40°까지 제한됨.
근력: 모든 다리 근력이 4/5
촉진: 압통이 일어나지 않음
근육 톤: 검사하지 않음
균형/협응: 검사하지 않음
감각/고유수용성 감각: 검사하지 않음
자세: 등뼈 후만증
지구력: 환자는 30보 정도 걸을 수 있음.
부종: 양쪽 다리 림프 부종. +2 피팅 정도

통증

통증 점수와 위치: 가장 좋을 때 0/10, 가장 나쁠 때 9/10
완화 요소: 휴식, ibuprofen
악화 요소: 앉은 자세나 수면 이후 일어설 때
자극성: 몇분 동안 걸은 후에 통증이 사라진다고 말함

기능 평가

환자는 기능적으로 독립적이다.

특수검사

검사 이름: 발배뼈 처짐 검사 **결과:** 양성(양쪽 발 10mm) **검사 이름:** Rowe 검사 **결과:**

평가

환자는 왼쪽 발바닥근막염으로 가지고 있음.

단기치료 목표

1. 환자는 통증이 15% 정도 감소한다고 말할 것이다.
2. 환자는 무릎을 편한 상태에서 발등굽힘이 15°로 증가된다고 말할 것이다.
3. 환자는 HEP에서 독립적일 것이다.

장기치료 목표

1. 환자는 무릎을 편한 상태에서 발등굽힘이 20°될 것이다.
2. 환자는 통증이 35% 감소될 것이다.
3. 환자는 침대에서 벗어나기 전에 신장운동을 수행할 것이다.

치료 계획

빈도/기간: 2주 동안 1주일에 3회, 4주 동안 1주일에 1번씩
구성: 모달리티, 치료적 운동, 신경재교육, 환자교육

계속

환자 관리 질문

1. 환자의 발바닥근막염에 기여하는 요소는 무엇인가?
2. 여러분은 피하거나 축소시켜야 할 특정 활동에 대해 환자에게 어떻게 설명할 것인가?
3. 여러분이 환자를 처음 치료할 때 어떤 데이터를 수집할 것인가?
4. 만약 관리계획이 여러분에게 제공되지 않으면, 이 환자에게 여러분이 사용할 수 있는 모달리티는 어떤 것이 있는가? 그 이유는 무엇인가? 모달리티가 금기시 되는가?
5. 관리계획이 여러분에게 특별히 안내되지 않으면, 이 환자에게 적절한 3가지 치료적 운동을 기술한다. 여러분의 선택을 정당화한다.

참고문헌

1. Martin, R. L., Davenport, T. E., Reischl, S. F., McPoil, T. G., Matheson, J. W., Wukich, D. K., & McDonough, C. M. (2014). Heel pain—Plantar fasciitis: Revision 2014. *Journal of Orthopaedic and Sports Physical Therapy*, *44*, A1–A33.
2. Kim, W. & Voloshin, A. S. (1995). Role of plantar fascia in the load bearing capacity of the human foot. *Journal of Biomechanics, 28*, 1025–1033.
3. Golanó, P., Vega, J., de Leeuw, P. A., Malagelada, F., Manzanares, M. C., Götzens, V., & van Dijk, C. N. (2010). Anatomy of the ankle ligaments: A pictorial essay. *Knee Surgery, Sports Traumatology, Arthroscopy*, *18*, 557–569.
4. Chen, D., Li, B., Aubeeluck, A., Yang, Y. F., Huang, Y. G., Zhou, J. Q., & Yu, G. R. (2014). Anatomy and biomechanical properties of the plantar aponeurosis: A cadaveric study. *PLoS ONE*, *9*.
5. Hicks, J. H. (1954). The mechanics of the foot. II. The plantar aponeurosis and the arch. *Journal of Anatomy*, *88*, 25–30.
6. Spina, A. A. (2007). The plantaris muscle: Anatomy, injury, imaging, and treatment. *Journal of the Canadian Chiropractic Association*, *51*, 158–165.
7. Moore, K. L. (2013). *Clinically oriented anatomy*. Philadelphia, PA: Lippincott Williams & Wilkins.
8. Simpson, S. L., Hertzog, M. S., & Barja, R. H. (1991). The plantaris tendon graft: An ultrasound study. *Journal of Hand Surgery*, *16*, 708–711.
9. Palastanga, N. (1994). *Anatomy and human movement: Structure and function*. Woburn, MA: Butterworth-Heinemann.
10. Andrews, J. R., Harrelson, G. L., & Wilk, K. E. (2012). *Physical rehabilitation of the injured athlete*. Amsterdam, The Netherlands: Elsevier Health Sciences.
11. Levinger, P., & Gilleard, W. (2004). An evaluation of the rearfoot posture in individuals with patellofemoral pain syndrome. *Journal of Sports Science and Medicine*, *3*, 8–14.
12. Martin, R. L., Davenport, T. E., Paulseth, S., Wukich, D. K.,Orthopaedic Section American Physical Therapy Association. (Godges, J. J., & 2013). Ankle stability and movement coordination impairments: Ankle ligament sprains. *Journal of Orthopaedic and Sports Physical Therapy*, *43*, A1–40.
13. Ben Moussa Zouita, A., Majdoub, O., Ferchichi, H., Grandy, K., Dziri, C., & Ben Salah, F. Z. (2013). The effect of 8-weeks proprioceptive exercise program in postural sway and isokinetic strength of ankle sprains of Tunisian athletes. *Annals of Physical and Rehabilitation Medicine*, *56*, 634–643.
14. Postle, K., Pak, D. & Smith, T. O. (2012). Effectiveness of proprioceptive exercises for ankle ligament injury in adults: A systematic literature and meta-analysis. *Manual Therapy*, *17*, 285–291.
15. Schiftan, G. S., Ross, L. A., & Hahne, A. J. (2014). The effectiveness of proprioceptive training in preventing ankle sprains in sporting populations: A systematic review and meta-analysis. *Journal of Science and Medicine in Sport, Sports Medicine Australia*, *18*, 238–244.
16. Webster, K. A., & Gribble, P. A. (2010). Functional rehabilitation interventions for chronic ankle instability: A systematic review. *Journal of Sport Rehabilitation*, *19*, 98–114.
17. Aaltonen, S., Karjalainen, H., Heinonen, A., Parkkari, J., & Kujala, U. M. (2007). Prevention of sports injuries: Systematic review of randomized controlled trials. *Archives of Internal Medicine*, *167*, 1585–1592.
18. Bahr, R., & Bahr, I. A. (1997). Incidence of acute volleyball injuries: A prospective cohort study of injury mechanisms and risk factors. *Scandinavian Journal of Medicine & Science in Sports*, *7*, 166–171.
19. Dizon, J. M. R., & Reyes, J. J. B. (2010). A systematic review on the effectiveness of external ankle supports in the prevention of inversion ankle sprains among elite and recreational players. *Journal of Science and Medicine in Sport, Sports Medicine Australia*, *13*, 309–317.
20. LaBella, C. R., Huxford, M. R., Grissom, J., Kim, K. Y., Peng, J., & Christoffel, K. K. (2011). Effect of neuromuscular warm-up on injuries in female soccer and basketball athletes in urban public high schools: Cluster randomized controlled trial. *Archives of Pediatric and Adolescent Medicine*, *165*, 1033–1040.
21. Wedderkopp, N., Kaltoft, M., Lundgaard, B., Rosendahl, M., & Froberg, K. (1999). Prevention of injuries in young female players in European team handball. A prospective intervention study. *Scandinavian Journal of Medicine & Science in Sports*, *9*, 41–47.
22. Hopkinson, W. J., St Pierre, P., Ryan, J. B., & Wheeler, J. H. (1990). Syndesmosis sprains of the ankle. *Foot and Ankle*, *10*, 325–330.
23. Lin, C.-F., Gross, M. L., & Weinhold, P. (2006). Ankle syndesmosis injuries: Anatomy, biomechanics, mechanism of injury, and clinical guidelines for diagnosis and intervention. *Journal of Orthopaedic and Sports Physical Therapy*, *36*, 372–384.

24. Nussbaum, E. D., Hosea, T. M., Sieler, S. D., Incremona, B. R., & Kessler, D. E. (2001). Prospective evaluation of syndesmotic ankle sprains without diastasis. *American Journal of Sports Medicine*, *29*, 31–35.
25. Williams, G. N., & Allen, E. J. (2010). Rehabilitation of syndesmotic (high) ankle sprains. *Sports Health*, *2*, 460–470.
26. Lemont, H., Ammirati, K. M., & Usen, N. (2003). Plantar fasciitis: A degenerative process (fasciosis) without inflammation. *Journal of the American Podiatric Medical Association*, *93*, 234–237.
27. Pohl, M. B., Hamill, J., & Davis, I. S. (2009). Biomechanical and anatomic factors associated with a history of plantar fasciitis in female runners. *Clinical Journal of Sport Medicine, Official Journal of the Canadian Academy of Sport Medicine*, *19*, 372–376.
28. Patel, A., & DiGiovanni, B. (2011). Association between plantar fasciitis and isolated contracture of the gastrocnemius. *Foot & Ankle International*, *32*, 5–8.
29. Irving, D. B., Cook, J. L., Young, M. A., & Menz, H. B. (2007). Obesity and pronated foot type may increase the risk of chronic plantar heel pain: A matched case-control study. *BMC Musculoskeletal Disorders*, *8*, 41.
30. Wearing, S. C., Smeathers, J. E., Urry, S. R., Hennig, E. M., & Hills, A. P. (2006). The pathomechanics of plantar fasciitis. *Sports Medicine (Auckland, NZ)*, *36*, 585–611.
31. Ribeiro, A. P., Trombini-Souza, F., Tessutti, V., Rodrigues Lima, F., Sacco Ide, C., & João, S. M. (2011). Rearfoot alignment and medial longitudinal arch configurations of runners with symptoms and histories of plantar fasciitis. *Clinics (São Paulo, Brazil)*, *66*, 1027–1033.
32. Werner, R. A., Gell, N., Hartigan, A., Wiggerman, N., & Keyserling, W. M. (2010). Risk factors for plantar fasciitis among assembly plant workers. *PM&R: The Journal of Injury, Function, and Rehabilitation*, *2*, 110–116.
33. De Garceau, D., Dean, D., Requejo, S. M., & Thordarson, D. B. (2003). The association between diagnosis of plantar fasciitis and Windlass test results. *Foot & Ankle International*, *24*, 251–255.
34. Nielsen, R. G., Rathleff, M. S., Simonsen, O. H., & Langberg, H. (2009). Determination of normal values for navicular drop during walking: A new model correcting for foot length and gender. *Journal of Foot and Ankle Research*, *2*, 12.
35. Brantingham, J. W., Bonnefin, D., Perle, S. M., Cassa, T. K., Globe, G., Pribicevic, M., Hicks, M., et al. (2012). Manipulative therapy for lower extremity conditions: Update of a literature review. *Journal of Manipulative and Physiological Therapeutics*, *35*, 127–166.
36. Cleland, J. A., Abbott, J. H., Kidd, M. O., Stockwell, S., Cheney, S., Gerrard, D. F., & Flynn, T. W. (2009). Manual physical therapy and exercise versus electrophysical agents and exercise in the management of plantar heel pain: A multicenter randomized clinical trial. *Journal of Orthopaedic and Sports Physical Therapy*, *39*, 573–585.
37. Renan-Ordine, R., Alburquerque-Sendín, F., de Souza, D. P. R., Cleland, J. A., & Fernández-de-Las-Peñas, C. (2011). Effectiveness of myofascial trigger point manual therapy combined with a self-stretching protocol for the management of plantar heel pain: A randomized controlled trial. *Journal of Orthopaedic and Sports Physical Therapy*, *41*, 43–50.
38. Garrett, T. R., & Neibert, P. J. (2013). The effectiveness of a gastrocnemius-soleus stretching program as a therapeutic treatment of plantar fasciitis. *Journal of Sport Rehabilitation*, *22*, 308–312.
39. Landorf, K. B., & Menz, H. B. (2008). Plantar heel pain and fasciitis. *BMJ Clinical Evidence*, *02*, 1111.
40. Sweeting, D., Parish, B., Hooper, L., & Chester, R. (2011). The effectiveness of manual stretching in the treatment of plantar heel pain: A systematic review. *Journal of Foot and Ankle Research*, *4*, 19.
41. Jung, D. Y., Koh, E. K., Kwon, O. Y., Yi, C. H., Oh, J. S., & Weon, J. H. (2009). Effect of medial arch support on displacement of the myotendinous junction of the gastrocnemius during standing wall stretching. *Journal of Orthopaedic and Sports Physical Therapy*, *39*, 867–874.
42. Franettovich, M., Chapman, A., Blanch, P., & Vicenzino, B. (2008). A physiological and psychological basis for anti-pronation taping from a critical review of the literature. *Sports Medicine (Auckland, NZ)*, *38*, 617–631.
43. van de Water, A. T. M., & Speksnijder, C. M. (2010). Efficacy of taping for the treatment of plantar fasciosis: A systematic review of controlled trials. *Journal of the American Podiatric Medical Association*, *100*, 41–51.
44. Al-Bluwi, M. T., Sadat-Ali, M., Al-Habdan, I. M., & Azam, M. Q. (2011). Efficacy of EZStep in the management of plantar fasciitis: A prospective, randomized study. *Foot and Ankle Specialist*, *4*, 218–221.
45. Drake, M., Bittenbender, C., & Boyles, R. E. (2011). The short-term effects of treating plantar fasciitis with a temporary custom foot orthosis and stretching. *Journal of Orthopaedic and Sports Physical Therapy*, *41*, 221–231.
46. Hume, P., Hopkins, W., Rome, K., Maulder, P., Coyle, G., & Nigg, B. (2008). Effectiveness of foot orthoses for treatment and prevention of lower limb injuries: A review. *Sports Medicine (Auckland, NZ)*, *38*, 759–779.
47. Lee, S. Y., McKeon, P., & Hertel, J. (2009). Does the use of orthoses improve self-reported pain and function measures in patients with plantar fasciitis? A meta-analysis. *Physical Therapy in Sport: Official Journal of the Association of Chartered Physiotherapists in Sports Medicine*, *10*, 12–18.
48. Uden, H., Boesch, E., & Kumar, S. (2011). Plantar fasciitis—To jab or to support? A systematic review of the current best evidence. *Journal of Multidisciplinary Healthcare*, *4*, 155–164.
49. Beyzadeoğlu, T., Gökçe, A., & Bekler, H. (2007). The effectiveness of dorsiflexion night splint added to conservative treatment for plantar fasciitis. *Acta Orthopaedica et Traumatologica Turcica*, *41*, 220–224.
50. Lee, W. C. C., Wong, W. Y., Kung, E., & Leung, A. K. L. (2012). Effectiveness of adjustable dorsiflexion night splint in combination with accommodative foot orthosis on plantar fasciitis. *Journal of Rehabilitation Research and Development*, *49*, 1557–1564.
51. Sheridan, L., Lopez, A., Perez, A., John, M. M., Willis, F. B., & Shanmugam, R. (2010). Plantar fasciopathy treated with dynamic splinting: A randomized controlled trial. *Journal of the American Podiatric Medical Association*, *100*, 161–165.
52. Keenan, A. M., & Tanner, C. M. (2001). The effect of high-Dye and low-Dye taping on rearfoot motion. *Journal of the American Podiatric Medical Association*, *91*, 255–261.
53. Fong, D. T. P., Pang, K. Y., Chung, M. M. L., Hung, A. S. L., & Chan, K. M. (2012). Evaluation of combined prescription of rocker sole shoes and custom-made foot orthoses for the treatment of plantar fasciitis. *Clinical Biomechanics (Bristol Avon)*, *27*, 1072–1077.
54. Carcia, C. R., Martin, R. L., Houck, J., Orthopaedic Section of the American Physical Therapy Association. (Wukich, D. K., & 2010). Achilles pain, stiffness, and muscle power deficits: Achilles tendinitis. *Journal of Orthopaedic and Sports Physical Therapy*, *40*, A1–26.
55. Kaufman, K. R., Brodine, S. K., Shaffer, R. A., Johnson, C. W., & Cullison, T. R. (1999). The effect of foot structure and range of motion on musculoskeletal overuse injuries. *American Journal of Sports Medicine*, *27*, 585–593.
56. Kvist, M. (1994). Achilles tendon injuries in athletes. *Sports Medicine (Auckland, NZ)*, *18*, 173–201.

57. Mahieu, N. N., Witvrouw, E., Stevens, V., Van Tiggelen, D., & Roget, P. (2006). Intrinsic risk factors for the development of achilles tendon overuse injury: A prospective study. *American Journal of Sports Medicine*, *34*, 226–235.
58. McCrory, J. L., Martin, D. F., Lowery, R. B., Cannon, D. W., Curl, W. W., Read, H. M. Jr, Hunter, D. M., et al. (1999). Etiologic factors associated with Achilles tendinitis in runners. *Medicine and Science in Sports and Exercise*, *31*, 1374–1381.
59. Fredberg, U., Bolvig, L., Pfeiffer-Jensen, M., Clemmensen, D., Jakobsen, B. W., & Stengaard-Pedersen, K. (2004). Ultrasonography as a tool for diagnosis, guidance of local steroid injection and, together with pressure algometry, monitoring of the treatment of athletes with chronic jumper's knee and Achilles tendinitis: A randomized, double-blind, placebo-controlled study. *Scandinavian Journal of Rheumatology*, *33*, 94–101.
60. Fredberg, U., Bolvig, L., Lauridsen, A., & Stengaard-Pedersen, K. (2007). Influence of acute physical activity immediately before ultrasonographic measurement of Achilles tendon thickness. *Scandinavian Journal of Rheumatology*, *36*, 488–489.
61. Maffulli, N., Kenward, M. G., Testa, V., Capasso, G., Regine, R., & King, J. B. (2003). Clinical diagnosis of Achilles tendinopathy with tendinosis. *Clinical Journal of Sport Medicine: Official Journal of the Canadian Academy of Sport Medicine*, *13*, 11–15.
62. Ohberg, L., Lorentzon, R., Alfredson, H., & Maffulli, N. (2004). Eccentric training in patients with chronic Achilles tendinosis: Normalised tendon structure and decreased thickness at follow up. *British Journal of Sports Medicine*, *38*, 8–11.
63. Rompe, J. D., Furia, J., & Maffulli, N. (2009). Eccentric loading versus eccentric loading plus shock-wave treatment for midportion achilles tendinopathy: A randomized controlled trial. *American Journal of Sports Medicine*, *37*, 463–470.
64. Rompe, J. D., Nafe, B., Furia, J. P., & Maffulli, N. (2007). Eccentric loading, shock-wave treatment, or a wait-and-see policy for tendinopathy of the main body of tendo Achillis: A randomized controlled trial. *American Journal of Sports Medicine*, *35*, 374–383.
65. Silbernagel, K. G., Thomeé, R., Eriksson, B. I., & Karlsson, J. (2007). Full symptomatic recovery does not ensure full recovery of muscle-tendon function in patients with Achilles tendinopathy. *British Journal of Sports Medicine*, *41*, 276–280; discussion 280.
66. Alfredson, H., Pietilä, T., Jonsson, P., & Lorentzon, R. (1998). Heavy-load eccentric calf muscle training for the treatment of chronic Achilles tendinosis. *American Journal of Sports Medicine*, *26*, 360–366.
67. Rabbito, M., Pohl, M. B., Humble, N., & Ferber, R. (2011). Biomechanical and clinical factors related to stage I posterior tibial tendon dysfunction. *Journal of Orthopaedic and Sports Physical Therapy*, *41*, 776–784.
68. Dyal, C. M., Feder, J., Deland, J. T., & Thompson, F. M. (1997). Pes planus in patients with posterior tibial tendon insufficiency: Asymptomatic versus symptomatic foot. *Foot & Ankle International*, *18*, 85–88.
69. Williams, D. S., McClay, I. S., & Hamill, J. (2001). Arch structure and injury patterns in runners. *Clinical Biomechanics (Bristol Avon)*, *16*, 341–347.
70. Alvarez, R. G., Marini, A., Schmitt, C., & Saltzman, C. L. (2006). Stage I and II posterior tibial tendon dysfunction treated by a structured nonoperative management protocol: An orthosis and exercise program. *Foot & Ankle International*, *27*, 2–8.
71. Houck, J. R., Neville, C., Tome, J., & Flemister, A. S. (2009). Foot kinematics during a bilateral heel rise test in participants with stage II posterior tibial tendon dysfunction. *Journal of Orthopaedic and Sports Physical Therapy*, *39*, 593–603.
72. Shibuya, N., Ramanujam, C. L., & Garcia, G. M. (2008). Association of tibialis posterior tendon pathology with other radiographic findings in the foot: A case-control study. *Journal of Foot and Ankle Surgery: Official Publication of the American College of Foot and Ankle Surgeons*, *47*, 546–553.
73. Kulig, K., Popovich, J. M., Noceti-Dewit, L. M., Reischl, S. F., & Kim, D. (2011). Women with posterior tibial tendon dysfunction have diminished ankle and hip muscle performance. *Journal of Orthopaedic and Sports Physical Therapy*, *41*, 687–694.
74. Kohls-Gatzoulis, J., Angel, J. C., Singh, D., Haddad, F., Livingstone, J., & Berry, G. (2004). Tibialis posterior dysfunction: A common and treatable cause of adult acquired flatfoot. *BMJ*, *329*, 1328–1333.
75. Kulig, K., Lee, S. P., Reischl, S. F., & Noceti-DeWit, L. (2014). Effect of tibialis posterior tendon dysfunction on unipedal standing balance test. *Foot & Ankle International*, *36*, 83–89.
76. Kulig, K., Reischl, S. F., Pomrantz, A. B., Burnfield, J. M., Mais-Requejo, S., Thordarson, D. B., & Smith, R. W. (2009). Nonsurgical management of posterior tibial tendon dysfunction with orthoses and resistive exercise: A randomized controlled trial. *Physical Therapy*, *89*, 26–37.
77. Kulig, K., Lederhaus, E. S., Reischl, S., Arya, S., & Bashford, G. (2009). Effect of eccentric exercise program for early tibialis posterior tendinopathy. *Foot & Ankle International*, *30*, 877–885.
78. Kulig, K., Burnfield, J. M., Requejo, S. M., Sperry, M., & Terk, M. (2004). Selective activation of tibialis posterior: Evaluation by magnetic resonance imaging. *Medicine and Science in Sports and Exercise*, *36*, 862–867.
79. Galbraith, R. M., & Lavallee, M. E. (2009). Medial tibial stress syndrome: Conservative treatment options. *Current Reviews in Musculoskeletal Medicine*, *2*, 127–133.
80. Moen, M. H., Tol, J. L., Weir, A., Steunebrink, M., & De Winter, T. C. (2009). Medial tibial stress syndrome: A critical review. *Sports Medicine (Auckland, NZ)*, *39*, 523–546.
81. Bennett, J. E., Reinking, M. F., Pluemer, B., Pentel, A., Seaton, M., & Killian, C. (2001). Factors contributing to the development of medial tibial stress syndrome in high school runners. *Journal of Orthopaedic and Sports Physical Therapy*, *31*, 504–510.
82. Plisky, M. S., Rauh, M. J., Heiderscheit, B., Underwood, F. B., & Tank, R. T. (2007). Medial tibial stress syndrome in high school cross-country runners: Incidence and risk factors. *Journal of Orthopaedic and Sports Physical Therapy*, *37*, 40–47.
83. Messier, S. P., & Pittala, K. A. (1988). Etiologic factors associated with selected running injuries. *Medicine and Science in Sports and Exercise*, *20*, 501–505.
84. Sommer, H. M., & Vallentyne, S. W. (1995). Effect of foot posture on the incidence of medial tibial stress syndrome. *Medicine and Science in Sports and Exercise*, *27*, 800–804.
85. Viitasalo, J. T., & Kvist, M. (1983). Some biomechanical aspects of the foot and ankle in athletes with and without shin splints. *American Journal of Sports Medicine*, *11*, 125–130.
86. Rauh, M. J. (2014). Summer training factors and risk of musculoskeletal injury among high school cross-country runners. *Journal of Orthopaedic and Sports Physical Therapy*, *44*, 793–804.
87. Hamstra-Wright, K. L., Huxel Bliven, K. C., & Bay, C. (2015). Risk factors for medial tibial stress syndrome in physically active individuals such as runners and military personnel: A systematic review and meta-analysis. *British Journal of Sports Medicine*, *49*, 362–369.
88. Yagi, S., Muneta, T., & Sekiya, I. (2013). Incidence and risk factors for medial tibial stress syndrome and tibial stress

fracture in high school runners. *Knee Surgery, Sports Traumatology, Arthroscopy: Official Journal of ESSKA*, *21*, 556–563.
89. Beck, B. R. (1998). Tibial stress injuries. An aetiological review for the purposes of guiding management. *Sports Medicine (Auckland, NZ)*, *26*, 265–279.
90. Fredericson, M. (1996). Common injuries in runners. Diagnosis, rehabilitation and prevention. *Sports Medicine (Auckland, NZ)*, *21*, 49–72.
91. Wilder, R. P., & Sethi, S. (2004). Overuse injuries: Tendinopathies, stress fractures, compartment syndrome, and shin splints. *Clinical Sports Medicine*, *23*, 55–81, vi.
92. Winters, M., Eskes, M., Weir, A., Moen, M. H., Backx, F. J., & Bakker, E. W. (2013). Treatment of medial tibial stress syndrome: A systematic review. *Sports Medicine (Auckland, NZ)*, *43*, 1315–1333.
93. Dugan, S. A., & Weber, K. M. (2007). Stress fractures and rehabilitation. *Physical Medicine and Rehabilitation Clinics of North America*, *18*, 401–416, viii.
94. Loudon, J. K., & Dolphino, M. R. (2010). Use of foot orthoses and calf stretching for individuals with medial tibial stress syndrome. *Foot & Ankle Specialist*, *3*, 15–20.
95. Herring, K. M. (2006). A plyometric training model used to augment rehabilitation from tibial fasciitis. *Current Sports Medicine Reports*, *5*, 147–154.
96. Thacker, S. B., Gilchrist, J., Stroup, D. F., & Kimsey, C. D. (2002). The prevention of shin splints in sports: A systematic review of literature. *Medicine and Science in Sports and Exercise*, *34*, 32–40.
97. Keene, D. J., Williamson, E., Bruce, J., Willett, K., & Lamb, S. E. (2014). Early ankle movement versus immobilization in the postoperative management of ankle fracture in adults: A systematic review and meta-analysis. *Journal of Orthopaedic and Sports Physical Therapy*, *44*, 690–701.
98. Simkin, A., Leichter, I., Giladi, M., Stein, M., & Milgrom, C. (1989). Combined effect of foot arch structure and an orthotic device on stress fractures. *Foot & Ankle*, *10*, 25–29.
99. Finestone, A., Shlamkovitch, N., Eldad, A., Wosk, J., Laor, A., Danon, Y. L., Milgrom, C. (1991). Risk factors for stress fractures among Israeli infantry recruits. *Military Medicine*, *156*, 528–530.
100. Bennell, K. L., Malcolm, S. A., Thomas, S. A., Reid, S. J., Brukner, P. D., Ebeling, P. R., & Wark, J. D. (1996). Risk factors for stress fractures in track and field athletes. A twelve-month prospective study. *American Journal of Sports Medicine*, *24*, 810–818.
101. Sullivan, D., Warren, R. F., Pavlov, H., & Kelman, G. (1984). Stress fractures in 51 runners. *Clinical Orthopaedics and Related Research*, *187*, 188–192.
102. Dixon, S. J., Creaby, M. W., & Allsopp, A. J. (2006). Comparison of static and dynamic biomechanical measures in military recruits with and without a history of third metatarsal stress fracture. *Clinical Biomechanics (Bristol Avon)*, *21*, 412–419.
103. Milner, C. E., Hamill, J., & Davis, I. S. (2010). Distinct hip and rearfoot kinematics in female runners with a history of tibial stress fracture. *Journal of Orthopaedic and Sports Physical Therapy*, *40*, 59–66.
104. Pohl, M. B., Mullineaux, D. R., Milner, C. E., Hamill, J., & Davis, I. S. (2008). Biomechanical predictors of retrospective tibial stress fractures in runners. *Journal of Biomechanics*, *41*, 1160–1165.
105. Armstrong, D. W., Rue, J.-P. H., Wilckens, J. H., & Frassica, F. J. (2004). Stress fracture injury in young military men and women. *Bone*, *35*, 806–816.
106. Hoffman, J. R., Chapnik, L., Shamis, A., Givon, U., & Davidson, B. (1999). The effect of leg strength on the incidence of lower extremity overuse injuries during military training. *Military Medicine*, *164*, 153–156.
107. Miller, M. D., DeLee, J., & Thompson, S. R. (2014). *DeLee & Drez's orthopaedic sports medicine: Principles and practice*. Philadelphia, PA: Elsevier/Saunders.

부록 Appendix

특수검사 교차-참고

이름	부위	병리
봉우리빗장 저항 폄 검사	어깨	AC 좌상/분리[1]
능동압박검사(O'Brien)	어깨	SLAP 병변, AC 좌상/분리[2,3]
Adam 앞쪽 굽힘 검사	등뼈/허리뼈	옆굽음증[4]
Adson 검사	어깨	가슴문 증후군[5-7]
앞쪽 서랍 검사	발목	가쪽발목 염좌[8]
앞쪽 서랍 검사	무릎	ACL 열상[9]
앞쪽 서랍 검사	어깨	앞쪽 불안정[10]
Apley 압박-견인 검사	무릎	반달판 열상[11,12]
불안검사	어깨	불안정[2,10]
원호 징후	발목	아킬레스힘줄병증[13,14]
목뼈 견인 검사	목뼈	목뼈신경뿌리병증[15]
목뼈 굽힘-돌림 검사	목뼈	목뼈발생성 두통[16,17]
압박 검사	무릎	무릎넙다리관절통증 증후군[18]
갈비빗장 검사(군인부목검사)	어깨/팔	가슴문 증후군[5-7]
머리목 굽힘 검사	목뼈	채찍질 손상, 목뼈발생성 두통[19]
염발음 촉진 검사	무릎	무릎넙다리관절통증 증후군, 무릎넙다리관절 골관절염[20]
크로스-바디 모음 스트레스 검사	어깨	AC 좌상/분리[1,21]
교차 SLR 검사	허리뼈	허리뼈신경뿌리병증[22]
깊은 목 굽힘근 지구력 검사	목뼈	채찍질 손상, 목뼈발생성 두통[23]
발등굽힘 압박 검사	발목	고위 발목 염좌[24]
발등굽힘 검사	발목	고위 발목 염좌[24]
팔 떨어뜨림 검사	어깨	돌림근띠 열상[3,25]
ECU 협력 검사	손목/손	자쪽손목폄근힘줄병증[24]
Ege 검사	무릎	반달판 열상[12]
Eichoff 검사	손목/손	de Quervain 힘줄윤활막염[27]
팔꿈치 굽힘 검사	팔꿈치	팔꿈치굴 증후군[28]
Ely 검사	엉덩관절/무릎	넙다리곧은근 좌상, 무릎넙다리관절통증 증후군[29]
빈깡통 검사	어깨	충돌증후군, 가시위근 열상[2,30,31]
폄-돌림 검사	허리뼈	후관절 DJD[32]
가쪽돌림 처짐 검사	어깨	가시아래근 혹은 작은원근 열상[25,31]
가쪽돌림 검사	발목	고위 발목 염좌[33]
FABER 검사	엉덩관절	엉덩관절 OA, SI 병리, FAI, 절구테두리 열상, GTPS[34,35]
FADIR 검사	엉덩관절	궁둥구멍근 증후군, FAI, 절구테두리 열상[36]
FAIR 검사	엉덩관절	궁둥구멍근 증후군, FAI[37]

특수검사 교차-참고

이름	부위	병리
Finkelstein 검사	손목/손	de Quervain 힘줄윤활막염[38]
가득찬 깡통 검사	어깨	충돌증후군, 가시위근 열상[2,30,31]
기능 활동 검사	무릎	무릎넙다리관절통증 증후군[29]
Hawkins 검사	어깨	SAIS[2,3]
과도한 벌림 검사	어깨/팔	가슴문 증후군[5,6]
가시아래근 검사	어깨	가시아래근힘줄염/열상[39]
안쪽돌림 처짐 검사	어깨	돌림근띠 열상, 특히 어깨밑근[25,31,40]
Kim 검사	어깨	뒤아래쪽 불안정 혹은 뒤아래쪽 오목테두리 열상[3,41]
플렉시커브 룰러 후만증 검사	등뼈	과도 후만증[42]
Lachman 검사	무릎	ACL 열상[9]
Lasegue 검사	허리뼈	허리뼈신경뿌리병증[22]
McMurray 검사	무릎	반달판열상[11,12,43]
목말뼈 안쪽 경사 스트레스 검사	발목	가쪽발목 염좌[44,45]
가동성 밖굽이 스트레스 검사	팔꿈치	안쪽곁인대 염좌[46]
발배뼈 처짐 검사	발목/발	발바닥근막염, 엎침 정도 측정[47]
Neer 검사	어깨	SAIS[2,3]
Noble 압박 검사	무릎	ITB 증후군[48]
Ober 검사와 수정 Ober 검사	엉덩관절/무릎	GTPS, ITB 증후군[49]
뒤통수뼈-벽 간격 검사	등뼈	압박골절, 과도 후만증[50,51]
무통증성 그립 검사	팔꿈치	안쪽 및 가쪽위관절융기통증
통증호 검사	어깨	SAIS[2]
수동 굽힘-폄 검사	무릎	무릎뼈힘줄병증[52]
수동 허리뼈 폄 검사	허리뼈	척추분리증/척추전방전위증[53]
무릎뼈 트래킹 검사	무릎	무릎넙다리관절통증 증후군[54]
Phalen 검사	손목/손	손목굴 증후군[55]
피벗 이동 검사	무릎	ACL 열상[9]
뒤쪽 서랍 검사	무릎	PCL 열상[56]
뒤쪽 서랍 검사	어깨	뒤쪽 어깨 불안정[10]
뒤쪽 충돌 검사	엉덩관절	절구테두리 열상[57]
뒤쪽 처짐 검사	무릎	PCL 열상[56]
Q각 측정	무릎	무릎넙다리관절통증 증후군[58,59]
가동범위, 저항운동, 촉진 검사	턱관절	턱관절 기능장애
저항 SLR 검사(Stinchfield)	엉덩관절	FAI, 절구테두리 열상[35]
지지띠긴장 검사	무릎	무릎넙다리관절통증 증후군
역 피벗 이동 검사	무릎	PCL 열상[56]
갈비뼈-골반 간격 검사	등뼈	압박골절, 과도 후만증[60]
Roos 검사	어깨/팔	가슴문 증후군[5-7]
Rowe 검사	어깨	다방향 불안정[10]
Royal London Hospital 검사	발목	아킬레스힘줄병증[14]

특수검사 교차-참고

이름	부위	병리
문지르기/사분원 검사	엉덩관절	엉덩관절 OA, 절구테두리 열상[34,35,61]
둔부 징후 검사	엉덩관절	궁둥볼기윤활주머니염[62]
한발 서기 검사	엉덩관절	GTPS[63]
구부정한 앉은 자세 검사	허리뼈	허리뼈신경뿌리병증[22]
Speed 검사	어깨	위팔두갈래근힘줄염, SLAP 병변[64]
Spurling 검사	목뼈	목뼈신경뿌리병증[65]
스퀴즈 검사	발목	고위 발목 염좌[33,66]
선 자세 능동 넙다리네갈래근 검사	무릎	무릎뼈힘줄병증[67]
SLR 검사	허리뼈	허리뼈신경뿌리병증[22]
고랑 징후	어깨	아래쪽 불안정[10]
놀람 검사	어깨	앞쪽 불안정[2,10]
신발벗기 검사	무릎	뒤넙다리근 좌상[73,74]
Thessaly 검사	무릎	반달판 열상[12,43,68,69]
Thomas 검사	엉덩관절	엉덩관절 굽힘근 단축, 엉덩허리근 증후군[70]
Thompson 검사	발목	아킬레스힘줄병증[13]
Tinel 징후	발목	발목굴 증후군[71]
Tinel 징후	팔꿈치	팔꿈치굴 증후군[72]
Tinel 징후	손목/손	손목굴 증후군[55]
Trendelenburg 징후	엉덩관절	GTPS[75]
2 단계 자전거 타기 검사	허리뼈	허리뼈 협착증[76]
2 단계 트레드밀 검사	허리뼈	허리뼈 협착증[77,78]
편측 발꿈치 들기 검사	발목/발	뒤정강근힘줄 기능장애[79]
한발서기 균형 검사	발목/발	뒤정강근힘줄 기능장애[80]
어퍼컷 검사	어깨	위팔두갈래근힘줄염, SLAP 병변[64]
팔긴장 검사	목뼈	목뼈신경뿌리병증[65]
밖굽이 스트레스 검사	팔꿈치	안쪽곁인대 염좌[46]
밖굽이 스트레스 검사	무릎	안쪽곁인대 염좌[81]
윈들러스 검사	발	발바닥근막염[82]
Wright 검사	어깨/팔	가슴문 증후군[5-7]

참고문헌

1. Chronopoulos, E., Kim, T. K., Park, H. B., Ashenbrenner, D., & McFarland, E. G. (2004). Diagnostic value of physical tests for isolated chronic acromioclavicular lesions. *American Journal of Sports Medicine, 32,* 655–661.
2. Hegedus, E. J., Goode, A. P., Cook, C. E., Michener, L., Myer, C. A., Myer, D. M., & Wright, A. A. (2012). Which physical examination tests provide clinicians with the most value when examining the shoulder? Update of a systematic review with meta-analysis of individual tests. *British Journal of Sports Medicine, 46,* 964–978.
3. Cadogan, A., Laslett, M., Hing, W., McNair, P., & Williams, M. (2011). Interexaminer reliability of orthopaedic special tests used in the assessment of shoulder pain. *Manual Therapy, 16,* 131–135.
4. Reamy, B. V., & Slakey, J. B. (2001). Adolescent idiopathic scoliosis: Review and current concepts. *American Family Physician, 64,* 111–116.
5. Nord, K. M., Kapoor, P., Fisher, J., Thomas, G., Sundaram, A., Scott, K., & Kothari, M. J. (2008). False positive rate of thoracic outlet syndrome diagnostic maneuvers. *Electromyography and Clinical Neurophysiology, 48,* 67–74.
6. Novak, C. B., Mackinnon, S. E., & Patterson, G. A. (1993). Evaluation of patients with thoracic outlet syndrome. *Journal of Hand Surgery, 18,* 292–299.

7. Gillard, J., Pérez-Cousin, M., Hachulla, E., Remy, J., Hurtevent, J. F., Vinckier, L., Thévenon, A., et al. (2001). Diagnosing thoracic outlet syndrome: Contribution of provocative tests, ultrasonography, electrophysiology, and helical computed tomography in 48 patients. *Joint Bone Spine, 68,* 416–424.
8. Croy, T., Koppenhaver, S., Saliba, S., & Hertel, J. (2013). Anterior talocrural joint laxity: Diagnostic accuracy of the anterior drawer test of the ankle. *Journal of Orthopaedic and Sports Physical Therapy, 43,* 911–919.
9. Benjaminse, A., Gokeler, A., & van der Schans, C. P. (2006). Clinical diagnosis of an anterior cruciate ligament rupture: A meta-analysis. *Journal of Orthopaedic and Sports Physical Therapy, 36,* 267–288.
10. Eshoj, H., Ingwersen, K. G., Larsen, C. M., Kjaer, B. H., & Juul-Kristensen, B. (2018). Intertester reliability of clinical shoulder instability and laxity tests in subjects with and without self-reported shoulder problems. *BMJ Open, 8,* e018472.
11. Hegedus, E. J., Cook, C., Hasselblad, V., Goode, A., & McCrory, D. C. (2007). Physical examination tests for assessing a torn meniscus in the knee: A systematic review with meta-analysis. *Journal of Orthopaedic and Sports Physical Therapy, 37,* 541–550.
12. Ockert, B., Haasters, F., Polzer, H., Grote, S., Kessler, M. A., Mutschler, W., & Kanz, K. G. (2010). Value of the clinical examination in suspected meniscal injuries. A meta-analysis. *Der Unfallchirurg, 113,* 293–299.
13. Maffulli, N. (1998). The clinical diagnosis of subcutaneous tear of the Achilles tendon. A prospective study in 174 patients. *American Journal of Sports Medicine, 26,* 266–270.
14. Reiman, M., Burgi, C., Strube, E., Prue, K., Ray, K., Elliott, A., & Goode, A. (2014). The utility of clinical measures for the diagnosis of achilles tendon injuries: A systematic review with meta-analysis. *Journal of Athletic Training, 49,* 820–829.
15. Rubinstein, S. M., Pool, J. J. M., van Tulder, M. W., Riphagen, I. I., & de Vet, H. C. W. (2007). A systematic review of the diagnostic accuracy of provocative tests of the neck for diagnosing cervical radiculopathy. *European Spine Journal, 16,* 307–319.
16. Hall, T., Briffa, K., Hopper, D., & Robinson, K. L. (2010). Long-term stability and minimal detectable change of the cervical flexion-rotation test. *Journal of Orthopaedic and Sports Physical Therapy, 40,* 225–229.
17. Ogince, M., Hall, T., Robinson, K., & Blackmore, A. M. (2007). The diagnostic validity of the cervical flexion-rotation test in C1/2-related cervicogenic headache. *Manual Therapy, 12,* 256–262.
18. Cook, C., Mabry, L., Reiman, M. P., & Hegedus, E. J. (2012). Best tests/clinical findings for screening and diagnosis of patellofemoral pain syndrome: A systematic review. *Physiotherapy, 98,* 93–100.
19. Jull, G., & Falla, D. (2016). Does increased superficial neck flexor activity in the craniocervical flexion test reflect reduced deep flexor activity in people with neck pain? *Manual Therapy, 25,* 43–47.
20. Crossley, K. M., Stefanik, J. J., Selfe, J., Collins, N. J., Davis, I. S., Powers, C. M., McConnell, J., et al. (2016). 2016 Patellofemoral pain consensus statement from the 4th International Patellofemoral Pain Research Retreat, Manchester. Part 1: Terminology, definitions, clinical examination, natural history, patellofemoral osteoarthritis and patient-reported outcome measures. *British Journal of Sports Medicine, 50,* 839–843.
21. Krill, M. K., Rosas, S., Kwon, K., Dakkak, A., Nwachukwu, B. U., & McCormick, F. (2018). A concise evidence-based physical examination for diagnosis of acromioclavicular joint pathology: A systematic review. *The Physician and Sportsmedicine, 46,* 98–104.
22. van der Windt, D. A., Simons, E., Riphagen, I. I., Ammendolia, C., Verhagen, A. P., Laslett, M., Devillé, W., et al. (2010). Physical examination for lumbar radiculopathy due to disc herniation in patients with low-back pain. *Cochrane Database of Systematic Reviews,* 17, CD007431.
23. Domenech, M. A., Sizer, P. S., Dedrick, G. S., McGalliard, M. K., & Brismee, J. M. (2011). The deep neck flexor endurance test: Normative data scores in healthy adults. *PM & R: The Journal of Injury, Function, and Rehabilitation, 3,* 105–110.
24. Alonso, A., Khoury, L., & Adams, R. (1998). Clinical tests for ankle syndesmosis injury: Reliability and prediction of return to function. *Journal of Orthopaedic and Sports Physical Therapy, 27,* 276–284.
25. Miller, C. A., Forrester, G. A., & Lewis, J. S. (2008). The validity of the lag signs in diagnosing full-thickness tears of the rotator cuff: A preliminary investigation. *Archives of Physical Medicine and Rehabilitation, 89,* 1162–1168.
26. Ruland, R. T., & Hogan, C. J. (2008). The ECU synergy test: An aid to diagnose ECU tendonitis. *Journal of Hand Surgery [American], 33,* 1777–1782.
27. Elliott, B. G. (1992). Finkelstein's test: A descriptive error that can produce a false positive. *Journal of Hand Surgery [British], 17,* 481–482.
28. Buehler, M. J., & Thayer, D. T. (1988). The elbow flexion test. A clinical test for the cubital tunnel syndrome. *Clinical Orthopaedics and Related Research, 233,* 213–216.
29. Cook, C., Hegedus, E., Hawkins, R., Scovell, F., & Wyland, D. (2010). Diagnostic accuracy and association to disability of clinical test findings associated with patellofemoral pain syndrome. *Physiotherapy Canada, 62,* 17–24.
30. Boettcher, C. E., Ginn, K. A., & Cathers, I. (2009). The 'empty can' and 'full can' tests do not selectively activate supraspinatus. *Journal of Science and Medicine in Sport, 12,* 435–439.
31. Jain, N. B., Luz, J., Higgins, L. D., Dong, Y., Warner, J. J., Matzkin, E., & Katz, J. N. (2017). The diagnostic accuracy of special tests for rotator cuff tear: The ROW cohort study. *American Journal of Physical Medicine and Rehabilitation, 96,* 176–183.
32. Stuber, K., Lerede, C., Kristmanson, K., Sajko, S., & Bruno, P. (2014). The diagnostic accuracy of the Kemp's test: A systematic review. *Journal of the Canadian Chiropractic Association, 58,* 258–267.
33. Sman, A. D., Hiller, C. E., & Refshauge, K. M. (2013). Diagnostic accuracy of clinical tests for diagnosis of ankle syndesmosis injury: A systematic review. *British Journal of Sports Medicine, 47,* 620–628.
34. Sutlive, T. G., Lopez, H. P., Schnitker, D. E., Yawn, S. E., Halle, R. J., Mansfield, L. T., Boyles, R. E., et al. (2008). Development of a clinical prediction rule for diagnosing hip osteoarthritis in individuals with unilateral hip pain. *Journal of Orthopaedic and Sports Physical Therapy, 38,* 542–550.
35. Pacheco-Carrillo, A., & Medina-Porqueres, I. (2016). Physical examination tests for the diagnosis of femoroacetabular impingement. A systematic review. *Physical Therapy in Sport, 21,* 87–93.
36. Reiman, M. P., Goode, A. P., Cook, C. E., Hölmich, P., & Thorborg, K. (2015). Diagnostic accuracy of clinical tests for the diagnosis of hip femoroacetabular impingement/labral tear: A systematic review with meta-analysis. *British Journal of Sports Medicine, 49,* 811.
37. Kean Chen, C., & Nizar, A. J. (2013). Prevalence of piriformis syndrome in chronic low back pain patients. A clinical diagnosis with modified FAIR test. *Pain Practice, 13,* 276–281.
38. Dawson, C., & Mudgal, C. S. (2010). Staged description of the Finkelstein test. *Journal of Hand Surgery [American], 35,* 1513–1515.

39. Boettcher, C. E., Ginn, K. A., & Cathers, I. (2009). Which is the optimal exercise to strengthen supraspinatus? *Medicine and Science in Sports and Exercise, 41*, 1979–1983.
40. Pennock, A. T., Pennington, W. W., Torry, M. R., Decker, M. J., Vaishnav, S. B., Provencher, M. T., Millett, P. J., et al. (2011). The influence of arm and shoulder position on the bear-hug, belly-press, and lift-off tests: An electromyographic study. *American Journal of Sports Medicine, 39*, 2338–2346.
41. Kim, S. H., Park, J. S., Jeong, W. K., & Shin, S. K. (2005). The Kim test: A novel test for posteroinferior labral lesion of the shoulder—a comparison to the jerk test. *American Journal of Sports Medicine, 33*, 1188–1192.
42. Siminoski, K., Warshawski, R. S., Jen, H., & Lee, K. C. (2011). The accuracy of clinical kyphosis examination for detection of thoracic vertebral fractures: Comparison of direct and indirect kyphosis measures. *Journal of Musculoskeletal & Neuronal Interactions, 11*, 249–256.
43. Smith, B. E., Thacker, D., Crewesmith, A., & Hall, M. (2015). Special tests for assessing meniscal tears within the knee: A systematic review and meta-analysis. *Evidence-Based Medicine, 20*, 88–97.
44. Rosen, A. B., Ko, J., & Brown, C. N. (2015). Diagnostic accuracy of instrumented and manual talar tilt tests in chronic ankle instability populations. *Scandinavian Journal of Medicine & Science in Sports, 25*, e214–221.
45. Hertel, J., Denegar, C. R., Monroe, M. M., & Stokes, W. L. (1999). Talocrural and subtalar joint instability after lateral ankle sprain. *Medicine and Science in Sports and Exercise, 31*, 1501–1508.
46. O'Driscoll, S. W. M., Lawton, R. L., & Smith, A. M. (2005). The 'moving valgus stress test' for medial collateral ligament tears of the elbow. *American Journal of Sports Medicine, 33*, 231–239.
47. Picciano, A. M., Rowlands, M. S., & Worrell, T. (1993). Reliability of open and closed kinetic chain subtalar joint neutral positions and navicular drop test. *Journal of Orthopaedic and Sports Physical Therapy, 18*, 553–558.
48. Noble, C. A. (1979). The treatment of iliotibial band friction syndrome. *British Journal of Sports Medicine, 13*, 51–54.
49. Willett, G. M., Keim, S. A., Shostrom, V. K., & Lomneth, C. S. (2016). An anatomic investigation of the Ober test. *American Journal of Sports Medicine, 44*, 696–701.
50. Nair, P., Bohannon, R. W., Devaney, L., Maloney, C., & Romano, A. (2017). Reliability and validity of nonradiologic measures of forward flexed posture in Parkinson disease. *Archives of Physical Medicine and Rehabilitation, 98*, 508–516.
51. Heuft-Dorenbosch, L., Vosse, D., Landewé, R., Spoorenberg, A., Dougados, M., Mielants, H., van der Tempel, H., et al. (2004). Measurement of spinal mobility in ankylosing spondylitis: Comparison of occiput-to-wall and tragus-to-wall distance. *Journal of Rheumatology, 31*, 1779–1784.
52. Calmbach, W. L., & Hutchens, M. (2003). Evaluation of patients presenting with knee pain: Part II. Differential diagnosis. *American Family Physician, 68*, 917–922.
53. Kasai, Y., Morishita, K., Kawakita, E., Kondo, T., & Uchida, A. (2006). A new evaluation method for lumbar spinal instability: Passive lumbar extension test. *Physical Therapy, 86*, 1661–1667.
54. Fredericson, M., & Yoon, K. (2006). Physical examination and patellofemoral pain syndrome. *American Journal of Physical Medicine & Rehabilitation, 85*, 234–243.
55. Valdes, K., & LaStayo, P. (2013). The value of provocative tests for the wrist and elbow: A literature review. *Journal of Hand Therapy, 26*, 32–42; quiz 43.
56. Rubinstein, R. A., Jr, Shelbourne, K. D., McCarroll, J. R., VanMeter, C. D., & Rettig, A. C. (1994). The accuracy of the clinical examination in the setting of posterior cruciate ligament injuries. *American Journal of Sports Medicine, 22*, 550–557.
57. Gómez-Hoyos, J., Martin, R. L., Schröder, R., Palmer, I. J., & Martin, H. D. (2016). Accuracy of 2 clinical tests for ischiofemoral impingement in patients with posterior hip pain and endoscopically confirmed diagnosis. *Arthroscopy, 32*, 1279–1284.
58. Almeida, G. P., Silva, A. P., França, F. J., Magalhães, M. O., Burke, T. N., & Marques, A. P. (2016). Q-angle in patellofemoral pain: Relationship with dynamic knee valgus, hip abductor torque, pain and function. *Revista Brasileira de Ortopedia, 51*, 181–186.
59. Silva Dde, O., Briani, R. V., Pazzinatto, M. F., Gonçalves, A. V., Ferrari, D., Aragão, F. A., & de Azevedo, F. M. (2015). Q-angle static or dynamic measurements, which is the best choice for patellofemoral pain? *Clinical Biomechanics (Bristol, Avon), 30*, 1083–1087.
60. Siminoski, K., Warshawski, R. S., Jen, H., & Lee, K. C. (2003). Accuracy of physical examination using the rib-pelvis distance for detection of lumbar vertebral fractures. *The American Journal of Medicine, 115*, 233–236.
61. Narvani, A. A., Tsiridis, E., Kendall, S., Chaudhuri, R., & Thomas, P. (2003). A preliminary report on prevalence of acetabular labrum tears in sports patients with groin pain. *Knee Surgery, Sports Traumatology, Arthroscopy, 11*, 403–408.
62. Magee, D. J. (2013). *Orthopedic physical assessment*. Philadelphia, PA: Elsevier Health Sciences.
63. Fearon, A., Neeman, T., Smith, P., Scarvell, J., & Cook, J. (2017). Pain, not structural impairments may explain activity limitations in people with gluteal tendinopathy or hip osteoarthritis: A cross sectional study. *Gait & Posture, 52*, 237–243.
64. Ben Kibler, W., Sciascia, A. D., Hester, P., Dome, D., & Jacobs, C. (2009). Clinical utility of traditional and new tests in the diagnosis of biceps tendon injuries and superior labrum anterior and posterior lesions in the shoulder. *American Journal of Sports Medicine, 37*, 1840–1847.
65. Wainner, R. S., Fritz, J. M., Irrgang, J. J., Boninger, M. L., Delitto, A., & Allison, S. (2003). Reliability and diagnostic accuracy of the clinical examination and patient self-report measures for cervical radiculopathy. *Spine, 28*, 52–62.
66. de César, P. C., Avila, E. M., & de Abreu, M. R. (2011). Comparison of magnetic resonance imaging to physical examination for syndesmotic injury after lateral ankle sprain. *Foot & Ankle International, 32*, 1110–1114.
67. Rath, E., Schwarzkopf, R., & Richmond, J. C. (2010). Clinical signs and anatomical correlation of patellar tendinitis. *Indian Journal of Orthopaedics, 44*, 435–437.
68. Goossens, P., Keijsers, E., van Geenen, R. J., Zijta, A., van den Broek, M., Verhagen, A. P., Scholten-Peeters, G. G. (2015). Validity of the Thessaly test in evaluating meniscal tears compared with arthroscopy: A diagnostic accuracy study. *Journal of Orthopaedic and Sports Physical Therapy, 45*, 18–24, B1.
69. Karachalios, T., Hantes, M., Zibis, A. H., Zachos, V., Karantanas, A. H., & Malizos, K. N. (2005). Diagnostic accuracy of a new clinical test (the Thessaly test) for early detection of meniscal tears. *Journal of Bone and Joint Surgery [American], 87*, 955–962.
70. McCarthy, J. C., & Busconi, B. (1995). The role of hip arthroscopy in the diagnosis and treatment of hip disease. *Orthopedics, 18*, 753–756.
71. Oloff, L. M., & Schulhofer, S. D. (1998). Flexor hallucis longus dysfunction. *Journal of Foot and Ankle Surgery, 37*, 101–109.
72. Beekman, R., Schreuder, A. H. C. M. L., Rozeman, C. A. M., Koehler, P. J., & Uitdehaag, B. M. J. (2009). The diagnostic value of provocative clinical tests in ulnar neuropathy at the elbow is marginal. *Journal of Neurology, Neurosurgery, and Psychiatry, 80*, 1369–1374.

73. Zeren, B., & Oztekin, H. H. (2006). A new self-diagnostic test for biceps femoris muscle strains. *Clinical Journal of Sports Medicine, 16*, 166–169.
74. Reiman, M. P., Loudon, J. K., & Goode, A. P. (2013). Diagnostic accuracy of clinical tests for assessment of hamstring injury: A systematic review. *Journal of Orthopaedic and Sports Physical Therapy, 43*, 223–231.
75. Youdas, J. W., Madson, T. J., & Hollman, J. H. (2010). Usefulness of the Trendelenburg test for identification of patients with hip joint osteoarthritis. *Physiotherapy: Theory and Practice, 26*, 184–194.
76. Zanoli, G., Jönsson, B., & Strömqvist, B. (2006). SF-36 scores in degenerative lumbar spine disorders: Analysis of prospective data from 451 patients. *Acta Orthopaedica, 77*, 298–306.
77. Fritz, J. M., Erhard, R. E., Delitto, A., Welch, W. C., & Nowakowski, P. E. (1997). Preliminary results of the use of a two-stage treadmill test as a clinical diagnostic tool in the differential diagnosis of lumbar spinal stenosis. *Journal of Spinal Disorders, 10*, 410–416.
78. Barz, T., Melloh, M., Staub, L., Roeder, C., Lange, J., Smiszek, F. G., Theis, J. C., et al. (2008). The diagnostic value of a treadmill test in predicting lumbar spinal stenosis. *European Spine Journal, 17*, 686–690.
79. Kulig, K., Popovich, J. M., Noceti-Dewit, L. M., Reischl, S. F., & Kim, D. (2011). Women with posterior tibial tendon dysfunction have diminished ankle and hip muscle performance. *Journal of Orthopaedic and Sports Physical Therapy, 41*, 687–694.
80. Kulig, K., Lee, S. P., Reischl, S. F., & Noceti-DeWit, L. (2015). Effect of tibialis posterior tendon dysfunction on unipedal standing balance test. *Foot & Ankle International, 36*, 83–89.
81. Harilainen, A. (1987). Evaluation of knee instability in acute ligamentous injuries. *Annales Chirurgaie Gynaecologiae, 76*, 269–273.
82. De Garceau, D., Dean, D., Requejo, S. M., & Thordarson, D. B. (2003). The association between diagnosis of plantar fasciitis and Windlass test results. *Foot & Ankle International, 24*, 251–255.

용어해설 Glossary

초록: 연구논문의 첫 단락이며, 연구의 목적, 방법 및 결과 등의 간략한 요약을 제공하는 단락이다.

종속운동: 구르기, 스핀, 활주 등을 포함해 관절면 사이에서 일어나는 불수의적 움직임. 이것은 관절의 생리적 운동과 함께 일어난다.

봉우리성형술: 부리봉우리활 밑에 있는 구조물을 감압시키는 데 이용되는 수술 방법으로서 봉우리돌기의 일부를 제거하는 수술이다.

날개: 엉치뼈바닥의 양쪽 측면에 있는 돌출부위

동종이식: 기증체가 같은 종이지만, 수혜자나 쌍둥이가 아닌 조직 이식

AMBRI: 어깨 불안정을 나타내는 다음 글자의 머리글자이다: **A**traumatic, **M**ultidirectional, frequently **B**ilateral, responding to **R**ehabilitation, and, if therapy is not successful, requiring a surgical correction called an **I**nferior capsular shift

해부학적 코담배갑: 바닥으로 작용하는 손배뼈와 큰마름뼈, 가쪽 경계에 있는 긴엄지벌림근힘줄과 짧은엄지폄근힘줄, 그리고 안쪽 경계를 이루는 긴엄지폄근힘줄에 의해 형성되는 손등에 있는 함몰부위. 해부학적 코담배갑의 바닥에서 압통이 있으면, 손배뼈골절을 의미할 수 있다. De Quervain 힘줄윤활막염은 해부학적 코담배값의 가쪽 경계에서 발생한다.

경사각도: 넙다리뼈목과 넙다리뼈몸통 사이의 이마면에서 형성되는 각도. 정상 경사각은 120–135°이다.

비틀림 각도: 넙다리뼈목과 넙다리뼈몸통 사이의 가로면에서 형성되는 각도. 정상 비틀림 각도는 12–15°이다. 비정상 비틀림 각도는 엉덩관절의 뒤방향경사나 앞방향경사를 초래할 수 있다.

앞방향경사: 넙다리뼈몸통에 대한 넙다리뼈머리와 넙다리뼈목의 회전이 25°이상 증가된 자세이며, 이것은 하지의 안쪽돌림을 증가시키고 안짱 자세를 초래할 것이다.

원숭이손: 정중신경 손상 이후에 일어나는 손의 휴식 모습이고, 엄지두덩이 위축되고, 엄지가 손가락의 면 쪽으로 당겨지고, 맞섬근이 약화된다. 가쪽 2개의 벌레근 약증으로 인해, 검지와 가운데손가락이 MCP 관절에서 젖힘으로 당겨지고, IP 관절에서 굽힘된다.

관절발생적: 관절에서 발생하는

관절성형술: 수술적 치환술 또는 관절의 재구축

관절경: 관절 수술에 사용되는 수술 도구. 몇가지 작은 절개가 관절에 접근하기 위해 사용된다.

자가이식: 기증체가 수령체인 조직 이식. 종종 환자의 무릎뼈 힘줄이나 뒤넙다리근 힘줄의 자가이식을 통해 ACL 수술이 수행된다.

무혈관성 괴사: 혈류의 소실로 인해 뼈가 죽게 된다. 무혈관성 괴사는 넙다리뼈머리밑골절이나 탈구의 결과로서 엉덩관절에서 주로 일어난다.

박리골절: 뼈에 부착된 인대나 힘줄이 뼈 조각을 당김으로써 뼈로부터 떨어져 나가는 골절. 박리골절은 팔꿈치, 엉덩관절과 발목에서 가장 흔하게 일어난다.

축삭절단: 일부 축삭의 손상으로 인해 신경차단보다 더 심한 신경의 손상. 신경속막은 온전하거나 부분적으로 파괴될 수 있다. 신경다발막과 신경바깥막은 온전하고, 회복이 가능하다.

Bankart 병변: 일반적으로 어깨의 앞쪽 탈구로 초래되는 어깨의 앞쪽 테두리와 아래쪽 오목위팔인대의 탈락

축복의 손: 정중신경 손상 이후 주먹을 쥐려고 시도할 때 나타나는 손의 모습. 반지손가락과 새끼손가락만이 완전히 굽힘하고, 엄지, 검지 및 가운데손가락은 폄 상태로 남는다. 이것은 Bishop 손으로도 불린다.

이중구획: 무릎 구획 중 2개의 구획이 관련되는 것으로, 종종 정강넙다리 구획(안쪽 구획과 가쪽 구획) 중 하나의 구획과 무릎넙다리 구획이 관여한다.

이중복사뼈골절: 정강뼈의 복사뼈(안쪽복사뼈)와 종아리뼈의 복사뼈(가쪽복사뼈)를 포함한 흔한 발목골절. 이것은 불안정한 골절이어서 수술적 고정을 필요로 한다.

흑색 깃발: 회복에 영향을 주는 정책이나 규칙으로서 직원의 직장 복귀와 관련된다.

맹검: 편향성을 감소시키기 위해 대상자가 자기 속한 그룹을 알지 못하도록 연구에서 사용되는 방법

청색 깃발: 회복에 영향을 주는 인지된 직업관련 요소

뼈무기질밀도(BMD): 뼈의 칼슘밀도를 측정하는 것. 낮은 BMD는 뼈감소증 또는 골다공증으로 불리고, 골절의 위험과

관련된다.

복서 골절: 손허리뼈목의 골절로서, 주먹을 쥐고 물체를 때릴 때 일어난다. 가장 흔하게 침범되는 곳은 5번 손허리뼈이다.

이갈이: 치아를 가는 행동으로서, 턱관절의 기능장애를 초래할 수 있다. 이것은 낮동안이나 잠잘 때 일어날 수 있다.

관절주머니 패턴: 관절주머니 제한에 의해 일어나는 관절 제한의 패턴. 관절주머니 패턴은 각 관절마다 다양하게 나타난다.

손목굴: 손목뼈와 가로손목인대에 의해 형성된 해부학적 구조물. 엄지와 손가락으로 가는 굽힘근힘줄과 정중신경이 손목굴을 통해 손안으로 들어간다.

운반각: 위팔뼈와 자뼈 사이에서 형성된 밖굽이 각도로서 일반적으로 5–15°정도 된다.

사례 연속 연구: 중재의 효과를 결정하기 위해 비슷한 대상자들을 이용한 연구 디자인

사례 연구: 한 명 대상자의 소견을 깊게 연구하는 연구 디자인

사례-대조군 연구: 질환의 기여요소를 식별하기 위해 질환을 가진 대상자(사례 대상자)와 질환이 없는 사람(대조군)을 비교하는 연구 디자인

중추 민감화: 통증 과민증을 도출하는 CNS 내의 신경 신호 증폭

중심화: 척추 쪽으로 신경뿌리병증의 증상을 이동시키는 현상으로서 증상의 개선을 반영한다.

목뼈신경병증: 팔의 통증, 약증 및 둔감을 초래하는 목 부위의 척수압박. 다리도 영향을 받을 수 있다.

목뼈발생적: 목뼈에서 일어나는. 예를 들어, 목뼈발생성 두통이 목뼈의 병리에 의해 일어나는 것

임상직무지침: 체계적 리뷰나 문헌 리뷰를 통해 최상의 직무를 권장하는 지침. CPG는 최고 높은 근거 단계에 속한다.

임상예측법칙: 질환의 가능성을 수학적으로 결정하기 위해 가중치를 제공하는 기준. DVT의 Wells 기준은 임상예측법칙의 예이다. 임상예측법칙은 임상의사결정에 도움을 준다.

폐쇄 정복: 골절 이후, 수술 없이 뼈의 끝단을 정렬시키는 절차. 폐쇄 정복은 국소 마취나 전신 마취 상태에서도 수행될 수 있다.

검사 클러스트: 함께 수행했을 때 더 큰 민감도나 특이도를 가지는 검사의 복합 사용

접합술: 심한 신경손상에서처럼, 분리된 조직의 끝단을 수술적으로 연결하는 방법

코호트 연구: 비슷한 특성(예, 질환, 성별, 연령)을 가진 대상자들을 종적으로 연구하는 디자인으로서, 그룹 내의 차이가 어떻게 다른 결과를 초래할 수 있는지를 전향적으로 연구하는 방법이다.

콜라겐 섬유: 섬유모세포에 의해 생성된 단백 섬유. 섬유모세포는 물렁조직의 주요 성분이다. 콜라겐 섬유는 조직에 장력 강도를 제공한다.

Colles 골절: 자뼈의 골절이 있든 없든 간에, 먼쪽 노뼈에서 일어나는 골절. Colles 골절은 저녁 포크 변형으로 불리는 손목의 부정정렬을 빈번하게 초래한다.

분쇄골절: 골절의 뼈 조각이 2개 이상 발생하는 골절

복합골절: 골절의 끝단이 피부를 통과할 때, 주변 조직을 손상시키는 골절. 이것은 개방 골절로도 불린다.

결론: 연구자가 연구의 결과를 요약하는 연구논문의 단락이다.

선천성 과가동성 증후군: 인대, 관절주머니 및 척추사이원반 등의 증가된 느슨함을 가진 양성의 선천성 증후군이고, 이것은 가동범위 증가, 관절 불안정 증가 및 탈구를 초래할 수 있다.

지속수동운동(CPM): 설정된 가동범위를 통해 하나의 운동면에서 지절을 배치한 후 그 관절을 수동으로 움직이는 장비에 의해 일어나는 움직임이다. CPM은 무릎 수술 이후에 사용될 수 있다.

대조군: 연구에서 중재를 받지 않은 대상자 그룹. 중재의 결과를 결정하기 위해 비교군으로 사용하는 대상자들의 그룹

부리봉우리활: 어깨에 있는 해부학적 구조물로서 부리돌기, 부리봉우리인대 및 봉우리돌기에 의해 형성된다.

부리봉우리인대절제술: 부리봉우리인대를 제거시킴으로써 봉우리활 밑에 있는 구조물을 감압시키는 수술적 절차이다. 이것은 종종 봉우리성형술에 의해 동반된다.

카운터뉴테이션: 엉치뼈의 바닥을 뒤쪽으로 경사시키는 엉치뼈의 폄 자세이다.

밖굽이엉덩: 넙다리뼈목과 넙다리뼈몸통 사이의 각도에 의해 이루어진 엉덩관절의 비정상 자세이며, 그 각도가 135° 이상 된다.

안굽이엉덩: 넙다리뼈목과 넙다리뼈몸통 사이의 각도에 의해 이루어진 엉덩관절의 비정상 자세이며, 그 각도가 120°보다 작은 경우이다.

염발음: 관절 움직임을 동반하는 펑하거나 딱딱거리는 관절의 소리. 이것은 관절 퇴행성 변화의 초기 징후이다.

팔꿈치굴: 팔꿈치굴의 바닥인 팔꿉관절주머니와 지붕인 인대에 의해 제한된 공간. 자신경이 팔꿈치굴을 통과한다.

깊은정맥혈전증(DVT): 깊은 정맥계의 피떡이 이동하여

폐색전이 될 수 있다. DVT의 징후는 그 부위의 통증, 부종, 온감 및 발적을 포함하지만, DVT는 무증상일 수 있다. Wells 기준은 DVT를 위해 사용된 선별검사 도구로서, 점수가 2점 이상이면 DVT의 가능성을 의미할 수 있다.

퇴행성 관절질환(DJD) : 골관절염 또는 마모성 관절염. 대부분의 DJD는 체중부하 관절(엉덩관절, 무릎관절 및 척추)과 손가락의 DIP 관절에 영향을 미친다. 이것은 관절염 중에서 가장 흔한 유형이다.

탈신경: 신경 공급이 부족한 상태. 탈신경된 근육의 경우, 신경 소실은 근육을 의도적으로 수축할 수 없게 만들어 근위축을 초래한다.

피부절: 단일 척수신경뿌리에서 오는 감각이 있는 피부 영역. 피부절은 사람들간에 일관성이 좋아서, 해당 신경뿌리 레벨의 건강에 대한 정보를 제공해 준다.

이분증(**이개**, diastasis) : 신체가 비정상적으로 2개로 분리되는 것. 배곧은근 이분증은 배곧은근이 2개의 띠로 분리되는 것이다.

방향성 선호도: 목이나 등의 통증을 가진 환자가 어느 한 방향으로 움직였을 때 증상의 감소나 중심화가 일어난다.

원반절제술: 척추사이원반의 일부나 전부가 수술적으로 제거되는 것

토의 단락: 연구 논문의 한 단락으로서 연구자가 가설에서 언급한 소견을 토의하는 단락이다.

탈구: 한쪽 뼈가 다른쪽 뼈로부터 미끄러질 때처럼, 관절면의 접촉이 모두 상실되는 관절의 비정상 위치

먼쪽 빗장뼈 절제술: 부리봉우리인대를 온전하게 남겨놓고 먼쪽 빗장뼈의 끝단을 제거하여 부리봉우리활 밑에 있는 구조물의 감압에 사용되는 수술적 절차. 봉우리성형술과 부리봉우리인대 절제술도 결합되어 수행될 수 있다.

이중맹검: 편향을 줄이기 위해 대상자가 배정된 그룹을 대상자와 연구자 모두 알지 못하게 하는 연구 방법

동적 안정성: 근수축, 정상 근육 타이밍, 그리고 짝힘으로 함께 작용하는 근육 등에 의한 관절이나 구조물의 안정성

운동이상증(Dyskinesia) : 비정상 움직임

형성이상증(Dysplasia) : 조직의 비정상 성장. 예를 들어, 퇴행성 엉덩관절 형성이상증에서 좁은 절구와 밖굽이엉덩이 발견된다.

삼출: 병리아 외상의 지표로서의 관절 부종

탄성 반응: 조직의 이전 길이로 복귀시키는 신장에 대한 조직의 반응. 이것은 조직의 낮은 스트레스에 대한 반응이다.

엘라스틴 섬유: 물렁조직 유연성을 제공하는 단백 섬유. 엘라스틴 섬유는 신장 능력과 원래 길이로 복귀하는 능력을 제공한다.

근전도/신경전도속도(EMG/NCV) : 바늘전극을 근육 안으로 삽입시켜서 근육의 전기적 활동을 듣고(근전도), 또 신경의 전도속도를 평가하기 위해 삽입되는(NCV) 진단적 검사. 이 검사는 신경근육계의 기능을 알기 위해 사용된다.

삽입보조장치(Endoprosthesis) : 신체부분을 대체하기 위해 신체 안에 배치되는 장비. *삽입보조장치*는 관절성형술에서 사용되는 장비에 대한 용어이다.

위관절융기통: 위팔뼈 위관절융기 영역의 통증. 이 용어는 위관절융기염과 위관절융기증의 용어와 상호교환되어 사용된다. 이 용어는 조직 퇴행이나 염증이 있다는 가정이 없기 때문에, 3가지 용어 중에서 가장 많이 사용되는 용어이다.

위관절융기염: 위팔뼈 위관절융기에 부착된 힘줄들의 통증성 염증. 이것은 위관절융기증과 위관절융기통과 상호교환되어 사용될 수 있다.

위관절융기증: 위팔뼈 위관절융기에 부착된 힘줄 염증 없이 발생하는 퇴행. 이것은 위관절융기염과 위관절융기통과 상호교환되어 사용될 수 있다.

경질막바깥 스테로이드 주사 요법: 외래환자를 위한 절차로서 증상의 완화를 제공하기 위해 신경뿌리염증 부근의 경질막바깥공간 안으로 스테로이드를 주사하는 방법이다.

근거중심 직무(EBP) : 환자에 대한 의사 결정을 내릴 때 현재의 연구를 고려하는 명시적이고 공식적인 문제 해결 전략

절제술(Excision) : 수술로 이루어지는 조직의 제거

실험군: 중재를 받는 대상자 그룹. 실험군은 치료군으로도 불린다.

폄 편향: 폄의 방향 선호도를 가진 환자를 위해 사용된 척추 운동의 선택. 이것들은 McKenzie 운동을 포함한다.

폄근 팽창: 손가락 폄근, 벌레근 및 뼈사이근의 부착점을 제공하는 손가락 등쪽에 있는 널힘줄. 이것은 등쪽 덮개로 알려져 있다.

외적 고정: 신체 바깥에 있는 하드웨어를 가지고 있고, 이것을 이용해 골절을 안정화시키는 수술 방법

관절바깥인대: 관절의 바깥에 있는 인대이고, 종종 관절주머니의 일부가 된다. 무릎의 곁인대는 관절바깥인대이다.

분출된 원반: 속질핵의 변위가 더 커지고 섬유테가 완전히 열상될 가능성이 더 커져서 돌출된 척추사이원반의 탈출이 더 많이 진행된 상태이다. 원반 물질은 분리되지 않고 원래 원반

에 붙어 있는 채로 유지된다.

근막절제술: 근막 영역의 부분 또는 완전 수술적 제거. Dupuytren 구축의 치료에 사용된다.

근막절개술: 근막을 제거하지 않고 절개하는 수술. Dupuytren 구축과 구획 증후군의 치료에 사용된다.

굽힘 편향: 굽힘의 방향 선호도를 가진 환자를 위해 사용되는 척추 운동의 선택

FOOSH: 손을 뻗쳐서 넘어질 때의 머리글자. FOOSH 손상은 예측 결과를 가질 것이고, 이런 머리글자의 사용이 유용하다.

척추사이구멍절개술: 척추사이구멍에서 이루어지는 척수신경 뿌리의 감압술

짝힘: 관절의 돌림을 일으키기 위해 서로 다른 방향에 작용하는 2개 이상의 근육. 예를 들어, 어깨의 경우, 어깨세모근과 돌림근띠가 팔을 올림할 때 짝힘으로 작용한다.

발앞부: 발허리뼈와 마디뼈로 구성된 발의 해부학적 뼈 영역

머리 전방 쏠림 자세: 머리의 앞쪽 전위로 인한 비정상의 자세 정렬. 머리 전방 쏠림 자세는 아래쪽 목뼈의 굽힘이 증가되고 위쪽 목뼈의 폄이 증가를 되는 자세이다.

골절 혈종: 골절 지점에서 형성되는 피떡. 골절 혈종 이후에 물렁 애벌뼈가 형성된다.

통증의 관문조절설: 비유해성 신경의 자극에 의해 척수레벨에서 통증의 문을 닫는 통증 조절의 이론으로서 Melzack and Wall에 의해 제안된 것

골지힘줄기관(GTO): 몸쪽 힘줄에 있는 감각 수용기이며, 근육힘줄단위의 장력을 감지한다. GTO의 자극은 장력의 증가에 의해 일어나고, 근육의 억제를 초래한다.

바탕질: 물렁조직 안에 있는 콜라겐, 엘라스틴, 레티쿨린 섬유로 영양분을 제공하는 젤성의 기질

Guyon **굴**: 자신경을 포함하는 안쪽 손목의 앞쪽에 있는 해부학적 구조물이고, 가로손목인대보다 위쪽에 위치한다. 이런 제한된 구조물에서 자신경의 압박이 압박될 수 있다.

딱딱 애벌뼈: 물렁 애벌뼈를 뼈로 전환하는 뼈모세포의 결과로서 골절 영역에서 형성된 뼈의 덩어리

절반 관절성형술: 관절의 한쪽 측면에 삽입되는 인공보형물의 수술적 절차. 절반 관절성형술은 종종 엉덩관절의 머리밑골절을 치료하는데 사용된다.

가설: 두 변수 사이의 관계를 설명하는 검사 가능한 가정

특발성: 원인을 알지 못하는

병렬 추가: 근력강화의 결과로써 근섬유를 두껍게 만드는 근육원섬유마디의 추가

직렬 추가: 신장의 결과로서 근섬유가 길어지는 근육원섬유마디의 추가

불안정성: 어깨에서처럼, 부분탈구나 탈구되는 경향

뼈돌기사이골절: 큰뼈돌기나 작은뼈돌기의 골절을 포함하는 엉덩관절의 골절. 이런 골절은 대개 ORIF에 의해 고정된다.

관절속인대: 관절 속에 있는 인대. 무릎의 십자인대가 관절속인대이다.

서론: 연구자가 연구하고 있는 문제점을 소개하고, 문헌 리뷰를 제공하고, 연구의 목적이나 가설을 진술하는 연구 보고서의 단락이다.

민감성: 중재에 대한 조직의 민감 정도이고, 중재 후 통증의 크기로 측정된다. 이것은 염증의 레벨을 반영한다.

후만성형술: 압박골절이 있는 경우에, 척추뼈몸통의 높이를 회복하기 위해 척추뼈몸통 속에 풍선을 넣은 후 팽창시키고, 뼈시멘트로 그 공간을 채우는 의학적 절차. 척추뼈성형술과 유사하다.

고리판절제술: 신경 구조물로 잘 접근할 수 있도록 1개 이상 척추뼈 고리판을 제거하는 수술 절차

가쪽이동: 허리뼈 원반탈출증 환자에게서 보여지는 자세 편위로서, 환자의 어깨가 엉덩관절과 수직 일직선을 이루지 못하는 경우. 이 자세는 신경뿌리압박을 감소시킨다.

인대화: 인대의 미세구조적 특성을 알기 위해 ACL 정복술에 이용된 힘줄 이식의 변화

문헌 리뷰: 연구자가 연구 주제에 대한 적절한 문헌을 제시하기 위해 사용하는 연구 보고서의 단락. 이 단락의 서론 단락의 일부이고, 연구의 이유를 설명하고 있다.

종적 연구: 장기간에 걸쳐 반복된 관찰을 포함하는 연구 디자인

허리골반리듬: 몸을 앞쪽으로 숙일 때 허리뼈와 엉덩관절에서 일어나는 정상 운동형상학적 움직임의 상호관계. 정상 허리골반리듬은 허리뼈와 엉덩관절에서 일어나는 움직임을 포함한다.

마취하에서 이루어지는 교정술(MUA): 환자를 전신마취하고, 완전 가동범위로 수행되는 관절 움직임. 이 절차는 종종 동결견 어깨와 무릎 구축 환자에게 많이 사용된다.

반달판 절제술: 반달판연골을 수술적으로 제거하는 것. 이것은 무릎에서 흔하게 일어나는 수술이다.

메타-분석: 여러 연구의 결과를 정량적으로 통합한 연구 소견의 합성 분석

방법: 연구 디자인, 대상자 선정, 중재 및 데이터 수집 방법 등을 연구자가 설명하는 연구 보고서의 단락

미세골절: 치유를 촉진하기 위해 관절의 연골 표면에 작은 구멍을 만드는 수술적 기법. 이것은 관절연골 결손을 일으키기 위해 무릎에서 가장 많이 사용되고 있다.

미세열상: 미세구조적 레벨에서 볼 수 있는, 물렁조직의 작은 열상. 조직의 온전성을 해치지 않는다.

발중간부: 다음과 같은 작은 발목뼈들로 구성된 발의 해부학적 뼈 영역: 발배뼈, 입방뼈, 그리고 3개의 쐐기뼈

최소 임상 중요 차이(MCID): 환자가 유익하거나 중요한 것을 인식하는 가장 작은 치료 결과를 결정하는 통계학적 분석

장부구멍: 맞물리는 조각을 수용하는 고랑형태의 구조물. 발목관절은 장부구멍 형태의 관절이다.

다방향성 불안정성: 2개 또는 3개(거의 드문 편)의 방향에서 불안정이 나타나는 경우. 예를 들어, 어깨의 다양성 불안정은 앞쪽 방향과 아래쪽 방향으로 일어난다.

다각도 등척성 운동: 등척성 운동의 한 형태로서, 환자는 전체 가동범위에 걸쳐 여러 각도에서 움직임을 일으키지 않고 수축을 수행한다. 일반적인 한 자세에서 다음 자세로 이동할 때는 20° 미만의 각도로 이동한다. 여러 정지 지점을 설정하는 이런 방법은 이용가능한 전체 가동범위에 걸쳐 근력강화를 달성하는데 이용된다.

근육방추: 근육 길이 변화의 크기와 속도를 감지하는 근육 속에 있는 감각 수용기. 반사검사에서 보듯이, 근육방추의 자극은 근육의 수축을 일으킨다.

근육발생적: 근육에서 발생하는

근육절: 단일 신경뿌리에 의해 지배되는 근육의 그룹. 근육절은 사람마다 꽤 일관성이 좋아서, 해당 신경뿌리레벨의 건강에 대한 정보를 제공하는데 이용될 수 있다.

괴사: 인대 이식에서처럼, 사망 과정이나 조직 파괴의 과정

신경차단: 가장 약한 신경 손상의 형태이며, 근육속막은 온전하다. 완전한 회복이 예상된다. 이것은 신경 신장이나 압박으로 초래될 수 있다.

신경염: 신경의 염증

뉴로매트릭스: 통증을 발생시키는 뇌 속의 신경망

통증의 뉴로매트릭스 이론: 사람이 위험하다고 뇌가 결정을 내릴 때, 뇌가 만드는 결정이 통증이라는 가정하에서 이루어지는 통증 조절 이론

신경병증성 통증: 신경계의 병변이나 질환의 결과로 초래되는 통증

신경가소성: 신경의 구조나 기능을 변화시킬 수 있는 신경계의 능력

뉴로택: 주어진 감각 입력에 의해 지속적으로 활성화되는 뇌 속의 경로와 위치

신경절단: 근육바깥막을 제외한 나머지 구조가 파괴되는 신경의 손상. 신경 손상 중에서는 가장 심한 손상이다. 수술적 정복이 없다면, 회복은 불가능하다.

유해성 통증: 비신경성 조직에 가해진 실제 손상의 결과로 일어나는 통증

유해가소성 통증: 중추 감각화의 변화(가소성)가 증상의 만성화에 기여하는 것으로 보이는 통증

뉴테이션: 엉치뼈의 굽힘 자세로서 엉치뼈바닥이 앞쪽으로 경사시키는 것

숨은 골절(Occult fracture): 초기에는 X선으로도 골절을 확인할 수 없는 골절이며, 통증, 부종 및 ROM 제한이 나타난다.

1회 최대 무게량(1 RM): 사람이 한 번만 들릴 수 있는 최대 무게량이다. 2번 들기를 시도할 때 약증이나 피로에 의해 좋은 자세로 들지 못하거나, 들어 올릴 수 없는 무게량. 저항은 그 사람의 1 RM의 백분율로 계산될 수 있다.

개방 정복, 내적 고정(ORIF): 피부를 개방한 후 양쪽 골절 끝단을 맞추고, 그 다음 플레이트, 나사, 못 등으로 골절 부위를 고정하는 수술적 치료

주황색 깃발: 환자 검진 동안 정신질환의 소견

기립성 저혈압: 보다 똑바른 자세로 자세로 바꿀 때 일어나는 혈압의 감소. 일반적으로 앉은자세나 누운 자세에서 선 자세를 취하고 3분 이내에 수축기 혈압이 20㎜HG 이상 감소되는 경우

Osgood-Schlatter 질환: 정강뼈거친면에 있는 성장판의 염증; 과사용으로 인해 청소년기 때 가장 흔하게 발생한다.

골관절염(OA): 퇴행성 관절질환 또는 마모성 관절염. OA는 체중부하 관절(엉덩관절, 무릎관절 및 척추뼈)과 손가락 DIP 관절에서 가장 많이 발생한다. 이것은 관절염 중에서 가장 흔한 관절염이다.

뼈모세포: 뼈를 생성하는 세포

뼈연골증: 정형외과적 질환으로서 특징은 뼈로 가는 혈류공급이 차단되어 뼈 괴사가 일어나고, 결국에는 뼈의 재건이 일어난다. Legg-Calvé Perthes 질환이 뼈연골증의 한 유형이다.

뼈파괴세포: 뼈를 흡수하거나 파괴하는 세포

뼈감소증: 뼈밀도 감소로 인한 뼈의 비정상적인 상태이지만, 골다공증보다는 약한 편이다.

뼈가시: 퇴행성 관절 질환과 관련된 뼈가시

뼈성형술: 넙다리절구충돌을 치료하는 수술인 넙다리뼈목의 재형성에서처럼, 뼈의 모양을 새롭게 만드는 수술

골다공증: 뼈밀도의 감소로 일어나는 뼈의 비정상 상태로서 골절의 위험을 증가시킨다.

뼈절개술: 뼈를 제거하거나 새로운 형태로 만드는 수술

이상감각(Paresthesia): 저림, 따끔거림, 쑤시는 듯함, 가려움, 또는 작열감 등의 신경 감각

힘줄주위막(Paratenon): 힘줄을 둘러싸는 느슨한 결합조직의 막으로서 그 속에서 힘줄이 자유롭게 움직일 수 있다.

고위 무릎뼈: 정상 위치보다 무릎뼈가 더 높게 위치한 비정상 상태. 이것은 무릎뼈힘줄의 파열로 초래될 수 있다.

저위 무릎뼈: 정상 위치보다 무릎뼈가 더 낮게 위치한 비정상 상태. 이것은 가동범위의 제한, 통증 및 염발음과 관련된다. 이것은 ACL 재건술을 위해 무릎뼈힘줄을 사용했을 때 합병증으로 나타날 수 있다.

무릎뼈절제술: 무릎뼈의 일부나 전체를 제거하는 수술

뼈막염: 뼈막의 염증

말초화: 신경뿌리병증의 증상 위치가 척추에서 멀어지고 팔다리 쪽으로 가까워지는 현상으로서, 상태가 악화되고 있음을 반영한다.

동요: 균형을 깨뜨리려는 노력; 예를 들어, 기저면 밖으로 환자를 밀어내는 경우

생리적 운동: 다른 뼈에 대해 한쪽 뼈가 수의적으로 움직이는 것. 관절 내의 움직임인 종속운동과 함께 일어난다.

관리계획: 치료 중재, 목표 및 주의사항을 상세히 기술하는 물리치료사의 검진과 평가의 결과

어깨뼈면: 어깨뼈가 놓이는 면이며, 이마면에서 시상면쪽으로 약 30–45° 앞쪽으로 향한다.

소성 반응: 조직 길이의 영구적 변화를 초래하는 신장에 대한 조직의 반응. 이것은 조직의 높은 스트레스 수준에 대한 반응으로서 조직의 미세열상을 일으킨다.

뒤쪽 성분: 척추뼈몸통을 배제한 나머지 척추뼈 부분. 뒤쪽 성분은 고리뿌리, 고리판, 가로돌기, 후관절 및 가시돌기 등을 포함한다.

파워: 중재의 진짜 효과를 확인하는 분석의 능력. 파워는 연구 디자인이나 연구 참여자의 숫자를 증가시킴으로써 향상될 수 있다. 메타-분석은 여러 연구를 결합함으로써 파워를 증가시킨다.

발병전: 질환이나 질병의 이전

PRICE 접근법: 보호, 안정, 냉치료, 압박 및 거상. 이들 중재는 조직 치유의 초기 단계때 효율적인 것으로 밝혀졌다. 보호는 브레이싱이나 스플린팅의 형태를 취하고, 보조장치의 사용을 이용한다.

전향적 연구: 그룹 속의 개인을 검사하고, 시간의 진행을 따라 중재와 효과 사이의 관계를 알아보는 연구방법. 이런 형태의 연구는 코호트 연구로 불린다.

돌출된 원반: 척추뼈끝단의 경계 밖으로 최소로 변위된 척추사이원반. 섬유테는 아직 온전한 상태이다.

목적: 연구 수행의 이유를 제시하는 연구 보고서의 단락

p-값: I 형 오차를 범할 가능성을 제공하는 통계학적으로 발생된 수치. 만약 p-값이 0.05보다 작으면, I 형 오차를 범할 확률이 5%미만이다. p-값과 결과의 통계적 강도 사이의 관계는 역관계이다.

Q-각(넙다리네갈래근 각도): ASIS에서 무릎뼈중심까지 잇는 선과 무릎뼈중심에서 정강뼈거친면을 잇는 선 사이의 각도. 이 각도는 대략 넙다리네갈래근의 경로를 의미하고, 무릎뼈에 가해지는 가쪽 변위 힘의 정도를 나타낸다. 일반적으로 남성의 정상 Q각은 11–13°이고, 여성의 Q각은 15–17°이다.

신경뿌리병증: 신경뿌리의 병리는 종종 압박에 의해 일어나서, 팔이나 다리의 통증, 약증, 감각 소실, 저림 또는 반사 감소 등을 초래한다.

무작위: 그룹 사이의 차이를 통계학적으로 감소시키기 위해, 그룹에 대상자를 할당하는 연구 방법

무작위 통제 실험(RCT): 대상자를 2개 이상의 그룹 중에서 한 그룹에 할당하는 연구 디자인. 그리고 다른 한 그룹은 대조군으로 할당된다.

레이: 손에서는 손허리뼈와 마디뼈에 해당되는 용어로 사용되고, 발에서는 발목뼈, 발허리뼈 및 마디뼈에 해당되는 용어로 사용된다. 레이는 1번에서 5번까지 숫자로 매겨지고, 엄지손가락과 엄지발가락이 1번 레이에 해당된다.

발뒤부: 목말뼈와 발꿈치뼈로 구성되는 발의 뼈 영역. 이것은 "hindfoot"로도 불린다.

곧은: 라틴어로 "straight"를 의미한다. 이 용어는 근육 이름(배곧은근)에 사용되고, 곧은 발꿈치뼈에서처럼 뼈나 분절의 자세를 의미하기도 한다.

적색 깃발: 환자를 다른 의료전문가에게 의뢰해야 할 필요성을 나타내는 심각한 병리적 징후

반사활: 근육의 빠른 신장에 의해 근수축이 일어나는 신경 경로. 반사의 존재와 상대적 반사 강도의 검사는 해당 신경뿌리 레벨의 건강에 대한 정보를 제공한다.

신뢰도: 일관된 상황 아래에서 동일한 결과나 비슷한 결과를 내는 검사나 측정 절차의 정도

결과: 주관적 해석 없이 원자료와 통계적 관계 분석을 나타내는 연구보고서의 단락

레티큘린 섬유: 크기와 지지를 더해 주는 결합조직 안에서 발견되는 얇은 콜라겐 섬유

후향적 연구: 결과의 측면에서 개인이나 그룹에 대한 연구 방법이며, 시간을 돌아봄으로써 가능한 원인을 조사한다.

뒤방향경사: 넙다리뼈몸통에 대한 넙다리뼈머리와 넙다리뼈목의 위치가 8° 미만으로 감소되는 것이고, 하지의 가쪽돌림을 증가시키고 발가락을 가쪽으로 향하게 한다.

갈비뼈 혹: 회전성 측만증 환자는 볼록한 만곡 쪽의 갈비뼈가 튀어나오는 신체적 소견을 가진다. 이것은 앞쪽으로 몸을 굽힘할 때 더욱 뚜렷해진다.

회전성 측만증: 이마면에서 주로 일어나지만, 어느 정도의 척추뼈의 돌림과 갈비뼈 혹이 발견된다.

엉치뼈곶: 첫 번째 엉치뼈몸통의 앞쪽면

근절: Z 밴드에서 이웃한 Z 밴드까지의 근육의 수축 단위

스캡션: 어깨뼈면에서 일어나는 팔의 올림 동작. 어깨뼈면은 이마면으로부터 30−40° 앞쪽으로 이동하는 운동면

어깨뼈 고정근: 위등세모근, 중간등세모근, 아래등세모근, 앞톱니근, 마름근 및 어깨올림근 등을 포함하는 근육 그룹

어깨위팔리듬: 가슴우리에 대한 어깨뼈의 움직임과 관절오목에 대한 위팔뼈의 움직임을 포함하여 어깨 올림에서 볼 수 있는 운동형상학적 관계. 정상 어깨위팔리듬은 어깨가슴우리관절의 움직임이 1°움직일 때마다 오목위팔관절은 2°로 움직이고, 오목위팔관절의 가동범위는 총 120°이고, 어깨가슴관절의 가동범위는 총 60°이다.

경화증: 조직의 경화. 뼈의 경화증은 X선에서 흰색으로 발견되고, 관절염의 소견이다.

측만증: 주로 이마면에서 일어나는 척추의 비정상 만곡. 측만증은 척추뼈 돌림 요소를 가진다.

나사집 기전: 무릎 폄의 끝범위에서 넙다리뼈에 대해 정강뼈가 가쪽으로 돌림하는 무릎의 생체역학적 운동이고, 관절 일치성을 증가시킨다.

민감도: 사례를 올바르게 감지하는 검사 능력

분리된 원반: 분출된 원반에서 진전된 원반탈출증이며, 원반 물질의 파편이 발생하고, 원래의 원반에서 떨어져 나온다. 원반 물질의 이런 분리는 원래 위치로부터 멀리 이동할 수 있다.

어깨 벌림 완화 징후: 신경뿌리의 신장 감소로 팔을 완전히 벌림했을 때 방사통이 감소되는 소견

단순 골절: 피부 밖으로 튀어나오지 않는 골절. 이것은 폐쇄 골절로 불린다.

슬라이더(신경활주운동): 신경 길이의 전반적인 변화없이 신경을 활주시키는 신경운동의 한 종류

물렁 애벌뼈: 섬유모세포와 연골세포에 의해 형성된 섬유연골로 구성되며, 골절 부위를 연결하는 물렁한 뼈 덩어리

특수검사: 다양한 병리의 결과를 나타내는 물리치료 평가에 사용되는 기법

특이도: 비-사례를 올바르게 배제하는 검사의 능력

스피카: 매우 큰 신체 분절과 작은 신체 분절을 가진 관절을 고정하는데 사용되는 캐스트의 한 종류. 스피카 캐스트는 몸통과 한쪽 또는 양쪽 다리에 걸쳐서 적용할 수 있어서 엉덩관절을 고정하는데 사용될 수 있다. 엄지 스피카는 엄지의 MCP 관절을 고정할 수 있다.

안정화 운동: 구조물의 안정성을 증가시키는 운동. 예를 들어, 척추 안정화 운동은 코어 근력에 초점을 맞춘다.

정적 안정성: 뼈의 형태, 인대 및 관절주머니 등을 포함하는 정적 구조물에서 나오는 관절이나 구조물의 안정성

협착성 힘줄윤활막염: 힘줄윤활말이집의 염증과 점진적으로 좁아지는 현상

협착증: 통로의 좁아짐

좌상: 스트레스로 인한 조직의 신장이나 변형

스트레스: 조직에 적용된 하중

스트레스 골절: 반복적인 스트레스에 의한 뼈의 실금을 갖는 골절의 유형

넙다리뼈머리밑골절: 넙다리뼈목의 골절. 이 골절은 무혈관성 괴사의 높은 가능성과 관련된다.

부분탈구: 한쪽 뼈가 다른쪽 뼈를 활주할 때, 관절면의 접촉이 부분적으로 소실되는 관절의 비정상 자세

목말밑관절의 중립위: 목말뼈가 엎침이나 뒤침되지 않는 발의 기준 자세이지만, 안쪽면과 가쪽면에서 촉진이 균등하게 일어난다. 이 자세에서, 약간의 발등굽힘을 적용하면, 발꿈치뼈가 목말뼈 밑에 바로 위치하게 된다.

뼈돌기밑골절: 작은뼈돌기 밑에서 일어나는 넙다리뼈의 골절

인대결합: 매우 작은 움직임을 허용하는 섬유성 관절. 먼쪽 정강종아리관절이 인대결합의 좋은 예이다.

윤활말이집: 힘줄이 자유롭게 움직일 수 있도록 윤활액을 생성하는 힘줄의 바깥막. 윤활말이집은 손에서처럼 힘줄이 여러

관절을 지나가는 지점에서 발견된다.

체계적 리뷰: 공식 프로토콜을 사용하여 여러 연구들의 연구 소견을 통합하는 연구

발목굴: 발목의 안쪽면에 있는 구조물로서 발목뼈와 굽힘근 지지띠에 의해 형성된다. 긴엄지굽힘근힘줄, 긴발가락굽힘근힘줄, 뒤정강근힘줄 및 뒤정강신경 등이 발목굴을 통과한다. 이것은 뒤정강신경의 압박이 일어나는 지점이다.

힘줄병증: 염증의 유무와 관계없이 힘줄의 병리를 설명하는데 사용되는 포괄적인 용어

힘줄증: 염증 징후의 유무와 관계없이 일어나는 힘줄의 퇴행성 변화

힘줄염: 힘줄의 염증이며, 퇴행을 초래할 수 있다.

힘줄윤활막병증: 힘줄과 윤활말이집의 병리를 설명하는데 사용되는 포괄적인 용어

힘줄윤활막염: 힘줄과 윤활말이집의 염증

힘줄 강도: 힘줄의 길이를 따라 적용되는 장력이나 스트레스를 이겨낼 수 있는 조직의 능력

텐셔너(tensioner)**:** 일반적으로 신경 길이의 증가를 초래하여 신경의 긴장을 증가시키면서, 관절 위에서 신경을 부드럽게 신장하는 신경운동의 한 종류이다.

치료적 신경과학 교육: 통증을 설명하는 환자에게 제공되는 교육. 이것은 뉴로매트릭스 이론과 신경가소성의 개념을 포함한다.

조직 병목 현상: 파열을 일으키는 스트레스 때문에 조직이 가늘어지는 현상

완전 엉덩관절성형술: 엉덩관절의 절구와 넙다리뼈 모두가 인공보형물로 치환되는 수술

보상성 Trendelenburg 징후/보행: 환측 다리로 입각기를 할 때 환측 다리쪽으로 몸통을 기울이는 것이고, 이것은 통증이나 중간볼기근, 허리네모근 또는 양쪽 모두의 가쪽 경사 짝힘의 약증 때문에 일어난다.

비보상성 Trendelenburg 징후/보행: 건측 다리를 스윙할 때 건측의 골반이 아래로 떨어지는 것이고, 이것은 중간볼기근, 허리네모근 또는 양쪽 모두의 가쪽 경사 짝힘의 약증 때문에 일어난다.

세모섬유연골복합체(TFCC)**:** 자뼈의 먼쪽 끝단에 있는 해부학적 구조물이고, 이것은 반달연골, 노자인대, 자쪽곁인대 등으로 구성된다. 그리고 이것은 먼쪽 노자관절과 자손목관절을 완충하고 고정하는 역할을 한다.

삼중구획: 무릎에 있는 3구획이 모두 관여되는 것; 안쪽정강넙다리구획, 가쪽정강넙다리구획 및 무릎넙다리구획

삼중복사뼈 골절: 정강뼈의 먼쪽 복사뼈(안쪽복사뼈), 먼쪽 종아리뼈(가쪽복사뼈) 및 뒤쪽 정강복사뼈 등 3개의 복사뼈가 침범되는 흔한 발목 골절. 이것은 불안정 골절이고, 수술적 고정을 필요로 한다.

TUBS: 어깨 불안정성을 기술하는 머리글자: Traumatic, Unidirectional, causing a Bankart lesion, and usually requiring Surgery to correct

I 형 오차: 관계가 있는 것으로 잘못 결론을 내리는 실수; 가짜 양성이 진짜로 수용되는 경우

II 형 오차: 관계가 없는 것으로 잘못 결론을 내리는 실수; 가짜 음성이 가짜로 수용되는 경우

자신경 갈퀴: 자신경 손상 이후, 손의 휴식 모양으로서 안쪽 2개 벌레근의 약증으로 인해 4번째 손가락과 5번째 손가락의 MCP 관절이 젖힘되고, PIP 관절과 DIP 관절이 굽힘된다. 이런 모습은 손가락을 펌하도록 시도할 때 나타난다.

타당도: 검사나 장비가 측정해야 할 값을 측정하는 정도

척추뼈성형술: 척추뼈몸통 안에 뼈시멘트를 주사하여 압박골절을 치료하는 수술. 후만성형술과 비슷하다.

Volkmann **허혈성 구축:** 아래팔 근육으로 가는 혈류의 부족으로 인한 손목과 손의 굽힘 구축. 관절융기위골절은 Volkmann 허혈성 구축을 초래할 수 있다.

Wallerian **변성:** 신경 손상 후, 세포체와 연결되지 않아서 발생하는 축삭의 퇴행. 이것은 손상보다 먼쪽 축삭에서 일어난다.

윈들러스 기전: 발바닥근막의 긴장 결과로서 엄지발가락을 폄할 때 일어나는 안쪽세로발활의 생체역학적 올림 효과

손목 처짐: 노신경 병변으로 인한 손목과 손가락의 폄근 약증. 손목이 굽힘 자세를 취한다.

황색 깃발: 환자가 신체 문제에 대해 가지고 있는 믿음을 포함하여 환자 관리에 영향을 주는 심리사회적 요소

찾아보기 Index

| 국문색인 |

ㄱ

가동 밖굽이 스트레스 검사 143
가동술의 종류 30
가득 찬 깡통 검사/빈 깡통 검사 113
가로발목관절 379, 382, 386
가로손목인대 또는 굽힘근지지띠 147
가설 16
가슴문 증후군 58
가역성 원리 34
가쪽돌림 검사 429
가쪽돌림 지체 검사 113
가쪽 위관절융기통 128
갈퀴발가락과 망치발가락 380
강직성 척추염 216
개방 정복, 내적 고정(ORIF) 445
검사간 신뢰도 16
검사자간 신뢰도 16
검사 클러스터 3
결과 16
결론 16
계획연구 16
고랑 징후 81, 113
고리뒤통수관절(AO) 184
고리중쇠관절(AA) 184
고위무릎뼈 317
골관절염(OA) 445
골반과 엉덩관절 운동형상학 265
골반에 대한 넙다리뼈 움직임 273
골절 치유 50
골지힘줄기관(GTO) 444
공동힘줄의 수축 133
공동힘줄의 신장 133
과도벌림 검사 113
과도한 후만증 215
과부하 원리 34
관절가동술 57
관절가동술의 등급 32
관절바깥인대 443
관절속인대 444
관절연골 46
관절테두리 박리술 296
구부정한 앉은 자세 검사(slump sit test) 246
구심성 수축 34
구획 증후군 380
굽힘 편향 444
궁둥구멍근 증후군 265
궁둥구멍근 증후군을 위한 FADIR 검사 290
궁둥구멍근 증후군을 위한 FAIR 검사 290
그린스틱 골절(Greenstick) 51
근거중심 물리치료(EBP) 18
근거중심 직무(EBP) 16
근막절개술 148, 444
근막절제술 148, 444
근수축의 종류 34
근수행력 33
근수행력의 원리 33
근육방추 445
근육 병리 45
근육 치유 46
깊은정맥혈전증(DVT) 442

ㄴ

나사집 기전 447
나선골절(Spiral) 51
낙상 예방 팁 286

날개형 어깨뼈 64
넙다리곧은근 좌상 307
넙다리뼈에 대한 골반 움직임 273
넙다리절구 충돌증후군 265
노손목관절 147
노손목관절주머니 150
노신경 169
놀람 검사(앞쪽 불안정) 79
뉴로매트릭스 445
뉴로매트릭스 이론 26
뉴로택 445
뉴테이션 445

ㄷ

다각도 등척성 운동 445
다리 교차 직거상 검사 246
다리 직거상 검사(SLR) 244
다방향성 불안정성 445
단순골절 42
단추구멍 기형 148
대조군 16
돌림근띠 힘줄병증 57
돌출된 원반 446
동적 Q각 315
동적 밖굽이 각도 325
동적 안정성 59
둔부 징후 검사 309
뒤방향경사 275
뒤십자인대 손상 328
뒤정강근힘줄 기능장애 380
뒤쪽 THA 탈구 주의사항 309
뒤쪽 서랍 검사 370
뒤쪽 서랍 검사(뒤쪽 불안정) 79
뒤쪽 엉덩관절 충돌 검사 309
뒤쪽 처짐 검사 370
등뼈와 허리뼈의 인대 219
등뼈와 허리엉치뼈 운동형상학 215
등척성 수축 35
등허리근막의 기능 227
딱딱 애벌뼈 42

ㄹ

레이 446
레이(Ray) 148

ㅁ

마디뼈사이관절 147
마취하 교정술 59
말단영역 29
말초신경 병리 48
말초신경 치유 48
말초화 446
망치손가락(Mallet finger) 148
맹검 16
먼쪽노자관절 147
먼쪽 빗장뼈 절제술 443
먼쪽 정강종아리관절 379, 382
메타 분석 16
모세혈관 재충족 검사 429
목말밑관절 379, 382
목말발배관절 385
목말뼈 안쪽 경사 스트레스 검사 429
목뼈 견인 검사 201
목뼈발생적 두통 181
목뼈 운동형상학 181
목적 16
목척수증 182
목표심박수 36
몸쪽노자관절 127
무릎넙다리관절 318
무릎넙다리관절통증 증후군 328
무릎 운동형상학 323
무작위 16
무작위 통제 실험(RCT) 16
무혈성 괴사 267
문헌 리뷰 16
물렁 애벌뼈 51
물렁조직 가동술(STM) 30
물리치료사의 역할 9
민감도 16

ㅂ

박리골절 441
밖굽이 스트레스 검사 143, 370
밖굽이엄지 380
밖굽이엉덩 275
반달판 열상 328
반달판 절제술 351, 444
반달판 정복술/이식술 351
반복 신장 30
반복 움직임 검사 249
발가락 기형 380
발등굽힘 검사 429
발목과 발의 운동형상학 379
발목굴 388
발목굴 증후군 380
발바닥근막 387
발바닥근막염 379
발배뼈 처짐 검사 407, 429
방법 16
방아쇠 손가락 148
방향성 선호도 443
버터플라이형 골절(Butterfly) 51
백조목 기형 148
변위골절(Displaced) 51
병렬 추가 444
병목 29
보상성 Trendelenburg 징후 448
보행 시 발의 정상 생체역학 394
복서골절 148
복장빗장관절 57
복합골절 442
봉우리밑 감압술 90
봉우리밑충돌 증후군 57
봉우리빗장관절 57
부리봉우리인대절제술 442
부리봉우리활 442
분리된 원반(sequestered disc) 217
분쇄골절 442
분쇄골절(Comminuted) 51
분절골절(Segmental) 51
분출된 원반 443
불안 검사 113
불안 검사(앞쪽 불안정) 78
비보상성 Trendelenburg 징후 448
비변위골절(Incomplete) 51
뼈무기질밀도(BMD) 441
뼈 병리 49

ㅅ

사례 대조군 연구 17
사례 대조 연구 16
사례 연구 16
사례 연속 연구 16
사분원 검사 309
상향식 접근법 395
서로 16
선 자세 능동 넙다리네갈래근 검사 370
섬유연골 46
세모섬유연골복합체(TFCC) 147, 148
소성 반응 446
소성 영역 29
손목굴 148
손목굴 이완술 164
손목굴 증후군 147, 161
손목뼈사이관절 147
손목손허리관절 147
손목처짐 148
손바닥널힘줄 147
손 뻗은 채 낙상(FOOSH) 148
손허리손가락관절 147
손 힘줄 기형 148
수동 굽힘-폄 검사 370
스캡션 447
스퀴즈 검사 429
스트레스 24
스트레스 골절 427
스트레스-스트레인 곡선 29
스트레인 24
스피카(Spica) 148
신경가동술 32
신경가소성 445
신경근육조절 35
신경긴장운동 32
신경뿌리병증 182, 446

신경손상의 정도 49
신경활주운동 38
신뢰도 16
신장의 종류 30
실금골절(Hairline) 51
실험군 16

ㅇ

아래쪽 관절주머니 이동술 85
아킬레스힘줄병증 379
안굽이엉덩 275
안쪽 곁인대 손상 328
안쪽 위관절융기통 132
앞방향경사 275
앞십자인대 손상 328
앞쪽 THA 탈구 주의사항 309
앞쪽 서랍 검사 113, 370, 429
앞쪽 서랍 검사(앞쪽 불안정) 79
어깨가슴관절 57
어깨 불안정 57
어깨뼈 고정근 447
어깨뼈면 446
어깨위팔리듬 57, 447
엉덩관절 관절테두리 열상 266
엉덩관절 문지르기 검사 309
엉덩관절의 발달성 이형성증(DDH) 280
엉덩정강띠(ITB) 265
엉덩정강띠(ITB) 증후군 328
엉덩허리근 증후군 266
엉치엉덩관절 기능 227
엉치엉덩관절 운동형상학 226
역 완전 어깨관절성형술 109
역 피벗 이동 검사 370
연골 병리 47
연골 치유 47
염발음 촉진 검사 370
오목-볼록 법칙 31
오목위팔관절 57
오목테두리 59
완전골절(Complete) 51
완전 무릎관절 인공보형물 333
완전 어깨관절성형술 108
운동사슬에서의 엉덩관절 영향 276
운동자각도(RPE) 37
운동특이적응(SAID)의 원리 33
운반각 442
원반절제술 443
원반 탈출증 216
원심성 수축 34
원호 징후 429
원호 징후(Arc Sign) 416, 429
위팔노관절 124
위팔두갈래근 힘줄병증 58
위팔자관절 124
윈들러스 검사 407, 429
윈들러스 기전 448
유산소 지구력 36
유착성 관절주머니염 57
유해가소성 통증 24
유해성 통증 24
의학적 경고 깃발 4
이상감각 148
이상감각(Paresthesia) 446
이상운동증(dyskinesia) 59
이중맹검 16, 443
인대 병리 42
인대 치유 43
임상예측법칙 317
임상직무지침 16

ㅈ

자뼈표류 기형 148
자신경 169
자전거 검사 242
자쪽 갈퀴손 148
자쪽손목폄근 힘줄병증 147
잠김 자세 31
저위 무릎뼈 317
저항 SRL(Stinchfield) 검사 309
절구테두리 265
정강넙다리관절 317
정강목말관절(목말다리관절) 379
정적 신장 30
정적 안정성 59

정중신경 168
정중신경 편향 201
정형물리치료의 원칙 11
조직 파괴 영역 29
중간손목관절 147
중심화 442
중추 민감화 24, 442
지지띠 긴장 검사 370
직렬 추가 29
짝힘 57
짝힘(Force Couples) 156

ㅊ

채찍질 손상 181
척추분리증 216
척추뼈 강화술 231
척추사이구멍절개술 444
척추사이원반 탈출증 181
척추성형술 217
척추 융합술 237
척추전방전위증 216
척추 협착증 181
체계적 리뷰 16
초록 16
촉진 신장 30
최대 산소소비량 36
최대심박수 36
최소 임상 중요 차이(MCID) 16
추적연구 16
축복손 148
축삭절단 441
측만증 215

ㅋ

카운터뉴테이션 442
코호트 연구 16
크로스-바디 모음 스트레스 검사 113
큰뼈돌기통증 증후군 266

ㅌ

타당도 16
탄도 신장 30
탄성 반응 24
탄성 영역 29
턱관절 근육 기능장애 209
턱관절 기능장애 182, 206
턱관절 운동형상학 181
토의 16
통증 없는 쥐기 검사 143
통증의 관문조절설 444
통증의 뉴로매트릭스 이론 445
통증호 검사 113
특이도 16

ㅍ

파워 16
팔 긴장 검사(ULTT) 201
팔꿈치굴 442
팔꿈치굴 증후군 119
팔꿈치 굽힘 검사 143
팔 떨어뜨림 검사 113
편측 발꿈치 들어 올리기 검사 429
폄근팽창 147, 148
폄 편향 216
폐쇄 정복 442
풀림 자세 31
플라이오메트릭 운동 35
플렉시커브 후만증 지수 233
피벗 이동 검사 370
피부절 220

ㅎ

하향식 접근법 395
해부학적 코담배갑 148
허리골반 리듬 225
허리엉치신경얼기 222
허리엉치 운동형상학 226
허리 염좌/좌상 237
협착성 힘줄윤활막염 148, 447

형성이상증 267
회돌이동맥 271
후관절 퇴행성 관절질환 181
후만성형술 444
후향연구 16
훈련 전이 원리 33
힘줄 병리 44
힘줄주위막(Paratenon) 446
힘줄 치유 44

| 영문색인 |

A

ACL 재건술 340
Adams 앞쪽 굽힘 검사 235
Adson 검사 113
AMBRI 77
AMBRI Dislocator를 위한 중재 83
Apley 검사 370

B

Bankart 병변 441
Bankart 정복술 84
Borg 운동자각도 37

C

Colles 골절 148, 170

D

De Quervain 힘줄윤활막염 147
Dupuytren 이완술 172
Dupuytren 질환(손바닥섬유종증) 148

E

ECU 협력 검사 166
Ege 검사 370
Eichhoff 검사 165
Ely 검사 370

F

FABER 검사 309
FADIR 검사 309
FAIR 검사 309
FAI를 위한 저항 SLR 검사 293
Finkelstein 검사 165

G

Guyon 굴 148, 444

H

Hawkins 검사 113

K

Kim 검사 80, 113

L

Lachman 검사 370
Lasegue 징후 244
Legg-Calvé-Perthes 질환 266
low-Dye 테이핑 410

M

McConnell 테이핑 361
MCL 정복술/재건술 347
McMurray 검사 370

N

Neer 검사 113
Noble 압박 검사 370

O

Ober 검사 309, 370

Osgood-Schlatter 질환 317, 445

P

PCL 재건술 345
Phalen 검사 162
PRICE 접근법 446
p값 16

Q

Q각 측정 370

R

Roos 검사 113
Rowe 검사 81, 113
Royal London Hospital 검사 416, 429

S

Speed 검사 113
Spurling 압박 검사 200

T

Thessaly 검사 370
Thomas 검사 309
Thompson 검사 416, 429
Tinel 징후 143, 162, 429
TOST(신발벗기 검사) 309
Trendelenburg 징후 309
TUBS 59
TUBS dislocator를 위한 중재 81

V

Volkmann 허혈성 구축 120, 170

W

Wallerian 변성 448
Wells의 깊은정맥혈전증의 위험 기준 286

| 기타 |

Ⅱ형 오차 16
Ⅰ형 오차 16
1회 최대 무게량(1 RM) 445
2단계 트레드밀 검사 241